# GONIOMETRÍA

## Evaluación de la movilidad articular

**Cynthia C. Norkin, EdD, PT**
Formed Associate Professor and Director
School of Physical Therapy
College of Health and Human Services
Ohio University
Athens, Ohio

**D. Joyce White, DSc, PT**
Associate Professor of Physical Therapy
College of Health Professions
University of Massachusetts Lowell
Lowell, Massachusetts

MARBÁN

Joaquín María López, 72
28015 Madrid. España
Teléf.: (34) 91 543 55 55
Fax: (34) 91 544 13 80

Edición en español de:
Measurement of Joint Motion. A Guide to Goniometry
*Cynthia C. Norkin and D. Joyce White – 3rd ed.;*
*photographs by Jocelyn Green Molleur and Lucia Grochowska Littlefield;*
*illustrations by Timothy Wayne Malone;*
*additional illustrations by Jennifer Daniell and Meredith Taylor Stelling.*



Traducción a cargo de:

Dra. A. **González Guirado**
Fundación Jiménez Díaz.
Madrid, España

ISBN: 84-7101-480-7 (**MARBÁN, S.L.** - Edición en español)
ISBN: 0-8036-0972-8-2003 (F. A. Davis Company - Edición en inglés)

BI-2.500-XLVIII
Impreso en España. *Printed in Spain*

# Prefacio

La medición de la movilidad articular representa una parte fundamental de la exploración física de la columna y las extremidades, ya que facilita a los profesionales de la salud la identificación de la incapacidad y la valoración de las fases de la rehabilitación. La necesidad de contar con un texto recopilatorio, con material e imágenes suficientes para permitir la estandarización de los métodos de medición goniométrica, tanto con fines didácticos como de práctica clínica, condujo a la publicación de la primera edición del presente texto. Este abordaje incluía la exposición e ilustración de las posturas para las pruebas, la estabilización, la sensación del examinador de tope final en el extremo del movimiento y la alineación del goniómetro, todo ello para cada una de las articulaciones susceptibles de medición de sus movimientos. El libro fue muy bien acogido tanto en programas sanitarios de formación continuada como con fines clínicos.

Durante los años posteriores a la primera edición, fueron editados gran número de artículos científicos relacionados con la medición de la movilidad articular. Por tanto, la segunda edición contenía un capítulo adicional sobre la validez y fiabilidad de estas mediciones, así como nuevas secciones que incluyen investigaciones recientes referidas a articulaciones concretas y que se añadían a los capítulos preexistentes. El texto aumentó también al añadirse las secciones de estructura, osteocinética, artrocinética, patrones de limitación capsular y no capsular, y amplitudes funcionales de movimiento para cada articulación.

La tercera edición se ha completado, además, con las conclusiones de las más recientes investigaciones, que permiten establecer los valores estándar de amplitud de movimiento en los distintos grupos de edad y género, así como la amplitud mínima necesaria para llevar a cabo los movimientos funcionales más frecuentes. Así mismo, actualiza los datos sobre la influencia de los factores individuales, como la masa corporal, las actividades profesionales y de ocio, y el modo en que los factores que afectan al desarrollo de la prueba, como la postura o el tipo de instrumento de medición, influyen sobre la amplitud de los movimientos. Se ha añadido, igualmente, la descripción de las pruebas de longitud muscular para las articulaciones donde la longitud del músculo suele influir sobre su amplitud de movimientos. También se han incluido los procedimientos de medición descritos en la *Guide to Physical Therapy* de la American Physical Therapy Association. Del mismo modo, se han incorporado las técnicas inclinométricas de medición del movimiento de la columna, empleadas en diferentes instituciones clínicas. Las descripciones anatómicas van acompañadas por ilustraciones con el fin de proporcionar una referencia visual al lector sobre las estructuras articulares que intervienen en la amplitud de la movilidad. Las nuevas figuras descriptivas y fotografías de los puntos óseos de referencia ayudan al examinador a colocar adecuadamente el goniómetro. Así mismo, se han renovado más de 200 imágenes de ediciones anteriores.

Por lo que respecta a los principios básicos de la goniometría, éstos se presentan de forma clara y lógica. El Capítulo 1 trata de los conceptos fundamentales sobre la utilidad de la goniometría en la valoración de la amplitud del movimiento y longitud muscular, a la hora de examinar al paciente. Se incluyen los movimientos artrocinéticos y osteocinéticos, los elementos de la amplitud activa y pasiva de los movimientos, la hipo y la hipermovilidad, así como los factores que influyen sobre el movimiento articular. La inclusión de la percepción del examinador al final del movimiento, o tope final, y de los patrones capsulares y no capsulares de la limitación articular presenta al lector nuevos conceptos de los tratamientos ortopédicos manuales, animándole a tener en cuenta la estructura articular mientras valora la amplitud de movimiento.

El Capítulo 2 conduce, paso por paso, al estudio de las técnicas de valoración goniométrica, que incluye la postura adecuada, los instrumentos de medición, el alineamiento goniométrico y el informe

# Prefacio

de los resultados. Todo ello facilitado por la descripción de ejercicios que ayudan a desarrollar las habilidades psicomotoras necesarias y demuestran la aplicación inmediata de los conceptos teóricos.

El Capítulo 3 trata sobre la validez y fiabilidad de las mediciones. Resume las conclusiones obtenidas en distintos estudios de validez y fiabilidad de la medición de los movimientos articulares, orientando al lector sobre el modo de mejorar e interpretar estas determinaciones. Describe también los métodos matemáticos de evaluación de la fiabilidad de las pruebas, junto con ejemplos y ejercicios que permiten al examinador evaluar sus propias mediciones.

Los Capítulos 4 a 13 contienen información detallada sobre los procedimientos goniométricos de valoración para las extremidades superiores e inferiores, la columna y la articulación temporomandibular. En los casos necesarios, incluye también la descripción de los procedimientos de valoración de la longitud muscular. El texto comprende la localización de los principales puntos anatómicos de referencia, la colocación del paciente para las pruebas, la estabilización, el estudio del movimiento y la sensación normal que debe apreciar el examinador en el tope del rango de movimiento, en un formato que permite la comprensión del fundamento de la evaluación. El empleo de abundantes fotografías e ilustraciones evita la necesidad de que un instructor realice repetidas demostraciones de los procedimientos, ofreciendo una referencia permanente para su visualización. Así mismo, aparece información detallada sobre la estructura articular, los movimientos osteocinéticos y artrocinéticos y los patrones capsulares de limitación. Referente a cada región corporal, contiene una actualización sobre los valores normales de la amplitud de los movimientos, influencia de la edad, sexo y otros factores, amplitud funcional de los movimientos, y validez y fiabilidad de las determinaciones, con el fin de facilitar su adecuación con la práctica basada en la evidencia.

Esperamos que el presente texto facilite la enseñanza y aprendizaje de los procedimientos goniométricos, mejorando su estandarización y, por tanto, la validez de esta herramienta de exploración y análisis articular. Creemos que esta tercera edición ofrece una descripción exhaustiva de la valoración de la movilidad articular y la longitud muscular. Confiamos en que los apartados adicionales de esta edición impulsen a los profesionales sanitarios a investigar y aplicar los resultados de estas investigaciones en la exploración y tratamiento de los pacientes. Animamos desde aquí a nuestros lectores a transmitirnos sus opiniones sobre el esfuerzo realizado para ofrecerles un texto práctico, manejable y de la máxima calidad posible.

**CCN**
**DJW**

# Colaboradores

**Suzanne Robben Brown, MPH, PT**
Associate Professor & Chair
Department of Physical Therapy
Arizona School of Health Sciences
Mesa, AZ

**Larry Chinnock, PT, EdD**
Instructor/Academic Coordinator
Department of Physical Therapy
Loma Linda University
School of Allied Health Professions
Loma Linda, CA

**Robyn Colleen Davies, BHSCPT, MAPPSC, PT**
Lecturer
Department of Physical Therapy
University of Toronto
Toronto, Canada

**Jodi Gootkin, PT**
Site Coordinator
Physical Therapy Assistant Program
Broward Community College
Ft. Myers, FL

**Deidre Lever-Dunn, PhD, ATC**
Assistant Professor
Department of Health Sciences
Program Director; Athletic Training Education
University of Alabama
Tuscaloosa, AL

**John T. Myers, PT, MBA**
Instructor/Program Director
Physical Therapy Assistant Program
Lorain County Community College
Elyria, OH

**James R. Roush, PhD, PT, ATC**
Associate Professor
Department of Physical Therapy
Arizona School of Health Science
Mesa, AZ

**Sharon D. Yap, PTA, BPS**
Academic Coordinator of Clinical Education
Physical Therapy Assistant Program
Indian River Community College
Fort Pierce, FL

# Agradecimientos

Agradecemos enormemente la contribución de las numerosas personas que han participado en la creación y producción del presente texto. La fotógrafa Jocelyn Molleur ha aportado su talento y paciencia durante muchas sesiones en el laboratorio de Fisioterapia de la Universidad de Massachussets Lowell en la realización de las imágenes de gran calidad que ilustran esta tercera edición. Su esfuerzo, junto con el de Lucia Grochowska Littlefield, autora de las fotografías de la primera edición, es el responsable de una parte fundamental de la obra. Timothy Malone, con su maestría, su profundo conocimiento de la anatomía y su buen humor, es el autor de las excelentes ilustraciones que aparecen en esta edición. Nuestro agradecimiento también para Jessica Bouffard, Alexander White y Claudia Van Bibber, quienes han accedido a posar como modelos en algunas de las fotografías.

Igualmente, deseamos agradecer la dedicación de los profesionales de F. A. Davis, Margaret Biblis y Susan Rhyner, por su apoyo, creatividad y compromiso. Nuestro agradecimiento se hace extensivo también a Sam Rondinelli, Jack Brandt, Louis Forgione, Ona Cosmos, Melissa Reed, Anne Seitz y Jean-Francois Vilain. Gracias también, a todos los estudiantes, médicos y profesores, quienes han utilizado esta obra durante estos años o bien se han encargado de revisar capítulos del manuscrito, aportando valiosas sugerencias de gran utilidad.

Por último, debemos dar las gracias a nuestras familias: Alexandra, hija de Cynthia, y Jonathan, esposo de Joyce, así como a sus hijos, Alexander y Ethan, por su apoyo, ánimo y comprensión por el "tiempo robado" que hemos dedicado a este trabajo. Siempre lo recordaremos con gratitud.

*Para Alexandra, Taylor y Kimberly*
CCN

*Para Jonathan, Alexander y Ethan*
DJW

# Contenido

# Contenido

# Contenido

# Contenido

# GONIOMETRÍA

Evaluación de la movilidad articular

SECCIÓN I

# Introducción a la goniometría

## Objetivos

**AL FINALIZAR LA SECCIÓN I, EL LECTOR DEBE SER CAPAZ DE:**

1. **Definir:**
   goniometría
   planos y ejes
   amplitud de movimiento
   sensación de tope final en el movimiento
   pruebas de longitud muscular
   fiabilidad
   validez

2. **Identificar los planos y ejes adecuados de cada uno de los siguientes movimientos:**
   flexión-extensión, abducción-aducción y rotación

3. **Comparar:**
   amplitud activa y pasiva del movimiento
   movimientos artrocinéticos y osteocinéticos
   tope final suave, firme y duro en el límite del movimiento
   hipomovilidad e hipermovilidad
   patrones capsulares y no capsulares de la limitación del movimiento
   músculos mono-, bi- y multiarticulares
   fiabilidad y validez
   fiabilidad intraexaminador e interexaminadores

4. **Conocer la importancia de:**
   posturas para las pruebas
   estabilización
   estimaciones clínicas de la amplitud de movimiento
   registro de las posturas inicial y final

5. **Describir los componentes de un goniómetro universal, líquido o pendular**

6. **Enumerar:**
   la secuencia explicativa en 6 pasos
   la secuencia de la prueba en 12 pasos
   los 10 apartados de que consta el registro

7. **Realizar una valoración goniométrica de la articulación del codo, incluyendo:**
   explicación precisa del procedimiento
   colocación del sujeto en la posición adecuada para realizar la prueba
   estabilización adecuada de la región proximal de la articulación
   determinación correcta del límite de la amplitud del movimiento
   identificación correcta del tope final del movimiento
   palpación de los puntos óseos de referencia correspondientes
   alineación precisa del goniómetro
   lectura correcta del goniómetro y registro de los datos obtenidos

8. **Calcular e interpretar la fiabilidad intraexaminador e interexaminadores de las pruebas, incluyendo la desviación estándar, el coeficiente de variación, los coeficientes de correlación y el error estándar de las mediciones**

CAPÍTULO 1

# Conceptos básicos

El presente texto ha sido concebido para facilitar el aprendizaje de la técnica de medición de los movimientos articulares, es decir, la goniometría. La Sección I recoge, por tanto, la información básica sobre los fundamentos y procedimientos necesarios para conocer la técnica goniométrica. Incluye ejercicios prácticos adecuadamente intercalados en el texto para facilitar al examinador la aplicación de los procedimientos descritos y desarrollar la habilidad psicomotora necesaria para dominar la goniometría. Las Secciones 2, 3 y 4 describen los procedimientos goniométricos de exploración articular y pruebas de longitud muscular de las extremidades superiores e inferiores, la columna y la articulación temporomaxilar, respectivamente.

## Goniometría

El término **goniometría** deriva de dos palabras griegas: *gonia,* que significa ángulo, y *metron,* que significa medir. Por tanto, la goniometría se refiere a la medición de ángulos, en particular los ángulos que describen los huesos corporales en sus uniones a la altura de las articulaciones. El examinador realiza estas mediciones alineando determinadas piezas del instrumento de medición, denominado goniómetro, a lo largo de los huesos inmediatamente proximales y distales de la articulación que se va a evaluar. La goniometría puede resultar útil tanto para establecer la posición concreta en que se encuentra una articulación como para medir la amplitud total de movimiento que puede efectuar.

**EJEMPLO:** La articulación del codo se evalúa colocando las piezas del instrumento de medición sobre el húmero (segmento proximal) y sobre el antebrazo (segmento distal), y midiendo a continuación la posición concreta de la articulación, o bien el arco completo que describe el movimiento (Fig. 1-1).

La goniometría constituye una parte fundamental de la exploración detallada de las articulaciones y las partes blandas que las rodean. La exploración suele iniciarse con una entrevista con

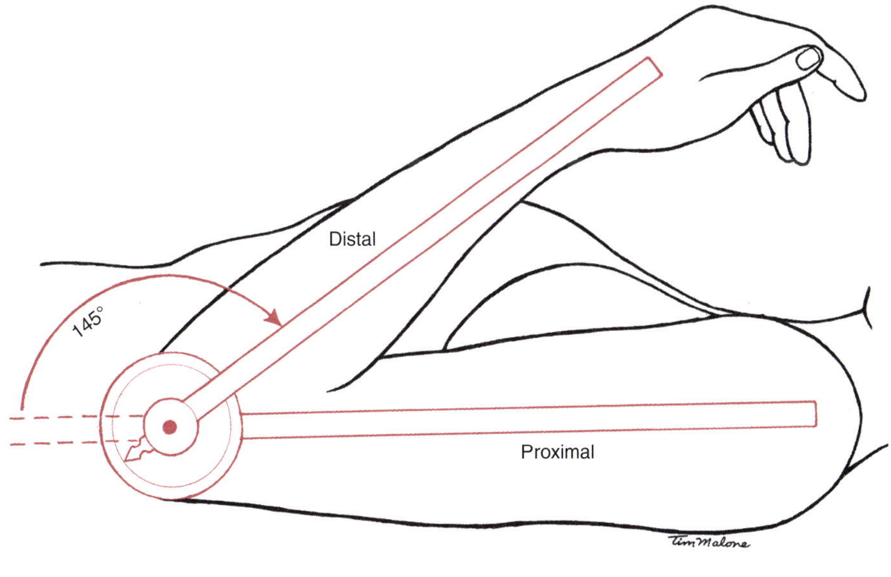


**Figura 1-1.** Extremidad superior izquierda de un individuo en posición de decúbito supino. Las estructuras que componen el instrumento de medición se han colocado a lo largo de la porción proximal (húmero) y distal (radio) y se han centrado sobre el eje de la articulación del codo. Cuando se desplaza la porción distal hacia la porción proximal (flexión del codo) es posible obtener la medida del arco de movilidad.

el paciente y la revisión de los datos obtenidos, con el fin de lograr una descripción detallada de los síntomas en ese momento, la capacidad funcional, las actividades laborales, sociales y de ocio y la historia clínica. El paso siguiente consiste, generalmente, en la observación física del paciente, con una valoración del contorno óseo y muscular, piel y uñas. La palpación suave se realiza para comprobar la temperatura cutánea y las características de las deformaciones tisulares, así como para localizar los síntomas dolorosos en relación con las estructuras anatómicas. Es posible realizar también mediciones antropométricas, como la longitud de la pierna, la circunferencia y el volumen corporal.

La realización durante la exploración de movimientos activos por parte del sujeto permite al examinador detectar los movimientos anómalos, así como la predisposición del sujeto al movimiento. Cuando se aprecian anomalías en los movimientos activos, el examinador debe observar a continuación los movimientos pasivos, con el fin de determinar las causas de la limitación articular. Los movimientos pasivos permiten identificar las estructuras que limitan los movimientos, así como detectar las zonas de dolor y calcular el grado de movimiento. Las técnicas goniométricas se utilizan para medir y documentar el grado de movimiento articular activo y pasivo, al igual que las posturas de inmovilidad articular consideradas anómalas. Como complemento de la goniometría, se utilizan técnicas como la contracción isométrica muscular frente a resistencia, pruebas de integridad y movilidad articular y pruebas específicas para regiones concretas, facilitando la identificación de las estructuras anatómicas lesionadas. Suelen realizarse también pruebas de valoración de la actividad muscular y neurológica. En ocasiones, son necesarias, igualmente, técnicas de imagen y pruebas de laboratorio.

Los datos obtenidos a través de las técnicas goniométricas, junto con las pruebas complementarias, permiten:

- Determinar la presencia o ausencia de lesión
- Establecer un diagnóstico
- Establecer el pronóstico, los objetivos del tratamiento y las medidas terapéuticas
- Evaluar los progresos, o ausencia de progresos, en cuanto a los objetivos de rehabilitación
- Modificar el tratamiento
- Motivar al paciente
- Averiguar la eficacia de las medidas y los procedimientos terapéuticos; por ejemplo, ejercicios, tratamientos farmacológicos e intervenciones quirúrgicas
- Fabricar dispositivos y material ortopédico

## Movimiento articular

### Artrocinética

El movimiento articular se debe al desplazamiento de una de las superficies articulares sobre otra. **Artrocinética** es el término que se utiliza para referirse al movimiento de las superficies articulares; estas superficies se describen representándolas en forma de lámina de deslizamiento, superficie de giro o superficie de rodamiento[1]. El deslizamiento es un movimiento de traslación que consiste en el desplazamiento de una superficie articular sobre otra, igual que patina una rueda frenando sobre el suelo. El giro es un movimiento de rotación (angular), similar a una peonza. Todos los puntos de la superficie que rota lo hacen manteniendo una distancia fija alrededor del eje de movimiento. El rodamiento es un movimiento rotatorio similar al balanceo de una mecedora sobre el suelo o el movimiento de una rueda sobre el asfalto. En el cuerpo humano, los deslizamientos, giros y rodamientos suelen aparecer combinados, dando lugar a los movimientos de las epífisis óseas.

### Osteocinética

La **osteocinética** se refiere al movimiento de las epífisis óseas, más que al movimiento articular. Los movimientos óseos se describen como movimientos rotatorios que se producen en torno a un eje fijo de giro. Los procedimientos goniométricos miden los ángulos que describe este movimiento de rotación de las epífisis óseas. No obstante, suele acompañarse de un cierto movimiento de traslación, que origina ligeras modificaciones del eje de movimiento durante el mismo. Aun así, la mayoría de los médicos considera suficientemente precisa la descripción osteocinética de los movimientos rotatorios, y emplea la goniometría para cuantificarlos.

#### *Planos y ejes*

Los movimientos osteocinéticos se han descrito tradicionalmente situados en uno de los tres **planos** cardinales del cuerpo (sagital, frontal y transversal), alrededor de los tres **ejes** correspondientes (medial-lateral, anterior-posterior y vertical). Los tres planos forman ángulos rectos entre sí, mientras que los tres ejes forman ángulos rectos entre sí y con sus planos correspondientes.

El **plano sagital** se dirige desde la parte anterior hasta la parte posterior el cuerpo. El plano sagital central divide el cuerpo en dos mitades, derecha e izquierda. Los movimientos de flexión y extensión se producen en el plano sagital (Fig. 1-2). El eje de los movimientos de flexión y extensión puede imaginarse como una línea perpendicular al plano sagital y que se dirige de un lado del cuerpo al lado opuesto. Este eje se denomina eje medial-lateral. Todos los movimientos en el plano sagital se realizan con respecto al eje medial-lateral.

El **plano frontal** se dirige desde un lado al lado opuesto del cuerpo, dividiéndolo en dos mitades, anterior y posterior. Los movimientos que se realizan en el plano frontal son los de abducción y aducción (Fig. 1-3). El eje de movimiento es una línea anteroposterior. Este eje forma un ángulo recto con el plano frontal y se dirige desde la porción anterior del cuerpo hacia la posterior. Por tanto, el eje anterior-posterior se sitúa en el plano sagital.

El **plano transversal** es horizontal y divide el cuerpo en dos mitades, superior e inferior. El movimiento tiene lugar en el plano transversal, siguiendo un eje vertical (Fig. 1-4 *A* y *B*).

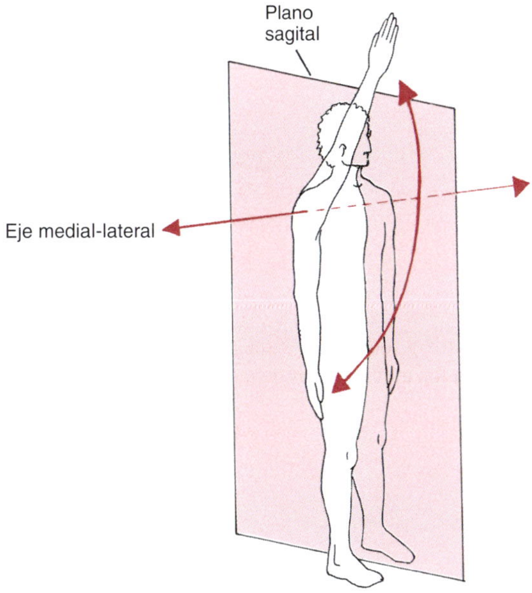


Figura 1-2. Las zonas sombreadas corresponden al plano sagital. Este plano se extiende desde la porción anterior del cuerpo hasta la posterior. Los movimientos en este plano, como la flexión y la extensión de las extremidades superiores, se realizan en relación al eje medial-lateral.

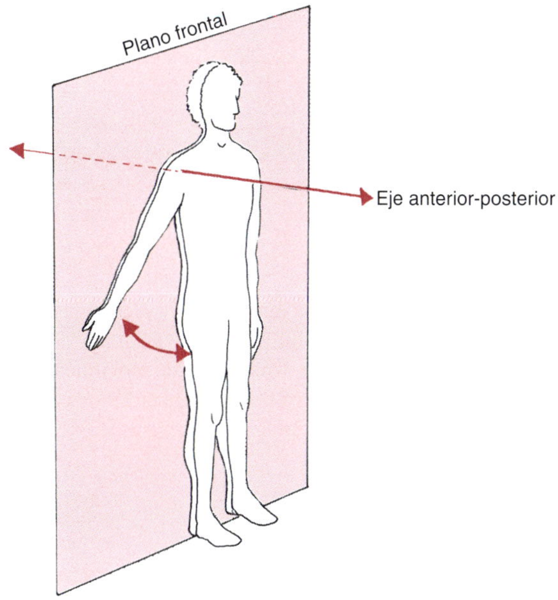


Figura 1-3. El plano frontal, que corresponde al área sombreada, se extiende desde un lado al otro del cuerpo. Los movimientos en este plano, como la abducción y aducción de las extremidades superiores e inferiores, se realizan en relación al eje anterior-posterior.

El eje vertical forma un ángulo recto con el plano transversal y se dirige desde la porción craneal a la caudal.

Se considera que los movimientos descritos en los párrafos anteriores se producen en un solo plano y en torno a un solo eje. En numerosas articulaciones los movimientos se combinan, como en la circunducción (flexión-abducción-extensión-aducción), aunque, debido a las limitaciones impuestas por el esquema uniaxial del instrumento de medición, las técnicas goniométricas sólo se utilizan para medir los movimientos que se producen en un solo plano.

El tipo de movimiento que puede realizar una articulación puede variar según su estructura. Algunas articulaciones, como

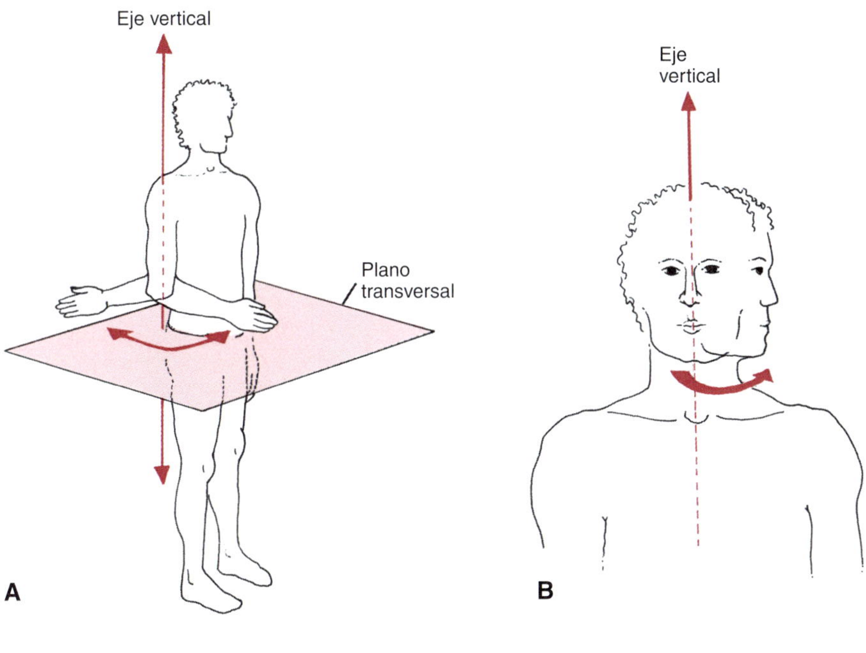


Figura 1-4. **(A)** El plano transversal corresponde al área sombreada. Los movimientos en este plano se realizan en relación al eje vertical. Entre estos movimientos se incluye la rotación de la cabeza **(B),** el hombro (A) y la cadera, así como los movimientos de pronación y supinación del antebrazo.

las interfalángicas de la mano, permiten una gran amplitud de movimiento en un solo plano y en torno a un solo eje: flexión y extensión en el plano sagital, en torno al eje medial-lateral. Una articulación de este tipo, que sólo permite el movimiento en un plano, se define como aquella **con un solo grado de libertad de movimiento.** Las articulaciones interfalángicas de los dedos de la mano tienen un grado de libertad de movimiento. Otras articulaciones, como la glenohumeral, permiten el movimiento en los tres planos, alrededor de los tres ejes: flexión y extensión en el plano sagital y en torno al eje medial-lateral, abducción y aducción en el plano frontal y en torno al eje anterior-posterior, y rotación medial y lateral en el plano transversal y en torno al eje vertical. La articulación glenohumeral tiene tres grados de libertad de movimiento.

Los ejes y planos de cada articulación y cada movimiento articular que se mide en goniometría, aparecen recogidos en los Capítulos 4 a 13.

## Amplitud de movimiento

La **amplitud de movimiento (ROM, range of motion)** se define como el arco de movilidad que describe una articulación o una serie de articulaciones[2]. La postura inicial para medir cualquier ROM, excepto las rotaciones en el plano transversal, es la posición anatómica. Se han utilizado tres sistemas de notación para definir la amplitud de movimiento: el sistema de 0° a 180°; el sistema de 180° a 0°; y el sistema de 360°.

En el **sistema de notación de 0° a 180°,** las articulaciones de las extremidades superiores e inferiores se encuentran en 0° de flexión-extensión y de abducción-aducción, cuando el sujeto se encuentra en la posición anatómica (Fig. 1-5*A*). La postura anatómica en la que las articulaciones de las extremidades se encuentran en el punto medio del arco de rotación medial (interna) y lateral (externa) es la de 0° de amplitud para la rotación (Fig. 1-5*B*). La amplitud generalmente comienza en 0° y describe un arco hasta los 180°. Éste es el sistema de notación de 0° a 180°, también denominado *método del cero neutral,* utilizado de forma universal. Fue descrito por primera vez, en 1923, por Silver[3], y su empleo ha sido promovido por numerosos autores como Cave y Roberts[4], *Moore*[5,6], la *American Academy of Orthopaedic Surgeons*[7,8] y la *American Medical Association*[9].

**EJEMPLO:** La amplitud de movimiento (ROM) de la flexión del hombro, con un arco que comienza con el hombro en posición anatómica (0°) y finaliza con el brazo por encima de la cabeza en flexión máxima (180°), se expresa en el rango de 0° a 180°.

En el ejemplo anterior, no es necesario medir el ángulo de extensión desde la flexión máxima del hombro hasta la posición cero inicial, ya que la extensión sigue el mismo arco de

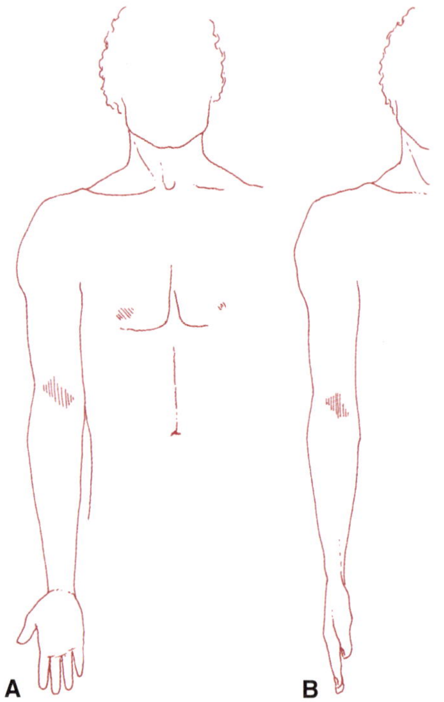

**Figura 1-5.** **(A)** En la posición anatómica, el antebrazo se encuentra en supinación, de forma que las palmas de las manos se dirigen anteriormente. **(B)** Cuando el antebrazo se encuentra en posición neutral (con respecto al movimiento de rotación), la palma de la mano se dirige hacia el lateral del tronco.

movilidad que la flexión. No obstante, será preciso medir la amplitud del movimiento de extensión que sobrepasa la posición inicial cero (Fig. 1-6). Por este motivo, generalmente, esta medida sólo se recoge cuando la extensión va más allá de la posición cero del arco de flexión. El término **extensión,** tal como se va a utilizar en este manual, se refiere tanto al movimiento de regreso desde la posición de máxima flexión hasta la posición cero como al movimiento que se produce normalmente más allá de la posición inicial. El término **hiperextensión** se utiliza para describir un arco superior a la amplitud normal de extensión.

Existen otros dos sistemas de notación. El **sistema de 180° a 0°** considera la posición anatómica en 180°[10]. La amplitud de movimiento se inicia en 180°, describiendo un arco hasta los 0°. El **sistema de notación de 360°** también considera que la posición anatómica corresponde a 180°[11,12]. Los movimientos de flexión y abducción se inician en la posición de 180°, trazando un arco hasta los 0°. Los movimientos de extensión y aducción se inician en la posición de 180° y describen un arco hasta los 360°. Los dos sistemas anteriores de notación presentan mayor dificultad en su interpretación con respecto al primer sistema, el de 0° a 180°, por lo que se utilizan con menor frecuencia. Y no aparecen en el presente texto.

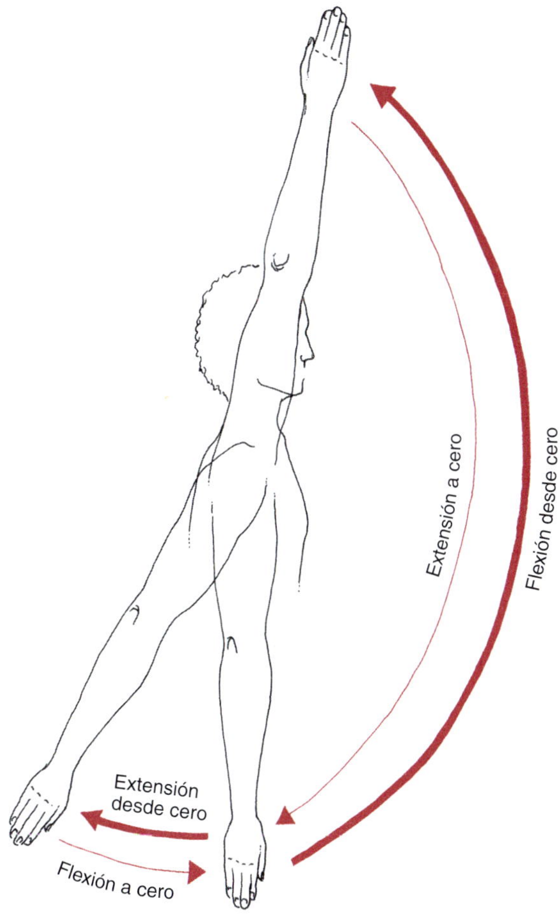


**Figura 1-6.** Flexión y extensión del hombro. La flexión se inicia con el hombro en la postura anatómica y el antebrazo en posición neutral. La amplitud de movimiento comienza desde la posición cero hasta alcanzar un arco de 180°. La flecha más gruesa y larga indica la amplitud de flexión que se mide en goniometría. La flecha gruesa más corta indica la amplitud de movimiento de extensión.

## Amplitud de movimiento activo

La **amplitud de movimiento activo** es el arco de movilidad que describe el individuo al llevar a cabo un movimiento articular voluntario y sin ayuda. De este movimiento, el examinador obtiene información relativa a la disposición del individuo para el movimiento, su coordinación, potencia muscular y amplitud de movimiento de la articulación. Cuando se aprecia dolor durante el movimiento activo, podrá deberse a la contracción o estiramiento de determinadas estructuras «contráctiles», como los músculos, los tendones y sus inserciones óseas. El dolor también puede estar producido por el estiramiento o pellizcamiento de estructuras no contráctiles (inertes), como los ligamentos, cápsulas articulares, bolsa sinovial, aponeurosis y piel. La medición de la amplitud de movimiento activo se considera una prueba adecuada de detección, que ayuda a enfocar la exploración física. Cuando un sujeto realiza el movimiento activo de forma completa, sencilla y sin dolor, probablemente no será necesario llevar a cabo pruebas adicionales para dicho movimiento. Sin embargo, si se aprecia limitación, dolor o dificultad, la exploración física deberá incluir pruebas complementarias para poder identificar el problema.

## Amplitud de movimiento pasivo

La **amplitud de movimiento pasivo** es el arco de movimiento que logra realizar el examinador, sin la participación del sujeto. El paciente debe permanecer relajado, sin desempeñar ningún papel activo en la ejecución del movimiento. Normalmente, la amplitud pasiva es ligeramente mayor que la activa[13,14] debido a que cada articulación dispone de un cierto grado de movimiento no sujeto al control voluntario. Esta amplitud adicional pasiva se debe al estiramiento de los tejidos situados alrededor de la articulación y a la menor masa que presentan los músculos relajados. El arco de movilidad adicional ayuda a proteger las estructuras articulares, ya que les permite absorber las fuerzas extrínsecas.

La exploración de la amplitud de los movimientos pasivos permite al examinador obtener información sobre la integridad de las superficies articulares y la extensibilidad de la cápsula articular, ligamentos asociados, músculos, aponeurosis y piel. Con esta finalidad, las técnicas goniométricas resultan más adecuadas para medir los movimientos pasivos que los activos. A diferencia de la amplitud activa, los movimientos pasivos no dependen de la potencia o la coordinación muscular del individuo. Al comparar la amplitud pasiva con la activa, se obtienen datos sobre el grado de movimiento que permite la estructura articular (movimientos pasivos) en cuanto a la capacidad del sujeto para ejecutar un movimiento utilizando una determinada articulación (amplitud activa). En los casos de lesión, como en la adinamia muscular, la diferencia entre la amplitud pasiva y la activa puede ser considerable.

EJEMPLO: El examinador puede observar que un paciente con una parálisis muscular presenta una amplitud pasiva normal pero nula amplitud activa en la misma articulación. En este ejemplo, las superficies articulares y la extensibilidad de la cápsula articular, ligamentos y músculos es suficiente para permitir el movimiento pasivo completo. La ausencia de potencia muscular impide el movimiento activo.

El examinador debe explorar la amplitud pasiva antes de llevar a cabo las pruebas manuales de potencia muscular, ya que la puntuación de dichas pruebas se basa en la medición de la amplitud de movimiento. El examinador debe conocer el grado de amplitud pasiva antes de iniciar las pruebas musculares manuales.

Si durante el movimiento pasivo el paciente siente dolor, éste suele deberse al movimiento, estiramiento o pinzamiento de alguna estructura no contráctil (inerte). Si el dolor apa-

**TABLA 1-1 Topes finales normales**

| *Tope final* | *Estructura* | *Ejemplo* |
|---|---|---|
| Suave | Aproximación de partes blandas | Flexión de la rodilla (contacto entre partes blandas cara posterior de la pierna y cara posterior del muslo) |
| Firme | Estiramiento muscular | Flexión de la cadera con rodilla recta (tensión elástica pasiva de los músculos de la corva) |
| | Estiramiento capsular | Extensión de las articulaciones metacarpofalángicas de los dedos (tensión porción anterior capsular) |
| | Estiramiento ligamentoso | Supinación del antebrazo (tensión del ligamento radiocubital palmar de la articulación radiocubital inferior, de la membrana interósea y del ligamento oblicuo) |
| Duro | Contacto hueso con hueso | Extensión del codo (contacto apófisis olécranon cubital y fosa olecranoidea humeral) |

rece al final del movimiento pasivo, puede deberse tanto al estiramiento de estructuras contráctiles como no contráctiles. El dolor durante el movimiento pasivo no está producido por el acortamiento activo (contracción) de las estructuras contráctiles. Al comparar ambos movimientos (activo frente a pasivo), viendo en cuál de ellos aparece el dolor y dónde se localiza, el examinador puede empezar a localizar las estructuras lesionadas implicadas. Para comprobarlo, puede realizarse una prueba de contracción muscular isométrica frente a resistencia en el punto medio de la amplitud de movimiento. Las pruebas de movilidad e integridad articular facilitan la identificación de las estructuras no contráctiles implicadas. Es posible obtener más datos sobre las estructuras que limitan la amplitud de movimiento, a partir de la exploración de la sensación del tope final del movimiento y la localización de tensión y dolor durante el movimiento pasivo.

## *Tope final del movimiento*

El grado de movimiento pasivo viene determinado exclusivamente por las estructuras que componen la articulación. En algunas articulaciones, el movimiento está limitado por la cápsula en un determinado sentido del mismo, pero en otras, son los ligamentos los que ponen el tope de la amplitud. En otros casos, la restricción del movimiento viene dada por la tensión pasiva de estructuras blandas, como los músculos, aponeurosis y piel, por aproximación de partes blandas, o por el contacto de las superficies articulares.

El tipo de estructura que limita un determinado movimiento origina una sensación característica, percibida por el examinador cuando explora el movimiento pasivo en el paciente. Esta sensación, percibida como una barrera o tope que impide que continúe el movimiento en el extremo de la amplitud pasiva, se denomina **tope final.** Diferenciar los distintos tipos de tope final requiere práctica y sensibilidad. Debe llevarse a cabo de forma progresiva y cuidadosa, con el fin de identificar el límite de la amplitud del movimiento y distinguir los diferentes tipos de sensación final, normales y patológicos. Esta sensibilidad resulta esencial para que la técnica goniométrica resulte segura y precisa. Permite al examinador identificar el tipo de estructura limitante. Cyriax[15], Kaltenborn[16] y Paris[17] han descrito diversos tipos de sensaciones de tope final, tanto normales (fisiológicas) como anómalas (patológicas)[18]. La Tabla 1-1 describe los distintos tipos considerados dentro de lo fisiológico, y la Tabla 1-2 describe los patológicos, recopilando la clasificación de estos autores.

En los Capítulos 4 a 13 se describen los topes finales que se consideran fisiológicos y las estructuras que limitan la am-

**TABLA 1-2 Topes finales anómalos**

| *Tope final* | | *Ejemplos* |
|---|---|---|
| Suave | Anterior o posterior al momento normal, o bien, en movimientos que normalmente presentan tope final firme o duro. El movimiento parece atascado. | Edema de partes blandas<br>Sinovitis |
| Firme | Anterior o posterior al momento normal, o bien, en movimientos que normalmente presentan tope final suave o duro. | Hipertonía muscular<br>Acortamiento capsular, muscular, ligamentoso o aponeurótico |
| Duro | Anterior o posterior al momento normal, o bien, en movimientos que normalmente presentan tope final suave o firme.<br>Se aprecia roce o bloqueo óseo. | Condromalacia<br>Osteoartritis<br>Artrofitos, o cuerpos extraños articulares<br>Miositis osificante<br>Fracturas |
| Ausencia | No existe sensación verdadera de tope final, ya que el dolor impide completar la amplitud del movimiento. Ausencia de resistencia, excepto reacción o espasmo muscular de defensa. | Inflamación articular aguda<br>Bursitis<br>Absceso<br>Fractura<br>Trastorno psicogénico |

plitud de cada movimiento y articulación. Dada la escasez de publicaciones específicas sobre este tema, estas descripciones se han basado en la propia experiencia personal de las autoras en la evaluación del movimiento articular, así como en la información que ofrecen los textos actuales sobre anatomía y biomecánica[21-27]. En determinadas articulaciones, los expertos aún no han logrado coincidir con respecto a la estructura que consideran limitante del movimiento. De igual modo, es preciso señalar que las variaciones individuales, dentro de la normalidad, en cuanto a la estructura corporal, hacen que la sensación de tope final pueda ser diferente a la descrita en estas páginas.

Es importante que las personas que van a realizar exploraciones articulares practiquen diferenciando los tipos de tope final. En el Capítulo 2 se incluye una práctica, el Ejercicio 2, con este propósito. No obstante, antes de llegar a este apartado, es preciso tratar algunas cuestiones adicionales acerca de la postura adecuada para la exploración y la estabilización del paciente.

## Hipomovilidad

El término **hipomovilidad** define la presencia de una amplitud de movimiento sustancialmente inferior a la comprendida entre los valores normales, de acuerdo con el tipo de articulación y la edad y sexo del individuo. Se aprecia la sensación de tope final antes de lo normal, o bien, puede presentar unas características diferentes a las esperadas. La limitación del movimiento pasivo puede estar causada por distintos motivos, como las anomalías que afectan a las superficies articulares, o el acortamiento pasivo de la cápsula articular, ligamentos, músculos, aponeurosis o pie, así como la inflamación de dichas estructuras. La hipomovilidad viene asociada a numerosos procesos patológicos de tipo ortopédico, como la osteoartritis[28,29], la capsulitis adhesiva[30,31] y trastornos vertebrales[32,33]. La disminución de la amplitud de movimiento es una consecuencia frecuente de la inmovilización tras una fractura[34,35] o una cicatriz tras una quemadura[36,37]. Los trastornos neurológicos como el ictus, los traumatismos craneales y la parálisis cerebral, también pueden causar hipomovilidad, ya que pueden cursar con pérdida del movimiento voluntario, aumento del tono muscular e inmovilización. Del mismo modo, trastornos metabólicos como la diabetes se asocian igualmente a la limitación del movimiento articular[38,39].

### *Patrones capsulares de restricción del movimiento*

Cyriax[15] estableció que los procesos patológicos que afectan a la cápsula articular completa dan lugar a un tipo particular de patrón de limitación que afecta a todos o a la mayoría de los movimientos pasivos de dicha articulación. Este patrón de restricción se denomina **patrón capsular.** La limitación no consiste en un número fijo de grados de restricción, sino que se

**TABLA 1-3 Patrones capsulares de las articulaciones de las extremidades**

| *Articulación* | *Limitación de movimientos* |
|---|---|
| Glenohumeral | Limitación máxima de rotación lateral, limitación moderada de abducción, limitación mínima de rotación medial |
| Complejo del codo (articulaciones humerocubital, humerorradial, radiocubital proximal) | Mayor limitación de flexión que de extensión. Rotaciones completas e indoloras, excepto en casos avanzados |
| Antebrazo (articulaciones radiocubitales proximal y distal) | Idéntica limitación de supinación y pronación, que sólo se produce cuando el codo presenta limitación notable de flexión y extensión |
| Carpo (articulaciones carporradial y mediocarpiana) | Idéntica limitación de flexión y extensión, leve limitación de desplazamiento cubital y radial (Cyriax) |
| | Idéntica limitación de todos los movimientos (Kaltenborn) |
| Mano | |
| Articulación carpometacarpiana-dedo 1 | Limitación de abducción (Cyriax). Limitación mayor de abducción que de extensión (Kaltenborn) |
| Articulación carpometacarpiana-dedos 2-5 | Idéntica limitación de todos los movimientos |
| Articulaciones metacarpofalángicas e interfalángicas | Idéntica limitación de flexión y extensión (Cyriax) |
| | Limitación de todos los movimientos, con mayor limitación de flexión (Kaltenborn) |
| Cadera | Limitación máxima de rotación medial y flexión, moderada limitación de abducción, leve limitación de extensión. Ausencia o mínima limitación de aducción y rotación lateral (Cyriax) |
| | Limitación máxima de rotación medial, seguida de menor limitación de extensión, abducción, flexión y rotación lateral (Kaltenborn) |
| Rodilla (articulación femorotibial) | Mayor limitación de flexión que de extensión |
| Tarso (articulación tibiotarsiana) | Mayor limitación de flexión plantar que de dorsiflexión |
| Astragalocalcánea | Limitación de inversión (varo) |
| Mediotarsiana | Limitación de inversión (aducción y rotación medial); completa restantes movimientos |
| Pie | |
| Articulación metatarsofalángica-dedo 1 | Mayor limitación de extensión que de flexión |
| Articulación metatarsofalángica-dedos 2-5 | Mayor limitación de flexión que de extensión |
| Articulaciones interfalángicas | Mayor limitación de extensión que de flexión |

Tabla adaptada de Cyriax[15], Kaltenborn[17] y Dyrek[40].

trata de una proporción constante de limitación de un movimiento con respecto a otro.

**EJEMPLO:** En el patrón capsular de la articulación del codo, la limitación de la flexión es mayor que la de la extensión. Normalmente, el codo presenta una amplitud de flexión pasiva de 0° a 150°. Cuando la afectación capsular es leve, el individuo puede llegar a perder los últimos 15° de flexión y los últimos 5° de extensión; por tanto, la amplitud de flexión pasiva quedaría de 5° a 135°. Cuando la afectación capsular es más grave, pueden perderse hasta 30° en el extremo de la flexión y los primeros 10° de extensión; el arco de flexión pasiva quedaría entre los 10° y los 120°.

El patrón capsular varía dependiendo de la articulación (Tabla 1-3). Los patrones capsulares para cada una de ellas fueron descritos por Cyriax[15] y Kaltenborn[16], y aparecen en el comienzo de cada uno de los capítulos del presente texto, desde el 4 hasta el 13. Es necesario realizar estudios para comprobar las hipótesis sobre la causa del patrón capsular, y con el fin de determinar el tipo de patrón de cada articulación. Tanto Fritz y cols.[41] como Hayes y cols.[42] han estudiado la validez de constructo del patrón capsular de Cyriax en pacientes con artritis o artrosis de rodilla. Aunque pueden existir opiniones encontradas, las conclusiones de dichos estudios parecen apoyar la idea de un patrón capsular de restricción para la rodilla, aunque con una interpretación más abierta sobre el grado de limitación que la propuesta por Cyriax[15].

Hertling y Kessler[43] han ido propagando los conceptos de Cyriax sobre las causas de los patrones capsulares. Sugieren que los procesos patológicos que dan lugar a un patrón capsular de restricción pueden clasificarse en dos amplios grupos: «1) trastornos que cursan con un evidente derrame articular o una inflamación sinovial, y 2) aquéllos en los que se produce una fibrosis capsular relativa[43]».

El derrame articular y la inflamación son síntomas comunes en procesos como la artritis traumática, artritis infecciosa, artritis reumatoide aguda y gota. En estos trastornos, la cápsula articular se encuentra distendida debido al aumento del líquido sinovial intraarticular, por lo que la articulación se mantiene en una posición que favorezca el mayor volumen posible. El dolor aparece al sufrir estiramiento la cápsula, con espasmo muscular defensivo, que trata de impedir lesiones más graves. Todo ello hace que se limite el movimiento y se observe un patrón capsular de restricción.

A menudo se observa una fibrosis capsular relativa en las inflamaciones capsulares crónicas de baja intensidad, así como en los períodos de inmovilización articular y en la resolución de las inflamaciones capsulares agudas. Estos procesos incrementan la proporción relativa de colágeno, con respecto a la concentración de mucopolisacárido en la cápsula articular, o bien, modifican la estructura del colágeno. La consecuencia es una disminución de la extensibilidad del conjunto de la cápsula, que da lugar a un patrón capsular de restricción.

### *Patrones no capsulares de restricción del movimiento*

Cuando la limitación de un movimiento pasivo no guarda las proporciones de un patrón capsular, se denomina **patrón no capsular** de restricción del movimiento[15,43]. Generalmente, el patrón no capsular está producido por trastornos que afectan a estructuras diferentes a la cápsula articular. Los trastornos articulares internos, las adherencias de una parte de la cápsula articular, el acortamiento de los ligamentos y las distensiones y contracturas musculares, son ejemplos típicos de procesos que cursan con patrones no capsulares de limitación. Este tipo de patrón suele afectar a uno o dos movimientos de la articulación, a diferencia de los patrones capsulares, que afectan a todos o a casi todos los movimientos posibles de la misma.

**EJEMPLO:** La distensión del músculo bíceps puede causar dolor y limitación en el tope del movimiento pasivo de la extensión del codo. La flexión pasiva del codo puede no encontrarse afectada.

## Hipermovilidad

El término **hipermovilidad** se refiere al aumento de la amplitud de movimiento pasivo que sobrepasa los valores normales para una articulación determinada, teniendo en cuenta la edad y el sexo del individuo. Por ejemplo, en los adultos, la amplitud normal de extensión del dedo en la articulación del codo es de unos 0°[8]. Una amplitud de 90° o más en la extensión sobrepasa mucho la amplitud media, e indica la presencia de una articulación hipermóvil en el adulto. Los niños presentan casos específicos de mayor amplitud de movimiento que la edad adulta. Por ejemplo, los recién nacidos de 6 a 72 horas presentan una amplitud media de dorsiflexión pasiva del tobillo de 59°[44], que contrasta con la media de los adultos, que puede variar entre los 12°[45] y los 20°[7]. Este incremento presente en los niños es normal en esta edad; si persistiera después de la edad esperada pasaría a considerarse anómala, existiendo entonces hipermovilidad.

La hipermovilidad se debe a la laxitud de determinadas estructuras blandas, como los ligamentos, cápsulas y músculos, que normalmente impiden el movimiento excesivo de las articulaciones. En ciertos casos, la hipermovilidad se debe a anomalías que afectan a las superficies articulares. Algunas de las causas más frecuentes de hipermovilidad son los traumatismos articulares. También se observa en determinados trastornos hereditarios del tejido conjuntivo, como el síndrome de Ehlers-Danlos, el síndrome de Marfan, la artritis reumatoide y la osteogénesis imperfecta. Uno de los trastornos físicos propios del síndrome de Down es la hipermovilidad. En estos casos, se considera que contribuye a ella de forma decisiva la hipotonía generalizada presente en los pacientes afectados.

El síndrome de hipermovilidad (HMS, *hypermobility syndrome*) o síndrome de hipermovilidad articular benigna (BJHS, *benign joint hypermobility syndrome*) describe a los

**TABLA 1-4 Escala de hipermovilidad de Beighton**

| *Capacidad de* | *Puntuación* |
|---|---|
| Aposición pasiva del pulgar hacia el antebrazo | |
| Derecho | 1 |
| Izquierdo | 1 |
| Extensión pasiva de la articulación MCF del quinto dedo, más de 90° | |
| Derecha | 1 |
| Izquierda | 1 |
| Hiperextensión del codo más de 10° | |
| Derecho | 1 |
| Izquierdo | 1 |
| Hiperextensión de la rodilla más de 10° | |
| Derecha | 1 |
| Izquierda | 1 |
| Apoyo de las palmas en el suelo mediante la flexión del tronco con las rodillas rectas | 1 |
| Puntuación total de Beighton = suma de puntos | 0-9 |

Tabla adaptada de Beighton[49].

individuos sin ninguna otra alteración, con hipermovilidad generalizada acompañada de síntomas musculoesqueléticos[46,47]. Se considera que la laxitud articular presente en estos individuos se debe a un trastorno hereditario del colágeno[48]. Tradicionalmente, el diagnóstico del síndrome de hipermovilidad se establece al descartar la presencia de otros procesos, alcanzar una puntuación de al menos 4 puntos en la escala de Beighton (Tabla 1-4) y presentar durante al menos 3 meses una artralgia que afecte a un mínimo de cuatro articulaciones[49,50]. Se han propuesto otros criterios, que incluyen la presencia de movimientos articulares adicionales y de signos extraarticulares[47,48,50]. De acuerdo con Grahame[47], también deben estudiarse los siguientes movimientos articulares: rotación lateral del hombro superior a 90°, flexión lateral de la columna cervical superior a 60°, hiperextensión de la articulación interfalángica distal superior a 60° y extensión de la primera articulación metatarsofalángica superior a 90°.

## Factores que influyen en la amplitud de movimiento

La amplitud de movimiento varía en cada individuo, y está condicionada por factores como la edad, el sexo, y si el movimiento es activo o pasivo. Se han realizado numerosos estudios sobre la influencia de la edad y el sexo en la movilidad de las articulaciones de las extremidades superiores e inferiores y en la de la columna. Existen otros factores propios de cada individuo, como su índice de masa corporal (IMC), la actividad profesional y las actividades de ocio, que influyen a la amplitud de los movimientos pero no han sido objeto de estudio de forma tan completa como la edad y el sexo. Así mismo, se consideran otros factores relativos a la realización de las pruebas, como la posición del paciente, el tipo de instrumento utilizado, la experiencia del examinador e incluso la hora del día, que pueden afectar a las mediciones de la amplitud. Al final del presente capítulo aparece un breve resumen de las conclusiones extraídas de los estudios sobre la influencia de la edad y el sexo en la amplitud de movimiento. Como ayuda para el examinador, en la primera parte de cada capítulo, desde el 4 hasta el 13, aparece amplia información sobre los efectos de la edad y el sexo en cada una de las articulaciones concretas. También se incluyen datos sobre la influencia de otros factores relativos a cada sujeto y del proceso de realización de las pruebas.

Teóricamente, para determinar si una amplitud de movimiento es anómala, se comparará el valor obtenido en la medición con los valores de amplitud de individuos de la misma edad y sexo, obtenidos en estudios que han utilizado el mismo método de medición. A menudo no es posible realizar estas comparaciones, ya que no han sido establecidos los valores para todos los grupos de edad y sexo. En estos casos, la amplitud obtenida deberá compararse con la que se obtiene en la articulación contralateral del mismo individuo, siempre que la extremidad contralateral se encuentre sana o el paciente no la utilice de forma selectiva para desempeñar alguna actividad deportiva o profesional. La mayoría de los estudios concluye en que existe apenas diferencia entre la amplitud de movimiento de las extremidades derecha e izquierda[28,45,51-57]. Un reducido número de ensayos[58-60] ha hallado ligeras diferencias en la amplitud de movimiento de varias articulaciones de la extremidad superior, comparando el lado derecho o dominante con el lado contralateral, atribuible, según Allender y cols.[58], a la mayor exposición de esta extremidad a diversas tensiones. Cuando la extremidad contralateral resulta inadecuada para realizar la comparación, es posible recurrir a los valores medios de amplitud de movimiento publicados por la *American Academy of Orthopaedic Surgeons*[7,8] u otros textos estandarizados[9,61-65]. No obstante, muchos de estos textos no especifican el tipo de población del que derivan los valores medios, como tampoco la posición del sujeto durante la prueba ni el tipo de instrumento de medición utilizado.

Los valores medios de amplitud de movimiento publicados en diversos textos y estudios de referencia vienen resumidos en tablas que aparecen al comienzo de los Capítulos 4 a 13, así como en el Apéndice A. Los valores presentados en estas tablas tan sólo deben servir de modo orientativo para diferenciar una amplitud normal de una amplitud anómala. Se observan diferencias considerables entre los valores medios de amplitud de movimiento entre los diversos textos de referencia.

### *Edad*

Se han realizado numerosos estudios con el objetivo de establecer la influencia de la edad en la amplitud de movimiento de las extremidades y la columna. Existe un acuerdo general en relación al factor edad y su influencia sobre las extremidades de los recién nacidos y en niños de hasta los 2 años de edad[44, 66-70]. Esta influencia depende de cada articulación y movimiento, pero no parece estar influida por el sexo. En relación con los adultos, los niños presentan mayor amplitud de movimientos, como flexión, abducción y rotación lateral de la cadera, dorsiflexión del tobillo y movimientos del codo. En este grupo de edad, se considera normal la limitación de movimientos como la extensión de la cadera, la extensión de la rodilla y la flexión plantar. Los valores medios para estos grupos difieren en más de 2 desviaciones estándar de los valores medios de la edad adulta, publicados por la *American Academy of Orthopaedic Surgeons*[7], la *American Medical Association*[9], y los autores Boone y Azen[45]. Por este motivo, siempre que sea posible, se utilizarán los valores de referencia correspondientes al grupo de edad en el caso de lactantes y niños hasta los 2 años de edad.

La mayoría de los investigadores que han estudiado diferentes grupos amplios de edad, comprendidos en la edad adulta, observan que los grupos de mayor edad presentan en las articulaciones de las extremidades una amplitud ligeramente inferior respecto de los adultos jóvenes. Estas variaciones que afectan a las edades avanzadas son específicas de cada articulación y movimiento, pero afectan de manera desigual a varones y mujeres. Allander y cols.[58] demostraron que la extensión de la muñeca y la rotación de la cadera y del hombro disminuyen al aumentar la edad, mientras que la flexión de la articulación metacarpofalángica del pulgar no presenta pérdidas considerables de la amplitud de movimiento. Roach y Miles[71] han observado en general una ligera disminución (3° a 5°) en los valores medios de amplitud activa de la cadera y rodilla, afectando al grupo de adultos jóvenes entre 25 y 39 años, así como al grupo de mayor edad (60 a 74 años). Excepto en el caso de la extensión de la cadera, esta limitación es inferior al 15% de la amplitud de movimiento. Stubbs, Fernandez y Glenn[59] han obtenido una disminución del 4% y del 30% en 11 de un total de 23 articulaciones estudiadas en varones de edades comprendidas entre los 25 y 54 años. James y Parker[13] han obtenido disminuciones sistemáticas en 10 movimientos activos y pasivos de las extremidades inferiores, en sujetos de edades comprendidas entre los 70 y los 92 años.

Tal y como ocurre en las extremidades, la influencia de la edad en la columna parece depender del movimiento concreto. Los investigadores han llegado a diferentes conclusiones sobre el grado de limitación de la amplitud de movimiento que se observa al ir aumentando la edad. Moll y Wright[72] han observado un incremento inicial de la movilidad dorsolumbar (flexión, extensión y flexión lateral) en el grupo de 15 a 24 años de edad, hasta los 25 a 34 años, seguido de una disminución progresiva con el transcurso de la edad. Estos autores concluyen que el factor edad por sí mismo es responsable de una disminución de la movilidad raquídea variable entre el 25% y el 52% en la década de los 70 años, dependiendo del movimiento. Loebl[73] ha observado que la movilidad dorsolumbar (flexión-extensión) disminuye con la edad una media de 8° por cada década. Fitzgerald y cols.[74] han observado una disminución sistemática en la flexión lateral y en la extensión de la columna lumbar, a intervalos de 20 años, pero ninguna diferencia en cuanto a la rotación y la flexión hacia delante. Youdas y cols.[75] han concluido que por cada década transcurrida, tanto mujeres como varones pierden aproximadamente 5° de movimiento activo en cuanto a la extensión del cuello, y 3° respecto a la flexión lateral y la rotación.

### *Sexo*

La influencia del sexo en la movilidad de las extremidades y columna parece depender también de cada articulación y movimiento específico.

Bell y Hoshizaki[76] han observado que las mujeres en edades comprendidas entre los 18 y los 88 años presentan mayor flexibilidad que los varones en 14 de un total de 17 articulaciones estudiadas. Beighton, Solomon y Soskoline[49], en un estudio en la población africana, han observado que las mujeres entre los 0 y los 80 años poseen mayor movilidad que los varones de la misma edad. Walker y cols.[77], en un estudio realizado sobre 28 movimientos articulares en el grupo de edad de 60 a 84 años, afirman que 8 movimientos son más amplios en la mujer, y 4 movimientos son más amplios en el varón. Con respecto a la columna, Moll y Wright[72] observan que la flexión dorsolumbar lateral izquierda en la mujer es más amplia en un 11% que en el varón. Por el contrario, la movilidad del varón es más amplia que la de la mujer en la flexión y extensión dorsolumbar.

## Pruebas de longitud muscular

La **longitud muscular** se define como la máxima extensibilidad de cada unidad musculotendinosa[2]. Se trata de la distancia máxima entre las inserciones proximal y distal del músculo en el hueso. Desde el punto de vista clínico, la longitud muscular no se mide de forma directa, sino indirectamente, determinando el final de la amplitud de movimiento de la articulación o articulaciones que atraviesa dicho músculo[78,79]. La longitud muscular no sólo influye en la integridad de las superficies articulares, extensibilidad capsular, ligamentos, aponeurosis y piel, sino también en el grado de movimiento pasivo de la articulación. El objetivo de las pruebas de longitud muscular es determinar si la hipo- o hipermovilidad está motivada por la longitud del músculo antagonista inactivo o por otras estructuras. Al averiguar cuáles son las estructuras afectadas, el examinador podrá escoger tratamientos más específicos y eficaces.

Los músculos pueden clasificarse atendiendo al número de articulaciones que atraviesan desde su inserción proximal a la inserción distal. Los músculos monoarticulares atraviesan, y por tanto, influyen, sobre una sola articulación. Los músculos biarticulares atraviesan e influyen sobre el movimiento de dos articulaciones, mientras que los músculos multiarticulares atraviesan e influyen sobre múltiples articulaciones.

No se aprecian diferencias entre las mediciones indirectas de la longitud de un músculo monoarticular y la amplitud de un movimiento articular en la dirección opuesta a la del movimiento activo del músculo. Generalmente, los músculos monoarticulares poseen suficiente longitud para permitir el movimiento pasivo completo de la articulación que atraviesan.

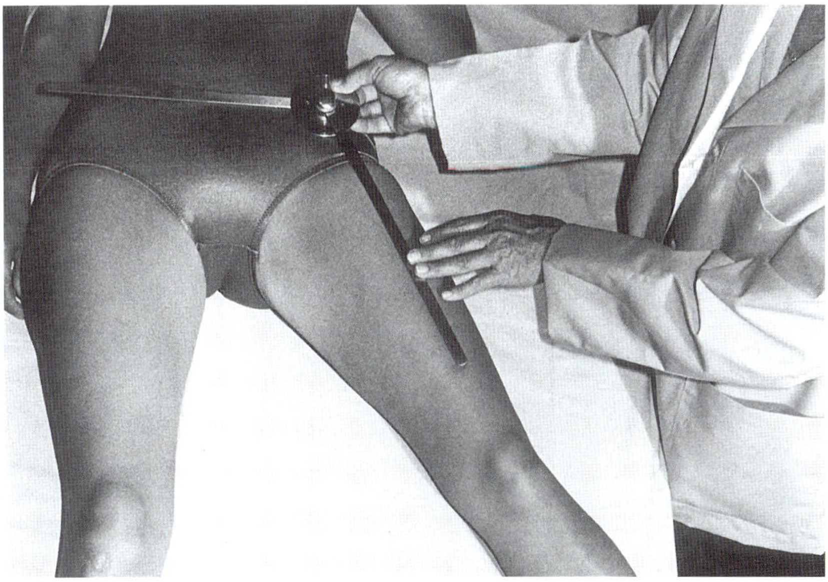

Figura 1-7. La determinación indirecta de la longitud muscular de los aductores monoarticulares de la cadera equivale a la amplitud de abducción pasiva de la cadera.

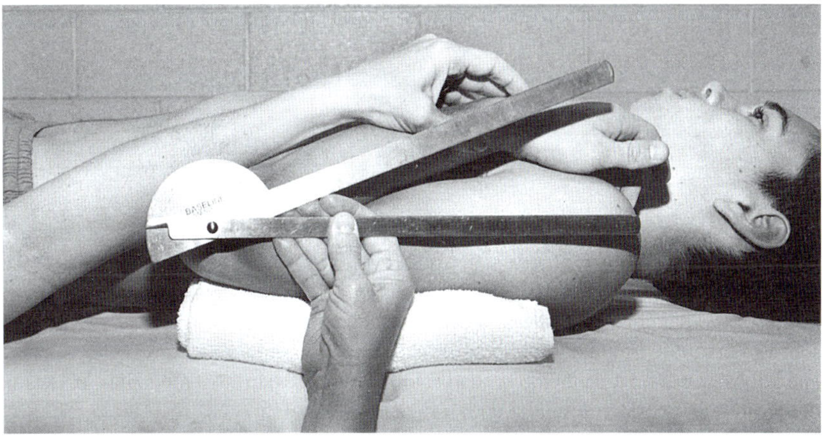

Figura 1-8. Durante la medición de la amplitud de flexión del codo, el hombro deberá mantenerse en posición neutral, evitando la insuficiencia pasiva del tríceps, que podría limitar la amplitud del movimiento.

Cuando un músculo monoarticular es más corto de lo normal, disminuye la amplitud del movimiento pasivo en el sentido opuesto a la acción del músculo, y el tope final es firme debido al estiramiento muscular. Si la estructura es superficial, es posible que en el extremo de la amplitud el examinador palpe tensión en el seno de la unidad musculotendinosa. Así mismo, el sujeto percibirá dolor en la región donde se tensa el músculo y el tendón. Estos signos y síntomas ayudan a confirmar el acortamiento muscular como causa de la limitación del movimiento articular.

Cuando un músculo monoarticular se encuentra anormalmente laxo, la tensión pasiva en la cápsula y ligamentos es capaz de, inicialmente, mantener la amplitud normal del movimiento. Sin embargo, con el tiempo, estas estructuras articulares sufren igualmente una elongación, por lo que aumenta la amplitud de los movimientos pasivos. Dado que no existen

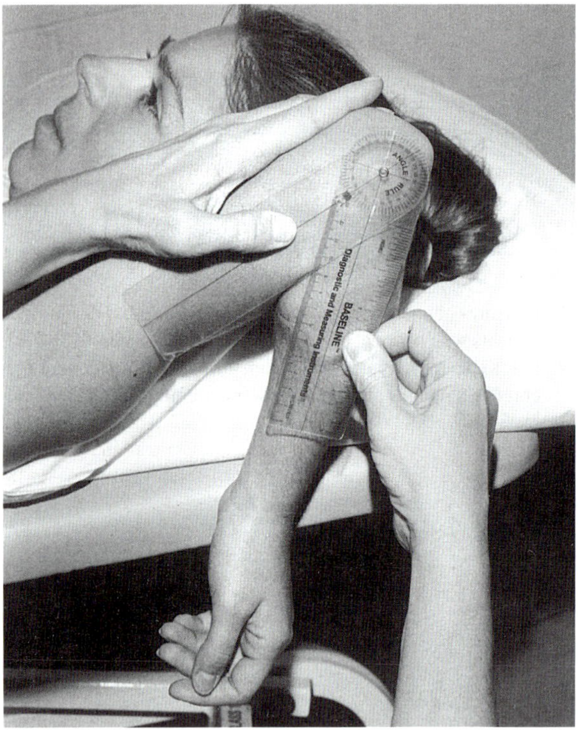


Figura 1-9. Para determinar la longitud del músculo tríceps biarticular se mide la flexión del codo con el hombro colocado en flexión.

diferencias entre la medición indirecta de la longitud de los músculos monoarticulares y la medición de la amplitud del movimiento, en este texto no vamos a describir pruebas específicas de longitud muscular para este tipo de músculos.

EJEMPLO: La longitud de los aductores monoarticulares de la cadera, como el aductor medio, el aductor mayor y el aductor menor, se determina midiendo la amplitud de la abducción pasiva de la cadera. La determinación indirecta de la longitud de estos músculos aductores es idéntica a la de la amplitud de la abducción pasiva (Fig. 1-7).

A diferencia con los músculos monoarticulares, la longitud de los biarticulares y multiarticulares no suele ser suficiente para permitir el movimiento pasivo completo y de forma simultánea en todas las articulaciones atravesadas por dichos músculos[80]. Esta incapacidad del músculo para aumentar su longitud y permitir la amplitud completa de todas las articulaciones que atraviesa se denomina **insuficiencia pasiva.** Cuando un músculo bi- o multiarticular atraviesa una articulación que está siendo estudiada, el sujeto deberá colocarse de forma que la tensión pasiva del músculo no limite la amplitud del movimiento articular. Para permitir la amplitud completa de la articulación considerada y asegurar la suficiente longitud muscular, el músculo deberá estar relajado en todas las restantes articulaciones que atraviesa. El músculo se relaja aproximando de forma pasiva su origen e inserción.

EJEMPLO: El tríceps es un músculo biarticular que se extiende desde el codo hasta el hombro. El tríceps posee insuficiencia pasiva durante la flexión completa del hombro y la flexión completa del codo. Cuando el examinador estudia la flexión del codo, el hombro debe permanecer en posición neutral con el fin de permitir la longitud suficiente en el bíceps para realizar la extensión completa del codo (Fig. 1-8).

Para valorar la longitud de un músculo biarticular, el sujeto se coloca de forma que el músculo queda estirado sobre la articulación proximal o distal que atraviesa el mismo. Esta articulación se mantiene en esta posición mientras el examinador trata de elongar adicionalmente el músculo desplazando la segunda articulación hasta completar la amplitud completa. En esta situación, el tope final es firme debido a la aparición de una tensión pasiva en el músculo elongado. La longitud de un músculo biarticular se valora indirectamente midiendo la amplitud del movimiento pasivo en el sentido opuesto a la acción del músculo en la segunda articulación.

EJEMPLO: Para determinar la longitud de un músculo biarticular como el tríceps, el hombro se coloca y mantiene en flexión máxima. El codo se flexiona hasta apreciar tensión en el tríceps, creando un tope final firme. La longitud del tríceps se determina midiendo la amplitud de la flexión pasiva del codo con el hombro flexionado (Fig. 1-9).

La longitud de un músculo multiarticular se determina de forma similar a la de los músculos biarticulares. Sin embargo, el sujeto se coloca y mantiene de forma que el músculo quede estirado sobre todas las articulaciones restantes que no van a ser estudiadas. El examinador trata de elongar adicionalmente el músculo mediante el desplazamiento de la última articulación hasta completar el movimiento. De nuevo, el tope final es firme debido a la tensión generada en el músculo elongado. La longitud de un músculo multiarticular se determina de forma indirecta midiendo la amplitud pasiva del movimiento opuesto a la acción del músculo en la última articulación que desplaza. En la parte final de los Capítulos 4 a 13, se describen las pruebas indirectas de longitud muscular de los músculos biarticulares y multiarticulares que corresponden a cada sección.

## Bibliografía

1. MacConaill, MA, and Basmajian, JV: Muscles and Movement: A Basis For Human Kinesiology, ed 2. Robert E. Krieger, New York, 1977.
2. American Physical Therapy Association: Guide to Physical Therapist Practice, ed 2. Phys Ther 81:9, 2001.

3. Silver, D: Measurement of the range of motion in joints. J Bone Joint Surg 21:569, 1923.
4. Cave, EF, and Roberts, SM: A method for measuring and recording joint function. J Bone Joint Surg 18:455, 1936.
5. Moore, ML: The measurement of joint motion. Part II: The technic of goniometry. Phys Ther Rev 29:256, 1949.
6. Moore, ML: Clinical assessment of joint motion. In Basmajian, JV (ed): Therapeutic Exercise, ed 4. Williams & Wilkins, Baltimore, 1984.
7. American Academy of Orthopaedic Surgeons: Joint Motion: Methods of Measuring and Recording. AAOS, Chicago, 1965.
8. Greene, WB, and Heckman, JD (eds): The Clinical Measurement of Joint Motion. American Academy of Orthopaedic Surgeons, Rosemont, Ill., 1994.
9. American Medical Association: Guides to the Evaluation of Permanent Impairment, ed 3. AMA, Milwaukee, 1990.
10. Clark, WA: A system of joint measurement. J Orthop Surg 2:687, 1920.
11. West, CC: Measurement of joint motion. Arch Phys Med Rehabil 26:414, 1945.
12. Cole, TM, and Tobis, JS: Measurement of Musculoskeletal Function. In Kottke, FJ, and Lehmann, JF (eds): Krusenn's Handbook of Physical Medicine and Rehabilitation, ed 4. WB Saunders, Philadelphia, 1990.
13. James, B, and Parker, AW: Active and passive mobility of lower limb joints in elderly men and women. Am J Phys Med Rehabil 68:162, 1989.
14. Ball, P, and Johnson, GR: Reliability of hindfoot goniometry when using a flexible electrogoniometer. Clin Biomech 8:13, 1993.
15. Cyriax, J: Textbook of Orthopaedic Medicine: Diagnosis of Soft Tissue Lesions, ed 8. Bailliere Tindall, London, 1982.
16. Kaltenborn, FM: Manual Mobilization of the Extremity Joints, ed 4. Olaf Norlis Bokhandel, Oslo.
17. Paris, SV: Extremity Dysfunction and Mobilization. Institute Press, Atlanta, 1980.
18. Cookson, JC, and Kent, BE: Orthopedic manual therapy: An overview. Part I. Phys Ther 59:136, 1979.
19. Williams, P, et al: Gray's Anatomy of the Human Body, ed 38. Churchill Livingstone, New York, 1995.
20. Moore, KL, and Dalley, AF: Clinically Oriented Anatomy, ed 4. Williams & Wilkins, Baltimore, 1999.
21. Kapandji, IA: Physiology of the Joints, Vol 1, ed 2. Churchill Livingstone, London, 1970.
22. Kapandji, IA: Physiology of the Joints, Vol 2, ed 2. Williams & Wilkins, Baltimore, 1970.
23. Kapandji, IA: Physiology of the Joints, Vol 3, ed 2. Churchill Livingstone, London, 1970.
24. Steindler, A: Kinesiology of the Human Body. Charles C. Thomas, Springfield, Ill., 1955.
25. Gowitze, BA, and Milner, M: Understanding the Scientific Basis for Human Movement, ed 3. Williams & Wilkins, Baltimore, 1988.
26. Levangie, PK, and Norkin, CC: Joint Structure and Function, ed 3. FA Davis, Philadelphia, 2001.
27. Soderberg, GL: Kinesiology; Application to Pathological Motion. Williams & Wilkins, Baltimore, 1986.
28. Steultjens, MPM, et al: Range of joint motion and disability in patients with osteoarthritis of the knee or hip. Rheumatology 39:955, 2000.
29. Messier, SP, et al: Osteoarthritis of the knee: Effects on gait, strength, and flexibility. Arch Phys Med Rehabil 73:29, 1992.
30. Stam, HW: Frozen shoulder: A review of current concepts. Physiotherapy 80:588, 1994.
31. Roubal, PJ, Dobritt, D, and Placzek, JD: Glenohumeral gliding manipulation following interscalene brachial plexus block in patients with adhesive capsulitis. J Orthop Sports Phys Ther 24:66, 1996.
32. Hagen, KB, et al: Relationship between subjective neck disorders and cervical spine mobility and motion-related pain in male machine operators. Spine 22:1501, 1997.
33. Hermann, KM, and Reese, CS: Relationship among selected measures of impairment, functional limitation, and disability in patients with cervical spine disorders. Phys Ther 81:903, 2001.
34. MacKenzie, EJ, et al: Physical impairment and functional outcomes six months after severe lower extremity fractures. J Trauma 34:528, 1993.
35. Chesworth, BM, and Vandervoort, AA: Comparison of passive stiffness variables and range of motion in uninvolved and involved ankle joints of patients following ankle fractures. Phys Ther 75:254, 1995.
36. Staley, MJ, and Richard, RL: Burns. In O'Sullivan, SB and Schmitz, TJ (eds): Physical Rehabilitation: Assessment and Treatment, ed 4. FA Davis, Philadelphia, 2000.
37. Johnson, J, and Silverberg, R: Serial casting of the lower extremity to correct contractures during the acute phase of burn care. Phys Ther 75:262, 1995.
38. Schulte, L, et al: A quantitative assessment of limited joint mobility in patients with diabetes. Arthritis Rheum 10:1429, 1993.
39. Salsich, GB, Mueller, MJ, and Sahrmann, SA: Passive ankle stiffness in subjects with diabetes and peripheral neuropathy versus and age-matched comparison group. Phys Ther 80:352, 2000.
40. Dyrek, DA: Assessment and treatment planning strategies for musculoskeletal deficits. In O'Sullivan, SB, and Schmitz, TJ (eds): Physical Rehabilitation: Assessment and Treatment, ed 3. FA Davis, Philadelphia, 1994.
41. Fritz, JM, et al: An examination of the selective tissue tension scheme, with evidence for the concept of a capsular pattern of the knee. Phys Ther 78:1046, 1998.
42. Hayes, KW, Petersen, C, and Falconer, J: An examination of Cyriax's passive motion tests with patients having osteoarthritis of the knee. Phys Ther 74:697, 1994.
43. Hertling, DH, and Kessler, RM: Management of Common Musculoskeletal Disorders, ed 3. JB Lippincott, Philadelphia, 1996.
44. Waugh, KG, et al: Measurement of selected hip, knee and ankle joint motions in newborns. Phys Ther 63:1616, 1983.
45. Boone, DC, and Azen, SP: Normal range of motion of joints in male subjects. J Bone Joint Surg Am 61:756, 1979.
46. Everman, DB, and Robin, NH: Hypermobility syndrome. Pediatr Rev 19:111, 1998.
47. Grahame, R: Hypermobility not a circus act. Int J Clin Pract 54:314, 2000.
48. Russek, LN: Hypermobility syndrome. Phys Ther 79:59, 1999.
49. Beighton, P, Solomon, L, and Soskolne, CL: Articular mobility in an African population. Ann Rheum Dis 32:23, 1973.
50. Bird, HA: Joint hypermobility: Report from Special Interest Groups of the annual meeting of the British Society of Rheumatology. Br J Rheumatol 31:205, 1992.
51. Roaas, A, and Andersson, GB: Normal range of motion of the hip, knee and ankle joints in male subjects, 30-40 years of age. Acta Othop Scand 53:205, 1982.

52. Chang, DE, Buschbacher, LP, and Ediich, RF: Limited joint mobility in power lifters. Am J Sports Med 16:280, 1988.
53. Ahlberg, A, Moussa, M, and Al-Nahdi, M: On geographical variations in the normal range of joint motion. Clin Orthop Rel Res 234:229, 1988.
54. Schwarze, DJ, and Denton, JR: Normal values of neonatal limbs: An evaluation of 1000 neonates. J Res Pediatr Orthop 13:758, 1993.
55. Stefanyshyn, DJ, and Ensberg, JR: Right to left differences in the ankle joint complex range of motion. Med Sci Sports Exerc 26:551, 1993.
56. Mosley, AM, Crosbie, J, and Adams, R: Normative data for passive ankle plantarflexion-dorsiflexion flexibility. Clin Biomech 16:514, 2001.
57. Escalanate, A, et al: Determinants of hip and knee flexion range: Results from the San Antonio Longitudinal Study of Aging. Arthritis Care Res 12:8, 1999.
58. Allender, E, et al: Normal range of joint movements in shoulder, hip, wrist and thumb with special reference to side: A comparison between two populations. Int J Epidemiol 3:253, 1974.
59. Stubbs, NB, Fernandez, JE, and Glenn, WM: Normative data on joint ranges of motion for 25- to 54-year old males. Int J Ind Ergonomics 12:265, 1993.
60. Escalante, A, Lichtenstein, MJ, and Hazuda, HP: Determinants of shoulder and elbow flexion range: Results from the San Antonio longitudinal study of aging. Arthritis Care Res 12:277, 1999.
61. Kendall, FP, McCreary, EK, and Provance, PG: Muscles: Testing and Function, ed 4. Williams & Wilkins, Baltimore, 1993.
62. Hoppenfeld, S: Physical Examination of the Spine and Extremities. Appleton-Century-Crofts, New York, 1976.
63. Esch, D, and Lepley, M: Evaluation of Joint Motion: Methods of Measurement and Recording. University of Minnesota Press, Minneapolis, 1974.
64. Clarkson, HM: Musculoskeletal Assessment: Joint Range of Motion and Manual Muscle Strength, ed 2. Lippincott, Williams & Wilkins, Philadelphia, 2000.
65. Palmer, ML, and Epler, M: Fundamentals of Musculoskeletal Assessment Techniques. Lippincott, Williams & Wilkins, Philadelphia, 1998.
66. Drews, JE, Vraciu, JK, and Pellino, G: Range of motion of the joints of the lower extremities of newborns. Phys Occup Ther Pediatr 4:49, 1984.
67. Phelps, E, Smith, LJ, and Hallum, A: Normal range of hip motion of infants between nine and 24 months of age. Dev Med Child Neurol 27:785, 1985.
68. Wanatabe, H, et al: The range of joint motions of the extremities in healthy Japanese people: The differences according to age. Nippon Seikeigeka Gakkai Zasshi 53:275, 1979. Cited in Walker, JM: Musculoskeletal development: A review. Phys Ther 71:878, 1991.
69. Schwarze, DJ, and Denton, JR: Normal values of neonatal limbs: An evaluation of 1000 neonates. J Pediatr Orthop 13:758, 1993.
70. Broughton, NS, Wright, J, and Menelaus, MB: Range of knee motion in normal neonates. J Pediatr Orthop 13:263, 1993.
71. Roach, KE, and Miles, TP: Normal hip and knee active range of motion: The relationship to age. Phys Ther 71:656, 1991.
72. Moll, JMH, and Wright, V: Normal range of spinal mobility. Ann Rheum Dis 30:381, 1971.
73. Loebl, WY: Measurement of spinal posture and range of spinal movement. Ann Phys Med 9:103, 1967.
74. Fitzgerald, GK, et al: Objective assessment with establishment of normal values for lumbar spinal range of motion. Phys Ther 63:1776, 1983.
75. Youdas, JW, et al: Normal range of motion of the cervical spine: An initial goniometric study. Phys Ther 72:770, 1992.
76. Bell, RD, and Hoshizaki, TB: Relationship of age and sex with range of motion: Seventeen joint actions in humans. Can J Appi Sci 6:202, 1981.
77. Walker, JM, et al: Active mobility of the extremities older subjects. Phys Ther 64:919, 1984.
78. Gajdosik, RL, et al: Comparison of four clinical tests for assessing hamstring muscle length. J Orthop Sports Phys Ther 18:614, 1993.
79. Tardieu, G, Lespargot, A, and Tardieu, C: To what extent is the tibia-calcaneum angle a reliable measurement of the triceps surae length: Radiological correction of the torque-angle curve. Eur J Appl Physiol 37:163, 1977.
80. Gajdosik, RL, Hallett, JP, and Slaugher, LL: Passive insufficiency of two-joint shoulder muscles. Clin Biomech 9:377, 1994.

# CAPÍTULO 2

# Procedimientos

Para adquirir los conocimientos y habilidades necesarias en goniometría, es preciso que el examinador domine las siguientes materias y ensaye los siguientes procedimientos.

Para cada una de las articulaciones y movimientos, el examinador debe conocer:

1. Posición del paciente
2. Estabilización necesaria
3. Estructura y función de la articulación
4. Topes finales normales
5. Referencias anatómicas óseas
6. Alineación del instrumento de medición

El examinador también debe ser capaz de llevar a cabo los pasos siguientes:

1. Colocación y estabilización correctas
2. Desplazamiento de la región corporal a lo largo de su amplitud adecuada del movimiento
3. Determinación del extremo de la amplitud (tope final)
4. Palpación de los puntos óseos de referencia adecuados
5. Alineación correcta del instrumento de medición con respecto a los puntos de referencia
6. Lectura del instrumento
7. Registro correcto de las mediciones obtenidas

## Posición del paciente

La colocación del paciente representa una parte importante de la goniometría, ya que su objetivo es lograr mantener las articulaciones en la posición cero inicial y facilitar la estabilización del segmento proximal articular. La postura influye en el grado de tensión de las estructuras blandas (cápsula, ligamentos, músculos) que rodean la articulación. Las posturas que dan lugar a que una o más de estas estructuras blandas soporten tensión originan al tiempo una limitación en la amplitud de movimiento, al contrario que cuando esta misma estructura se encuentra relajada o laxa. Tal y como puede observarse en el siguiente ejemplo, las diferentes posturas para realizar la prueba modifican la amplitud de movimiento obtenida al estudiar la flexión de la cadera de un paciente.

**EJEMPLO:** La posición en la que la rodilla queda flexionada permite obtener amplitudes mayores al medir la flexión de la cadera que cuando la rodilla se encuentra en extensión. En este último caso, la flexión de la cadera queda interrumpida prematuramente debido a la tensión que soportan los músculos de la corva.

Cuando el examinador utiliza la misma posición durante las mediciones sucesivas de la amplitud de movimiento de una determinada articulación, el grado relativo de tensión que soportan las estructuras blandas debe ser el mismo en todas las determinaciones. Por tanto, la comparación entre mediciones de amplitud de movimiento obtenidas en la misma posición permite obtener resultados similares. Cuando se utilizan posturas diferentes para cada medición, se añade un factor de variabilidad a la determinación[1-4], desapareciendo el fundamento para poder realizar la comparación.

Las **posiciones para la prueba** son las posturas corporales recomendadas para llevar a cabo mediciones goniométricas. Las posturas para las pruebas que aparecen en el presente texto están estudiadas para:

1. Colocar la articulación en una posición inicial de 0°
2. Permitir el recorrido de la amplitud completa del movimiento
3. Facilitar la estabilización del segmento articular proximal

Cuando no es posible colocar al paciente en la postura para el test debido a limitaciones del entorno o del propio paciente, el examinador deberá utilizar su imaginación para decidir el modo de conseguir la medición del movimiento deseado. La postura alternativa debe cumplir en lo posible los tres objetivos anteriores. El examinador deberá describir en su informe la posición utilizada para la prueba, de forma que en las posibles mediciones siguientes se utilice la misma postura.

Las posturas para las pruebas abarcan una gran variedad de posiciones, como el decúbito supino, decúbito prono, posición sentada y de pie. Cuando el examinador trata de estudiar diversas articulaciones y movimientos en una sola sesión, deberá planificar cuidadosamente la exploración goniométrica, con el fin de evitar los desplazamientos innecesarios para el paciente. Por ejemplo, si el sujeto se encuentra en decúbito prono, se llevarán a cabo todas las determinaciones posibles en esta posición, antes de pedir al paciente que adopte otra postura. La Tabla 2-1 recoge las mediciones articulares de acuerdo con la postura corporal, facilitando al examinador la planificación de la exploración goniométrica.

## Estabilización

La posición para el test ayuda a estabilizar la postura del individuo y del segmento articular proximal, de forma que sea posible aislar el movimiento de la articulación que va a ser estudiada. Ello garantiza la obtención de resultados más fiables que cuando se miden movimientos combinados que implican a varias articulaciones. La estabilización postural puede complementarse con una estabilización manual por parte del examinador.

**EJEMPLO:** Medición de la rotación medial de la cadera con el sujeto colocado en posición sentada (Fig. 2-1A). Se estabiliza parcialmente la pelvis (segmento proximal) con el peso corporal, pero el sujeto desplaza el tronco y pelvis al llevar a cabo la rotación de la cadera. Debe emplearse una estabilización adicional, por parte tanto del examinador, como del propio paciente (Fig. 2-1B). El examinador inmoviliza manualmente la pelvis del paciente ejerciendo una presión hacia abajo sobre la cresta iliaca en el lado que va a ser explorado. Igualmente, se pide al paciente que cargue el peso corporal sobre la cadera objeto de medición, con el fin de ayudar a mentener estable la pelvis.

En la mayoría de las determinaciones, el grado de estabilización manual que ejerce el examinador debe ser suficiente para mantener inmóvil el segmento articular proximal durante el movimiento del componente distal. Cuando se inmovilizan ambos segmentos, tanto el proximal como el distal, resulta difícil determinar el extremo de la amplitud del

**TABLA 2-1 Mediciones articulares mediante la posición corporal**

| | *Prono* | *Supino* | *Sentado* | *Bipedestación* |
|---|---|---|---|---|
| Hombro | Extensión | Flexión<br>Abducción<br>Rotación medial<br>Rotación lateral | | |
| Codo | | Flexión | | |
| Antebrazo | | | Pronación<br>Supinación | |
| Muñeca | | | Flexión<br>Extensión<br>Desplazamiento radial<br>Desplazamiento cubital | |
| | | | Todos los movimientos | |
| Mano | Extensión | Flexión | Rotación medial | |
| Cadera | | Abducción<br>Aducción | Rotación lateral | |
| Rodilla | | Flexión | | |
| Tarso y pie | Inversión astragalocalcánea<br>Eversión astragalocalcánea | Dorsiflexión<br>Flexión plantar<br>Inversión<br>Eversión<br>Inversión mediotarsiana<br>Eversión mediotarsiana | Dorsiflexión<br>Flexión plantar<br>Inversión<br>Eversión<br>Inversión mediotarsiana<br>Eversión mediotarsiana | |
| Dedos del pie | | Todos los movimientos | Todos los movimientos | |
| Columna cervical | | | Flexión<br>Extensión<br>Flexión lateral<br>Rotación | |
| Columna dorsolumbar | | | Rotación | Flexión<br>Extensión<br>Flexión lateral |
| Articulación temporomaxilar | | | Depresión<br>Protrusión anterior<br>Desplazamiento lateral | |

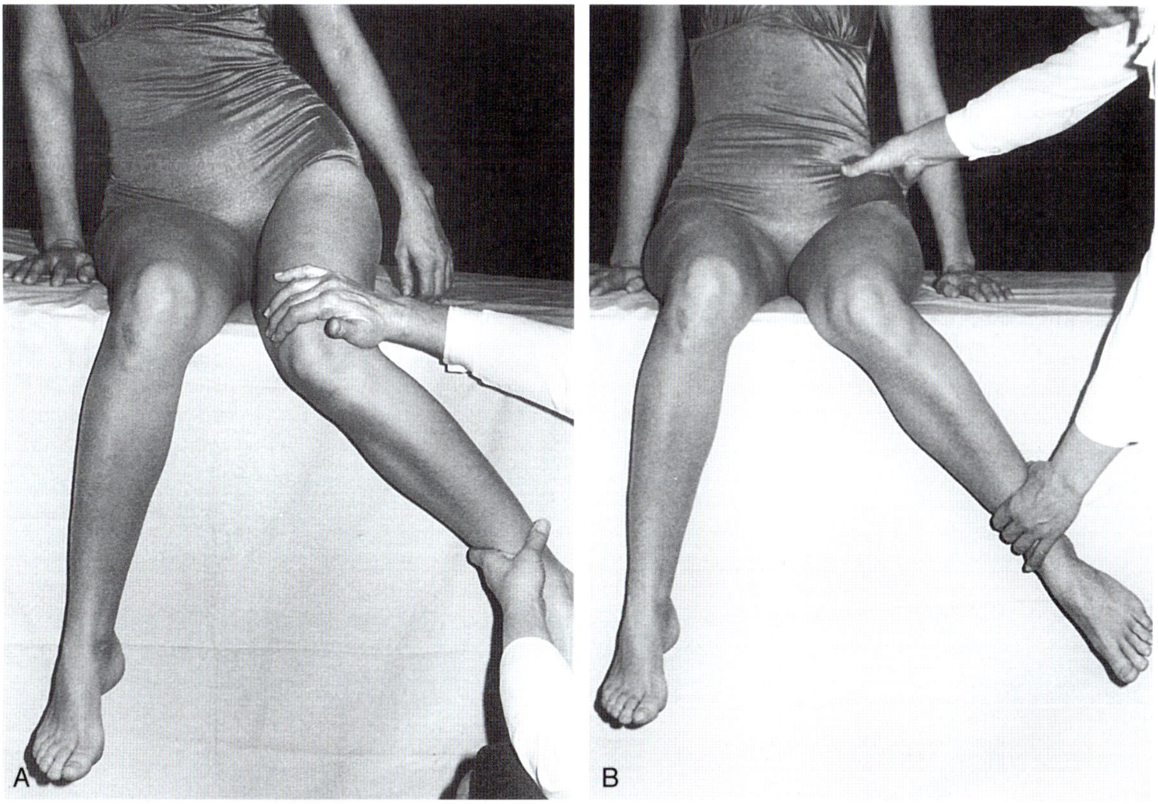


Figura 2-1. **(A)** Consecuencias de la estabilización incorrecta. El examinador no ha logrado estabilizar la pelvis y el tronco del sujeto; por tanto, el movimiento de rotación medial de la cadera va acompañado de una basculación lateral de la pelvis y una flexión lateral del tronco. La amplitud de rotación medial resultará mayor que la real, debido al movimiento adicional de la pelvis y el tronco. **(B)** Estabilización correcta. El examinador utiliza su mano derecha para sostener la pelvis (evitando que se eleve, separándose de la camilla) durante la medición de la amplitud del movimiento pasivo. El sujeto colabora a esta estabilización de la pelvis apoyando el peso corporal sobre el lado izquierdo. El sujeto mantiene el tronco recto apoyando ambas manos sobre la camilla.

movimiento. Aprender a estabilizar es algo que requiere práctica, ya que el examinador inmoviliza la región con una mano mientras que al mismo tiempo desplaza el segmento articular distal con la mano contraria. Las técnicas de estabilización del segmento articular proximal y de determinación del extremo del movimiento (tope final) son básicas en goniometría, por lo que deben aprenderse antes de saber cómo se utiliza el goniómetro. El Ejercicio 1 se ha diseñado para ayudar al examinador a aprender a estabilizar la región y diferenciar el extremo del movimiento y el tope final.

## EJERCICIO 1
## DETERMINACIÓN DEL LÍMITE DE LA AMPLITUD DEL MOVIMIENTO Y EL TOPE FINAL

Este ejercicio está diseñado para facilitar al examinador la distinción del extremo de la amplitud del movimiento y para diferenciar los tres tipos de tope final: suave, firme y duro.

### FLEXIÓN DEL CODO: TOPE FINAL SUAVE

**Actividades: véase Figura 5-15 en el Capítulo 5.**

1. Seleccionar un individuo.
2. Colocar al sujeto en decúbito supino con el brazo paralelo al lateral del tronco. Se coloca una toalla enrollada por debajo del extremo distal del húmero, lo que permite la extensión completa del codo. El antebrazo se coloca en supinación máxima, con la palma de la mano dirigida hacia el techo.
3. Con una mano, se estabiliza el extremo distal del húmero (segmento articular proximal) para impedir la flexión del hombro.
4. Con la mano contraria, se desplaza lentamente el antebrazo de forma pasiva hasta completar la flexión del codo, hasta percibir una resistencia que limite el movimiento.
5. Se empuja suavemente frente a dicha resistencia, hasta que resulte imposible cualquier desplazamiento adicional. Debe prestarse atención al tipo de resistencia percibida. El tope final suave está producido por la compresión de la masa muscular de la parte anterior del antebrazo con la masa correspondiente de la parte anterior del brazo.
6. Comparar este tope final suave con el mismo tipo de sensación percibida en la flexión de la rodilla (véase la flexión de la rodilla en el Cap. 9).

### DORSIFLEXIÓN DEL TOBILLO: TOPE FINAL FIRME

**Actividades: véase Figura 10-14 en el Capítulo 10.**

1. Seleccionar un individuo.
2. Colocar al sujeto en posición sentada, con la pierna en el borde de la superficie donde se sienta el paciente, y la rodilla flexionada, como mínimo 30°.
3. Con una mano, se estabiliza el extremo distal de la tibia y peroné para impedir la extensión de la rodilla y los movimientos de la cadera.
4. Con la mano contraria colocada sobre la superficie metatarsiana plantar, se desplaza lentamente el pie de forma pasiva hasta completar la dorsiflexión del tobillo, hasta percibir una resistencia que limite el movimiento.
5. Se empuja frente a dicha resistencia, hasta resultar imposible ningún desplazamiento adicional. Debe prestarse atención al tipo de resistencia percibida. Este tope final firme está producido por la tensión sobre el tendón aquíleo, la porción posterior del ligamento deltoideo, el ligamento astragalino peroneo posterior, el ligamento peroneo calcáneo, la cápsula articular posterior y la cuña astragalina dentro de la escotadura formada por la tibia y el peroné.
6. Comparar este tope final firme con el mismo tipo de sensación percibida en la extensión metacarpofalángica de los dedos (véase Cap. 7).

### EXTENSIÓN DEL CODO: TOPE FINAL DURO

**Actividades:**

1. Seleccionar un individuo.
2. Colocar al sujeto en decúbito supino con el brazo paralelo al lateral del tronco. Se coloca una toalla enrollada por debajo del extremo distal del húmero, lo que permite la extensión completa del codo. El antebrazo se coloca en supinación máxima, con la palma de la mano dirigida hacia el techo.
3. Con una mano colocada sobre la toalla enrollada y sujetando el extremo posterior distal del húmero, se estabiliza el húmero (segmento articular proximal) para impedir la extensión del hombro.
4. Con la mano contraria, se desplaza lentamente el antebrazo de forma pasiva hasta completar la extensión del codo, hasta percibir una resistencia que limite el movimiento.
5. Se empuja suavemente frente a dicha resistencia, hasta que resulte imposible un desplazamiento adicional. Cuando el tope final es duro, no cede en absoluto. El tope final duro está producido por el contacto de la apófisis olécranon del cúbito con la fosa olecranoidea del húmero.
6. Comparar este tope final duro con el mismo tipo de sensación percibida en el desplazamiento radial del carpo (véase el desplazamiento radial en el Cap. 7).

## Instrumentos de medición

Se utilizan diversos instrumentos para medir los movimientos articulares, desde un simple papel de calco o una cinta métrica, hasta los electrogoniómetros y los sistemas de análisis de movimientos. Un examinador puede elegir un instrumento en particular dependiendo del propósito de la medición (motivos clínicos frente a objeto de estudio), del movimiento que se quiera medir, de la precisión del instrumento, de su disponibilidad, coste, facilidad de uso y tamaño.

### Goniómetro universal

El **goniómetro universal** es el instrumento más utilizado para medir la posición de una articulación y su movimiento en el contexto clínico. Moore[5,6] diseñó un tipo de goniómetro denominado «universal» por su versatilidad. Puede utilizarse para medir la posición de la articulación y la amplitud de movimiento de prácticamente todas las articulaciones corporales. La mayoría de las técnicas de medición descritas en el presente texto se realizan utilizando un goniómetro universal.

Los goniómetros universales pueden estar fabricados en plástico (Fig. 2-2) o en metal (Fig. 2-3), con diversos tamaños y formas, aunque todos ellos presentan el mismo diseño básico. Generalmente, constan de un cuerpo y dos prolongaciones delgadas denominadas brazos, uno de los cuales es el brazo fijo, y el otro, el brazo móvil (Fig. 2-4).

El **cuerpo** del goniómetro universal tiene forma de transportador de ángulos, semicircular o circular (Fig. 2-5). La escala del modelo semicircular va de los 0° a los 180°, y la del modelo circular puede abarcar de los 0° a los 180°, o bien, de los 0° a los 360°; en los dos modelos, la lectura puede realizarse en ambos sentidos. En ocasiones, los instrumentos circulares disponen de las dos escalas, de 180° y de 360°. Los incrementos de la escala pueden ser de 1° a 10°, aunque los más frecuentes son los de 1° y 5°.

Tradicionalmente, los **brazos** del **goniómetro** universal pueden ser fijos y móviles según su modo de inserción en el

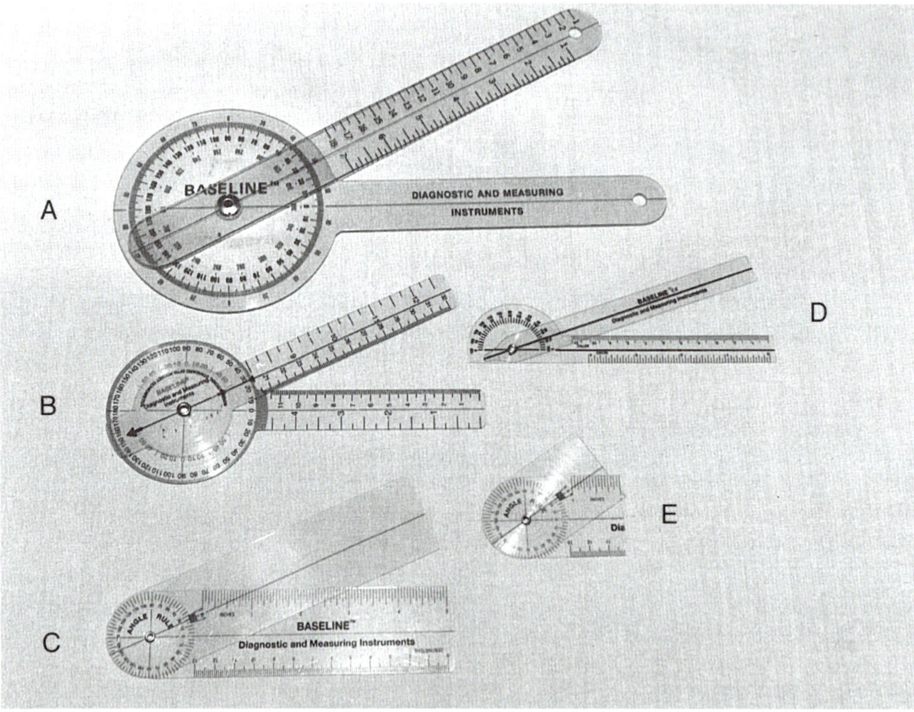


**Figura 2-2.** Los goniómetros universales de material plástico se encuentran disponibles en diferentes tamaños y formas. Algunos presentan cuerpos de circunferencia completa **(A, B, C, E)**, y otros son semicirculares **(D)**. El goniómetro de 14 pulgadas **(A)** se utiliza para medir articulaciones de gran tamaño, como la cadera, rodilla y hombro. Los goniómetros de 6,8 pulgadas **(B, C, D)** se utilizan para estudiar articulaciones de tamaño mediano, como el carpo (muñeca) y el tarso (tobillo). El goniómetro más pequeño **(E)** procede del goniómetro de 6 pulgadas **(C)**, reduciéndose su longitud para facilitar su utilización en los dedos de la mano y del pie.

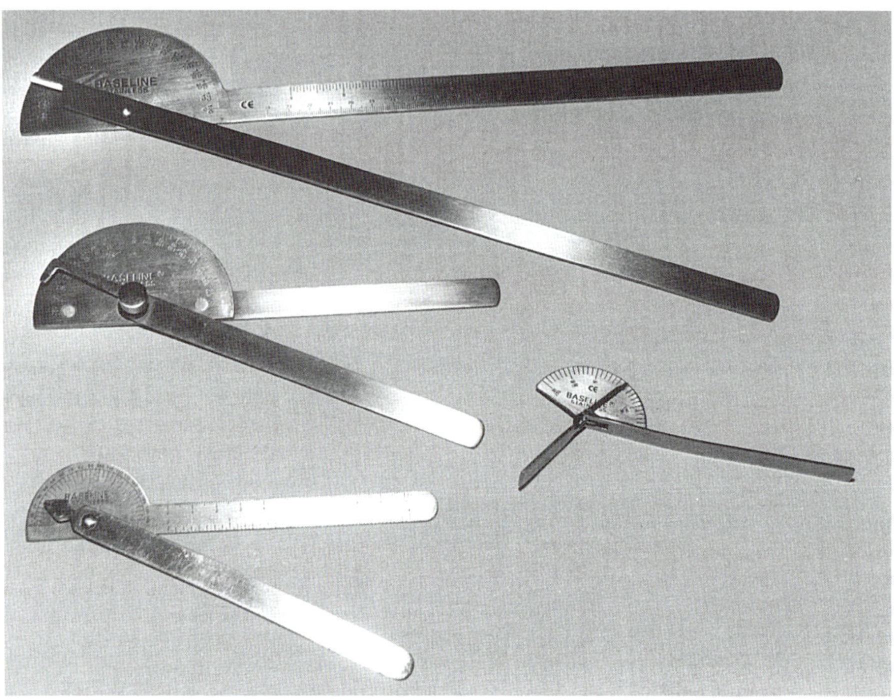


**Figura 2-3.** Goniómetros metálicos de diferentes tamaños, pero todos ellos con el cuerpo semicircular. También existen goniómetros metálicos de círculo completo. El goniómetro más pequeño de la imagen se ha diseñado específicamente para la superficie dorsal y ventral de los dedos de las manos y pies y para medir la amplitud de sus movimientos.

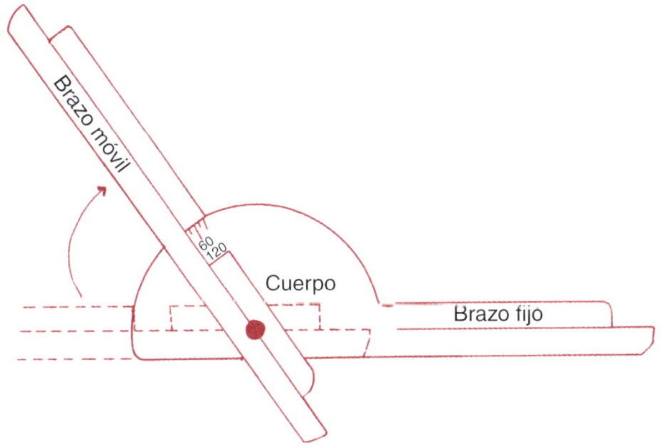


Figura 2-4. El cuerpo de este goniómetro universal describe un semicírculo. El brazo fijo forma parte integral del cuerpo del goniómetro. El brazo móvil se inserta en el cuerpo a través de un tornillo o remache, y puede moverse independientemente del cuerpo. En este ejemplo, el brazo móvil presenta una porción libre denominada «ventana». Esta ventana permite al examinador leer la escala del cuerpo del instrumento.

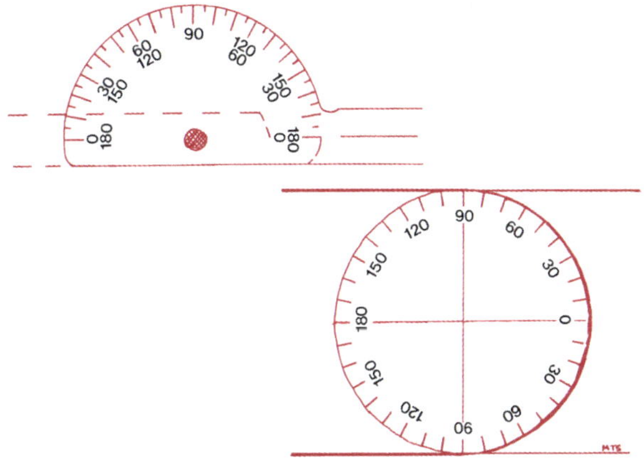

Figura 2-5. El cuerpo del goniómetro puede ser semicircular (arriba) o de círculo completo (abajo).

cuerpo del instrumento. El **brazo fijo** es una parte de la estructura del cuerpo del goniómetro y no se puede desplazar de forma independiente del mismo. En la mayoría de los instrumentos de plástico, el **brazo móvil** se encuentra insertado en el centro del cuerpo a través de un remache, que le permite desplazarse libremente sobre el cuerpo. En algunos goniómetros metálicos existe un dispositivo similar a un tornillo (botón) que sirve para insertar el brazo móvil. Generalmente, el tornillo deberá apretarse para mantener el brazo móvil en una determinada posición, y aflojarse para permitir su desplazamiento. El brazo móvil puede disponer opcionalmente de un extremo afilado, una línea blanca o negra a lo largo de todo el brazo, o un corte en forma de ventana para visualizar las escalas (Fig. 2-6). Los goniómetros empleados en radiología para medir las amplitudes de movimiento sobre radiografías presentan una línea blanca opaca que recorre toda la longitud de los brazos, y una serie de marcas opacas en el cuerpo del instrumento. Estas características facilitan su lectura.

La longitud de los brazos es variable según el tipo de goniómetro, aproximadamente de 3 cm a 35 cm. Estas variaciones de longitud tienen fines comerciales, para adaptar el tamaño del instrumento a la articulación en la que se va a utilizar con mayor frecuencia. También varía el precio del instrumento (véase Apéndice B: Características y precios de los goniómetros universales y gravitatorios).

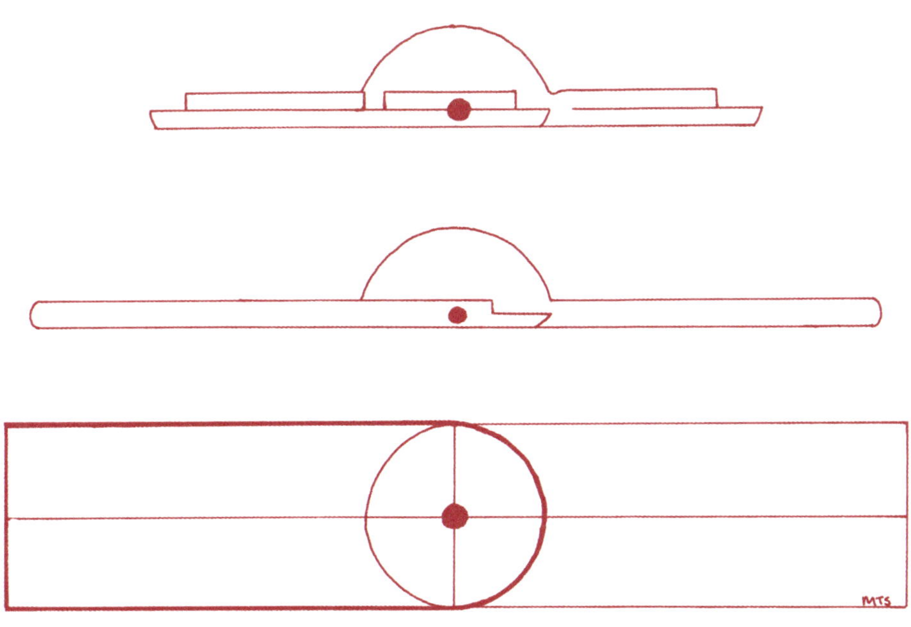

Figura 2-6. Estos goniómetros presentan una serie de características que facilitan su lectura. El goniómetro semicircular dibujado arriba presenta una serie de áreas cortadas o libres en el brazo móvil, tanto en ambos extremos como en el centro, así como una línea negra central. El goniómetro semicircular del centro presenta una zona libre tan sólo en el extremo del brazo móvil. El goniómetro de plástico de círculo completo (abajo) presenta una línea negra central a lo largo del brazo móvil y fijo.

**EJEMPLO:** El goniómetro universal con brazos de 35 cm es el adecuado para medir el movimiento de la rodilla, ya que la longitud de sus brazos permite su alineación con el trocánter mayor del fémur y con el maléolo lateral de la tibia (Fig. 2-7*A*). El goniómetro universal de brazos cortos no resulta útil en estos casos, ya que sus brazos no se extienden a una distancia suficiente a lo largo del fémur y la tibia como para permitir su alineación con los puntos óseos de referencia (Fig. 2-7*B*). Sin embargo, el goniómetro de brazos largos resulta desproporcionado para medir el movimiento de las articulaciones metacarpofalángicas de la mano.

## Goniómetros dependientes de la gravedad (inclinómetros)

Aunque no son tan frecuentes como el goniómetro universal, existen otros tipos de goniómetros manuales que se utilizan en la práctica clínica. Los **goniómetros dependientes de la gravedad** o **inclinómetros** se basan en el efecto de la fuerza de la gravedad sobre los indicadores y niveles líquidos para medir la posición articular y el movimiento (Fig. 2-8). El goniómetro de péndulo consta de un transportador de ángulos de 360° con un indicador ponderado que pende desde el centro del transportador. Este dispositivo fue descrito por primera vez por Fox y Van Breemen[7] en 1934. El **goniómetro de bur-**

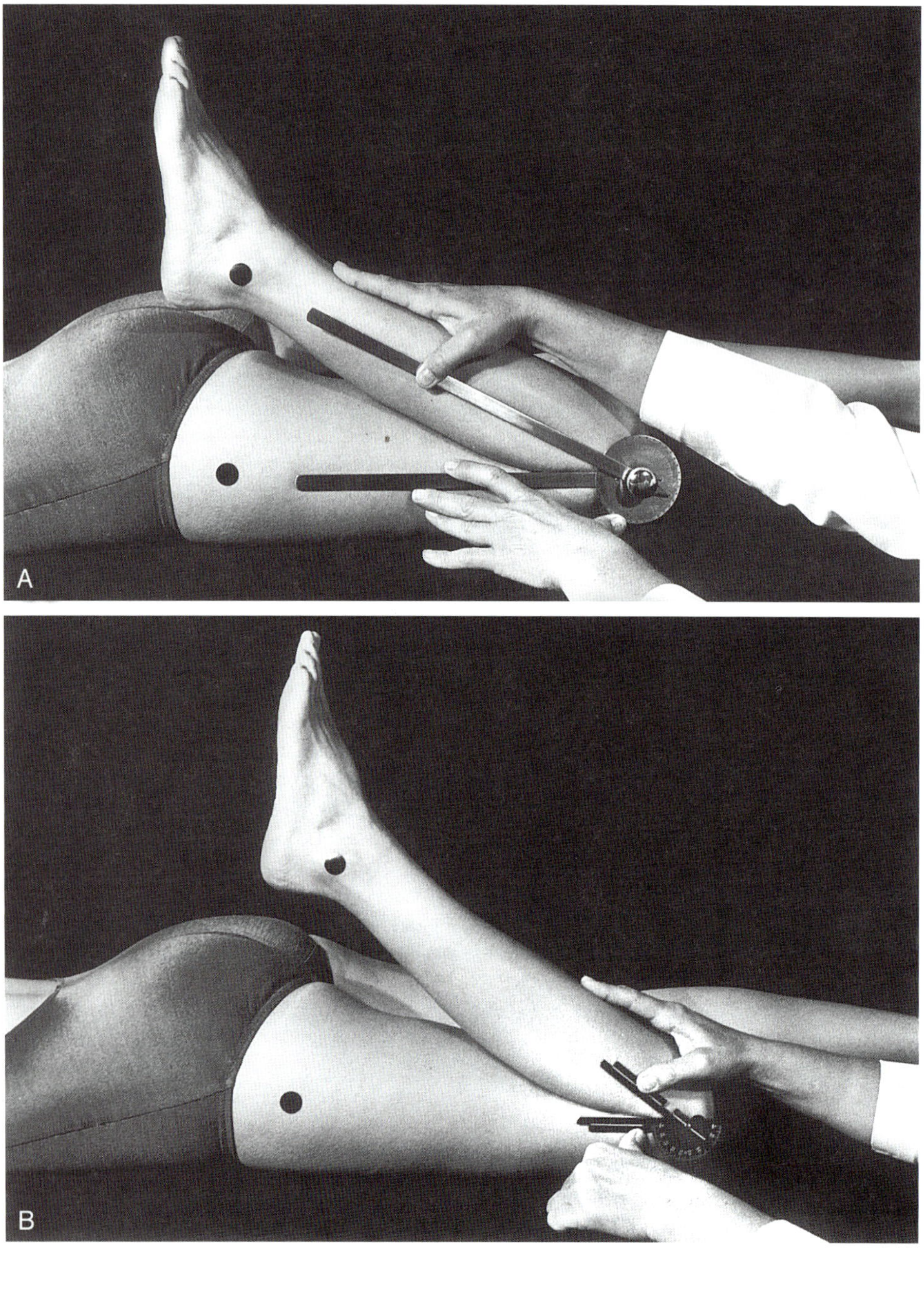

**Figura 2-7.** La elección del tamaño adecuado del goniómetro facilita la medición del movimiento articular. **(A)** El examinador utiliza un instrumento de círculo completo con brazos largos para medir la amplitud de flexión de la rodilla. Los brazos del goniómetro se extienden a lo largo de los elementos distal y proximal de la articulación, hasta una mínima distancia respecto a los puntos anatómicos de referencia (puntos negros) que se utilizan para colocar los brazos. La proximidad de los extremos de los brazos con las referencias facilita la alineación correcta del goniómetro. **(B)** No es una elección adecuada escoger un goniómetro semicircular de brazos cortos para medir la amplitud de flexión de la rodilla, ya que los puntos anatómicos de referencia quedan excesivamente lejos de los extremos de los brazos del goniómetro, lo que dificulta su correcta alineación.

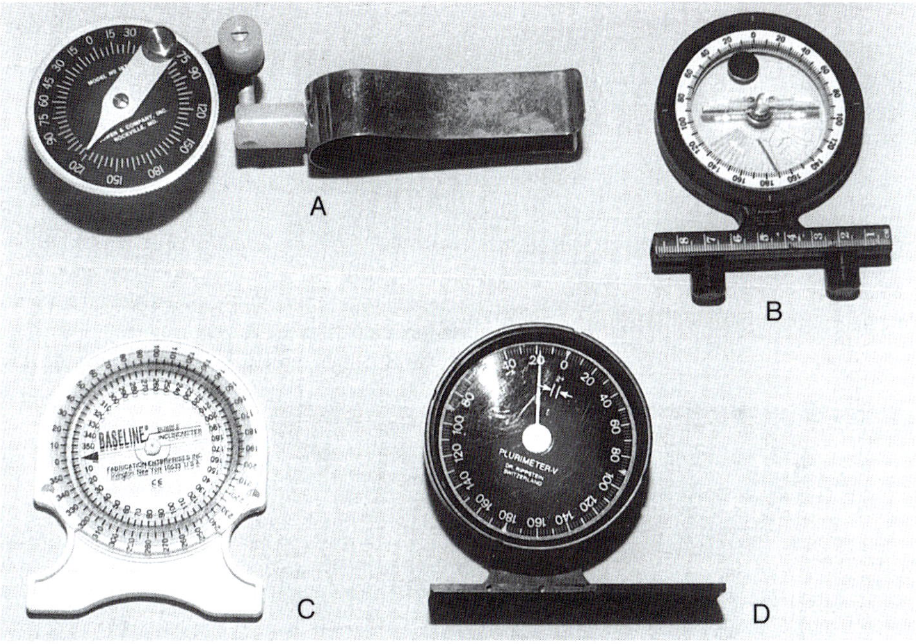


**Figura 2-8.** Cada uno de los goniómetros gravimétricos de la imagen dispone de un marcador ponderado **(A, B, D)**, o una burbuja **(C)** para indicar la posición del goniómetro con respecto al empuje vertical de la gravedad. Todos ellos poseen un disco giratorio que permite colocar la escala en cero respecto al marcador o la burbuja en la posición inicial.

**buja (líquido),** desarrollado por Schenkar[8] en 1956, posee una cámara circular ocupada por un líquido y una burbuja de aire. Es similar al nivel de carpintero, pero al adoptar la forma circular, dispone de una escala de 360°. Otros inclinómetros como el goniómetro Myrin OB y el dispositivo CROM (amplitud cervical de movimiento) constan de una aguja pendular que responde a la gravedad y mide los movimientos de los planos frontal y sagital, y de una brújula que se desplaza con el campo magnético terrestre y se utiliza para medir los movimientos en el plano horizontal. En el mercado, existe actualmente una gran variedad de inclinómetros manuales, y algunos digitales. Normalmente, estos instrumentos resultan más caros que los goniómetros universales (véase Apéndice B: Características y precios de los goniómetros universales y gravitatorios).

Los inclinómetros se colocan en el segmento distal de la articulación que va a ser explorada. Se anota el ángulo que forma el eje mayor del segmento distal con la línea de gravedad. En determinadas situaciones, los inclinómetros resultan más sencillos en su manejo que los goniómetros universales, ya que no requieren ser alineados con ningún punto óseo de referencia, ni centrados sobre el eje de movimiento. Sin embargo, es muy importante, para que la medición sea precisa, que el segmento proximal de la articulación se coloque en posición vertical u horizontal; si no es así, será preciso realizar los ajustes necesarios en el cálculo[6,9]. De igual forma, los inclinómetros resultan complicados para las articulaciones de pequeño tamaño[10], así como en los casos en que exista deformación o edema[6,9].

Aunque la consulta puede disponer tanto de goniómetros universales como gravitatorios, conviene no utilizarlos de forma intercambiable[11-14]. Por ejemplo, no sería correcto emplear el goniómetro universal el martes y el inclinómetro el miércoles para medir la amplitud de movimiento de la rodilla de los pacientes. Los goniómetros proporcionarán mediciones ligeramente diferentes, por lo que resultará incorrecto comparar ambos tipos de resultados.

## Electrogoniómetros

Los **electrogoniómetros,** presentados por Karpovich y Karpovich[15] en 1959, se utilizan principalmente en investigación para obtener mediciones articulares dinámicas. La mayoría de los dispositivos constan de dos brazos, similares a los del goniómetro universal, que se colocan en los segmentos proximal y distal de la articulación que va a ser estudiada[16-19]. Estos brazos van conectados a un potenciómetro. Los cambios que se producen en la posición articular hacen variar la resistencia del potenciómetro. La modificación resultante en el voltaje puede utilizarse para calcular el grado de movimiento articular. Se han añadido también potenciómetros que miden el desplazamiento angular a calibradores de tensión[20,21] y dinamómetros isocinéticos[22] que miden el par de torsión. Se han diseñado igualmente electrogoniómetros flexibles con dos extremos de plástico conectados a través de un calibrador flexible de tensión, que se emplean para medir el desplazamiento angular entre los extremos, en uno o dos planos de movimiento[3,13].

Algunos electrogoniómetros son muy similares a los goniómetros pendulares[23,24]. Las variaciones de la posición articular determinan la modificación del contacto entre el péndulo y los pequeños resistores. El contacto con dichos

## EJERCICIO 2
## EL GONIÓMETRO UNIVERSAL

Este ejercicio está diseñado para familiarizar al examinador con el manejo del goniómetro universal.
**Material necesario: goniómetros universales circulares (360°) y semicirculares (180°) de material plástico y metálico.**

**Actividades:**

1. Seleccionar un goniómetro.
2. Identificar el tipo de goniómetro seleccionado (circular o semicircular) observando la forma del instrumento.
3. Distinguir el brazo móvil y el fijo del goniómetro. (Recordar que el brazo fijo forma parte integral del cuerpo del goniómetro.)
4. Observar el brazo móvil comprobando si existe alguna porción separada.
5. Identificar la línea central del brazo móvil y seguirla hasta alguna cifra de la escala.
6. Estudiar el cuerpo del goniómetro y responder a las siguientes preguntas:
   a. ¿La escala se sitúa en un lado, o en ambos lados?
   b. ¿Resulta posible leer la escala a través del cuerpo del goniómetro?
   c. ¿Qué intervalos de escala utiliza el goniómetro?
   d. ¿Cada cara contiene una o dos escalas?
7. Sostener el goniómetro con ambas manos. Colocar los brazos de modo que formen una línea recta continua. Cuando los brazos se encuentran en esta posición, el goniómetro marca 0°.
8. Mantener el brazo fijo colocado y desplazar el brazo móvil mientras se observan los números de la escala, tanto en el extremo del brazo móvil como en la porción separada. Desplazar el brazo móvil de las posiciones de 0° a 45°, 90°, 150° y 180°.
9. Mantener el brazo fijo inmóvil y desplazar el brazo móvil desde la posición de 0° hasta los 45° aproximadamente. Comparar la estimación visual con el arco real de movilidad, mediante la lectura de la escala numérica del goniómetro. Tratar de calcular visualmente otros arcos, comparando la amplitud estimada con la amplitud real marcada por la escala.
10. Mantener el brazo móvil colocado en un punto y desplazar el brazo fijo marcando diferentes amplitudes de movimiento.
11. Repetir los pasos 2 a 10 utilizando diferentes goniómetros.

resistores produce una variación de la corriente eléctrica que se utiliza para indicar el grado de movimiento articular.

Los electrogoniómetros tienen un precio elevado, y su calibración y colocación en el paciente requiere un tiempo considerable para ser adecuadas. Debido a estas desventajas, se utilizan con mayor frecuencia en la investigación, más que en la práctica clínica. Otros métodos empleados para medir los movimientos articulares en la investigación se basan en la utilización de radiografías, fotografías, películas de vídeo y sistemas de análisis de movimientos con ayuda de equipos informáticos.

### Estimación visual

Algunos examinadores realizan estimaciones visuales de la posición y movimientos articulares, pero esta práctica no es muy recomendable. Otros autores aconsejan emplear los cálculos visuales en los casos en que el paciente presenta un recubrimiento de tejido adiposo o edematoso de los puntos anatómicos de referencia[25,26]; sin embargo, la mayoría de los investigadores recomienda utilizar el goniómetro para obtener resultados más fiables y precisos[27-33]. Aunque el examinador sea una persona muy experimentada, las estimaciones visuales sólo obtienen datos subjetivos, al contrario que las mediciones goniométricas, que recogen cifras objetivas. No obstante, estos cálculos resultan útiles durante el período de aprendizaje. Cuando se realiza un cálculo visual antes de utilizar el goniómetro, es menos probable que aparezcan errores debidos a la lectura incorrecta del goniómetro. Si el resultado goniométrico no se encuentra en el mismo cuadrante que el cálculo visual aproximado, el examinador estará atento para revisar y repetir la lectura del instrumento.

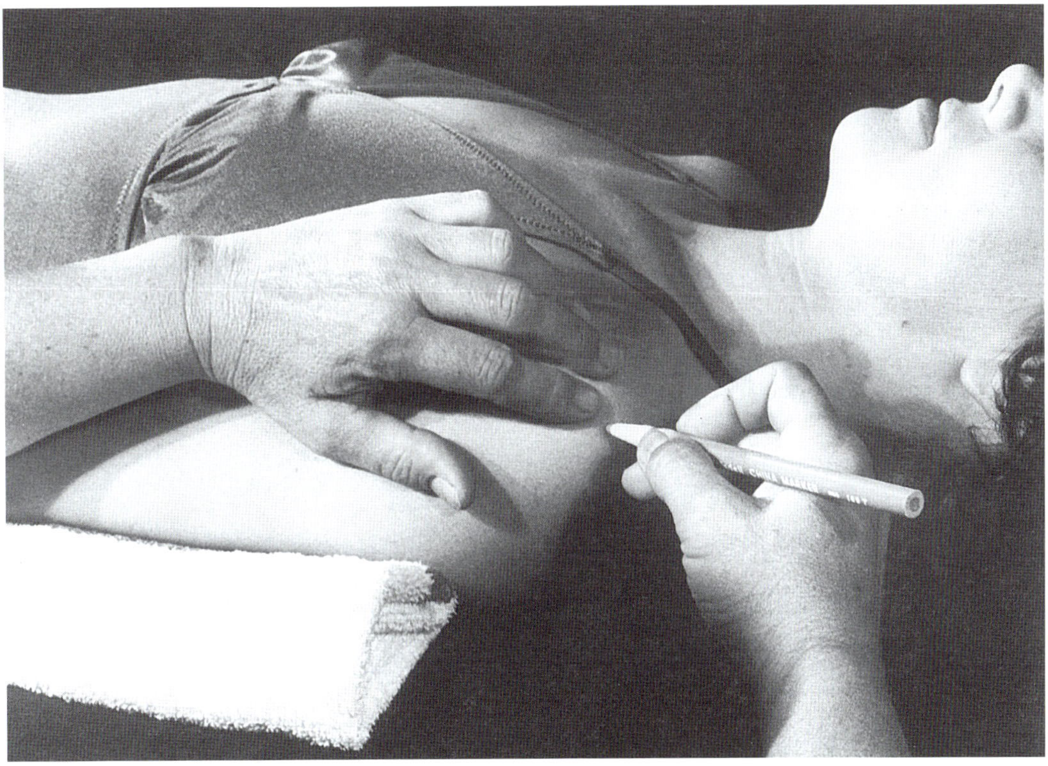

Figura 2-9. El examinador utiliza un lápiz de cera para marcar la localización de la apófisis acromion izquierda del individuo. Se observa que el examinador utiliza los dedos segundo y tercero de su mano izquierda para palpar el punto óseo de referencia.

Después de haber leído y estudiado esta sección sobre los instrumentos de medición, el lector estará preparado para realizar el Ejercicio 2. Dada la adaptabilidad y empleo tan extendido del goniómetro universal en la práctica clínica, el presente texto se centra en la enseñanza del manejo de este instrumento en la medición de los movimientos articulares.

## Alineación

La **alineación del goniómetro** consiste en la colocación de los brazos del goniómetro en los segmentos proximal y distal de la articulación que va a ser estudiada. El examinador no va a tener en cuenta el perfil de las partes blandas, sino los **puntos óseos de referencia**, y de esta forma, visualiza con mayor precisión los segmentos articulares. Estos puntos de referencia, que se han establecido para todas las articulaciones, deberán encontrarse a la vista, con el fin de ser identificados con facilidad (Fig. 2-9). El examinador deberá aprender estas referencias y guiarse a través de ellas en la mayor parte de los casos. Generalmente, el brazo fijo se coloca paralelo al eje longitudinal del segmento proximal de la articulación, y el brazo móvil se alinea paralelo al eje longitudinal del segmento distal (Fig. 2-10). En determinados casos, debido a diversas limitaciones impuestas por el

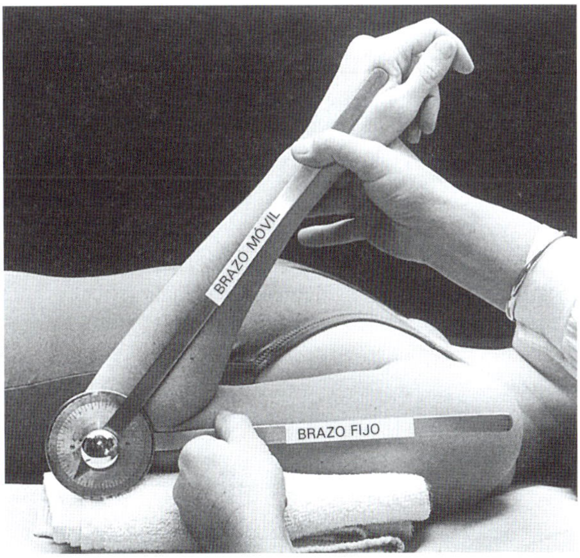


Figura 2-10. Cuando se utiliza un goniómetro de círculo completo para medir la amplitud de flexión del codo, se coloca el brazo fijo del instrumento paralelo al eje longitudinal de la porción articular proximal (húmero del sujeto) y se coloca el brazo móvil paralelo al eje longitudinal de la porción distal articular (antebrazo del sujeto).

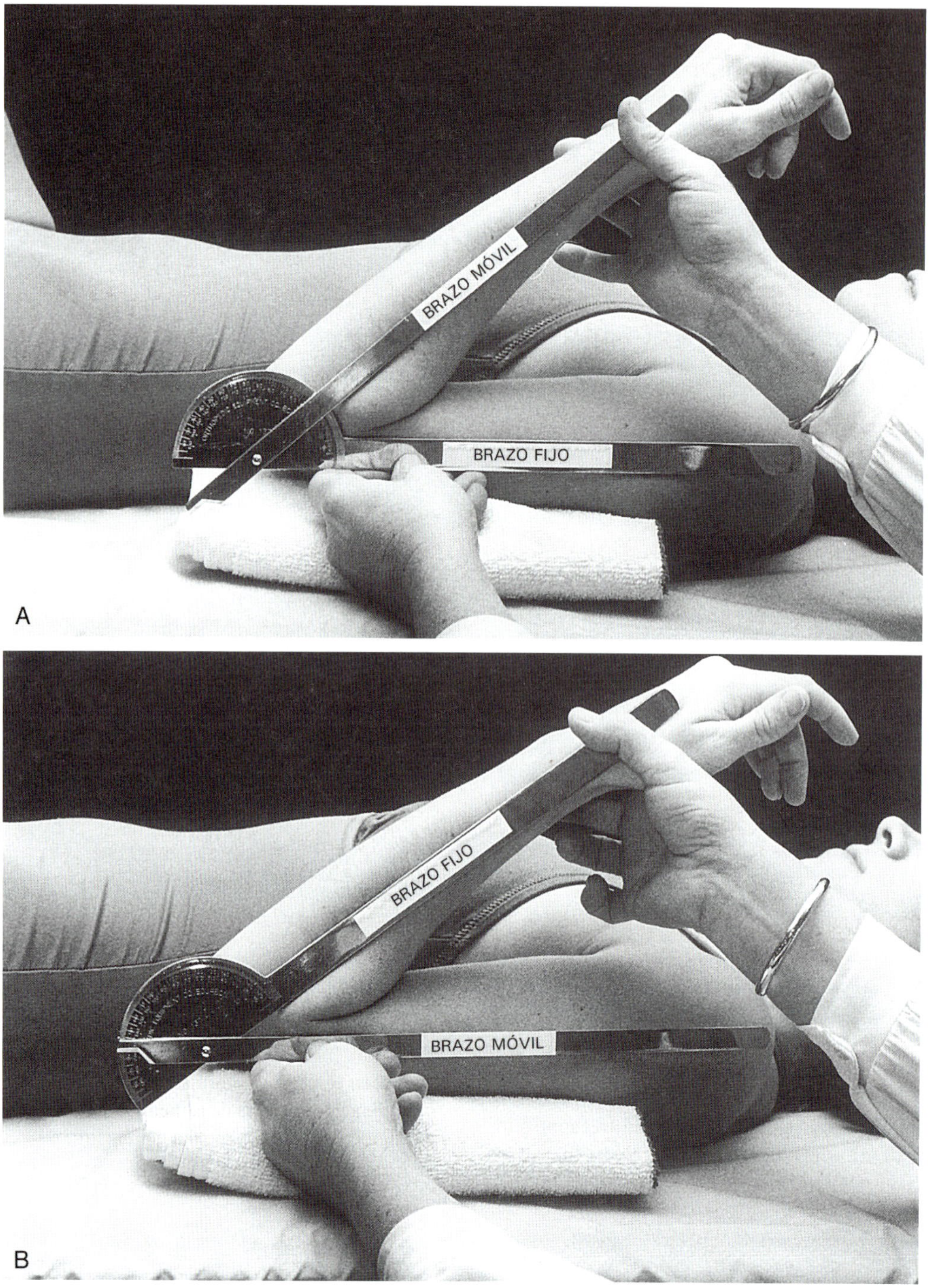


**Figura 2-11.** **(A)** Cuando el examinador utiliza un goniómetro semicircular para medir la flexión del codo izquierdo, colocando el brazo móvil paralelo al antebrazo del sujeto, el marcador se desplaza más allá del cuerpo del goniómetro, por lo que resulta imposible leer la escala. **(B)** Si se colocan a la inversa los brazos del instrumento, con el brazo fijo paralelo al antebrazo y el brazo móvil paralelo al húmero, el marcador señala dentro del margen de la escala, permitiendo su lectura.

goniómetro o por el propio paciente (Fig. 2-11*A*), es necesario invertir la alineación de los brazos del instrumento, de forma que el brazo móvil se coloque en el segmento proximal y el brazo fijo en el distal (Fig. 2-11*B*). Por tanto, en este texto emplearemos el término **brazo proximal** para referirnos al brazo del goniómetro que se coloca alineado con el segmento proximal de la articulación. El término **brazo distal** se referirá al brazo colocado en el segmento distal de

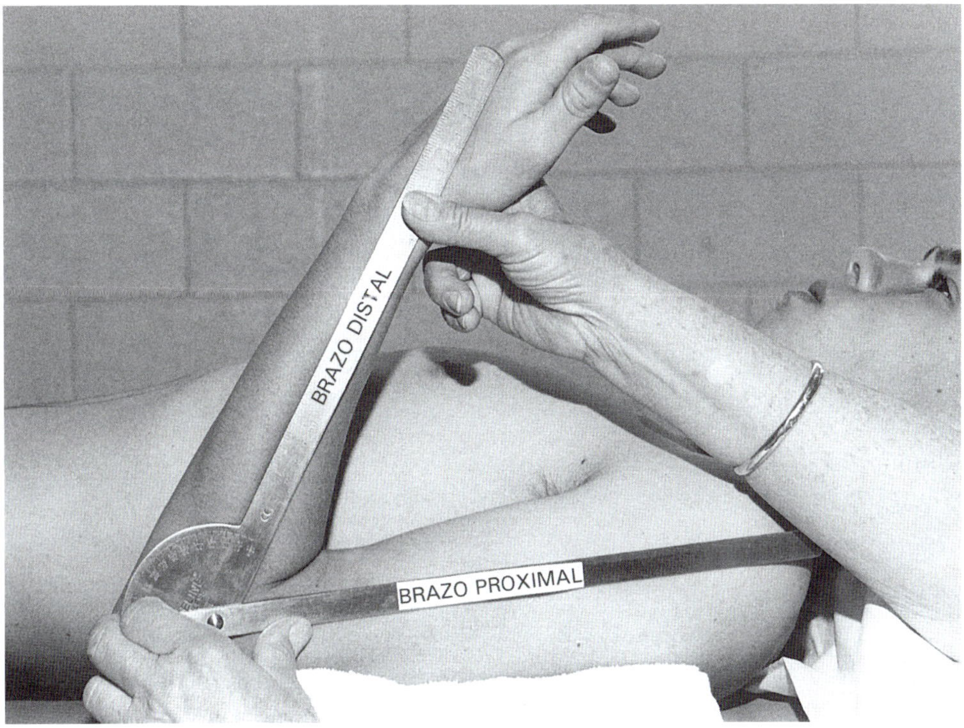


**Figura 2-12.** Durante todo el texto, se utiliza el término «brazo proximal» para indicar el brazo del goniómetro paralelo al segmento proximal de la articulación que va a ser examinada. El término «brazo distal» se utiliza para indicar el brazo del instrumento paralelo al segmento distal de la articulación. Durante la medición de la amplitud de flexión del codo, el brazo proximal se coloca paralelo al húmero, y el brazo distal paralelo al antebrazo.

la articulación (Fig. 2-12). Los puntos anatómicos de referencia facilitan la correcta alineación de los brazos del goniómetro.

El **fulcro** o **eje de giro** del goniómetro se coloca sobre la localización aproximada del eje de movimiento de la articulación. No obstante, dado que el eje del movimiento varía durante el mismo, la colocación del fulcro se irá ajustando de acuerdo con esta variación. Moore[6] sugiere que la colocación correcta de los brazos proximal y distal garantiza la adecuada situación del fulcro del goniómetro en el eje aproximado del movimiento. Por tanto, es más importante alinear correctamente los brazos del goniómetro que tratar de colocar el fulcro sobre el eje del movimiento.

Si el examinador no es cuidadoso, serán frecuentes los errores al medir la posición articular. Al colocar los brazos del instrumento y realizar la lectura de la escala, el examinador debe tener los ojos a la altura del goniómetro para evitar los errores de paralelaje. Si se encuentra por encima o debajo del instrumento, es más probable la visión distorsionada de la alineación y de la escala. Generalmente, los goniómetros poseen varias escalas, de 0° a 180° y de 180° a 0°. El examinador debe decidir la escala adecuada para cada medición. Si se realiza una estimación visual antes de llevar a cabo la medición instrumental, serán más evidentes los errores de bulto producidos por realizar la lectura en la escala equivocada. Otra de las fuentes más frecuentes de error es la interpretación incorrecta de los intervalos de la escala. Por ejemplo, el intervalo más pequeño de un goniómetro determinado puede ser de 5°, pero el examinador puede creer que el intervalo representa un grado. En este caso, el examinador anotará erróneamente 91°, cuando se trata de 95°.

Después de haber leído esta sección sobre alineación, el lector ya está preparado para realizar el Ejercicio 3.

## Recogida de datos

Las mediciones goniómetricas se recogen en tablas numéricas, cuadros pictóricos o textos escritos en el informe de la exploración. Independientemente del método utilizado, los datos deben ofrecer la información suficiente para permitir la interpretación correcta de la medición. Se recomienda incluir los siguientes datos en la hoja de registro.

1. Nombre del individuo, edad y sexo
2. Nombre del examinador
3. Fecha y hora de la medición
4. Modelo y marca del goniómetro utilizado
5. Lado del cuerpo, articulación y movimiento explorado; por ejemplo, flexión de la rodilla izquierda
6. Amplitud de movimiento, señalando el número de grados del comienzo y del final del movimiento
7. Tipo de movimiento que va a explorarse, es decir, pasivo o activo
8. Cualquier tipo de información subjetiva, como malestar o dolor, referidos por el paciente durante el desarrollo de la exploración

## EJERCICIO 3
## ALINEACIÓN DEL GONIÓMETRO EN LA FLEXIÓN DEL CODO

Este ejercicio está diseñado para familiarizar al examinador con la colocación y lectura del goniómetro. **Material necesario: goniómetros universales circulares y semicirculares de material plástico y metálico, de diferentes tamaños, y lápiz marcador para la piel.**

**Actividades: véanse Figuras 5-15 a 5-17 del Capítulo 5.**

1. Escoger un goniómetro y seleccionar un individuo.
2. Colocar al sujeto en decúbito supino. El brazo derecho debe permanecer paralelo al cuerpo, con el antebrazo en supinación (la palma de la mano dirigida hacia el techo). Puede colocarse una toalla enrollada por debajo del extremo distal del húmero para asegurar la extensión completa del codo.
3. Localizar y marcar cada uno de los siguientes puntos anatómicos de referencia con ayuda de un lápiz marcador: apófisis acromion, epicóndilo lateral del húmero, cabeza del radio y apófisis estiloides del radio.
4. Alinear el brazo proximal del goniómetro con el eje longitudinal del húmero, utilizando como puntos anatómicos de referencia la apófisis acromion y el epicóndilo lateral. Comprobar la posición del examinador, de forma que el goniómetro se encuentre a la altura de los ojos durante el proceso de alineación del instrumento.
5. Alinear el brazo distal del goniómetro con el eje longitudinal del radio, utilizando como puntos anatómicos de referencia la cabeza del radio y la apófisis estiloides del mismo.
6. El fulcro (punto de apoyo de la palanca) debe estar próximo al epicóndilo lateral. Comprobar que el cuerpo del goniómetro no se separa de la superficie de apoyo.
7. Comprobar de nuevo la posición de los brazos del goniómetro y realizar los ajustes necesarios.
8. Leer la escala del goniómetro.
9. Retirar el instrumento del brazo del sujeto y depositarlo en un lugar próximo, fácil de alcanzar para utilizarlo en la medición de la siguiente posición articular.
10. Desplazar el antebrazo del sujeto en diferentes posiciones de flexión del codo, incluyendo la posición de flexión máxima. En cada una de las posiciones, colocar el goniómetro y leer su escala. Recordar que el examinador debe sostener el antebrazo del sujeto mientras coloca el goniómetro.
11. Repetir los pasos 3 a 10 en la extremidad izquierda del sujeto.
12. Repetir los pasos 4 a 10 utilizando goniómetros de diferentes tamaños y formas.
13. Responder a las siguientes cuestiones:
    a. ¿Afecta la longitud del goniómetro a la precisión de la alineación del mismo? Explicar.
    b. ¿Cuál sería la longitud del goniómetro recomendada para esta medición? Explicar el motivo.
    c. ¿Afecta el tipo de goniómetro utilizado (circular o semicircular) a la alineación del instrumento o a la lectura de la escala? Explicar.
    d. ¿Afecta el tamaño del sujeto a la capacidad del examinador para colocar el goniómetro? Explicar el motivo.

9. Cualquier dato objetivo percibido por el examinador durante la prueba, como el espasmo muscular defensivo, crepitación, patrón capsular o no capsular de limitación
10. Descripción completa de cualquier desviación de la posición recomendada para la prueba

Si el individuo presenta una amplitud de movimiento normal e indolora durante la prueba del movimiento activo o pasivo, se anotará normal (N) o dentro de los límites normales (WNL, *within normal limits*). Para comprobar que la amplitud es normal, el examinador debe comparar el valor obtenido con los valores medios que presentan personas de la misma edad y sexo, recogidos en estudios que hayan utilizado el mismo método de medición. En la primera parte de los Capítulos 4 a 13, aparecen textos y tablas que recogen los valores medios de amplitud de movimientos por edades, sexo y método de medición. También se recoge una selección de valores de amplitud de movimiento al principio de la descripción de cada procedimiento de medición y de cada movimiento en el Apéndice A. El resultado obtenido de cada articulación debe, así mismo, ser comparado con el de la misma articulación pero en el lado contralateral del paciente, siempre que esta extremidad no presente lesiones ni se utilice de forma selectiva para realizar alguna actividad deportiva o profesional.

Si al realizar esta comparación un movimiento pasivo resulta mayor o menor que los valores normales de amplitud, este dato deberá medirse y recogerse. La información anotada debe incluir las posiciones inicial y final del movimiento, que definen la amplitud. Si sólo se recoge la amplitud total, como por ejemplo, 50° de flexión, no se sabrá dónde comienza el movimiento y dónde finaliza. Del mismo modo, si sólo se recoge un dato similar a –20° (menos 20°) de flexión, es frecuente la interpretación errónea, ya que se desconoce si la limitación se da al principio o al final del movimiento.

Si un movimiento de flexión se inicia en 0° y finaliza en los 50° de flexión, se anotará como 0° a 50° de flexión (Fig. 2-13*A*). Un movimiento que se inicia con la articulación flexionada 20° y que finaliza en los 70° de flexión, se registra como 20° a 70° (Fig. 2-13*B*). La amplitud total de ambos movimientos es la misma (50°), pero los arcos de movimiento son diferentes.

Al haberse recogido las posiciones de inicio y final del movimiento, la interpretación de la medición será correcta. Si se considera que la amplitud normal de este movimiento es de 0° a 150°, el individuo que presente una flexión de 0° a 50° presenta una limitación al final del movimiento. El paciente con una amplitud de flexión de 20° a 70° presenta una limitación al principio y al final del movimiento. El término hipomovilidad podrá aplicarse en ambos casos, ya que los dos presentan una amplitud de movimiento inferior a la normal.

En ocasiones, se produce la situación opuesta, en la que una articulación presenta una amplitud de movimiento superior a la normal, es decir, es hipermóvil. Cuando una articulación del codo presenta hipermovilidad, es posible que la posición

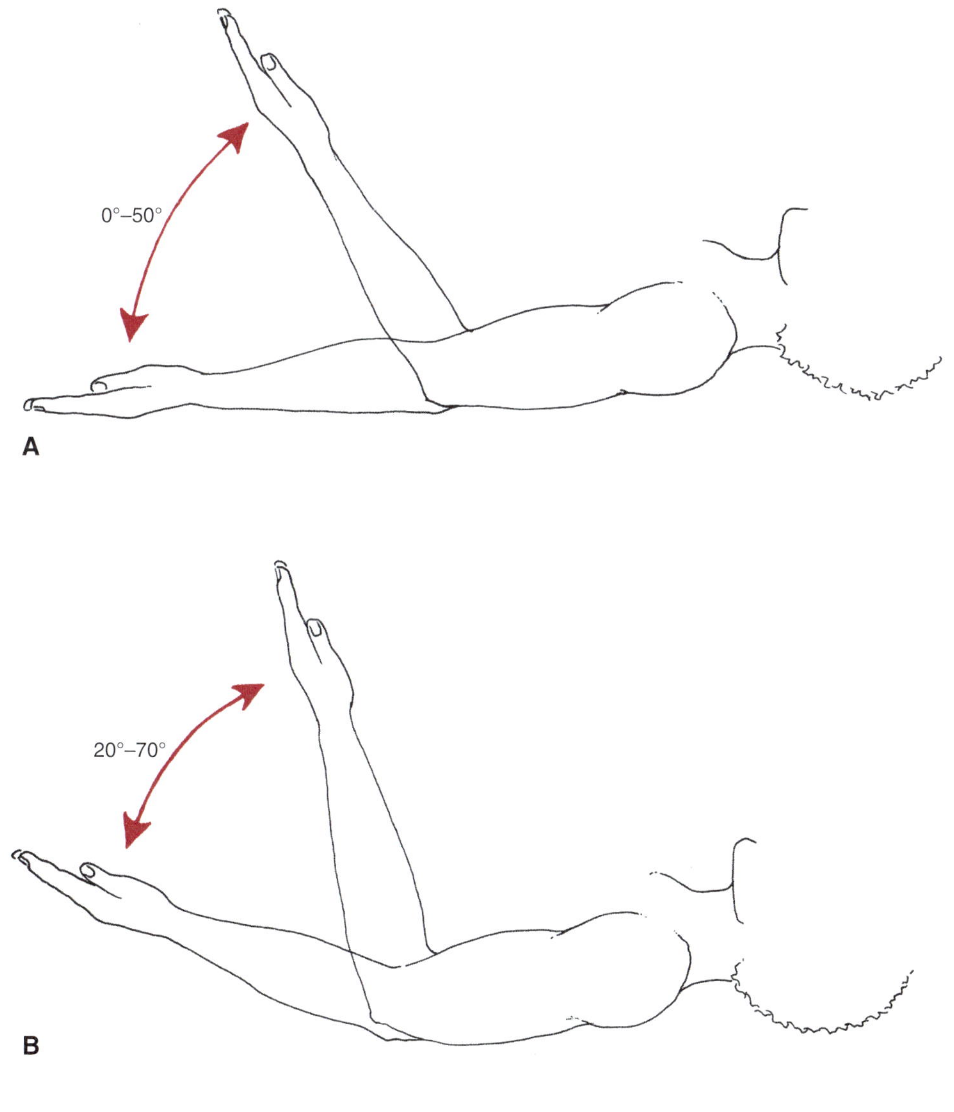


**Figura 2-13.** La recogida de los datos de la amplitud de movimiento debe incluir el comienzo de la amplitud, así como el final. **(A)** La ilustración muestra un movimiento que se inicia en 0° y finaliza en 50°, por lo que el arco total es de 50°. **(B)** La figura muestra un movimiento que se inicia en 20° de flexión y finaliza en 70°, por lo que la amplitud total es de 50°. En ambos individuos, la amplitud de movimiento es igual, 50°, aunque los arcos de movilidad son diferentes.

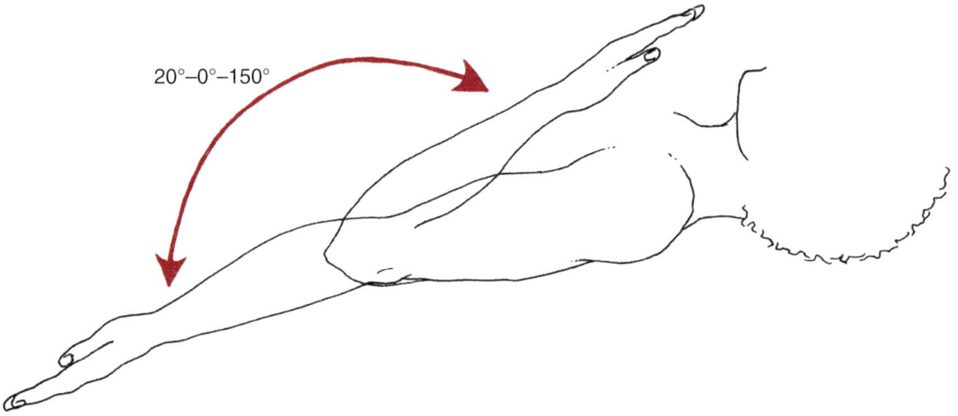


**Figura 2-14.** El sujeto presenta 20° de hiperextensión a la altura del codo. En este caso, el movimiento se inicia en 20° de hiperextensión y prosigue atravesando la posición de 0° hasta finalizar en 150° de flexión.

inicial de la flexión no se encuentre en 0°, sino en una posición de hiperextensión. Si el codo se encuentra hiperextendido 20° en la posición inicial, este punto de inicio será registrado en el informe como 20° de hiperextensión (Fig. 2-14). Para dejar claro que los 20° corresponden a la hiperextensión y no a una limitación en la flexión, se anota el signo 0 para representar la posición inicial, pero ahora quedará incluida dentro del intervalo de amplitud de movimiento. Si la amplitud se inicia en 20° de hiperextensión y finaliza en 150° de flexión, el examinador anotará, 20°-0°-150° de flexión.

Algunos autores sugieren la utilización de los signos más (+) y menos (-), para indicar la hipomovilidad e hipermovilidad. No obstante, el empleo de estos signos varía según el autor consultado. Para evitar confusiones, en este texto no se utilizan estos signos. Las amplitudes que no se inician en 0° o que finalizan de forma prematura indican hipomovilidad. Cuando se incluye el signo 0, que representa la posición inicial normal, dentro de la amplitud del movimiento, indica hipermovilidad.

## Tablas numéricas

Las **tablas numéricas** se utilizan normalmente para enumerar en una columna central los movimientos de una articulación (Fig. 2-15). El espacio situado a la izquierda de la columna central se reserva para anotar los resultados de la medición del lado izquierdo del individuo, y el espacio de la derecha, para el lado derecho corporal. Las iniciales del examinador y la fecha de la prueba se escriben en la parte superior de las columnas. Las anotaciones de las sucesivas exploraciones en otras fechas se anotarán en el mismo informe, identificadas con las iniciales del examinador y la fecha correspondiente. Este formato facilita la comparación entre las sucesivas exploraciones, así como la identificación de las posibles alteraciones

| Nombre: Paul Jones | | | | Edad: 57 | | | | Sexo: masculino |
|---|---|---|---|---|---|---|---|---|
| Izquierda | | | | | | | | Derecha |
| | | JW | JW | Examinador | JW | | | |
| | | 4/1/05 | 3/18/05 | Fecha | 3/18/05 | | | |
| | | | | Cadera | | | | |
| | | 0-98 | 0-73 | Flexión | 0-118 | | | |
| | | 0-5 | 0-5 | Extensión | 0-12 | | | |
| | | 0-28 | 0-18 | Abducción | 0-32 | | | |
| | | 0-12 | 0-6 | Aducción | 0-15 | | | |
| | | 0-35 | 0-24 | Rotación medial | 0-42 | | | |
| | | 0-40 | 0-35 | Rotación lateral | 0-44 | | | |
| | | | | Observaciones: | | | | |

**Figura 2-15.** La tabla numérica recoge los resultados de amplitud de movimiento de la cadera derecha e izquierda de un sujeto. El examinador ha tomado nota de sus iniciales y la fecha de la prueba en la parte superior de cada columna de amplitud. Se observa que la cadera derecha fue estudiada en una ocasión, el 18 de marzo de 2005, mientras que la cadera izquierda fue estudiada en dos ocasiones, el 18 de marzo de 2005, y de nuevo, el 1 de abril de 2005.

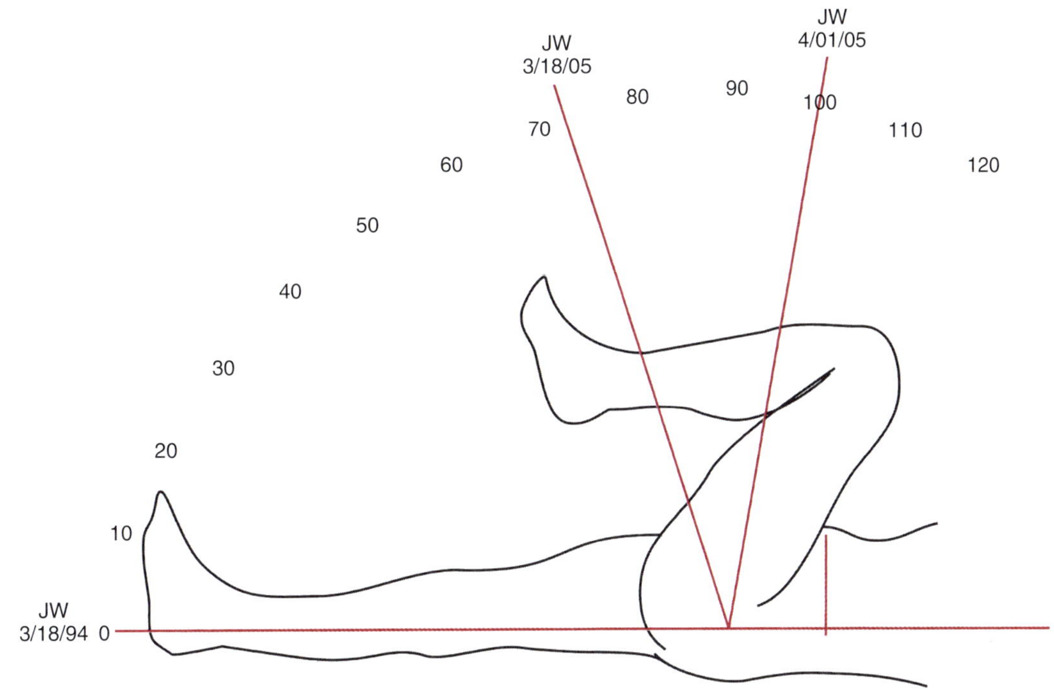


**Figura 2-16.** El cuadro pictórico recoge los datos de amplitud de flexión de la cadera izquierda de un individuo. Se observa, para los resultados de fecha 18 de marzo de 2005, que la flexión de la cadera izquierda tiene un arco de 0° a 73°; en el fechado el 1 de abril de 2005, se anota un arco de flexión de la cadera izquierda de 0° a 98°. (Adaptación con permiso de Range of Motion Test, New York University Medical Center, Rusk Institute of Rehabilitation Medicine.)

de los movimientos y el seguimiento de la evolución del paciente tras aplicar los tratamientos de rehabilitación correspondientes. En el Apéndice C se incluyen diversos ejemplos de tablas numéricas de recogida de datos.

## Cuadros ilustrativos

Los **cuadros ilustrativos** pueden utilizarse de forma aislada o combinados con tablas numéricas para registrar las mediciones de la amplitud de movimientos. Generalmente, los cuadros incluyen un diagrama de las posiciones normales inicial y final de cada movimiento (Fig. 2-16).

## Método de rotación sagital-frontal-transversal

Otro de los métodos de recogida de datos, que puede ir incluido en un texto escrito o integrado en una tabla, es el **método de registro sagital-frontal-transversal-rotación (SFTR),** creado por Gerhardt y Russe[34,35]. A pesar de no utilizarse con frecuencia en Estados Unidos, sus ventajas han sido descritas por Miller[9]. En el método SFTR se utilizan tres cifras para describir todos los movimientos en un plano determinado. La primera y la última cifra indican los extremos de la amplitud de movimiento en dicho plano. La cifra central indica la posición inicial, que será 0 en un movimiento normal.

En el plano sagital, representado por una S, la primera cifra indica el final de la amplitud de extensión, la cifra central representa la posición inicial, y la última cifra representa el final de la amplitud de la flexión.

**EJEMPLO:** Si el paciente presenta 50° de extensión del hombro y 170° de flexión, deberá anotarse de este modo: Hombro S: 50°-0°-170°.

En el plano frontal, representado por la letra F, la primera cifra indica el final de la amplitud de abducción, la cifra central es la posición inicial, y la última cifra representa el final de la amplitud de aducción. Los extremos de la amplitud raquídea de movimientos en el plano frontal (flexión lateral) se enumeran comenzando por el lado izquierdo y terminando en el derecho.

**EJEMPLO:** Si el paciente presenta 45° de abducción de la cadera y 15° de aducción de la misma, deberá anotarse de este modo: Cadera F: 45°-0°-15°.

En el plano transversal, representado por la letra T, la primera cifra indica el final del movimiento de abducción horizontal, la cifra central la posición inicial, y la última cifra indica el final de la amplitud de aducción horizontal.

**EJEMPLO:** Si el paciente presenta 30° de abducción horizontal del hombro y 135° de aducción horizontal del mismo, deberá anotarse de este modo: Hombro T: 30°-0°-135°.

La rotación se representa con la letra R. En primer lugar, se anota la amplitud de rotación lateral, que incluye los movimientos de supinación y eversión; finalmente, se anota la amplitud de rotación medial, incluyendo los movimientos de pronación e inversión. La amplitud de rotación de la columna se registra comenzando por el lado izquierdo. Durante las mediciones, debe anotarse la posición en que se encuentran las extremidades, siempre que ésta sea diferente a la posición anatómica. Por ejemplo, «F90» indicaría que la exploración se llevó a cabo con la extremidad colocada en 90° de flexión.

**EJEMPLO:** Si el paciente presenta 35° de rotación lateral de la cadera y 45° de rotación medial, obteniendo estas mediciones con el paciente colocado en 90° de flexión de la cadera, estas amplitudes deberán anotarse de este modo: Cadera R: (F90) 35°-0°-45°.

La hipomovilidad se aprecia por la ausencia de la cifra 0 en la posición central, o por obtenerse valores inferiores a los normales en la primera y última cifra, que son las que indican los extremos de los movimientos.

**EJEMPLO:** Si existe una limitación en la flexión del codo y el sujeto presenta únicamente una amplitud de flexión entre 20° y 90°, se anotará del siguiente modo: Codo S: 0°-20°-90°. La posición inicial es de 20° de flexión, y el final de la amplitud es de 90°.

Cuando la limitación hace que la articulación permanezca inmóvil, el concepto de anquilosis se indica mediante la utilización de únicamente dos cifras. La posición inicial cero se incluye con el fin de señalar el movimiento en que se produce esta situación de inmovilidad.

**EJEMPLO:** Si el codo se encuentra fijo en la posición de 40° de flexión, deberá anotarse de este modo: Codo S: 0°-40°.

### Pautas de la *American Medical Association* para los métodos de valoración

Existe otro método para registrar en un informe las limitaciones de los movimientos, que ha sido descrito por la *American Medical Association* en unas guías de evaluación de lesiones permanentes (*Guides to the Evaluation of Permanent Impairment*)[36]. Este documento incluye unos índices de lesión permanente que abarca prácticamente todos los sistemas del organismo, como el aparato respiratorio, cardiovascular, digestivo y visual. El capítulo más extenso está dedicado a la valoración de las lesiones de las extremidades, columna y pelvis. Se determina la limitación de los movimientos activos, la anquilosis, amputación, pérdida de sensibilidad, alteraciones vasculares, pérdida de potencia, dolor, crepitación articular, edema articular, inestabilidad articular y deformaciones, convirtiendo estos datos en porcentajes de lesión de una región concreta. El porcentaje total de lesión de esta región se transforma en un porcentaje de lesión en función de toda la extremidad correspondiente y, finalmente, en el porcentaje que correspondería al total corporal. Generalmente, se utilizan estos índices, junto con otra serie de datos, para determinar el nivel de discapacidad del paciente, así como la cuantía de la compensación económica que correspondería abonar al empresario o a la compañía aseguradora. Es muy recomendable que los profesionales sanitarios que trabajan con pacientes que presentan lesiones permanentes y se encuentran a la espera de obtener compensaciones económicas consulten estos índices presentados en estas guías.

El método de descripción de la limitación de los movimientos que utiliza esta guía también se basa en el sistema de notación de 0° a 180°. La posición inicial neutral se indica como 0°; los movimientos progresan hacia la posición de 180°. Sin embargo, el sistema de registro propuesto en la guía difiere de los métodos que recoge el presente texto. En este sistema, cuando el movimiento de extensión sobrepasa la posición inicial neutral, se denomina hiperextensión y se expresa con el signo más (+). Por ejemplo, un movimiento de 15° de hiperextensión de la articulación metacarpofalángica de un dedo, hasta los 45° de flexión, se reflejaría del siguiente modo: +15° a 45°. El signo más (+) se utiliza para destacar que la articulación presenta hiperextensión.

En este método, el signo menos (–) se utiliza para señalar que una articulación presenta una limitación de la extensión. Cuando no es posible colocar la articulación en la posición inicial (cero), existe una limitación de la extensión, que se expresará con el signo menos. Por ejemplo, un movimiento de 15° de flexión respecto a la articulación metacarpofalángica de un dedo, hasta los 45°, se reflejaría del siguiente modo: -15° a 45°.

## Procedimientos

Antes de comenzar la evaluación goniométrica, el examinador debe:

- Determinar las articulaciones y movimientos que deben ser examinados
- Organizar la secuencia de las pruebas con respecto a la postura corporal
- Disponer del material adecuado: goniómetros, toallas enrolladas, informes para anotar los datos, etc.

- Preparar las explicaciones que recibirá el paciente acerca de la exploración

## Procedimiento de información al paciente

A continuación, se describen los pasos y un ejemplo del formato de información goniométrica para el paciente.

### *Pasos*

1. Introducción y explicación del propósito
2. Explicación y demostración del goniómetro
3. Explicación y demostración de los puntos anatómicos de referencia
4. Explicación y demostración de la posición para la prueba
5. Explicación y demostración del papel que desempeñan el examinador y el paciente
6. Confirmación de la comprensión de las descripciones por parte del paciente

Conviene utilizar términos fácilmente comprensibles, de forma que el paciente pueda asimilar el desarrollo del procedimiento. Durante la explicación, el examinador tratará de establecer una buena relación con el paciente para lograr su participación en el procedimiento de evaluación. Tras la lectura del siguiente ejemplo, el lector deberá practicar con el Ejercicio 4.

**EJEMPLO:** Información al paciente sobre goniometría.

1. Introducción y explicación del objeto de la exploración

   **Introducción:** Mi nombre es __________. Profesión.
   **Explicación:** Parece ser que usted presenta cierta dificultad para mover el codo. A continuación, voy a medir el grado de movimiento para comprobar si es menor, igual o superior a lo normal. Con este dato, podré configurar un plan de tratamiento y valorar su eficacia.
   **Demostración:** El examinador flexiona y extiende su propio codo, para que el paciente pueda observar el movimiento que va a ser explorado.

2. Explicación y demostración del goniómetro

   **Explicación:** El instrumento que voy a utilizar para medir el grado de movimiento se llama goniómetro. Es muy parecido a un transportador de ángulos, pero tiene dos extensiones que se llaman brazos.
   **Demostración:** El examinador muestra el goniómetro al paciente y le anima a preguntar las dudas que le puedan surgir. El examinador muestra cómo se utiliza el instrumento, sosteniéndolo sobre su propio codo.

3. Explicación y demostración de los puntos anatómicos de referencia

   **Explicación:** Para que las medidas obtenidas sean precisas, emplearemos ciertos puntos anatómicos como referencia. Estas referencias ayudan a colocar los brazos del goniómetro, y debido a su importancia, tal vez necesite quitarse algunas prendas de vestir, como la camisa o la blusa. Igualmente, para poder identificar algunos de estos puntos, necesitaré presionar con mis dedos en algunas zonas cutáneas.
   **Demostración:** El examinador muestra al paciente algunos de los puntos anatómicos de referencia más evidentes, como la apófisis estiloides del cúbito.

4. Explicación y demostración de las posturas recomendadas para las pruebas

   **Explicación:** Algunas de las posturas que usted debe adoptar se han establecido para facilitar las mediciones y que éstas sean más exactas. Siempre que sea posible, me gustaría que tratara de colocarse de este modo. Yo le ayudaré a adoptar del mejor modo posible estas posturas. Dígame en cualquier momento si necesita ayuda.
   **Demostración:** El examinador muestra las posturas sentada y decúbito supino.

5. Explicación y demostración del papel que desempeñan el examinador y el propio paciente durante los **movimientos activos**

   **Explicación:** Le voy a pedir que mueva su brazo exactamente igual a como yo se lo voy a mover ahora.
   **Demostración:** El examinador toma el brazo del paciente y lo desplaza de forma pasiva; a continuación, pide al paciente que realice por sí solo el mismo movimiento.

6. Explicación y demostración del papel que desempeña el examinador y el propio paciente durante los movimientos pasivos

   **Explicación:** Voy a mover su brazo y a tomar los datos de la medición. Usted debe mantenerse relajado y permitirme ejecutar el movimiento. Estas mediciones no le van a causar ninguna molestia. Dígame si siente molestias o dolor durante el movimiento, y así detenerme.
   **Demostración:** El examinador mueve suavemente el brazo del paciente hasta completar el movimiento de flexión del codo.

7. Confirmación de la comprensión por parte del paciente

   **Explicación:** ¿Tiene usted alguna pregunta? ¿Está listo para comenzar?

## Procedimiento de la prueba

Una vez finalizada la explicación al paciente, se inicia el procedimiento de la prueba, siempre que el examinador se asegure de que el paciente comprende la finalidad de la prueba. El procedimiento consta de la siguiente secuencia de 12 pasos.

### *Pasos*

1. Colocar al paciente en la postura adecuada para la prueba.
2. Estabilizar el segmento articular proximal.
3. Desplazar el segmento articular distal hasta la posición inicial cero. Si no es posible, deberá aproximarse lo máximo posible a la posición inicial. Lentamente, se desplazará el segmento distal hasta el extremo de la amplitud pasiva del movimiento, apreciando el tope final. Se preguntará al paciente si ha sentido alguna molestia durante el movimiento.
4. Realizar una estimación visual aproximada de la amplitud de movimiento.
5. Volver a colocar el segmento distal en la posición inicial.
6. Palpar los puntos anatómicos de referencia.
7. Alinear el goniómetro.
8. Realizar la lectura y anotar la posición inicial. Retirar el goniómetro.
9. Estabilizar el segmento articular proximal.
10. Desplazar el segmento distal a lo largo de toda la amplitud posible del movimiento.
11. Colocar y alinear de nuevo el goniómetro. Repetir la palpación de los puntos anatómicos de referencia, si fuera necesario.
12. Efectuar la lectura y anotar la amplitud registrada.

El Ejercicio 5, que se basa en esta secuencia de 12 pasos, permite al examinador utilizar las pautas de exploración para evaluar la articulación del codo. Este ejercicio deberá repetirse hasta que el lector sea capaz de ejecutar los pasos de forma secuencial, sin necesidad de referirse al ejercicio.

## EJERCICIO 4
## EXPLICACIÓN SOBRE EL ESTUDIO GONIOMÉTRICO

**Material necesario: goniómetro universal.**

**Actividades: completar la siguiente secuencia de 6 pasos en un sujeto a examinar.**

1. Identificarse ante el sujeto y explicarle el propósito de las pruebas goniómetricas. Mostrarle un ejemplo de amplitud de movimiento articular en una articulación del propio examinador.
2. Mostrar al sujeto el goniómetro y explicar cómo se utiliza para medir la amplitud de movimientos articulares.
3. Explicarle el motivo por el que deben localizarse los puntos anatómicos de referencia. Localizar estos puntos en el propio examinador, y explicar el motivo por el que deberá estar libre de algunas prendas de vestir.
4. Explicar y mostrar al sujeto el motivo por el que será necesario que realice cambios posturales durante el transcurso de las pruebas.
5. Explicar al sujeto el papel que desempeña en el procedimiento. Explicarle y mostrarle el papel del examinador en el procedimiento.
6. Confirmar que el sujeto ha comprendido las explicaciones dadas.

## EJERCICIO 5

# PRUEBA DE VALORACIÓN GONIOMÉTRICA DEL MOVIMIENTO DE FLEXIÓN DEL CODO

**Material necesario: goniómetro universal, lápiz marcador de la piel, formulario de recogida de datos y lápiz**

**Actividades: véanse Figuras 5-15 a 5-17 del Capítulo 5.**

1. Colocar al individuo en decúbito supino, con el brazo que va a ser examinado paralelo al tronco. Colocar una toalla enrollada bajo el extremo distal del húmero, que permitirá la extensión máxima del codo. Colocar el antebrazo en supinación máxima, es decir, con la palma de la mano dirigida hacia el techo.
2. Estabilizar el extremo distal del húmero impidiendo la flexión del hombro.
3. Desplazar el antebrazo hasta la posición 0 inicial, comprobando si la extensión más allá de la posición inicial es posible. Desplazar pasivamente el antebrazo hasta la posición máxima de flexión. Comprobar el tope final. Generalmente, el tope final es suave debido al contacto de la masa muscular de la parte anterior del antebrazo con la masa muscular de la parte anterior del húmero. Preguntar al sujeto si ha notado alguna molestia o incomodidad durante la prueba.
4. Realizar una estimación visual del inicio y final de la amplitud del movimiento.
5. Desplazar de nuevo el antebrazo hasta la posición inicial.
6. Palpar los puntos anatómicos de referencia (apófisis acromial, epicóndilo lateral del húmero, cabeza del radio, apófisis estiloides del radio), y señalarlos en la piel con el lápiz marcador.
7. Colocar el fulcro (punto de apoyo de la palanca) y los brazos del goniómetro. Alinear el brazo proximal del goniómetro con la línea media lateral del húmero, utilizando como punto anatómico de referencia el acromion y el epicóndilo lateral del húmero. Alinear el brazo distal a lo largo de la línea media lateral del radio, utilizando como punto anatómico de referencia la cabeza del radio y la apófisis estiloides del mismo. El fulcro debe quedar colocado junto al epicóndilo lateral del húmero.
8. Leer la escala del goniómetro y anotar la posición inicial. Retirar el goniómetro.
9. Estabilizar el segmento articular proximal (húmero).
10. Llevar a cabo el movimiento de forma pasiva, comprobando que se completa la amplitud máxima.
11. Una vez alcanzado el extremo de la amplitud del movimiento, se vuelve a colocar el goniómetro. Palpar los puntos anatómicos de referencia, si fuera necesario.
12. Leer la escala del goniómetro y anotar la lectura. Comparar esta lectura con la estimación visual realizada, con el fin de comprobar que la lectura se realiza en la escala correcta del instrumento.

## Bibliografía


1. Rothstein, JM, Miller, PJ, and Roettger, F: Goniometric reliability in a clinical setting. Phys Ther 63:1611, 1983.
2. Ekstrand, J, et al: Lower extremity goniometric measurements: A study to determine their reliability. Arch Phys Med Rehabil 63:171, 1982.
3. Ball, P, and Johnson, GR: Reliability of hindfoot goniometry when using a flexible electrogoniometer. Clin Biomech 8:13, 1993.
4. Sabar, JS, et al: Goniometric assessment of shoulder range of motion: Comparison of testing in supine and sitting positions. Arch Phys Med Rehabil 79:64, 1998.
5. Moore, ML: The measurement of joint motion. Part II: The technic of goniometry. Phys Ther Rev 29:256, 1949.
6. Moore, ML: Clinical assessment of joint motion. In Basmajian, JV (ed): Therapeutic Exercise, ed 3. Williams & Wilkins, Baltimore, 1978.
7. Fox, RF, and Van Breemen, J: Chronic Rheumatism, Causation and Treatment. Churchill, London, 1934, p 327.
8. Schenkar, WW: Improved method of joint motion measurement. N Y J Med 56:539, 1956.
9. Miller, PJ: Assessment of joint motion. In Rothstein, JM (ed): Measurement in Physical Therapy. Churchill Livingstone, New York, 1985.
10. Clarkson, HM: Musculoskeletal Assessment: Joint Range of Motion and Manual Muscle Strength, ed. 2. Lippincott Williams & Wilkins, Philadelphia, 2000.
11. Petherick, M, et al: Concurrent validity and intertester reliability of universal and fluid-based goniometers for active elbow range of motion. Phys Ther 68:966, 1988.
12. Rheault, W, et al: Intertester reliability and concurrent validity of fluid-based and universal goniometers for active knee flexion. Phys Ther 68:1676, 1988.

13. Goodwin, J, et al: Clinical methods of goniometry: A comparative study. Disabil Rehabil 14:10, 1992.
14. Rome, K, and Cowieson, F: A reliability study of the universal goniometer, fluid goniometer, and electrogoniometer for the measurement of ankle dorsiflexion. Foot Ankle 17:28, 1996.
15. Karpovich, PV, and Karpovich, GP: Electrogoniometer: A new device for study of joints in action. Fed Proc 18:79, 1959.
16. Kettelkamp, DB, Johnson, RC, Smidt, GL, et al: An electrogoniometric study of knee motion in normal gait. J Bone Joint Surg Am 52:775, 1970.
17. Knutzen, KM, Bates, BT, and Hamill, J: Electrogoniometry of postsurgical knee bracing in running. Am J Phys Med Rehabil 62:172, 1983.
18. Carey, JR, Patterson, JR, and Hollenstein, PJ: Sensitivity and reliability of force tracking and joint-movement tracking scores in healthy subjects. Phys Ther 68:1087, 1988.
19. Torburn, L, Perry, J, and Gronley, JK: Assessment of rearfoot motion: Passive positioning, one-legged standing, gait. Foot Ankle 19:688:1998.
20. Vandervoort, AA, et al: Age and sex effects on mobility of the human ankle. J Gerontol 47:M17, 1992.
21. Chesworth, BM, and Vandervoort, AA: Comparison of passive stiffness variables and range of motion in uninvolved and involved ankle joints of patients following ankle fractures. Phys Ther 75:253, 1995.
22. Gajdosik, RL, Vander Linden, DW, and Williams, AK: Influence of age on length and passive elastic stiffness characteristics of the calf muscles-tendon unit of woman. Phys Ther 79:827, 1999.
23. Clapper, MP, and Wolf, SL: Comparison of the reliability of the Orthoranger and the standard goniometer for assessing active lower extremity range of motion. Phys Ther 68:214, 1988.
24. Greene, BL, and Wolf, SL: Upper extremity joint movement: Comparison of two measurement devices. Arch Phys Med Rehabil 70:288, 1989.
25. American Academy of Orthopaedic Surgeons: Joint Motion: A Method of Measuring and Recording. AAOS, Chicago, 1965.
26. Rowe, CR: Joint measurement in disability evaluation. Clin Orthop 32:43, 1964.
27. Watkins, MA, et al: Reliability of goniometric measurements and visual estimates of knee range of motion obtained in a clinical setting. Phys Ther 71:90, 1991.
28. Youdas, JW, Carey, JR, and Garrett, TR: Reliability of measurements of cervical spine range of motion: Comparison of three methods. Phys Ther 71:98, 1991.
29. Low, JL: The reliability of joint measurement. Physiotherapy 62:227, 1976.
30. Moore, ML: The measurement of joint motion. Part I: Introductory review of the literature. Phys TherRev 29:195, 1949.
31. Salter, N: Methods of measurement of muscle and joint function. J Bone Joint Surg Br 34:474, 1955.
32. Minor, MA, and Minor, SD: Patient Evaluation Methods for the Health Professional. Reston, VA, 1985.
33. Greene, WB, and Heckman JD (eds): The Clinical Measurement of Joint Motion. AAOS, Rosemont, Ill., 1994.
34. Gerhardt, JJ, and Russe, OA: International SFTR Method of Measuring and Recording Joint Motion. Hans Huber, Bern, 1975.
35. Gerhardt, JJ: Clinical measurement of joint motion and position in the neutral-zero method and SFTR: Basic principles. Int Rehabil Med 5:161, 1983.
36. American Medical Association: Guides to the Evaluation of Permanent Impairment, ed 3. AMA, Milwaukee, 1990.

# CAPÍTULO 3

# Validez y fiabilidad

## Validez

Para que las técnicas goniométricas sean capaces de proporcionar datos significativos, las mediciones deberán ser válidas y fiables. Currier[1] afirma que la **validez** es «el grado en que un instrumento de medición mide exactamente lo que se propone medir; el grado en que se aproxima a su objetivo». Dicho de otra manera, la validez de una medición indica en qué grado la medición se aproxima al valor real de la variable de interés. El objetivo de la goniometría consiste en medir el ángulo de la posición articular o bien la amplitud de un movimiento articular. Por tanto, una medición goniométrica válida es aquélla que representa realmente el ángulo articular real o la amplitud total del movimiento.

### Validez aparente

Existen cuatro tipos principales de validez: validez aparente, validez de contenido, validez relativa a un criterio y validez de constructo[2-5]. La ciencia de la goniometría se apoya principalmente en la validez aparente, de contenido y relativa a un criterio. La **validez aparente** indica que el instrumento normalmente aparenta medir lo que se desea medir, lo cual es verosímil[2-5]. La mayor parte de la información publicada sobre las determinaciones goniométricas no se refiere específicamente al concepto de validez; en vez de ello, se considera que el ángulo formado por la alineación de los brazos del goniómetro universal respecto de los puntos óseos de referencia representa realmente el ángulo que forman los huesos proximal y distal de la articulación, de lo que se deduce que la variación que va experimentando la alineación del goniómetro refleja los cambios del ángulo articular y representa la amplitud del movimiento articular. Portney y Watkins[3] señalan que la validez aparente se establece con facilidad para determinadas pruebas, como la medición de la amplitud de un movimiento, ya que el instrumento mide la variable de interés a través de la observación directa.

### Validez de contenido

La **validez de contenido** se determina al comprobar si el instrumento mide y representa adecuadamente el dominio del contenido, es decir, la sustancia, de la variable de interés[2-5]. Ambos tipos de validez, aparente y de contenido, se basan en una opinión subjetiva; no obstante, la validez aparente es la forma más básica y elemental de validez, mientras que la validez de contenido implica una consideración más rigurosa y detenida. Gajdosik y Bohannon[6] afirman que «los fisioterapeutas juzgan la validez de la mayor parte de las mediciones de la amplitud de movimientos basándose en sus conocimientos anatómicos y en la aplicación de su experiencia en valoración visual, palpación de los puntos anatómicos de referencia y colocación adecuada del goniómetro. Generalmente, la aplicación precisa de los conocimientos y experiencias, combinada con la interpretación de los resultados de la medición, proporciona pruebas suficientes para garantizar la validez de contenido».

### Validez relativa a un criterio

La **validez relativa a un criterio** justifica la validez del instrumento de medición, comparando las determinaciones realizadas con un patrón de referencia establecido, es decir, un criterio[2-5]. Cuando las mediciones realizadas con el instrumento y el criterio se obtienen aproximadamente al mismo tiempo, se está probando la **validez concurrente.** La validez concurrente es un tipo particular de validez relativa a un criterio[3,7]. La validez relativa a un criterio puede valorarse de forma objetiva a través de los métodos estadísticos. En términos de goniometría, sería posible que un examinador plantease la construcción de un goniómetro particular en un nivel muy básico, y considerase si las unidades en grados del instrumento representan exactamente las unidades en grados de un círculo. Los ángulos del goniómetro pueden compararse con los ángulos conocidos de un transportador de ángulos, que sería en este caso el criterio o referencia. Normalmente, la fabricación de los goniómetros es adecuada y la cuestión de la validez se centra en el grado de exactitud con que el goniómetro mide el ángulo de posición de la articulación y la amplitud de los movimientos en un sujeto.

### *Estudios de validez relativa a un criterio en las articulaciones de los miembros*

Las imágenes radiográficas representan la referencia más adecuada para establecer la validez relativa a un criterio en las técnicas goniométricas que miden la posición articular y la amplitud de movimientos. Diversos estudios se han ocupado de determinar la validez concurrente de las mediciones goniométricas y radiográficas para las articulaciones de las extremidades. Gogia y cols.[8] han llevado a cabo la medición de la posición de la rodilla en 30 individuos, mediante radiografía y utilizando un goniómetro universal. El rango de posiciones de la rodilla variaba entre los 0° y los 120°. Se observó una elevada correlación (coeficiente de correlación [r] = 0,97) y correspondencia (coeficiente de correlación intraclase [ICC] = 0,98) entre ambos tipos de resultados. Por tanto, se consideró válida la técnica goniométrica de medición de la posición de la rodilla. Enwemeka[9] ha estudiado la validez de la determinación de la amplitud de movimiento de la rodilla utilizando un goniómetro universal, y comparando los resultados con las medidas obtenidas con este instrumento en las imágenes radiográficas de 10 individuos. No se observaron diferencias significativas entre ambos tipos de mediciones en el intervalo de amplitud del movimiento entre los 30° y los 90° de flexión (la diferencia media entre ambas mediciones variaba entre los 0,5° y los 3,8°). No obstante, sí existía una diferencia importante en el intervalo de amplitud comprendido entre los 0° y 15° de flexión (diferencia media de 4,6°). Ahlbach y Lindahl[10] concluyen que al utilizarse en 14 individuos un goniómetro específico para la articulación en la medición de la flexión y extensión de la cadera, los resultados se corresponden fielmente con los obtenidos en las determinaciones radiográficas.

### *Estudios de validez relativa a un criterio en la columna*

De igual modo, son muy diversos los instrumentos empleados para medir la amplitud de movimientos de la columna, que han sido comparados con criterios o referencias radiográficas, aunque algunos investigadores tienen dudas sobre el empleo de radiografías como método de referencia, dada la variabilidad de los resultados obtenidos a partir de las imágenes radiográficas de la columna[11]. Se han publicado tres estudios comparativos de los resultados obtenidos utilizando goniómetros dependientes de la gravedad para medir la amplitud del movimiento cervical y los obtenidos a partir de radiografías, observándose una elevada validez de concurrencia. Herrmann[12] realizó un estudio sobre 11 pacientes, destacando la elevada correlación (r = 0,97) y concordancia (ICC = 0,98) entre las medidas radiográficas y las obtenidas mediante un goniómetro pendular, al estudiar los movimientos de extensión y flexión cervicales. Ordway y cols.[13] midieron de forma simultánea la flexión y extensión cervical en 20 individuos sanos, utilizando un goniómetro cervical, un sistema informatizado de rastreo y, por último, imágenes radiográficas. No se observaron diferencias significativas en cuanto a la amplitud de movimiento y los ángulos radiográficos obtenidos trazando una línea occipital y una línea vertical; sin embargo, no ocurre lo mismo en cuanto al occipucio y la séptima vértebra cervical. Tousignant y cols.[14] han estudiado la flexión y extensión cervical en 31 sujetos empleando un goniómetro cervical e imágenes radiográficas, que incluían los movimientos cervicales y dorsales superiores. Observaron que existe una elevada correlación entre ambos tipos de determinación (r = 0,97).

Los estudios que comparan los distintos métodos clínicos de medición de amplitudes de movimiento para la región lumbar con los métodos radiográficos señalan diferentes grados de validez, desde elevada a baja. Macrae y Wright[15] han estudiado la flexión lumbar en 342 pacientes utilizando cinta métrica, de acuerdo con el método Schober y Schober modificado, y han comparado dichos resultados con los obtenidos a partir de imágenes radiográficas. Sus conclusiones corroboran la validez de estas determinaciones: los valores de los coeficientes de correlación entre el método de Schober y las radiografías fueron de 0,90 (error estándar = 6,2°), y entre el Schober modificado y el método radiográfico fue de 0,97 (error estándar = 3,3°). Portek y cols.[16] llevaron a cabo el estudio de 11 individuos varones, sin observar diferencias significativas en la medición de los movimientos lumbares de flexión y extensión, utilizando un método de tracción cutánea y un inclinómetro sencillo y comparándolo con las imágenes radiográficas, aunque los coeficientes de correlación fueron bajos (0,42 a 0,57). Tal vez, la comparación no fue la más adecuada, ya que las determinaciones se realizaron de forma secuencial y no concurrente, y los sujetos de estudio se encontraban en diferentes posturas para las pruebas. Las radiografías y la tracción cutánea se llevaron a cabo con los pacientes colocados de pie, mientras que el inclinómetro se utilizó con los sujetos sentados, en el caso de la flexión, o en decúbito supino para la extensión. Burdett, Brown y Fall[17], en un estudio realizado con 27 pacientes, observaron una correlación aceptable entre los resultados obtenidos con un inclinómetro sencillo e imágenes radiográficas para la flexión lumbar (r = 0,73), y escasa correlación para la extensión lumbar (r = 0,15). Mayer y cols.[18] han estudiado la flexión y extensión lumbar en 12 pacientes con un inclinómetro sencillo, un inclinómetro doble e imágenes radiográficas. No se apreciaron diferencias significativas entre los resultados obtenidos. Saur y cols.[19] han llevado a cabo un estudio con 54 pacientes, observando una elevada correlación (r = 0,98) entre los resultados de la medición de la flexión lumbar empleando dos inclinómetros y los resultados a partir de las imágenes radiográficas. Respecto al movimiento de extensión, se obtuvo una correlación aceptable (r = 0,75). Samo y cols.[20] han utilizado inclinómetros dobles e imágenes radiográficas para el estudio de los movimientos de flexión y extensión en 30 pacientes. Los valores de flexión obtenidos a través de las imágenes radiográficas resultaron mayores en 11° a 15° que los determinados con los inclinómetros. Los valores de extensión fueron de 4° a 5° inferiores.

### Validez de constructo

La **validez de constructo** es la capacidad de un instrumento para medir un concepto abstracto (constructo)[3] o para ser utilizado en la realización de una interpretación deductiva[7]. Actualmente, una de las tendencias de la medicina de rehabilitación consiste en desarrollar y validar instrumentos de medición para identificar limitaciones funcionales y predecir el grado de discapacidad[21]. La amplitud de movimiento articular podría servir como instrumento de medición. En los Capítulos 4 a 13 sobre los procedimientos de medición, se han incluido los resultados de distintos estudios de investigación indicando los valores de amplitud articular observados durante diferentes tareas funcionales. Comienzan cuantificando el grado de movimiento articular necesario para evitar las limitaciones funcionales. Diversos investigadores restringen artificialmente el movimiento articular utilizando férulas o corsés, y observan su efecto sobre la función[22-24]. Parece ser que muchas de las tareas funcionales pueden completarse a pesar de disponer el sujeto de una limitación importante en sus movimientos del codo, por ejemplo, o de la muñeca, dado que otras articulaciones adyacentes son capaces de compensar esta limitación. Un reciente estudio llevado a cabo por Hermann y Reese[25] compara la relación entre las disfunciones, las limitaciones funcionales y la discapacidad, estudiando 80 pacientes con trastornos cervicales. La mayor correlación hallada ($r = 0,82$) corresponde a la comparación entre las disfunciones y las limitaciones funcionales, especialmente con respecto a la amplitud de los movimientos, y la menor influencia de otros factores como la potencia muscular o el dolor. Triffitt[26] ha demostrado también correlaciones significativas entre la amplitud de movimientos del hombro y la capacidad para llevar a cabo 9 actividades funcionales en 125 pacientes estudiados, que presentaban síntomas que afectaban al hombro. Wagner y cols.[27] han estudiado la amplitud pasiva de los movimientos del carpo, flexión, extensión, desviación radial y cubital, así como la potencia de los músculos extensores y flexores de la muñeca, en 18 niños con distrofia muscular de Duchenne. Se ha observado una significativa correlación negativa entre la dificultad para realizar tareas funcionales con la mano y la amplitud de desviación radial ($r = -0,76$ a $-0,86$) y entre la dificultad para realizar tareas funcionales con la mano y la potencia de los extensores de la muñeca ($r = -0,61$ a $-0,83$).

## Fiabilidad

La **fiabilidad** o **exactitud** de una determinación se refiere al grado de correspondencia entre las mediciones sucesivas de una misma variable, en un mismo sujeto y en las mismas condiciones. Se considera que una medición goniométrica es muy fiable cuando las sucesivas determinaciones del ángulo articular o de la amplitud del movimiento, en el mismo sujeto y en las mismas condiciones, obtienen los mismos resultados. Las determinaciones muy fiables contienen errores de medición poco relevantes. Las medidas válidas y muy fiables permiten al examinador utilizar sus resultados para establecer de forma precisa la ausencia, presencia o cambio en una disfunción. Por ejemplo, una medida goniométrica muy fiable puede emplearse para determinar la presencia de una limitación en el movimiento articular, para valorar los progresos obtenidos por los pacientes durante las terapias de rehabilitación, o para evaluar la eficacia de los tratamientos terapéuticos.

Los resultados con escasa fiabilidad contienen errores de medición significativos. Los valores poco fiables son inconsistentes, y no se aproximan a los resultados obtenidos en mediciones sucesivas, en el mismo individuo y en las mismas condiciones. Estos valores de escasa fiabilidad ofrecen pocas garantías y no deben servir como fundamento en la toma de decisiones.

### Resumen de los estudios de fiabilidad goniométrica

La fiabilidad de una medición goniométrica ha sido objeto de numerosos estudios. Dada la enorme variedad de sus diseños y técnicas de medición empleadas, resulta complejo comparar los resultados de muchos de estos estudios. No obstante, se pueden resumir las conclusiones obtenidas. Los Capítulos 4 a 13 presentan una información más detallada sobre los estudios de fiabilidad referidos expresamente a cada articulación en particular. El lector también puede remitirse a los diversos artículos y textos publicados sobre este tema[6,28-30].

En general, la determinación, utilizando un goniómetro universal, de la posición articular y amplitud de movimiento de las extremidades, ofrece una fiabilidad de buena a excelente. Se han llevado a cabo numerosos estudios de fiabilidad en las articulaciones de las extremidades superiores e inferiores. Algunos de ellos se centran en el estudio de las articulaciones fijas en una determinada posición, y otros en la amplitud de los movimientos. Son más frecuentes los resultados de mayor fiabilidad en los estudios referidos a la posición fija articular, con respecto a aquéllos que estudian la amplitud de los movimientos[8,12,31,32]. Este resultado es lógico, ya que en los estudios de la amplitud existe mayor número de fuentes de variación y error, como el movimiento del eje articular, variaciones en la fuerza manual aplicada por el examinador durante los movimientos pasivos y variaciones de la fuerza del paciente en los movimientos activos.

La fiabilidad de la determinación goniométrica de la amplitud de los movimientos varía en cierto grado dependiendo de la articulación y del movimiento. Determinados investigadores han hallado mayor fiabilidad en el caso de las extremidades superiores respecto de las inferiores[33,34], aunque otros autores difieren[35]. De hecho, dentro de la propia extremidad, se han observado diferencias de fiabilidad dependiendo de cada articulación y movimiento. Por ejemplo, Hellebrandt,

Duvall y Moore[36], en un estudio enfocado a las extremidades superiores, observaron que las mediciones obtenidas en la flexión carpiana, rotación medial del hombro y abducción del hombro, fueron menos fiables que las de los restantes movimientos de la extremidad superior. Low[37] concluyó que la medición de la amplitud del movimiento de la extensión carpiana es menos fiable que la de la flexión del codo. Greene y Wolf[38] observaron una mayor variación en la rotación del hombro y movimientos de la muñeca que en la articulación del codo y los restantes movimientos del hombro. Los estudios de fiabilidad de la medición de la amplitud de los movimientos de la columna cervical y dorsal utilizando un goniómetro universal señalan que, en general, los valores de fiabilidad son menores que en el caso de las extremidades[17,39-42]. Tratando de mejorar la fiabilidad de los estudios sobre los movimientos cervicales, se han desarrollado numerosos instrumentos y técnicas. Gajdosik y Bohannon[6] han sugerido que la fiabilidad del estudio de determinadas articulaciones y movimientos se ve afectada negativamente por la complejidad de la articulación. Los resultados de la medición de movimientos afectados por articulaciones adyacentes o músculos multiarticulares serán menos fiables que los movimientos de las articulaciones aisladas. Así mismo, puede influir la dificultad para palpar los puntos anatómicos de referencia o para desplazar pasivamente regiones corporales excesivamente pesadas, especialmente en lo que se refiere a las extremidades inferiores y la columna[6,33].

En numerosos estudios, se han obtenido resultados más fiables en ensayos de comparación intratest que en comparaciones intertest[17,31-37,39,40,42-62]. La fiabilidad es mayor cuando las pruebas sucesivas son realizadas por el mismo examinador, y no por diferentes examinadores. Esta premisa se cumple en los estudios que miden la posición articular o la amplitud de los movimientos de las extremidades y columna, y que utilizan para ello goniómetros universales u otros dispositivos, como goniómetros específicos para cada articulación, goniómetros de péndulo, cinta métrica o reglas flexibles. Sólo en un número reducido de estudios se han obtenido índices de validez intertest superiores a los de validez intratest[63-66]. En la mayoría de estos estudios, el intervalo de tiempo entre las sucesivas mediciones realizadas por el mismo examinador fueron considerablemente mayores que los intervalos entre las realizadas por diferentes examinadores.

La fiabilidad de las determinaciones goniométricas también se ve afectada por el procedimiento de medición. Diversos estudios han demostrado que la fiabilidad interexaminadores puede mejorar cuando todos utilizan posturas de test y técnicas de medición seguras y bien establecidas[44,46,47,67]. La fiabilidad interexaminadores es inferior cuando los examinadores utilizan diversas posturas para la prueba y diferentes procedimientos de medición.

Determinados investigadores han estudiado la fiabilidad del empleo de los valores medios obtenidos a partir de diversos resultados goniométricos, comparándolos con el cálculo con un único resultado. Low[37] recomienda utilizar la media aritmética de varios valores obtenidos con el goniómetro, con el fin de aumentar la fiabilidad del resultado. Los primeros estudios de Cobe[68] y Hewitt[69] también utilizan en sus cálculos la media aritmética de los resultados. Sin embargo, Boone y cols.[33] no han hallado diferencias significativas entre las mediciones sucesivas llevadas a cabo por un mismo examinador en una única sesión y las conseguidas cuando se utiliza una sola medición realizada por la misma persona. Rothstein, Miller y Roettger[47], en un estudio sobre la amplitud de los movimientos de la rodilla y el codo, observaron que la fiabilidad inter-examinadores calculada a partir de la media aritmética de dos resultados mejora sólo ligeramente con respecto a la obtenida utilizando una sola medición.

Los autores de algunos textos sobre técnicas goniométricas sugieren la utilización de goniómetros universales con brazos de mayor longitud para articulaciones con segmentos articulares largos, como la cadera o el hombro[28,70,71]. Los goniómetros de brazos cortos se recomiendan en el caso de articulaciones con segmentos articulares igualmente cortos, como el carpo y los dedos. Robson[72], utilizando un modelo matemático, estableció que los goniómetros de brazos más largos son más precisos al medir el ángulo que los de menor logitud. Los goniómetros de mayor longitud de brazos reducen el efecto del error de colocación y alineamiento del eje del instrumento. No obstante, Rothstein, Miller y Roettger[47] no han hallado diferencias significativas entre la fiabilidad de los goniómetros universales de plástico o metal de brazos largos y la de los cortos de material plástico cuando se utilizan para medir la amplitud de los movimientos del hombro.

Existen numerosos estudios que han comparado los valores y la fiabilidad de diferentes instrumentos de medición de la amplitud de los movimientos articulares. Algunos de los estudiados han sido los goniómetros universales, los pendulares y los líquidos, instrumentos específicos para una articulación concreta, cinta métrica y marcadores por cable. Estos estudios de comparación de instrumentos clínicos de medición se refieren a articulaciones concretas como el hombro[36,38], codo[31,36,38,56,73,74], muñeca[31,38], mano[32,59,75,76], cadera[77,78], rodilla[47,77,79,80], tobillo[77,81], columna cervical[39,40,64,82] y columna dorsolumbar[16,20,41,62,83-90]. La mayoría de ellos han mostrado diferencias respecto a los valores y la fiabilidad entre los instrumentos de medición, aunque algunos otros no han demostrado diferencias apreciables.

En conclusión, de acuerdo con los estudios de fiabilidad y con la propia experiencia clínica, las autoras de este texto recomiendan los siguientes procedimientos, que ayudan a incrementar la fiabilidad de las determinaciones goniométricas (Tabla 3-1). El examinador deberá utilizar posturas para la prueba que sean fiables y estén bien definidas, al igual que los puntos anatómicos de referencia utilizados para alinear los brazos del instrumento. Durante las mediciones sucesivas de la amplitud pasiva del movimiento, el examinador tratará de aplicar idéntica fuerza manual en el desplazamiento de la región que se trate. En el caso de la amplitud activa, se pedirá al paciente que trate de ejecutar los movimientos sucesivos

**TABLA 3-1 Recomendaciones para mejorar la fiabilidad de las determinaciones goniométricas**

- Utilizar posturas lógicas, bien definidas
- Utilizar puntos anatómicos de referencia lógicos y bien definidos para la colocación del goniómetro
- Utilizar la misma intensidad de fuerza manual para desplazar la región corporal del sujeto durante las mediciones sucesivas de la amplitud pasiva del movimiento
- Pedir al sujeto que realice un esfuerzo similar para desplazar la región corporal durante las mediciones sucesivas de la amplitud activa del movimiento
- Utilizar el mismo instrumento para realizar las mediciones sucesivas
- Utilizar goniómetros correspondientes al tamaño de la articulación de estudio
- Cuando el examinador posee poca experiencia, se recogerá la media de sucesivas mediciones, en lugar del resultado de una sola medición
- Se recomienda que sea el *mismo* examinador el que realice las mediciones sucesivas, en lugar de *diferentes* examinadores

realizando la misma fuerza. Con el fin de disminuir la variabilidad de las mediciones, conviene utilizar el mismo instrumento en las determinaciones sucesivas. Por ejemplo, el examinador deberá tomar todas las determinaciones repetidas de la amplitud de un movimiento empleando un goniómetro universal, en vez de tomar la primera medición con uno universal, y el segundo, con un inclinómetro. Consideramos que la mayoría de los examinadores encuentran más sencillo y preciso el empleo de un goniómetro universal al medir articulaciones con segmentos articulares largos, y el empleo de un goniómetro de tamaño reducido cuando se trata de articulaciones pequeñas. Los examinadores con escasa experiencia tal vez prefieren realizar varias mediciones y calcular el valor medio de todas ellas, tratando de incrementar la fiabilidad, pero generalmente basta con una sola medida en el caso de los más experimentados, siempre que utilicen una técnica adecuada. Por último, es importante recordar que las mediciones sucesivas son más fiables si las realiza el mismo examinador, en lugar de diferentes examinadores. Se ha calculado que la media de la desviación estándar de las mediciones sucesivas de una amplitud de movimiento en una extremidad, y obtenidas por un mismo examinador utilizando un goniómetro universal, varía entre 4 y 5°[33,35]. Por tanto, para demostrar la mejoría o empeoramiento de un movimiento articular medido por un mismo examinador, será necesario obtener una diferencia situada entre los 5° (1 desviación estándar) y los 10° (2 desviaciones estándar). La media de la desviación estándar alcanza los 5° a 6°, en el caso de las mediciones sucesivas obtenidas por diferentes examinadores[33,35]. Estos valores sólo deben tomarse como cifras orientativas, ya que dependen de la articulación y el movimiento estudiados, el examinador y el procedimiento seguido, y el propio paciente que va a ser examinado.

## Métodos estadísticos de evaluación de la fiabilidad de la determinación

Las determinaciones clínicas tienden a variar principalmente debido a tres factores: 1) la variación biológica real, 2) la variación temporal y 3) el error de medición[91]. La **variación biológica real** es la variación de la medición existente entre los individuos, debida a factores como la edad, sexo, raza, genética, historia clínica y estado. La **variación temporal** se refiere a la variación en la medición realizada sobre un mismo individuo en diferentes momentos, debida a factores como el estado clínico (físico) del individuo, el nivel de actividad, el estado emocional y el ritmo circadiano. El **error de medición** es la variación en la determinación realizada en el mismo individuo y en las mismas condiciones, en momentos diferentes, y se debe a los examinadores (que realizan las pruebas), los instrumentos de medición y los métodos para llevar a cabo el procedimiento. Por ejemplo, factores como la habilidad y experiencia del examinador, la precisión del instrumento de medición y la estandarización del procedimiento de la técnica, afectan al grado de error de medición. La fiabilidad refleja el grado en que una medida está libre del error de medición; por tanto, las mediciones muy fiables presentan errores de medición muy pequeños.

La estadística puede servir para valorar la variación en datos numéricos y, de este modo, evaluar la fiabilidad de la medición[91,92]. Se incluye una sección sobre los métodos estadísticos de test y expresión de la fiabilidad, de gran ayuda para el examinador para la correcta interpretación de las determinaciones goniométricas y la comprensión de las publicaciones sobre goniometría articular. Trata de los diversos índices estadísticos, como la **desviación estándar,** el **coeficiente de variación,** el **coeficiente de correlación momento-producto de Pearson,** el **coeficiente de correlación intraclase** y el **error estándar de medición.** El texto también presenta diversos ejemplos que muestran el cálculo de estas pruebas estadísticas. Si se desea obtener información adicional, por ejemplo, acerca de los supuestos subyacentes al empleo de estas pruebas estadísticas, el lector puede consultar la bibliografía adjunta.

Al final de este capítulo aparecen dos ejercicios para el examinador; permiten que él mismo pueda valorar la fiabilidad de las mediciones que realiza. Numerosos autores recomiendan que los médicos lleven a cabo sus propios estudios para determinar la fiabilidad del personal con el que trabajan y la población de pacientes. Miller[29] presenta un procedimiento dividido en pasos sucesivos para realizar estos estudios.

### *Desviación estándar*

En la bibliografía médica, el índice estadístico más utilizado para indicar el grado de variación es la desviación estándar[91,92]. La desviación estándar es la raíz cuadrada del valor medio del cuadrado de las desviaciones de la media de los datos obtenidos. Se representa con las letras SD, s, o sd. La le-

**TABLA 3-2 Tres mediciones sucesivas de amplitud (en grados) obtenidas en cinco individuos**

| *Individuo* | *Primera medición* | *Segunda medición* | *Tercera medición* | *Total* | *Media de las tres mediciones* ($\bar{x}$) |
|---|---|---|---|---|---|
| 1 | 57 | 55 | 65 | 177 | 59 |
| 2 | 66 | 65 | 70 | 201 | 67 |
| 3 | 66 | 70 | 74 | 210 | 70 |
| 4 | 35 | 40 | 42 | 117 | 39 |
| 5 | 45 | 48 | 42 | 135 | 45 |

Media global ($\bar{X}$) = (59 + 67+ 70+ 39 + 45) / 5 = 56°

tra $x$ representa cada dato obtenido, y $n$ el número de repeticiones, y utilizamos el símbolo sumatorio $\sum$. La **media** se representa como $\bar{x}$:

$$\text{Media} = \bar{x} = \frac{\sum x}{n}$$

A continuación, aparecen dos fórmulas que representan la desviación estándar. La primera es la fórmula de la definición; la segunda es la fórmula de cálculo. Con ambas se obtiene el mismo resultado. La fórmula de la definición es más fácil de comprender, pero la de cálculo resulta más sencilla a la hora de realizar los cálculos.

$$\text{Desviación estándar} = \text{SD} = \sqrt{\frac{\sum (x-\bar{x})^2}{n-1}}$$

$$\text{SD} = \sqrt{\frac{\sum (x)^2 - \frac{\left(\sum x\right)^2}{n}}{n-1}}$$

La desviación estándar se expresa en las mismas unidades que las de los datos obtenidos en la medición. Si estos datos poseen una distribución de frecuencias normal (en forma de campana), 1 desviación estándar por encima o debajo de la media representará aproximadamente el 68% de todas las determinaciones realizadas, y 2 desviaciones estándar por encima y debajo de la media incluirán a aproximadamente el 95% de las determinaciones.

Es importante señalar que a partir de un solo estudio pueden obtenerse varias desviaciones estándar, que representan los distintos orígenes de la variación[91]. Dos de estos tipos de desviación se tratarán aquí. Uno de estos tipos de desviación estándar que puede estudiarse es la que representa principalmente la variación *inter*individual en relación al valor medio de las mediciones obtenidas a partir de un grupo de sujetos, e indica la variación biológica. Este tipo de desviación resulta interesante para saber si un sujeto presenta una amplitud anómala respecto a un determinado movimiento por comparación con otras personas del mismo grupo de edad y sexo. Otro tipo de desviación estándar puede referirse a la variación *intra*individual, en relación al valor medio de las mediciones obtenidas a partir de un mismo individuo, e indica el error de medición. Permite conocer la fiabilidad de las determinaciones.

Podemos estudiar un ejemplo del modo de determinación de estos dos tipos de desviación estándar. La Tabla 3-2 muestra las mediciones de amplitud de movimiento obtenidas en cinco personas. En cada una de ellas se han realizado tres mediciones sucesivas (observaciones) por un mismo examinador.

La **desviación estándar que indica la variación biológica** (variación interindividuos) se determina calculando en primer lugar el valor medio de las amplitudes de movimiento de cada uno de los sujetos. Estos valores aparecen en la última columna de la Tabla 3-2. La media total de estos cinco valores medios es de 56°. La media total se representa con una $\bar{X}$. La desviación estándar se determina hallando las diferencias entre el valor medio de cada uno de los cinco individuos y la media total. Esta diferencia de cada individuo se eleva al cuadrado y luego se suman todas ellas. La suma se utiliza en la fórmula de definición de la desviación estándar. El cálculo de la desviación estándar que indica la variación biológica aparece en la Tabla 3-3.

**TABLA 3-3 Cálculo de la desviación estándar indicando la variación biológica en grados**

| *Individuo* | *Media de las tres mediciones* ($\bar{x}$) | *Media global* ($\bar{X}$) | ($\bar{x}-\bar{X}$) | $(\bar{x}-\bar{X})^2$ |
|---|---|---|---|---|
| 1 | 59 | 56 | 3 | 9 |
| 2 | 67 | 56 | 11 | 121 |
| 3 | 70 | 56 | 14 | 196 |
| 4 | 39 | 56 | –17 | 289 |
| 5 | 45 | 56 | –11 | 121 |

$\sum(\bar{x}-\bar{X})^2 = 9 + 121 + 196 + 289 + 121 = 736°$; $\text{DS} = \sqrt{\frac{\sum(\bar{x}-\bar{X})^2}{(n-1)}} = \sqrt{\frac{736}{(5-1)}} = 13{,}6°$

La desviación estándar que indica la variación biológica es igual a 13,6°. Esta desviación indica principalmente la variación interindividual. Conocer esta variación permite decidir si la persona presenta una amplitud anómala en un determinado movimiento al ser comparada con otras personas de la misma edad y sexo. Considerando una distribución normal de las mediciones, una forma de interpretar la desviación estándar consiste en estimar que aproximadamente el 68% de la amplitud media de todos los individuos variará entre los 42,4° y los 69,6° (más o menos 1 desviación estándar respecto a la media total de 56°). Es de esperar que el 95% de la amplitud media de todos los sujetos se encuentre en el intervalo entre los 28,8° y los 83,2° (más o menos 2 desviaciones estándar respecto a la media total de 56°).

La **desviación estándar que indica el error de medición** (variación intraindividual) también se halla calculando, en primer lugar, la amplitud media obtenida de cada individuo. Sin embargo, este tipo de desviación trata de encontrar las diferencias entre cada una de las mediciones sucesivas obtenidas en un sujeto y el valor medio obtenido de este mismo sujeto. Estas diferencias se elevan al cuadrado y se suman. La suma se utiliza en la fórmula de la definición de la desviación estándar. El cálculo de la desviación estándar que indica el error de medición para el individuo 1 aparece en la Tabla 3-4.

Según los datos de la Tabla 3-2 y utilizando el mismo procedimiento mostrado en la Tabla 3-4 para cada sujeto, la desviación estándar del sujeto 1 es igual a 5,3°; para el individuo 2, 2,6°; para el individuo 3, 4,0°; para el individuo 4, 3,6°; y para el individuo 5, 3,0°. La desviación estándar media para todos los individuos combinados se obtiene sumando las cinco desviaciones estándar de los 5 sujetos, y dividiendo este valor entre el número de individuos, que es 5:

$$SD = \frac{5{,}3 + 2{,}6 + 4{,}0 + 3{,}6 + 3{,}0}{5} = \frac{18{,}5}{5} = 3{,}7°$$

**TABLA 3-4 Cálculo de la desviación estándar indicando el error de medición en grados para el individuo 1**

| *Determinaciones* ($\bar{x}$) | *Media* ($\bar{X}$) | ($\bar{x}-\bar{X}$) | ($\bar{x}-\bar{X}$)$^2$ |
|---|---|---|---|
| 57 | 59 | −2 | 4 |
| 55 | 59 | −4 | 16 |
| 65 | 59 | 6 | 36 |

$\Sigma(\bar{x}-\bar{X})^2 = 4 + 16 + 36 = 56°$.

$$DS = \sqrt{\frac{\Sigma(x-\bar{X})^2}{(n-1)}} = \sqrt{\frac{56}{2}} = 5{,}3°$$

La desviación estándar que representa la variación intraindividual es igual a 3,7°. La desviación estándar es adecuada para indicar el error de medición, especialmente si las mediciones sucesivas en cada sujeto se obtienen en un intervalo corto de tiempo. Es importante observar que, en este ejemplo, la desviación estándar que indica el error de medición (3,7°) es mucho más pequeña que el valor de desviación que indica la variación biológica (13,6°). Un modo de interpretar la desviación estándar consiste en estimar que aproximadamente el 68% de la amplitudes obtenidas en cada individuo variará 3,7° (1 desviación estándar) por encima y debajo del valor medio del propio individuo, debido al error de medición. Es de esperar que el 95% de las amplitudes obtenidas en cada individuo se encuentre en el intervalo de 7,4° (2 desviaciones estándar) por encima o debajo del valor medio del propio individuo, de nuevo debido al error de medición. Cuanto menor es el valor de la desviación estándar, menor será el error de medición y más alta la fiabilidad.

### *Coeficiente de variación*

En ocasiones, resulta útil considerar el porcentaje de variación en lugar de la desviación estándar, que viene expresada en las unidades de la observación del dato (medición). El coeficiente de variación es una medida de variación relativa a los valores medios estandarizados, de forma que permite comparar las variaciones de distintas variables. El coeficiente de variación se calcula dividiendo la desviación estándar entre la media y multiplicando por el 100%. Se trata de un porcentaje y no viene expresado en las unidades de la medición original. Se representa con las letras CV, y su fórmula es:

$$\text{Coeficiente de variación} = CV = \frac{SD}{\bar{x}}(100)\%$$

Para el ejemplo representado en la Tabla 3-2, el coeficiente de variación que indica la variación biológica utiliza la desviación estándar de la desviación biológica (desviación estándar = 13,6°).

$$CV = \frac{SD}{\bar{x}}(100)\% = \frac{13{,}6}{56}(100)\% = 24{,}3\%$$

El coeficiente de variación, que indica el error de medición utiliza la desviación estándar para el error de medición (desviación estándar = 3,7°).

$$CV = \frac{SD}{\bar{x}}(100)\% = \frac{3{,}7}{56}(100)\% = 6{,}6\%$$

En este ejemplo, el coeficiente de variación para el error de medición (6,6%) es inferior al resultante para la desviación biológica (24,3%).

El coeficiente de variación para el error de medición puede denominarse también **coeficiente de variación de replicación**[93]. Cuanto más pequeño sea este coeficiente, menor es el error de medición y más elevada la fiabilidad. Esta estadística resulta especialmente útil para comparar la fiabilidad de dos o más variables que presentan diferentes unidades de medición; por ejemplo, para comparar distintos métodos de medición de la amplitud de movimiento obtenida en pulgadas frente a grados.

### *Coeficientes de correlación*

Los coeficientes de correlación se utilizan normalmente para medir la relación entre dos variables. Se expresan en un número dentro del intervalo desde −1 a +1, e indican el grado en que una ecuación es capaz de predecir una variable partiendo de otra[2-4,91]. El valor +1 representa una relación lineal positiva perfecta (línea recta), y el valor −1 representa una relación lineal negativa perfecta. Un coeficiente de correlación igual a 0 indica que no existe ninguna relación lineal entre las dos variables. Los coeficientes de correlación se utilizan para indicar la fiabilidad de las mediciones, considerándose que dos mediciones sucesivas han de presentar una elevada correlación y aproximarse a +1. Cuando los coeficientes de correlación se utilizan para expresar la fiabilidad, se considera que entre 0,90 y 0,99, la fiabilidad es elevada; de 0,80 a 0,89, la fiabilidad es adecuada, de 0,70 a 0,79 es aceptable, y por debajo de 0,69 es baja[94]. Existe otra interpretación realizada por Portney y Watkins[3] que afirma que los coeficientes de correlación por encima de 0,75 indican una fiabilidad adecuada, pero por debajo de este valor, la fiabilidad es de baja a moderada.

Dado que las mediciones goniométricas dan lugar a datos de tipo índice, generalmente se viene utilizando el **coeficiente de correlación momento-producto de Pearson** para indicar la fiabilidad de pares de mediciones goniométricas. El coeficiente de correlación momento-producto de Pearson se representa con la letra *r,* y su fórmula aparece debajo de este párrafo. Esta estadística se utiliza expresando la fiabilidad, con el primer valor obtenido representado por *x* y la segunda medición por *y.*

$$r = \frac{\sum (x-\bar{x})(y-\bar{y})}{\sqrt{\sum (x-\bar{x})^2}\sqrt{\sum (y-\bar{y})^2}}$$

En el ejemplo de la Tabla 3-2, el coeficiente de correlación de Pearson puede utilizarse para determinar la relación entre la primera y la segunda amplitud obtenida en la medición de cinco pacientes. En la Tabla 3-5 se explica cómo calcular el coeficiente de correlación momento-producto en este ejemplo. El valor resultante de $r = 0,98$ indica la existencia de una relación lineal positiva muy alta entre la primera y segunda medición en los cinco individuos. En otras palabras, que ambas mediciones presentan una elevada correlación.

$$r = \frac{\sum (x-\bar{x})(y-\bar{y})}{\sqrt{\sum (x-\bar{x})^2}\sqrt{\sum (y-\bar{y})^2}}$$

$$= \frac{650,6}{\sqrt{738,8}\sqrt{597,2}} = \frac{650,6}{(27,2)\ (24,4)} = 0,98$$

El coeficiente de correlación momento-producto de Pearson indica asociación entre pares de mediciones, en lugar de coincidencia. Por tanto, para establecer si dos mediciones son idénticas, es necesario resolver la ecuación de la recta que se aproxime más a la relación existente entre ellas. Si esta ecuación posee una pendiente *b* igual a 1 y una ordenada en el origen *a* igual a 0, y el valor *r* se acerca a +1, también indica que ambos resultados de la medición son idénticos. La ecuación de la recta es $y = a + bx$, donde *x* representa el valor obtenido en la primera medición, *y* es la segunda medición, *a* es la ordenada en el origen y *b* es la pendiente. La ecuación de la pendiente es:

$$\text{pendiente} = b = \frac{\sum(x-\bar{x})(y-\bar{y})}{\sum(x-\bar{x})^2}$$

La ecuación de la ordenada en el origen es: ordenada en el origen $= a = \bar{y} - b\bar{x}$

En el ejemplo que nos ocupa, la pendiente y la ordenada en el origen se calculan del modo siguiente:

$$b = \frac{\sum(x-\bar{x})(y-\bar{y})}{\sum(x-\bar{x})^2} = \frac{650,6}{738,8} = 0,88$$

$$a = \bar{y} - b\bar{x} = 55,6 - 0,88(53,8) = 8,26$$

La ecuación de la recta que se aproxima más a la relación entre la primera y segunda medición en este ejemplo es

**TABLA 3-5 Cálculo del coeficiente de correlación momento-producto de Pearson para la primera (*x*) y segunda (*y*) mediciones en grados**

| *Individuo* | *x* | *y* | $(x-\bar{x})$ | $(y-\bar{y})$ | $(x-\bar{x})(y-\bar{y})$ | $(x-\bar{x})^2$ | $(y-\bar{y})^2$ |
|---|---|---|---|---|---|---|---|
| 1 | 57 | 55 | 3,2 | −0,6 | −1,92 | 10,24 | 0,36 |
| 2 | 66 | 65 | 12,2 | 9,4 | 114,68 | 148,84 | 88,36 |
| 3 | 66 | 70 | 12,2 | 14,4 | 175,68 | 148,84 | 207,36 |
| 4 | 35 | 40 | −18,8 | −15,6 | 293,28 | 353,44 | 243,36 |
| 5 | 45 | 48 | −8,8 | −7,6 | 68,88 | 77,44 | 57,76 |
| | | | | | Σ = 650,60 | Σ = 738,80 | Σ = 597,20 |

$\bar{x} = (57 + 66 + 66 + 35 + 45) / 5 = 53,8°$; $\bar{y} = (55 + 65 + 70 + 40 + 48) / 5 = 55,6°$

$y = 8,26 + 0,88x$. Aunque el valor $r$ indica que existe una elevada correlación, las dos medidas obtenidas no son idénticas, dados los valores resultantes de la ecuación lineal.

Uno de los inconvenientes al interpretar los coeficientes de correlación es que el valor del coeficiente depende en gran medida del intervalo de valores de las mediciones[3,92,95]. Cuanto mayor es la variación biológica entre los individuos para la medición, más extremo será el valor $r$, aproximándose a +1 o 1. Otra de sus limitaciones es que el coeficiente de correlación momento-producto de Pearson tan sólo permite valorar la relación entre dos variables o mediciones cada vez.

Con el propósito de evitar el cálculo e interpretación del coeficiente de correlación y la ecuación lineal, algunos investigadores utilizan el **coeficiente de correlación intraclase** *(ICC)* que expresa la fiabilidad. El coeficiente de correlación intraclase se representa con las letras ICC. El ICC permite también comparar más de dos medidas a la vez; podría considerarse que se trata de un valor medio de correlación entre todas las posibles parejas de mediciones[95]. Esta estadística se calcula a través del análisis del modelo de varianza, que compara diferentes fuentes de variación. El ICC se expresa conceptualmente como el cociente entre la varianza asociada a los pacientes y la suma de la varianza asociada a los pacientes más el error de la varianza[96]. Los límites teóricos del ICC son 0 y +1. El valor +1 indica una correspondencia perfecta (nulo error de varianza) y el valor 0 indica la ausencia de correspondencia (gran error de varianza).

Existen seis fórmulas diferentes para determinar los valores de ICC, basadas en el diseño del estudio y el tipo de medición[3,96,97]. Se han descrito tres modelos, y cada uno de ellos presenta dos variantes distintas. En el Modelo I, cada individuo es explorado por una serie de distintos examinadores, representativos de una población amplia de los mismos, lo que permite establecer generalizaciones con otros examinadores. En el Modelo 2, cada individuo es examinado por el mismo grupo de investigadores que, igualmente, deben ser representativos de una población mayor de examinadores. En el Modelo 3, cada sujeto es examinado por el mismo grupo de investigadores, pero sólo intervienen los examinadores de interés, ya que no se trata de extrapolar los resultados a otros grupos de examinadores. El Modelo 1 se utiliza para comparar mediciones simples (1), y los otros dos Modelos, para comparar valores medios de múltiples mediciones (k). Las distintas fórmulas para calcular el ICC se identifican por medio de las dos cifras encerradas en paréntesis. La primera cifra indica el modelo, y la segunda cifra indica la forma. Para obtener más información, así como ejemplos y fórmulas, se remite al lector a los textos[3] y artículos[96-98] indicados.

En nuestro ejemplo, se lleva a cabo el análisis de la varianza de una serie de mediciones sucesivas, resultando un ICC (3,1) de 0,94. Se utiliza este modelo de ICC porque todas las medidas se obtienen del mismo examinador, sólo existe interés en aplicar los resultados a el mismo examinador, y se comparan medidas individuales y no valores medios. El valor obtenido para el ICC indica la presencia de una fiabilidad elevada entre las tres mediciones sucesivas. Sin embargo, este valor es ligeramente inferior al del coeficiente de correlación momento-producto de Pearson, tal vez debido a la variabilidad adicional correspondiente a la tercera medición en cada individuo.

Al igual que el coeficiente de correlación momento-producto de Pearson, el ICC también depende del intervalo de mediciones entre los sujetos. A medida que el grupo de individuos se hace más homogéneo, disminuye la capacidad del ICC para detectar la correspondencia, pudiendo indicar de forma errónea una fiabilidad reducida[3,96,99]. Dado que los coeficientes de correlación son sensibles al intervalo de mediciones y no proporcionan un índice de fiabilidad expresado en las unidades de la medición, algunos expertos prefieren calcular la fiabilidad de la prueba utilizando el valor de la desviación estándar de las mediciones sucesivas (desviación estándar intraindividual), o bien, el error estándar de la medición[4,99,100].

### *Error estándar de la medición*

El **error estándar de la medición** es la estadística final que se estudia en este texto para calcular la fiabilidad. La principal ventaja es que permite calcular de forma práctica el error de medición expresado en las mismas unidades que las mediciones. Según las conclusiones de DuBois[101], «el error estándar de medición es la desviación estándar más probable del error realizado al predecir valores reales cuando sólo se dispone de valores obtenidos al medir». Los valores reales (mediciones) nunca se van a conocer, pero se han desarrollado distintas fórmulas para calcular este valor. El error estándar de medición se representa con las letras SEM, $SE_{meas\ (measurement)}$, o $S_{meas}$. Cuando la desviación estándar que indica la variación biológica se representa como $SD_x$, el coeficiente de correlación, como el de correlación intraclase, se representará como ICC, utilizando el símbolo $r$ para expresar el coeficiente de correlación momento-producto de Pearson. La fórmula quedaría así:

$$\text{SEM} = \text{SD}_x \sqrt{1-\text{ICC}}$$

ó

$$\text{SEM} = \text{SD}_x \sqrt{1-r}$$

El error estándar de medición (SEM) también puede calcularse a partir del análisis de un modelo de varianza en una serie de mediciones sucesivas. El SEM es igual a la raíz cuadrada del cuadrado del valor medio del error[102,103]. Dado que el SEM es una variante especial de la desviación estándar, 1 unidad de error estándar de la medición por encima o debajo de la medida obtenida contiene la medida real en un 68% de las ocasiones. Dos unidades de error estándar por encima o debajo de la medida obtenida contienen la medida real en el 95% de las ocasiones.

Es importante saber que otra de las estadísticas estudiadas, el error estándar del valor medio, se confunde a menudo con el error estándar de medición. El error estándar del valor medio se representa con las letras SEM, $SE_M$, $SE_{\bar{x}}$, o $S_{\bar{x}}$[2,4,91,92]. El empleo de los mismos o similares símbolos para representar diferentes estadísticas añade confusión a las publicaciones que tratan sobre la fiabilidad. Estas dos estadísticas mencionadas no son equivalentes, ni cabe interpretarlas del mismo modo. El error estándar del valor medio es la desviación estándar de una distribución de valores medios obtenidos a partir de muestras de una población[1,2,92]. Indica el grado de variación esperable en los valores medios de las futuras muestras del mismo tamaño. Dado que nuestro interés se centra en la variación de las mediciones individuales, y no en la de los valores medios, las pruebas estadísticas más adecuadas serán el cálculo de la desviación estándar de las mediciones sucesivas, o bien el error estándar de medición[104].

Regresemos al ejemplo para calcular el error estándar de medición. El valor del coeficiente de correlación intraclase (ICC) es de 0,94. El valor de $SD_x$, la desviación estándar que indica la variación biológica entre los 5 individuos, es de 13,6.

$$\text{SEM} = \text{SD}_x \sqrt{1-\text{ICC}}$$

$$13{,}6\sqrt{1-0{,}94} = 13{,}6\sqrt{0{,}06} = 3{,}3°$$

Del mismo modo, si se utiliza el análisis de la varianza de las mediciones sucesivas para calcular el SEM, el SEM equivale a la raíz cuadrada del cuadrado del error del valor medio $= \sqrt{10{,}9} = 3{,}3°$

En el presente ejemplo, aproximadamente en las dos terceras partes de las ocasiones el valor real se encontrará en el intervalo de 3,3° respecto de la medición obtenida.

## Ejercicios para calcular la fiabilidad

Los dos siguientes ejercicios (Ejercicios 6 y 7) se han incluido para ayudar al examinador a calcular su propia fiabilidad en la obtención de mediciones goniométricas. Se incluyen los cálculos de la desviación estándar y del coeficiente de variación con la convicción de lograr reforzar la comprensión mediante la aplicación práctica. La **fiabilidad intraexaminador** se refiere al grado de correspondencia de las mediciones sucesivas en la misma posición articular, obtenidas por un mismo examinador. El estudio de la fiabilidad intraexaminador da respuesta al siguiente planteamiento: ¿Qué grado de precisión posee un examinador para reproducir sus propias mediciones? El Ejercicio 7 contempla la **fiabilidad interexaminadores,** que se refiere al grado de correspondencia entre las mediciones sucesivas de una misma posición articular llevadas a cabo por diferentes examinadores. El estudio de la fiabilidad interexaminadores da respuesta al siguiente planteamiento: ¿Qué grado de precisión posee un examinador para reproducir mediciones obtenidas por otros examinadores?

## EJERCICIO 6
## FIABILIDAD INTRAEXAMINADOR

1. Seleccionar un individuo y escoger un goniómetro universal.
2. Medir la amplitud de flexión del codo en un sujeto tres veces sucesivas, siguiendo los pasos definidos en el Ejercicio 5 del Capítulo 2.
3. Anotar cada medición en el formulario de recogida de datos (véase página siguiente) en la columna denominada $x$. Cada medición viene definida por $x$.
4. Comparar las mediciones. Si se observa una discrepancia superior a 5° entre las mediciones, debe revisarse cada paso del procedimiento para comprobar que son correctas, y posteriormente, repetir este ejercicio.
5. Continuar practicando hasta obtener tres mediciones sucesivas cuyas diferencias entre sí sean inferiores a 5°.
6. Para comprender los diversos parámetros estadísticos utilizados para valorar la fiabilidad, se calcula la desviación estándar y el coeficiente de variación, llevando a cabo los siguientes pasos:
   a. Sumar las tres medidas. El símbolo de la suma es $\sum$. Anotar el resultado al final de la columna denominada $x$.
   b. Para determinar la **media,** se divide esta suma entre 3, que es la cifra que expresa el número de mediciones realizadas ($n$). La media se expresa con el signo $\bar{x}$. El formulario de recogida de datos incluye un espacio para calcular la media.
   c. Restar el valor de la media a cada una de las tres mediciones realizadas y anotar los resultados en la columna denominada $x - \bar{x}$.
   d. Calcular el cuadrado de estas cifras y anotar los resultados en la columna denominada $(x - \bar{x})^2$.

e. Sumar estas tres cifras de la columna $(x - \overline{x})^2$ para determinar la suma de los cuadrados. Anotar el resultado al final de la columna denominada $(x - \overline{x})^2$.

f. Para calcular la **desviación estándar,** se divide esta suma entre 2, que representa el número de mediciones menos 1 ($n$ –1). A continuación, se calcula la raíz cuadrada de esta cifra. El formulario de recogida de datos incluye un espacio para calcular la desviación estándar.

g. Para determinar el **coeficiente de variación,** se divide la desviación estándar entre la media. Se multiplica esta cifra por el 100%. El formulario de recogida de datos incluye un espacio para calcular el coeficiente de variación.

7. Repetir este procedimiento con otras articulaciones y movimientos después de haber aprendido los procedimientos de test.

FORMULARIO DE RECOGIDA DE DATOS PARA EL EJERCICIO 6. FIABILIDAD INTRAEXAMINADOR

Seguir los pasos descritos en el Ejercicio 6. Utilizar este formulario para anotar los resultados de sus propias mediciones y de los cálculos.

Nombre del sujeto ____________________ Fecha ____________

Nombre del examinador ______________________________

Articulación y movimiento __________ Lado derecho o izquierdo __________

Movimiento pasivo o activo __________ Tipo de goniómetro __________

| Medición | $x$ | $x \quad x$ | $(x - \overline{x})^2$ | $x^2$ |
|---|---|---|---|---|
| 1 | | | | |
| 2 | | | | |
| 3 | | | | |
| $n = 3$ | $\sum x =$ | | $\sum(x - \overline{x})^2 =$ | $\sum x^2 =$ |

$$\text{Media de las tres mediciones} = \overline{x} = \frac{\sum x}{n} =$$

$$\text{Desviación estándar} = \sqrt{\frac{\sum (x-\overline{x})^2}{n}} =$$

$$\text{O bien, utilizar DS} = \sqrt{\frac{\sum x^2 - \frac{(\sum x)^2}{n}}{n-1}}$$

$$\text{Coeficiente de variación} = \frac{\text{SD}}{\overline{x}}(100)\% =$$

## EJERCICIO 7
## FIABILIDAD INTEREXAMINADOR

1. Seleccionar un individuo y escoger un goniómetro universal.
2. Medir la amplitud de flexión del codo en un sujeto una sola vez, siguiendo los pasos definidos en el Ejercicio 5 del Capítulo 2.
3. Pedir a otros dos examinadores que midan este mismo movimiento de flexión del codo, en el mismo individuo, utilizando el mismo goniómetro que hemos empleado y siguiendo los pasos descritos en el Ejercicio 5 del Capítulo 2.
4. Anotar cada medición en el formulario de recogida de datos (véase página siguiente) en la columna denominada $x$. Cada medición viene definida por $x$.
5. Comparar las mediciones. Si se observa una discrepancia superior a 5° entre las mediciones, debe repetirse el ejercicio. Los examinadores deben revisar las mediciones de todos para averiguar las posibles diferencias en el procedimiento que pudieran justificar esta variabilidad, como la colocación incorrecta del instrumento, la estabilización incompleta o la lectura en la escala equivocada.
6. Para comprender los diversos parámetros estadísticos utilizados para valorar la fiabilidad, se calcula la media, la desviación estándar y el coeficiente de variación, llevando a cabo los siguientes pasos.
   a. Sumar las tres medidas. El símbolo de la suma es $\Sigma$. Anotar el resultado al final de la columna denominada $x$.
   b. Para determinar la **media**, se divide esta suma entre 3, que es la cifra que expresa el número de mediciones realizadas ($n$). La media se expresa con el signo $\bar{x}$. El formulario de recogida de datos incluye un espacio para calcular la media.
   c. Restar el valor de la media a cada una de las tres mediciones realizadas, y anotar los resultados en la columna denominada $x - \bar{x}$.
   d. Calcular el cuadrado de estas cifras y anotar los resultados en la columna denominada $(x - \bar{x})^2$.
   e. Sumar estas tres cifras de la columna $(x - \bar{x})^2$ para determinar la suma de los cuadrados. Anotar el resultado al final de la columna denominada $(x - \bar{x})^2$.
   f. Para calcular la **desviación estándar,** se divide esta suma entre 2, que representa el número de mediciones menos 1 ($n - 1$). A continuación, se calcula la raíz cuadrada de esta cifra. El formulario de recogida de datos incluye un espacio para calcular la desviación estándar.
   g. Para determinar el **coeficiente de variación,** se divide la desviación estándar entre la media. Se multiplica esta cifra por el 100%. El formulario de recogida de datos incluye un espacio para calcular el coeficiente de variación.
7. Repetir este procedimiento con otras articulaciones y movimientos después de haber aprendido los procedimientos de test.

FORMULARIO DE RECOGIDA DE DATOS PARA EL EJERCICIO 7. FIABILIDAD INTEREXAMINADORES

Seguir los pasos descritos en el Ejercicio 7. Utilizar este formulario para anotar los resultados de sus propias mediciones y de los cálculos.

Nombre del sujeto ______________________ Fecha ____________

Nombre del examinador 1 ______________________________

Nombre del examinador 2 ____________ Articulación y movimiento ____________

Nombre del examinador 3 ____________ Lado derecho o izquierdo ____________

Movimiento pasivo o activo ____________ Tipo de goniómetro ____________

| Medición | $x$ | $x - \bar{x}$ | $(x - \bar{x})^2$ | $x^2$ |
|---|---|---|---|---|
| 1 | | | | |
| 2 | | | | |
| 3 | | | | |
| $n = 3$ | $\sum x =$ | | $\sum (x - \bar{x})^2 =$ | $\sum x^2 =$ |

$$\text{Media de las tres mediciones} = \bar{x} = \frac{\sum x}{n} =$$

$$\text{Desviación estándar} = \sqrt{\frac{\sum (x-\bar{x})^2}{(n-1)}} =$$

$$\text{O bien, utilizar DS} = \sqrt{\frac{\sum x^2 - \frac{(\sum x)^2}{n}}{n-1}}$$

$$\text{Coeficiente de variación} = \frac{\text{SD}}{\bar{x}}(100)\% =$$

## Bibliografía


1. Currier, DP: Elements of Research in Physical Therapy, ed 3. Williams & Wilkins, Baltimore, 1990, p 171.
2. Kerlinger, FN: Foundations of Behavioral Research, ed 2. Holt, Rinehart, & Winston, New York, 1973.
3. Portney, LG, and Watkins, MP: Foundations of Clinical Research: Applications to Practice, ed 2. Prentice-Hall, Upper Saddle River, NJ, 2000.
4. Rothstein, JM: Measurement and clinical practice: Theory and application. In Rothstein, JM (ed): Measurement in Physical Therapy. Churchill Livingstone, New York, 1985.
5. Sims, J, and Arnell, P: Measurement validity in physical therapy research. Phys Ther 73:102, 1993.
6. Gajdosik, RL, and Bohannon, RW: Clinical measurement of range of motion: Review of goniometry emphasizing reliability and validity. Phys Ther 67:1867, 1987.
7. American Physical Therapy Association: Standards for tests and measurements in physical therapy practice. Phys Ther 71:589, 1991.
8. Gogia, PP, et al: Reliability and validity of goniometric measurements at the knee. Phys Ther 67:192, 1987.
9. Enwemeka, CS: Radiographic verification of knee goniometry. Scand J Rehabil Med 18:47, 1986.
10. Ahlback, SO, and Lindahl, O: Sagittal mobility of the hip-joint. Acta Orthop Scand 34:310, 1964.
11. Chen, J, et al: Meta-analysis of normative cervical motion. Spine 24:1571, 1999.
12. Herrmann, DB: Validity study of head and neck flexion-extension motion comparing measurements of a pendulum goniometer and roentgenograms. J Orthop Sports Phys Ther 11:414, 1990.
13. Orway, NR, et al: Cervical sagittal range-of-motion analysis using three methods. Spine 22:501, 1997.
14. Tousignant, M, et al: Criterion validity of the cervical range of motion (CROM) goniometer for cervical flexion and extension. Spine 25:324, 2000.
15. Macrae, JF, and Wright, V: Measurement of back movement. Ann Rheum Dis 28:584, 1969.
16. Portek, I, et al: Correlation between radiographic and clinical measurement of lumbar spine movement. Br J Rheumatol 22:197, 1983.

17. Burdett, RG, Brown, KE, and Fall, MP: Reliability and validity of four instruments for measuring lumbar spine and pelvic positions. Phys Ther 66:677, 1986.
18. Mayer, TG, et al: Use of noninvasive techniques for quantification of spinal range-of-motion in normal subjects and chronic low-back dysfunction patients. Spine 9:588, 1984.
19. Saur, PM, et al: Lumbar range of motion: Reliability and validity of the inclinometer technique in the clinical measurement of trunk flexibility. Spine 21:1332, 1996.
20. Samo, DG, et al: Validity of three lumbar sagittal motion measurement methods: Surface inclinometers compared with radiographs. J Occup Environ Med 39:209, 1997.
21. Campbell, SK: Commentary: Measurement validity in physical therapy research. Phys Ther 73:110, 1993.
22. Vasen, AP, et al: Functional range of motion of the elbow. J Hand Surg 20A:288, 1995.
23. Cooper, JE, et al: Elbow joint restriction: Effect on functional upper limb motion during performance of three feeding activities. Arch Phys Med Rehabil 74:805, 1993.
24. Nelson, DL: Functional wrist motion. Hand Clin 13:83, 1997.
25. Hermann, KM, and Reese, CS: Relationships among selected measures of impairment, functional limitation, and disability in patients with cervical spine disorder. Phys Ther 81:903, 2001.
26. Triffitt, PD: The relationship between motion of the shoulder and the stated ability to perform activities of daily living. J Bone Joint Surg 80:41, 1998.
27. Wagner, MB, et al: Assessment of hand function in Duchenne muscular dystrophy. Arch Phys Med Rehabil 74:801, 1993.
28. Moore, ML: Clinical assessment of joint motion. In Basmajian, JV (ed): Therapeutic Exercise, ed 3. Williams & Wilkins, Baltimore, 1978.
29. Miller, PJ: Assessment of joint motion. In Rothstein, JM (ed): Measurement in Physical Therapy. Churchill Livingstone, New York,1985.
30. Lea, RD, and Gerhardt, JJ: Current concepts review: Range-of-motion measurements. J Bone Joint Surg Am 77:784, 1995.
31. Grohmann, JEL: Comparison of two methods of goniometry. Phys Ther 63:922, 1983.
32. Hamilton, GF, and Lachenbruch, PA: Reliability of goniometers in assessing finger joint angle. Phys Ther 49:465, 1969.
33. Boone, DC, et al: Reliability of goniometric measurements. Phys Ther 58:1355, 1978.
34. Pandya, S, et al: Reliability of goniometric measurements in patients with Duchenne muscular dystrophy. Phys Ther 65:1339, 1985.
35. Bovens, AMP, et al: Variability and reliability of joint measurements. Am J Sport Med 18:58, 1990.
36. Hellebrandt, FA, Duvall, EN, and Moore, ML: The measurement of joint motion. Part III: Reliability of goniometry. Phys Ther Rev 29:302, 1949. 65:1339, 1985.
37. Low, JL: The reliability of joint measurement. Physiotherapy 62:227, 1976.
38. Greene, BL, and Wolf, SL: Upper extremity joint movement: Comparison of two measurement devices. Arch Phys Med Rehabil 70:299, 1989.
39. Tucci, SM, et al: Cervical motion assessment: A new, simple and accurate method. Arch Phys Med Rehabil 67:225, 1986.
40. Youdas, JW, Carey, JR, and Garrett, TR: Reliability of measurements of cervical spine range of motion: Comparison of three methods. Phys Ther 71:2, 1991.
41. Fitzgerald, GK, et al: Objective assessment with establishment of normal values for lumbar spine range of motion. Phys Ther 63:1776, 1983.
42. Nitschke, JE, et al: Reliability of the American Medical Association Guides' model for measuring spinal range of motion. Spine 24:262, 1999.
43. Mayerson, NH, and Milano, RA: Goniometric measurement reliability in physical medicine. Arch Phys Med Rehabil 65:92, 1984.
44. Watkins, MA, et al: Reliability of goniometric measurements and visual estimates of knee range of motion obtained in a clinical setting. Phys Ther 71:90, 1991.
45. Riddle, DL, Rothstein, JM, and Lamb, RL: Goniometric reliability in a clinical setting: Shoulder measurements. Phys Ther 67:668, 1987.
46. Ekstrand, J, et al: Lower extremity goniometric measurements: A study to determine their reliability. Arch Phys Med Rehabil 63:171, 1982.
47. Rothstein, JM, Miller, PJ, and Roettger, RF: Goniometric reliability in a clinical setting: Elbow and knee measurements. Phys Ther 63:1611, 1983.
48. Solgaard, S, et al: Reproducibility of goniometry of the wrist. Scand J Rehabil Med 18:5, 1986.
49. Patel, RS: Intratester and intertester reliability of the inclinometer in measuring lumbar flexion [abstract]. Phys Ther 72:S44, 1992.
50. Lovell, FW, Rothstein, JM, and Personius, WJ: Reliability of clinical measurements of lumbar lordosis taken with a flexible rule. Phys Ther 69:96, 1989.
51. Bartlett, JD, et al: Hip flexion contractures: A comparison of measurement methods. Arch Phys Med Rehabil 66:620, 1985.
52. Jonson, SR, and Gross, MT: Intraexaminer reliability, interexaminer reliability, and mean values for nine lower extremity skeletal measures in healthy naval midshipmen. J Orthop Sports Phys Ther 25:253, 1997.
53. Elveru, RA, Rothstein, JM, and Lamb, RL: Goniometric reliability in a clinical setting. Phys Ther 68:672, 1988.
54. Diamond, JE, et al: Reliability of a diabetic foot evaluation. Phys Ther 69:797, 1989.
55. MacDermid, JC, et al: Intratester and intertester reliability of goniometric measurement of passive lateral shoulder rotation. J Hand Ther 12:187, 1999.
56. Armstrong, AD, et al: Reliability of range-of-motion measurement in the elbow and forearm. J Shoulder Elbow Surg 7:573, 1998.
57. Boon, AJ, and Smith, J: Manual scapular stabilization: Its effect on shoulder rotational range of motion Arch Phys Med Rehabil 81:978, 2000.
58. Horger, MM: The reliability of goniometric measurements of active and passive wrist motions. Am J Occup Ther 44:342, 1990.
59. Ellis, B, Bruton, A, and Goddard, JR: Joint angle measurement: A comparative study of the reliability of goniometry and wire tracing for the hand. Clin Rehabil 11:314, 1997.
60. Pellecchia, GL, and Bohannon, RW: Active lateral neck flexion range of motion measurements obtained with a modified goniometer. Reliability and estimates of normal. J Manipulative Physiol Ther 21:443, 1998.
61. Nilsson, N: Measuring passive cervical motion: A study of reliability. J Manipulative Physiol Ther 18:293, 1995.
62. Williams, R, et al: Reliability of the modified-modified Schober and double inclinometer methods for measuring lumbar flexion and extension. Phys Ther 73:26, 1993.

63. Defibaugh, JJ: Measurement of head motion. Part II: An experimental study of head motion in adult males. Phys Ther 44:163, 1964.
64. Balogun, JA, et al: Inter- and intratester reliability of measuring neck motions with tape measure and Myrin Gravity-Reference Goniometer. J Orthop Sports Phys Ther 10:248, 1989.
65. Capuano-Pucci, D, et al: Intratester and intertester reliability of the cervical range of motion. Arch Phys Med Rehabil 72:338, 1991.
66. LaStayo, PC, and Wheeler, DL: Reliability of passive wrist flexion and extension goniometric measurements: A multicenter study. Phys Ther 74:162, 1994.
67. Mayer, TG, et al: Spinal range of motion. Spine 22:1976, 1997.
68. Cobe, HM: The range of active motion at the wrist of white adults. J Bone Joint Surg Br 10:763, 1928.
69. Hewitt, D: The range of active motion at the wrist of women. J Bone Joint Surg Br 10:775, 1928.
70. Palmer, ML, and Epler, M: Clinical Assessment Procedures in Physical Therapy, ed 2. JB Lippincott, Philadelphia, 1998.
71. Clarkson, HM: Musculoskeletal Assessment: Joint Range of Motion and Manual Muscle Strength, ed 2. Williams &: Wilkins, Baltimore, 2000.
72. Robson, P: A method to reduce the variable error in joint range measurement. Ann Phys Med 8:262, 1966.
73. Goodwin, J, et al: Clinical methods of goniometry: A comparative study. Disabil Rehabil 14:10, 1992.
74. Petherick, M, et al: Concurrent validity and intertester reliability of universal and fluid-based goniometers for active elbow range of motion. Phys Ther 68:966, 1988.
75. Brown, A, et al: Validity and reliability of the Dexter hand evaluation and therapy system in hand-injured patients. J Hand Ther 13:37, 2000.
76. Weiss, PL, et al: Using the Exos Handmaster to measure digital range of motion: Reliability and validity. Med Eng Phys 16:323, 1994.
77. Clapper, MP, and Wolf, SL: Comparison of the reliability of the Orthoranger and the standard goniometer for assessing active lower extremity range of motion. Phys Ther 68:214, 1988.
78. Ellison, JB, Rose, SJ, and Sahrman, SA: Patterns of hip rotation: A comparison between healthy subjects and patients with low back pain. Phys Ther 70:537, 1990.
79. Rheault, W, et al: Intertester reliability and concurrent validity of fluid-based and universal goniometers for active knee flexion. Phys Ther 68:1676, 1988.
80. Bartholomy, JK, Chandler, RF, and Kaplan, SE: Validity analysis of fluid goniometer measurements of knee flexion [abstract]. Phys Ther 80:S46, 2000.
81. Rome, K, and Cowieson, F: A reliability study of the universal goniometer, fluid goniometer, and electrogoniometer for the measurement of ankle dorsiflexion. Foot Ankle Int 17:28, 1996.
82. White, DJ, et al: Reliability of three methods of measuring cervical motion [abstract]. Phys Ther 66:771, 1986.
83. Reynolds, PMG: Measurement of spinal mobility: A comparison of three methods. Rheumatolo Rehabil 14:180, 1975.
84. Miller, MR, et al: Measurement of spinal mobility in the sagittal plane: New skin distraction technique compared with established methods. J Rheumatol 11:4, 1984.
85. Gill, K, et al: Repeatability of four clinical methods for assessment of lumbar spinal motion. Spine 13:50, 1988.
86. Lindahl, O: Determination of the sagittal mobility of the lumbar spine. Acta Orthop Scand 37:241, 1966.
87. White, DJ, et al: Reliability of three clinical methods of measuring lateral flexion in the thoracolumbar pine [abstract]. Phys Ther 67:759, 1987.
88. Mayer, RS, et al: Variance in the measurement of sagittal lumbar range of motion among examiners, subjects, and instruments. Spine 20:1489, 1995.
89. Chen, SP, et al: Reliability of the lumbar sagittal motion measurement methods: Surface inclinometers. J Occup Environ Med 39:217, 1997.
90. Breum, J, Wilberg, J, and Bolton, JE: Reliability and concurrent validity of the BROM II for measuring lumbar mobility. J Manipulative Physiol Ther 18:497, 1995.
91. Colton, T: Statistics in Medicine. Little, Brown, Boston, 1974.
92. Dawson-Saunders, B, and Trapp, RG: Basic and Clinical Biostatistics. Appleton & Lange, Norwalk, CT, 1990.
93. Francis, K: Computer communication: Reliability. Phys Ther 66:1140, 1986.
94. Blesh, TE: Measurement in Physical Education, ed 2. Ronald Press, New York, 1974. Cited by Currier, DP: Elements of Research in Physical Therapy, ed 3. Williams & Wilkins, Baltimore, 1990.
95. Bland, JM, and Altman, DG: Measurement error and correlation coefficients, [statistics notes]. BMJ 313:41, 1996.
96. Lahey, MA, Downey, RG, and Saal, FE: Intraclass correlations: There's more there than meets the eye. Psychol Bull 93:586, 1983.
97. Shout, PE, and Fleiss, JL: Intraclass correlations: Uses in assessing rater reliability. Psychol Bull 86:420, 1979.
98. Krebs, DE: Computer communication: Intraclass correlation coefficients. Phys Ther 64:1581, 1984.
99. Stratford, P: Reliability: Consistency or differentiating among subjects? [letters to the editor]. Phys Ther 69:299, 1989.
100. Bland, JM, and Altman, DG: Measurement error, [statistics notes]. BMJ 312:1654, 1996.
101. DuBois, PH: An Introduction to Psychological Statistics. Harper & Row, New York, 1965, p 401.
102. Stratford, P: Use of the standard error as a reliability index of interest: An applied example using elbow flexor strength data. Phys Ther 77:745, 1997.
103. Eliasziw, M, et al: Statistical methodology for the concurrent assessment of interrater and intrarater reliability: Using goniometric measurement as an example. Phys Ther 74:777, 1994.
104. Bartko, JJ: Rationale for reporting standard deviations rather than standard errors of the mean. Am J Psychiatry 142:1060, 1985.

# SECCIÓN II

# Extremidad superior

## Objetivos

**AL FINALIZAR LA SECCIÓN II, EL LECTOR DEBE SER CAPAZ DE:**

1. **Identificar:**
   Los planos y ejes adecuados para cada movimiento articular de la extremidad superior
   Las estructuras que limitan el final de la amplitud de movimiento
   Los topes finales normales esperados

2. **Describir:**
   Las posturas para realizar las pruebas para cada movimiento articular y el test de longitud muscular
   La colocación del goniómetro
   El patrón capsular de limitación del movimiento
   La amplitud de movimiento necesaria para las acciones funcionales seleccionadas

3. **Explicar:**
   Cómo afecta la edad, el sexo y otros factores en la amplitud del movimiento
   Cómo afectan las fuentes de error en los resultados de las pruebas

4. **Llevar a cabo una determinación goniométrica en cualquiera de las articulaciones de la extremidad superior, que incluye:**
   Explicación clara del procedimiento de la prueba
   Colocación del sujeto en la postura adecuada
   Estabilización correcta del segmento articular proximal
   Determinación correcta del extremo de la amplitud del movimiento
   Identificación correcta del tope final
   Palpación de los puntos anatómicos de referencia adecuados
   Colocación precisa del goniómetro y correcta lectura y registro de los resultados

5. **Planificar las determinaciones goniométricas en el hombro, codo, muñeca y mano, en relación a las posturas corporales**

6. **Calcular la fiabilidad intraexaminador e interexaminadores de las determinaciones goniométricas de las articulaciones de la extremidad superior, empleando los métodos descritos en el Capítulo 3.**

7. **Llevar a cabo las pruebas de longitud muscular en el hombro, codo, muñeca y mano, que incluyen:**
   La explicación precisa del procedimiento
   La colocación del sujeto en la posición inicial adecuada para la prueba
   La estabilización adecuada
   La utilización del movimiento adecuado para la prueba
   La identificación correcta del tope final del movimiento
   La alineación precisa del goniómetro, su correcta lectura y el registro de los datos obtenidos

Los Capítulos 4 a 7 incluyen la descripción de las posturas para las pruebas, las técnicas de estabilización, los topes finales y la colocación adecuada del goniómetro para las articulaciones de las extremidades superiores. La valoración goniométrica debe seguir la secuencia de 12 pasos descrita en el Ejercicio 5, incluido en el Capítulo 2.

# CAPÍTULO 4

# Hombro

## Estructura y función

### Articulación glenohumeral

#### *Anatomía*

La articulación glenohumeral (del hombro) es una articulación sinovial enartrósica (en esfera). La esfera está constituida por la cabeza del húmero, orientada medial, superior y posteriormente con respecto a la diáfisis humeral (Fig. 4-1). La concavidad que alberga la esfera ósea está formada por la fosa glenoidea del omoplato. Esta fosa es más aplanada y pequeña que la cabeza del húmero, pero su profundidad y tamaño aumentan gracias al receso (labrum) glenoideo de fibrocartílago. La cápsula articular es delgada y laxa, se fusiona con el receso glenoideo y se encuentra reforzada por los tendones del manguito de los músculos rotadores y por los ligamentos glenohumerales (superior, medio e inferior) y coracohumerales (Fig. 4-2).

#### *Osteocinética*

La articulación glenohumeral presenta tres grados de libertad. Los movimientos que permite son el de flexión-extensión, el de abducción-aducción, y el de rotación medial-lateral. Así mismo, el hombro puede realizar otros movimientos, como la abducción y la aducción horizontal, a partir de la combinación, respectivamente, de los movimientos de abducción y extensión y aducción y flexión. Completar la amplitud de movimiento del hombro requiere la ejecución de movimientos humerales, escapulares y claviculares en las articulaciones glenohumeral, esternoclavicular, acromioclavicular y escapulodorsal.

#### *Artrocinética*

El movimiento de la articulación glenohumeral se debe a la rotación y deslizamiento de la cabeza del húmero dentro de la fosa glenoidea del omoplato. El sentido del deslizamiento es contrario al movimiento de la diáfisis del húmero. La cabeza del mismo se desliza en sentido posterior y descendente durante la flexión; rota en sentido anterior y ascendente durante la extensión; en sentido inferior durante la abducción, y en sentido ascendente durante la aducción. Durante el movimiento de rotación lateral, la cabeza humeral se desliza en sentido anterior dentro de la fosa glenoidea. En la rotación medial, lo hace en sentido posterior. Los movimientos de deslizamiento ayudan a mantener el contacto entre la cabeza humeral y la fosa glenoidea del húmero durante los movimientos.

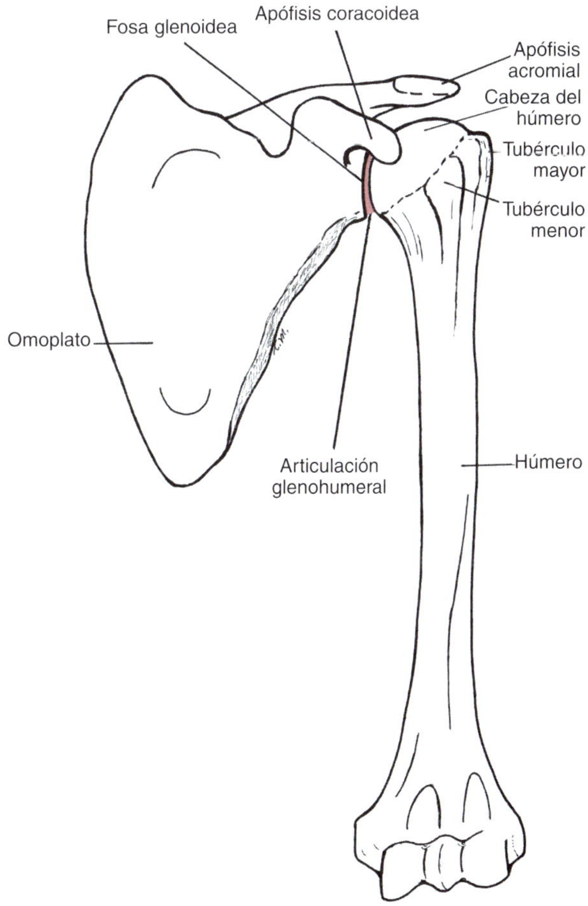


**Figura 4-1.** Imagen anterior de la articulación glenohumeral.

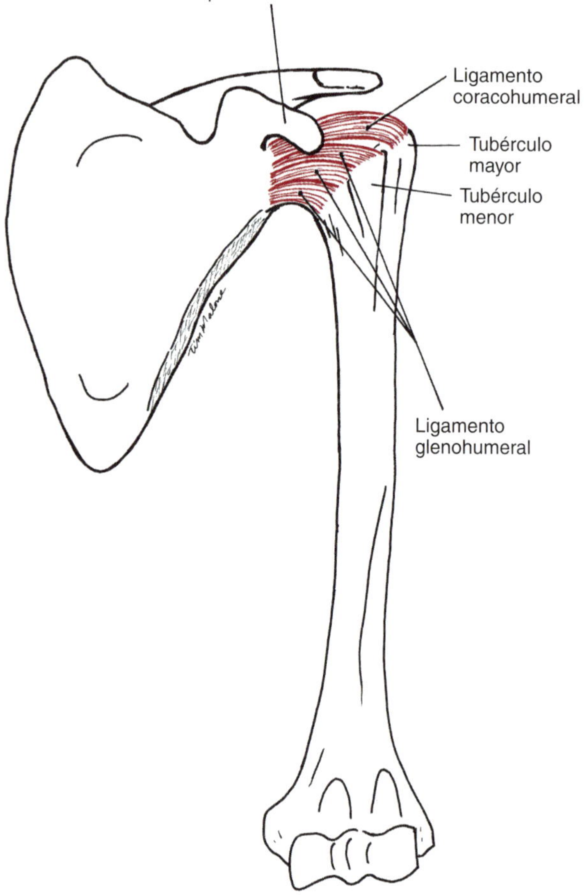


**Figura 4-2.** Imagen anterior de la articulación glenohumeral que muestra los ligamentos coracohumeral y glenohumeral.

### *Patrón capsular*

La mayor limitación al movimiento pasivo se produce durante la rotación lateral, aunque también se observa en menor grado en la abducción y en la rotación medial[1].

## Articulación esternoclavicular

### *Anatomía*

La articulación esternoclavicular (EC) es una articulación sinovial que conecta el extremo medial del hueso clavicular con el esternón y con el cartílago de la primera costilla (Fig. 4-3*A*). Las superficies articulares tienen forma de silla de montar. La superficie articular de la clavícula es convexa en sentido cefalocaudal y cóncava en sentido anteroposterior. La superficie articular contrapuesta, que se localiza en el espacio formado por el manubrio esternal y el primer cartílago costal, es cóncava en sentido cefalocaudal y convexa en sentido anteroposterior. Existe un disco articular que divide la articulación en dos compartimentos separados.

La cápsula articular asociada es fuerte y se encuentra reforzada por los ligamentos esternoclaviculares anterior y posterior (Fig. 4-3*B*); estos ligamentos limitan el movimiento anteroposterior del extremo medial de la clavícula. El ligamento costoclavicular, que se extiende desde la superficie inferior del extremo medial de la clavícula hasta la primera costilla, limita los movimientos de elevación y de proyección hacia delante (protracción) de la clavícula. El ligamento interclavicular se extiende de una clavícula a la otra y limita el movimiento de descenso clavicular[2].

### *Osteocinética*

La articulación esternoclavicular presenta tres tipos de movimiento porque la clavícula se desliza sobre el esternón. Los movimientos los va describiendo el extremo lateral de la clavícula. Los movimientos claviculares son la elevación-depresión, la proyección hacia delante-retracción, y la rotación anterior-posterior[2,3].

### *Artrocinética*

Durante los movimientos de elevación y depresión, la superficie convexa de la clavícula se desliza sobre el manubrio cón-

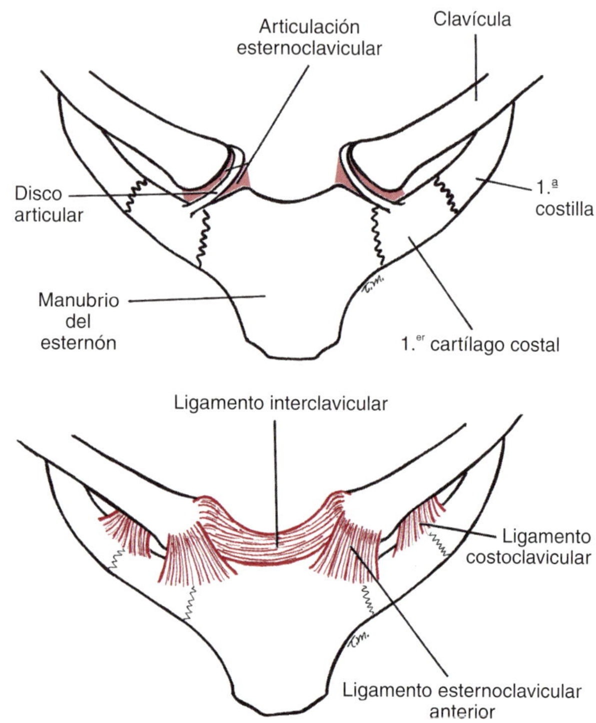


**Figura 4-3.** **(A)** Imagen anterior de la articulación esternoclavicular (SC) con las estructuras óseas y disco articular. **(B)** Imagen anterior de la articulación SC que muestra los ligamentos interclavicular, SC y costoclavicular.

cavo en sentido opuesto al movimiento de extremo lateral clavicular. Durante la proyección hacia delante y la retracción, la parte cóncava de la superficie articular clavicular se desliza sobre la superficie convexa del manubrio en el mismo sentido que el extremo lateral clavicular. Durante la rotación, la superficie articular clavicular rota sobre la superficie articular opuesta. Consecuentemente, la clavícula se desliza en sentido descendente durante la elevación, en sentido ascendente durante la depresión, anteriormente en la proyección, y en sentido posterior durante la retracción.

## Articulación acromioclavicular

### *Anatomía*

La articulación acromioclavicular (AC) es una articulación sinovial que une el omoplato con la clavícula. La superficie articular escapular está constituida por una carilla cóncava localizada sobre el acromion del omoplato (Fig. 4-4). La superficie articular clavicular es una carilla convexa localizada en el extremo lateral de la clavícula. La articulación contiene un disco de fibrocartílago y se encuentra rodeada por una cápsula articular débil. Los ligamentos AC superior e inferior se ocupan de reforzar la cápsula (Fig. 4-5). El ligamento coracoclavicular, que se extiende entre la clavícula y la apófisis coracoidea del omoplato, proporciona cierta estabilidad adicional.

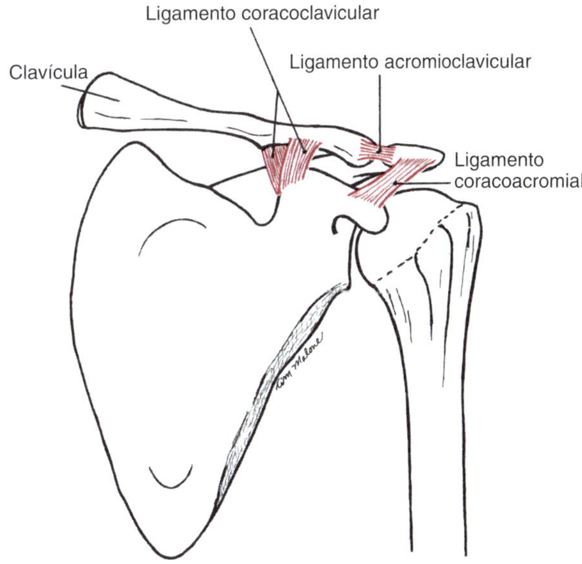


**Figura 4-5.** Imagen anterior de la articulación acromioclavicular (AC) mostrando los ligamentos coracoclavicular, acromioclavicular y coracoacromial.

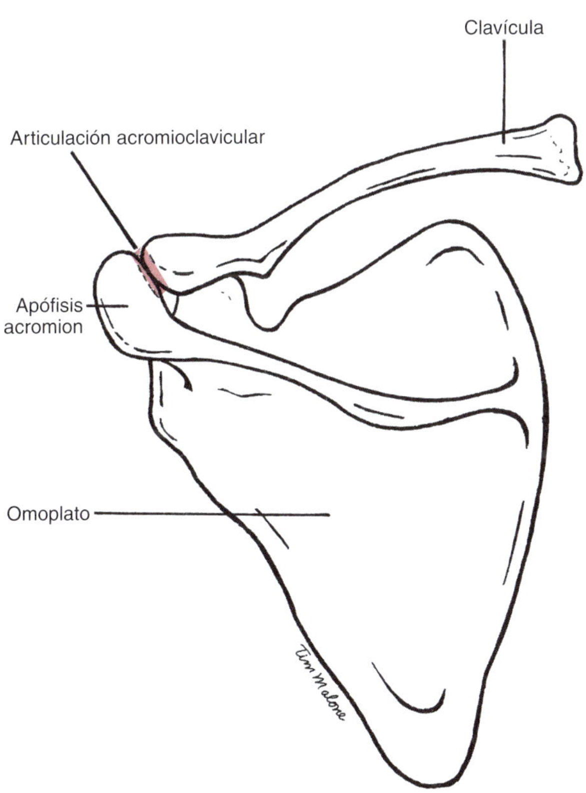


**Figura 4-4.** Imagen posterior-superior de la articulación acromioclavicular.

### *Osteocinética*

La articulación AC permite tres tipos de movimiento, mediante el desplazamiento del omoplato sobre la clavícula en tres planos[3]. Se han utilizado numerosos términos para describir estos movimientos. La basculación (inclinación o balanceo) es el desplazamiento del omoplato en el plano sagital alrededor del eje coronal. Durante la basculación anterior, el borde superior del omoplato y la fosa glenoidea se desplazan en sentido anterior, mientras que el ángulo inferior se desplaza en sentido posterior. Durante la basculación posterior (inclinación), el borde superior del omoplato y la fosa glenoidea se desplazan en sentido posterior, mientras que el ángulo inferior se desplaza en sentido anterior.

Los movimientos de rotación en sentido superior e inferior se producen en el plano frontal alrededor del eje anterior-posterior. Durante la rotación en sentido superior, la fosa glenoidea se desplaza en sentido craneal, mientras que en la rotación inferior se desplaza en sentido caudal.

La proyección y retracción escapular se producen en el plano transversal, en torno al eje vertical. Durante la proyección hacia delante (también denominada rotación medial, o aleteo) la fosa glenoidea se desplaza en sentido medial y anterior, mientras que el borde vertebral del omoplato se separa de la columna. Durante la retracción (también denominada rotación lateral), la fosa glenoidea se desplaza en sentido lateral y posterior, mientras que el borde vertebral del omoplato se desplaza hacia la columna. Algunos autores utilizan

**TABLA 4-1 Movimientos del complejo del hombro: valores medios en grados de diferentes fuentes seleccionadas**

| Movimiento | AAOS[5] | AMA[6] | Boone y Azen[7] n = 109* Media (DS) | Greene y Wolf[8] n = 20† Media (SD) |
|---|---|---|---|---|
| Flexión | 180 | 150 | 166,7 (4,7) | 155,8 (1,4) |
| Extensión | 60 | 50 | 62,3 (9,5) | |
| Abducción | 180 | 180 | 184,0 (7,0) | 167,6 (1,8) |
| Rotación medial | 70 | 90 | 68,8 (4,6) | 48,7 (2,8) |
| Rotación lateral | 90 | 90 | 103,7 (8,5) | 83,6 (3,0) |

* Los valores corresponden a individuos varones de 18 meses hasta los 54 años de edad.
† Los valores corresponden a individuos varones y mujeres de 18 a 55 años de edad.

los términos abducción-aducción para indicar los movimientos de rotación superior-rotación inferior, así como la proyección-retracción[2,4].

### *Artrocinética*

El movimiento de las superficies articulares consiste en el deslizamiento de la carilla cóncava del acromion sobre la carilla clavicular convexa. El deslizamiento acromial sobre la clavícula se produce en el mismo sentido que el movimiento escapular.

## Articulación escapulodorsal

### *Anatomía*

La articulación escapulodorsal se considera una unidad funcional, más que una estructura anatómica. Las superficies articulares son la superficie anterior del omoplato y la superficie posterior del tórax.

### *Osteocinética*

Los movimientos de la articulación escapulodorsal se deben al desplazamiento independiente o combinado de las articulaciones esternoclavicular y acromioclavicular. Entre ellos están la elevación-depresión escapular, la rotación superior-inferior, la basculación anterior-posterior, y la proyección-retracción (también denominada rotación medial-lateral).

### *Artrocinética*

El movimiento consiste en el deslizamiento del omoplato sobre el tórax.

# Resultados de la investigación

## Influencia de la edad, sexo y otros factores

La Tabla 4-1 muestra los valores medios de la medición de la amplitud de movimientos del complejo que constituye la articulación del hombro, obtenidos a partir de varias fuentes. No figuran en ella los datos sobre la edad, sexo y número de individuos examinados para obtener los valores ofrecidos por la *American Academy of Orthopaedic Surgeons* (AAOS)[5] en 1965 y la *American Medical Association* (AMA)[6]. Boone y Azen[7] midieron la amplitud de los movimientos activos utilizando un goniómetro universal, en un grupo de 109 individuos varones de edades comprendidas entre los 18 meses y los 54

**TABLA 4-2 Movimiento glenohumeral: valores medios en grados de diferentes fuentes seleccionadas**

| Movimiento | Lannan y cols.[12] n = 60* Media (DS) | Boon y Smith[13] n = 50† Media (DS) | Ellenbecker y cols.[14] Varones n = 113‡ Media (DS) | Ellenbecker y cols.[14] Mujeres n = 90‡ Media (SD) |
|---|---|---|---|---|
| Flexión | 106,2 (10,2) | | | |
| Extensión | 20,1 (5,8) | | | |
| Abducción | 128,9 (9,1) | | | |
| Rotación medial | 49,2 (9,0) | 62,8 (12,7) | 50,9 (12,6) | 56,3 (10,3) |
| Rotación lateral | 94,2 (12,2) | 108,1 (14,1) | 102,8 (10,9) | 104,6 (10,3) |

* Los valores corresponden a individuos varones y mujeres de 21 a 40 años de edad.
† Los valores corresponden a individuos varones y mujeres de 12 a 18 años de edad.
‡ Los valores corresponden a individuos tenistas de élite de 11 a 17 años de edad.

**TABLA 4-3 Influencia de la edad en los movimientos del complejo del hombro desde el nacimiento a la adolescencia: valores medios en grados**

| | *Wanatabe y cols.*[15] | *Boone*[16] | | | | | |
|---|---|---|---|---|---|---|---|
| | ***0-2 años n = 45*** | ***1-5 años n = 19*** | | ***6-12 años n = 17*** | | ***13-19 años n = 17*** | |
| *Movimiento* | *Rango de valores medios* | *Media* | *(DS)* | *Media* | *(DS)* | *Media* | *(SD)* |
| Flexión | 172-180 | 168,8 | (3,7) | 169,0 | (3,5) | 167,4 | (3,9) |
| Extensión | 79-89 | 68,9 | (6,6) | 69,6 | (7,0) | 64,0 | (9,3) |
| Rotación medial | 72-90 | 71,2 | (3,6) | 70,0 | (4,7) | 70,3 | (5,3) |
| Rotación lateral | 118-134 | 110,0 | (10,0) | 107,4 | (3,6) | 106,3 | (6,1) |
| Abducción | 177-187 | 186,3 | (2,6) | 184,7 | (3,8) | 185,1 | (4,3) |

años. Greene y Wolf[8] midieron la amplitud de los movimientos activos utilizando un goniómetro universal en un grupo de 10 individuos varones y 10 mujeres, con edades comprendidas entre los 18 y los 55 años. Si no se advierte lo contrario, el lector debe considerar que la amplitud de movimientos del hombro se refiere al complejo que constituye esta articulación.

Algunos estudios se han dedicado específicamente a la amplitud de movimientos glenohumerales, empleando herramientas clínicas, como el goniómetro universal. Normalmente, se considera que la articulación glenohumeral contribuye en unos 120° al movimiento de flexión, y entre 90° y 120° al de abducción, dentro del complejo de articulaciones del hombro[3]. En general, el índice global de movimiento glenohumeral a escapulodorsal durante la flexión y abducción se expresa como 2:1[3,9-11]. Por tanto, unos dos tercios del movimiento del complejo de la articulación del hombro se atribuyen a la articulación glenohumeral. La Tabla 4-2 muestra los valores medios de la amplitud de movimientos glenohumerales obtenidos a partir de tres fuentes. Lannan, Lehman y Toland[12] han medido la amplitud de los movimientos pasivos utilizando un goniómetro universal, en un grupo de 20 varones y 40 mujeres de edades comprendidas entre los 21 y los 40 años. Boon y Smith[13] examinaron a un grupo de 50 atletas (32 mujeres y 18 varones) para medir la amplitud pasiva medial y lateral de la articulación glenohumeral. Ellenbecker y cols.[14] midieron la rotación activa en un grupo de tenistas de élite, 113 varones y 90 mujeres, de edades comprendidas entre los 11 y los 17 años. En estos tres estudios, se obtuvieron las mediciones glenohumerales con ayuda de la estabilización manual del omoplato, y utilizando como instrumento el goniómetro universal. Es necesario realizar más estudios para poder establecer valores normativos para la amplitud de los movimientos glenohumerales, especialmente en el grupo de adultos de edad avanzada.

## Edad

La observación de los valores de amplitud de movimientos del complejo que constituye el hombro, presentados en la Tabla 4-3, muestra muy ligeras diferencias en los niños, desde el nacimiento hasta la adolescencia. Los valores del estudio realizado por Wanatabe y cols.[15] proceden de la medición de la amplitud pasiva de los movimientos en un grupo de varones y mujeres de la población japonesa. Los valores medios obtenidos por Boone[16] proceden de la medición de los movimientos activos utilizando un goniómetro universal en un grupo de varones de raza blanca. Aunque los valores obtenidos por Wanatabe y cols.[15] para niños son superiores a los obtenidos por Boone[16] para niños de edades comprendidas entre 1 y 19 años, resulta difícil comparar los resultados de distintos estudios. Dentro de uno de ellos, Boone[16] y Boone y Azen[7] han demostrado que la am-

**TABLA 4-4 Influencia de la edad en los movimientos del complejo del hombro en adultos de 20 a 93 años de edad: valores medios**

| | *Boone*[16] | | | | | | *Walker y cols.*[17] | | *Downey y cols.*[18] | |
|---|---|---|---|---|---|---|---|---|---|---|
| | ***20-29 años n = 19*** | | ***30-39 años n = 18*** | | ***40-54 años n = 19*** | | ***60-85 años n = 30*** | | ***61-93 años n = 106*** | |
| *Movimiento* | *Media* | *(DS)* | *Media* | *(DS)* | *Media* | *(DS)* | *Media* | *(DS)* | *Media* | *(SD)* |
| Flexión | 164,5 | (5,9) | 165,4 | (3,8) | 165,1 | (5,2) | 160,0 | (11,0) | 165,0 | (10,7) |
| Extensión | 58,3 | (8,3) | 57,5 | (8,5) | 56,1 | (7,9) | 38,0 | (11,0) | | |
| Rotación medial | 65,9 | (4,0) | 67,1 | (4,2) | 68,3 | (3,8) | 59,0 | (16,0) | 65,0 | (11,7) |
| Rotación lateral | 100,0 | (7,2) | 101,5 | (6,9) | 97,5 | (8,5) | 76,0 | (13,0) | 80,6 | (11,0) |
| Abducción | 182,6 | (9,8) | 182,8 | (7,7) | 182,6 | (9,8) | 155,0 | (22,0) | 157,9 | (17,4) |

plitud de movimientos del hombro varía muy poco en los niños de edades comprendidas entre 1 y 19 años de edad.

Parece ser que los niños presentan una mayor amplitud que los adultos en el caso de algunos movimientos del complejo del hombro. Wanatabe y cols.[15] han observado que la amplitud de extensión y rotación lateral del hombro es mayor en los niños japoneses que en los valores medios que se habían atribuido tradicionalmente a los adultos. Boone y Azen[7] han hallado amplitudes de los movimientos activos significativamente mayores, respecto a la flexión, extensión, rotación lateral y rotación medial del hombro, en un grupo de niños varones entre 1 y 19 años de edad, al compararlas con las de un grupo de varones adultos de edades comprendidas entre los 20 y los 54 años. No obstante, no encontraron diferencias apreciables en la abducción del hombro en cuanto al factor edad.

La Tabla 4-4 resume la influencia de la edad en los movimientos del complejo que constituye el hombro en el adulto. Se observa que el grupo de mayor edad (entre 60 y 93 años) tiende a presentar valores medios inferiores a los del grupo de adultos más jóvenes (entre 20 y 39 años), en el caso de movimientos como la extensión, la rotación lateral y la abducción. Los valores obtenidos por Boone[16] proceden de mediciones de la amplitud de movimientos realizadas con un goniómetro universal en un grupo de individuos varones. Los valores obtenidos por Walker y cols.[17] proceden de la medición de la amplitud activa en un grupo de 30 varones, utilizando un goniómetro universal. Los valores de Downey, Fiebert y Stackpole-Brown[18] se obtuvieron a través de la medida de la amplitud activa de la articulación del hombro, utilizando un goniómetro universal, en un grupo de 140 mujeres y 60 varones. Es interesante observar que las desviaciones estándar para los grupos de mayor edad son mucho mayores que las de los grupos más jóvenes; esto parece indicar que la amplitud de movimientos es más variable en los grupos de mayor edad que en los grupos constituidos por jóvenes. Sin embargo, a la hora de extraer conclusiones de este estudio, debe tenerse en cuenta que las mediciones de los grupos de mayor edad se obtuvieron a partir de diferentes investigadores.

Además de los datos objetivos presentados en las Tablas 4-3 y 4-4, West[19], Clarke y cols.[20], y Allander y cols.[21] también han identificado diferentes tendencias relacionadas con la edad. West[19] observó que los sujetos de edad avanzada presentaban entre 15° y 20° menos de amplitud en la flexión del complejo que constituye el hombro, y 10° de más amplitud de extensión, con respecto al grupo más joven. La edad de la población estaba comprendida entre la primera y la octava década. Clarke y cols.[20] observaron una disminución significativa en la rotación glenohumeral pasiva en relación con la edad, así como en la rotación completa y en la aducción, en un estudio realizado en un grupo de 60 individuos sanos, varones y mujeres de edades comprendidas entre los 21 y los 80 años. La disminución media en la amplitud de estos tres movimientos glenohumerales en el grupo de 71 a 80 años, comparado con el grupo de 21 a 30 años, varía entre 7° y 29°. Allander y cols.[21], en un estudio realizado a un grupo de 517 mujeres y 203 varones de edades comprendidas entre los 33 y 70 años, también comprobaron que la amplitud de rotación pasiva del complejo que constituye el hombro disminuye de forma significativa con el transcurso de la edad.

### *Sexo*

Diversos estudios demuestran que las mujeres poseen mayor amplitud de movimientos en el hombro que los varones. Walker y cols.[17], en un estudio realizado a un grupo de 30 varones y 30 mujeres de edades comprendidas entre los 60 y los 84 años, observó que las mujeres presentan desde el punto de vista estadístico una amplitud significativamente mayor que los varones, con respecto a todos los movimientos del hombro excepto la rotación medial. Las diferencias en promedio para las mujeres fueron de 20° más que los varones, en el caso de la abducción del hombro; de 11°, para la extensión, y de 9° para la flexión y rotación lateral del hombro. Allander y cols.[21] realizaron un estudio sobre la rotación pasiva del hombro en un grupo de 208 mujeres y 203 varones en Suecia. Observaron que las mujeres presentaban amplitudes en la rotación completa superiores a las del grupo de varones. Escalante, Lichenstein y Hazuda[22] han estudiado la flexión del hombro en una comunidad cerrada de 687 adultos, con edades comprendidas entre los 65 y los 74 años, y han comprobado que las mujeres presentan mayor amplitud de flexión que los varones.

Las diferencias de sexo también se aprecian en la articulación glenohumeral. Clarke y cols.[20], en un estudio realizado en un grupo de 60 varones y 60 mujeres, observaron que las mujeres poseen mayor amplitud de movimientos glenohumerales que el varón, con respecto a la abducción y la rotación lateral y completa de esta articulación. En este estudio se incluyeron seis grupos por edades, que estaban entre los 20 y los 40 años de edad. Las diferencias descritas se observaron en todos los grupos de edad. En promedio, los varones presentaban el 92% de la amplitud de las mujeres correspondientes por edad, con diferencias más marcadas con respecto al movimiento de abducción. Lannan, Lehman y Toland[12], en un estudio realizado en 40 mujeres y 20 varones de edades comprendidas entre los 21 y los 40 años, observaron que las mujeres presentaban por estadística una amplitud significativamente superior a la de los varones en los movimientos glenohumerales de flexión, extensión, abducción medial y rotación lateral. Los valores medios de las diferencias variaron generalmente entre 3° y 8°. Boon y Smith[13], en un estudio realizado en un grupo de 32 mujeres y 18 varones de edades entre 12 y 18 años, observaron significativas diferencias a favor de las mujeres en la amplitud de rotación lateral y completa. La diferencia media en estos dos movimientos fue de 4,5° y 9,1°, respectivamente. Ellenbecker y cols.[14] estudiaron un grupo de 113 varones y 90 mujeres, todos ellos tenistas profesionales de edades entre 11 y 17 años (véase Tabla 4-2). Sus conclusiones indican que las mujeres poseen mayor amplitud que los varones respecto a los movimientos glenohumerales de rotación medial y lateral, aunque ninguna prueba estadística se dirigió especialmente a estudiar la influencia del sexo en la amplitud de movimientos.

### *Postura durante la prueba*

La postura y posición del sujeto para la prueba ha demostrado influir en cierto grado sobre los movimientos del complejo que constituye el hombro. Kebaetse, McClure y Pratt[23], en un estudio realizado en un grupo de 34 adultos sanos, realizaron la medición de la amplitud activa de la abducción del hombro y omoplato, con los pacientes sentados, con el tronco recto o inclinado. Se observó una significativa disminución de la amplitud de abducción activa del hombro en los sujetos con tronco inclinado (diferencia media = 23,6°). La postura inclinada también dio lugar a una elevación mayor del omoplato en el intervalo entre 0° y 90° de abducción y menor basculación posterior escapular en el intervalo entre 90° y la abducción máxima.

Sabari y cols.[24] estudiaron a 30 individuos adultos, apreciando importantes diferencias de amplitud de la abducción activa y pasiva del hombro, a favor de la postura en decúbito supino, al comparar los resultados obtenidos con los sujetos en postura sentada. La diferencia media respecto a este movimiento fue de 3,0° a 7,1°. En la inspección ocular de los datos, se observó lo mismo en cuanto al movimiento de flexión del hombro; sin embargo, los datos reales no poseían tanta significación.

### *Índice de masa corporal*

Escalante, Lichenstein y Hazuda[22] han estudiado la flexión del complejo que constituye el hombro, en un grupo de 695 individuos de la misma comunidad con edades entre 65 y 74 años que participaron en el estudio longitudinal de envejecimiento de San Antonio (SALSA, *San Antonio Longitudinal Study of Aging*). No se apreció relación alguna entre la amplitud de flexión del hombro y el índice de masa corporal.

### *Deporte*

Diversos estudios realizados en jugadores de béisbol profesionales y federados han demostrado que poseen mayor amplitud de rotación lateral y menor amplitud de rotación medial del hombro, afectando al brazo dominante, comparado con el brazo opuesto. Estas diferencias se observan en jugadores de posición, así como en lanzadores. Bigliani y cols.[25] estudiaron un grupo de 148 jugadores profesionales de béisbol (72 lanzadores y 76 jugadores de posición), todos ellos sin antecedentes de lesiones de hombro. El valor medio de la amplitud de rotación lateral, obtenida con el hombro en 90° de abducción, fue de 113,5° en el brazo dominante, y de 99,9° en el brazo no dominante. El promedio de amplitud de rotación medial, considerada como el nivel vertebral más elevado alcanzado por el brazo y transformado en una cifra numérica, fue significativamente inferior en el brazo dominante. No se apreciaron diferencias significativas entre ambos brazos en lo que respecta a la flexión y a la rotación lateral del hombro, con el brazo situado al lado del tronco. Un estudio realizado por Baltaci, Johnson y Kohl[26] en un grupo de 15 lanzadores y 23 jugadores de posición federados, obtuvo resultados similares. Los lanzadores presentan un promedio de 14° superior en la amplitud de rotación lateral, y de 11° inferior en la rotación medial, siempre referido al brazo dominante respecto del no dominante. Los jugadores de posición presentaron en el brazo dominante un promedio de 8° más en la amplitud de rotación lateral, y 10° menos en la rotación medial, comparado con el brazo no dominante. Todos los resultados se obtuvieron con el hombro colocado en 90° de abducción.

También se han apreciado menores amplitudes de rotación medial en el caso de los tenistas, referido al brazo dominante. Chinn, Priest y Kent[27], en un estudio realizado a un grupo internacional de 83 tenistas, varones y mujeres de edades comprendidas entre 14 y 50 años, observaron una disminución significativa en la amplitud de rotación medial activa del hombro en el brazo dominante, frente al no dominante (diferencia promedio = 6,8° en varones, 11,9° en mujeres). Los varones también presentaban un aumento significativo de la amplitud de rotación lateral en el brazo dominante, respecto del no dominante. Un estudio llevado a cabo por Kibler y cols.[28] en un grupo de 39 miembros de la *U.S. Tennis Association National Tennis Team* y del programa profesional, demostró que en el brazo dominante existe una menor amplitud de la rotación glenohumeral medial pasiva, que afecta también a la rotación completa. Las diferencias respecto a la rotación medial se hacen más evidentes con la edad y con los años dedicados a este deporte. Ellenbecker y cols.[14] observaron, en un estudio llevado a cabo en un grupo de 203 tenistas junior de élite de edades entre 11 y 17 años, que presentaban una disminución importante de la amplitud glenohumeral activa de rotación medial y de rotación completa al comparar el brazo dominante con el no dominante. Las diferencias promedio de la amplitud de rotación medial fueron de 11° en los 113 varones y de 8° en las 90 mujeres. No se apreciaron diferencias significativas en cuanto a la rotación lateral glenohumeral al comparar ambos brazos.

Los levantadores de pesos presentan una menor amplitud de flexión del conjunto del hombro, en la extensión y en la rotación medial y lateral, si se compara con las personas que no realizan esta actividad. En un estudio llevado a cabo por Chang, Buschbacker y Edlich[29] se estudiaron 10 varones levantadores de pesos y 10, de edades similares, no levantadores. Los autores sugieren que los programas de entrenamiento deportivo que se centran en aumentar la potencia muscular, sin realizar ejercicios de estiramiento, pueden provocar una disminución progresiva de la amplitud de movimientos.

## Amplitud funcional de movimiento

Numerosas actividades que se realizan de forma rutinaria (ADL, *activities of daily living*) requieren una amplitud adecuada de los movimientos. Tiffitt[30], en un estudio realizado a 25 pacientes, observó una correlación significativa entre el número de movimientos específicos del conjunto del hombro

**TABLA 4-5 Amplitud máxima de movimiento del complejo del hombro necesaria para realizar actividades funcionales: valores medios**

| *Actividad* | *Movimiento* | *Media (DS)* | *Fuente* |
|---|---|---|---|
| Comer | Flexión | 52 (8) | Matsen[*31] |
| | Flexión | 36 (14) | Safaee-Rad y cols.[†32] |
| | Abducción | 22 (7) | Safaee-Rad y cols. |
| | Rotación medial | 18 (10) | Safaee-Rad y cols. |
| | Aducción horizontal[‡] | 87 (29) | Matsen |
| Beber de una taza | Flexión | 43 (16) | Safaee-Rad y cols. |
| | Abducción | 31 (9) | Safaee-Rad y cols. |
| | Rotación medial | 23 (12) | Safaee-Rad y cols. |
| Lavar axila | Flexión | 52 (14) | Matsen |
| | Aducción horizontal | 104 (12) | Matsen |
| Peinar cabello | Abducción | 112 (10) | Matsen |
| | Aducción horizontal | 54 (27) | Matsen |
| Elevación máxima | Flexión/abducción | 148 (11) | Matsen |
| | Aducción horizontal | 55 (17) | Matsen |
| Alcance máximo de la espalda | Extensión | 56 (13) | Matsen |
| | Abducción horizontal[‡] | 69 (11) | Matsen |
| Alcance perineo | Extensión | 38 (10) | Matsen |
| | Abducción horizontal | 86 (13) | Matsen |

[*] Estudio de 8 individuos sanos con sensores electromagnéticos colocados sobre el húmero.
[†] Estudio de 10 individuos sanos con un sistema tridimensional de grabación de vídeo.
[‡] La posición inicial de 0° para medir la aducción horizontal y abducción horizontal se situó en los 90° de abducción.

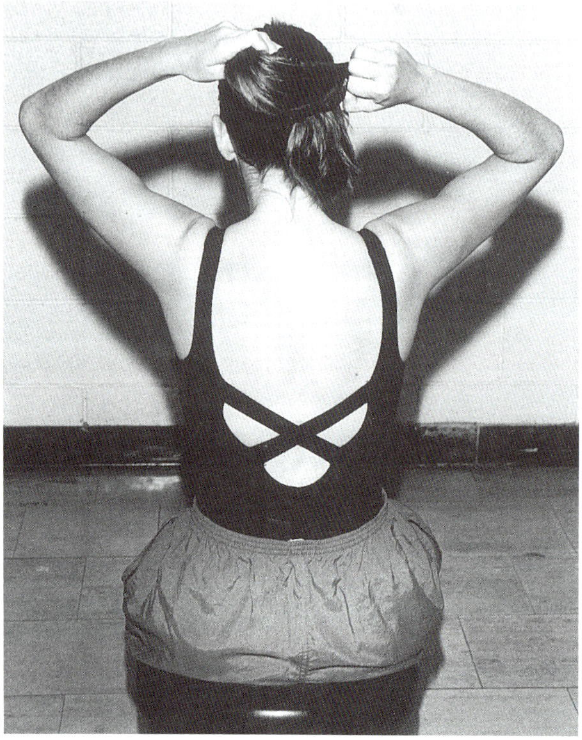

**Figura 4-6.** Llegar con las manos por detrás de la cabeza requiere una considerable amplitud de abducción (112°)[31] y de rotación lateral del hombro.

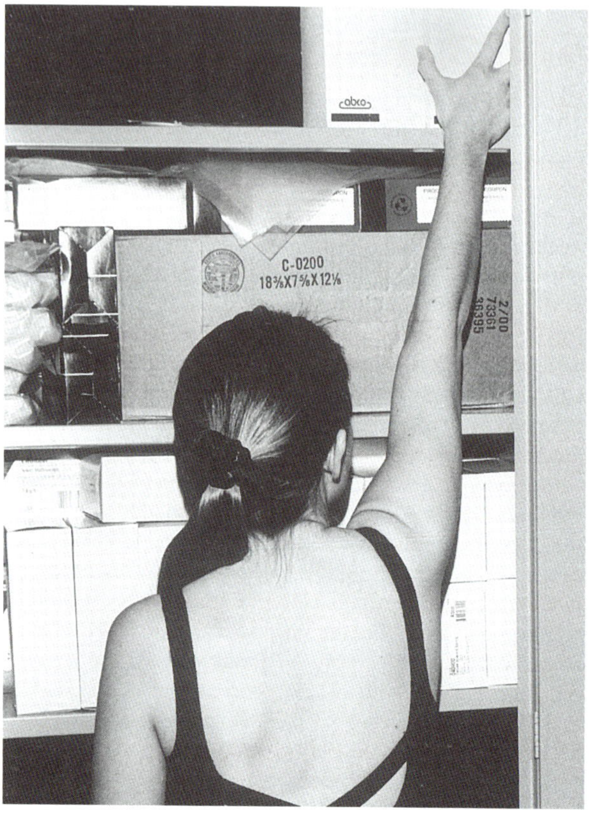


**Figura 4-7.** Alcanzar objetos situados en un estante alto requiere 148° de flexión del hombro[31].

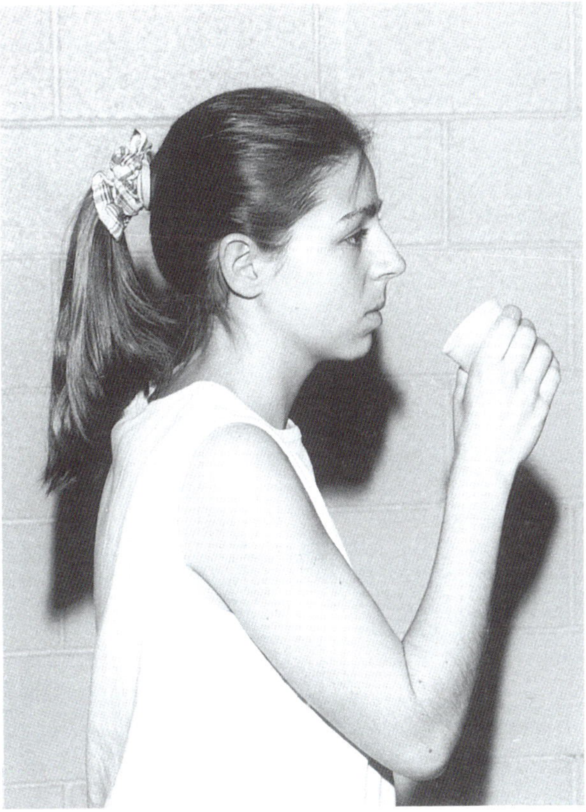

Figura 4-8. Las tareas de alimentación requieren de 36° a 52° de flexión del hombro[31,32].

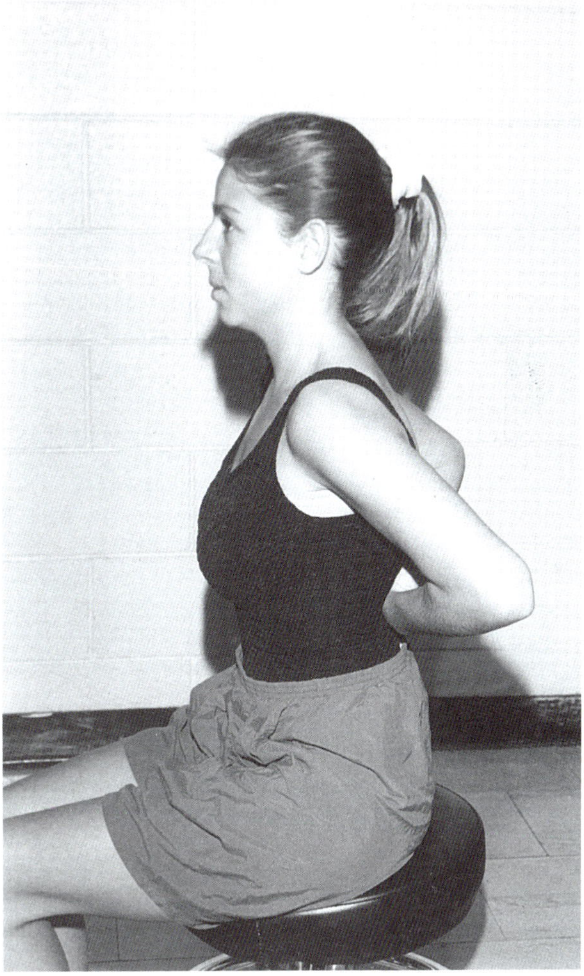

Figura 4-9. Alcanzar la región dorsal con las manos para abrochar un sujetador o para el aseo personal requiere 56° de extensión, 69° de abducción horizontal[31] y una amplitud considerable de rotación medial del hombro.

y la capacidad de la persona para realizar acciones como cepillarse el cabello, ponerse un abrigo, asearse la espalda y la axila contralateral, ir al baño, alcanzar una estantería alta, elevarse por encima del nivel de los hombros, tirar de un objeto y dormir sobre el lado afectado. Los movimientos de flexión y aducción guardan relación con la capacidad para peinarse el cabello, mientras que la rotación medial y lateral guardan relación con el aseo de la espalda.

Diversos estudios[31,32] se han centrado en medir la amplitud de los movimientos que requiere un individuo para realizar diversas tareas (Tabla 4-5). Para alcanzar la parte posterior de la cabeza en el peinado del cabello, es necesario disponer de una amplitud considerable de abducción (112°) y rotación lateral (Fig. 4-6), de igual modo que para colocarse una corbata o abrocharse una cremallera en la espalda. La flexión máxima (148°) es precisa para tareas como alcanzar una estantería alta (Fig. 4-7), y una amplitud menor (36° a 52°) para comer (Fig. 4-8). También es necesario disponer de 38° a 56° de extensión y considerable amplitud de rotación medial y abducción horizontal para alcanzar la espalda y abrocharse un sujetador (Fig. 4-9), ponerse una camisa y alcanzar la zona perineal en el aseo íntimo. El movimiento de aducción horizontal es necesario para las actividades que se realizan delante del cuerpo, como el aseo de la axila contralateral (104°), y para comer (87°). Cuando el paciente presenta dificultades para realizar determinadas actividades funcionales, las pautas de valoración y tratamiento deberán centrarse en los movimientos necesarios del hombro para dicha actividad. Del mismo modo, si el paciente presenta limitaciones conocidas en los movimientos del hombro, el fisioterapeuta y el médico deberá advertirle sobre la dificultad que va a encontrar en determinadas acciones, sugiriéndole pautas de adaptación.

## Fiabilidad y validez

Numerosos investigadores han estudiado la fiabilidad intraexaminador e interexaminador de las mediciones de los movimientos del hombro, realizadas mediante un goniómetro universal. La mayoría de estos estudios demuestra que la fiabilidad intraexaminador es más elevada que cuando se comparan varios examinadores. La fiabilidad varía según el movimiento estudiado; es decir, la fiabilidad de la medición de determinados movimientos del hombro es superior a la fiabilidad referida a otros movimientos.

Hellebrandt, Duvall y Moore[33], en un estudio llevado a cabo en 77 pacientes, observaron que la fiabilidad intraexaminador de la amplitud activa de abducción del hombro y de la rotación medial es inferior a la obtenida en la flexión, extensión y rotación lateral. La diferencia media entre las mediciones sucesivas varía entre 0,2 y 1,5°. Las mediciones se realizaron utilizando un goniómetro universal y diversos instrumentos diseñados por el Ejército de Estados Unidos para articulaciones concretas. En la mayoría de los resultados obtenidos, el goniómetro universal resultó ser más fiable que los instrumentos especiales.

Boone y cols.[34] estudiaron la fiabilidad de la amplitud pasiva de la rotación lateral del complejo que constituye el hombro, la extensión-flexión del codo, el desplazamiento cubital de la muñeca, la abducción de la cadera, la flexión-extensión de la rodilla y la inversión del pie. Intervinieron cuatro fisioterapeutas empleando goniómetros universales para medir estos movimientos, en un grupo de 12 varones sanos, con una frecuencia de una vez a la semana durante 4 semanas. La amplitud de rotación lateral del hombro resultó ser la medida más fiable, en relación con los restantes movimientos. Para todos los movimientos, excepto para la rotación lateral del hombro, la fiabilidad intraexaminador resultó más elevada que la fiabilidad interexaminadores. Ambos tipos de fiabilidad (intra- e interexaminadores) fueron similares ($r = 0,96$ y 0,97, respectivamente) en el caso de la amplitud de rotación lateral.

Pandya y cols.[35], en un estudio realizado por cinco examinadores, midieron la amplitud de abducción del hombro en un grupo de 150 niños y jóvenes con distrofia muscular de Duchenne. Se observó que el coeficiente de correlación intraclase (ICC) intraexaminador era de 0,84. La fiabilidad interexaminadores era inferior (ICC = 0,67). Al compararlo con las mediciones de la extensión del codo o de la muñeca, la medida de la abducción del hombro resulta menos fiable.

Riddle, Rothstein y Lamb[36] dirigieron un estudio para determinar la fiabildad intraexaminador e interexaminadores de la medición de los movimientos pasivos del complejo que constituye el hombro. Participaron 16 fisioterapeutas, estudiados por parejas, empleando goniómetros universales de dos tamaños (grande y pequeño), y estudiaron a un grupo de 50 pacientes. No se controló la postura del paciente ni la colocación del goniómetro durante las mediciones. Los valores de ICC de la fiabilidad intraexaminador para todos los movimientos variaron entre 0,87 y 0,99. Los valores de ICC de la fiabilidad interexaminadores para la flexión, abducción y rotación lateral variaron entre 0,84 y 0,90. La fiabilidad interexaminadores fue considerablemente inferior para los movimientos de abducción horizontal, extensión y rotación medial, con valores de ICC de 0,26 a 0,55. Los autores concluyeron que la medida de la amplitud pasiva de todos los movimientos del hombro puede ser fiable cuando la realiza un mismo examinador, independientemente del tamaño del goniómetro que utilice. En el caso de la flexión, abducción y rotación lateral, podrá ser fiable aunque lo lleven a cabo diferentes fisioterapeutas. No obstante, se utilizará el mismo examinador en el caso de la abducción horizontal, la aducción horizontal, la extensión y la rotación medial, ya que no son fiables cuando obtienen las medidas diferentes fisioterapeutas.

Greene y Wolf[8] han comparado la fiabilidad del instrumento Ortho Ranger, un goniómetro pendular electrónico, con la del goniómetro universal estándar, para el caso de los movimientos activos de la extremidad superior en un grupo de 20 adultos sanos. Se midieron los movimientos del hombro en tres ocasiones con cada instrumento, durante tres sesiones realizadas en un período de 2 semanas. Ambos instrumentos demostraron ofrecer buenas correlaciones intrasesión (ICC entre 0,98 y 0,87), pero las correlaciones fueron más elevadas y los intervalos de confianza del 95% demostraron ser mucho menores para el goniómetro universal. La medición de la rotación medial y lateral fue menos fiable que para la flexión, extensión, abducción y aducción. No se apreciaron diferencias significativas entre las mediciones obtenidas con el Ortho Ranger y las del goniómetro universal. Fue interesante comprobar que las diferencias sí fueron importantes al comparar entre sesiones con ambos instrumentos. Los autores observaron que las variaciones diarias halladas podrían deberse a la fluctuación normal de la amplitud de movimiento sugerida por Boone y cols.[34], o a las diferencias diarias de esfuerzo por parte del sujeto mientras lleva a cabo el movimiento activo.

Bovens y cols.[37], en un estudio sobre la variabilidad y fiabilidad de nueve movimientos articulares de todo el cuerpo, utilizaron un goniómetro universal para medir la rotación lateral activa del hombro, con el brazo colocado a un lado del tronco. Participaron en el estudio tres fisioterapeutas y un grupo de 8 individuos sanos. Los coeficientes de fiabilidad intraexaminador para la rotación lateral del hombro variaron entre 0,76 y 0,83, mientras que el coeficiente de fiabilidad interexaminadores fue de 0,63. El valor medio de desviación estándar intraexaminador para cada sujeto varió entre 5,0° y 6,6°, mientras que el promedio de la desviación estándar interexaminadores fue de 7,4°. La medida de la amplitud de rotación lateral del hombro resultó ser más fiable que la del antebrazo y la muñeca. El promedio de las desviaciones estándar entre las mediciones sucesivas de la rotación lateral del hombro fue muy similar al del antebrazo, y mayor que en el caso de la muñeca.

Sabari y cols.[24] estudiaron la fiabilidad intraíndice de la medición de la flexión y abducción activa y pasiva del hombro en un grupo de 30 adultos, en postura de decúbito supino y en postura sentada. Los ICC entre ambos ensayos, realizados por un mismo examinador para cada prueba, variaron entre 0,94 y 0,99, lo que indica una fiabilidad alta, independientemente de tratarse de movimientos pasivos o activos, o de la postura del paciente. Los ICC entre los ensayos en cada una de las posturas variaron entre 0,64 y 0,81. No se apreciaron diferencias significativas entre las mediciones comparables de la flexión, obtenidas en ambas posturas. Sin embargo, se observó una amplitud de abducción mucho mayor en la postura de decúbito supino que con el paciente sentado.

En un estudio llevado a cabo por MacDermid y cols.[38] participaron dos fisioterapeutas experimentados para medir la rotación pasiva del hombro en un grupo de 34 pacientes con distintos tipos de patologías que afectaban al hombro. Se utilizó un goniómetro universal para medir la rotación lateral con el hombro colocado en 20° a 30° de abducción. Los ICC intraexaminador (0,88 y 0,93) e interexaminadores (0,85 y 0,80) fueron altos. Los errores estándar intraexaminador de la medición (4,9 y 7,0) e interexaminadores (7,5 y 8,0) también indicaron una buena fiabilidad. Los errores estándar de medición (SEM) indican que estas diferencias de 5° a 7° podrían atribuirse al error de medición, cuando el mismo examinador repite una prueba, y aproximadamente 8°, podrían atribuirse al error de medición cuando las pruebas son realizadas por diferentes examinadores.

Boone y Smith[13] estudiaron a un grupo de 50 atletas de secundaria para determinar la fiabilidad de la medición de la rotación pasiva del hombro, con presencia y ausencia de estabilización manual del omoplato. Participaron cuatro fisioterapeutas experimentados, trabajando por parejas y utilizando un goniómetro universal, con el hombro de los alumnos colocado en 90° de abducción, y repitiendo estas pruebas 5 días más tarde. La estabilización escapular, que daba lugar a una mayor individualización del movimiento glenohumeral, daba lugar a valores de amplitud de rotación mucho menores que con el omoplato no estabilizado. De acuerdo con los autores, la fiabilidad intraexaminador para la rotación medial fue muy baja en el caso del omoplato no estabilizado (ICC = 0,23, SEM = 20,2°), y buena con estabilización escapular (ICC = 0,60, SEM = 8,0). Los autores afirman que la fiabilidad intraexaminador para la rotación lateral fue buena en ambos casos, sin estabilización (ICC = 0,79, SEM = 5,6) y con estabilización (ICC = 0,53, SEM = 9,1). La fiabilidad interexaminadores para la rotación medial era más elevada en el caso de ausencia de estabilización (ICC = 0,13, SEM = 21,5), respecto al movimiento con estabilización escapular (ICC = 0,38, SEM = 10,0), siendo comparable en el caso de la rotación lateral en ambos supuestos, no estabilizado (ICC = 0,84, SEM = 4,9) y estabilizado (ICC = 0,78, SEM = 6,6).

También ha sido estudiada la fiabilidad de los instrumentos de medición distintos al goniómetro universal en el caso de la valoración de los movimientos del hombro, y brevemente se menciona aquí. La fiabilidad intraexaminador e interexaminadores para los diferentes movimientos y métodos varían considerablemente. Greene y cols.[39] investigaron la fiabilidad de la medición de los movimientos activos del hombro, utilizando un inclinómetro plurímetro-V en seis pacientes con dolor y rigidez en el hombro. Tiffitt, Wildin y Hajioff[40] estudiaron la fiabilidad del inclinómetro en la medición de los movimientos activos del hombro, en un grupo de 36 pacientes con trastornos que afectaban a esta articulación. Bower[41] y Clarke y cols.[20] investigaron la fiabilidad de la medición de los movimientos glenohumerales pasivos utilizando un hidrogoniómetro. Croft y cols.[42] han estudiado la fiabilidad de la observación de la flexión y la rotación lateral del hombro y trazando las amplitudes en diagramas, que posteriormente se miden con un transportador de ángulos.

## Procedimientos de valoración de la amplitud de movimiento: hombro

La amplitud de movimiento completa del hombro requiere la actuación de la articulación glenohumeral, esternoclavicular, acromioclavicular y escapulodorsal. Para que estas medidas aporten más información, sugerimos seguir dos métodos. Uno de ellos se utiliza principalmente para medir los movimientos pasivos de la articulación glenohumeral. El segundo método mide la amplitud pasiva de los movimientos de todas las articulaciones que incluye el complejo del hombro.

Las autoras hemos observado que el método que se centra principalmente en medir el movimiento glenohumeral resulta útil para identificar los problemas que pueden afectar a esta articulación, dentro del complejo del hombro. La capacidad para diferenciar y cuantificar la amplitud a nivel glenohumeral, diferenciándola de las restantes articulaciones del hombro, es importante en el diagnóstico y tratamiento de numerosos procesos patológicos que afectan al hombro. Este método requiere el empleo de movimientos pasivos y una estabilización adecuada del omoplato. Se evita el estudio de los movimientos activos, ya que producen movimientos sincrónicos en otras articulaciones de la región, dificultando la diferenciación del movimiento glenohumeral. Diversos estudios comienzan estableciendo ciertos valores normativos (Tabla 4-2) y calculando la fiabilidad del método de estudio.

El segundo método mide el movimiento completo del complejo que constituye el hombro, resultando útil para valorar la amplitud funcional de los movimientos del hombro. Este método es más tradicional, e incorpora herramientas como la estabilización de la columna dorsal y de la caja torácica. La resistencia tisular al movimiento se debe generalmente al estiramiento de las estructuras que conectan la clavícula con el esternón y el omoplato con las costillas y columna vertebral. Los valores de amplitud de los movimientos del complejo del hombro se recogen en las tablas 4-1, 4-3 y 4-4; ambos métodos de medición de la amplitud de los movimientos del hombro aparecerán en las siguientes descripciones de las técnicas de estabilización y topes finales. No obstante, la colocación del goniómetro es la misma para el caso de medir los movimientos glenohumerales que los del hombro en su conjunto.

## Puntos anatómicos de referencia para la alineación del goniómetro

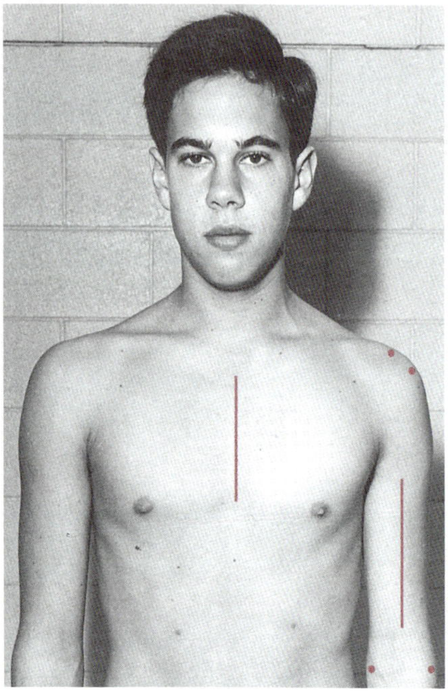

Figura 4-10. Imagen anterior del húmero, clavícula, esternón y omoplato que muestra los puntos anatómicos superficiales de referencia para la alineación del goniómetro.

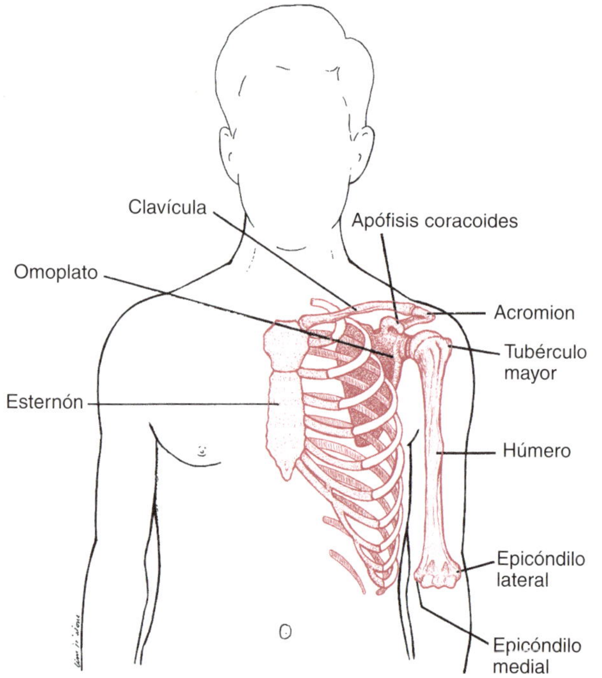


Figura 4-11. Imagen anterior del húmero, clavícula, esternón y omoplato que muestra los puntos anatómicos óseos de referencia para la alineación del goniómetro.

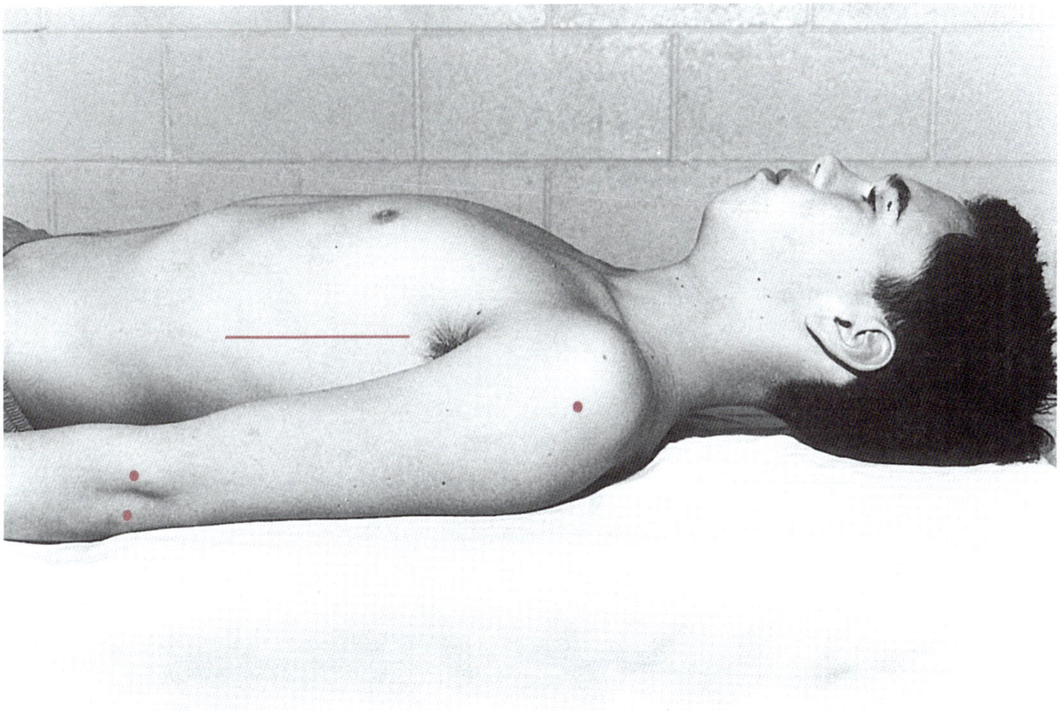

Figura 4-12. Imagen lateral del brazo que muestra los puntos anatómicos superficiales de referencia para la alineación del goniómetro.

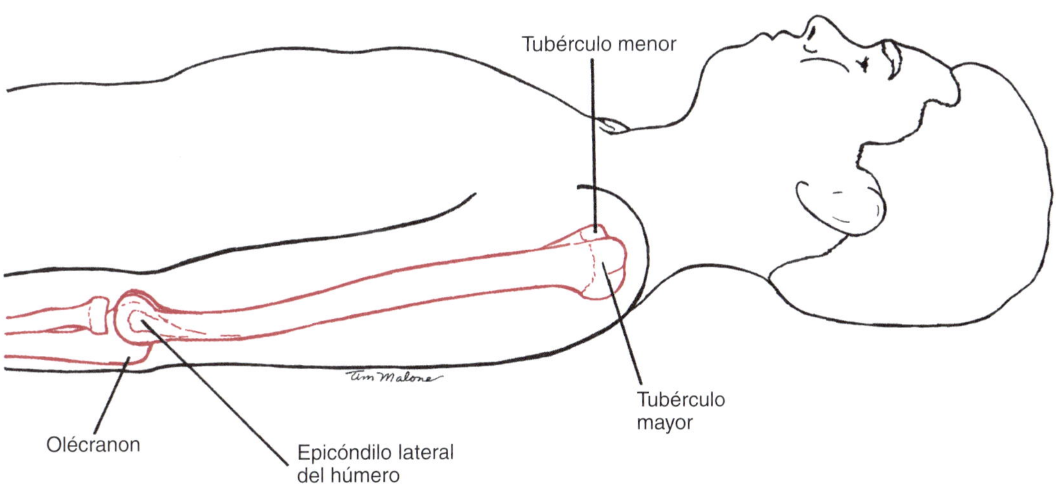


Figura 4-13. Imagen lateral del brazo que muestra los puntos anatómicos óseos de referencia para la alineación del goniómetro.

## FLEXIÓN

Este movimiento se produce en el plano sagital en torno al eje medial-lateral. La amplitud media de flexión del hombro es de 180°, de acuerdo con la AAOS[5], de 167° de acuerdo con Boone y Azen[7], y de 150° según la AMA[6]. La amplitud media de flexión glenohumeral es de 106°, de acuerdo con Lannan, Lehman y Toland[12], y de 120°, según Levangie y Norkin[3]. Véanse Tablas 4-1 a 4-4, para más información.

### *Postura para la prueba*

Colocar al sujeto en decúbito supino, con las rodillas flexionadas para estirar la columna lumbar. Colocar el hombro en 0° de abducción, aducción y rotación. Colocar el codo en extensión, de forma que la tensión en la cabeza larga del músculo tríceps no llegue a limitar el movimiento. Colocar el antebrazo en 0° de supinación y pronación, de forma que la palma de la mano mire hacia el cuerpo.

### *Estabilización*

**Flexión glenohumeral**

Estabilizar el omoplato evitando la basculación en sentido posterior, la rotación hacia arriba y la elevación escapular.

**Flexión del hombro (complejo)**

Estabilizar el tórax para evitar la extensión de la columna y el movimiento de las costillas. El peso del tronco facilitará la estabilización.

### *Movimiento para la prueba*

Flexionar el hombro elevando el húmero y separándolo de la camilla, trayendo la mano por encima de la cabeza del sujeto. Mantener la extremidad en posición neutral de abducción y aducción durante el movimiento.

**Flexión glenohumeral**

El punto final de la amplitud de flexión glenohumeral se aprecia al notar el examinador resistencia a continuar el movimiento, y el intento de continuarlo provoca en la articulación una rotación en sentido superior, una basculación posterior o la elevación del omoplato (Fig. 4-14).

**Flexión del complejo del hombro**

El extremo final de la amplitud de flexión del hombro se aprecia al notar el examinador resistencia a continuar el movimiento, y el intento de continuarlo provoca un movimiento de extensión en la columna o un desplazamiento de las costillas (Fig. 4-15).

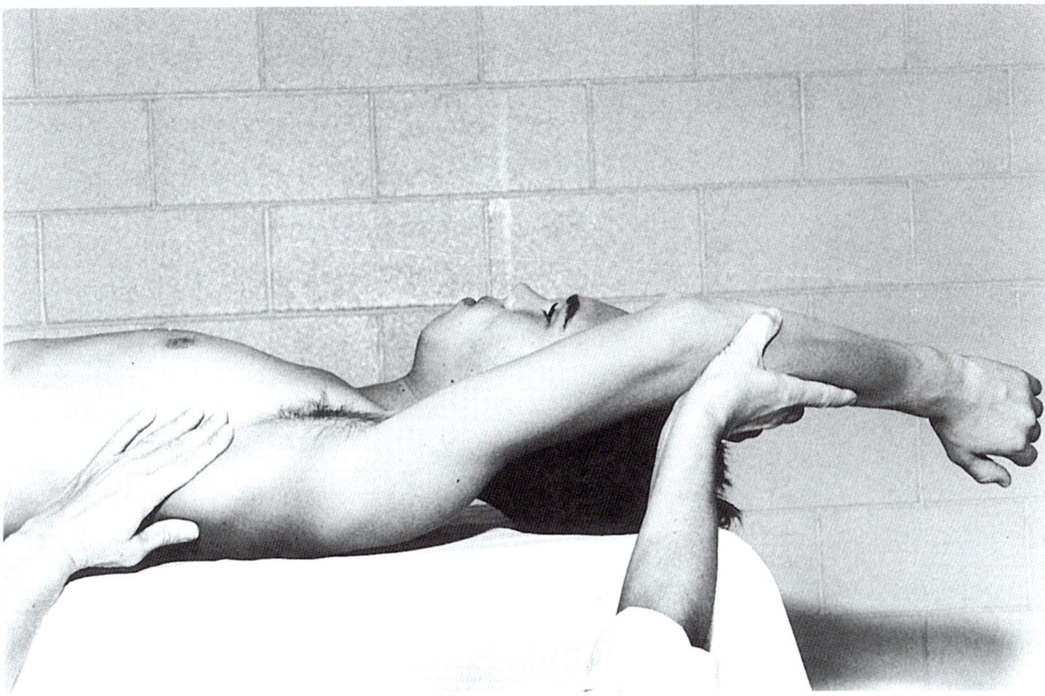

**Figura 4-14.** Final de la amplitud de flexión glenohumeral. El examinador estabiliza el borde lateral del omoplato del sujeto con su mano. El examinador debe ser capaz de establecer el final del movimiento, ya que al tratar de continuar la flexión, el borde lateral del omoplato se desplazará anterior y lateralmente.

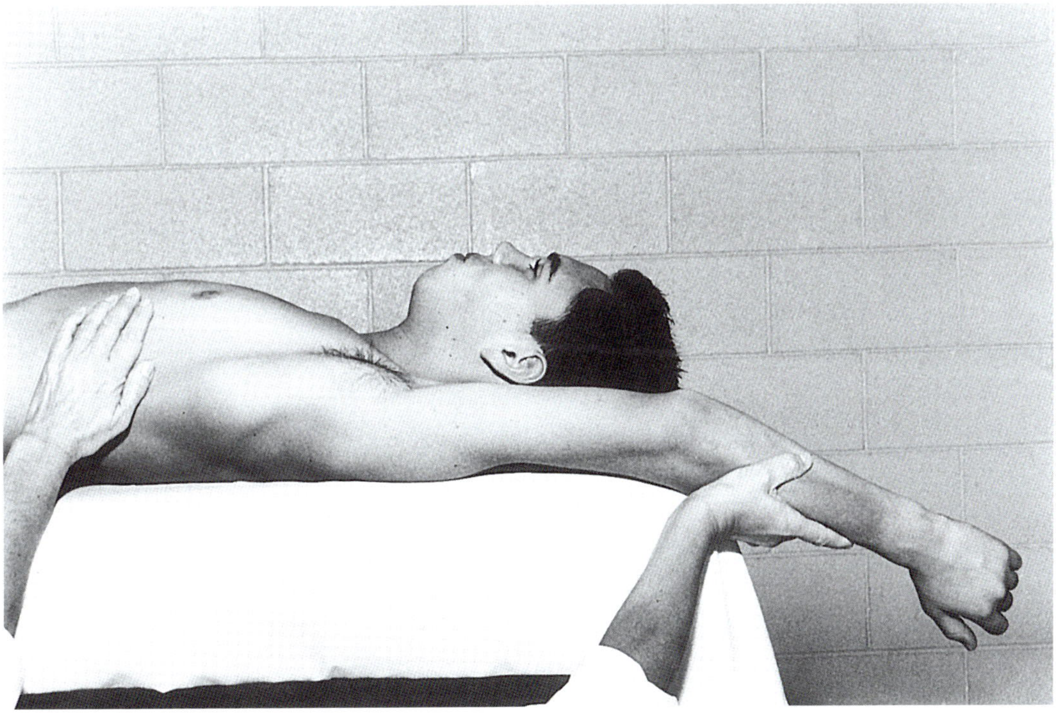

**Figura 4-15.** Final de la amplitud de flexión del hombro (complejo articular). El examinador estabiliza el tronco y las costillas del individuo con su mano. El examinador debe ser capaz de establecer el final del movimiento, ya que al tratar de continuar la flexión, se observará que la columna experimenta una extensión y las costillas se desplazan.

### *Tope final normal*

**Flexión glenohumeral**

El tope final es firme debido a la tensión existente en la banda posterior del ligamento coracohumeral y en la parte posterior de la cápsula articular y en los músculos deltoides (posterior), redondo menor redondo mayor e infraespinoso.

**Flexión del complejo del hombro**

El tope final es firme debido a la tensión existente en el ligamento costoclavicular y en la cápsula y ligamentos esternoclaviculares, así como en los músculos dorsal ancho, fibras esternocostales del pectoral mayor y pectoral menor, y músculos romboides mayor y menor.

### *Alineación del goniómetro*

La colocación o alineación del goniómetro se utiliza para medir la flexión glenohumeral y del complejo que constituye el hombro (Figs. 4-16 a 4-18).

1. Centrar el fulcro (punto de apoyo de la palanca) del goniómetro sobre la porción lateral del tubérculo mayor (troquiter) del húmero.
2. Colocar el brazo proximal del goniómetro paralelo a la línea axilar media del tórax.
3. Colocar el brazo distal en la línea media lateral del húmero. Dependiendo del grado de flexión y rotación medial que posea el individuo, el epicóndilo lateral del húmero o la apófisis olécranon cubital, podrán servir como puntos anatómicos de referencia.

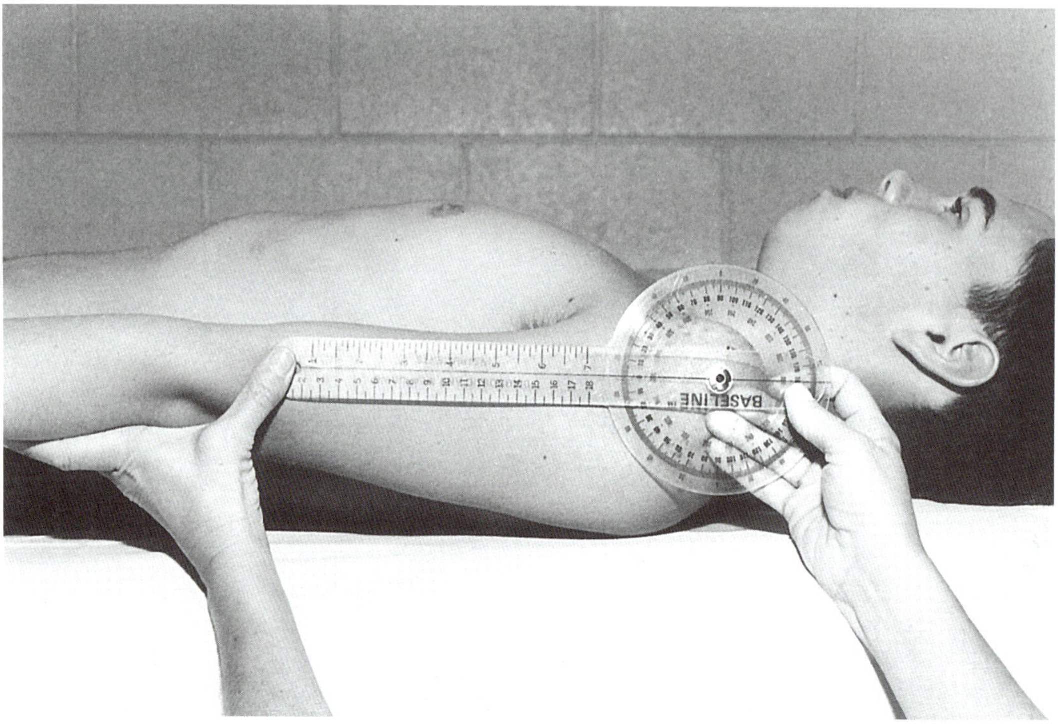


**Figura 4-16.** Colocación del goniómetro en el inicio del movimiento de flexión glenohumeral y del hombro (complejo).

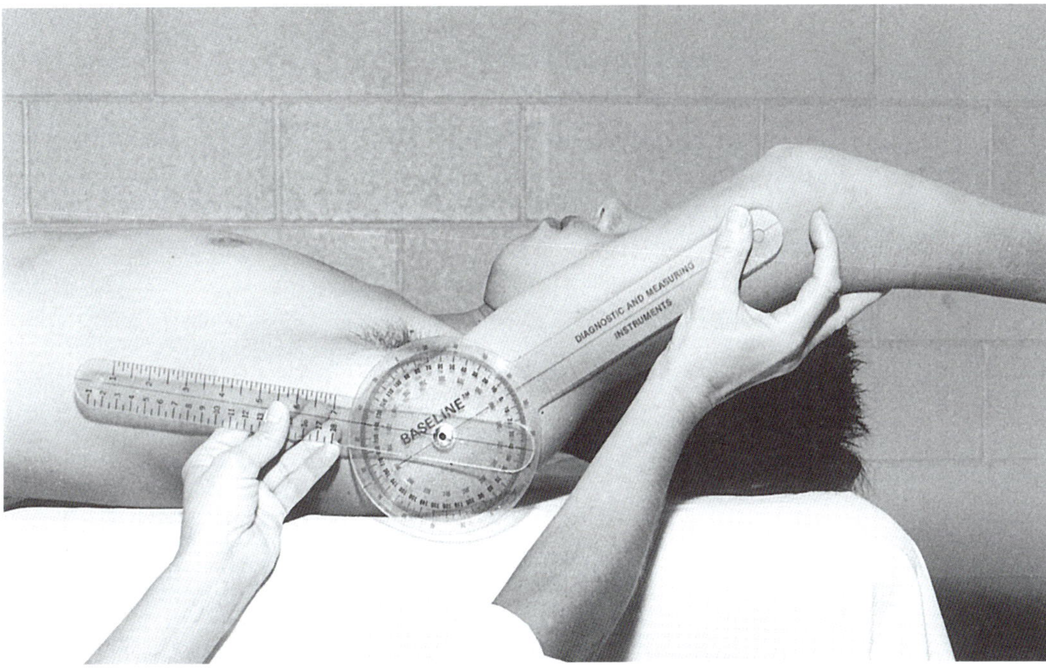


**Figura 4-17.** Colocación del goniómetro en el final de la amplitud de flexión glenohumeral. La mano del examinador sostiene la extremidad del sujeto y mantiene el brazo distal del goniómetro en posición correcta sobre el epicóndilo lateral. El examinador relaja con la otra mano la estabilización, manteniendo el brazo proximal del goniómetro paralelo a la línea media torácica.

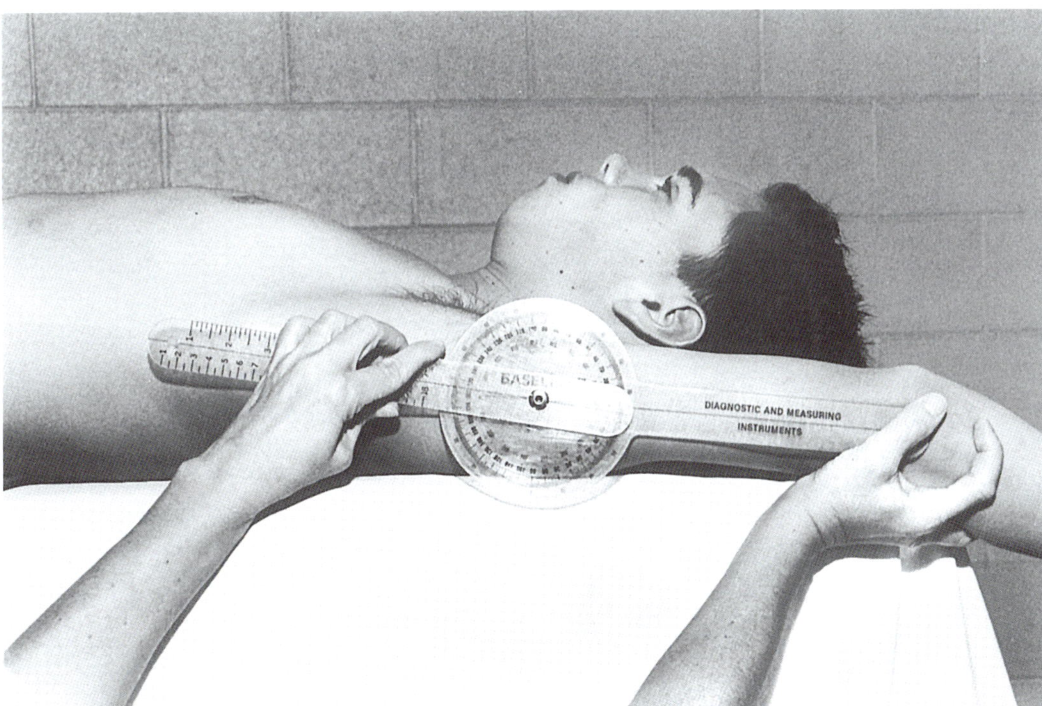


**Figura 4-18.** Alineación del goniómetro en el final de la amplitud de flexión del hombro (como complejo). Se observa una mayor amplitud en la flexión del hombro completo que cuando se trata únicamente de la flexión glenohumeral.

## EXTENSIÓN

Este movimiento se produce en el plano sagital en torno al eje medial-lateral. La amplitud media de extensión del hombro es de 60° de acuerdo con los autores Boone y Azen[7], de 60° de acuerdo con la AAOS[5], y de 50° según la AMA[6]. La amplitud media de extensión glenohumeral es de 20°, de acuerdo con Lannan, Lehman y Toland[12]. Véanse Tablas 4-1 a 4-4, para más información.

### *Postura para la prueba*

Colocar al sujeto en decúbito supino, con la cara girada hacia el lado opuesto al del hombro que va a ser examinado. No debe colocarse ninguna almohada para el apoyo de la cabeza. Colocar el hombro en 0° de abducción, aducción y rotación. Colocar el codo en ligera flexión, de forma que la tensión en la cabeza larga del músculo bíceps braquial no llegue a limitar el movimiento. Colocar el antebrazo en 0° de supinación y pronación, de forma que la palma de la mano mire hacia el cuerpo.

### *Estabilización*

**Extensión glenohumeral**

Estabilizar el omoplato a la altura del ángulo inferior o del acromion y apófisis coracoides, con el fin de evitar la elevación y basculación en sentido anterior (el ángulo inferior se desplaza inferiormente) del omoplato.

**Extensión del hombro (complejo)**

Estabilizar el tórax para evitar la flexión hacia delante de la columna. La propia camilla y el peso del tronco facilitarán la estabilización. El examinador debe también estabilizar el tronco con el fin de impedir la rotación de la columna.

### *Movimiento para la prueba*

Extender el hombro elevando el húmero y separándolo de la camilla. Mantener la extremidad en posición neutral de abducción y aducción durante el movimiento.

**Extensión glenohumeral**

El punto final de la amplitud de movimiento se aprecia al notar el examinador resistencia a continuar el movimiento, y el intento de continuarlo provoca en el omoplato una basculación anterior o la elevación del mismo (Fig. 4-19).

**Extensión del complejo del hombro**

El extremo final de la amplitud de extensión del hombro se aprecia al notar el examinador resistencia a continuar el movimiento, y el intento de continuarlo provoca la flexión hacia delante de la columna o la rotación de la misma (Fig. 4-20).

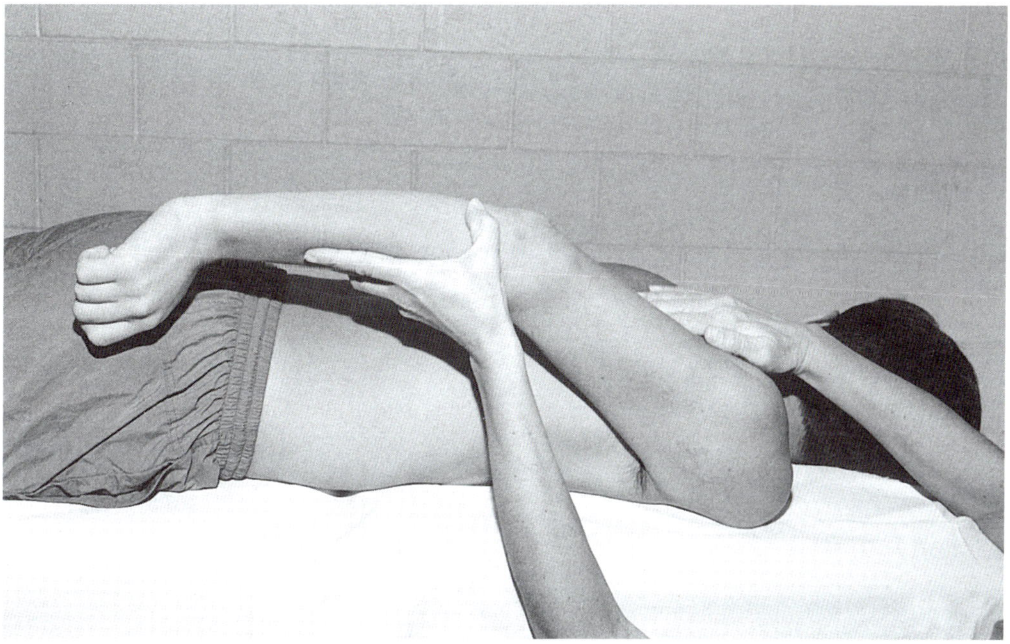

Figura 4-19. Final de la amplitud de extensión glenohumeral. El examinador estabiliza el ángulo inferior escapular con la mano. El examinador puede determinar el extremo de la amplitud de extensión alcanzada, ya que el intento de prolongar la extensión desplazando adicionalmente el húmero hace que el omoplato bascule en sentido anterior y ascendente, con un desplazamiento del ángulo inferior escapular en sentido posterior. En otros casos, el examinador puede sostener las apófisis acromion y coracoides del omoplato.

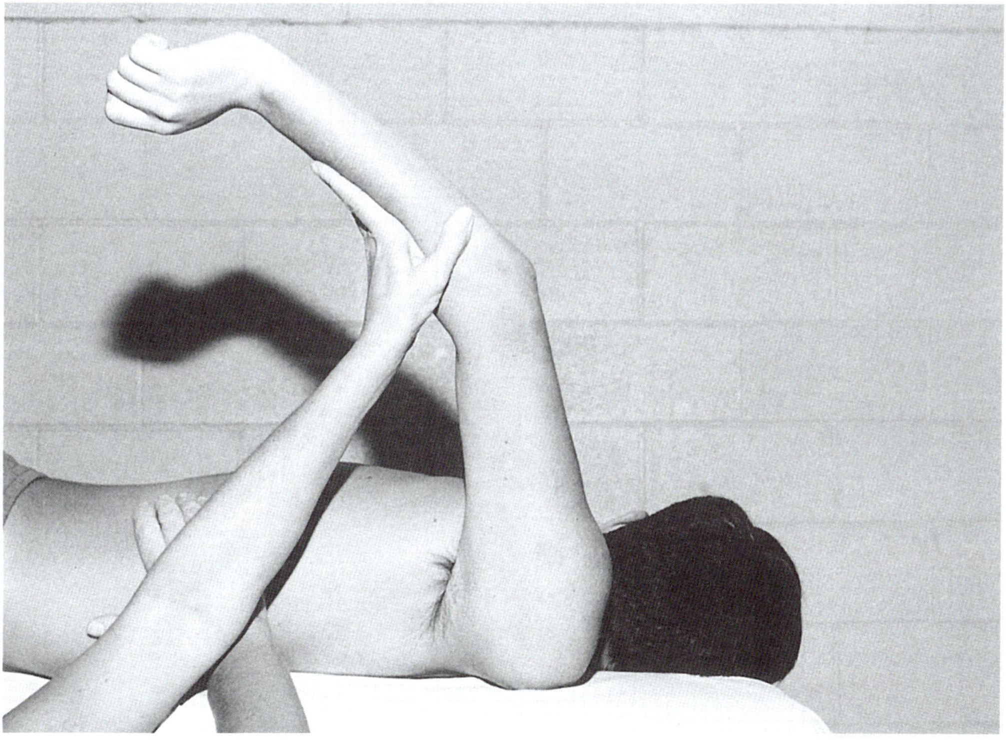

Figura 4-20. Final de la amplitud de extensión del hombro (complejo). El examinador estabiliza el tronco y costillas del sujeto con su mano. El examinador puede determinar si se ha alcanzado el extremo de la amplitud, ya que al intentar desplazar la extremidad para continuar la extensión se observa que la columna efectúa un movimiento de flexión y rotación.

### *Tope final normal*

**Extensión glenohumeral**

El tope final es firme debido a la tensión existente en la banda anterior del ligamento coracohumeral y en la parte anterior de la cápsula articular y en las fibras claviculares de los músculos pectoral mayor, coracobraquial y deltoides (anterior).

**Extensión del complejo del hombro**

El tope final es firme debido a la tensión existente en la cápsula y ligamentos esternoclaviculares, así como en el músculo serrato mayor.

### *Alineación del goniómetro*

La colocación o alineación del goniómetro se utiliza para medir la extensión glenohumeral y del complejo que constituye el hombro (Figs. 4-21 a 4-23).

1. Centrar el fulcro (punto de apoyo de la palanca) del goniómetro sobre la porción lateral del tubérculo mayor (troquiter) del húmero.
2. Colocar el brazo proximal del goniómetro paralelo a la línea axilar media del tórax.
3. Colocar el brazo distal en la línea media lateral del húmero, utilizando el epicóndilo lateral del húmero como punto anatómico de referencia.

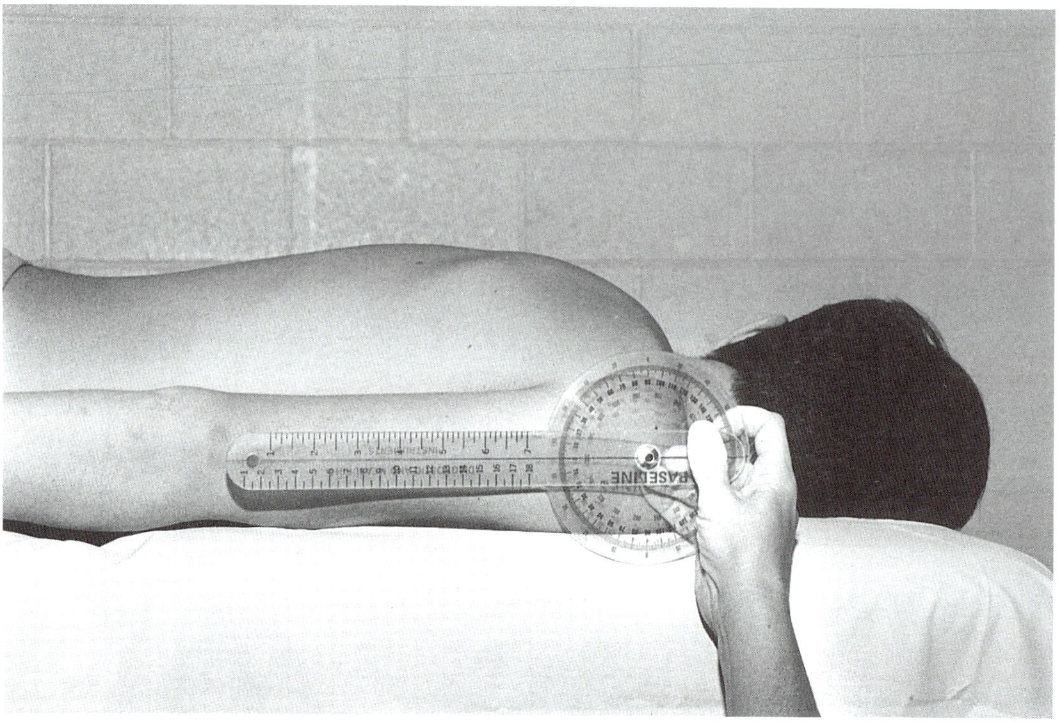

Figura 4-21. Alineación del goniómetro en la posición inicial de la amplitud de extensión glenohumeral y del complejo que constituye el hombro.

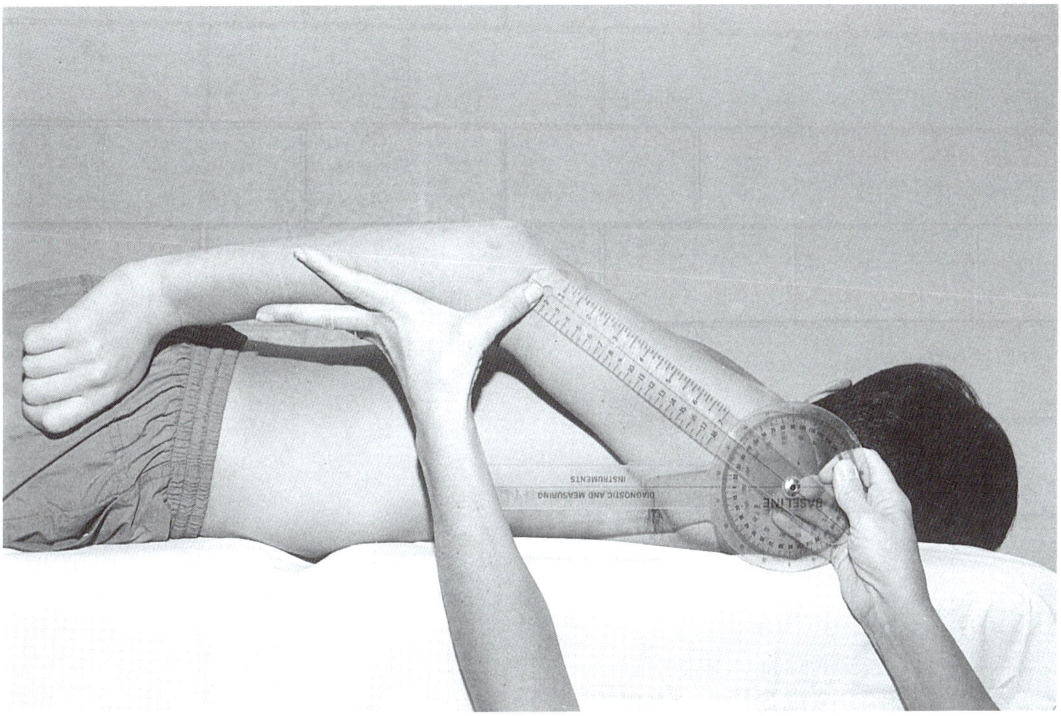

Figura 4-22. Alineación del goniómetro en el final de la amplitud de extensión glenohumeral. La mano izquierda del examinador sostiene la extremidad del sujeto y mantiene el brazo distal del goniómetro en posición correcta sobre el epicóndilo lateral del húmero.

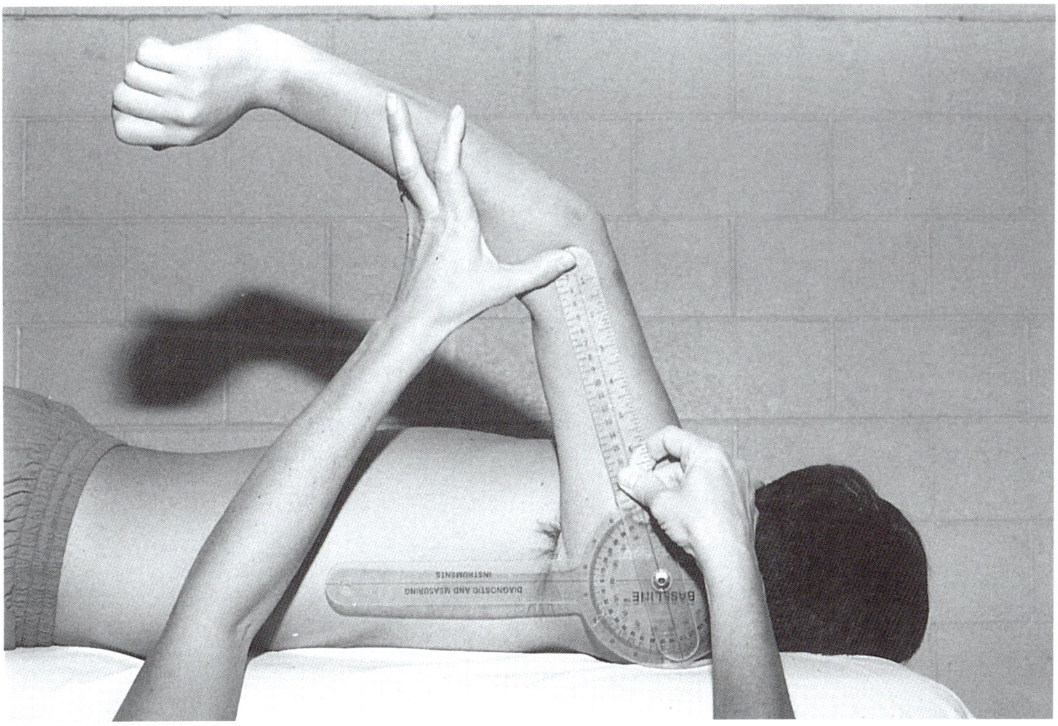

Figura 4-23. Alineación del goniómetro en el final de la amplitud de extensión del complejo que constituye el hombro. La mano del examinador, que anteriormente estabilizaba el tronco del sujeto, es ahora la que coloca el goniómetro en posición correcta.

## ABDUCCIÓN

Este movimiento se produce en el plano frontal en torno al eje anterior-posterior. La amplitud media de abducción del hombro es de 180°, de acuerdo con la AAOS[5], y de 184° de acuerdo con los autores Boone y Azen[7]. La amplitud media de abducción glenohumeral es de 129°, de acuerdo con Lannan, Lehman y Toland[12], y de 90° o 120° de acuerdo con Levangie y Norkin[3]. Véanse Tablas 4-1 a 4-4, para más información.

### *Postura para la prueba*

Colocar al sujeto en decúbito supino, con el hombro en rotación lateral y con 0° de flexión y extensión, de forma que la palma de la mano mire hacia la parte anterior. Si el húmero no se encontrara rotado lateralmente, el tubérculo mayor (troquiter) humeral contactaría con la porción superior de la fosa glenoidea o con el acromion, lo que limitaría el movimiento. Colocar el codo en extensión, de forma que la tensión en la cabeza larga del músculo tríceps no llegue a limitar el movimiento.

### *Estabilización*

**Abducción glenohumeral**

Estabilizar el omoplato con el fin de evitar la rotación en sentido superior y la elevación escapular.

**Abducción del hombro (complejo)**

Estabilizar el tórax para evitar la flexión lateral de la columna. El peso del tronco facilitará la estabilización.

### *Movimiento para la prueba*

Realizar la abducción del hombro desplazando el húmero en sentido lateral, separándolo del tronco. Mantener la extremidad en rotación lateral y en posición neutral de flexión y extensión durante el movimiento.

**Abducción glenohumeral**

El punto final de la amplitud de movimiento se aprecia al notar el examinador resistencia a continuar el movimiento, y el intento de continuarlo provoca en el omoplato una rotación hacia arriba o la elevación del mismo (Fig. 4-24).

**Abducción del complejo del hombro**

El extremo final de la amplitud de extensión del hombro se aprecia al notar el examinador resistencia a continuar el movimiento, y el intento de continuarlo provoca la flexión lateral de la columna (Fig. 4-25).

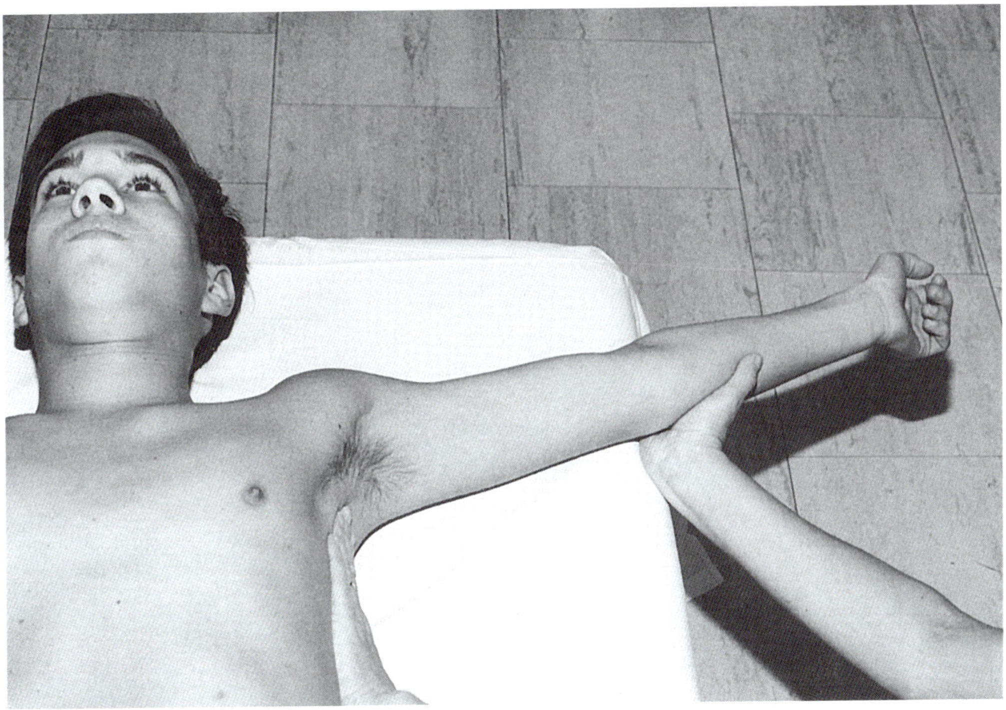

Figura 4-24. Final de la amplitud de abducción glenohumeral. El examinador estabiliza con su mano el borde lateral del omoplato para detectar la rotación escapular en sentido ascendente. En otros casos, el examinador puede estabilizar las apófisis acromial y coracoidea del omoplato para detectar la elevación escapular.

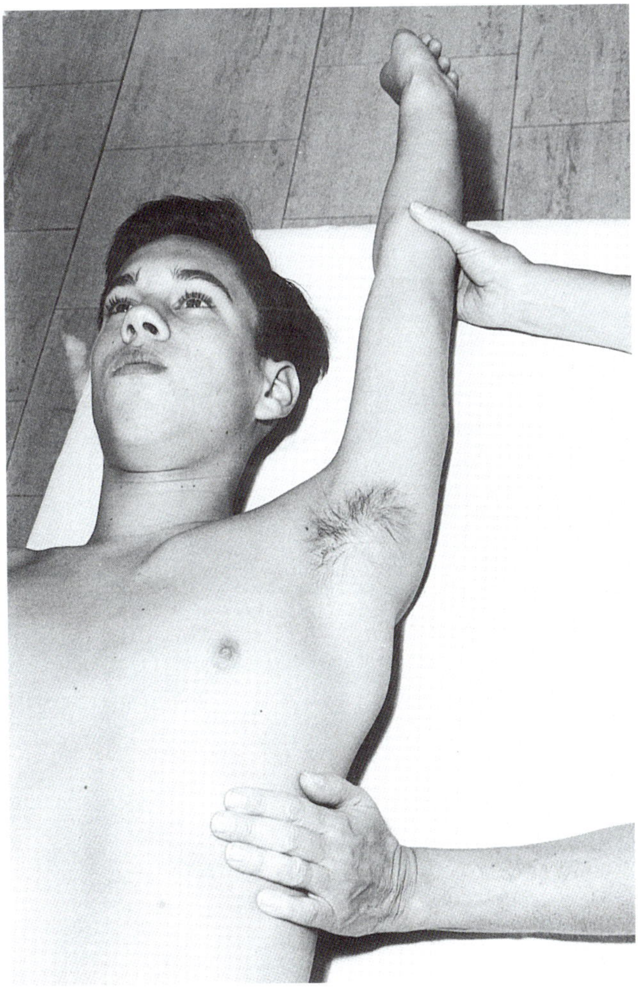

Figura 4-25. Final de la amplitud de abducción del complejo que constituye el hombro. El examinador estabiliza con su mano el tronco y costillas del sujeto, para detectar la flexión lateral de la columna y el movimiento de las costillas.

## *Tope final normal*

### Abducción glenohumeral

El tope final es firme debido a la tensión existente en las bandas media y anterior del ligamento glenohumeral y en la parte inferior de la cápsula articular, y en los músculos redondo mayor y fibras claviculares del músculo pectoral mayor.

### Abducción del complejo del hombro

El tope final es firme debido a la tensión existente en el ligamento costoclavicular, la cápsula y ligamentos esternoclaviculares, así como en los músculos dorsal ancho, fibras esternocostales del pectoral mayor y músculos romboides mayor y menor.

## *Alineación del goniómetro*

La colocación o alineación del goniómetro se utiliza para medir la abducción glenohumeral y del complejo que constituye el hombro (Figs. 4-26 a 4-28).

1. Centrar el fulcro (punto de apoyo de la palanca) del goniómetro próximo a la porción anterior de la apófisis acromion.
2. Colocar el brazo proximal del goniómetro paralelo a la línea media de la porción anterior del esternón.
3. Colocar el brazo distal en la línea media lateral del húmero. Dependiendo del grado de amplitud de abducción y rotación lateral conseguido, el epicóndilo medial del húmero podrá servir como punto anatómico de referencia.

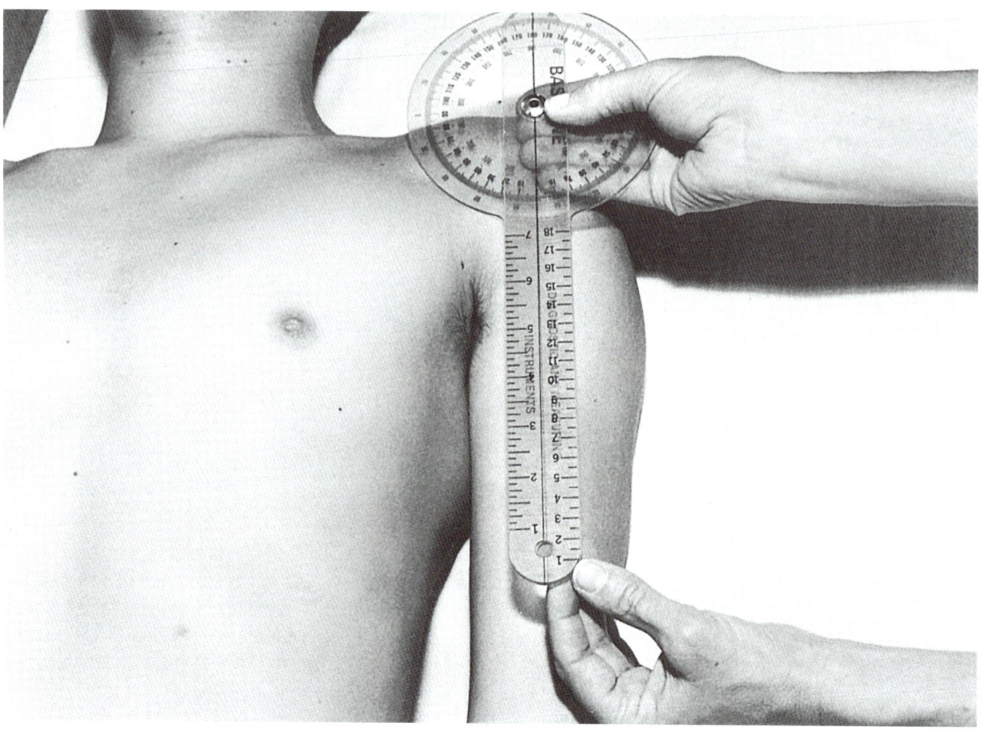

**Figura 4-26.** Alineación del goniómetro en la posición inicial de la amplitud de abducción glenohumeral y del complejo que constituye el hombro.

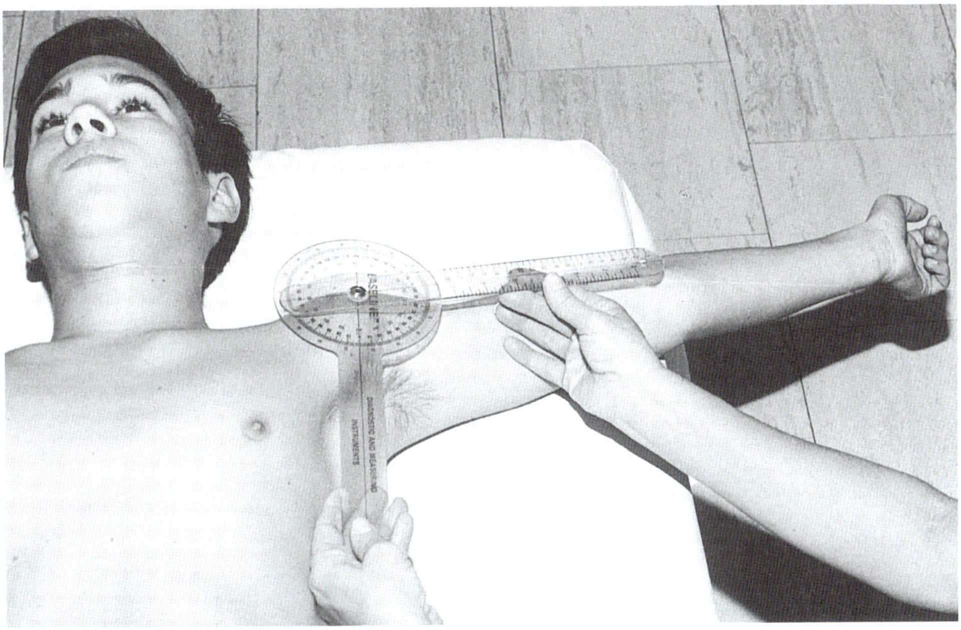

**Figura 4-27.** Alineación del goniómetro en el final de la amplitud de abducción glenohumeral. Tanto la mesa camilla que sostiene al sujeto como la mano del examinador estabilizan la extremidad del mismo, manteniendo el brazo distal del goniómetro paralelo a la línea media anterior del húmero. La otra mano del examinador relaja la estabilización escapular y mantiene el brazo proximal del goniómetro paralelo al esternón.

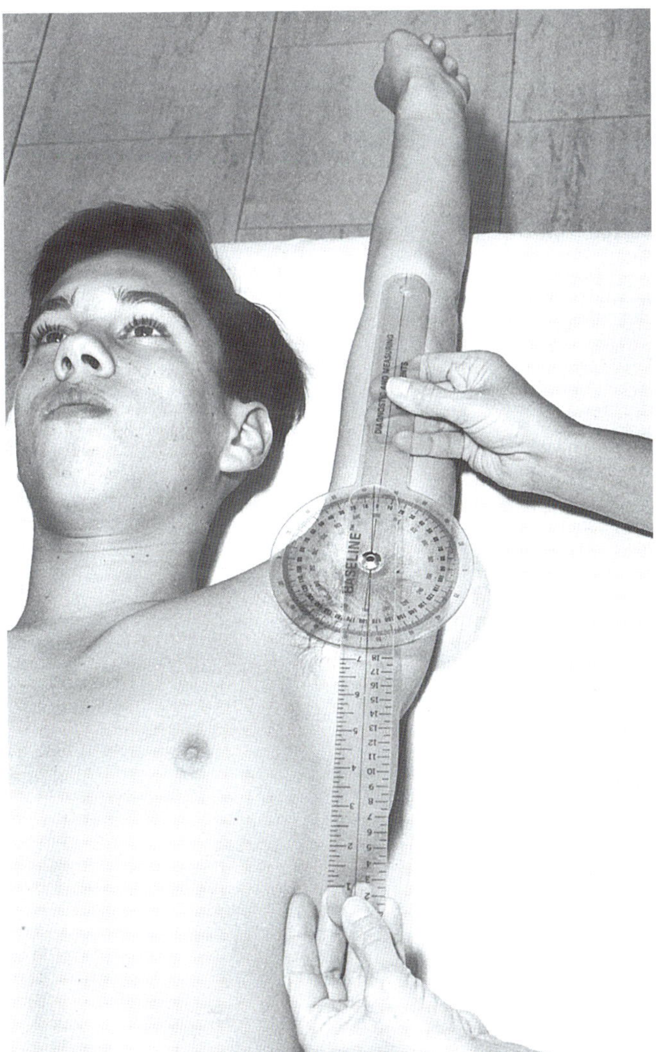

**Figura 4-28.** Alineación del goniómetro en el final de la amplitud de abducción del complejo que constituye el hombro. Se observa que el húmero se encuentra rotado lateralmente y que el epicóndilo medial resulta ser un punto anatómico válido de referencia para alinear el brazo distal del goniómetro.

## ADUCCIÓN

Este movimiento se produce en el plano frontal en torno al eje anterior-posterior. La amplitud de aducción no es una medida frecuente, ya que representa el regreso a la posición neutral desde la abducción máxima.

## ROTACIÓN MEDIAL (INTERNA)

Cuando el individuo se encuentra en la postura anatómica, el movimiento se produce en el plano transversal en torno al eje vertical. Cuando se encuentra en la postura para la prueba, el movimiento se produce en el plano sagital en torno al eje coronal. La amplitud media de rotación medial del hombro es de 69°, de acuerdo con los autores Boone y Azen[7], de 70°, de acuerdo con la AAOS[5] y de 90° según la AMA[6]. La amplitud media de rotación medial glenohumeral es de 49° de acuerdo con Lannan, Lehman y Toland[12], de 54° de acuerdo con Ellenbecker[14], y de 63° según los autores Boon y Smith[13]. Véanse Tablas 4-1 a 4-4, para más información.

### *Postura para la prueba*

Colocar al sujeto en decúbito supino, con el brazo que va a examinarse en 90° de abducción del hombro. Colocar el antebrazo perpendicular a la superficie de la camilla, y en 0° de supinación y pronación, de forma que la palma de la mano mire hacia los pies. Apoyar el húmero a lo largo de la camilla. El codo no debe apoyar en la misma. Colocar una almohada debajo del húmero, de forma que quede al mismo nivel que la apófisis acromial.

### *Estabilización*

**Rotación medial glenohumeral**

Al inicio de la amplitud, generalmente es necesario estabilizar el extremo distal del húmero, con el fin de mantener el hombro en 90° de abducción. Al llegar al final del recorrido de la amplitud se estabiliza la clavícula, apófisis coracoides y acromion del omoplato, con el propósito de evitar la basculación en sentido anterior y la proyección hacia delante del mismo.

**Rotación medial del hombro (complejo)**

Generalmente, es necesario estabilizar el extremo distal del húmero con el fin de mantener el hombro en 90° de abducción. El propio peso del tronco o la mano del examinador facilitarán la estabilización del tórax, para impedir la flexión o rotación de la columna.

### *Movimiento para la prueba*

Rotar el hombro en sentido medial, desplazando el antebrazo anteriormente y trayendo la palma de la mano hasta que mire hacia el suelo. Mantener el hombro en abducción 90° y el codo flexionado 90° durante el movimiento.

**Rotación medial glenohumeral**

El punto final de la amplitud de movimiento se aprecia al notar el examinador resistencia a continuar el movimiento, y el intento de continuarlo provoca una basculación anterior o la proyección hacia delante del omoplato (Fig. 4-29).

**Rotación medial del complejo del hombro**

El extremo final de la amplitud de extensión del hombro se aprecia al notar el examinador resistencia a continuar el movimiento, y el intento de continuarlo provoca la flexión o la rotación de la columna (Fig. 4-30).

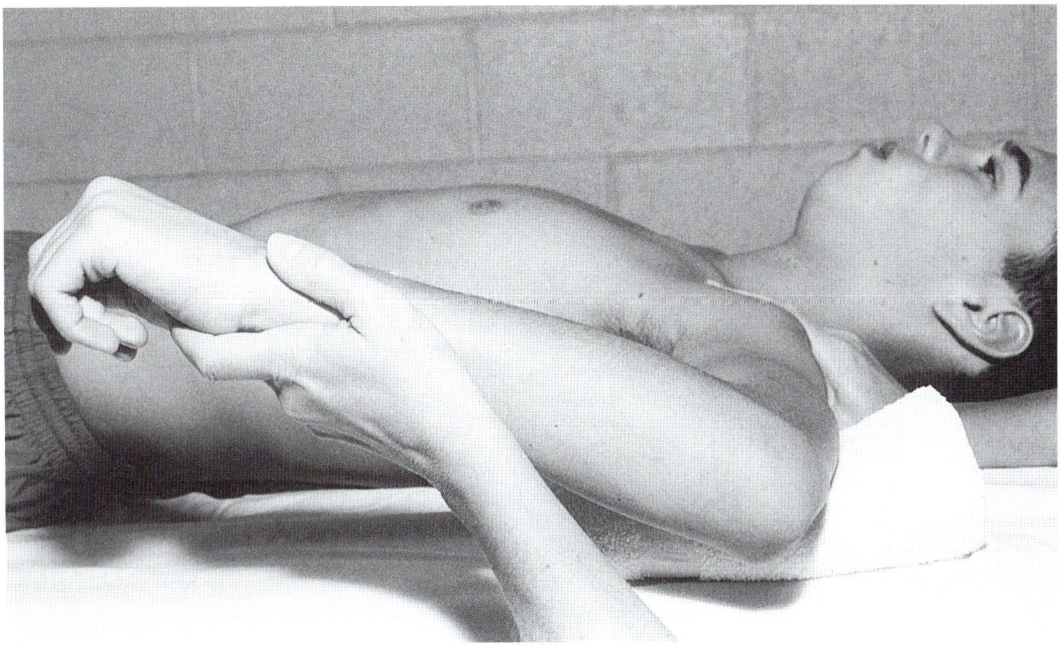

Figura 4-29. Final de la amplitud de rotación medial (interna) glenohumeral. El examinador estabiliza el acromion y apófisis coracoides del omoplato. El examinador puede determinar el final de la amplitud debido a que al intentar continuar el movimiento de rotación medial da lugar a una basculación anterior o proyección del omoplato. El examinador debe también mantener el hombro colocado en 90° de abducción y el codo en 90° de flexión durante el movimiento.

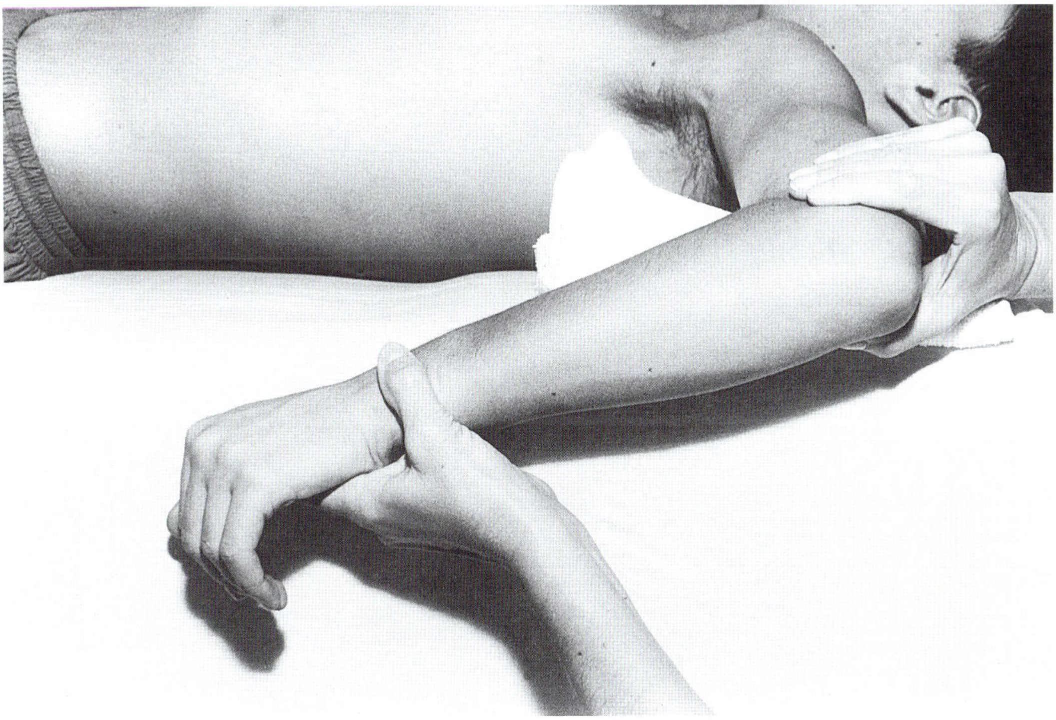

Figura 4-30. Final de la amplitud de rotación medial (interna) del complejo que constituye el hombro. El examinador estabiliza el extremo distal del húmero para mantener el hombro en 90° de abducción y el codo en 90° de flexión durante el movimiento. Se aprecia cierta resistencia en el final del movimiento de rotación medial del complejo del hombro, ya que al tratar de continuar la rotación, la columna efectúa una flexión o rotación. Debe permitirse el movimiento de la clavícula y omoplato, ya que participan en los movimientos del complejo que constituye el hombro.

### *Tope final normal*

**Rotación medial glenohumeral**

El tope final es firme debido a la tensión existente en la parte posterior de la cápsula articular y en los músculos infraespinoso y redondo menor.

**Rotación medial del complejo del hombro**

El tope final es firme debido a la tensión existente en la cápsula y ligamentos esternoclaviculares, ligamento costoclavicular y músculos romboides mayor y menor y trapecio.

### *Alineación del goniómetro*

La colocación o alineación del goniómetro se utiliza para medir la rotación medial glenohumeral y del complejo que constituye el hombro (Figs. 4-31 a 4-33).

1. Centrar el fulcro (punto de apoyo de la palanca) del goniómetro sobre la apófisis olécranon.
2. Colocar el brazo proximal del goniómetro paralelo, o bien perpendicular, respecto del suelo.
3. Colocar el brazo distal en el cúbito, utilizando el olécranon y la apófisis estiloides cubital como punto anatómico de referencia.

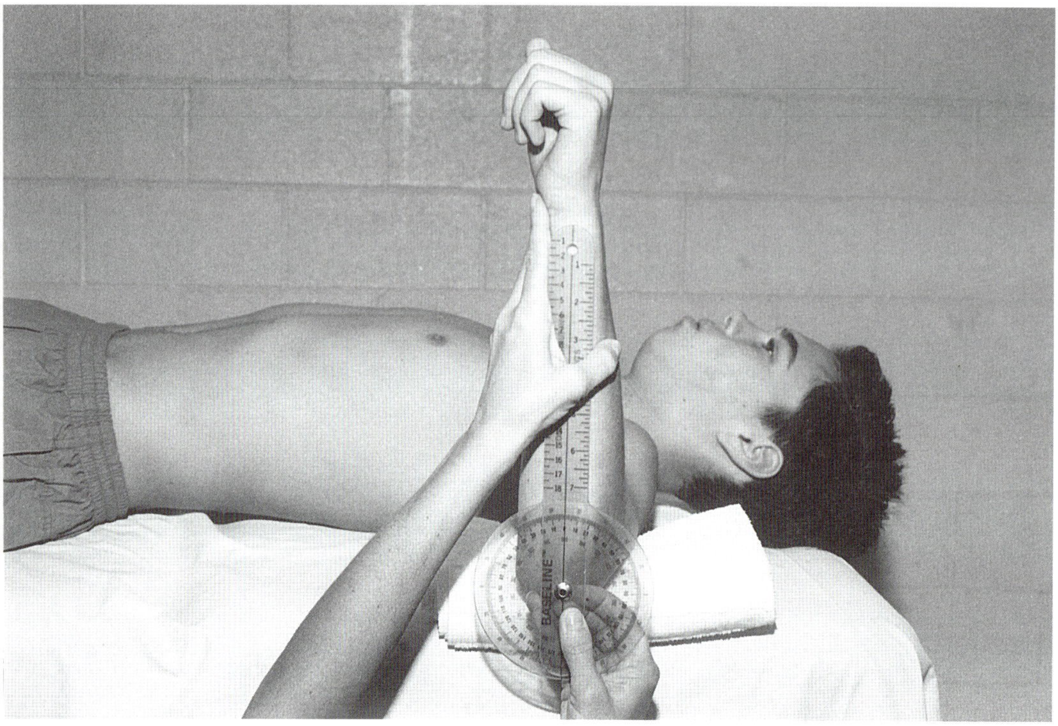

**Figura 4-31.** Alineación del goniómetro en el inicio de la amplitud de rotación medial de la articulación glenohumeral y del complejo que constituye el hombro.

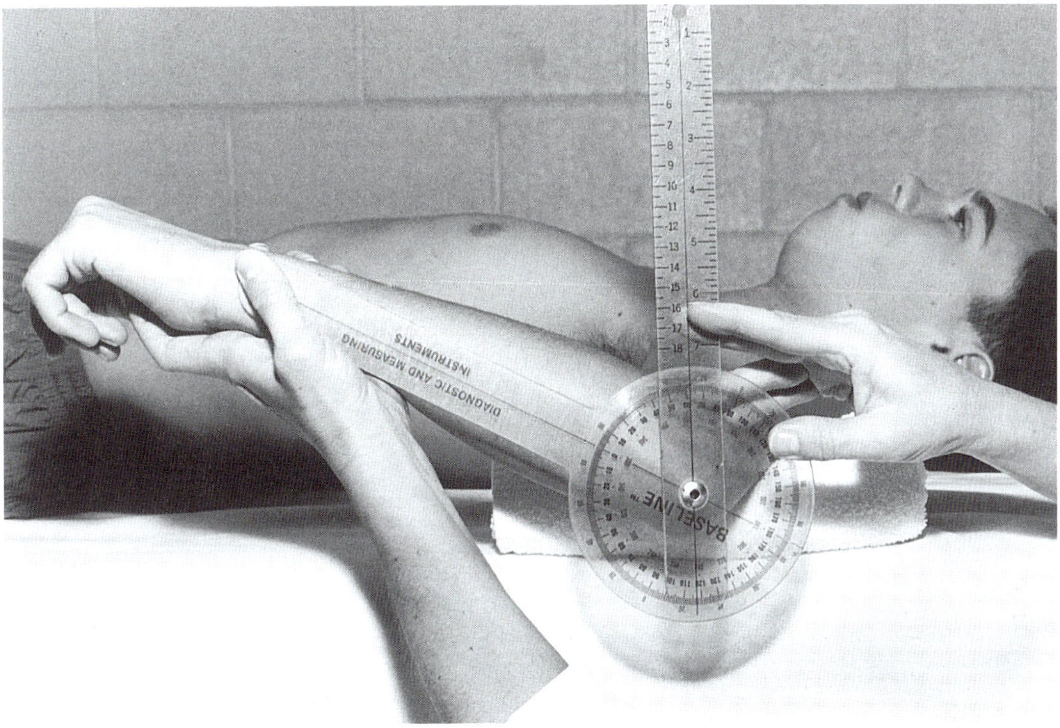

**Figura 4-32.** Alineación del goniómetro en el final de la amplitud de rotación medial de la articulación glenohumeral. El examinador utiliza una de sus manos para sostener el antebrazo del sujeto y el brazo distal del goniómetro. La otra mano sostiene el cuerpo y brazo proximal del instrumento.

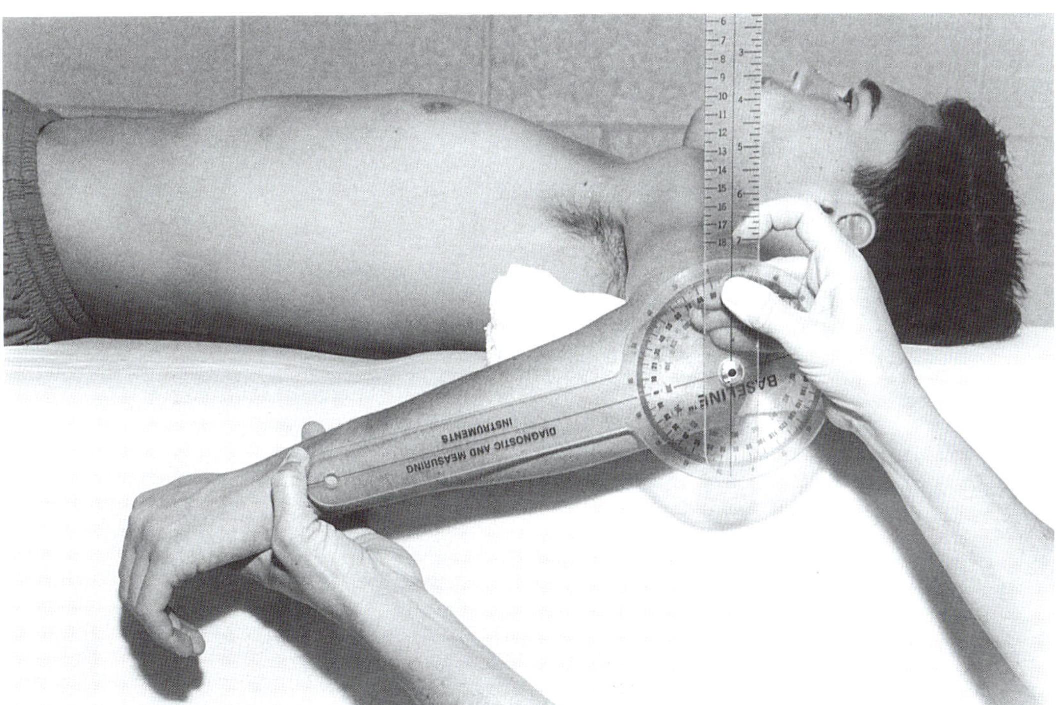

**Figura 4-33.** Alineación del goniómetro en el final de la amplitud de rotación medial del complejo que constituye el hombro.

## ROTACIÓN LATERAL (EXTERNA)

Cuando el individuo se encuentra en la postura anatómica, el movimiento se produce en el plano transversal en torno al eje vertical. Cuando se encuentra en la postura para la prueba, el movimiento se produce en el plano sagital en torno al eje coronal. La amplitud media de rotación lateral del hombro es de 90° de acuerdo con la AAOS[5] y la AMA[6], y de 106° según los autores Boone y Azen[7]. La amplitud media de rotación lateral glenohumeral es de 94° de acuerdo con Lannan, Lehman y Toland[12], de 104° de acuerdo con Ellenbecker[14], y de 108° según los autores Boon y Smith[13]. Véanse Tablas 4-1 a 4-4 para más información.

### *Postura para la prueba*

Colocar al sujeto en decúbito supino, con el brazo que va a examinarse en 90° de abducción del hombro. Colocar el antebrazo perpendicular a la superficie de la camilla, y en 0° de supinación y pronación, de forma que la palma de la mano mire hacia los pies. Apoyar el húmero a lo largo de la camilla. El codo no debe apoyar en la misma. Colocar una almohada debajo del húmero, de forma que quede al mismo nivel que la apófisis acromial.

### *Estabilización*

**Rotación lateral glenohumeral**

Al inicio de la amplitud, generalmente es necesario estabilizar el extremo distal del húmero, con el fin de mantener el hombro en 90° de abducción. Al llegar al final del recorrido de la amplitud, es preciso estabilizar la espina escapular, con el propósito de evitar la basculación posterior y la retracción del omoplato.

**Rotación lateral del hombro (complejo)**

Generalmente, es necesario estabilizar el extremo distal del húmero, con el fin de mantener el hombro en 90° de abducción. El propio peso del tronco o la mano del examinador facilitarán la estabilización del tórax, para impedir la extensión o rotación de la columna.

### *Movimiento para la prueba*

Rotar el hombro en sentido lateral, desplazando el antebrazo posteriormente y trayendo el dorso de la mano hasta que mire hacia el suelo. Mantener el hombro en abducción 90° y el codo flexionado 90° durante el movimiento.

**Rotación lateral glenohumeral**

El punto final de la amplitud de movimiento se aprecia al notar el examinador resistencia a continuar el movimiento, y el intento de continuarlo provoca una basculación posterior o la retracción del omoplato (Fig. 4-34).

**Rotación lateral del complejo del hombro**

El extremo final de la amplitud de extensión del hombro se aprecia al notar el examinador resistencia a continuar el movimiento, y el intento de continuarlo provoca la extensión o la rotación de la columna (Fig. 4-35).

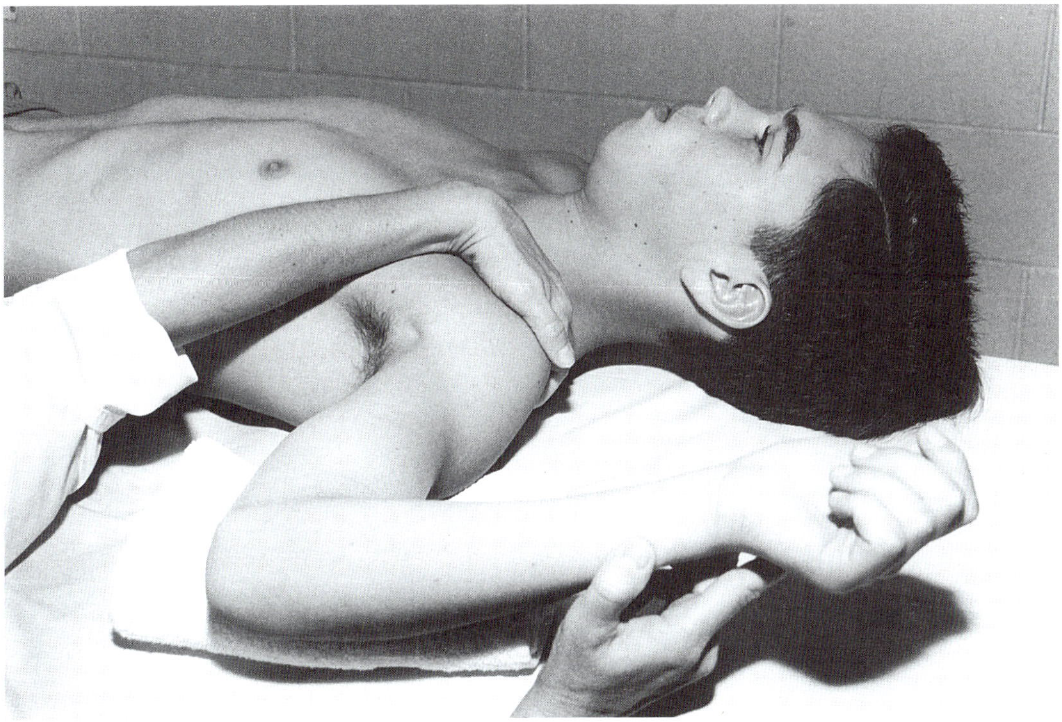

**Figura 4-34.** Final de la amplitud de rotación lateral de la articulación glenohumeral. La mano del examinador estabiliza la espina escapular. El final de la amplitud de rotación lateral se alcanza cuando la continuación del movimiento produce una basculación posterior o una retracción escapular, presionando sobre la mano del examinador.

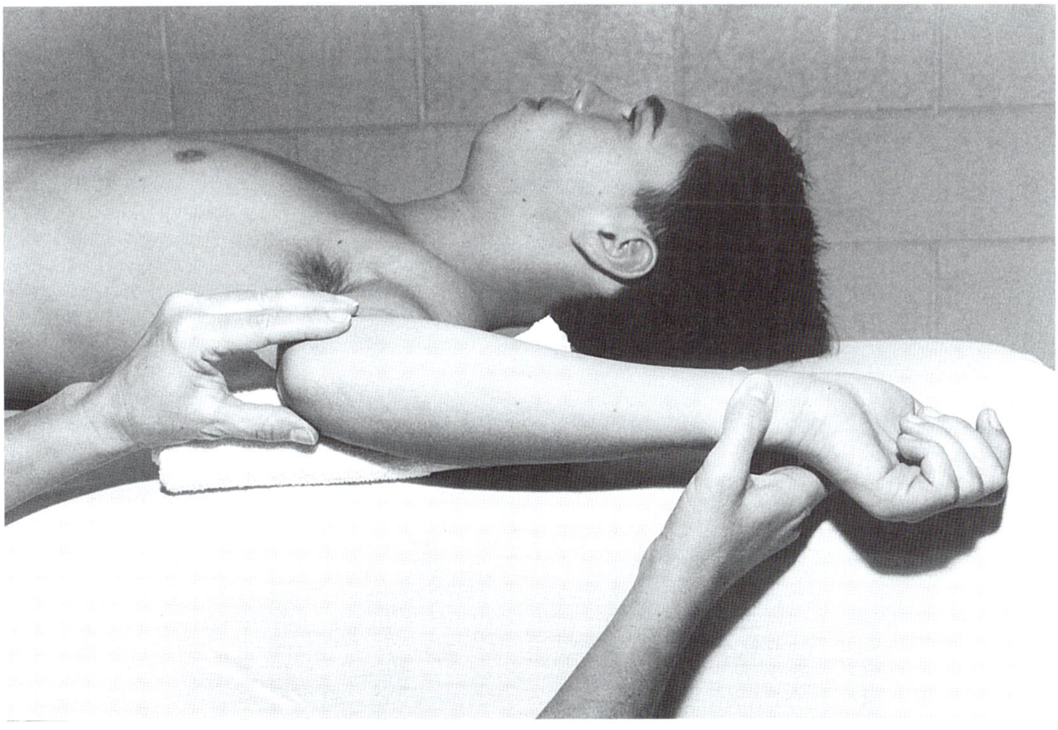

**Figura 4-35.** Final de la amplitud de rotación lateral del complejo que constituye el hombro. El examinador estabiliza el extremo distal del húmero para evitar la abducción del hombro más allá de los 90°. El codo se mantiene flexionado 90° durante el movimiento.

### *Tope final normal*

**Rotación lateral glenohumeral**

El tope final es firme debido a la tensión existente en la parte anterior de la cápsula articular, en las tres bandas del ligamento glenohumeral y en el ligamento coracohumeral, así como en los músculos subescapular, redondo mayor y fibras claviculares del pectoral mayor.

**Rotación lateral del complejo del hombro**

El tope final es firme debido a la tensión existente en la cápsula y ligamentos esternoclaviculares, músculo dorsal ancho, fibras esternocostales del pectoral mayor y músculos pectoral menor y serrato mayor.

### *Alineación del goniómetro*

La colocación o alineación del goniómetro se utiliza para medir la rotación lateral glenohumeral y del complejo que constituye el hombro (Figs. 4-36 a 4-38).

1. Centrar el fulcro (punto de apoyo de la palanca) del goniómetro sobre la apófisis olécranon.
2. Colocar el brazo proximal del goniómetro paralelo, o bien perpendicular, respecto del suelo.
3. Colocar el brazo distal en el cúbito, utilizando el olécranon y la apófisis estiloides cubital como punto anatómico de referencia.

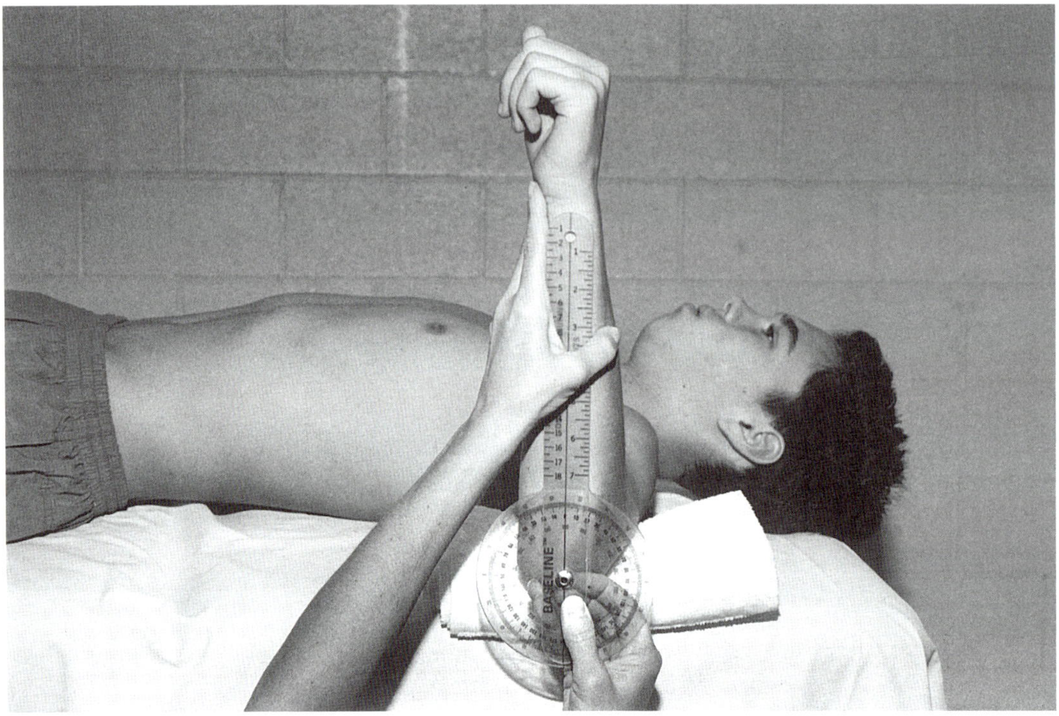


**Figura 4-36.** Alineación del goniómetro en la posición inicial del movimiento de rotación lateral de la articulación glenohumeral y el complejo que constituye el hombro.

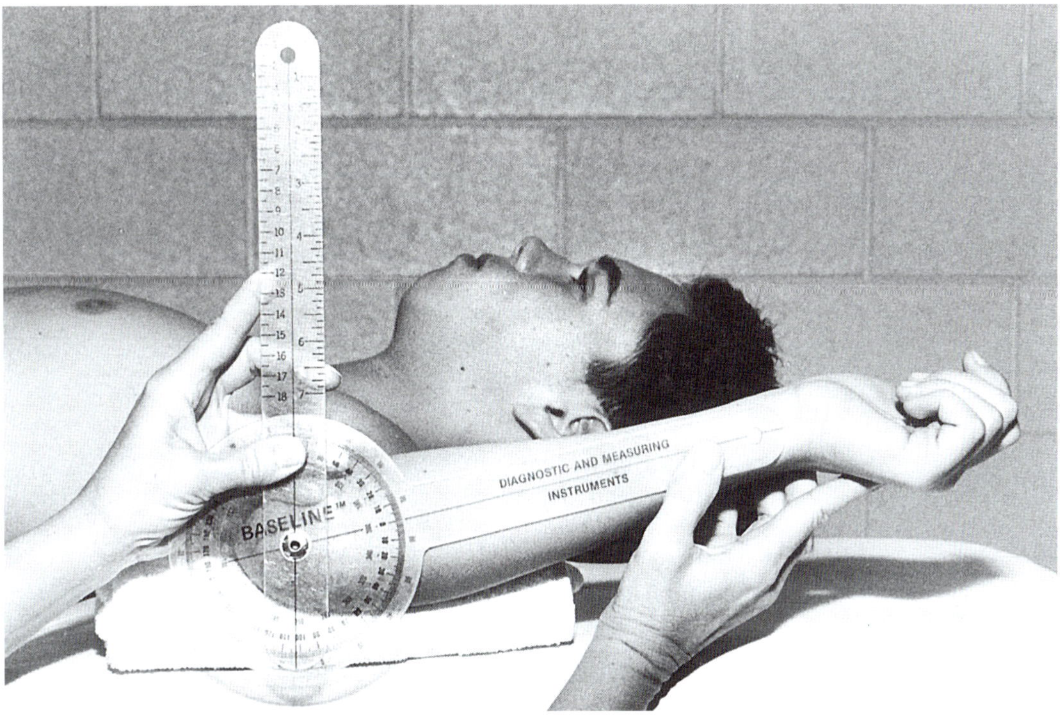


**Figura 4-37.** Alineación del goniómetro en el final de la amplitud de rotación lateral de la articulación glenohumeral. La mano del examinador sostiene el antebrazo del sujeto y el brazo distal del goniómetro. El examinador, con la otra mano, sostiene el cuerpo y brazo proximal del goniómetro. La posición de las manos del examinador se invierte cuando se estudia el hombro derecho del paciente.

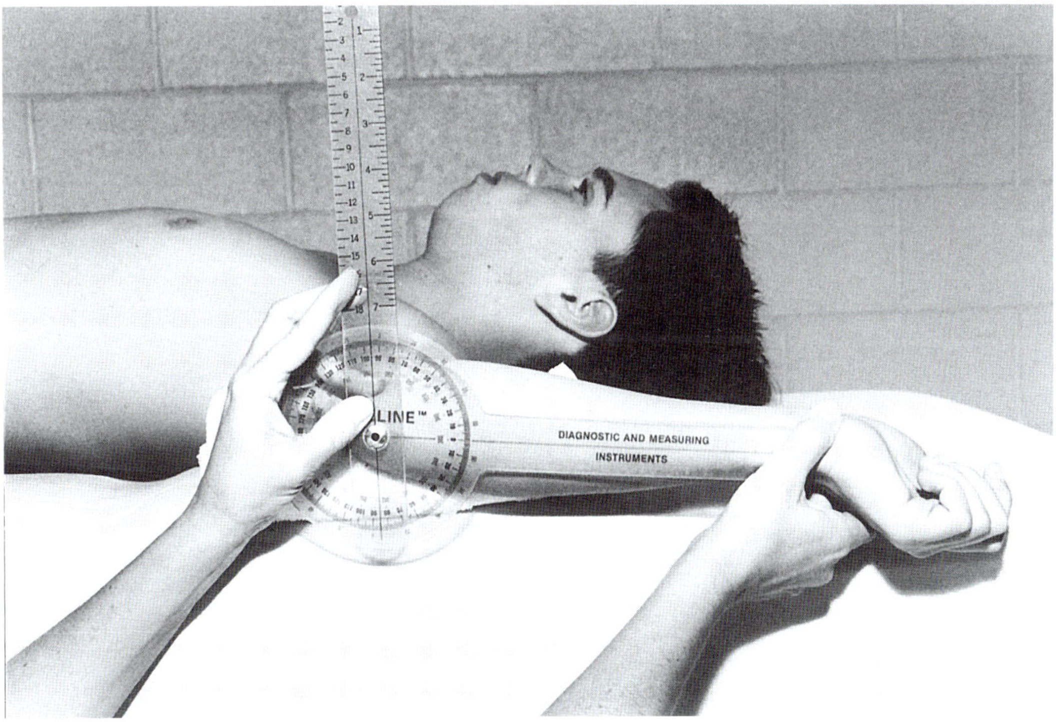


**Figura 4-38.** Alineación del goniómetro en el final de la amplitud de rotación lateral del complejo que constituye el hombro.

## Bibliografía


1. Cyriax, JH, and Cyriax, PJ: Illustrated Manual of Orthopaedic Medicine. Butterworths, London, 1983.
2. Culham, E, and Peat, M: Functional anatomy of the shoulder complex. J Orthop Sports Phys Ther 18:342, 1993.
3. Levangie, P, and Norkin, C: Joint Structure and Function: A Comprehensive Analysis, ed 3. FA Davis, Philadelphia, 2001.
4. Kaltenborn, FM: Manual Mobilization of the Extremity Joints, ed 5. Olaf Norlis Bokhandel, Oslo.1999.
5. American Academy of Orthopaedic Surgeons: Joint Motion: Method of Measuring and Recording. AAOS, Chicago, 1965.
6. American Medical Association: Guides to the Evaluation of Permanent Impairment, ed 3. AMA, Chicago, 1988.
7. Boone, DC, and Azen, SP: Normal range of motion in male subjects. J Bone Joint Surg Am 61:756, 1979.
8. Greene, BE, and Wolf, SL: Upper extremity joint movement: Comparison of two measurement devices. Arch Phys Med Rehabil 70:288, 1989.
9. Soderberg, GL: Kinesiology: Application to Pathological Motion. Williams & Wilkins, Baltimore, 1986.
10. Doody, SG, Freedman, L, and Waterland, JC: Shoulder movements during abduction in the scapular plane. Arch Phys Med Rehabil 51:595, 1970.
11. Poppen, NK, and Walker, PS: Forces at the glenohumeral joint in abduction. Clin Orthop 135:165, 1978.
12. Lannan, D, Lehman, T, and Toland, M: Establishment of normative data for the range of motion of the glenohumeral joint. Master of Science Thesis, University of Massachusetts Lowell, 1996.
13. Boon, AJ, and Smith, J: Manual scapular stabilization: Its effect on shoulder rotational range of motion. Arch Phys Med Rehabil 81:978, 2000.
14. Ellenbecker, TS, et al: Glenohumeral joint internal and external rotation range of motion in elite junior tennis players. J Orthop Sports Phys Ther 24:336, 1996.
15. Wanatabe, H, et al: The range of joint motions of the extremities in healthy Japanese people: The difference according to age. Nippon Seikeigeka Gakkai Zasshi 53:275, 1979. Cited by Walker, JM: Musculoskeletal development: A review. Phys Ther 71:878, 1991.
16. Boone, DC: Techniques of measurement of joint motion. (Unpublished supplement to Boone, DC, and Azen, SP: Normal range of motion in male subjects. J Bone Joint Surg Am 61:756, 1979.)
17. Walker, JM, et al: Active mobility of the extremities in older subjects. Phys Ther 64:919, 1984.
18. Downey, PA, Fiebert, I, and Stackpole-Brown, JB: Shoulder range of motion in persons aged sixty and older [abstract]. Phys Ther 71:S75, 1991.
19. West, CC: Measurement of joint motion. Arch Phys Med Rehabil 26:414, 1945.
20. Clarke, GR, et al: Preliminary studies in measuring range of motion in normal and painful stiff shoulders. Rheumatol Rehabil 14:39, 1975.
21. Allander, E, et al: Normal range of joint movement in shoulder, hip, wrist and thumb with special reference to side: A comparison between two populations. Int J Epidemiol 3:253, 1974.
22. Escalante, A, Eichenstein, MJ, and Hazuda, HP: Determinants of shoulder and elbow flexion range: Results from the San Antonio longitudinal study of aging. Arthritis Care Res 12:277, 1999.
23. Kebaetse, M, McClure, P, and Pratt, NA: Thoracic position effect on shoulder range of motion, strength, and three-dimensional scapular kinematics. Arch Phys Med Rehabil 80:945, 1999.
24. Sabari, JS, et al: Goniometric assessment of shoulder range of motion: Comparison of testing in supine and sitting positions. Arch Phys Med Rehabil 79:64, 1998.
25. Bigliani, LU, et al: Shoulder motion and laxity in the professional baseball player. Am J Sports Med 25:609, 1997.
26. Baltaci, G, Johnson, R, and Kohl H: Shoulder range of motion characteristics in collegiate baseball players. J Sports Med Phys Fitness 41:236, 2001.
27. Chinn, CJ, Priest, JD, and Kent, BA: Upper extremity range of motion, grip strength and girth in highly skilled tennis players. Phys Ther 54:474, 1974.
28. Kibler, WB, et al: Shoulder range of motion in elite tennis players: Effect of age and years of tournament play. Am J Sports Med 24:279, 1996.
29. Chang, DE, Buschbacker, LP, and Ediich, RE: Limited joint mobility in power lifters. Am J Sports Med 16:280, 1988.
30. Tiffitt, PD: The relationship between motion of the shoulder and the stated ability to perform activities of daily living. J Bone Joint Surg 80:41, 1998.
31. Matsen, FA, et al: Practical Evaluation and Management of the Shoulder. WB Saunders, Philadelphia, 1994.
32. Safaee-Rad, R, et al: Normal functional range of motion of upper limb joints during performance of three feeding activities. Arch Phys Med Rehabil 71:505, 1990.
33. Hellebrandt, FA, Duvall, EN, and Moore, ME: The measurement of joint motion. Part III: Reliability of goniometry. Phys Ther Rev 29:302, 1949.
34. Boone, DC, et al: Reliability of goniometric measurements. Phys Ther 58:1355, 1978.
35. Pandya, S, et al: Reliability of goniometric measurements in patients with Duchenne muscular dystrophy. Phys Ther 65:1339, 1985.
36. Riddle, DE, Rothstein, JM, and Eamb, RE: Goniometric reliability in a clinical setting: Shoulder measurements. Phys Ther 67:668, 1987.
37. Bovens, AMP, et al: Variability and reliability of joint measurements. Am J Sports Med 18:58, 1990.
38. MacDermid, JC, et al: Intratester and intertester reliability of goniometric measurement of passive lateral shoulder rotation. J Hand Ther 12:187, 1999.
39. Green, A, et al: A standardized protocol for measurement of range of movement of the shoulder using the Pluri meter-V inclinometer and assessment of its intrarater and interrater reliability. Arthritis Care Res 11:43, 1998.
40. Tiffitt, PD, Wildin, C, and Hajioff, D: The reproducibility of measurement of shoulder movement. Ada Orthop Scand 70:322, 1999.
41. Bower, KD: The hydrogoniometer and assessment of glenohumeral joint motion. Aust J Physiother 28:12, 1982.
42. Croft, P, et al: Observer variability in measuring elevation and external rotation of the shoulder. Br J Rheumatol 33:942, 1994.

# CAPÍTULO 5

# Codo y antebrazo

## Estructura y función

### Articulaciones humerocubital y humerorradial

#### *Anatomía*

Las articulaciones humerocubital y humerorradial, que unen el brazo con el antebrazo, se consideran articulaciones sinoviales compuestas de tipo gínglimo (en charnela o bisagra) (Figs. 5-1 y 5-2). La superficie articular proximal de la articulación humerocubital consta de una tróclea cóncava localizada en la superficie medial anterior del extremo distal del húmero. La superficie articular distal es la escotadura troclear, de forma cóncava y situada en el extremo proximal del cúbito.

La superficie articular proximal de la articulación humerorradial es el cóndilo de la epífisis distal del húmero, de forma convexa y situado en la superficie lateral anterior del húmero. La superficie articular oponente, en el radio, es la cabeza radial cóncava, situada en el extremo proximal del mismo.

Las articulaciones se encuentran rodeadas por una cápsula articular de gran tamaño, débil y laxa, que también alberga a la articulación radiocubital. Se encuentra reforzada por los tendones colaterales medial y lateral, a los lados de la cápsula, que ofrecen estabilidad medial-lateral (Figs. 5-3 y 5-4)[1].

Cuando el brazo se encuentra en posición anatómica, los ejes mayores del húmero y antebrazo forman un ángulo agudo a la altura del codo. Este ángulo se denomina «ángulo de

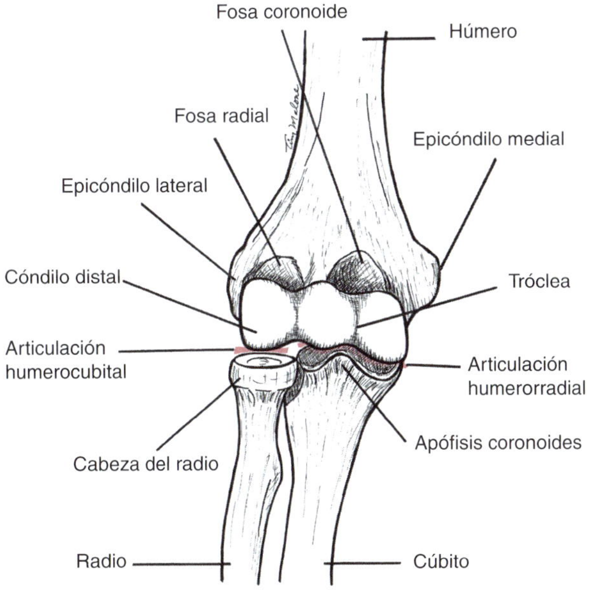


**Figura 5-1.** Imagen anterior del codo que muestra las articulaciones humerocubital y humerorradial.

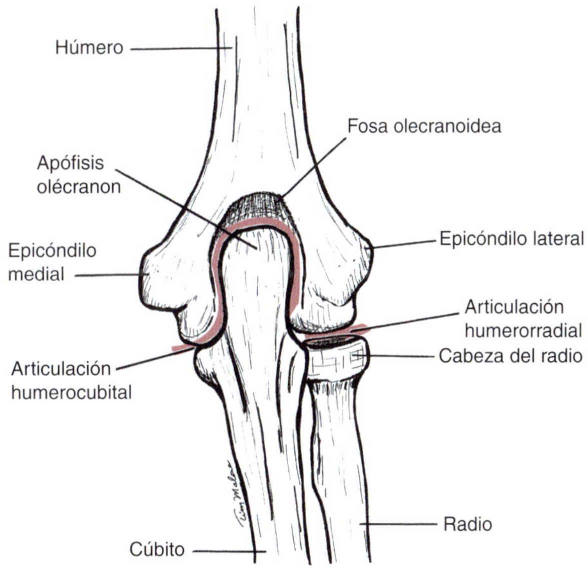


**Figura 5-2.** Imagen posterior del codo que muestra las articulaciones humerocubital y humerorradial.

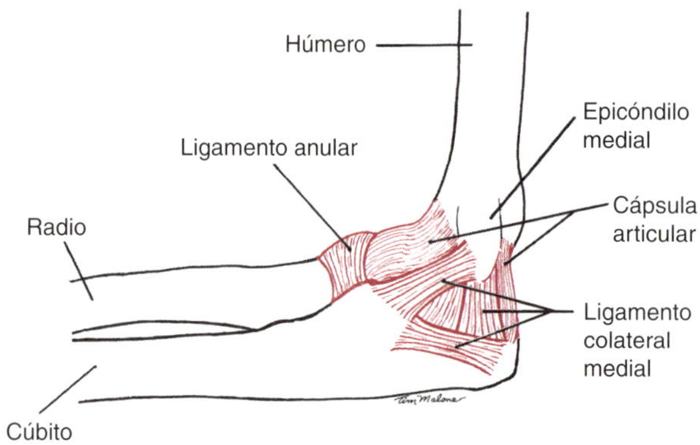


**Figura 5-3.** Imagen medial del codo que muestra el ligamento colateral medial (cubital), el ligamento anular y la cápsula articular.

alineación» (*carrying angle*). Este ángulo mide aproximadamente 5° en el varón y de 10° a 15° en la mujer[2]. Cuando el ángulo es mayor (más agudo) que el promedio, se denomina cubitus valgo (*cubitus valgus*). Si el ángulo es inferior al normal, se denomina cubitus varo (*cubitus varus*).

### *Osteocinética*

Las articulaciones humerocubital y humerorradial sólo presentan una dirección de movimiento; la flexión-extensión, que se produce en el plano sagital en torno al eje medial-lateral (coronal). Durante la flexión y extensión del codo, el eje de rotación se sitúa aproximadamente en el centro de la tróclea[3].

### *Artrocinética*

A la altura de la articulación humerocubital, durante la extensión se produce el deslizamiento posterior de la escotadora troclear cóncava del cúbito sobre la tróclea humeral, convexa, hasta que el olécranon del cúbito penetra en la fosa del olécranon del húmero. Durante la flexión, el cúbito se desliza anteriormente por el húmero, hasta que la apófisis coronoides del cúbito alcanza el suelo de la fosa coronoides del húmero, o bien hasta que las estructuras blandas de la porción anterior del codo impiden continuar la flexión.

En la articulación humerorradial, durante la extensión, la cabeza radial, cóncava, se desliza en sentido posterior sobre la superficie convexa de la epífisis distal o cóndilo del húmero. Durante la flexión, la cabeza del radio se desliza en sentido anterior hasta que la cresta de la cabeza radial se interna en la fosa radial del húmero.

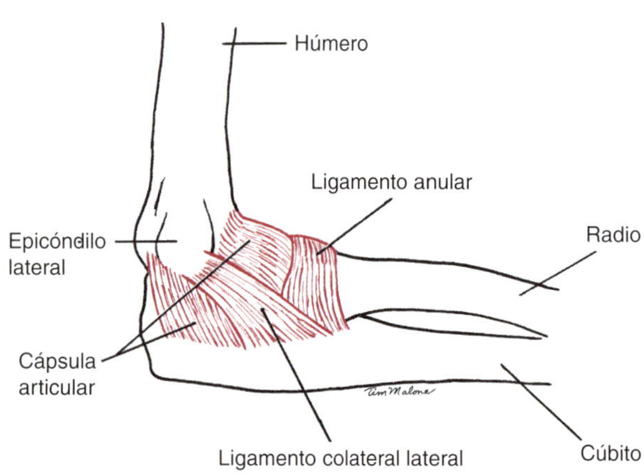


**Figura 5-4.** Imagen lateral del codo que muestra el ligamento colateral lateral (radial), el ligamento anular y la cápsula articular.

### *Patrón capsular*

El patrón capsular es variable, pero normalmente la amplitud de movimiento de la flexión es más limitada que la amplitud de flexión. Por ejemplo, 30° de limitación en la flexión corresponderían a 10° de limitación de la extensión[4].

## Articulaciones radiocubitales superior e inferior

### *Anatomía*

La porción cubital de la articulación radiocubital superior

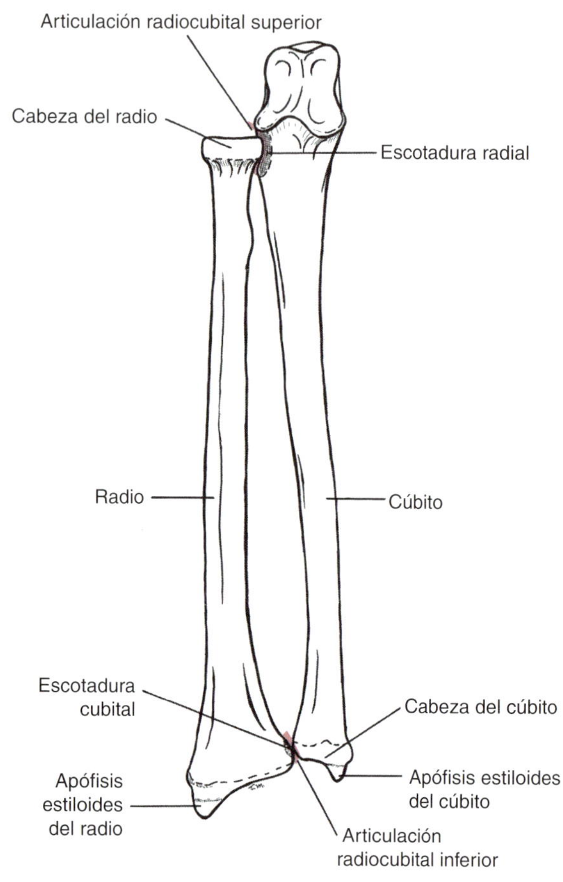


**Figura 5-5.** Imagen anterior de las articulaciones radiocubitales superior e inferior.

corresponde a la escotadura radial, localizada en la porción lateral del extremo proximal del cúbito, y el ligamento anular (Fig. 5-5). La escotadura radial y el ligamento anular forman una superficie articular cóncava. La porción radial de la articulación corresponde a la cabeza convexa del radio.

El elemento cubital de la articulación radiocubital inferior es la cabeza cubital, convexa (véase Fig. 5-5). La superficie articular oponente es la escotadura cubital del radio.

La membrana interósea, una banda ancha de tejido conjuntivo que une el radio y el cúbito, ofrece estabilidad a ambas articulaciones (Fig. 5-6). Las tres siguientes estructuras estabilizan la articulación radiocubital superior: los ligamentos anular y cuadrado, y el ligamento oblicuo (cuerda de Weitbrecht). La estabilidad de la articulación radiocubital inferior se debe a la presencia de un disco articular y de los ligamentos radiocubitales anterior y posterior (Fig. 5-7)[1].

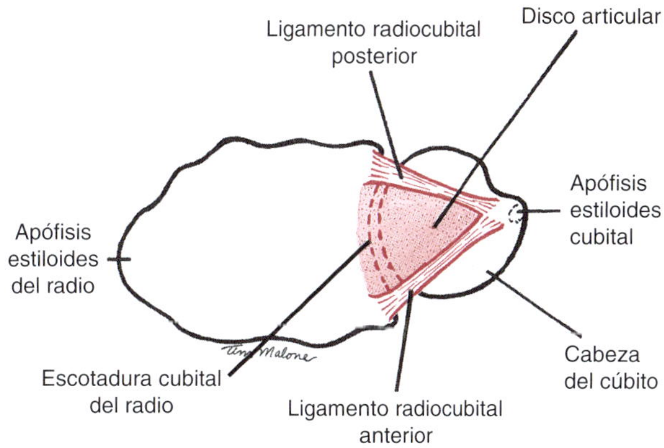


**Figura 5-7.** Imagen distal de la articulación radiocubital inferior que muestra el disco articular y los ligamentos radiocubitales.

### *Osteocinética*

Las articulaciones radiocubitales superior e inferior se encuentran ligadas desde el punto de vista mecánico. Por tanto, el movimiento de una de ellas siempre va acompañado de movimiento en la otra articulación. El eje del movimiento es un eje longitudinal que se extiende desde la cabeza del radio hasta la cabeza del cúbito. La articulación concatenada desde el punto de vista mecánico es una articulación sinovial, de tipo pivote, con una sola dirección de movimiento. Los movimientos que permite son la pronación y la supinación. Durante la pronación, el radio se cruza sobre el cúbito, y durante la supinación, el radio y el cúbito quedan paralelos entre sí.

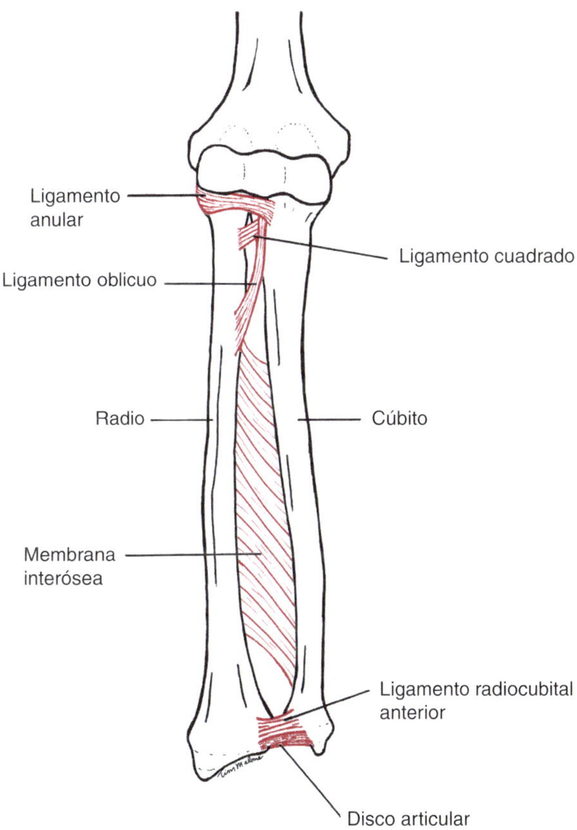


**Figura 5-6.** Imagen anterior de las articulaciones radiocubitales superior e inferior que muestra el ligamento anular, el ligamento cuadrado, el ligamento oblicuo, la membrana interósea, el ligamento radiocubital anterior y el disco articular.

### *Artrocinética*

En la articulación radiocubital superior, y durante el movimiento de pronación y supinación, la cresta convexa de la cabeza del radio gira hacia dentro del ligamento anular y la escotadura radial cóncava. La superficie articular de la cabeza del radio gira en sentido posterior en la pronación y en sentido anterior en la supinación.

En la articulación radiocubital inferior, la superficie cóncava de la escotadura cubital del radio se desliza sobre la cabeza del cúbito. La superficie articular cóncava del radio se desliza en sentido anterior (en la misma dirección que la mano) en la pronación, y en sentido posterior (en la misma dirección que la mano) en la supinación.

### *Patrón capsular*

De acuerdo con las teorías de Cyriax y Cyriax[4], Kaltenborn[5] y Magee[6], el patrón capsular consiste en la idéntica limitación del movimiento en lo que respecta tanto a la pronación como a la supinación.

**TABLA 5-1 Movimientos del codo y el antebrazo: valores medios en grados de diferentes fuentes seleccionadas**

| | AAOS[7,8] | AMA[9] | Boone y Azen[10] n = 109* | Greene y Wolf[11] n = 20† | Petherick y cols.[12] n = 30‡ |
|---|---|---|---|---|---|
| *Movimiento* | | | *Media (DS)* | *Media (DS)* | *Media (DS)* |
| Flexión | 150 | 140 | 142,9 (5,6) | 145,3 (1,2) | 145,8 (6,3) |
| Extensión | 0 | 0 | 0,6 (3,1) | | |
| Pronación | 80 | 80 | 75,8 (5,1) | 84,4 (2,2) | |
| Supinación | 80 | 80 | 82,1 (3,8) | 76,9 (2,1) | |

* Los valores corresponden a individuos varones de 18 meses hasta 54 años de edad.
† Los valores corresponden a 10 varones y 10 mujeres de 18 a 55 años de edad.
‡ Los valores corresponden a 10 varones y 20 mujeres con una edad media de 24 años.

## Resultados de la investigación

### Influencia de la edad, sexo y otros factores

La Tabla 5-1 muestra los valores medios de la medición de la amplitud de diversos movimientos del codo. No figuran en ella los datos sobre la edad, sexo y número de individuos examinados para obtener los valores ofrecidos por la *American Academy of Orthopaedic Surgeons* (AAOS)[7,8] y la *American Medical Association* (AMA)[9]. Boone y Azen[10] midieron la amplitud de los movimientos activos utilizando un goniómetro universal en un grupo de 109 individuos varones de edades comprendidas entre los 18 meses y los 54 años. Greene y Wolf[11] midieron la amplitud de los movimientos activos utilizando un goniómetro universal en un grupo de 10 individuos varones y 10 mujeres, con edades comprendidas entre los 18 y 55 años. Petherick y cols.[12] midieron la amplitud de los movimientos activos utilizando un goniómetro universal en un grupo de 10 varones y 20 mujeres con una media de edad de 24 años. Además de las fuentes citadas en la Tabla 5-1, Goodwin y cols.[13] obtuvieron una amplitud media de flexión activa del codo de 148,9°, utilizando un goniómetro universal y estudiando a un grupo de 23 mujeres de edades comprendidas entre los 18 y los 31 años.

#### *Edad*

La comparación entre diversos estudios transversales de valores estándar de amplitud para los distintos grupos de edad sugiere que la amplitud de movimientos del codo y del antebrazo disminuye ligeramente con el transcurso de los años. Las Tablas 5-2 y 5-3 resumen la influencia de la edad en la amplitud de movimientos del codo y del antebrazo. En el estudio realizado por Wanatabe y cols.[14], tanto los niños como las niñas presentan mayor amplitud de flexión, pronación y supinación que los varones de mayor edad estudiados por Boone[15] y por Walker y cols.[16]. No obstante, resulta difícil comparar los resultados obtenidos en los distintos estudios, ya que existen diferencias en la selección de los sujetos de estudio y en los métodos de medición.

En un estudio realizado en un grupo de 109 varones de edades comprendidas entre los 18 meses y los 54 años, Boone y Azen[10] observaron una diferencia significativa en los movimientos de flexión y supinación del codo entre los individuos de edades menores o iguales a 19 años y aquellos de edades superiores. Los análisis posteriores mostraron que el grupo comprendido entre 6 y 12 años presentaba mayor amplitud de flexión y extensión que los restantes grupos de edad, y el grupo más joven (entre los 18 meses y los 5 años) presentaba un destacado mayor grado de pronación y supinación que los restantes grupos de edad. Sin embargo, las mayores diferencias entre los grupos de edad no resultaron ser muy altas: 6,8° en la flexión, 4,4° en la supinación, 3,9° en la pronación, y 2,5° en la extensión[15].

El grupo de mayor edad parece presentar más dificultad para la extensión máxima del codo hasta la posición de 0°.

**TABLA 5-2 Influencia de la edad en los movimientos del codo y el antebrazo desde las 2 semanas de edad a los 19 años: valores medios en grados**

| | Wanatabe y cols.[14] | Boone[15] | | |
|---|---|---|---|---|
| | 2 semanas-2 años n = 45 | 18 meses-5 años n = 19 | 6-12 años n = 17 | 13-19 años n = 17 |
| *Movimiento* | *Rango de valores medios* | *Media (DS)* | *Media (DS)* | *Media (DS)* |
| Flexión | 148-158 | 144,9 (5,7) | 146,5 (4,0) | 144,9 (6,0) |
| Extensión | | 0,4 (3,4) | 2,1 (3,2) | 0,1 (3,8) |
| Pronación | 90-96 | 78,9 (4,4) | 76,9 (3,6) | 74,1 (5,3) |
| Supinación | 81-93 | 84,5 (3,8) | 82,9 (2,7) | 81,8 (3,2) |

**TABLA 5-3 Influencia de la edad en los movimientos del codo y el antebrazo en adultos de 20 a 85 años de edad: valores medios en grados**

| | Boone[15] | | | Walker y cols.[16] |
|---|---|---|---|---|
| | 20-29 años $n = 19$ | 30-39 años $n = 18$ | 40-54 años $n = 19$ | 60-85 años $n = 30$ |
| *Movimiento* | *Media (DS)* | *Media (DS)* | *Media (DS)* | *Media (DS)* |
| Flexión | 140,1 (5,2) | 141,7 (3,2) | 139,7 (5,8) | 139,0 (14,0) |
| Extensión | 0,7 (3,2) | 0,7 (1,7) | –0,4* (3,0) | –6,0* (5,0) |
| Pronación | 76,2 (3,9) | 73,6 (4,3) | 75,0 (7,0) | 68,0 (9,0) |
| Supinación | 80,1 (3,7) | 81,7 (4,2) | 81,4 (4,0) | 83,0 (11,0) |

* El signo menos indica flexión.

Walker y cols.[16] observaron que a los varones y mujeres de edades más avanzadas de su estudio (entre 60 y 84 años) no les era posible extender el codo hasta los 0° para comenzar el movimiento de flexión en posición neutral. El valor promedio para la posición inicial fue de 6° en varones y de 1° en mujeres. Boone y Azen[10] también concluyeron que el grupo de mayor edad de su estudio (entre 40 y 54 años de edad) había experimentado una pérdida en el grado de extensión, iniciando la flexión en una posición ligeramente flexionada. Bergstrom y cols.[17], en un estudio realizado en un grupo de 52 mujeres y 37 varones de 79 años de edad, observaron que el 11% presentaba contracturas superiores a 5° en la flexión, que afectaban al codo derecho, y que el 7% presentaba contracturas bilaterales en la flexión.

### *Sexo*

Los estudios demuestran las diferencias entre sexos respecto a la amplitud de flexión y extensión del codo, aunque estos mismos estudios no son concluyentes en lo que respecta a los movimientos de supinación y pronación del antebrazo. Bell y Hoshizaki[18], utilizando un flexómetro de Leighton, estudiaron la amplitud de movimiento de un grupo de 124 mujeres y 66 varones, de edades comprendidas entre los 18 y los 88 años. Las mujeres presentaban una mayor amplitud de flexión que los varones, con una diferencia significativa. Si se extrapolan los datos gráficamente, la diferencia media entre varones y mujeres variaba entre los 14° en el grupo de edad de 32 a 44 años y los 2° en los individuos mayores de 75 años. Aunque las mujeres presentaban mayor amplitud de supinación-pronación que los varones, esta diferencia no era muy significativa. Fairbanks, Pynsent y Phillips[19], en un estudio realizado a un grupo de 446 adolescentes sanos, observaron que las mujeres presentaban mayor amplitud de extensión del codo, con diferencias importantes (8°), que los varones (5°), con las medidas obtenidas en el lado extensor utilizando un goniómetro universal. El método utilizado no aclara si se mide realmente la hiperextensión del codo, o el ángulo de alineación. Salter y Darcus[20] midieron la amplitud de supinación-pronación del antebrazo utilizando un artrómetro especial, en un grupo de 20 varones y 5 mujeres, con edades comprendidas entre los 16 y los 29 años; observaron que las mujeres presentaban una amplitud media de rotación del antebrazo 8° superior a la del varón, aunque esta diferencia no es significativa desde el punto de vista estadístico. Un grupo de 30 mujeres y 30 varones de mayor edad, de 60 a 84 años, se incluyó en un estudio realizado por Walker y cols.[16] Las mujeres presentaban una amplitud de flexión mucho mayor (de 1° a 148°) que los varones (de 5° a 139°), pero estos últimos presentaban una diferencia importante a su favor en cuanto al movimiento de supinación (83°) al comparar los resultados con el grupo de mujeres (65°). Las mujeres presentaban mayor amplitud de pronación que los varones, pero la diferencia no era significativa. Escalante, Lichenstein y Hazuda[21], en un estudio realizado a 695 individuos de una misma comunidad, de edades comprendidas entre los 65 y los 74 años, observaron que las mujeres presentaban una amplitud de flexión del codo superior (promedio de 4°) que la de los varones.

### *Índice de masa corporal*

Escalante, Lichenstein y Hazuda[21] han estudiado la flexión del codo en un grupo de 695 individuos de la misma comunidad, con edades entre 65 y 74 años, observando una relación inversamente proporcional entre el índice de masa corporal y la amplitud de este movimiento. Cada unidad de incremento del IMC (kg/m$^2$), se asocia a una disminución de 0,22° en la flexión del codo.

### *Comparación entre lado derecho e izquierdo*

Los estudios que comparan el lado derecho y el izquierdo, o bien el lado dominante y el no dominante, no han hallado diferencias significativas en cuanto a la amplitud de movimientos del codo y el antebrazo. Boone y Azen[10] han estudiado un grupo de 109 varones, de edades comprendidas entre los 18 meses y los 54 años, subdivididos en seis grupos de edad; no apreciaron diferencias importantes de amplitud entre los lados derecho e izquierdo en los movimientos de flexión, extensión, supinación y pronación, excepto en el grupo de edad de entre 20 y 29 años, cuya amplitud de flexión era mayor en el lado izquierdo. Esta única diferencia hallada se ha atribuido a la casualidad. Escalante, Lichenstein y Hazuda[21], en un estudio

**TABLA 5-4 Movimientos del codo y el antebrazo durante la realización de actividades funcionales: valores medios en grados**

| *Actividad* | *Flexión* | | | *Pronación* | *Supinación* | | *Fuente* |
|---|---|---|---|---|---|---|---|
| | *Mín.* | *Máx.* | *Arco* | *Máx.* | *Máx.* | *Arco* | |
| Hablar por teléfono | 42,8 | 135,6 | 92,8 | 40,9 | 22,6 | 63,5 | Morrey[24] |
| | 75 | 140 | 65 | | | | Packer[25] |
| Levantarse del asiento | 20,3 | 94,5 | 74,2 | 33,8 | –9,5* | 24,3 | Morrey |
| | 15 | 100 | 85 | | | | Packer |
| Abrir la puerta | 24,0 | 57,4 | 33,4 | 35,4 | 23,4 | 58,8 | Morrey |
| Leer el periódico | 77,9 | 104,3 | 26,4 | 48,8 | –7,3* | 41,5 | Morrey |
| Verter líquido de una jarra | 35,6 | 58,3 | 22,7 | 42,9 | 21,9 | 64,8 | Morrey |
| Llevar el vaso a la boca | 44,8 | 130,0 | 85,2 | 10,1 | 13,4 | 23,5 | Morrey |
| Beber de una taza | 71,5 | 129,2 | 57,7 | –3,4† | 31,2 | 27,8 | Safaee-Rad[26] |
| Cortar con un cuchillo | 89,2 | 106,7 | 17,5 | 41,9 | –26,9* | 15,0 | Morrey |
| Comer con un tenedor | 85,1 | 128,3 | 43,2 | 10,4 | 51,8 | 62,2 | Morrey |
| | 93,8 | 122,3 | 28,5 | 38,2 | 58,8 | 97,0 | Safaee-Rad |
| Comer con una cuchara | 101,2 | 123,2 | 22,0 | 22,9 | 58,7 | 81,6 | Safaee-Rad |
| | 70 | 115 | 45 | | | | Packer |

* El signo *menos* indica pronación.
† El signo *menos* indica supinación.

realizado a un grupo de 695 personas de edad avanzada, observaron una mayor flexión del codo en el lado izquierdo, pero la diferencia fue tan sólo de 2°. Chang, Buschbacher y Edlich[22] estudiaron a un grupo de 10 levantadores de peso y 10 individuos de edades correspondientes no levantadores, todos ellos diestros, sin apreciarse diferencias entre los lados derecho e izquierdo en la amplitud de movimientos del codo y antebrazo.

### Deporte

Parece haberse demostrado que el empleo frecuente de las extremidades superiores en la práctica de diversos deportes puede disminuir la amplitud de movimientos del codo y antebrazo. Entre las posibles causas de este hecho se pueden incluir la hipertrofia muscular, el estiramiento muscular y los traumatismos articulares por exceso de ejercicio. Chinn, Priest y Kent[23], en un estudio realizado a un grupo de 53 varones y 30 mujeres, jugadores internacionales de tenis, observaron una menor amplitud de pronación y supinación en todos los sujetos. Los varones presentaban además una menor amplitud (en 4,1°) de extensión del codo que afectaba al brazo dominante. Chang, Buschbacher y Edlich[22] estudiaron a un grupo de 10 levantadores de peso y 10 individuos de edades correspondientes no practicantes de este deporte, observando una menor amplitud de flexión del codo en los levantadores. Sin embargo, no se apreciaron diferencias importantes entre ambos grupos en lo que respecta a la amplitud de supinación y pronación.

## Amplitud funcional de movimiento

Diversos investigadores se han ocupado del estudio del grado de movimiento que requieren numerosas actividades que se realizan de forma habitual (ADL, *activities of daily living*). La Tabla 5-4 es una adaptación de los trabajos realizados por Morrey y cols.[24], Packer y cols.[25] y Safaee-Rad y cols.[26]. Morrey y cols.[24] utilizaron un electrogoniómetro triaxial para medir la amplitud de movimientos del codo y antebrazo en un grupo de 33 individuos, realizando 15 actividades. Concluyeron que la mayoría de las actividades habituales estudiadas requerían una amplitud total de aproximadamente 100° de flexión (entre 30° y 130°) y 100° de rotación (50° de supinación y 50° de pronación) del codo. Utilizar un teléfono requiere el máximo grado de amplitud. El máximo grado de flexión es preciso para tocar con la mano la parte posterior de la cabeza (144°), mientras que las tareas de comer o beber (Fig. 5-8) o usar un tenedor requieren unos 130° de flexión. La extensión máxima es precisa para tareas como llegar a los zapatos o levantarse de una silla (Fig. 5-9), entre 16° y 20° de flexión del codo. Entre todas las tareas estudiadas, el grado máximo de supinación se alcanzó con la tarea de comer con tenedor. Respecto al grado máximo de pronación, se alcanzó con actividades como leer el periódico (Fig. 5-10), verter líquido de un jarro o cortar con un cuchillo.

El estudio de Packer y cols.[25] se realizó con un grupo de 5 individuos sanos, a los que se les midió la amplitud de movimientos del codo mientras realizaban tres tareas funcionales. Emplearon un electrogoniómetro para medir la amplitud necesaria para hablar por teléfono, levantarse de una silla y comer con cuchara. El rango de flexión variaba entre los 15° y 140° para las tres actividades. Esta amplitud es ligeramente superior a la obtenida por Morrey y cols., pero no hubo diferencias en aquellas tareas que requerían los ángulos máximos y mínimos de flexión. Los autores sugieren que la altura del asiento, el tipo de reposabrazos y la posición del teléfono, podrían contribuir a obtener estas diferencias en los resultados.

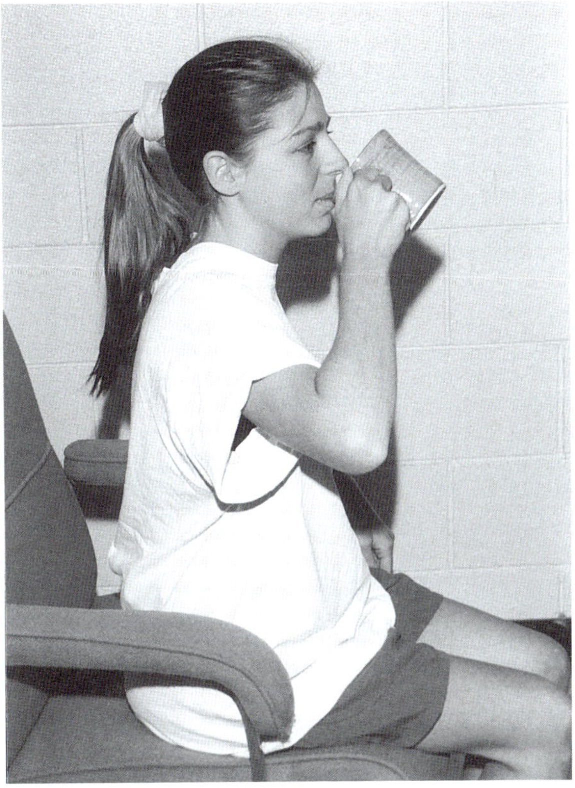

Figura 5-8. Beber de una taza requiere aproximadamente una amplitud de 130° de flexión del codo.

Safaee-Rad y cols.[26] han utilizado un sistema tridimensional de vídeo para medir las amplitudes de movimiento de tres acciones necesarias para comer: utilizar la cuchara, utilizar el tenedor y beber de una jarra con asa. Se estudiaron 10 varones sanos. Estas tareas para comer requieren una amplitud de flexión de 70° a 130°, 40° de amplitud de pronación y 60° de supinación. Beber de una jarra requiere el arco más amplio de flexión del codo (58°) al compararlo con las otras dos acciones, mientras que comer con cuchara requiere la flexión más pequeña (22°). Utilizar el tenedor requiere la amplitud máxima de pronación-supinación (97°), y beber de una jarra requiere la amplitud más pequeña (28°). Los valores máximos de amplitud para estas tareas son comparables a los obtenidos por Morrey y cols.; no obstante, los valores mínimos difieren, debido posiblemente a las diferentes alturas de asiento o mesa utilizados en ambos estudios.

Diversos investigadores han utilizado otras pautas para determinar el grado de movimiento necesario para las actividades realizadas de forma habitual. Vasen y cols.[27] estudiaron la capacidad de 50 adultos sanos para llevar a cabo cómodamente 12 actividades de la vida diaria, con el movimiento del codo limitado por un brazalete ajustable de Bledsoe. Cuarenta y nueve de ellos fueron capaces de realizar todas las tareas con el codo restringido entre 75° y 120° de flexión. Los sujetos utilizaron movimientos compensatorios en articulaciones adyacentes normales para poder completar las tareas. Cooper y cols.[28] estudiaron los movimientos de la extremidad superior en un grupo de individuos que realizaron tres acciones para comer, con el movimiento del codo libre y posteriormente fijado en 110° de flexión con una férula. Los 19 sujetos fueron estudiados con ayuda de un sistema de análisis tridimensional de vídeo. Las actividades consistían en beber de una jarra con asa, comer con tenedor y comer con cuchara. Los movimientos compensatorios realizados mientras el codo se encontraba inmovilizado se localizaron principalmente en el hombro y, en menor grado, en la muñeca.

## Fiabilidad y validez

Numerosos estudios se han dedicado a la determinación de la fiabilidad de las mediciones goniométricas de la amplitud de movimientos del codo. La mayoría de los investigadores concluye que la fiabilidad intraexaminador e interexaminadores de las mediciones de los movimientos del codo, realizadas utilizando un goniómetro universal, es alta. También se han comparado las mediciones realizadas con distintos instrumentos. Menos numerosos son los estudios que se ocupan de la fiabilidad y validez concurrente de la

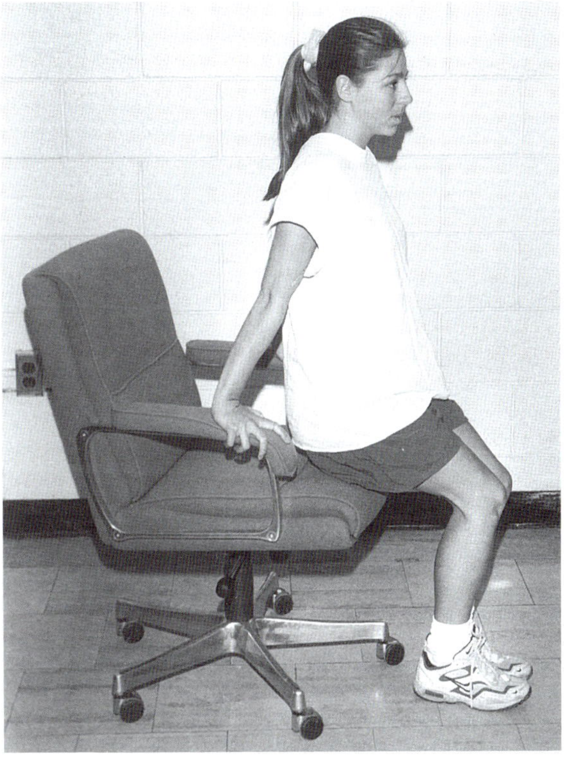

Figura 5-9. Los estudios realizados indican que levantarse de un asiento utilizando las extremidades superiores requiere una amplitud considerable de extensión del codo y el carpo (muñeca).

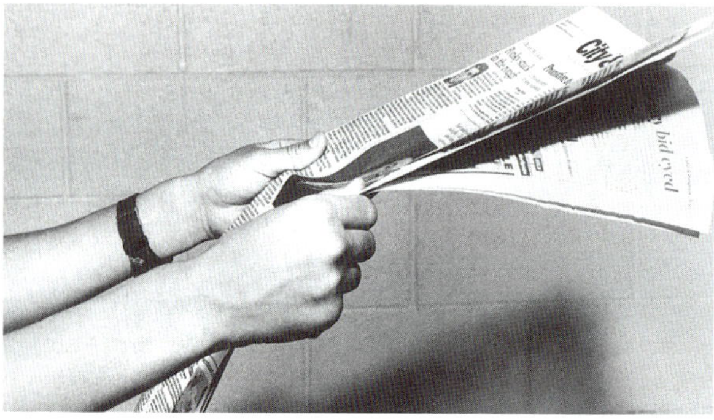

Figura 5-10. Para la actividad de lectura de un periódico, se requiere una amplitud de aproximadamente 50° de pronación.

medición de los movimientos de supinación y pronación del antebrazo.

En un estudio publicado en 1949 por Hellebrandt, Duvall y Moore[29], uno de los examinadores mide de forma sucesiva 13 movimientos activos de las extremidades superiores, incluyendo la flexión y extensión del codo, así como la pronación y supinación del antebrazo, en un grupo de 77 pacientes. Las diferencias entre los valores medios de dos ensayos varían entre 0,10° para la extensión del codo y 1,53° para el movimiento de supinación. La diferencia más significativa se produjo en el caso de la flexión del codo, aunque la diferencia entre los valores medios fue tan sólo de 1,0°. De igual modo, también se observaron notables diferencias entre las medidas obtenidas con un goniómetro universal y las obtenidas con distintos instrumentos especiales, llevando al autor a la conclusión de la imposibilidad de intercambiar los diferentes dispositivos de medición. En general, se demuestra que el goniómetro universal es el instrumento más fiable para este fin.

Boone y cols.[30] estudiaron la fiabilidad de la medición de seis movimientos pasivos, que incluían la flexión y extensión del codo. Intervenían 4 fisioterapeutas, utilizando goniómetros universales para medir estos movimientos en un grupo de 12 varones, con una frecuencia semanal durante 4 semanas. Obtuvieron una fiabilidad intraexaminador (r = 0,94) ligeramente superior a la fiabilidad interexaminadores (r = 0,88).

Rothstein, Miller y Roettger[31] obtuvieron valores altos de fiabilidad intraexaminador e interexaminadores para la medición de los movimientos pasivos de flexión y extensión del codo. Su estudio requirió la actuación de 12 examinadores, que utilizaron tres tipos diferentes de goniómetros universales frecuentemente empleados (de plástico y gran tamaño, de plástico y tamaño reducido, y metálico y de gran tamaño) para un grupo de 24 pacientes. Los valores de correlación momento-producto de Pearson variaron entre 0,89 y 0,97 en el caso de la flexión y extensión del codo, mientras que el coeficiente de correlación intraclase (ICC) varió entre 0,85 y 0,95.

Fish y Wingate[32] observaron que la desviación estándar de la medición goniométrica de los movimientos pasivos del codo (2,4° a 3,4°) es mayor que la desviación estándar obtenida a partir de la medición fotográfica (0,7° a 1,1°). Estos autores postularon que el error de medición se debía a la identificación incorrecta de los puntos óseos de referencia, a la colocación no adecuada del goniómetro, o a las variaciones en el par de torsión aplicado por el examinador.

Grohmann[33], en un estudio que incluía hasta 40 examinadores y un solo paciente, no apreció diferencias significativas entre las medidas de los movimientos del codo obtenidas mediante el método sobre-articulación de colocación del goniómetro y el tradicional método lateral. Las diferencias obtenidas entre los valores medios de las medidas fueron inferiores a los 2°. El codo se mantuvo colocado en dos posiciones fijas (un ángulo agudo y uno obtuso) mediante un dispositivo de estabilización de contrachapado.

Petherick y cols.[12] realizaron un estudio en el que dos examinadores examinaban a 30 individuos sanos. Observaron que la fiabilidad interexaminadores en la medición de los movimientos activos del codo con un goniómetro de líquido era más alta que cuando se emplea un goniómetro universal. El valor de correlación momento-producto de Pearson entre ambos tipos de instrumento fue de 0,83. Se apreció una notable diferencia entre los dos dispositivos. Los autores concluyeron que no existía validez concurrente entre los goniómetros de líquido y los universales, y que ambos tipos de instrumento no son intercambiables.

Greene y Wolf[11] han comparado la fiabilidad del instrumento Ortho Ranger, un goniómetro pendular electrónico, con la del goniómetro universal estándar para el caso de los movimientos activos de la extremidad superior en un grupo de 20 adultos sanos. Un único examinador se encargó de medir los movimientos de flexión y extensión del codo en tres ocasiones con cada instrumento, durante tres sesiones realizadas en un período de 2 semanas. La fiabilidad intrasesión fue más alta en el caso del goniómetro universal, tal y como indicaron los valores de ICC y el 95% de los intervalos de confianza. Las medidas obtenidas con el Ortho Ranger presentaron escasa correlación con las procedentes del goniómetro universal (r = 0,11 a 0,21), demostrando una diferencia importante entre ambos instrumentos.

Goodwin y cols.[13] evaluaron la fiabilidad de un goniómetro universal, un goniómetro de líquido y un electrogoniómetro en la medición de los movimientos activos del codo en un grupo de 23 mujeres sanas. Tres examinadores se encargaron de realizar tres lecturas consecutivas utilizando en total dos veces cada tipo diferente de instrumento, con un intervalo de 4 semanas. Se observaron diferencias significativas entre los distintos instrumentos, entre los examinadores y entre las mediciones sucesivas. Las medidas obtenidas con los goniómetros universales y de líquido obtuvieron la mayor correlación (r = 0,90), mientras que el electrogoniómetro obtuvo escasa correlación con el goniómetro universal (r = 0,51) y el de líquido (r = 0,33). La fiabilidad intraexaminador e interexaminadores fue alta en cada ocasión, con coeficientes de correlación superiores a 0,98 y 0,90, respectivamente. La fiabilidad intraexaminador entre cada medición fue más elevada para el caso del goniómetro universal. Los valores de ICC variaron entre 0,61 a 0,92 para el goniómetro universal, de 0,53 a 0,85 para el goniómetro de líquido y de 0,00 a 0,61 para el electrogoniómetro. Al igual que otros investigadores, los autores no recomiendan el empleo intercambiable de diferentes tipos de goniómetro en la práctica clínica.

Armstrong y cols.[34] valoraron la fiabilidad intraexaminador, interexaminadores, así como la fiabilidad interinstrumental de la medición de los movimientos activos del codo y antebrazo en un grupo de 38 pacientes. Intervinieron 5 examinadores, que midieron cada movimiento en dos ocasiones con cada uno de los tres tipos de instrumento: goniómetro universal, electrogoniómetro y un dispositivo de rotación mecánica. Se obtuvo una fiabilidad intraexaminador alta (los valores de *r* generalmente fueron mayores de 0,90) para los tres instrumentos y en todos los movimientos. La fiabilidad interexaminadores para la flexión y extensión del codo fue alta utilizando el electrogoniómetro, y moderada en el caso del goniómetro universal. Se observaron pronunciadas diferencias en las medidas obtenidas con los distintos instrumentos, con un 95% de intervalos de confianza; la diferencia media entre instrumentos fue superior a 30° en la mayoría de las mediciones. Los autores concluyen que para que una variación de la amplitud de movimiento sea válida, para un mismo examinador, utilizando un goniómetro universal, y con un 95% de intervalo de confianza, esta diferencia deberá ser mayor a 6° en el caso de la flexión, de 7° en la extensión, y de 8° en la pronación y supinación. Cuando se refiere a la comparación entre examinadores, utilizando igualmente un goniómetro universal, estas variaciones serán válidas cuando la diferencia sea mayor de 10° en la flexión, extensión y pronación, y superior a 11° en la supinación.

## Procedimientos de valoración de la amplitud de movimiento: codo y antebrazo

### Puntos anatómicos de referencia para la alineación del goniómetro: codo y antebrazo

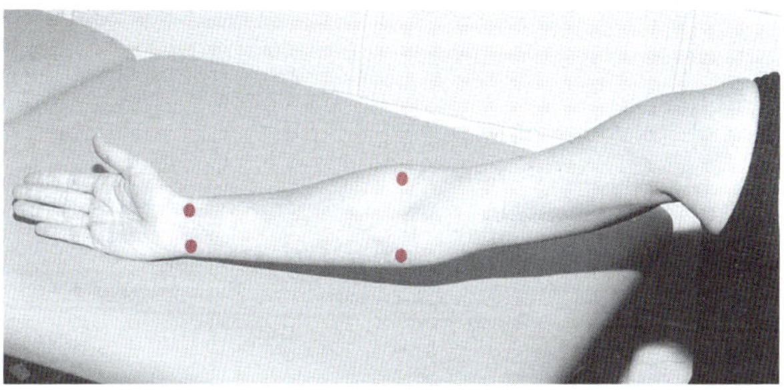

Figura 5-11. Imagen anterior de la extremidad superior derecha que muestra los puntos anatómicos superficiales de referencia para la colocación del goniómetro en la medición de la amplitud de movimientos del codo y el antebrazo.

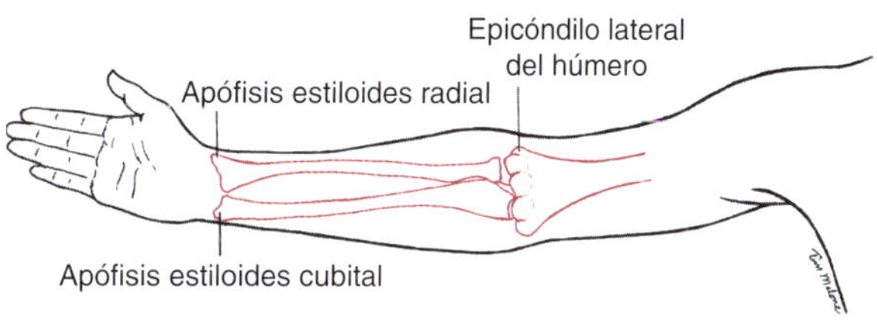


Figura 5-12. Imagen anterior de la extremidad superior derecha que muestra los puntos óseos anatómicos de referencia para la alineación del goniómetro en la medición de la amplitud de movimientos del codo y el antebrazo.

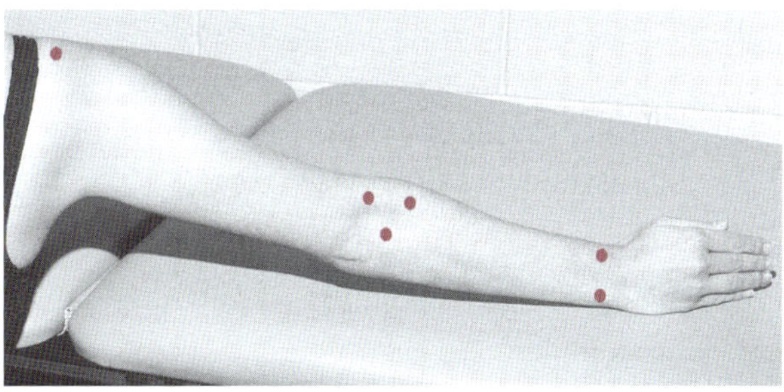

Figura 5-13. Imagen posterior de la extremidad superior derecha que muestra los puntos anatómicos superficiales de referencia para la alineación del goniómetro en la medición de la amplitud de movimientos del codo y el antebrazo.

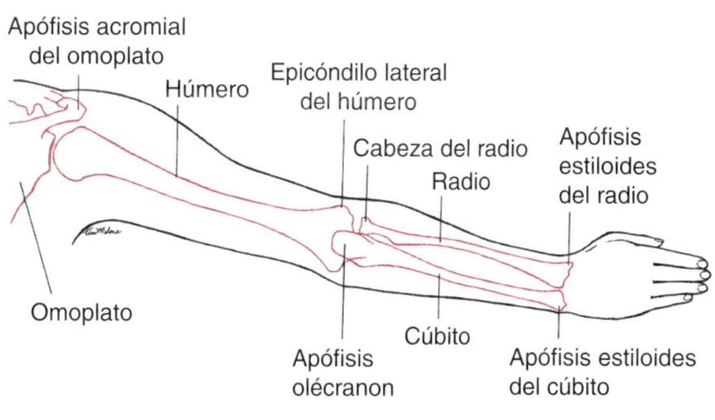


Figura 5-14. Imagen posterior de la extremidad superior derecha que muestra los puntos óseos anatómicos de referencia para la alineación del goniómetro en la medición de la amplitud de los movimientos del codo y el antebrazo.

## FLEXIÓN

Este movimiento se produce en el plano sagital en torno al eje medial-lateral. La amplitud media de flexión del codo varía desde los 140°, de acuerdo con la AMA[9], hasta los 150° según la AAOS[7,8]. Véanse Tablas 5-1 a 5-3 para más información. Véanse las Figuras 5-11 a 5-14.

### *Posición para la prueba*

Colocar al sujeto en decúbito supino, con el hombro en 0° de flexión, extensión y abducción, de forma que el brazo permanezca próximo al lateral del tronco. Colocar una almohadilla debajo del extremo distal del húmero, con el fin de permitir la extensión máxima del codo. Colocar el antebrazo en el grado máximo de supinación, con la palma de la mano dirigida hacia el techo.

### *Estabilización*

Estabilizar el húmero evitando la flexión del hombro. La almohadilla colocada bajo el extremo distal del húmero, así como la propia camilla donde se tumba el paciente, evitarán la extensión del hombro.

### *Movimientos de la prueba*

Flexionar el codo desplazando la mano hacia el hombro. Mantener el antebrazo en supinación durante el movimiento (Fig. 5-15). El final de la flexión se identifica cuando el examinador aprecia una resistencia que impide continuar el movimiento y al intentar continuarlo se produce la flexión del hombro.

### *Tope final normal*

Generalmente, el tope final es suave debido a la compresión de la masa muscular sobre la cara anterior del antebrazo. Si la masa muscular no está muy desarrollada, la sensación de tope final será más firme, debido al contacto de la apófisis coronoides del cúbito con la fosa coronoides humeral, así como al contacto de la cabeza del radio con la fosa radial del húmero. El tope final más firme también puede deberse a la tensión en la parte posterior de la cápsula, en las cabezas lateral y medial del músculo tríceps y en el músculo ancóneo.

### *Alineación del goniómetro*

Véanse las Figuras 5-16 y 5-17.

1. Centrar el fulcro (punto de apoyo de la palanca) del goniómetro sobre el epicóndilo lateral del húmero.
2. Colocar el brazo proximal del goniómetro en la línea media lateral del húmero, utilizando como punto anatómico de referencia el centro de la apófisis acromial.
3. Colocar el brazo distal en la línea media lateral del radio, utilizando como punto de referencia la cabeza radial y la apófisis estiloides del radio.

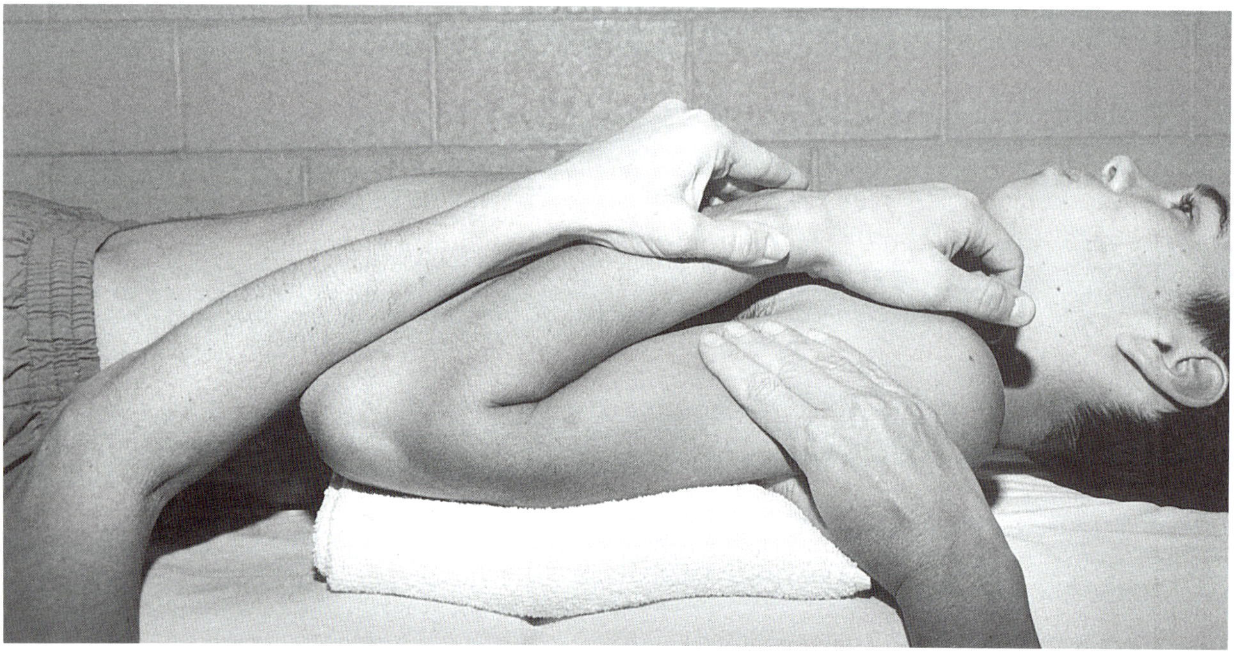

**Figura 5-15.** Final de la amplitud de flexión del codo. La mano del examinador estabiliza el húmero, pero debe colocarse de esta forma para no limitar el movimiento.

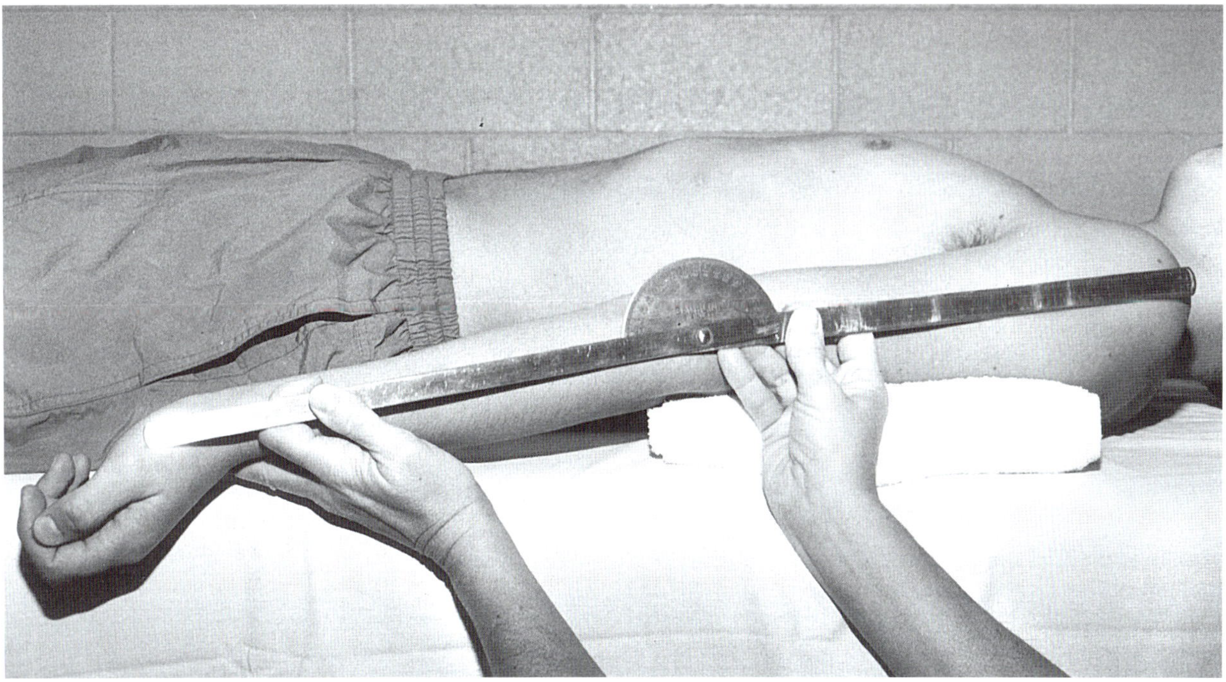

Figura 5-16. Alineación del goniómetro en la posición inicial del movimiento de flexión del codo. Se coloca una toalla enrollada por debajo del extremo distal del húmero para evitar que la superficie de apoyo impida la extensión completa del codo. Como muestra la fotografía, el codo del paciente se encuentra en posición de aproximadamente 5° de hiperextensión.

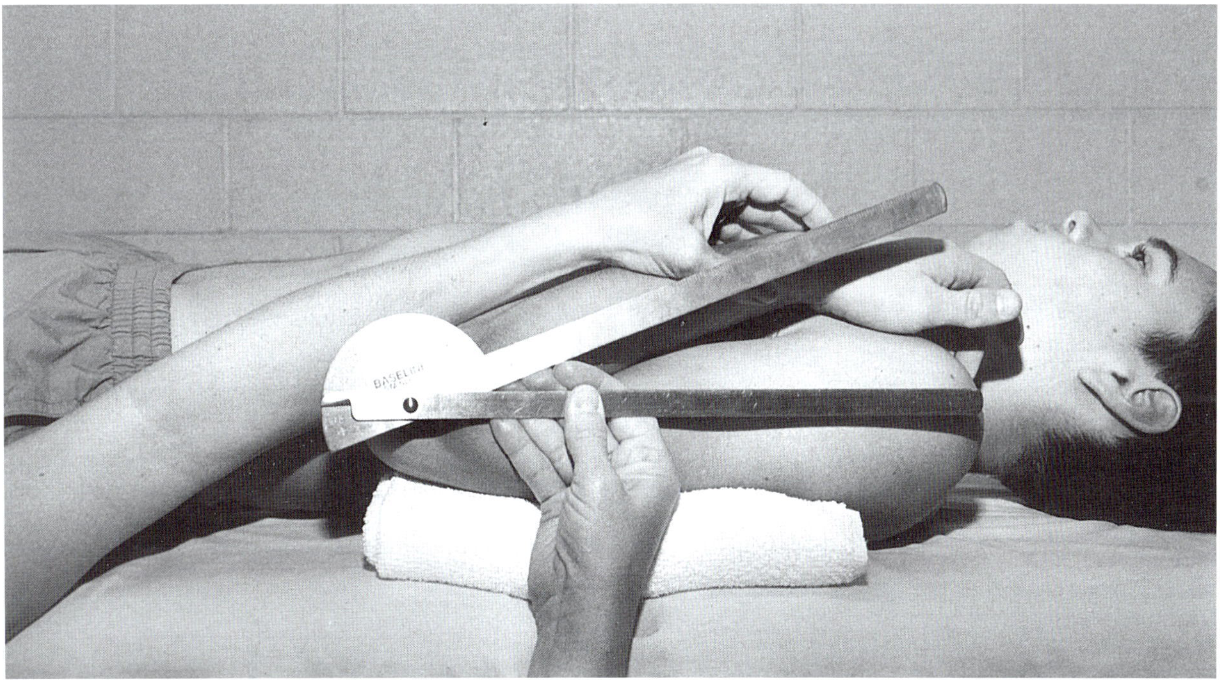

Figura 5-17. Alineación del goniómetro en la posición final de flexión del codo. Los brazos proximal y distal del goniómetro se desplazan de forma que la amplitud puede leerse en la escala del cuerpo semicircular del goniómetro de 180°.

## EXTENSIÓN

Este movimiento se produce en el plano sagital en torno al eje medial-lateral. Normalmente la amplitud de extensión del codo no se determina, ni se anota de forma separada a la flexión, ya que se trata del movimiento de regreso a la posición inicial desde la posición de flexión máxima.

### *Posición para la prueba, estabilización y colocación del goniómetro*

La posición del paciente para la prueba, la estabilización y colocación del goniómetro son las mismas que se utilizan para medir la amplitud de flexión del codo.

### *Movimientos de la prueba*

Extender el codo desplazando la mano dorsalmente hacia la camilla donde descansa el paciente. Mantener el antebrazo en supinación durante el movimiento. El final de la extensión se identifica cuando el examinador aprecia una resistencia que impide continuar el movimiento y al intentar continuarlo se produce la extensión del hombro.

### *Tope final normal*

Generalmente, el tope final es firme debido al contacto de la apófisis olécranon del cúbito con la fosa olecranoidea humeral. En ocasiones esta sensación de firmeza puede deberse a la tensión en la parte anterior de la cápsula, en los ligamentos colaterales y en el músculo braquial anterior.

## PRONACIÓN

Este movimiento se produce en el plano transversal en torno al eje vertical, cuando el individuo se encuentra en la postura anatómica. Cuando adopta la postura para realizar la prueba, el movimiento tiene lugar en el plano frontal en relación al eje anterior-posterior. La amplitud media de pronación es de 76°, de acuerdo con Boone y Azen[10], y de 84° según Greene y Wolf[11]. Tanto la asociación AMA[9] como la AAOS[7,8] señalan una amplitud media de 80°. Véanse las Tablas 5-1 a 5-3 para más información sobre la amplitud de movimiento.

### *Posición para la prueba*

Colocar al sujeto en posición sentada, con el hombro en 0° de flexión, extensión, abducción, aducción y rotación, de forma que el brazo permanezca próximo al lateral del tronco. Flexionar el codo 90° y sostener el antebrazo. Inicialmente, el antebrazo debe encontrarse en la posición intermedia entre la supinación y la pronación, con el dedo pulgar apuntando hacia el techo.

### *Estabilización*

Estabilizar el extremo distal del húmero evitando la rotación medial y la abducción del hombro.

### *Movimientos de la prueba*

Llevar a cabo el movimiento de pronación del antebrazo mediante el desplazamiento del extremo distal del radio en sentido volar, de forma que la palma de la mano mire hacia el suelo. Véase la Figura 5-18. El final del movimiento de pronación se identifica cuando el examinador aprecia una resistencia que impide continuar el movimiento y al intentar continuarlo se produce la rotación medial y abducción del hombro.

### *Tope final normal*

Generalmente, el tope final es firme debido al contacto del cúbito y el radio. También puede deberse a la tensión presente en el ligamento radiocubital dorsal de la articulación radiocubital inferior, en la membrana interósea y en el músculo supinador corto.

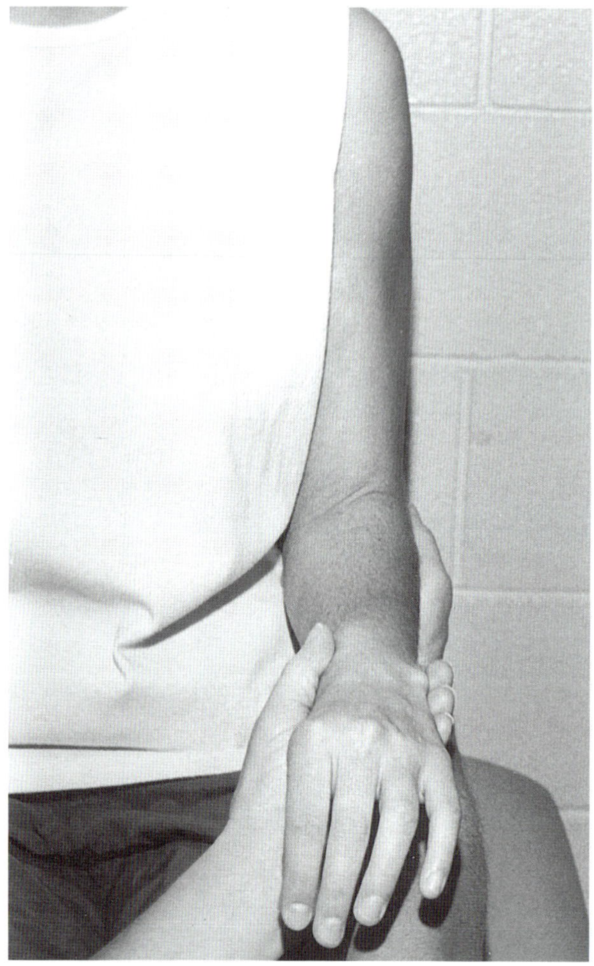

**Figura 5-18.** Final de la amplitud de pronación. El sujeto se encuentra sentado en el borde de una camilla y el examinador se sitúa de pie mirando al sujeto. El examinador sostiene con una mano el codo del sujeto junto al tronco, y en 90° de flexión, evitando los movimientos de rotación medial y abducción del hombro. Con la otra mano, el examinador presiona sobre el radio. Si lo hiciera sobre la mano, el movimiento de la muñeca podría inducir a errores de interpretación, al confundirlo con el movimiento de las articulaciones radiocubitales.

### *Alineación del goniómetro*

Véanse las Figuras 5-19 y 5-20.

1. Centrar el fulcro (punto de apoyo de la palanca) del goniómetro en posición lateral y proximal respecto de la apófisis estiloides del cúbito.
2. Colocar el brazo proximal del goniómetro paralelo a la línea media anterior del húmero.
3. Colocar el brazo distal a lo largo de la cara dorsal del antebrazo, inmediatamente proximal respecto de la apófisis estiloides del radio y el cúbito, donde el antebrazo se encuentra más nivelado y con menor masa muscular. El brazo distal del goniómetro debe quedar paralelo a las apófisis estiloides del radio y el cúbito.

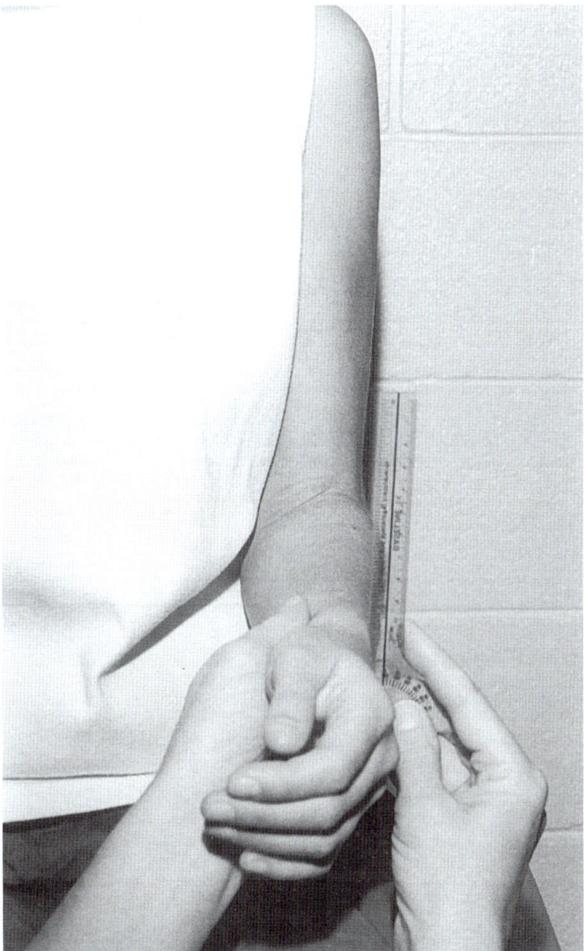

**Figura 5-19.** Alineación del goniómetro en la posición inicial del movimiento de pronación. El goniómetro se coloca lateralmente respecto de la articulación radiocubital distal. Los brazos del goniómetro se alinean paralelos a la línea media anterior del húmero.

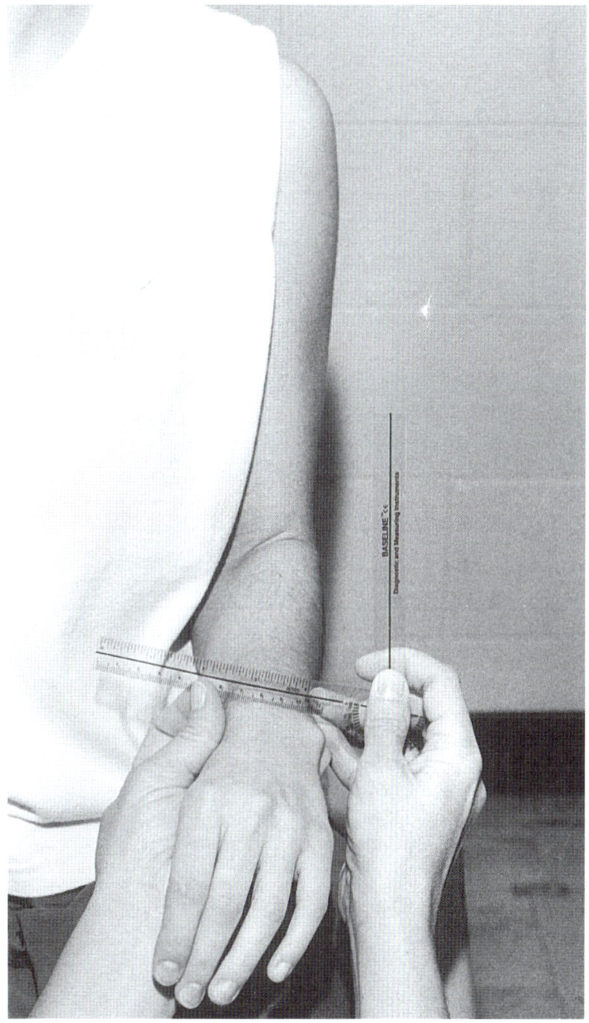

**Figura 5-20.** Alineación del goniómetro en la posición final del movimiento de pronación. La mano del examinador mantiene el brazo proximal del instrumento paralelo a la línea media anterior del húmero. Con la otra mano, el examinador sostiene el antebrazo y ayuda a colocar el brazo distal del goniómetro atravesado sobre el dorso del antebrazo, inmediatamente proximal respecto a las apófisis estiloides radial y cubital. El fulcro (punto de apoyo de la palanca) del goniómetro se sitúa proximal y lateral respecto de la apófisis estiloides cubital.

## SUPINACIÓN

Este movimiento se produce en el plano transversal en torno al eje longitudinal cuando el individuo se encuentra en la posición anatómica. Cuando adopta la postura para realizar la prueba, el movimiento se da en el plano frontal en relación al eje anterior-posterior. La amplitud media de supinación es de 82°, de acuerdo con Boone y Azen[10], y de 77° según Greene y Wolf[11]. Tanto la asociación AMA[9] como la AAOS[7,8] señalan una amplitud media de 80°. Véanse las Tablas 5-1 a 5-3 para más información sobre la amplitud de movimiento.

### *Posición para la prueba*

Colocar al sujeto en posición sentada, con el hombro en 0° de flexión, extensión, abducción, aducción y rotación, de forma que el brazo permanezca próximo al lateral del tronco. Flexionar el codo 90° y sostener el antebrazo. Inicialmente, el antebrazo debe encontrarse en la posición intermedia entre la supinación y la pronación, con el dedo pulgar apuntando hacia el techo.

### *Estabilización*

Estabilizar el extremo distal del húmero evitando la rotación lateral y la aducción del hombro.

### *Movimientos de la prueba*

Llevar a cabo el movimiento de supinación del antebrazo mediante el desplazamiento del extremo distal del radio en sentido dorsal, de forma que la palma de la mano mire hacia el techo. Véase la Figura 5-21. El final del movimiento de supinación se identifica cuando el examinador aprecia una resistencia que impide continuar el movimiento y al intentar continuarlo se produce la rotación lateral y la aducción del hombro.

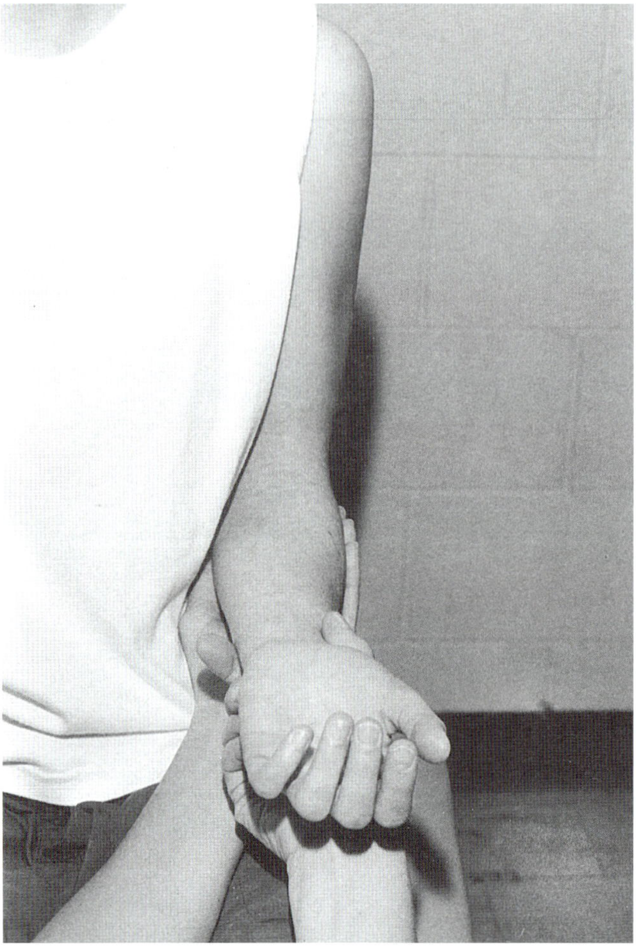

**Figura 5-21.** Posición final del movimiento de supinación. Una mano del examinador mantiene el codo del sujeto junto al tronco y flexionado 90°, evitando los movimientos de rotación lateral y aducción del hombro. Con la otra mano, el examinador presiona sobre el extremo distal del radio mientras sostiene el antebrazo.

### *Tope final normal*

Generalmente, el tope final es firme debido a la tensión presente en el ligamento radiocubital palmar de la articulación radiocubital inferior, en el ligamento oblicuo o de Weitbrecht, en la membrana interósea y en los músculos redondo pronador y cuadrado pronador.

### *Alineación del goniómetro*

Véanse las Figuras 5-22 y 5-23.

1. Centrar el fulcro (punto de apoyo de la palanca) del goniómetro en posición lateral y proximal respecto de la apófisis estiloides del cúbito.
2. Colocar el brazo proximal del goniómetro paralelo a la línea media anterior del húmero.
3. Colocar el brazo distal a lo largo de la cara ventral del antebrazo, inmediatamente proximal respecto de la apófisis estiloides, donde el antebrazo se encuentra más nivelado y con menor masa muscular. El brazo distal del goniómetro debe quedar paralelo a las apófisis estiloides del radio y el cúbito.

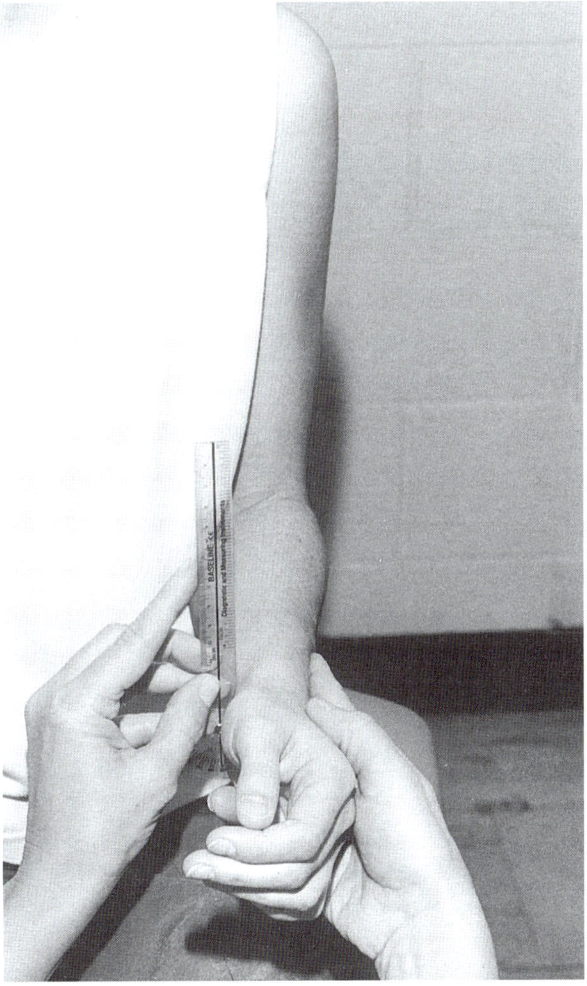

Figura 5-22. Alineación del goniómetro en la posición inicial del movimiento de supinación. El cuerpo del goniómetro se sitúa medial respecto de la articulación radiocubital distal, con los brazos del instrumento paralelos a la línea media anterior del húmero.

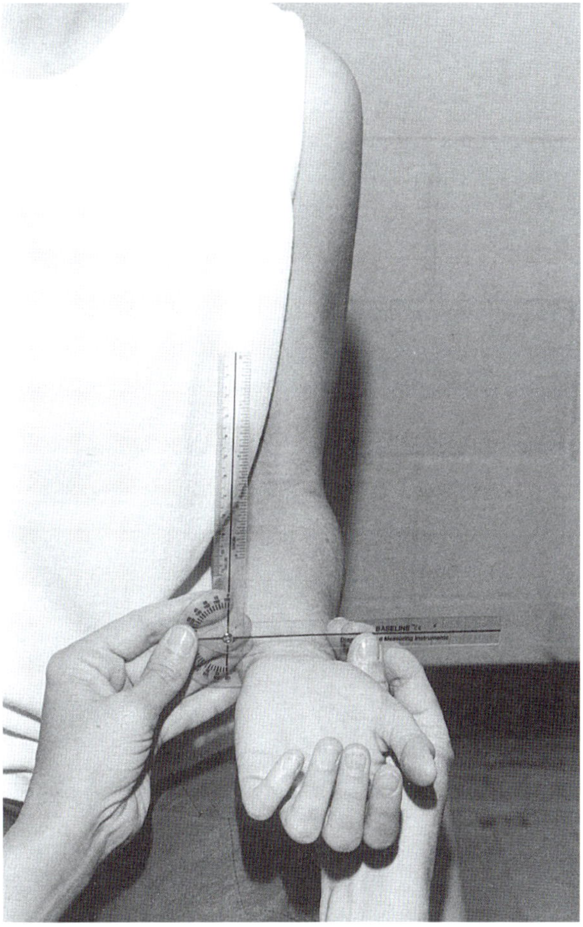

Figura 5-23. Alineación del goniómetro en la posición final del movimiento de supinación. El examinador mantiene con una mano el brazo proximal del goniómetro paralelo a la línea media anterior del húmero. Con la otra mano, el examinador sostiene el antebrazo y mantiene el brazo distal del goniómetro atravesado sobre la superficie volar del antebrazo, inmediatamente proximal respecto a las apófisis estiloides radial y cubital. El fulcro (punto de apoyo de la palanca) del goniómetro se sitúa proximal y medial respecto de la apófisis estiloides cubital.

# Procedimientos de valoración de la longitud muscular: codo y antebrazo

## BÍCEPS BRAQUIAL

El músculo bíceps braquial atraviesa las articulaciones glenohumeral, humerocubital, humerorradial y radiocubital superior. La cabeza corta del bíceps braquial tiene su origen en un punto proximal a la apófisis coracoides del omoplato (Fig. 5-24). La cabeza larga tiene su origen en el tubérculo supraglenoideo del omoplato. El bíceps braquial se inserta en un punto distal respecto de la tuberosidad radial.

Cuando este músculo se contrae, flexiona el codo y el hombro y lleva a cabo la supinación del antebrazo. Se estira de forma pasiva colocando el hombro y codo en extensión máxima con el antebrazo en pronación. Si el músculo es excesivamente corto, se producirá una limitación en la extensión del codo cuando el hombro se encuentre en extensión máxima.

Si este movimiento de extensión del codo se encontrara limitado independientemente de la posición del hombro, las causas más probables serán las anomalías que afectan a las superficies articulares, o bien, al acortamiento de la parte anterior de la cápsula y ligamentos colaterales, o a causas que afectan a los músculos que atraviesan exclusivamente el codo, como el braquial anterior y el supinador largo.

### *Posición inicial*

Colocar al sujeto en decúbito supino, en el borde de la camilla de exploración. Véase la Figura 5-25. Flexionar el codo y colocar el hombro en extensión máxima y en 0° de abducción, aducción y rotación.

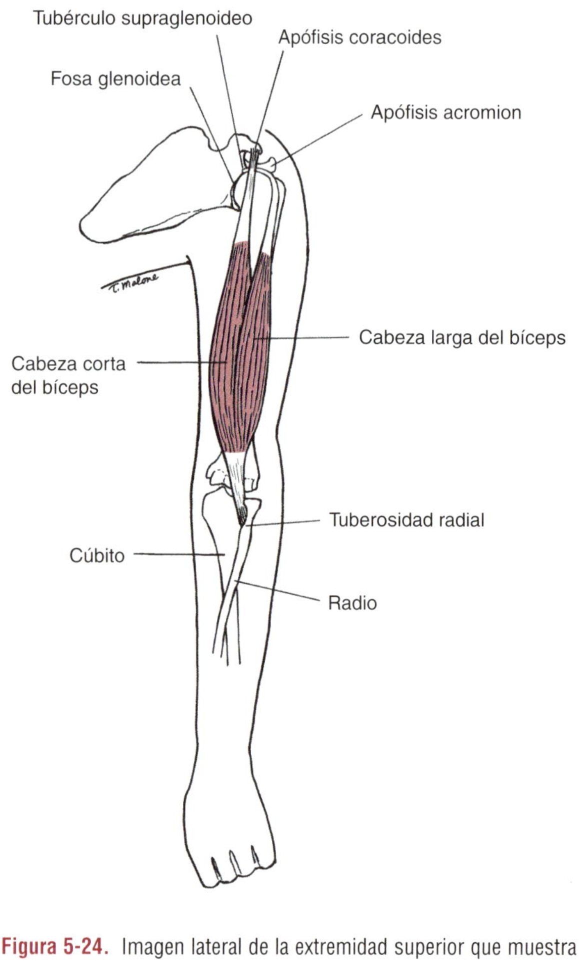


**Figura 5-24.** Imagen lateral de la extremidad superior que muestra los puntos de origen y la inserción del músculo bíceps braquial, mientras se encuentra sometido a estiramiento sobre las articulaciones glenohumeral, codo y radiocubital superior.

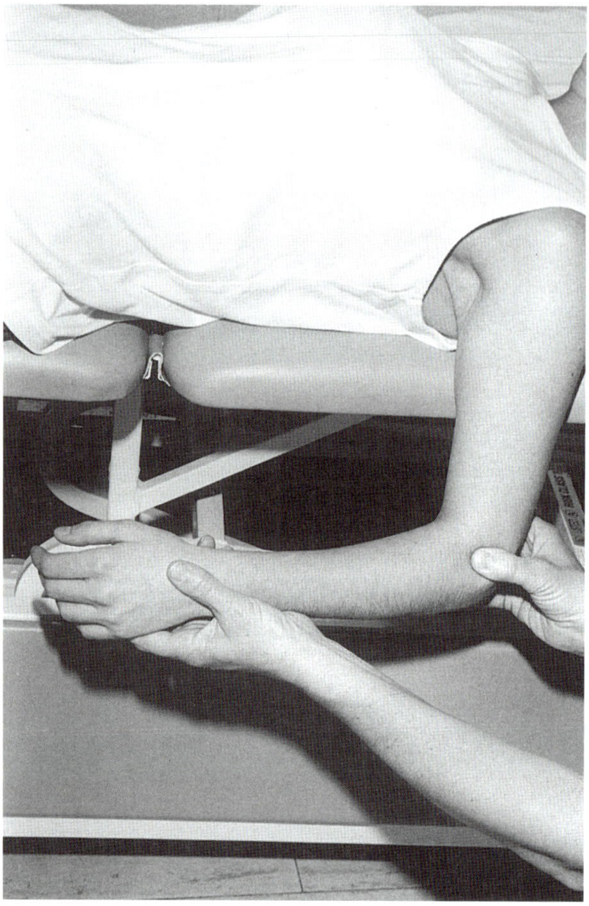

**Figura 5-25.** Posición inicial de la prueba de longitud del músculo bíceps braquial.

### *Estabilización*

El examinador debe estabilizar el húmero del paciente. La propia camilla donde se tumba y la tensión pasiva del músculo serrato mayor, también facilitarán la estabilización del omoplato.

### *Movimientos de la prueba*

Extender el codo mientras se mantiene el antebrazo en pronación. Véanse las Figuras 5-25 y 5-26. El final del movimiento para el test se identifica cuando el examinador aprecia una resistencia que impide continuar el movimiento y al intentar continuarlo se produce la flexión del hombro.

### *Tope final normal*

El tope final es firme debido a la tensión presente en el músculo bíceps braquial.

### *Alineación del goniómetro*

Véase la Figura 5-27.

1. Centrar el fulcro (punto de apoyo de la palanca) del goniómetro sobre el epicóndilo lateral del húmero.
2. Colocar el brazo proximal del goniómetro en la línea media lateral del húmero, utilizando como punto anatómico de referencia el centro de la apófisis acromial.
3. Colocar el brazo distal en la línea media lateral del cúbito, utilizando como punto de referencia la apófisis estiloides cubital.

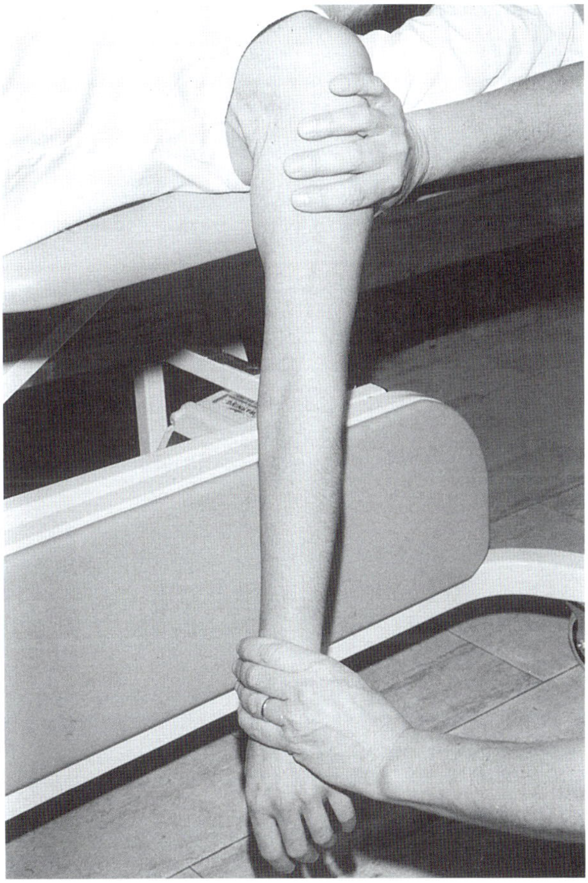

**Figura 5-26.** Posición final de la prueba de longitud del bíceps braquial. El examinador estabiliza con una mano el húmero en extensión máxima, y con la otra mano mantiene el antebrazo en pronación y desplaza el codo en el sentido de extensión.

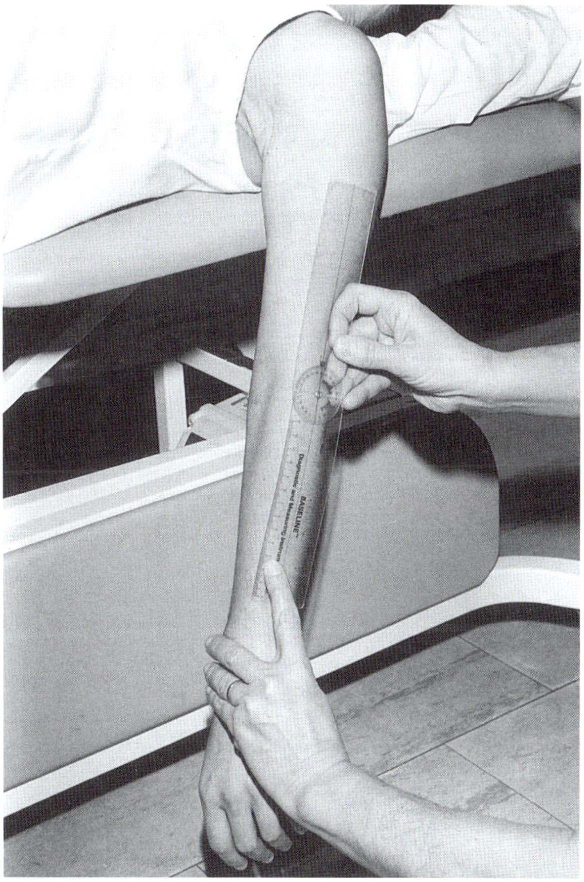

**Figura 5-27.** Alineación del goniómetro en la posición final de la prueba de longitud del bíceps braquial. El examinador abandona la estabilización del húmero, utilizando ahora la mano para mantener colocado el goniómetro.

## TRÍCEPS BRAQUIAL

El músculo tríceps braquial atraviesa las articulaciones glenohumeral y humerocubital. La cabeza larga del tríceps braquial tiene su origen en un punto proximal al tubérculo infraglenoideo del omoplato (Fig. 5-28). La cabeza lateral del tríceps tiene su origen en las superficies posterior y lateral del húmero, y por último, la cabeza medial tiene su origen en las superficies posterior y medial del mismo. Las cabezas se fusionan para finalmente tener su inserción en un punto distal respecto del olécranon del cúbito. Cuando este músculo se contrae, realiza la extensión del codo y del hombro. La cabeza larga del tríceps braquial se estira de forma pasiva, colocando el hombro y el codo en flexión máxima. Cuando la cabeza larga de este músculo es excesivamente corta, se producirá una limitación en la flexión del codo cuando el hombro se encuentre en flexión máxima.

Si este movimiento de flexión del codo se encontrara limitado independientemente de la posición del hombro, las causas más probables serían las anomalías que afectan a las superficies articulares, o bien el acortamiento de la parte posterior de la cápsula, o causas que afectan a los músculos que atraviesan exclusivamente el codo, como el ancóneo y las cabezas lateral y medial del tríceps braquial.

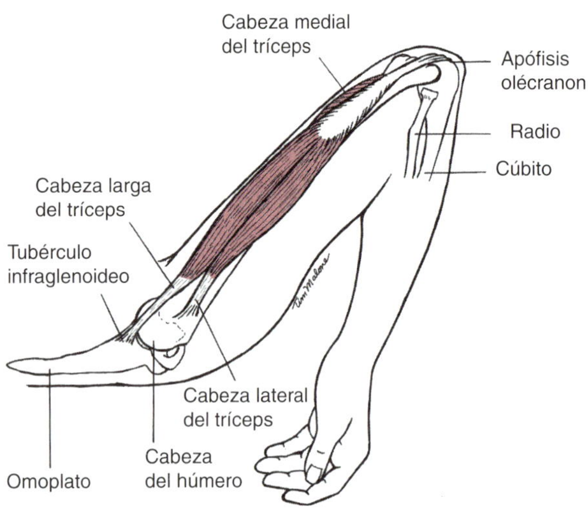


Figura 5-28. Imagen lateral de la extremidad superior que muestra los puntos de origen e inserciones del tríceps braquial, estirado sobre las articulaciones glenohumeral y del codo.

### *Posición inicial*

Colocar al sujeto en decúbito supino, cerca del borde de la camilla de exploración. Extender el codo y colocar el hombro en flexión máxima y en 0° de abducción, aducción y rotación. Mantener el antebrazo en supinación (Fig. 5-29).

### *Estabilización*

El examinador debe estabilizar el húmero del paciente. El peso del tronco de éste sobre la propia camilla donde se tumba, así como la tensión pasiva de los músculos dorsal ancho, pectoral menor y romboides mayor y menor, también facilitarán la estabilización del omoplato.

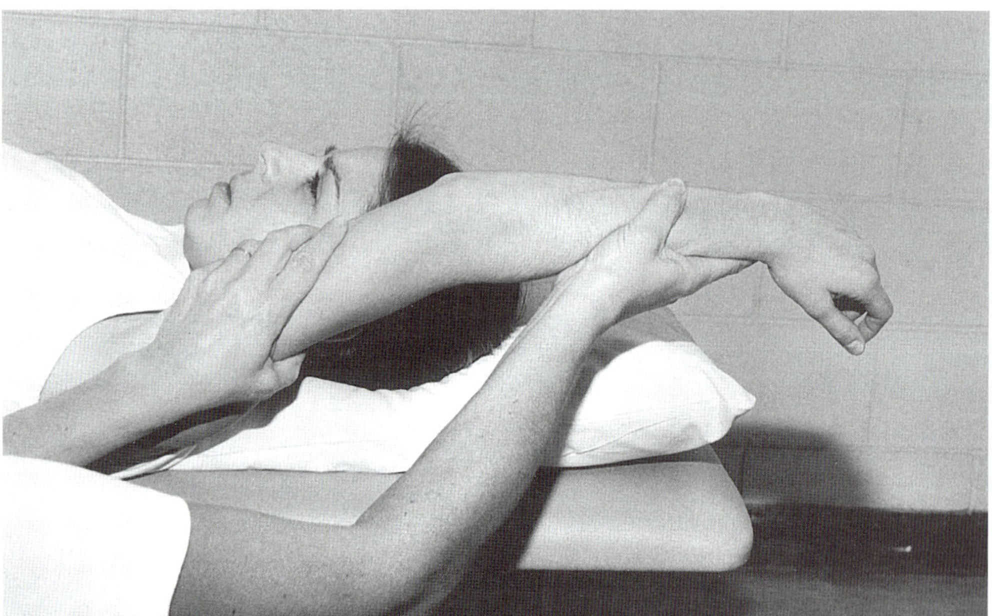

Figura 5-29. Posición inicial de la prueba de longitud del músculo tríceps braquial.

### *Movimientos de la prueba*

Flexionar el codo mediante la aproximación de la mano hacia el hombro. Véanse las Figuras 5-28 y 5-30. El final del movimiento para el test se identifica cuando el examinador aprecia una resistencia que impide continuar el movimiento y al intentar continuarlo se produce la extensión del hombro.

### *Tope final normal*

El tope final es firme debido a la tensión presente en la cabeza larga del músculo tríceps braquial.

### *Alineación del goniómetro*

Véase la Figura 5-31.

1. Centrar el fulcro (punto de apoyo de la palanca) del goniómetro sobre el epicóndilo lateral del húmero.
2. Colocar el brazo proximal del goniómetro en la línea media lateral del húmero, utilizando como punto anatómico de referencia el centro de la apófisis acromial.
3. Colocar el brazo distal en la línea media lateral del radio, utilizando como punto de referencia la apófisis estiloides radial.

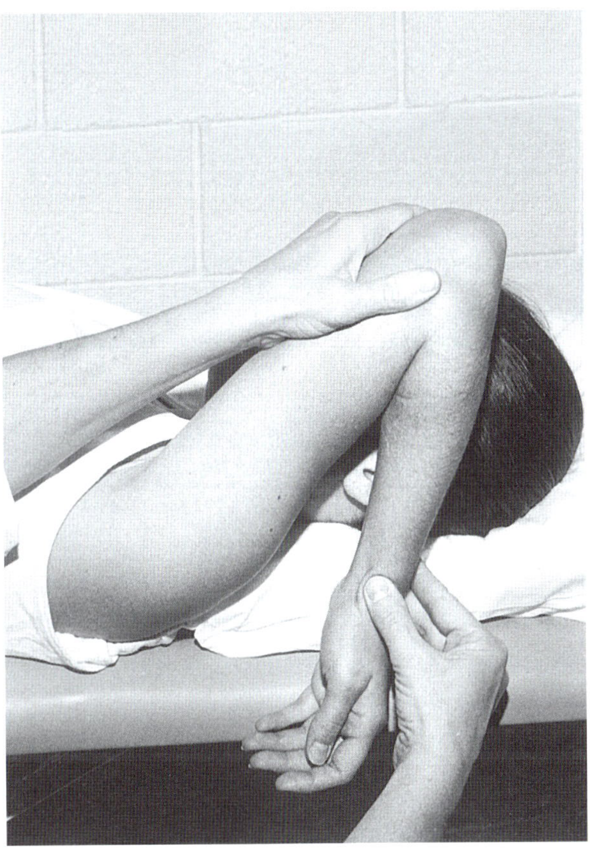

**Figura 5-30.** Posición final de la prueba de longitud del tríceps braquial. El examinador mantiene con una mano el húmero en flexión máxima del hombro, y con la otra mano desplaza el codo en el sentido de flexión.

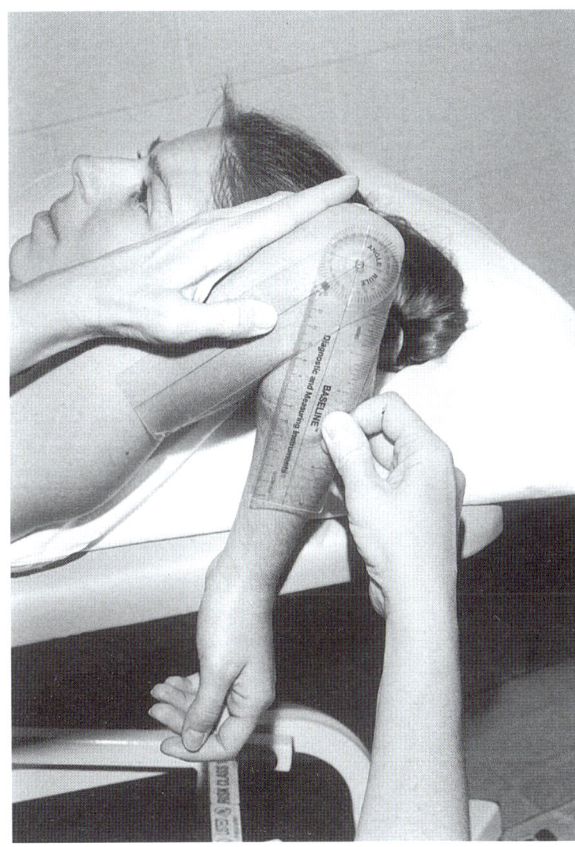

**Figura 5-31.** Alineación del goniómetro en la posición final de la prueba de longitud del tríceps braquial. Con una mano, el examinador mantiene la estabilización del húmero y coloca el brazo proximal del goniómetro. Con la otra mano, el examinador mantiene flexionado el codo del paciente y alinea el brazo distal del goniómetro paralelo al radio.

## Bibliografía


1. Levangie, PK, and Norkin, CC: Joint Structure and Function: A Comprehensive Analysis, ed 3. FA Davis, Philadelphia, 2001.
2. Hoppenfeld, S: Physical Examination of the Spine and Extremities. Appleton-Century-Crofts, New York, 1977.
3. Morrey, BE, and Chao, EYS: Passive motion of the elbow joint. J Bone Joint Surg Am 58:50, 1976.
4. Cyriax, JH, and Cyriax, PJ: Illustrated Manual of Orthopaedic Medicine. Butterworths, London, 1983.
5. Kaltenborn, FM: Manual Mobilization of the Extremity Joints, ed 5. Olaf Norlis Bokhandel, Oslo, 1999.
6. Magee, DJ: Orthopedic Physical Assessment, ed. 2. WB Saunders, Philadelphia, 1992.
7. American Academy of Orthopaedic Surgeons: Joint Motion: Methods of Measuring and Recording. AAOS, Chicago, 1965.
8. Green, WB, and Heckman, JD (eds): The Clinical Measurement of Joint Motion. American Academy of Orthopaedic Surgeons, Rosemont, Ill., 1994.
9. American Medical Association: Guides to the Evaluation of Permanent Impairment, ed 3. AMA, Chicago, 1988.
10. Boone, DC, and Azen, SP: Normal range of motion in male subjects. J Bone Joint Surg Am 61:756, 1979.
11. Greene, BE, and Wolf, SE: Upper extremity joint movement: Comparison of two measurement devices. Arch Phys Med Rehabil 70:288, 1989.
12. Petherick, M, et al: Concurrent validity and intertester reliability of universal and fluid-based goniometers for active elbow range of motion. Phys Ther 68:966, 1988.
13. Goodwin, J, et al: Clinical methods of goniometry: A comparative study. Disabil Rehabil, 14:10, 1992.
14. Wanatabe, H, et al: The range of joint motions of the extremities in healthy Japanese people: The difference according to age. Nippon Seikeigeka Gakkai Zasshi 53:275, 1999. (Cited in Walker, JM: Musculoskeletal development: A review. Phys Ther 71:878, 1991.)
15. Boone, DC: Techniques of measurement of joint motion. (Unpublished supplement to Boone, DC, and Azen, SP: Normal range of motion in male subjects. J Bone Joint Surg Am 61:756, 1979.)
16. Walker, JM, et al: Active mobility of the extremities in older subjects. Phys Ther 64:919, 1984.
17. Bergstrom, G, et al: Prevalence of symptoms and signs of joint impairment. Scand J Rehabil Med 17:173, 1985.
18. Bell, RD, and Hoshizaki, TB: Relationships of age and sex with range of motion of seventeen joint actions in humans. Can J Appl Spt Sci 6:202, 1981.
19. Fairbanks, JC, Pynsent, PB, and Phillips, H: Quantitative measurements of joint mobility in adolescents. Ann Rheum Dis 43:288, 1984.
20. Salter, N, and Darcus, HD: The amplitude of forearm and of humeral rotation. J Anat 87:407, 1953.
21. Escalante, A, Lichenstein, MJ, and Hazuda, HP: Determinants of shoulder and elbow flexion range: Results from the San Antonio Longitudinal Study of Aging. Arthritis Care Res 12:277, 1999.
22. Chang, DE, Buschbacher, LP, and Ediich, RF: Limited joint mobility in power lifters. Am J Sports Med 16:280, 1988.
23. Chinn, CJ, Priest, JD, and Kent, BA: Upper extremity range of motion, grip strength and girth in highly skilled tennis players, Phys Ther 54:474, 1974.
24. Morrey, BF, Askew, KN, and Chao, EYS: A biomechanical study of normal functional elbow motion. J Bone Joint Surg Am 63:872, 1981.
25. Packer, TL, et al: Examining the elbow during functional activities. Occup Ther J Res. 10:323, 1990.
26. Safaee-Rad, R, et al: Normal functional range of motion of upper limb joints during performance of three feeding activities. Arch Phys Med Rehabil 71:505, 1990.
27. Vasen, AP, et al: Functional range of motion of the elbow. J Hand Surg 20A: 288, 1995.
28. Cooper, JE, et al: Elbow joint restriction: Effect on functional upper limb motion during performance of three feeding activities. Arch Phys Med Rehabil 74:805, 1993.
29. Hellebrandt, FA, Duvall, EN, and Moore, ML: The measurement of joint motion. Part III: Reliability of Goniometry. Phys Ther Rev 29:302, 1949.
30. Boone, DC, et al: Reliability of goniometric measurements. Phys Ther 58:1355, 1978.
31. Rothstein, JM, Miller, PJ, and Roettger, RF: Goniometric reliability in a clinical setting: Elbow and knee measurements. Phys Ther 63:1611, 1983.
32. Fish, DR, and Wingate, L: Sources of goniometric error at the elbow. Phys Ther 65:1666, 1985.
33. Grohmann, JEL: Comparison of two methods of goniometry. Phys Ther 63:922, 1983.
34. Armstrong, AD, et al: Reliability of range-of-motion measurement in the elbow and forearm. J Shoulder Elbow Surg 7:573, 1998.

# CAPÍTULO 6

# Muñeca

## Estructura y función

### Articulaciones carporradial y mediocarpiana

#### *Anatomía*

La articulación carporradial une la mano con el antebrazo. La superficie articular proximal está constituida por las carillas lateral y medial del extremo distal del radio, así como por el disco articular (Fig. 6-1; véase también Fig. 5-7)[1]. El disco conecta la porción medial del extremo distal del radio con el extremo distal del cúbito. Las carillas radiales y el disco dan lugar a una superficie cóncava continua[2,3]. La superficie articular distal está formada por tres huesos de la fila proximal del carpo: escafoides, semilunar y piramidal (Fig. 6-1). Los huesos carpianos, conectados entre sí a través de los ligamentos interóseos, constituyen una superficie convexa. La carilla radial lateral se articula con el escafoides, y la carilla medial del radio se articula con el hueso semilunar. El disco radiocubital se articula con el hueso piramidal, y en menor medida, con el semilunar. El hueso pisiforme, a pesar de situarse en la fila proximal del carpo, no interviene en la articulación carporradial. La articulación se encuentra englobada en una cápsula fuerte, reforzada por los ligamentos carporradial palmar, carpocubital, carporradial dorsal, colaterales cubitales y colaterales radiales, así como por numerosos ligamentos intercarpianos (Figs. 6-2 y 6-3).

La articulación mediocarpiana se comporta más como una articulación funcional que como una anatómica. Posee una cápsula que se continúa con la de cada articulación intercarpiana y con las de algunas articulaciones carpometacarpianas e intermetacarpianas. Las superficies articulares son cóncavas y convexas de forma recíproca, y están formadas proximalmente por los huesos escafoides, semilunar y piramidal, y distalmente por el trapecio, trapezoide, grande y ganchoso (Fig. 6-1). Muchos de los ligamentos que refuerzan la articulación carporradial también prestan apoyo a la articulación mediocarpiana (Figs. 6-2 y 6-3).

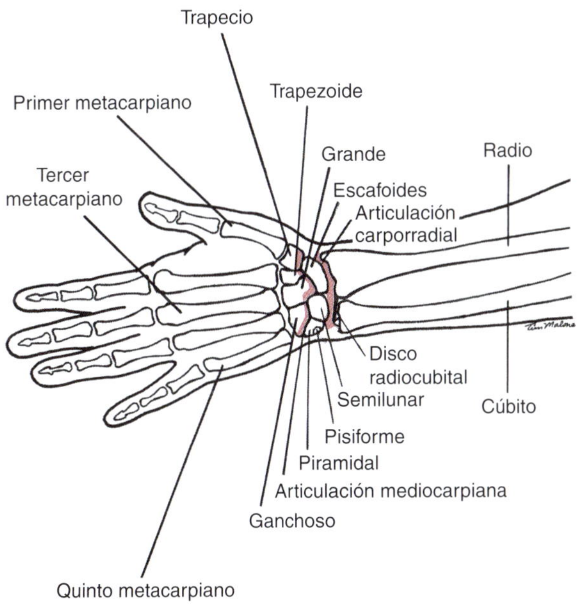


**Figura 6-1.** Imagen anterior (palmar) del carpo (muñeca) que muestra las articulaciones radiocarpianas y mediocarpianas.

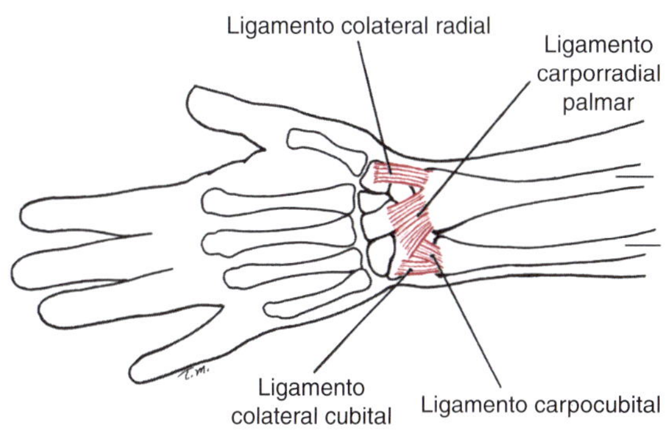


**Figura 6-2.** Imagen anterior (palmar) del carpo (muñeca) que muestra los ligamentos carporradial palmar, carpocubital y colaterales.

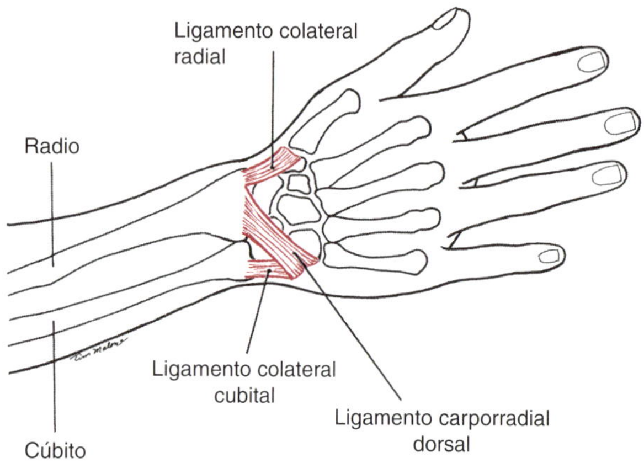


**Figura 6-3.** Imagen posterior del carpo que muestra los ligamentos carporradial dorsal y colaterales.

### *Osteocinética*

Las articulaciones carporradial y mediocarpiana son del tipo condíleo, con 2 direcciones de movimiento[2]. El complejo constituido por la muñeca (articulaciones carporradial y mediocarpiana) permite los movimientos de flexión y extensión en el plano sagital, en torno al eje medial-lateral, y el desplazamiento radiocubital en el plano frontal y en torno al eje anterior-posterior. Ambas articulaciones permiten estos movimientos[4-6]. Algunos autores sostienen la existencia de cierto grado de movimiento de supinación y pronación en la muñeca[7], aunque generalmente esta rotación no se mide en los exámenes clínicos.

### *Artrocinética*

El movimiento de la articulación carporradial se debe al deslizamiento de las superficies convexas de la fila proximal del carpo sobre las superficies cóncavas del radio y el disco radiocubital. La fila proximal del carpo se desliza en sentido opuesto al del movimiento de la mano[3,8]. Durante el movimiento de flexión, los huesos del carpo se desplazan dorsalmente sobre el radio y el disco, y ventralmente hacia la palma durante la extensión de la muñeca. Durante el movimiento de desplazamiento cubital, los huesos del carpo se deslizan en sentido radial.

El movimiento de la articulación mediocarpiana se debe al deslizamiento de la fila distal sobre la fila proximal del carpo. Durante la flexión, las superficies convexas de los huesos grande y ganchoso se deslizan dorsalmente sobre las superficies cóncavas del escafoides, semilunar y piramidal[3,8]. Las superficies del trapecio y trapezoide son cóncavas, y se deslizan en sentido volar sobre la superficie convexa del escafoides. Durante la extensión, los huesos grande y ganchoso se deslizan en sentido volar sobre el escafoides, semilunar y piramidal; el trapecio y el trapezoide se deslizan dorsalmente sobre el escafoides. Durante el movimiento de desplazamiento radial, los huesos grande y ganchoso se deslizan en sentido cubital, y el trapecio y el trapezoide se deslizan en sentido dorsal. Durante el movimiento de desplazamiento cubital, los huesos grande y ganchoso se deslizan en sentido radial, y el trapecio y el trapezoide en sentido volar.

### *Patrón capsular*

Los autores Cyriax y Cyriax[9] consideran que el patrón capsular en el carpo presenta idéntica limitación para la flexión y la extensión, y una ligera limitación para los movimientos de desplazamiento radial y cubital. Kaltenborn[3] afirma que el patrón capsular da lugar al mismo grado de restricción en todos los movimientos.

## Resultados de la investigación

### Influencia de la edad, sexo y otros factores

La Tabla 6-1 muestra los valores medios de la medición de la amplitud de todos los movimientos de la muñeca. No figuran en ella los datos sobre la edad, sexo y número de individuos examinados para obtener los valores ofrecidos por la *American Academy of Orthopaedic Surgeons* (AAOS)[10,11] y la *American Medical Association* (AMA)[12]. Boone y Azen[13] midieron la amplitud de los movimientos activos utilizando un goniómetro universal, en un grupo de 109 individuos varones de edades comprendidas entre los 18 meses y los 54 años. Greene y Wolf[14] midieron la amplitud de los movimientos activos utilizando un goniómetro universal en un grupo de 10 indivi-

**TABLA 6-1 Movimientos del carpo: valores medios en grados de diferentes fuentes seleccionadas**

| | AAOS[10,11] | AMA[12] | Boone y Azen[13] n = 109* | Greene y Wolf[14] n = 20† | Ryu y cols.[15] n = 40‡ |
|---|---|---|---|---|---|
| *Movimiento* | | | *Media (DS)* | *Media (SD)* | *Media (DS)* |
| Flexión | 80 | 60 | 76,4 (6,3) | 73,3 (2,1) | 79,1 |
| Extensión | 70 | 60 | 74,9 (6,4) | 64,9 (2,2) | 59,3 |
| Desplazamiento radial | 20 | 20 | 21,5 (4,0) | 25,4 (2,0) | 21,1 |
| Desplazamiento cubital | 30 | 30 | 36,0 (3,8) | 39,2 (2,1) | 37,7 |

* Los valores corresponden a individuos varones desde 18 meses hasta 54 años de edad.
† Los valores corresponden a 10 varones y 10 mujeres de 18 a 55 años de edad.
‡ Los valores corresponden a 20 varones y 20 mujeres (edades desconocidas).

**TABLA 6-2 Influencia de la edad en los movimientos del carpo desde el nacimiento a la adolescencia: valores medios en grados**

| | Wanatabe y cols.[21] | Boone[22] | | |
|---|---|---|---|---|
| | 2 semanas-2 años<br>$n = 45$ | 18 meses-5 años<br>$n = 19$ | 6-12 años<br>$n = 17$ | 13-19 años<br>$n = 17$ |
| *Movimiento* | *Rango de valores medios* | *Media (DS)* | *Media (DS)* | *Media (SD)* |
| Flexión | 88-96 | 82,2 (3,8) (3,8) | 76,3 (5,6) | 75,4 (4,5) |
| Extensión | 82-89 | 76,1 (4,9) | 78,4 (5,9) | 72,9 (6,4) |
| Desplazamiento radial | | 24,2 (3,7) | 21,3 (4,1) | 19,7 (3,0) |
| Desplazamiento cubital | | 38,7 (3,6) | 35,4 (2,4) | 35,7 (4,2) |

duos varones y 10 mujeres, con edades comprendidas entre los 18 y los 55 años. Los valores que aparecen en la Tabla 6-1 correspondientes a Ryu y cols.[15] se obtuvieron utilizando un goniómetro universal en un grupo de 20 varones y 20 mujeres, de edades desconocidas. Entre otros estudios que aportan datos normalizados sobre la amplitud de los movimientos de la muñeca, para diferentes edades y sexos, destacan el estudio llevado a cabo por Slogaard y cols.[16], Solveborn y Olerud[17], Stubbs y cols.[18], Walker y cols.[19] y Chaparro y cols.[20]

## *Edad*

La Tabla 6-2 presenta los valores de amplitud de movimiento del carpo en niños y recién nacidos. Aunque resulta difícil extraer conclusiones a partir de la comparación de los valores obtenidos por diferentes investigadores, se observa que los valores medios de amplitud de flexión y extensión para niños obtenidos por Wanatabe y cols.[21] son mayores que los obtenidos por Boone[22] en su estudio para el grupo de edad comprendida entre los 18 meses y los 19 años. Los valores de amplitud para el desplazamiento cubital y radial para el grupo más joven (de 18 meses a 5 años) fueron notablemente mayores que los valores de los restantes grupos de edad obtenidos por Boone[22] y que se resumen en las Tablas 6-2 y 6-3. Boone y Azen[13] observaron que los valores de amplitud de extensión de la muñeca son significativamente mayores en los varones de 6 a 12 años de edad, respecto de los restantes grupos.

La Tabla 6-3 recoge los valores de amplitud de movimientos del carpo, obtenidos empleando un goniómetro universal en un grupo de varones adultos. Boone y Azen[13] observan diferencias significativas en los movimientos de flexión y extensión de la muñeca al comparar a los varones de edad igual o inferior a 19 años con los de edades superiores. No obstante, la influencia de la edad en los movimientos de la muñeca en adultos de 20 a 54 años es muy reducida. Los valores de amplitud de flexión y extensión en adultos de edad mayor o igual a 60 años, según los datos aportados por Walker y cols.[19] y Chaparro y cols.[20], son inferiores a los de los restantes grupos de edad obtenidos por Boone[22]. Chaparro y cols.[20] dividieron a su vez el grupo de 62 varones en otros cuatro grupos: de 60 a 69 años, de 70 a 79 años, de 80 a 89 años, y mayores de 90 años. Observaron una tendencia a disminuir la amplitud de los movimientos con el transcurso de los años. El grupo de edad más avanzada presentaba una amplitud de flexión y desplazamiento cubital notablemente inferior a la de los restantes grupos.

Otros cuatro estudios ofrecen datos adicionales sobre la influencia de la edad en los movimientos del carpo. Hewitt[23], en un estudio llevado a cabo en un grupo de 112 mujeres de edades comprendidas entre los 11 y los 45 años, observó ligeras diferencias en los valores medios de amplitud de movimientos activos en los distintos grupos de edad. Uno de ellos agrupaba a 17 mujeres de entre 11 y 15 años, que presentaba una amplitud de flexión y desplazamiento radial ligeramente inferior a la media general, así como una mayor amplitud de extensión y desplazamiento cubital. Allander y cols.[24] realizaron un estudio en un grupo de 309 mujeres islandesas, 208 mujeres suecas y 203 varones suecos, de edades comprendidas entre los 33 y los 70 años. Observaron que, a medida que aumenta la edad, disminuye la amplitud de flexión y extensión de ambas muñe-

**TABLA 6-3 Influencia de la edad en los movimientos del carpo en el varón: valores medios en grados**

| | Boone[22] | | | Walker y cols.[19] | Chaparro y cols.[20] |
|---|---|---|---|---|---|
| | 20-29 años<br>$n = 19$ | 30-39 años<br>$n = 18$ | 40-54 años<br>$n = 19$ | 60-85 años<br>$n = 30$ | 60-90+ años<br>$n = 62$ |
| *Movimiento* | *Media (DS)* | *Media (DS)* | *Media (DS)* | *Media (DS)* | *Media (SD)* |
| Flexión | 76,8 (5,5) | 74,9 (4,0) | 72,8 (8,9) | 62,0 (12,0) | 50,8 (13,8) |
| Extensión | 77,5 (5,1) | 72,8 (6,9) | 71,6 (6,3) | 61,0 (6,0) | 44,0 (9,9) |
| Desplazamiento radial | 21,4 (3,6) | 20,3 (3,1) | 21,6 (5,1) | 20,0 (6,0) | |
| Desplazamiento cubital | 35,1 (3,8) | 36,1 (2,9) | 34,7 (4,5) | 28,0 (7,0) | 35,0 (9,5) |

cas. Los varones pierden un promedio de 2,2° de movimiento cada 5 años. Bell y Hoshizaki[25] estudiaron a un grupo de 124 mujeres y 66 varones de edades comprendidas entre los 18 y los 88 años. Se observó, en el grupo de mujeres, una notable correlación negativa entre la amplitud de movimientos y la edad, para la flexión y extensión de la muñeca y el desplazamiento radial-cubital, y en los varones sólo para los movimientos de flexión y extensión de la muñeca. Con el paso de los años, generalmente, disminuye el grado de movimiento de la muñeca. Se observaron diferencias significativas entre los cinco grupos de edad de las mujeres para todos los movimientos del carpo, pero estas diferencias no fueron tan notables en el grupo de varones. Stubbs, Fernandez y Glenn[18] subdividieron un grupo de 55 varones, entre 25 y 54 años de edad, en tres grupos de edad. No apreciaron diferencias significativas en los tres grupos en cuanto a la flexión, extensión y desplazamiento radial, pero sí en la amplitud de desplazamiento cubital (7°) entre el grupo de mayor edad y el más joven, con menor grado de movimiento en los individuos de edad avanzada.

### *Sexo*

Los cuatro estudios descritos ofrecen datos sobre la influencia del sexo en la articulación de la muñeca. La mayoría de ellos demuestra que las mujeres presentan una amplitud ligeramente mayor de movimientos carpianos que los varones. Cobe[26], en un estudio realizado a un grupo de 100 estudiantes varones y 15 mujeres, de edades comprendidas entre los 20 y los 30 años, observaron que las mujeres poseen mayor grado de movimiento activo del carpo que los varones en todos los movimientos de esta articulación. Allander y cols.[24] compararon el grado de flexión y extensión de la muñeca en un grupo de 203 varones y 208 mujeres suecas, entre el grupo de 45 años, y el de edad mayor o igual a 70 años, observando que las mujeres presentan mayor grado de movimiento que los varones. Ambos estudios midieron el grado de movimiento activo utilizando instrumentos mecánicos específicos para la articulación. Walker y cols.[19], en un estudio llevado a cabo en un grupo de 30 varones y 30 mujeres de edades comprendidas entre los 60 y los 84 años, observaron que las mujeres poseen mayor amplitud de extensión y flexión activa que los varones, mientras que éstos poseen mayor grado de desplazamiento cubital y radial que ellas. Estas diferencias son significativas desde el punto de vista estadístico en la extensión (4°) y en el desplazamiento cubital (5°). Chaparro y cols.[20] estudiaron el grado de flexión, extensión y desplazamiento cubital en un grupo de 62 varones y 85 mujeres, desde 60 a más de 90 años de edad. Las mujeres presentaban un grado notablemente superior de amplitud de extensión de la muñeca (6,4°) y de desplazamiento cubital (3°) que el grupo de varones.

## *Comparación entre lado derecho e izquierdo*

Los estudios que comparan el lado derecho y el izquierdo han obtenido resultados variables con respecto a los movimientos del carpo. Boone y Azen[13] han estudiado un grupo de 109 varones sanos, de edades comprendidas entre los 18 meses y los 54 años, y no han apreciado diferencias importantes de amplitud entre los lados derecho e izquierdo en los movimientos de flexión, extensión y desplazamiento cubital y radial de la muñeca. Igualmente, Chang, Buschbacher y Edlich[27] tampoco han obtenido diferencias significativas entre el grado de movimiento de flexión y extensión al comparar la muñeca derecha e izquierda en un grupo de 10 levantadores de peso y 10 sujetos no levantadores. Solgaard y cols.[16] han estudiado a un grupo de 8 varones y 23 mujeres de edades comprendidas entre los 24 y los 65 años. Se apreciaron diferencias significativas en la extensión y desplazamiento radial de ambas muñecas, pero las diferencias fueron casi insignificantes al comparar la amplitud total, es decir, la flexión y extensión. Los autores afirman que la muñeca del lado opuesto se puede utilizar satisfactoriamente como referencia.

Por el contrario, diversos estudios han mostrado que la muñeca izquierda posee mayor amplitud de movimientos que la derecha. Cobe[26] midió los movimientos carpianos en las posiciones de pronación y supinación en un grupo de 100 varones y 15 mujeres. Observó que los varones presentaban mayor amplitud de movimientos en la muñeca izquierda que en la derecha, para todos los movimientos excepto para el desplazamiento cubital en posición de pronación. No obstante, comprobó que las mujeres presentaron mayor amplitud de movimientos en la muñeca derecha, excepto en la extensión en posición de pronación, y en el desplazamiento radial en posición de supinación. En el estudio de 1928, no se llevaron a cabo pruebas estadísticas, pero Allander y cols.[24] realizaron nuevos cálculos a partir de los datos originales recogidos por Cobe, que dieron como resultado amplitudes de movimiento significativamente mayores en la muñeca izquierda. Cobe[26] sugiere que el trabajo que se realiza con la extremidad derecha influye en la disminución de su grado de movimiento al compararlo con la extremidad izquierda.

Allander y cols.[24], en un estudio realizado en un subgrupo de 309 mujeres islandesas, de 34 a 61 años de edad, no apreció diferencias importantes al comparar el grado de movimiento de la muñeca izquierda y el de la derecha. Sin embargo, en otro subgrupo, que incluía a 208 mujeres y 203 varones suecos, encontró amplitudes notablemente inferiores de flexión y extensión de la muñeca que afectaban al lado derecho, independientemente del sexo. Los autores afirman que estas diferencias pueden deberse al mayor riesgo de traumatismo al que se ve expuesta la extremidad derecha, en una sociedad en la que predominan las personas diestras. Solveborn y Olerud[17] midieron la amplitud de movimientos de la muñeca en 16 sujetos sanos y en 123 pacientes afectados de codo de tenista unilateral. En el grupo de individuos sanos, se observó que la amplitud de movimientos de la muñeca izquierda era notablemente superior en cuanto a los movimientos de flexión y extensión; sin embargo, la diferencia media entre ambos lados tan sólo fue de 2°. Los autores coincidieron con Boone y Azen[13] en que la extremidad sana de un paciente puede utilizarse como referencia para establecer comparaciones con el lado afectado.

### *Posición del paciente durante la prueba*

Diversos estudios señalan diferencias en la amplitud de movimientos del carpo, dependiendo de la postura del paciente durante la prueba de medición del grado de movimiento. Cobe[26], en un estudio llevado a cabo en un grupo de 100 varones y 15 mujeres, observó que la amplitud de desplazamiento cubital es mayor cuando el antebrazo se encuentra en supinación, mientras que el movimiento de desplazamiento radial es mayor en pronación. Resulta curioso comprobar que la amplitud total de desplazamiento cubital y radial es similar en ambas posiciones (pronación y supinación). Hewitt[23] midió la amplitud de movimientos de la muñeca en un grupo de 112 mujeres, con el antebrazo en supinación y pronación. Comprobó que el desplazamiento cubital es mayor en supinación y el desplazamiento radial es mayor en pronación. Werner y Plancher[6] publicaron un artículo de revisión en el que afirman igualmente que el desplazamiento cubital es mayor cuando el antebrazo se encuentra en supinación que cuando está en pronación. Observaron que el desplazamiento radial y cubital es mínimo cuando la muñeca se encuentra en flexión o extensión máxima. No citan ninguna referencia concreta para justificar estas observaciones.

Spilman y Pinkston[28] valoraron la influencia de tres posturas frecuentes para las pruebas de medición goniométrica sobre la amplitud de desplazamiento radial y cubital de la muñeca en un grupo de 100 personas (63 varones y 37 mujeres). La posición 1 consistía en colocar el brazo lateral al tronco, con el codo flexionado 90° y el antebrazo en pronación máxima. En la posición 2, el hombro se encuentra flexionado 90°, el codo extendido y la mano con la palma hacia abajo. En la posición 3, el hombro se encuentra en 90° de abducción, el codo flexionado 90° y la mano mirando hacia abajo (en esta postura, el antebrazo se encuentra en pronación neutral). Se observó que la amplitud de desplazamiento cubital y la amplitud total de desplazamiento radial y cubital fueron notablemente mayores cuando el paciente se coloca en la postura 3. El grado de desplazamiento radial es mayor en las posiciones 3 y 2, comparadas con la posición 1. La diferencia entre los valores medios obtenidos para las tres posturas fue de aproximadamente 3°.

Marshall, Morzall y Shealy[29] evaluaron la amplitud de movimiento de la muñeca en un solo plano en un grupo de 35 varones y 19 mujeres. La posición del brazo y muñeca de cada paciente se modificaba de forma simultánea. Por ejemplo, al medir el desplazamiento radial y cubital, la muñeca se colocaba sucesivamente en 0°, 40° de flexión y 40° de extensión. Estas tres posiciones carpianas se repetían con el antebrazo en 45° y 90° de pronación. La influencia de estas posiciones resultó significativa desde el punto de vista estadístico, pero en la práctica es muy reducida (inferior a 5°), excepto en el caso de la influencia de la flexión y extensión de la muñeca sobre el grado de desplazamiento radial. La amplitud de desplazamiento radial es máxima cuando la muñeca se encuentra extendida, y mínima cuando se encuentra flexionada, con una reducción de más del 30%. Los autores creen que los cambios observados al modificarse las posturas se deben al diferente contacto entre las superficies articulares y a la tensión de los ligamentos que atraviesan la región carpiana.

## Amplitud funcional de movimiento

Diversos investigadores se han ocupado del estudio del grado de movimiento que requieren numerosas actividades que se realizan de forma habitual (ADL, *activities of daily living*), que

**TABLA 6-4 Movimientos del carpo durante la realización de actividades funcionales: valores medios en grados**

| *Actividad* | *Extensión** | | | *Desplazamiento cubital†* | | | *Fuente* |
|---|---|---|---|---|---|---|---|
| | *Mín.* | *Máx.* | *Arco* | *Mín.* | *Máx.* | *Arco* | |
| Llevarse el vaso a la boca | 11,2 | 24,0 | 12,8 | | | | Brumfield[30] |
| Beber del vaso | 2 | 22 | 20 | 5 | 20 | 15 | Ryu[‡15] |
| Beber de la taza con asa | –7,5* | 5,9 | 13,4 | 8,3 | 16,1 | 7,8 | Safaee-Rad[31] |
| Comer con tenedor | 9,3 | 36,5 | 27,7 | | | | Brumfield |
| | 3,3 | 17,7 | 14,4 | 3,2 | –4,9† | 8,1 | Safaee-Rad |
| Comer: tenedor, cuchara, taza | –6,8* | 20,9 | 27,2 | 18,7 | –2,4† | 21,1 | Cooper (varones)[32] |
| Cortar con un cuchillo | –3,5* | 20,2 | 23,7 | | | | Brumfield |
| | –30* | –5 | 25 | 12 | 27 | 15 | Ryu |
| Verter líquido de una jarra | 8,7 | 29,7 | 21,0 | | | | Brumfield |
| | –20* | 22 | 42 | 12 | 32 | 20 | Ryu |
| Girar el pomo de la puerta | –40* | 45 | 85 | –2† | 32 | 34 | Ryu |
| Hablar por teléfono | –0,1* | 42,6 | 42,7 | | | | Brumfield |
| | –15* | 40 | 55 | –10† | 12 | 22 | Ryu |
| Girar el volante del coche | –15* | 45 | 60 | –17† | 27 | 44 | Ryu |
| Levantarse del asiento | 0,6 | 63,4 | 62,8 | | | | Brumfield |
| | –10* | 60 | 70 | 5 | 30 | 25 | Ryu |

* El signo *menos* indica flexión.
† El signo *menos* indica desplazamiento radial.
‡ Los valores obtenidos por Ryu y cols. han sido extrapolados de gráficos.

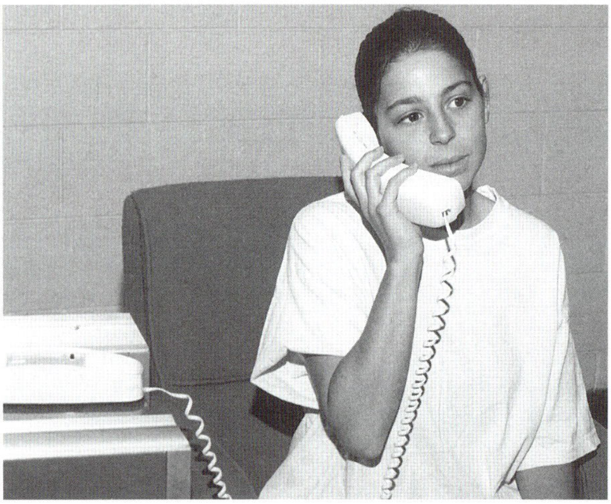

Figura 6-4. Manejar el aparato del teléfono requiere una amplitud de extensión de la muñeca de aproximadamente 40°.

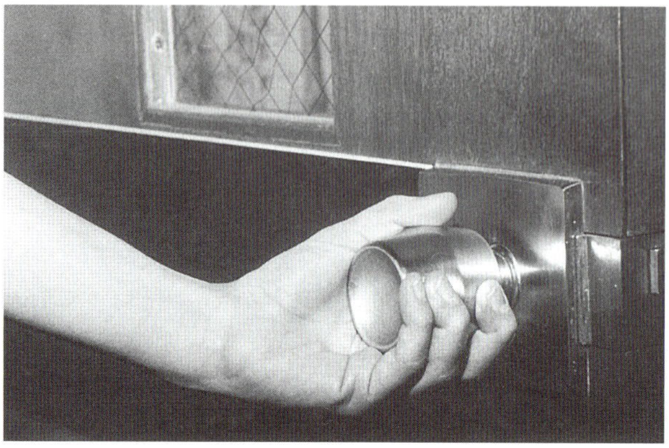

Figura 6-5. Girar el pomo de una puerta requiere una amplitud de flexión de la muñeca de 40°, y 45° de extensión de la muñeca.

incluyen los movimientos de la muñeca y la posición de la mano en las áreas corporales que implican los cuidados personales. Las Tablas 6-4 y 6-5 presentan una adaptación de los trabajos realizados por Brumfield y Champoux[30], Ryu y cols.[15] y Safaee-Rad y cols.[31] y Cooper y cols.[32]. Probablemente, las diferencias halladas en el grado de movimiento necesario para ciertas tareas funcionales se debe a las variaciones al definir exactamente las tareas, en los métodos de valoración y en la selección de los sujetos de estudio. No obstante, a pesar de las diferencias obtenidas, se observan ciertas tendencias evidentes.

Al revisar los datos de la Tabla 6-4, se observa que para realizar la mayoría de las tareas estudiadas es necesario extender la muñeca y llevar a cabo el desplazamiento cubital de la misma. Beber es la actividad que menor grado de extensión de la muñeca requiere (6° a 24°) y menor arco de movimiento exige (13° a 20°). Las actividades que requieren el mayor grado de extensión (40° a 64°) y mayor arco de movimiento (43° a 85°) son hablar por teléfono (Fig. 6-4), girar el pomo de una puerta y levantarse de una silla (véase Fig. 5-9). Girar el pomo de una puerta (Fig. 6-5) requiere el mayor grado de flexión (40°). Las mayores amplitudes de desplazamiento cubital (27° a 32°) fueron necesarios para levantarse de un sillón, girar el pomo de una puerta y verter líquido de un recipiente.

La Tabla 6-5 recoge las distintas posiciones de la muñeca cuando el sujeto traslada la mano a las áreas corporales que exigen los cuidados personales. La mayoría de las acciones requieren la flexión de la muñeca y un menor grado de movimientos globales de la misma, precisos para las actividades que recoge la Tabla 6-4. Entre las posturas estudiadas, la que necesita mayor grado de flexión de la muñeca es la consistente en colocar la palma de la mano delante del pecho, mientras que la tarea que requiere el mayor grado de desplazamiento cubital es colocar la palma de la mano en el sacro.

Brumfield y Champoux[30] emplearon un electrogoniómetro uniaxial para medir la amplitud de flexión y extensión carpiana en 15 actividades que se realizan habitualmente, desempe-

**TABLA 6-5 Amplitudes de movimiento del carpo necesarias para realizar tareas relacionadas con el aseo personal: valores medios en grados**

| | *Extensión* | *Flexión* | *Despl. cubital* | *Despl. radial* | |
|---|---|---|---|---|---|
| *Actividad* | *Media (DS)* | *Media (DS)* | *Media (DS)* | *Media (DS)* | *Fuente* |
| Mano hasta la parte superior de la cabeza | | 2,3 (12,5) | | | Brumfield[30] |
| | | 20,9 (13,9) | 16,1 (12,7) | | Ryu[15] |
| Mano hasta el occipital | 12,7 (9,9) | | | | Brumfield |
| | | 0,9 (17,6) | 9,7 (11,9) | | Ryu |
| Mano hasta el pecho | | 18,9 (8,9) | | | Brumfield |
| | | 24,5 (16,7) | | 5,1 (10,3) | Ryu |
| Mano hasta la región sacra | | 0,6 (9,8) | | | Brumfield |
| | | 19,5 (19,3) | 47,8 (16,8) | | Ryu |
| Mano hasta el pie | 14,2 (10,2) | | | | Brumfield |
| | 0,8 (14,6) | | 8,7 (12,2) | | Ryu |

ñadas por un grupo de 12 varones y 7 mujeres de edades comprendidas entre los 25 y los 60 años. Observaron que actividades como comer, beber y hablar por teléfono requieren una amplitud desde los 5° de flexión hasta los 35° de extensión. Las tareas personales que implican la colocación de la mano en áreas corporales requieren desde 20° de flexión hasta 15° de extensión. Los autores concluyen que sería suficiente disponer de un arco de movimiento de la muñeca de 45° (desde 10° de flexión hasta 35° de extensión) para llevar a cabo la mayoría de las tareas estudiadas.

Palmer y cols.[33] utilizaron en este caso un electrogoniómetro triaxial para el estudio de un grupo de 10 individuos sanos realizando 52 actividades, que incluían las tareas de aseo personal. Para llevarlas a cabo, utilizaron una amplitud de 32,5° de flexión, 58,6° de extensión, 23° de desplazamiento radial y 21,5° de desplazamiento cubital. La amplitud media de movimiento fue de unos 5° de flexión, 30° de extensión, 10° de desplazamiento radial y 15° de desplazamiento cubital. El estudio no presenta los valores individuales de amplitud de movimiento de cada actividad.

Ryu y cols.[15] estudiaron 31 actividades que precisaban 54° de flexión, 60° de extensión, 17° de desplazamiento radial y 40° de desplazamiento cubital. Estudiaron a un grupo de 40 individuos sanos (20 mujeres y 20 varones) y utilizaron un electrogoniómetro biaxial. Las actividades requerían la colocación de la palma de la mano en áreas corporales, aseo personal e higiene, preparación de alimentos e ingesta de los mismos y otras tareas.

Los estudios llevados a cabo por Safaee-Rad y cols.[31] y por Cooper y cols.[32] utilizan un sistema de vídeo que analiza imágenes tridimensionales para valorar la amplitud de movimientos del carpo durante la realización de tres actividades: beber de un vaso, comer con tenedor y comer con cuchara. Los 10 varones estudiados por Safaee-Rad y cols. emplearon para realizarlas un arco que abarcaba desde 10° de flexión hasta 25° de extensión, y desde 20° de desplazamiento cubital hasta 5° de desplazamiento radial. Cooper y cols. estudiaron a un grupo de 10 varones y 9 mujeres que realizaron tareas de ingestión de alimentos, con el codo libre y posteriormente, fijado en 110° de flexión. Con el codo libre, los varones requirieron un arco que comprendía desde los 7° de flexión hasta los 21° de extensión, y desde 19° de desplazamiento cubital hasta 2° de desplazamiento radial. El grupo de mujeres obtuvo valores similares de flexión y extensión, pero utilizaban un arco desde los 3° de desplazamiento cubital hasta los 18° de desplazamiento radial. Ambos estudios demostraron que la actividad de beber de un vaso requiere menor arco de movimiento carpiano que comer con tenedor o cuchara.

Nelson[34] siguió una pauta diferente para determinar el grado de movimiento carpiano necesario para llevar a cabo tareas funcionales. Evaluó la capacidad de 12 individuos sanos (9 varones y 3 mujeres) para realizar 123 actividades habituales con una férula en la muñeca del lado dominante que limitaba el movimiento a 5° de flexión, 6° de extensión, 7° de desplazamiento radial y 6° de desplazamiento cubital. Todas las actividades pudieron ser completadas con la férula colocada. Nueve de estas tareas se realizaron con un índice de dificultad medio mayor o igual a 2 (se llevaron a cabo con la mínima dificultad o grado de frustración y con resultado satisfactorio). Las tareas más complicadas eran: abrocharse o desabrocharse el sujetador (Fig. 6-6), el aseo de las piernas/espalda, escribir, limpiar el polvo de superficies bajas, cortar verdura, manejar un cuchillo afilado, cortar carne, utilizar un abrelatas y utilizar un batidor manual. Debe destacarse que los individuos no padecían dolores crónicos y las articulaciones del hombro y codo se encontraban sanas, para poder compensar la limitación del movimiento de la muñeca. Por tanto, resulta difícil extrapolar estos resultados a los grupos de pacientes que presentan dolores crónicos o agudos o varias articulaciones afectadas.

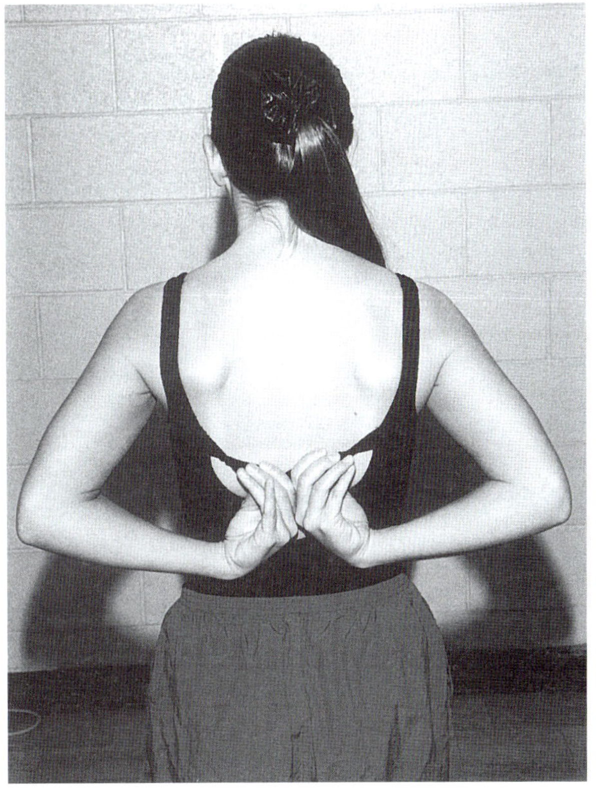

**Figura 6-6.** Es necesaria una considerable amplitud de flexión de la muñeca para la acción de abrocharse el sujetador o el traje de baño. Se trata de una de las acciones más difíciles de realizar cuando existen limitaciones en los movimientos de la muñeca.

Se ha observado que los trastornos causados por traumatismos repetidos, como el síndrome del túnel carpiano o la tendinitis de la muñeca/mano, se producen con mayor frecuencia al realizar determinados trabajos, deportes o actividades artísticas. Para investigar la causa de esta mayor incidencia de lesiones, se han llevado a cabo estudios sobre la posición del carpo en actividades como empaquetar alimentos en bolsas[35], marcar los precios de los alimentos en la caja de un supermercado[36], tocar el piano[37], realizar trabajos industriales[38], impulsar con las manos una silla de ruedas[39,40], y en deportes como el baloncesto, el béisbol (pitcher) y el golf[6,41]. Se recomienda al lector la lectura de los resultados obtenidos en estos estudios, acerca del grado de movimiento carpiano que requiere cada una de estas actividades. En general, se ha demostrado la relación entre las acciones que requieren movimientos extremos de la muñeca, y la mayor prevalencia de tendinitis de la mano o muñeca[42]. El síndrome del túnel carpiano se asocia a actividades que requieren la flexión repetida de la muñeca y extensiones extremas, tareas repetitivas con las manos y la aplicación reiterativa de fuerzas sobre la base de la palma de la mano y la muñeca[43].

## Fiabilidad y validez

En los primeros estudios sobre los movimientos del carpo llevados a cabo por Hewitt[23] y Cobe[26], ambos autores observaron diferencias notables en las mediciones sucesivas de los movimientos del carpo. Estas diferencias se atribuyeron a la falta de control motor de la región corporal del sujeto al realizar el máximo esfuerzo. Cobe sugirió que sólo los valores promedio poseen validez, y que para que una diferencia de amplitud se considere importante desde el punto de vista clínico, debe ser mayor de 5°.

Posteriormente, numerosos estudios se han dedicado a la determinación de la fiabilidad intraexaminador e interexaminadores de las mediciones de los movimientos de la muñeca. En casi todos ellos, la fiabilidad intraexaminador es superior a la fiabilidad interexaminadores, ya que la fiabilidad varía dependiendo del movimiento estudiado y que los distintos instrumentos de medición no deben utilizarse de forma intercambiable en estas pruebas.

En un estudio llevado a cabo por Hellebrandt, Duvall y Moore[44], se comprobó que la medición de los movimientos de la muñeca con un goniómetro universal eran más fiables que la realizada utilizando un instrumento específico para la articulación. Las medidas de flexión y extensión de la muñeca fueron menos fiables que las del desplazamiento radial y cubital, aunque la diferencia en promedio entre las mediciones sucesivas obtenidas con un goniómetro universal por un examinador experto fue de 1,1° en la flexión y 0,9° en la extensión. La diferencia media entre mediciones sucesivas alcanza 5,4° en la flexión y 5,7° en la extensión cuando se utilizan diferentes instrumentos en cada ocasión.

Un estudio realizado por Low[45] incluía la participación de 50 examinadores que utilizaban un goniómetro universal, con una estimación visual previa, para medir la amplitud de extensión activa de la muñeca y flexión activa del codo del propio autor. Cinco de los examinadores también realizaron 10 mediciones sucesivas en el transcurso de 5 a 10 días. El error medio pasó de ser 12,8° en las estimaciones visuales a 7,8° en la medición con goniómetro. El error intraobservador fue menor que el error interobservadores. La medición de la extensión de la muñeca resultó ser menos fiable que la de la flexión del codo, y sus errores medios de medición fueron 7,8° y 5°, respectivamente.

Boone y cols.[46] estudiaron la fiabilidad de la medición de la amplitud de desplazamiento cubital en un grupo de 12 voluntarios. Las pruebas se repitieron a lo largo de un período de 4 semanas. Intervenían cuatro fisioterapeutas, utilizando goniómetros universales para medir estos movimientos. Obtuvieron una fiabilidad intraexaminador mayor que la fiabilidad interexaminadores. Los autores señalan que para determinar las diferencias reales cuando varios examinadores miden el mismo movimiento, las diferencias en el mismo deben ser superiores a 5°.

En un estudio llevado a cabo por Bird y Stowe[47], dos observadores midieron sucesivamente la amplitud activa y pasiva de los movimientos de la muñeca en tres sujetos. Concluyeron que el error interobservadores fue máximo para la extensión (± 8°) y mínimo para el desplazamiento radial y cubital (± 2° a 3°). El error de medición de la amplitud pasiva fue ligeramente superior al de los movimientos activos.

Greene y Wolf[14] han comparado la fiabilidad del instrumento OrthoRanger, un goniómetro pendular electrónico, con la del goniómetro universal estándar, para el caso de los movimientos activos de la extremidad superior en un grupo de 20 adultos sanos. Un único examinador se encargó de medir los movimientos de la muñeca en tres ocasiones con cada instrumento, durante tres sesiones realizadas en un período de 2 semanas. Se observó una notable diferencia entre instrumentos para los movimientos de extensión y desplazamiento cubital de la muñeca. La fiabilidad intrasesión fue ligeramente más alta en el caso del goniómetro universal [coeficiente de correlación intraclase (ICC) = 0,91 a 0,96], que la fiabilidad de las medidas obtenidas con el OrthoRanger (ICC 0,88 a 0,92). El 95% del nivel de confianza, que representa la variabilidad alrededor de la media, variaba entre 7,6° a 9,3° para las medidas goniométricas, y de 18,2° a 25,6° para el instrumento Ortho Ranger. Los autores, por tanto, señalan que el OrthoRanger no ofrece ninguna ventaja sobre el goniómetro universal.

Solgaard y cols.[16] obtuvieron desviaciones estándar intraexaminador de 5° a 8°, y desviaciones estándar interexaminadores de 6° a 10°, en un estudio sobre los movimientos del antebrazo y la muñeca llevado a cabo en un grupo de 31 individuos sanos. Las medidas se realizaron con un goniómetro universal, e intervinieron cuatro examinadores en tres ocasiones diferentes. Los coeficientes de variación (porcentaje de variación) entre los examinadores fue mayor en los movimientos de desplazamiento cubital y radial, que en la flexión, extensión, pronación y supinación.

Horger[48] realizó un estudio en el que 13 examinadores emparejados de forma aleatoria llevaron a cabo mediciones sucesivas de los movimientos activos y pasivos del carpo en un grupo de 48 pacientes. Los examinadores tenían libertad para escoger su propio método de medida empleando un goniómetro universal. Los seis terapeutas especializados en la mano escogieron la alineación cubital del instrumento para la flexión y extensión, mientras que los no especializados optaron por la alineación radial del instrumento. La fiabilidad intraexaminador de los movimientos activos y pasivos del carpo fue notablemente alta (todos los ICC superaron 0,90) en todos los casos. La fiabilidad intraexaminador fue notablemente mayor que la fiabilidad interexaminadores (ICC 0,66 a 0,91). Los errores estándar de medición (SEM) variaron entre 2,6 a 4,4 para los valores intraexaminador, y desde 3,0 a 8,2 para los valores interexaminadores. La correspondencia entre las medidas fue más alta para la flexión y extensión que para el desplazamiento radial y cubital. Los coeficientes de fiabilidad intraexaminador para las medidas de los movimientos activos (ICC 0,78 a 0,91) fueron ligeramente superiores que los coeficientes para los movimientos pasivos (ICC 0,66 a 0,86), excepto en el caso del desplazamiento radial. En general, la fiabilidad fue más alta en los examinadores más experimentados que en los menos especializados. El autor concluyó que la presencia de dolor reduce la fiabilidad de las mediciones de los movimientos, tanto activos como pasivos, aunque los activos se ven más afectados que los pasivos.

LaStayo y Wheeler[49] estudiaron la fiabilidad intraexaminador e interexaminadores de la medición de la amplitud pasiva de la flexión y extensión del carpo en un grupo de 120 pacientes, con la participación de 32 examinadores emparejados de forma aleatoria, y utilizando tres tipos de alineación goniométrica (cubital, radial y dorsal-volar). La fiabilidad de la medida del grado de flexión de la muñeca resultó notablemente mayor que la de la extensión. Los valores medios de los coeficientes ICC intraexaminador para la flexión carpiana fueron de 0,86 para la alineación radial, 0,87 para la cubital y 0,92 para la alineación dorsal. Los valores medios de los coeficientes ICC intraexaminador para la extensión del carpo fueron de 0,80 para la alineación radial, 0,80 para la cubital y 0,84 para la alineación volar. Los autores recomendaron no utilizar indistintamente estos tres tipos de colocación del instrumento, aunque en general se obtuvo una notable fiabilidad, debido a las diferencias apreciables entre las medidas obtenidas con cada tipo. Sugieren que la alineación dorsal-volar debe ser la técnica de elección en la medición del grado de flexión y extensión pasiva de la muñeca, debido a su mayor fiabilidad. Al comentar este estudio, el investigador Flower[50] sugiere la utilización del quinto metacarpiano, que resulta más fácil de visualizar y alinear con el brazo distal del goniómetro en el procedimiento cubital, en lugar del tercer metacarpiano, que fue la referencia utilizada en este estudio. Flower observó que la presencia y fluctuación de un edema en la superficie dorsal de la mano podría reducir la fiabilidad de la alineación dorsal y requerir el empleo de la técnica cubital (quinto metacarpiano) en la práctica clínica.

## Procedimientos de valoración de la amplitud de movimiento: carpo

### Puntos anatómicos de referencia para la alineación del goniómetro: carpo (muñeca)

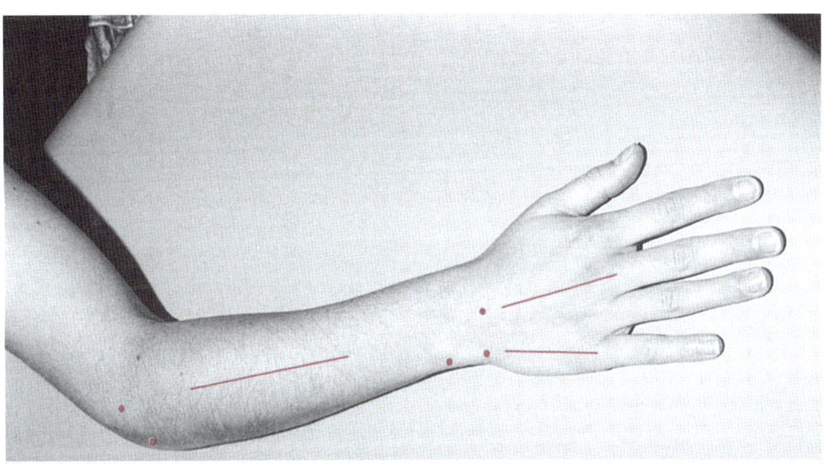

**Figura 6-7.** Imagen posterior de la extremidad superior que muestra los puntos anatómicos superficiales de referencia para la alineación del goniómetro en la medición de la amplitud de movimientos del carpo (muñeca).

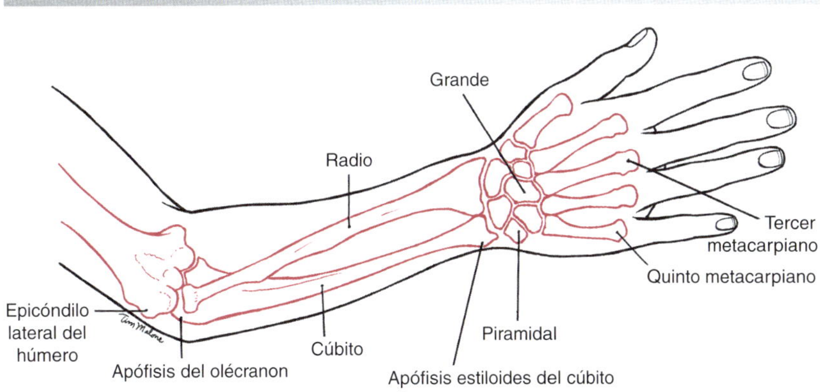


**Figura 6-8.** Imagen posterior de la extremidad superior que muestra los puntos óseos anatómicos de referencia para la alineación del goniómetro en la medición de la amplitud de movimientos de la muñeca.

## FLEXIÓN

Este movimiento se produce en el plano sagital en torno al eje medial-lateral. En ocasiones, para referirse a la flexión del carpo, se utilizan los términos flexión volar o palmar. La amplitud media de flexión del carpo varía desde los 60°, de acuerdo con la AMA[12], hasta los 76° según los autores Boone y Azen[13]. Véanse las Tablas 6-1 a 6-3 para más información.

### *Posición del paciente para la prueba*

Colocar al sujeto en postura sentada, próximo a una superficie de apoyo, con el hombro en 90° de abducción y el codo flexionado 90°. Colocar el antebrazo en el punto intermedio entre la supinación y la pronación, de forma que la palma de la mano mire hacia el suelo. Apoyar el antebrazo en la superficie de apoyo, con la mano libre para el movimiento. Evitar el desplazamiento radial o cubital de la muñeca, así como la flexión de los dedos. Si los dedos permanecen flexionados, el movimiento se verá limitado por la tensión de los ligamentos extensor común de los dedos, extensor del dedo índice y extensor del dedo meñique.

### *Estabilización*

Estabilizar el radio y el cúbito evitando la supinación o pronación del antebrazo y el movimiento del codo.

### *Movimientos de la prueba*

Flexionar la muñeca empujando sobre la superficie dorsal del tercer metacarpiano, desplazando la mano hacia el suelo (Fig. 6-9). Mantener la muñeca en 0° de desplazamiento radial y cubital. El final de la flexión se identifica cuando el examinador aprecia una resistencia que impide continuar el movimiento y al intentar continuarlo se produce la separación del antebrazo de la superficie de apoyo.

### *Tope final normal*

El tope final es firme debido a la tensión del ligamento carporradial dorsal y de la porción dorsal de la cápsula articular. Del mismo modo, puede contribuir también a esta firmeza la tensión de los músculos radial corto y primer radial y el músculo cubital posterior.

### *Alineación del goniómetro*

Véanse las Figuras 6-10 y 6-11.

1. Centrar el fulcro (punto de apoyo de la palanca) del goniómetro sobre la porción lateral de la muñeca, sobre el hueso piramidal.
2. Alinear el brazo proximal del goniómetro con la línea media lateral del cúbito, utilizando como punto anatómico de referencia las apófisis olécranon y estiloides del cúbito.
3. Alinear el brazo distal del goniómetro con la línea media lateral del quinto metacarpiano. No debe utilizarse una estructura blanda, como la eminencia hipotenar, como punto anatómico de referencia.

### *Alineación opcional del goniómetro*

Esta otra opción de disposición del goniómetro está recomendada por la asociación AMA en su *Guides to the Evaluation of Permanent Impairment*[12], así como por los autores LaStayo y Wheeler[49], aunque la presencia de un edema podría dificultar la correcta colocación del instrumento en la superficie dorsal del antebrazo o de la mano.

1. Centrar el fulcro (punto de apoyo de la palanca) del goniómetro sobre el hueso grande, en la porción dorsal de la articulación del carpo.
2. Alinear el brazo proximal del goniómetro a lo largo de la línea media dorsal del antebrazo.
3. Alinear el brazo distal del goniómetro con la porción dorsal del tercer metacarpiano.

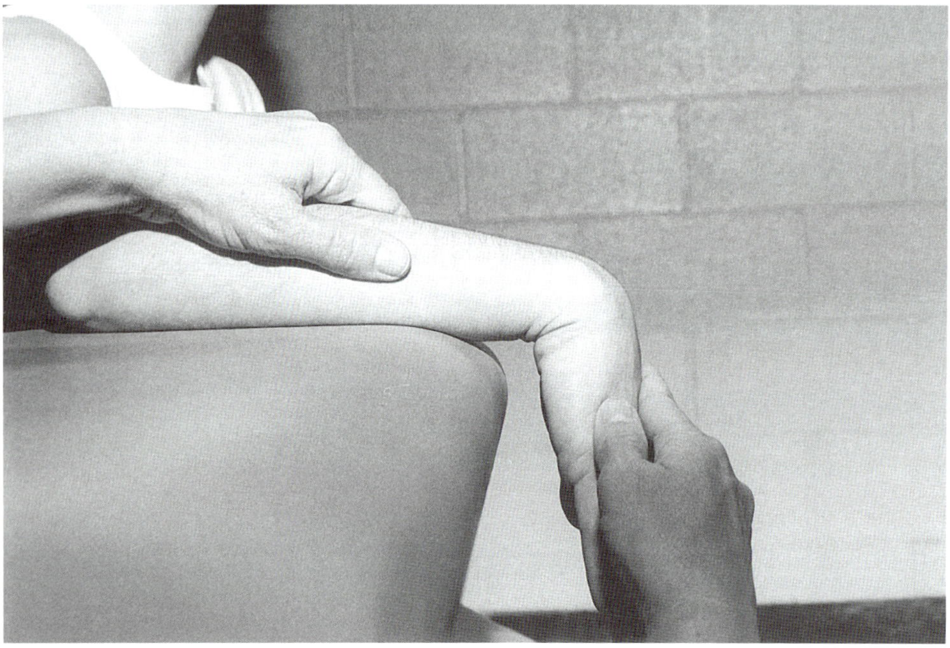

**Figura 6-9.** Posición final de la amplitud de flexión de la muñeca. Sobre la superficie de apoyo descansan tres cuartas partes del antebrazo del sujeto, para permitir que la mano disponga de espacio suficiente y pueda completar el movimiento.

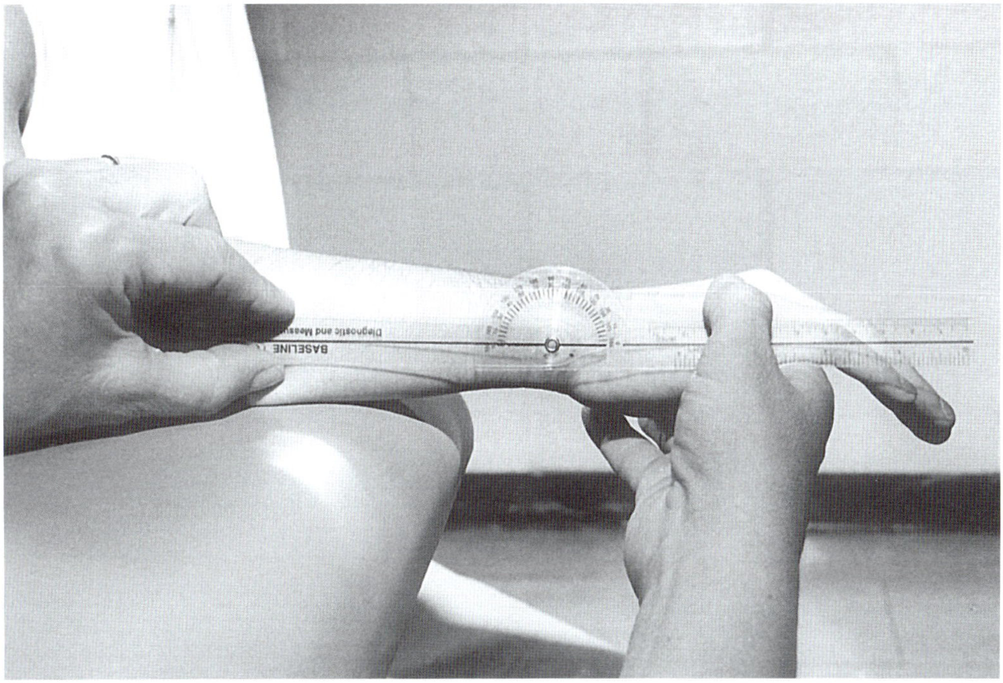

Figura 6-10. Alineación del goniómetro en la posición inicial de la amplitud de flexión de la muñeca.

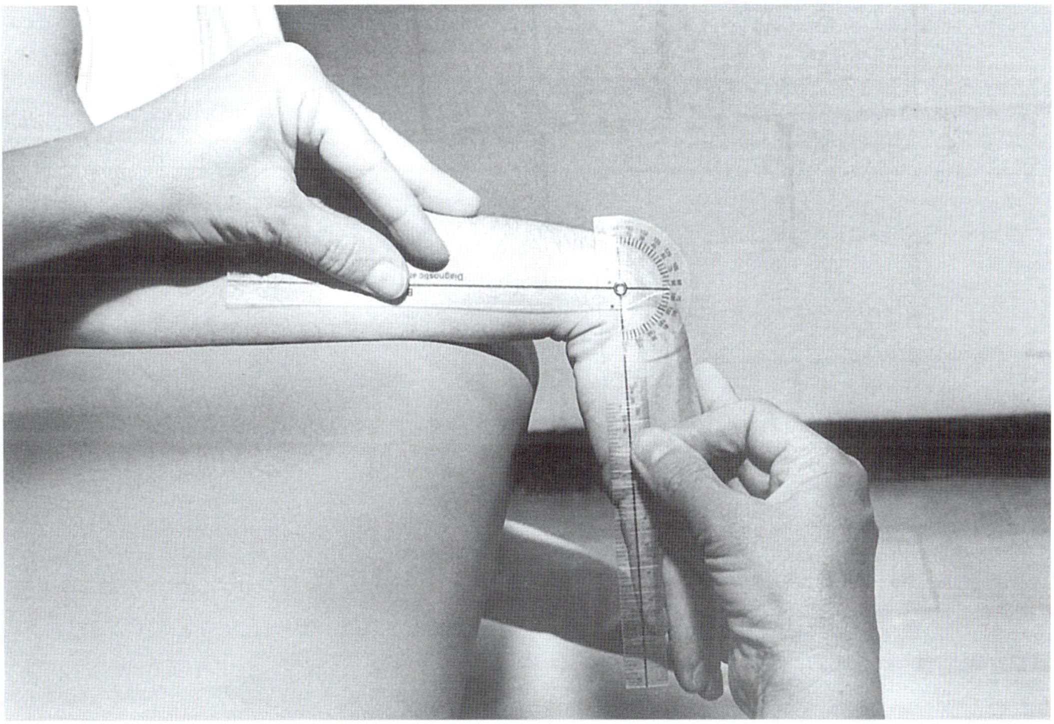

Figura 6-11. En la posición final de la amplitud de flexión de la muñeca, la mano del examinador se ocupa de alinear el brazo distal del goniómetro con el quinto metacarpiano, al tiempo que mantiene flexionada la muñeca del sujeto. El examinador ejerce presión sobre el centro del dorso de la mano del sujeto, evitando presionar directamente sobre el quinto metacarpiano, ya que ello alteraría la colocación del goniómetro. Con la otra mano, el examinador estabiliza el antebrazo, sosteniendo el brazo proximal del goniómetro.

## EXTENSIÓN

Este movimiento se produce en el plano sagital en torno al eje medial-lateral. En ocasiones, para referirse a la extensión del carpo se utiliza el término flexión dorsal. La amplitud media de flexión del carpo varía desde los 60°, de acuerdo con la AMA[12], hasta los 75° según los autores Boone y Azen[13]. Véanse las Tablas 6-1 a 6-3 para más información.

### *Posición del paciente para la prueba*

Colocar al individuo en postura sentada próximo a una superficie de apoyo, con el hombro en 90° de abducción y el codo flexionado 90°. Colocar el antebrazo en el punto intermedio entre la supinación y pronación, de forma que la palma de la mano mire hacia el suelo. Apoyar el antebrazo en la superficie de apoyo, con la mano libre para el movimiento. Evitar el desplazamiento radial o cubital de la muñeca, así como la flexión de los dedos. Si los dedos permanecen flexionados, el movimiento se verá limitado por la tensión de los ligamentos del flexor común superficial y flexor común profundo de los dedos.

### *Estabilización*

Estabilizar el radio y el cúbito evitando la supinación o pronación del antebrazo y el movimiento del codo.

### *Movimientos de la prueba*

Extender la muñeca empujando uniformemente sobre la superficie palmar de los metacarpianos, desplazando la mano en sentido dorsal, hacia el techo (Fig. 6-12). Mantener la muñeca en 0° de desplazamiento radial y cubital. El final de la extensión se identifica cuando el examinador aprecia una resistencia que impide continuar el movimiento y al intentar continuarlo se produce la separación del antebrazo de la superficie de apoyo.

### *Tope final normal*

Generalmente, el tope final es firme debido a la tensión del ligamento carporradial palmar, el ligamento cubital y la porción palmar de la cápsula articular. Del mismo modo, puede contribuir también a esta firmeza la tensión de los músculos palmar menor, palmar mayor y cubital anterior. En ocasiones, la firmeza del tope final se debe al contacto de los huesos carpianos con el radio.

### *Alineación del goniómetro*

Véanse las Figuras 6-13 y 6-14.

1. Centrar el fulcro (punto de apoyo de la palanca) del goniómetro sobre la porción lateral de la muñeca, sobre el hueso piramidal.
2. Alinear el brazo proximal del goniómetro con la línea media lateral del cúbito, utilizando como punto anatómico de referencia las apófisis olécranon y estiloides del cúbito.
3. Alinear el brazo distal del goniómetro con la línea media lateral del quinto metacarpiano. No debe utilizarse una estructura blanda, como la eminencia hipotenar, como punto anatómico de referencia.

### *Alineación opcional del goniómetro*

Esta otra opción de disposición del goniómetro está recomendada por la asociación AMA en su *Guides to the Evaluation of Permanent Impairment*[12], así como por los autores LaStayo y Wheeler[49], aunque la presencia de un edema podría dificultar la correcta colocación del instrumento en la superficie palmar del antebrazo o de la mano.

1. Centrar el fulcro (punto de apoyo de la palanca) del goniómetro sobre el hueso grande del carpo.
2. Alinear el brazo proximal del goniómetro a lo largo de la línea media palmar del antebrazo.
3. Alinear el brazo distal del goniómetro con la línea media palmar del tercer metacarpiano.

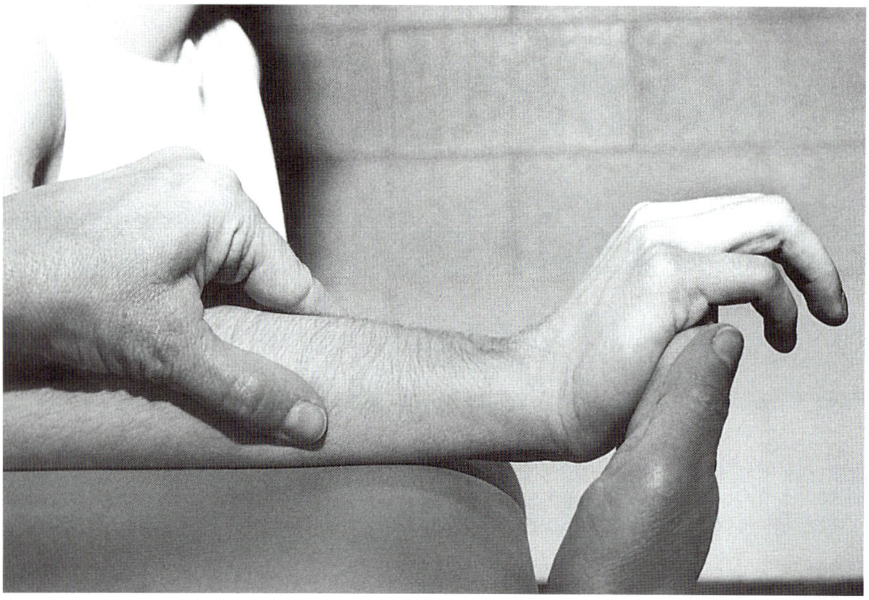

**Figura 6-12.** En la posición final de la extensión de la muñeca, el examinador estabiliza el antebrazo del sujeto con una mano y utiliza la mano contraria para mantener en extensión la muñeca del paciente. El examinador debe procurar distribuir uniformemente la presión que ejerce sobre los metacarpianos del sujeto.

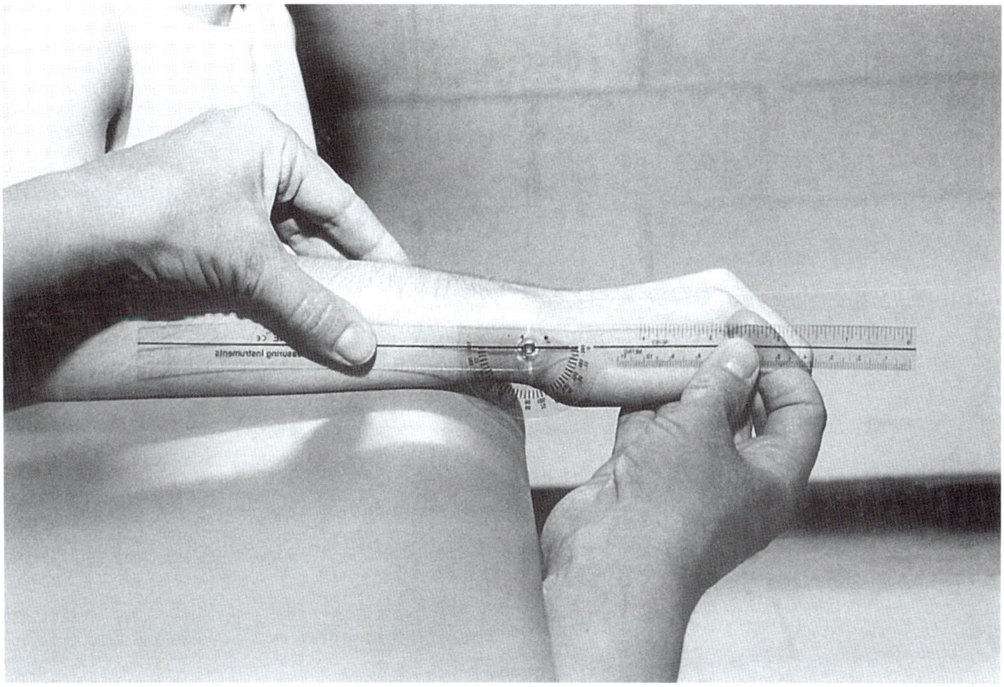

Figura 6-13. Alineación del goniómetro en la posición inicial de la amplitud de extensión del carpo (muñeca).

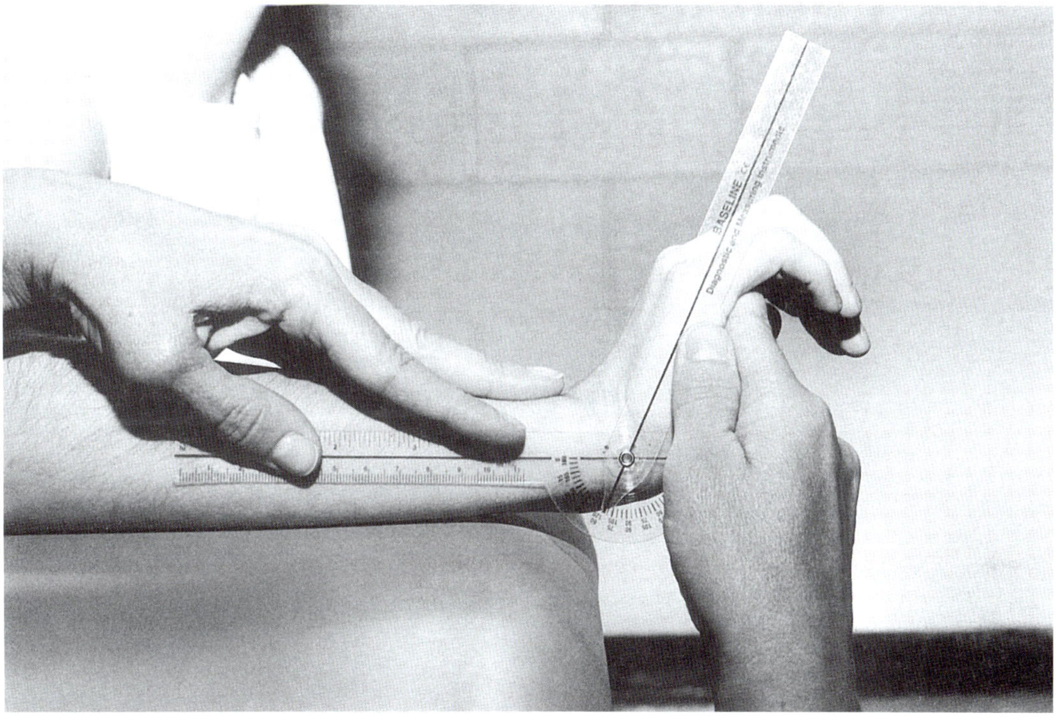


Figura 6-14. En la posición final de la extensión de la muñeca, el examinador alinea el brazo distal del goniómetro con el quinto metacarpiano, manteniendo la muñeca en extensión. Debe evitar ejercer una presión excesiva sobre el quinto metacarpiano.

## DESPLAZAMIENTO RADIAL

Este movimiento se produce en el plano frontal en torno al eje anterior-posterior. En ocasiones, para referirse al desplazamiento radial del carpo, se utilizan los términos flexión radial o abducción. La amplitud media de flexión del carpo es de 20°, de acuerdo con la AMA[12], y de 25° según los autores Greene y Wolf[14]. Véanse las Tablas 6-1 a 6-3 para más información.

### Posición del paciente para la prueba

Colocar al sujeto sentado próximo a una superficie de apoyo, con el hombro en 90° de abducción y el codo flexionado 90°. Colocar el antebrazo en el punto intermedio entre la supinación y la pronación, de forma que la palma de la mano mire hacia el suelo. Apoyar el antebrazo y la mano en la superficie de apoyo.

### Estabilización

Estabilizar el radio y el cúbito evitando la supinación o pronación del antebrazo e impidiendo que la flexión del codo sobrepase los 90°.

### Movimientos de la prueba

Desplazar la muñeca en sentido radial dirigiendo la mano hacia el dedo pulgar (Fig. 6-15). Mantener la muñeca en 0° de flexión y extensión[12]. El final del movimiento de desplazamiento radial se identifica cuando el examinador aprecia una resistencia que impide continuar el movimiento y al intentar continuarlo aumenta la flexión del codo.

### Tope final normal

Generalmente, el tope final es firme debido al contacto de la apófisis estiloides radial y el hueso escafoides. También puede deberse a la tensión del ligamento colateral cubital, del ligamento cubital y de la porción cubital de la cápsula articular. Igualmente, puede contribuir también a esta firmeza la tensión de los músculos cubital posterior y cubital anterior.

### Alineación del goniómetro

Véanse las Figuras 6-16 y 6-17.

1. Centrar el fulcro (punto de apoyo de la palanca) del goniómetro sobre la porción dorsal de la muñeca, sobre el hueso grande.
2. Alinear el brazo proximal del goniómetro con la línea media dorsal del antebrazo. Si el hombro se encuentra colocado en 90° de abducción y el codo flexionado 90°, podrá utilizarse el epicóndilo lateral del húmero como punto anatómico de referencia.
3. Alinear el brazo distal del goniómetro con la línea media dorsal del tercer metacarpiano. No debe utilizarse la tercera falange como punto anatómico de referencia.

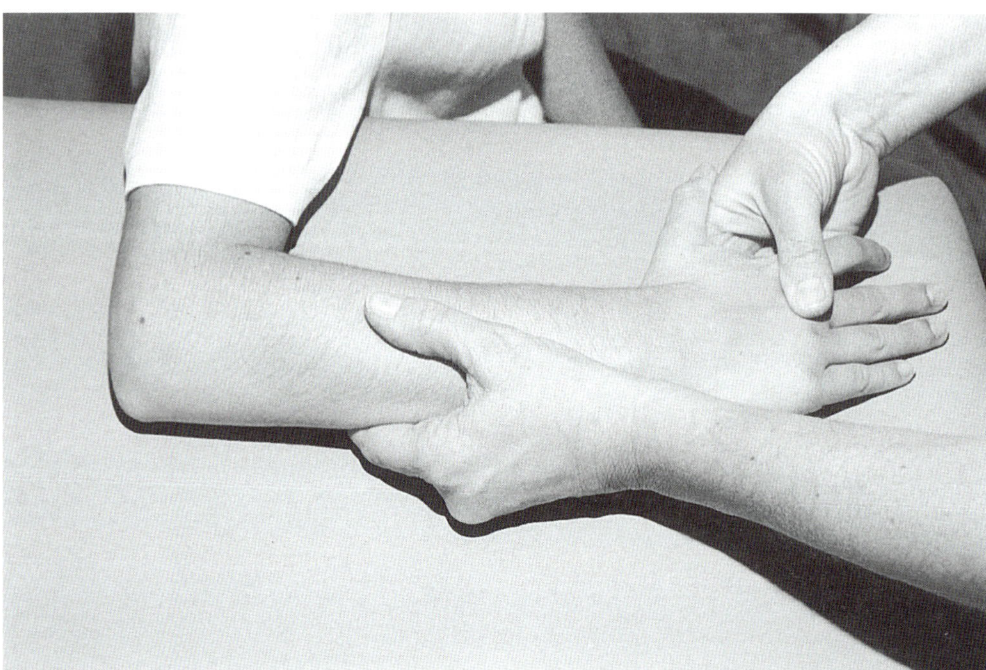

**Figura 6-15.** El examinador estabiliza el antebrazo del sujeto evitando que el codo sobrepase los 90° de flexión al desplazar la muñeca en el sentido radial. Debe evitar los movimientos de flexión y extensión de la muñeca.

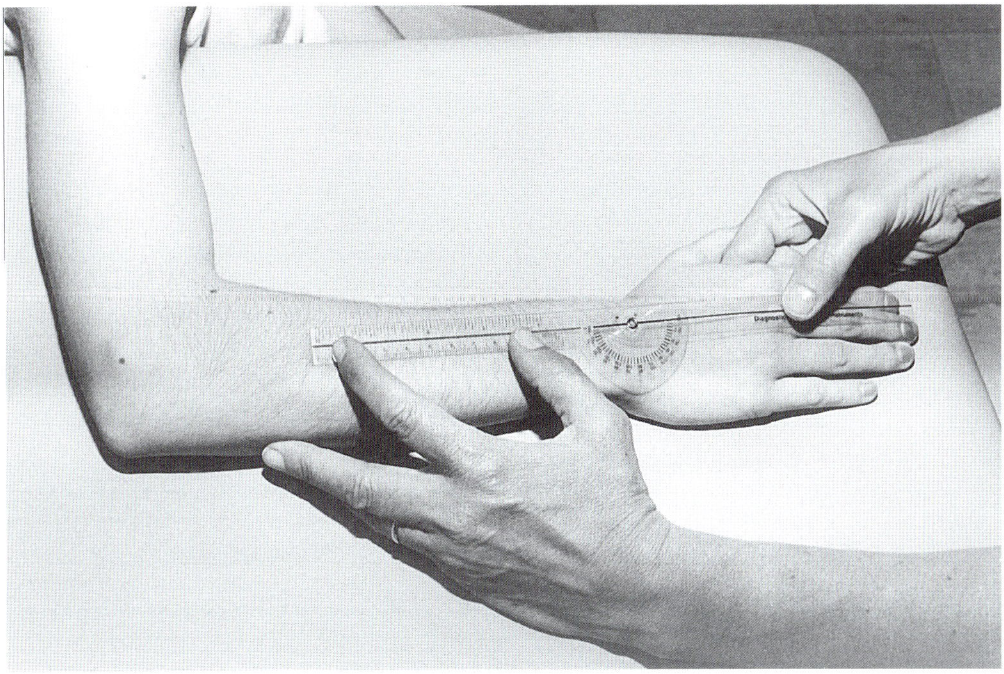

Figura 6-16. Alineación del goniómetro en la posición inicial de la amplitud de desplazamiento radial. Puede utilizarse la mesa de exploración para sostener la mano.

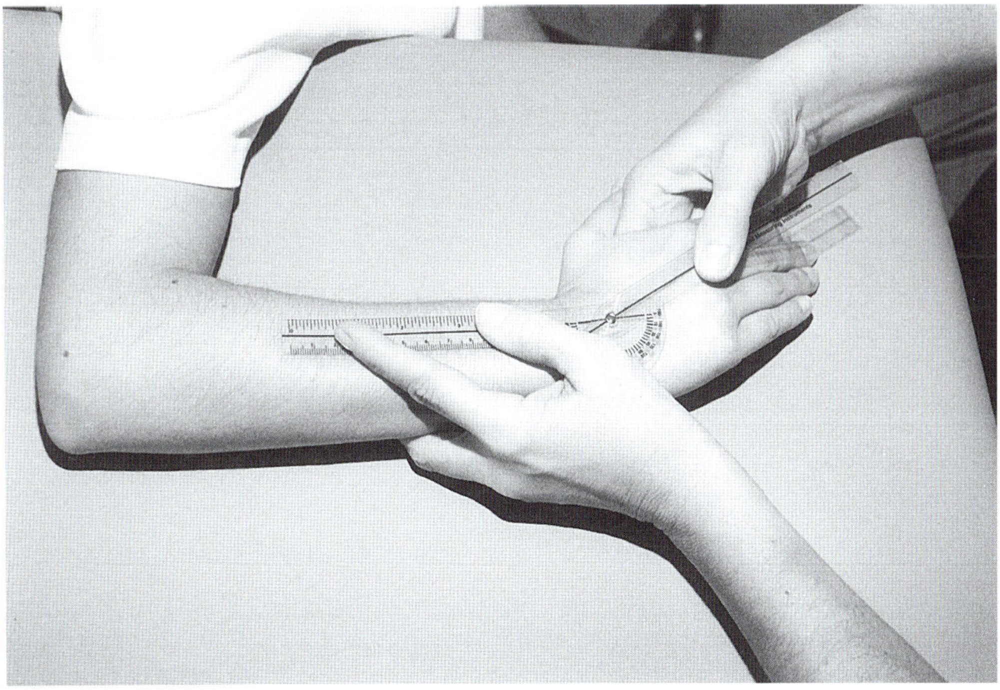

Figura 6-17. Alineación del goniómetro en la posición final de la amplitud de desplazamiento radial del carpo. El examinador debe centrar el fulcro del instrumento (punto de apoyo de la palanca) sobre la superficie dorsal del hueso grande (capitatum). Si el fulcro se desplaza hacia el lado cubital de la muñeca, la medición obtenida será incorrecta, con excesivo desplazamiento radial.

## DESPLAZAMIENTO CUBITAL

Este movimiento se produce en el plano frontal en torno al eje anterior-posterior. En ocasiones, para referirse al desplazamiento radial del carpo se utilizan los términos flexión cubital o aducción. La amplitud media de flexión del carpo es de 30°, de acuerdo con la AMA[12], y de 39° según los autores Greene y Wolf[14]. Véanse las Tablas 6-1 a 6-3 para más información.

### *Posición del paciente para la prueba*

Colocar al sujeto sentado próximo a una superficie de apoyo, con el hombro en 90° de abducción y el codo flexionado 90°. Colocar el antebrazo en el punto intermedio entre la supinación y la pronación, de forma que la palma de la mano mire hacia el suelo. Apoyar el antebrazo y la mano en la superficie de apoyo.

### *Estabilización*

Estabilizar el radio y el cúbito evitando la supinación o la pronación del antebrazo e impidiendo que la flexión del codo disminuya de 90°.

### *Movimientos de la prueba*

Desplazar la muñeca en sentido cubital dirigiendo la mano hacia el dedo meñique (Fig. 6-18). Mantener la muñeca en 0° de flexión y extensión, evitando la rotación de la mano. El final del movimiento de desplazamiento radial se identifica cuando el examinador aprecia una resistencia que impide continuar el movimiento y al intentar continuarlo se produce la extensión del codo.

### *Tope final normal*

Generalmente, el tope final es firme debido a la tensión del ligamento colateral radial y de la porción radial de la cápsula articular. Igualmente también puede contribuir a esta firmeza la tensión de los músculos extensor corto del pulgar y abductor largo del pulgar.

### *Alineación del goniómetro*

Véanse las Figuras 6-19 y 6-20.

1. Centrar el fulcro (punto de apoyo de la palanca) del goniómetro sobre la porción dorsal de la muñeca, sobre el hueso grande.
2. Alinear el brazo proximal del goniómetro con la línea media dorsal del antebrazo. Si el hombro se encuentra colocado en 90° de abducción y el codo flexionado 90°, podrá utilizarse el epicóndilo lateral del húmero como punto anatómico de referencia.
3. Alinear el brazo distal del goniómetro con la línea media dorsal del tercer metacarpiano. No debe utilizarse la tercera falange como punto anatómico de referencia.

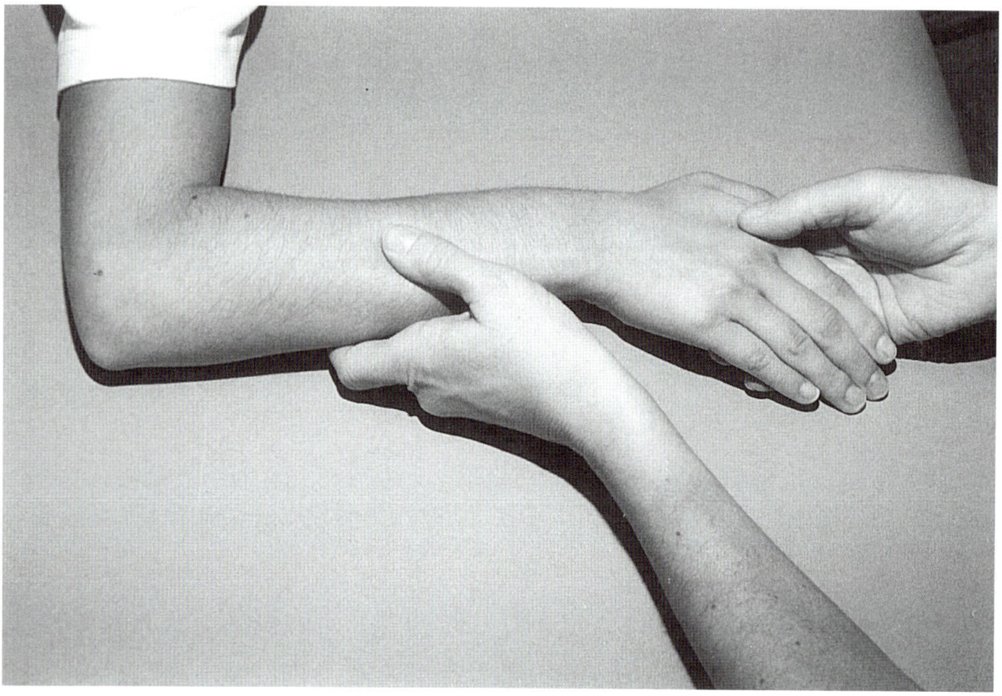

**Figura 6-18.** Con una mano, el examinador estabiliza el antebrazo del sujeto, manteniendo el codo flexionado 90°. Con la otra mano, el examinador desplaza la muñeca en el sentido cubital, con cuidado de no flexionar o extender la misma.

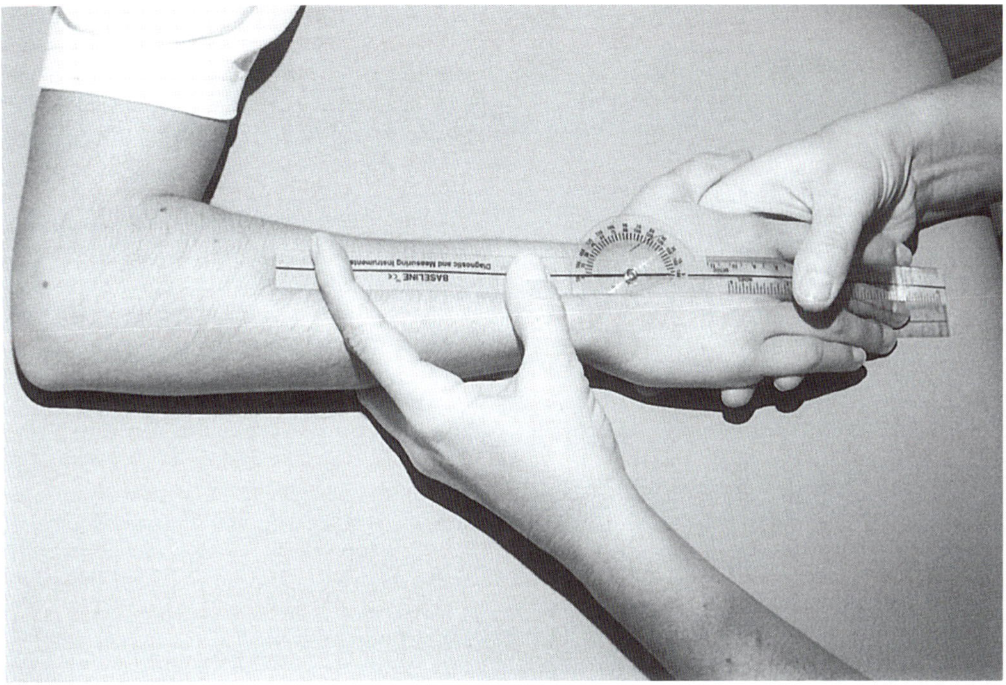

**Figura 6-19.** Alineación del goniómetro en la posición inicial de la amplitud de desplazamiento cubital del carpo. En ocasiones, al utilizar un goniómetro semicircular, los brazos distal y proximal del instrumento han de invertirse para que el marcador indique un punto dentro de la escala al alcanzar el final del movimiento.

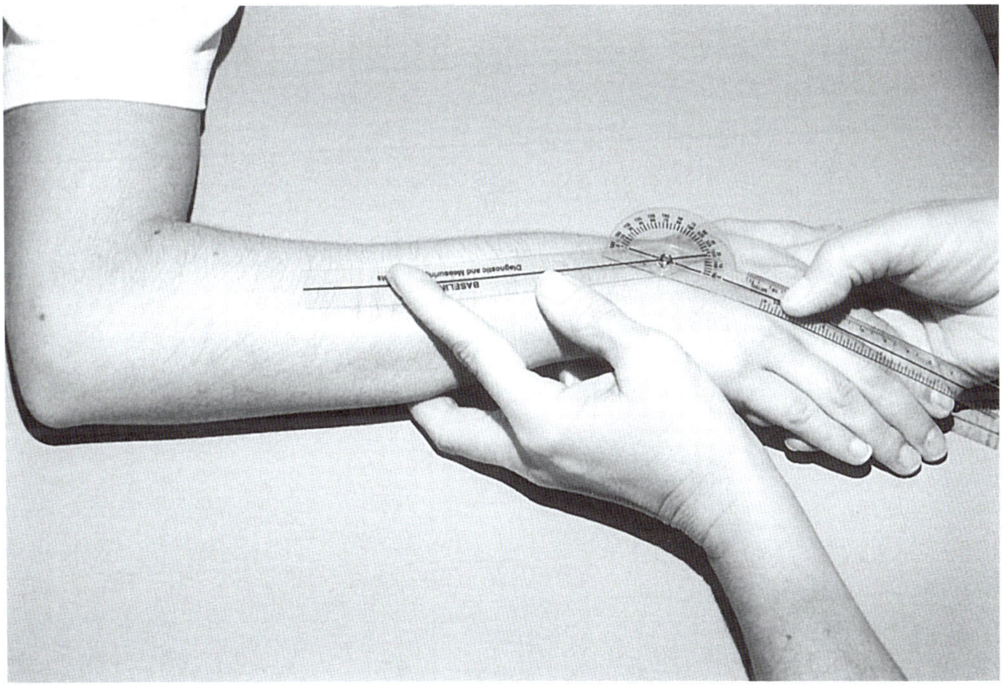

**Figura 6-20.** Alineación del goniómetro en el final de la amplitud de desplazamiento cubital. El examinador debe centrar el fulcro (punto de apoyo de la palanca) sobre la superficie dorsal del hueso grande. Si el fulcro se desplaza hacia el lado radial de la muñeca, la medición resultará errónea y mostrará un exceso de amplitud de desplazamiento cubital.

# Procedimientos de valoración de la longitud muscular: carpo

## FLEXOR COMÚN PROFUNDO Y FLEXOR COMÚN SUPERFICIAL DE LOS DEDOS

El músculo flexor común profundo de los dedos atraviesa las articulaciones del codo, carpo, metacarpofalángicas (MCF), interfalángicas proximales (IFP) e interfalángicas distales (IFD). El músculo **flexor común profundo de los dedos** tiene su origen en un punto proximal del tercio superior del cúbito, la apófisis coronoides cubital y la membrana interósea (Fig. 6-21). Este músculo se inserta distalmente en la superficie palmar de las bases de las falanges distales de los dedos. Cuando se contrae, flexiona las articulaciones metacarpofalángicas, interfalángicas proximales e interfalángicas distales, y también flexiona la muñeca. Se estira de forma pasiva colocando en extensión el codo, la muñeca, las articulaciones metacarpofalángicas, las interfalángicas proximales y las interfalángicas distales.

El **músculo flexor común superficial de los dedos** atraviesa las articulaciones del codo, el carpo, las metacarpofalángicas (MCF) y las interfalángicas proximales (IFP). La cabeza humerocubital del flexor común superficial de los dedos tiene su origen en un punto proximal al epicóndilo medial del húmero, el ligamento colateral cubital y la apófisis coronoides cubital (Fig. 6-22). La cabeza radial de este músculo se origina en un punto proximal a la superficie anterior del radio. Se inserta distalmente a través de dos vainas a los lados de las bases de las falanges medias de los dedos. Cuando este músculo se contrae, da lugar a la flexión de las articulaciones metacarpofalángicas e interfalángicas proximales, y también flexiona la muñeca. Se estira de forma pasiva colocando en extensión el codo, la muñeca, las articulaciones metacarpofalángicas, y las interfalángicas proximales.

Cuando ambos músculos, profundo y superficial, son excesivamente cortos, se produce una limitación del movimiento de extensión del carpo cuando el codo y las articulaciones matacarpofalángicas, interfalángicas proximales e interfalángicas distales se encuentran en extensión. Si este movimiento pasivo de extensión del carpo se encontrara limitado independientemente de la posición de las articulaciones MCF, IFP e IFD, las causas más probables serán las anomalías que afectan a las superficies articulares, o bien el acortamiento de la porción palmar de la cápsula y ligamentos carporradial palmar, carpiano, palmar menor, palmar mayor o cubital anterior.

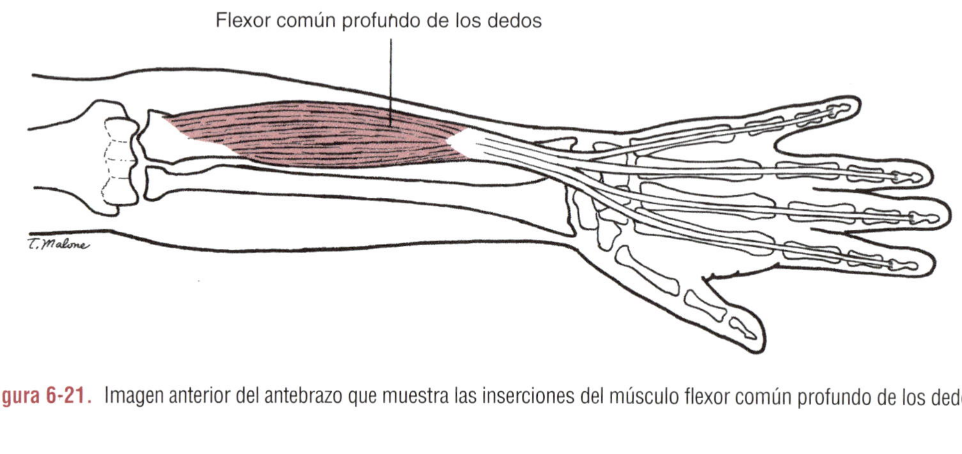


**Figura 6-21.** Imagen anterior del antebrazo que muestra las inserciones del músculo flexor común profundo de los dedos.

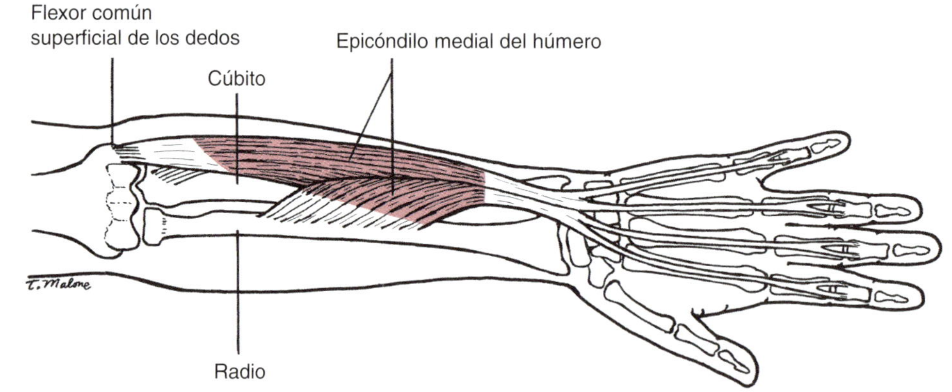


**Figura 6-22.** Imagen anterior del antebrazo y de la mano que muestra las inserciones del músculo flexor común superficial de los dedos.

### *Posición inicial*

Colocar al sujeto sentado junto a una superficie de apoyo, la extremidad superior descansando sobre esta superficie. Colocar en extensión el codo y las articulaciones metacarpofalángicas, interfalángicas proximales e interfalángicas distales (Fig. 6-23). Colocar el antebrazo en pronación y la muñeca en posición neutral.

### *Estabilización*

El examinador debe estabilizar el antebrazo con el fin de evitar la flexión del codo.

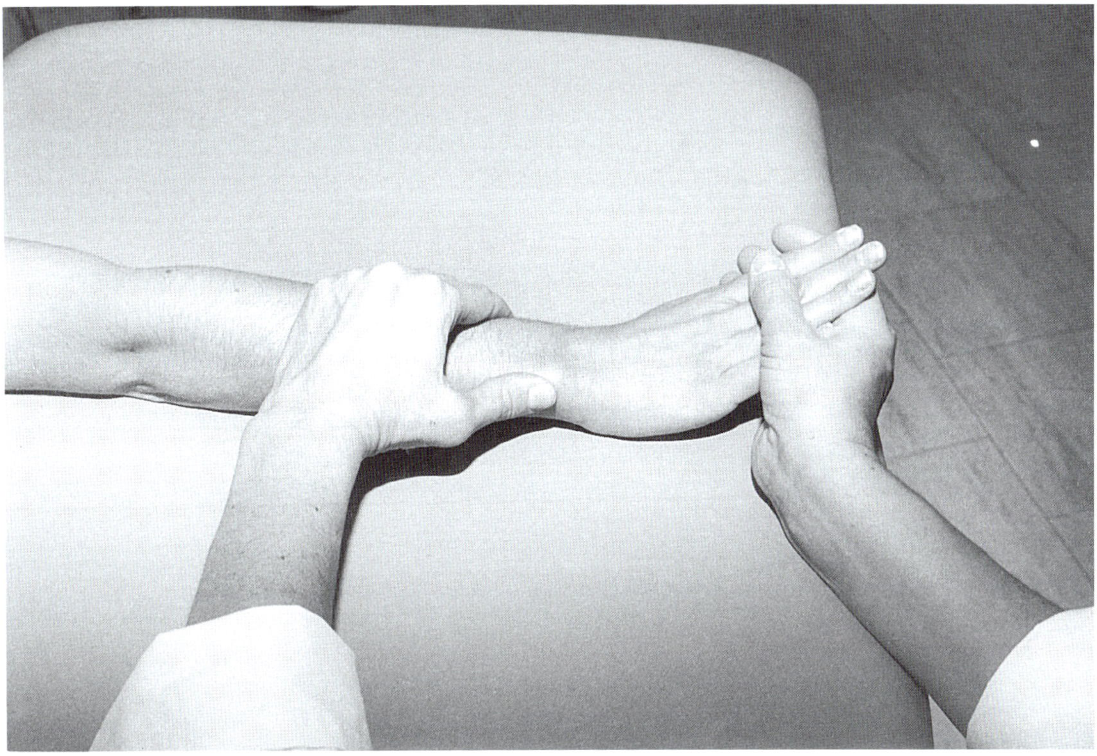

**Figura 6-23.** Posición inicial para la prueba de longitud de los músculos flexores comunes profundo y superficial de los dedos.

### *Movimientos de la prueba*

Extender el carpo mientras se mantienen en extensión las articulaciones MCF, IFP e IFD (Figs. 6-24 y 6-25). El final del movimiento para el test se identifica cuando el examinador aprecia una resistencia que impide continuar el movimiento y al intentar continuarlo se produce la flexión de los dedos o del codo.

### *Tope final*

El tope final es firme debido a la tensión presente en los músculos flexor común profundo y flexor común superficial de los dedos.

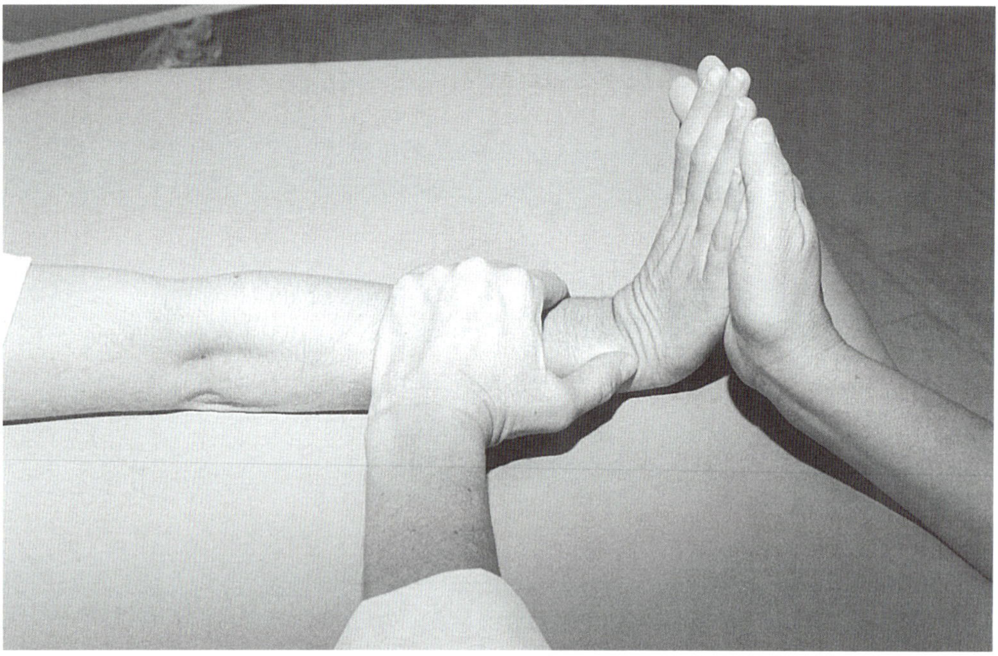

**Figura 6-24.** Final del movimiento para la prueba de longitud de los músculos flexores comunes profundo y superficial de los dedos. Con una mano, el examinador estabiliza el antebrazo, y con la otra mano mantiene los dedos del sujeto en extensión y desplaza la muñeca en el sentido de extensión. El examinador ha retirado el dedo pulgar de su mano derecha de la superficie dorsal de los dedos para permitir una fotografía más clara, pero si mantiene el pulgar sobre la superficie dorsal, evitará la flexión de los dedos del sujeto en las articulaciones IF proximales.

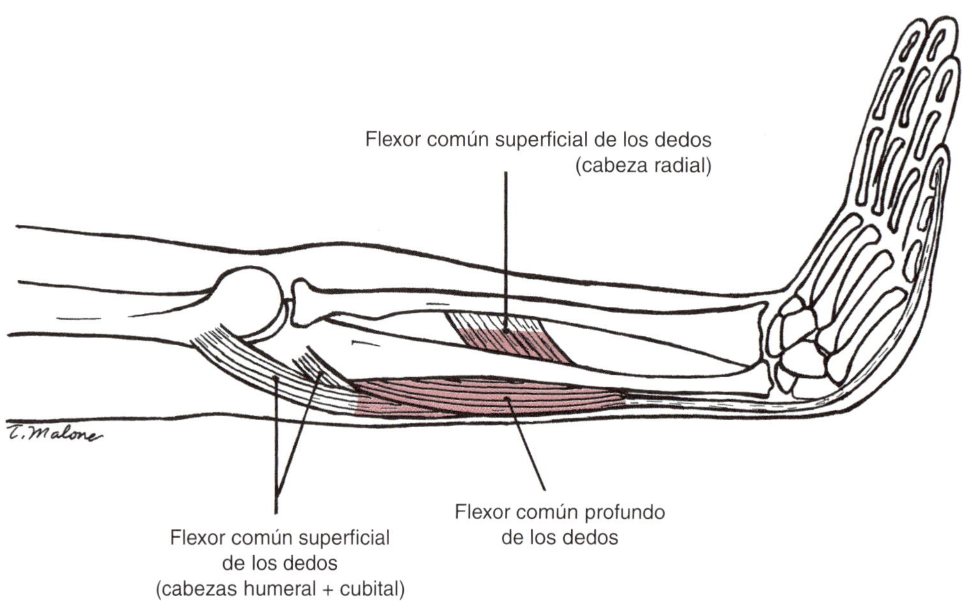


**Figura 6-25.** Imagen lateral del antebrazo y de la mano que muestra el estiramiento de los músculos flexores comunes profundo y superficial de los dedos sobre las articulaciones del codo, carpo (muñeca), MCF, IFP e IFD.

### *Alineación del goniómetro*

Véase la Figura 6-26.

1. Centrar el fulcro (punto de apoyo de la palanca) del goniómetro sobre la porción lateral de la muñeca, sobre el hueso piramidal.
2. Colocar el brazo proximal del goniómetro en la línea media lateral del cúbito, utilizando como punto anatómico de referencia el olécranon y la apófisis estiloides del mismo hueso.
3. Colocar el brazo distal en la línea media lateral del quinto metacarpiano. Se recomienda no utilizar estructuras blandas, como la eminencia hipotenar, como punto de referencia.

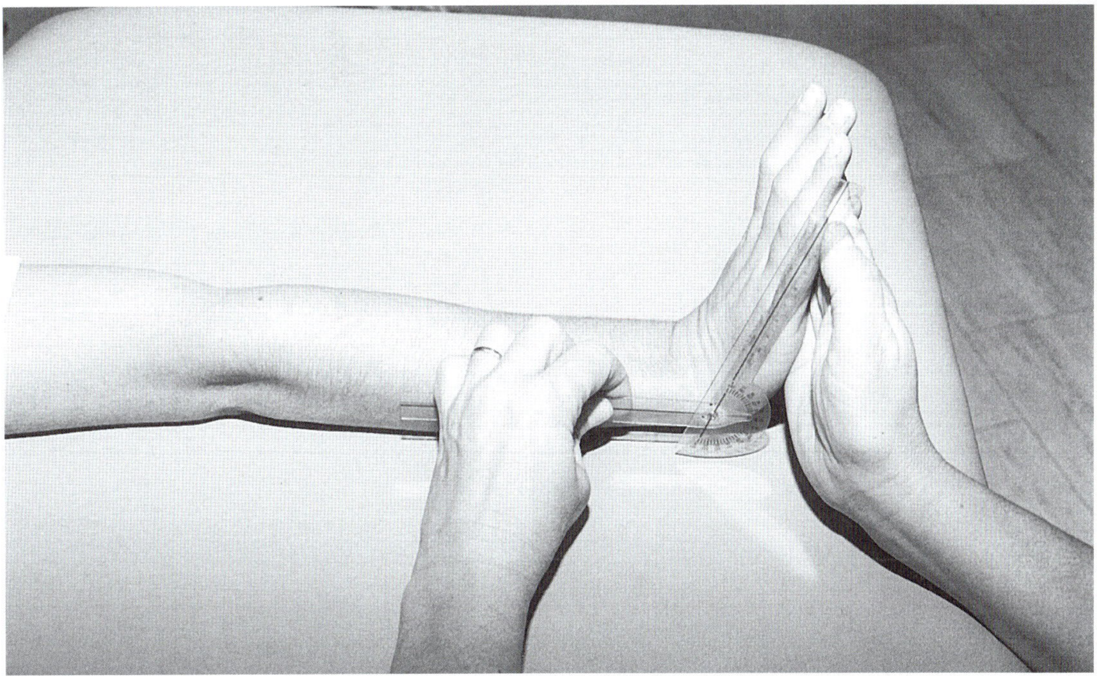

Figura 6-26. Alineación del goniómetro en la posición final de la prueba de longitud de los músculos flexores comunes profundo y superficial de los dedos.

## EXTENSOR DIGITAL COMÚN, EXTENSOR DEL DEDO ÍNDICE Y EXTENSOR DEL DEDO MEÑIQUE

Los músculos extensor digital común, extensor del dedo índice y extensor del dedo meñique atraviesan las articulaciones del codo, el carpo, las metacarpofalángicas (MCF), las interfalángicas proximales (IFP) y las interfalángicas distales (IFD). Cuando estos músculos se contraen, producen la extensión de las articulaciones MCF, IFP e IFD, así como la extensión de la muñeca. Se estiran de forma pasiva al colocar el codo en extensión, así como el carpo y las articulaciones MCF, IFP e IFD en flexión máxima.

El músculo **extensor digital común** tiene su origen en un punto proximal del epicóndilo lateral del húmero, y se inserta distalmente en las falanges medias y distales de los dedos a través de la vaina extensora (Fig. 6-27). El músculo **extensor del dedo índice** se origina en un punto proximal a la superficie posterior del cúbito y la membrana interósea. Se inserta distalmente en la vaina extensora del dedo índice. El músculo **extensor del dedo meñique** también tiene su origen en un punto proximal al epicóndilo lateral del húmero, aunque se inserta distalmente en la vaina extensora del dedo meñique.

Cuando estos tres músculos son excesivamente cortos, se produce una limitación del movimiento de flexión del carpo cuando el codo y las articulaciones matacarpofalángicas, interfalángicas proximales e interfalángicas distales se encuentran en flexión máxima. Si este movimiento pasivo de flexión del carpo se encontrara limitado independientemente de la posición de las articulaciones MCF, IFP e IFD, las causas más probables serán las anomalías que afectan a las superficies articulares, o bien el acortamiento de la porción dorsal de la cápsula y los ligamentos carporradial dorsal, primer radial, segundo radial o cubital posterior.

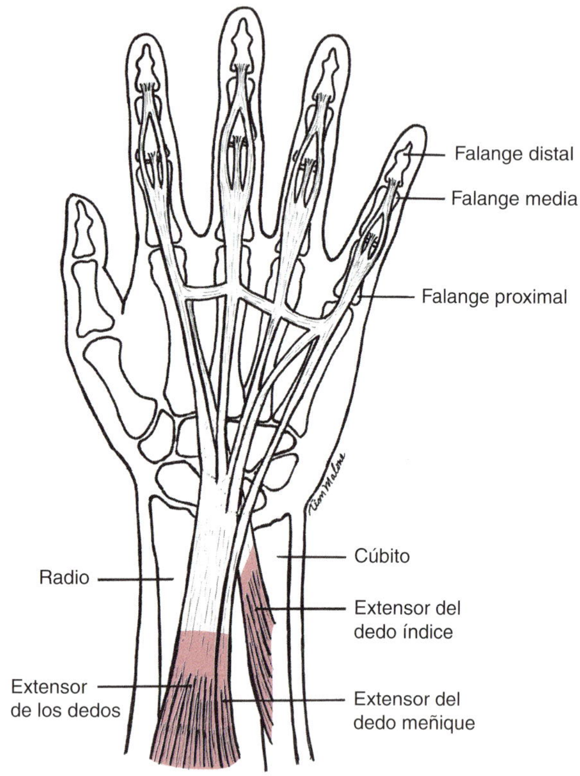


**Figura 6-27.** Imagen posterior del antebrazo y de la mano que muestra las inserciones distales de los músculos extensor común de los dedos, extensor del dedo índice y extensor del dedo meñique.

### *Posición inicial*

Colocar al sujeto sentado junto a una superficie de apoyo. Preferiblemente, el brazo y antebrazo deberían descansar sobre esta superficie, aunque la mano debe quedar libre para poder ser flexionada. Colocar en extensión el codo y en máxima flexión las articulaciones metacarpofalángicas, interfalángicas proximales e interfalángicas distales (Fig. 6-28). Colocar el antebrazo en pronación y la muñeca en posición neutral.

### *Estabilización*

El examinador debe estabilizar el antebrazo con el fin de evitar la flexión del codo.

### *Movimientos de la prueba*

Flexionar el carpo mientras se mantienen en flexión máxima las articulaciones MCF, IFP e IFD (Figs. 6-29 y 6-30). El final del movimiento para el test se identifica cuando el examinador aprecia una resistencia que impide continuar el movimiento y al intentar continuarlo se produce la extensión de los dedos o la flexión del codo.

### *Tope final*

El tope final es firme debido a la tensión presente en los músculos extensor común de los dedos, extensor del dedo índice y extensor del dedo meñique.

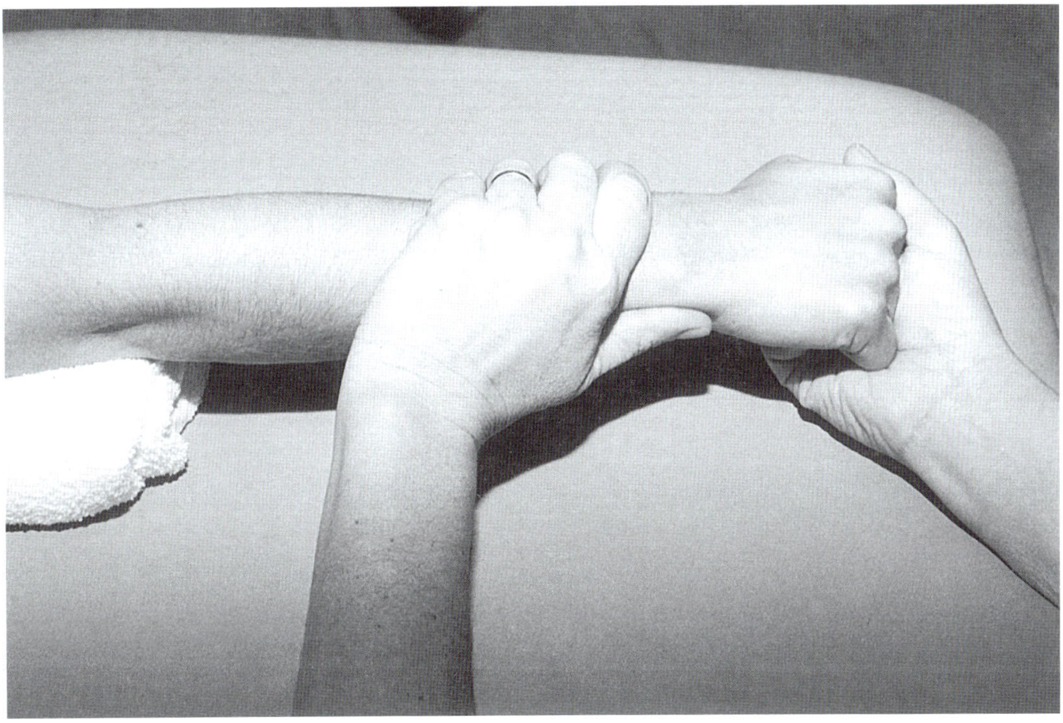

**Figura 6-28.** Posición inicial para la prueba de longitud de los músculos extensor común de los dedos, extensor del dedo índice y extensor del dedo meñique. El antebrazo debe permanecer elevado, o bien se coloca la mano sin apoyar en el extremo de la mesa de exploración, lo que proporciona espacio suficiente para la flexión de los dedos y la muñeca.

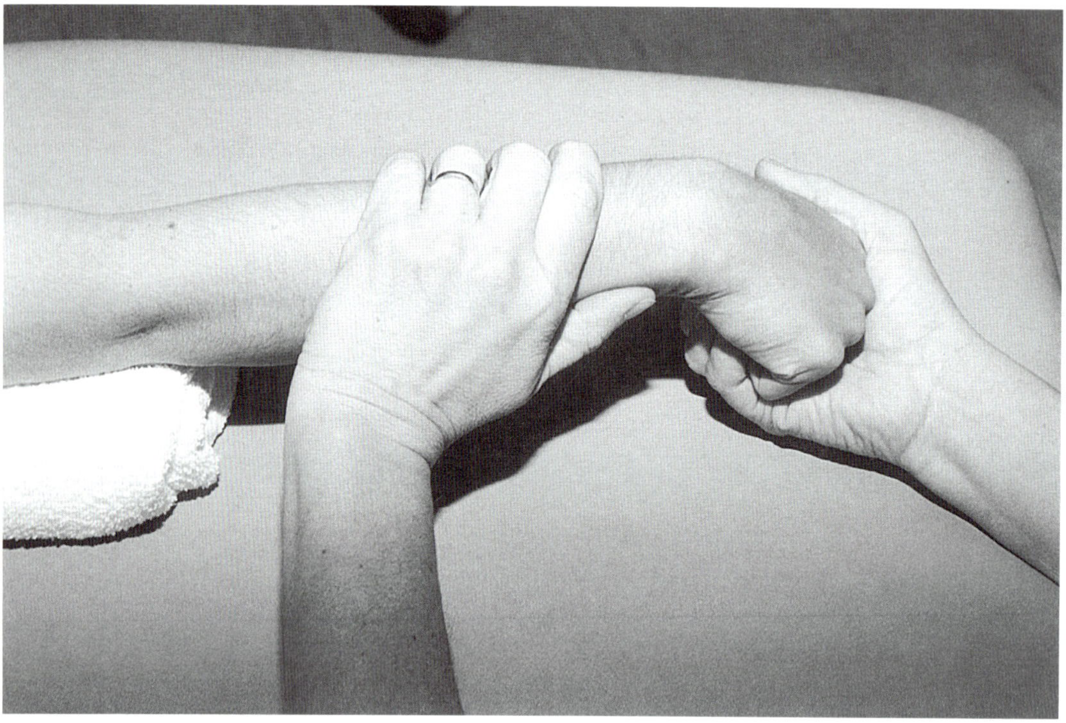

Figura 6-29. Posición final del movimiento para la prueba de longitud de los músculos extensor común de los dedos, extensor del dedo índice y extensor del dedo meñique. El examinador estabiliza con una mano el antebrazo del sujeto, y con la otra mano mantiene los dedos en flexión máxima y desplaza el carpo (muñeca) en el sentido de flexión.

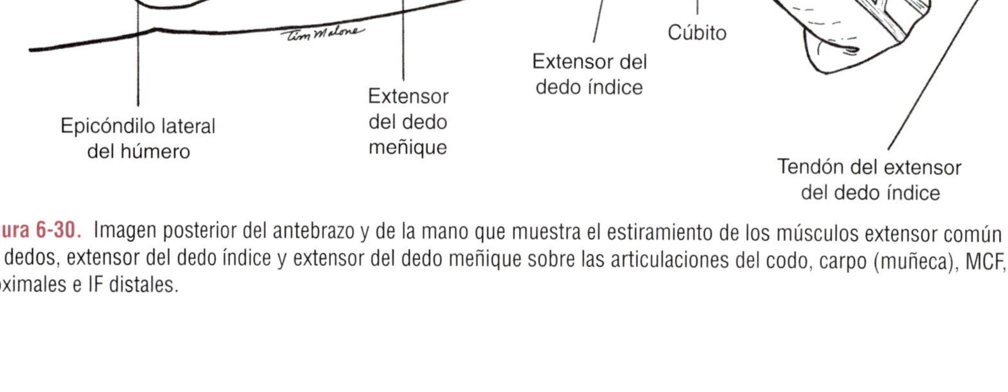


Figura 6-30. Imagen posterior del antebrazo y de la mano que muestra el estiramiento de los músculos extensor común de los dedos, extensor del dedo índice y extensor del dedo meñique sobre las articulaciones del codo, carpo (muñeca), MCF, IF proximales e IF distales.

### *Alineación del goniómetro*

Véase la Figura 6-31.

1. Centrar el fulcro (punto de apoyo de la palanca) del goniómetro sobre la porción lateral de la muñeca, sobre el hueso piramidal.
2. Colocar el brazo proximal del goniómetro en la línea media lateral del cúbito, utilizando como punto anatómico de referencia el olécranon y la apófisis estiloides del mismo hueso.
3. Colocar el brazo distal en la línea media lateral del quinto metacarpiano. Se recomienda no utilizar estructuras blandas, como la eminencia hipotenar, como punto de referencia.

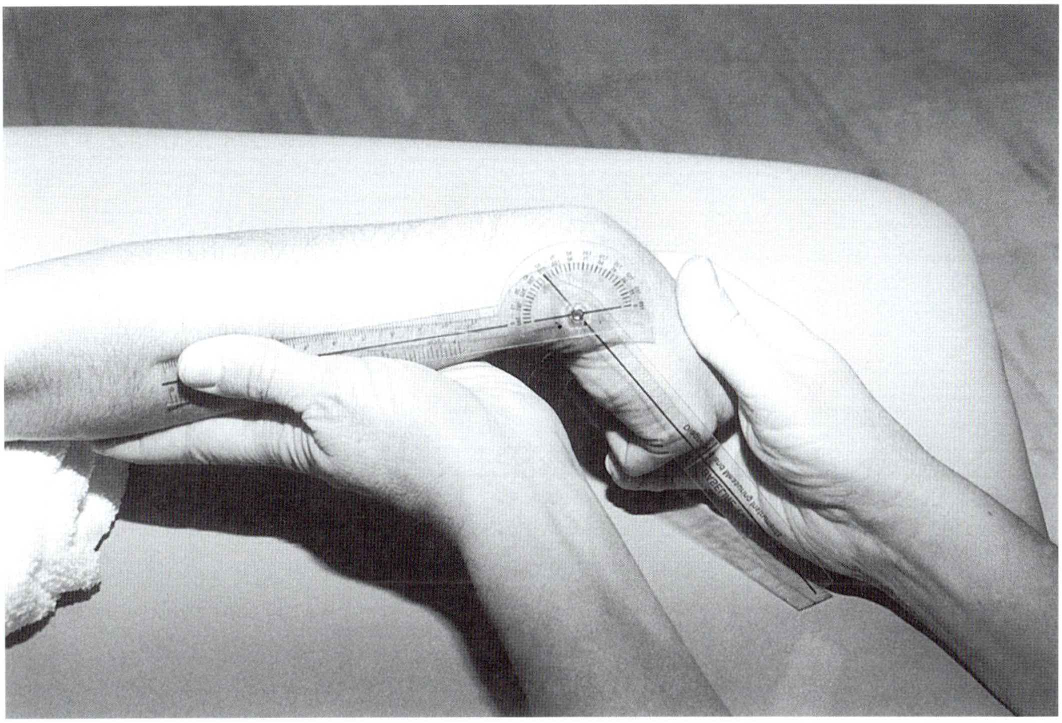

**Figura 6-31.** Alineación del goniómetro en la posición final de la prueba de longitud de los músculos extensor común de los dedos, extensor del dedo índice y extensor del dedo meñique.

## Bibliografía


1. Linscheid, RL: Kinematic considerations of the wrist. Clin Orthop 202:27, 1986.
2. Levangie, PK, and Norkin, CC: Joint Structure and Function: A Comprehensive Analysis, ed 3. FA Davis, Philadelphia, 2001.
3. Kaltenborn, FM: Manual Mobilization of the Joints, Vol 1: The Extremities, ed 5. Olaf Norlis Bokhandel, Oslo, Norway, 1999.
4. Sarrafian, SH, Melamed, JL, and Goshgarian, GM: Study of wrist motion in flexion and extension. Clin Orthop 126:153, 1977.
5. Youm.Y, et al: Kinematics of the wrist: I. An experimental study of radial-ulnar deviation and flexion-extension. J Bone Joint Surg (Am) 60:423, 1978.
6. Werner, SL, and Plancher, KD: Biomechanics of wrist injuries in sports. Clin Sports Med 17:407, 1998.
7. Ritt, M, et al: Rotational stability of the carpus relative to the forearm. J Hand Surg 20A:305, 1995.
8. Kisner, C, and Colby, LA: Therapeutic Exercise: Foundations and Techniques, ed 4. FA Davis, Philadelphia, 2002.
9. Cyriax, JH, and Cyriax, PJ: Illustrated Manual of Orthopaedic Medicine. Butterworths, London, 1983.
10. American Academy of Orthopaedic Surgeons: Joint Motion: Methods of Measuring and Recording. AAOS, Chicago, 1965.
11. Greene, WB, and Heckman, JD (eds):The Clinical Measurement of Joint Motion. American Academy of Orthopaedic Surgeons, Rosemont, Ill., 1994.
12. American Medical Association: Guides to the Evaluation of Permanent Impairment, ed 3. AMA, Chicago, 1990.
13. Boone, DC, and Azen, SP: Normal range of motion in male subjects. J Bone Joint Surg (Am) 61:756, 1979.
14. Greene, BL, and Wolf, SL: Upper extremity joint movement: Comparison of two measurement devices. Arch Phys Med Rehabil 70:288, 1989.
15. Ryu, J, et al: Functional ranges of motion of the wrist joint. J Hand Surg 16A:409, 1991.
16. Solgaard, S, et al: Reproducibility of goniometry of the wrist. Scand J Rehabil Med 18:5, 1986.
17. Solveborn, SA, and Olerud, C: Radial epicondylalgia (tennis elbow): Measurement of range of motion of the wrist and the elbow. J Orthop Sports Phys Ther 23:251, 1996.
18. Stubbs, NB, Fernandez, JE, and Glenn, WM: Normative data on joint ranges of motion of 25- to 54-year-old males. International Journal of Industrial Ergonomics 12; 265, 1993.
19. Walker, JM, et al: Active mobility of the extremities in older subjects. Phys Ther 64:919, 1984.
20. Chaparro, A, et al: Range of motion of the wrist: Implications for designing computer input devices for the elderly. Disabil Rehabil 22:633:2000.
21. Wanatabe, H, et al: The range of joint motions of the extremities in healthy Japanese people: The difference according to age. Nippon Seikeigeka Gokkai Zasshi 53:275, 1979. (Cited in Walker, JM: Musculoskeletal development: A review. Phys Ther 71:878, 1991.)
22. Boone, DC: Techniques of measurement of joint motion. (Unpublished supplement to Boone, DC, and Azen, SP: Normal range of motion in male subjects. J Bone Joint Surg (Am) 61:756, 1979.)
23. Hewitt, D: The range of active motion at the wrist of women. J Bone Joint Surg (Br) 26:775, 1928.
24. Allander, E, et al: Normal range of joint movements in shoulder, hip, wrist and thumb with special reference to side: A comparison between two populations. Int J Epidemiol 3:253, 1974.
25. Bell, RD, and Hoshizaki, TB: Relationships of age and sex with range of motion of seventeen joint actions in humans. Can J Appl Spt Sci 6:202, 1981.
26. Cobe, HM: The range of active motion of the wrist of white adults. J Bone Joint Surg (Br) 26:763, 1928.
27. Chang, DE, Buschbacher, LP, and Ediich, RF: Limited joint mobility in power lifters. Am J Sports Med 16:280, 1988.
28. Spilman, HW, and Pinkston, D: Relation of test positions to radial and ulnar deviation. Phys Ther 49:837, 1969.
29. Marshall, MM, Morzall, JR, and Shealy, JE: The effects of complex wrist and forearm posture on wrist range of motion. Human Factors, 41:205, 1999.
30. Brumfield, RH, and Champoux, JA: A biomechanical study of normal functional wrist motion. Clin Orthop 187:23, 1984.
31. Safaee-Rad, R, et al: Normal functional range of motion of upper limb joints during performance of three feeding tasks. Arch Phys Med Rehabil 71:505, 1990.
32. Cooper, JE, et al: Elbow joint restriction: Effect on functional upper limb motion during performance of three feeding tasks. Arch Phys Med Rehabil 74:805, 1993.
33. Palmer, AK, et al: Functional wrist motion: A biomechanical study. J Hand Surg 10A:39, 1985.
34. Nelson, DL: Functional wrist motion. Hand Clin 13:83, 1997.
35. Estill, CF, and Kroemer, KH: Evaluation of supermarket bagging using a wrist motion monitor. Hum Factors 40:624, 1998.
36. Marras, WS, et al: Quantification of wrist motion during scanning. Hum Factors 37:412, 1995.
37. Wagner, CH: The pianist's hand: Anthropometry and biomechanics. Ergonomics 31:97, 1988.
38. Marras, WS, and Schoenmarklin, RW: Wrist motions in industry. Ergonomics 36:341, 1995.
39. Veeger, DHEJ, et al: Wrist motion in handrim wheelchair propulsion. J Rehabil Res Dev 35:305, 1998.
40. Boninger, ML, et al: Wrist biomechanics during two speeds of wheelchair propulsion: An analysis using a local coordinate system. Arch Phys Med Rehabil 78:364, 1997.
41. Ohinishi, N, et al: Analysis of wrist motion during basketball shooting. In Nakamura, RL, Linscheid, RL, and Miura, T (eds): Wrist Disorder: Current Concepts and Challenges. New York, Springer-Verlag, 1992.
42. Bernard, BP (ed): Musculoskeletal disorders and workplace factors. Cincinnati, Oh.: National Institute of Occupational Safety and Health. 1997.
43. Armstrong, TJ, et al: Ergonomic considerations in hand and wrist tendinitis. J Hand Surg. 12A: 830, 1982.
44. Hellebrandt, FA, Duvall, EN, and Moore, ML: The measurement of joint motion. Part III: Reliability of goniometry. Physical Therapy Review 29:302, 1949.
45. Low, JL: The reliability of joint measurement. Physiotherapy 62:227, 1976.
46. Boone, DC, et al: Reliability of goniometric measurements. Phys Ther 58:1355, 1978.
47. Bird, HA, and Stowe, J: The wrist. Clinics in Rheumatic Disease 8:559, 1982.
48. Horger, MM: The reliability of goniometric measurements of active and passive wrist motions. Am J Occup Ther 44:342, 1990.
49. LaStayo, PC, and Wheeler, DL: Reliability of passive wrist flexion and extension measurements: A multicenter study. Phys Ther 74:162, 1994.
50. Flower, KR: Invited Commentary. Phys Ther 74:174, 1994.

# CAPÍTULO 7

# Mano

## Estructura y función

### Dedos: articulaciones metacarpofalángicas

#### *Anatomía*

Las articulaciones metacarpofalángicas (MCF) de los dedos están constituidas por el extremo distal convexo de cada hueso metacarpiano y por la base cóncava de cada falange proximal (Fig. 7-1). Las articulaciones rodeadas de cápsulas fibrosas (Figs. 7-2 y 7-3). La porción anterior de cada cápsula presenta un engrosamiento fibrocartilaginoso denominado lámina palmar (ligamento palmar), que inserta firmemente en la falange proximal[1]. El refuerzo ligamentoso viene dado por los ligamentos metacarpiano transverso profundo y colaterales.

#### *Osteocinética*

Las articulaciones MCF presentan tres direcciones de movimiento, que permiten la flexión y extensión en el plano sagital, y la abducción y aducción en el plano frontal. Los movimientos de abducción y aducción sólo son posibles cuando las articulaciones MCF se encuentran en extensión, pero no cuando están en flexión, debido a la tensión de los ligamentos colaterales.[2] Las articulaciones MCF poseen un reducido grado de movimiento rotacional axial pasivo[2,3], aunque generalmente su amplitud no se determina en la práctica clínica.

#### *Artrocinética*

La base cóncava de la falange se desliza sobre la cabeza convexa del metacarpiano en la misma dirección que la diáfisis falangiana. Durante la flexión, la base de la falange se desliza hacia la palma, y en la extensión se dirige dorsalmente hacia la cabeza del metacarpiano. En la abducción, la base de la falange se desplaza en el mismo sentido que el dedo correspondiente.

#### *Patrón capsular*

Cyriax y Cyriax[4] señalan que el patrón capsular consiste en el mismo grado de limitación en la flexión y extensión. Kalten-

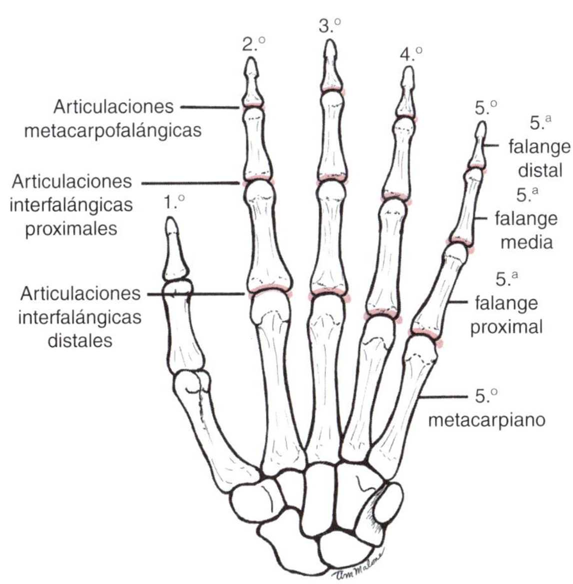


**Figura 7-1.** Imagen anterior (palmar) de la mano que muestra las articulaciones metacarpofalángicas, interfalángicas proximales e interfalángicas distales.

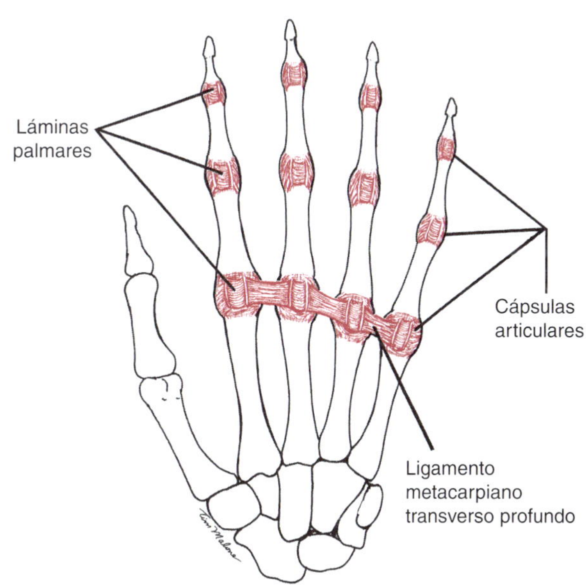


**Figura 7-2.** Imagen anterior (palmar) de la mano que muestra las cápsulas articulares y láminas palmares de las articulaciones metacarpofalángicas, interfalángicas proximales e interfalángicas distales, así como el ligamento metacarpiano transverso profundo.

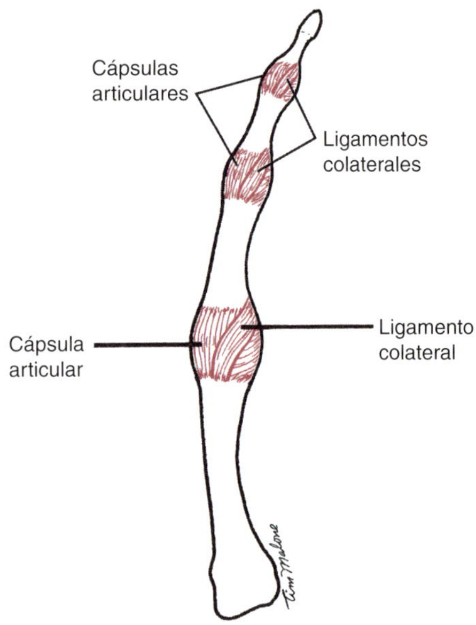


Figura 7-3. Imagen lateral de un dedo que muestra las cápsulas articulares y los ligamentos colaterales de las articulaciones metacarpofalángica, interfalángica proximal e interfalángica distal.

born[5] afirma que todos los movimientos se encuentran limitados, sobre todo la flexión.

## Dedos: articulaciones interfalángicas proximal y distal

### *Anatomía*

La estructura de las articulaciones interfalángicas proximales (IFP) e interfalángicas distales (IFD) es muy similar (Fig. 7-1). Cada falange posee una base cóncava y una cabeza convexa. Las superficies articulares incluyen la cabeza de la falange en una posición más proximal y la base de la falange adyacente, más distal. Cada articulación se encuentra englobada en una cápsula articular y posee una lámina palmar y dos ligamentos colaterales (véanse Figs. 7-2 y 7-3).

### *Osteocinética*

Las articulaciones IFP e IFD de los dedos son de tipo sinovial en charnela (bisagra), con una sola dirección de movimiento: flexión y extensión en el plano sagital.

### *Artrocinética*

El movimiento de las superficies articulares consiste en el deslizamiento de la base cóncava de la falange distal sobre la cabeza convexa de la falange proximal. El desplazamiento de la base de la falange móvil se produce en el mismo sentido que el del movimiento de la diáfisis. Por ejemplo, durante la flexión IFP, la base de la falange intermedia se desliza hacia la palma. En la extensión IFP, la base de la falange intermedia se desliza hacia el dorso de la mano.

### *Patrón capsular*

Cyriax y Cyriax[4] señalan que el patrón capsular consiste en el mismo grado de limitación en la flexión y extensión. Kaltenborn[5] afirma que todos los movimientos se encuentran limitados, sobre todo la flexión.

## Dedo pulgar: articulación carpometacarpiana

### *Anatomía*

La articulación carpometacarpiana (CMC) del dedo pulgar es la situada entre el hueso trapecio del carpo y la base del hueso primer metacarpiano (Fig. 7-4). El hueso trapecio tiene forma de silla de montar, y es cóncavo en el plano sagital y convexo en el plano frontal. La base del primer metacarpiano presenta una superficie recíproca que encaja con el hueso trapecio. La cápsula articular es gruesa, pero laxa, y se encuentra reforzada por los ligamentos radial, cubital, palmar y dorsal (Fig. 7-5).

### *Osteocinética*

Las articulación CMC del primer dedo presenta dos direcciones de movimiento: flexión y extensión en el plano frontal paralelo a la palma, y abducción y aducción en el plano sagital perpendicular a la palma[1]. La laxitud de la cápsula articular también permite cierto grado de rotación axial. Esta rotación permite que el dedo pulgar contacte con los restantes dedos en el movimiento de oposición. La secuencia de movimientos que al combinarse con la rotación permiten esta postura de oposición son: abducción, flexión y aducción. El movimiento de reposición es el de regreso del dedo pulgar a la posición inicial.

### *Artrocinética*

La superficie cóncava del primer metacarpiano se desliza sobre la superficie convexa del trapecio, en el mismo sentido que el de la diáfisis metacarpiana en el movimiento de flexión y extensión. Durante la flexión, la base del metacarpiano se desliza en sentido cubital. Durante la extensión, en sentido radial. En la abducción y aducción, la superficie convexa de la base del primer metacarpiano se desliza sobre la superficie cóncava del trapecio, en sentido opuesto al de la diáfisis metacarpiana. La base del primer metacarpiano se desliza hacia el dorso de la mano en la abducción y hacia la palma de la mano en la aducción.

### *Patrón capsular*

Cyriax y Cyriax[4] señalan que el patrón capsular consiste en una limitación del movimiento de abducción. Kaltenborn[5] afirma que existe una limitación en la abducción y en la extensión.

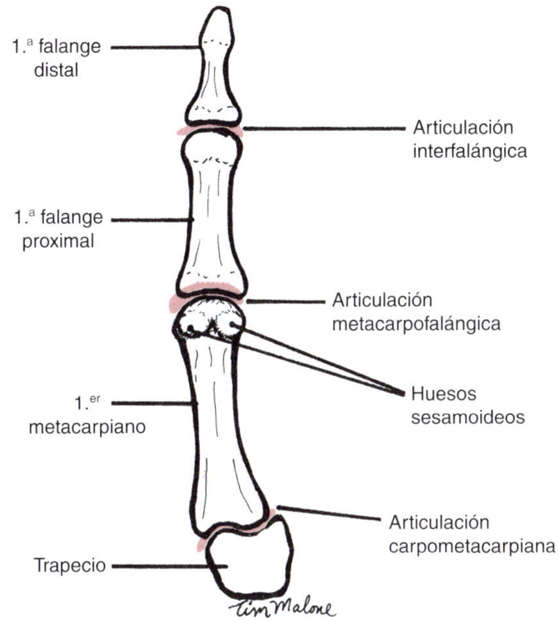


**Figura 7-4.** Imagen anterior (palmar) del dedo pulgar que muestra las articulaciones carpometacarpiana, metacarpofalángica e interfalángica.

## Dedo pulgar: articulación metacarpofalángica

### *Anatomía*

Las articulación metacarpofalángica (MCF) del dedo pulgar es la situada entre la cabeza convexa del primer metacarpiano y la base cóncava de la primera falange proximal (véase Fig. 7-4). La articulación está rodeada de una cápsula articular y reforzada por la lámina palmar, dos huesos sesamoideos en la superficie palmar, dos ligamentos intersesamoideos (ligamentos cruzados) y dos ligamentos colaterales (véase Fig. 7-5).

### *Osteocinética*

La articulación MCF es de tipo condíleo, con dos direcciones de movimiento[1,6]. Los movimientos que permite son la flexión y la extensión y un reducido grado de abducción y aducción. Los movimientos de esta articulación se encuentran más restringidos que en las articulaciones MCF de los restantes dedos. No suele permitir la extensión más allá de la posición neutral.

### *Artrocinética*

En la articulación MCF, la base cóncava de la primera falange se desliza sobre la cabeza convexa del primer metacarpiano, en la misma dirección que la diáfisis. Durante la flexión, la base de la falange proximal se desliza hacia la superficie palmar del pulgar, y en la extensión se dirige dorsalmente hacia la superficie dorsal del pulgar.

### *Patrón capsular*

El patrón capsular de la articulación MCF consiste en el mismo grado de limitación en todas las direcciones, aunque la flexión está más limitada que la extensión[4,5].

## Dedo pulgar: articulación interfalángica

### *Anatomía*

La articulación interfalángica del dedo pulgar posee idéntica estructura que la de las articulaciones IF de los dedos. La cabeza de la falange proximal es convexa, y la base de la falange distal, cóncava (véase Fig. 7-4). La articulación se encuentra reforzada por una cápsula articular, una lámina palmar y dos ligamentos colaterales (véase Fig. 7-5).

### *Osteocinética*

La articulación IF es de tipo sinovial en charnela (bisagra), con una sola dirección de movimiento: flexión y extensión en el plano sagital.

### *Artrocinética*

En la articulación IF, la base cóncava de la falange distal se desliza sobre la cabeza convexa de la falange proximal, en el mismo sentido que el del movimiento de la diáfisis. Por ejemplo, durante la flexión IF, la base de la falange distal se desliza hacia la superficie palmar del pulgar, y durante la extensión IF se desplaza hacia la superficie dorsal del pulgar.

### *Patrón capsular*

Cyriax[4] señala que el patrón capsular consiste en el mismo grado de limitación en flexión y extensión. Kaltenborn[5] afir-

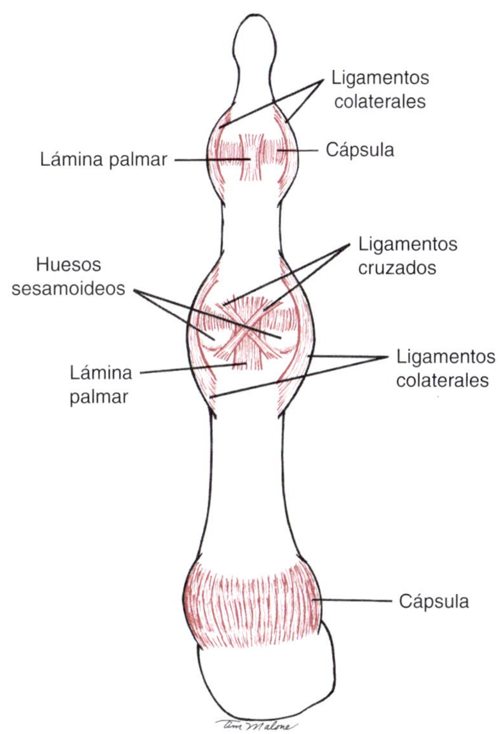


**Figura 7-5.** Imagen anterior (palmar) del dedo pulgar que muestra las cápsulas articulares, ligamentos colaterales, láminas palmares y ligamentos cruzados (intersesamoideos).

ma que todos los movimientos se encuentran limitados, sobre todo la flexión.

## Resultados de la investigación

### Influencia de la edad, sexo y otros factores

La Tabla 7-1 muestra el resumen de los valores medios de amplitud de movimientos de las articulaciones MCF, IFP e IFD de los dedos. Aunque varían los valores que ofrecen las diferentes fuentes en la Tabla 7-1, son evidentes determinadas tendencias. Las articulaciones IFP, seguidas por las articulaciones MCF e IFD, presentan la mayor amplitud de flexión. Las articulaciones MCF presentan la mayor amplitud de extensión, y las articulaciones IFP la menor amplitud de extensión. El movimiento activo total es la suma de las amplitudes de flexión y extensión de las articulaciones MCF, IFP e IFD de cada dedo. El valor medio de movimiento activo total de los dedos está entre los 290° y los 310°.

No figuran en la Tabla los datos sobre la edad, sexo y número de individuos examinados para obtener los valores ofrecidos por la *American Academy of Orthopaedic Surgeons* (AAOS)[7] y la *American Medical Association* (AMA)[8]. Hume y cols.[9] midieron los movimientos activos de los dedos utilizando un goniómetro universal, en un grupo de 35 individuos varones, colocando el instrumento en la cara lateral de ambas manos. Mallon, Brown y Nunley[10] midieron el movimiento activo de los dedos de 60 hombres y 60 mujeres con un goniómetro digital especial utilizado en la superficie dorsal de ambas manos. Skvarilova y Plevkova[11] usaron un goniómetro deslizante metálico para medir el movimiento activo de los dedos en la cara dorsal de ambas manos de 100 hombres y 100 mujeres.

Mallon, Brown y Nunley[10], así como Skvarilova y Plevkova[11], midieron la amplitud de los movimientos activos y pasivos en cada dedo por separado. La Tabla 7-2 muestra los valores de amplitud de movimiento de cada dedo de la mano. Se observaron algunas diferencias en los valores de amplitud de cada dedo. La amplitud de flexión de las articulaciones MCF disminuye de forma lineal en sentido cubital, desde el dedo índice hasta el meñique[10,11]. Mallon, Brown y Nunley[10] señalan que la extensión de las articulaciones MCF es aproximadamente igual en todos los dedos. Sin embargo, Skvarilova y Plevkova[11] afirman que el dedo meñique es el que presenta mayor amplitud de extensión MCF. La flexión y extensión de las articulaciones IFP e IFD es aproximadamente igual en todos los dedos[10]. En las articulaciones IFD, existe cierto grado de extensión pasiva, más allá de la posición neutral, con un incremento muy pequeño en sentido radial, desde el dedo meñique hacia el dedo índice[10].

Tan sólo las articulaciones MCF de los dedos poseen un grado considerable de movimiento de abducción y aducción. Esta amplitud dependerá de la posición de la articulación MCF. La amplitud de abducción y aducción es máxima en la extensión y mínima en flexión completa. Los ligamentos colaterales de las articulaciones MCF son laxos, permitiendo la abducción máxima con la articulación en extensión; no obstante, estos ligamentos se tensan, limitando la abducción cuando la articulación se encuentra flexionada completamente[1,2,12]. Los dedos índice y meñique poseen mayor amplitud de abducción y aducción que los dedos medio y anular[1].

La Tabla 7-3 muestra los valores de amplitud de movimientos de las articulaciones CMC, MCF e IF del dedo pulgar. La flexión es máxima en la articulación IF y mínima en la articulación CMC. El mayor grado de extensión lo poseen las articulaciones IF y CMC. La Tabla no recoge factores como la edad, sexo y número de individuos estudiados para obtener los valores que ofrece la AAOS[7] y la AMA[8]. Jenkins y cols.[13] determinaron los movimientos activos de los dedos pulgares de ambas manos en un grupo de 69 mujeres y 50 varones, utilizando un goniómetro Greenleaf digital. DeSmet y cols.[14] midieron la amplitud de movimientos utilizando un goniómetro

**TABLA 7-1 Movimientos de los dedos de la mano: valores medios en grados de diferentes fuentes seleccionadas**

| | | AAOS[7] | AMA[8] | Hume[*9] (activo) | Mallon[†10] (activo) | Skvarilova[‡11] (activo) |
|---|---|---|---|---|---|---|
| *Articulación* | *Movimiento* | | | | | *Media (DS)* |
| MCF | Flexión | 90 | 90 | 100 | 95 | 91,0 (6,2) |
| | Extensión | 45 | 20 | 0 | 20 | 25,8 (6,7) |
| IFP | Flexión | 100 | 100 | 105 | 105 | 107,9 (5,6) |
| | Extensión | 0 | 0 | 0 | 7 | |
| IFD | Flexión | 90 | 70 | 85 | 68 | 84,5 (7,9) |
| | Extensión | 0 | 0 | 0 | 8 | |
| Movimiento activo total | | | | 290 | 303 | 309,2 (6,6) |

AAOS = *American Association of Orthopaedic Surgeons*; AMA = *American Medical Association*; DS = desviación estándar; IFD = articulación interfalángica distal; IFP = interfalángica proximal; MCF = metacarpofalángica.

* Los valores corresponden a 35 individuos varones de 26 a 28 años de edad.

† Los valores corresponden a 60 individuos varones y 60 mujeres de 18 a 35 años de edad. Los valores han vuelto a calcularse para incluir ambos sexos y la totalidad de los dedos.

‡ Los valores corresponden a 100 individuos varones y 100 mujeres, de 20 a 25 años de edad. Los valores han vuelto a calcularse para incluir ambos sexos, ambas manos, la totalidad de los dedos y una conversión desde el sistema de notación de 360° al de 180°.

**TABLA 7-2 Movimientos pasivos individuales de los dedos de la mano: valores medios en grados de diferentes fuentes seleccionadas**

| Dedo | Articulación | Movimiento | Mallon*[10] | | Skvarilova†[11] | |
|---|---|---|---|---|---|---|
| | | | *Varón* | *Mujer* | *Varón* | *Mujer* |
| Índice | MCF | Flexión | 94 | 95 | 97 | 97 |
| | | Extensión | 29 | 56 | 55 | 56 |
| | IFP | Flexión | 106 | 107 | 115 | 117 |
| | | Extensión | 11 | 19 | | |
| | IFD | Flexión | 75 | 75 | 87 | 95 |
| | | Extensión | 22 | 24 | | |
| Medio | MCF | Flexión | 98 | 100 | 102 | 104 |
| | | Extensión | 34 | 54 | 48 | 48 |
| | IFP | Flexión | 110 | 112 | 115 | 118 |
| | | Extensión | 10 | 20 | | |
| | IFD | Flexión | 80 | 79 | 87 | 98 |
| | | Extensión | 19 | 23 | | |
| Anular | MCF | Flexión | 102 | 103 | 104 | 102 |
| | | Extensión | 29 | 60 | 48 | 49 |
| | IFP | Flexión | 110 | 108 | 115 | 119 |
| | | Extensión | 14 | 20 | | |
| | IFD | Flexión | 74 | 76 | 83 | 92 |
| | | Extensión | 17 | 18 | | |
| Meñique | MCF | Flexión | 107 | 107 | 107 | 104 |
| | | Extensión | 48 | 62 | 63 | 65 |
| | IFP | Flexión | 111 | 110 | 111 | 113 |
| | | Extensión | 13 | 21 | | |
| | IFD | Flexión | 72 | 72 | 89 | 102 |
| | | Extensión | 15 | 21 | | |

IFD = interfalángica distal; IFP = interfalángica proximal; MCF = metacarpofalángica.

* Los valores corresponden a 60 varones y 60 mujeres, de 18 a 35 años de edad. Los valores de flexión se han obtenido con la articulación proximal contigua en extensión, excepto en la flexión IFD, en la que la articulación IFP se coloca en flexión. Los valores de extensión se han obtenido con la articulación proximal contigua en flexión. La posición de la articulación proximal contigua permite obtener los valores máximos de amplitud en la articulación estudiada.

† Los valores corresponden a 100 varones y 100 mujeres, de 20 a 25 años de edad. Se ha realizado la conversión de los valores desde el sistema de notación de 360° al de 180°.

aplicado a la cara dorsal de ambos pulgares en un grupo de 58 mujeres y 43 varones. Skvarilova y Plevkova[11] utilizaron un goniómetro de cursor metálico, determinando las amplitudes activas y pasivas de los movimientos y situando el instrumento en la cara dorsal de ambos pulgares. Estudiaron a un grupo de 100 varones y 100 mujeres.

**TABLA 7-3 Movimientos del dedo pulgar: valores medios en grados de diferentes fuentes seleccionadas**

| | | AAOS[7] | AMA[8] | Jenkins*[13] (activo) | DeSmet†[14] | Skvarilova‡[11] (activo) | Skvarilova‡[11] (pasivo) |
|---|---|---|---|---|---|---|---|
| *Articulación* | *Movimiento* | | | *Media (DS)* | *Media (DS)* | *Media (DS)* | *Media (DS)* |
| CMF | Abducción | 70 | | | | | |
| | Flexión | 15 | | | | | |
| | Extensión | 20 | 50 | | | | |
| MCF | Flexión | 50 | 60 | 59 (11) | 54,0 (13,7) | 57,0 (10,7) | 67,0 (9,0) |
| | Extensión | 0 | | | | 13,7 (10,5) | 22,6 (10,9) |
| IF | Flexión | 80 | 80 | 67 (11) | 79,8 (10,2) | 79,1 (8,7) | 85,8 (8,3) |
| | Extensión | 20 | | | | 23,2 (13,3) | 34,7 (13,3) |

CMC = carpometacarpiana; IF = interfalángica; MCF = metacarpofalángica; (DS) = desviación estándar.

* Los valores corresponden a la amplitud activa en 69 mujeres y 50 varones, de 16 a 72 años de edad.

† Los valores corresponden a 58 mujeres y 43 varones, de 16 a 83 años de edad.

‡ Los valores se refieren a 100 varones y 100 mujeres, de 20 a 25 años de edad. Los valores han vuelto a calcularse para incluir los pulgares de ambas manos en ambos sexos, y se ha realizado la conversión desde el sistema de notación de 360° al de 180°.

### Edad

Los estudios goniométricos que determinan la influencia de la edad en la amplitud de los movimientos no suelen incluir a las articulaciones de los dedos y el pulgar; por tanto, no se dispone de suficiente información sobre las mismas. DeSmet y cols.[14] observaron una correlación significativa entre la disminución del grado de flexión MCF e IF del dedo pulgar y el aumento de la edad. En el estudio participaron 58 mujeres y 43 varones, de edades comprendidas entre los 16 y los 83 años. Beighton, Solomon y Soskolne[15] realizaron un estudio utilizando como indicadores de hipermovilidad los movimientos de oposición pasiva del pulgar (con el carpo flexionado) hacia la cara anterior del antebrazo y la hiperextensión de la articulación MCF del dedo meñique, que sobrepasó los 90°. El estudio se realizó en una aldea africana, en un grupo de 456 varones y 625 mujeres. Observaron que la elasticidad articular disminuye con la edad. No obstante, Allander y cols.[16] no hallaron ningún patrón concreto relacionado con la edad en lo que respecta a los movimientos de flexión activa y extensión pasiva de la articulación MCF del dedo pulgar, a partir de un estudio realizado en un grupo de 517 mujeres y 208 varones (de edades comprendidas entre los 33 y los 70 años). Estos autores señalan que a la reducción de movilidad articular, que suele producirse con la edad debido a una artritis degenerativa, se añade también la acumulación de roturas ligamentosas, que provocan cierto grado de inestabilidad de la articulación MCF del primer dedo.

### Sexo

Los estudios que analizan la influencia del sexo en la amplitud de movimiento de los dedos han obtenido variadas conclusiones. Mallon, Brown y Nunley[10] no hallaron influencias significativas del sexo del individuo sobre el grado de flexión de las articulaciones de los dedos. Sin embargo, en este estudio, las mujeres suelen poseer mayor amplitud de extensión en todas las articulaciones de los dedos. Skvarilova y Plevkova[11] observaron mayor amplitud en las mujeres en los movimientos de flexión IFP, flexión IFD y extensión MCF, y en cuanto al varón, mayor amplitud de flexión MCF.

Diversos estudios demuestran que no existen diferencias entre hombres y mujeres en lo que respecta a la amplitud de movimientos del dedo pulgar, aunque otros señalan la existencia de mayor grado de movilidad en la mujer. Joseph[17] utilizó imágenes radiográficas para estudiar la flexión MCF e IF del dedo pulgar en un grupo de 90 varones y 54 mujeres; no apreció diferencias notables entre ambos sexos. Concluyó que existen dos formas generales de articulación MCF, redondeada y aplanada, siendo las de forma redondeada las que poseen mayor amplitud de flexión. Shaw y Morris[18], en un estudio realizado en un grupo de 199 varones y 149 mujeres de edades comprendidas entre los 16 y 86 años, no apreciaron diferencias en la flexión MCF e IF. Igualmente, DeSmet y cols.[14], así como Jenkins y cols.[13], tampoco hallaron diferencias en la flexión MCF e IF del pulgar, determinadas por el sexo del individuo.

Allander y cols.[16] observaron que en determinados grupos de edad las mujeres presentan una amplitud significativamente mayor que los varones con respecto a la flexión MCF del pulgar. Skvarilova y Plevkova[11] comprobaron que el grado de flexión y extensión MCF del pulgar es mayor en las mujeres, mientras que las diferencias debidas al sexo, en el caso de la articulación IF del pulgar, son poco relevantes. Beighton, Solomon y Soskolne[15] realizaron un estudio sobre la población de una aldea africana, estudiando a 456 varones y 625 mujeres. Fairbank, Pynsett y Phillips[19], en un estudio en 227 varones y 219 mujeres adolescentes, midieron el movimiento de oposición pasiva del dedo pulgar hacia la superficie anterior del antebrazo, así como la hiperextensión de las articulaciones MCF del quinto dedo y del dedo medio. Ambos estudios demostraron una mayor elasticidad en las mujeres en comparación con los varones.

### Diferencias entre el lado derecho y el izquierdo

Son muy escasos los estudios que han comparado el grado de movimiento de los dedos con respecto a la mano derecha e izquierda. En general, no se han apreciado grandes diferencias entre ambos lados. Mallon, Brown y Nunley[10], en un estudio con 60 individuos diestros y 60 zurdos, no observaron diferencias en los movimientos de los dedos en las articulaciones MCF, IFP e IFD. Skvarilova y Plevkova[11] señalan tan sólo mínimas diferencias entre ambos lados, en la mayoría de las articulaciones de los dedos, en un estudio realizado a 200 individuos. Parece ser que la mano derecha presenta mayor amplitud de extensión MCF en los dedos y el pulgar y de flexión IF del pulgar que la mano izquierda.

Al igual que con los dedos, la mayoría de los estudios tampoco han demostrado grandes diferencias entre el dedo pulgar de la mano derecha y el de la izquierda. Joseph[17], Shaw y Morris[18], en un estudio realizado en un grupo de 144 y 248 personas, respectivamente, no apreciaron diferencias significativas entre ambos lados en cuanto a la flexión MCF e IF del dedo pulgar. DeSmet y cols.[14] examinaron a 101 sujetos sanos y tampoco hallaron diferencias entre ambos pulgares en los movimientos MCF e IF. En cuanto a la flexión IF del pulgar, Jenkins y cols.[13] tampoco observaron diferencias entre ambos lados en un estudio realizado a un grupo de 119 individuos. Se apreció una mayor amplitud de flexión MCF en el dedo pulgar derecho, significativa desde el punto de vista estadístico; sin embargo, esta diferencia fue tan sólo de 2°. Allander y cols.[16], en un estudio realizado a 720 individuos, tampoco hallaron diferencias atribuibles al distinto lado en los movimientos MCF del pulgar.

### Posición durante la prueba

Mallon, Brown y Nunley[10], además de establecer los valores de referencia para la amplitud de movimientos de los dedos, también estudiaron la amplitud pasiva colocando la articulación inmediatamente proximal a la estudiada en flexión y extensión máximas. La articulación IFD presenta un grado significativamente mayor de flexión (18°) cuando la articulación IFP está flexionada que cuando se encuentra en extensión. Se ha considerado que este hallazgo indicaba una tensión anómala en el ligamento retinacular oblicuo (de Landsmeer)[20]. No obstante, los resultados del estudio de Mallon, Brown y Nunley sugieren que este hallazgo es normal. La articulación MCF presenta aproximadamente 6° más de flexión cuando la muñeca se halla extendida que cuando se encuentra flexionada, aunque esta diferencia no es significativa desde el punto de vista estadístico. Los músculos extensor digital común, extensor del dedo índice y extensor del dedo meñique se encontrarían más relajados, permitiendo un mayor grado de flexión en la articulación MCF cuando la muñeca está extendida que cuando está flexionada. Las diferentes posiciones que puede adoptar la articulación MCF no alteran en absoluto el grado de movimiento de la articulación IFP.

Knutson y cols.[21] examinaron a 8 individuos con el fin de estudiar la influencia de siete posturas diferentes del carpo, sobre la fuerza de torsión necesaria para desplazar pasivamente la articulación MCF del dedo índice. Los resultados indicaron que en la mayoría de estas posturas de la muñeca las estructuras extrínsecas (aquéllas que atraviesan más de una articulación), como el músculo extensor común de los dedos, el extensor del dedo índice, flexores común superficial y común profundo de los dedos, ofrecen mayor resistencia a la flexión y extensión MCF que la que oponen las estructuras intrínsecas (las que sólo atraviesan una articulación). Sin embargo, estas últimas ofrecen mayor resistencia a los movimientos pasivos de la articulación MCF cuando la muñeca se encuentra flexionada o extendida lo suficiente para relajar las estructuras extrínsecas.

## Amplitud funcional de movimiento

Para que la mano sea capaz de llevar a cabo las actividades funcionales, profesionales y de ocio, es preciso que disponga de movimiento articular, potencia y control muscular, sensibilidad, longitud adecuada de los dedos y suficiente anchura y longitud de la palma. Existen numerosos sistemas de clasificación y terminología para la descripción de los patrones funcionales de la mano[2,22-25]. Los patrones más utilizados incluyen: 1) prensión pulgar-dedo, utilizando las puntas (Fig. 7-6), las yemas, la prensión lateral y la prensión en tres puntos (Fig. 7-7); 2) prensión con la mano completa, también denominada garra o empuñadura de potencia o cilíndrica (Fig. 7-8); 3) la no prensión, que utiliza parte de la mano como extensión de la extremidad superior; y 4) prensión bilateral, que utiliza las superficies palmares de ambas manos[23]. Los textos publicados por Stanley y Tribuzi[26], Hunter y cols.[27], y la *American Society of Hand Therapists*[28] revisan numerosos patrones funcionales y pruebas de valoración de la mano.

La Tabla 7-4 resume los valores de amplitud activa de los movimientos de los dedos dominantes y el pulgar al realizar 11 actividades de la vida diaria que requieren distintos tipos de prensión del pulgar-dedos y de prensión con la mano completa. Hume y cols.[9] utilizaron un electrogoniómetro y un goniómetro universal para estudiar a un grupo de 35 varones diestros de

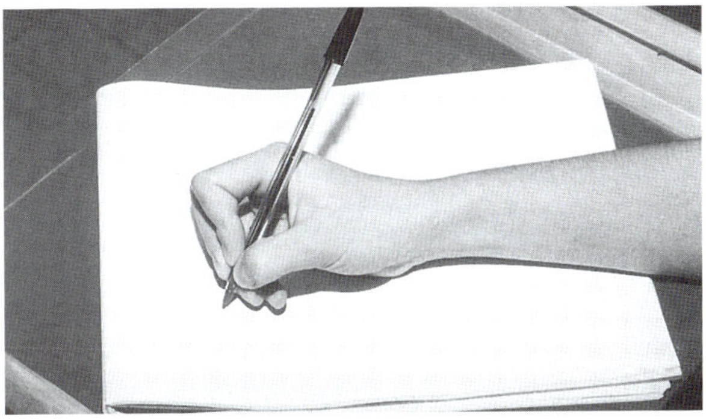

Figura 7-7. Escribir generalmente requiere la prensión pulgar-dedo en forma de pinza de tres puntos.

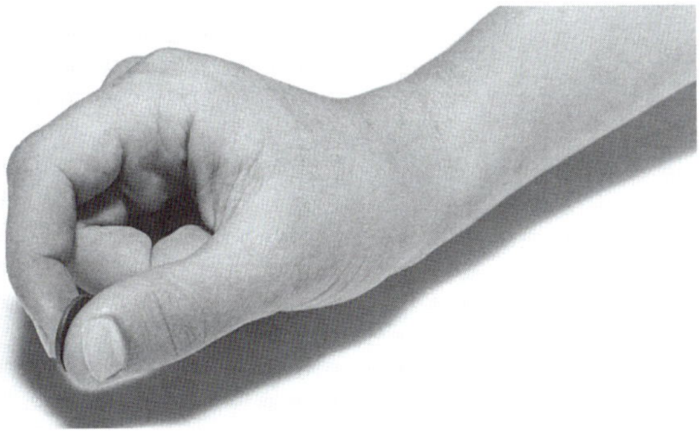

Figura 7-6. Coger una moneda representa un ejemplo de la prensión y requiere el empleo de las yemas de los dedos. La fotografía muestra el modo en que se utilizan para esta acción la yema del dedo pulgar y la punta del dedo índice.

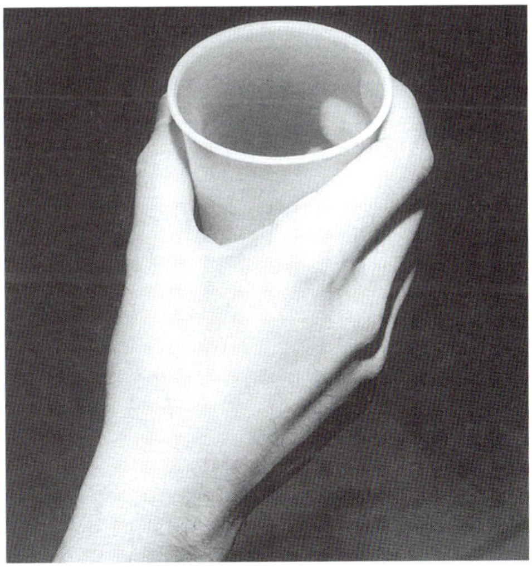

Figura 7-8. Sostener con la mano un objeto cilíndrico, como un vaso, requiere una acción de prensión con toda la mano (en garra). Varía el grado de flexión metacarpofalángica e interfalángica proximal dependiendo del diámetro del objeto.

edades comprendidas entre los 26 y los 28 años. Debían realizar 11 tareas que forman parte de la rutina diaria. De todas ellas, mantener un vaso en la mano requiere el menor grado de movimiento del pulgar y los dedos, mientras que manejar un cepillo de dientes exige el máximo movimiento. Otras tareas como sostener un teléfono, manejar el tenedor, girar una llave o escribir, se inscriben en los valores intermedios de la Tabla 7-4.

Lee y Rim[29] examinaron el grado de movimiento necesario en las articulaciones de los dedos para sostener cinco cilindros de distintos diámetros. Los datos se obtuvieron a partir de cuatro individuos, a través de una serie de marcadores y de un sistema de fotogrametría multicámara. A medida que disminuye el diámetro del cilindro, aumenta progresivamente el grado de flexión de las articulaciones MCF e IFP; sin embargo, la flexión de las articulaciones IFD permanece constante para todos los tamaños de cilindro.

Sperling y Jacobson-Sollerman[30] utilizaron imágenes grabadas para estudiar el patrón de asimiento en un grupo de 15 varones y 15 mujeres de edades comprendidas entre los 19 y los 56 años, en tareas como servir alimentos y bebidas, comer y beber. Recogieron la información sobre el empleo de los distintos dedos, las formas de asir los objetos, las superficies de contacto de la mano y la posición relativa de los dedos; no obstante, no incluyeron los valores de amplitud de los movimientos.

## Fiabilidad y validez

Se han realizado diversos estudios con el fin de valorar la fiabilidad y validez de las mediciones goniométricas en la región de la mano. La mayoría de estos estudios demuestra que la fiabilidad de la medición de la amplitud de movimientos es alta, siempre que se utilice el goniómetro universal o goniómetros especiales para los dedos. Las medidas obtenidas cuando se coloca el instrumento en la superficie dorsal de los dedos han resultado ser muy similares a las que se obtienen con el instrumento colocado lateralmente. Al igual que ocurre en otras regiones corporales, las medidas de amplitud del pulgar o los dedos obtenidas por el mismo examinador son más fiables que las tomadas por varios examinadores. Los resultados de las investigaciones sostienen las teorías de Bear-Lehman y Abreu[31], así como de Adams, Greene y Topoozian[32], que afirman que el margen de error generalmente aceptado es de 5° para las medidas goniométricas de la mano, siempre que sean obtenidas por el mismo examinador y se utilicen técnicas estandarizadas.

Hamilton y Lachenbruch[33] realizaron un estudio utilizando siete examinadores para obtener las amplitudes de flexión MCF, IFP e IFD en un individuo, cuyos dedos se mantenían en una posición fija. Realizaron mediciones diarias durante 4 días con tres tipos de goniómetros. Observaron que la fiabilidad interexaminadores era inferior a la fiabilidad intraexaminador. No se apreciaron diferencias significativas entre las medidas obtenidas con el goniómetro dorsal (sobre la articulación) y el goniómetro universal o el goniómetro pendular.

Groth y cols.[34] estudiaron las medidas obtenidas por 39 examinadores en las articulaciones IFP e IFD de los dedos índice y medio de un paciente, obtenidas tanto dorsal como lateralmente, utilizando un goniómetro universal de plástico de seis pulgadas y un goniómetro metálico para dedos de DeVore. No se observaron diferencias apreciables entre ambos instrumentos, como tampoco entre los métodos de medición dorsal y lateral, en siete de los ocho movimientos articulares estudiados, con una diferencia media de 2° a 0°. En un subgrupo que incluía a seis examinadores, la fiabilidad interexaminadores fue alta en ambos métodos, con coeficientes de correlación intraclase (ICC) de entre 0,86 para el método de medición lateral y 0,99 para el método dorsal. En términos de validez concurrente, se apreciaron diferencias significativas entre las medidas obtenidas a partir de imágenes radiográficas y las obtenidas con el goniómetro, excepto en el caso de la flexión y extensión IFP del dedo índice. Las diferencias entre las medidas radiográficas y goniométricas variaron entre 1° y 10°, aunque podrían deberse a las diferencias entre los métodos de medición y las posturas para las pruebas.

Weiss y cols.[35] han comparado las amplitudes de movimiento de las articulaciones MCF, IFP e IFD del dedo índice, obtenidas con un goniómetro dorsal metálico para dedos, con las obtenidas utilizando el Exos Handmaster, un esqueleto mecánico instrumental basado en el efecto Hall. Fueron examinados doce individuos, y se utilizaron ambos sistemas; una sesión fue realizada por un examinador y repetida a las 2 semanas de la sesión inicial. La fiabilidad entre las pruebas sucesivas fue alta para ambos instrumentos, con ICC de entre 0,98 y 0,99. La diferencia media entre las sesiones sucesivas para cada instrumento fue significativa desde el punto de vista estadístico, aunque inferior a 1°. Las medidas obtenidas con el goniómetro especial para dedos y las obtenidas con el Exos Handmaster fueron notablemente diferentes (diferencia media de 7°), aunque su correlación fue alta (r = 0,89 a 0,94).

Ellis, Bruton y Goddard[36] realizaron un estudio que consistía en colocarle a un solo individuo dos férulas y que un total de 40 fisioterapeutas realizaran la medición de los movimientos

**TABLA 7-4 Movimientos del dedo pulgar y dedos de la mano necesarios para realizar 11 actividades funcionales: valores en grados[9]**

| *Movimiento* | *Amplitud* | *Media* | *DS* |
|---|---|---|---|
| Dedos de la mano | | | |
| Flexión MCF | 33-73 | 61 | 12 |
| Flexión IFP | 36-86 | 60 | 12 |
| Flexión IF | 20-61 | 39 | 14 |
| Dedos de la mano | | | |
| Flexión MCF | 10-32 | 21 | 5 |
| Flexión IF | 2-43 | 18 | 5 |

IF = interfalángica; IFP = interfalángica proximal; MCF = metacarpofalángica; (DS) = desviación estándar.

Las 11 actividades funcionales son: sostener un auricular telefónico, abrir latas, manejar el tenedor, las tijeras, el cepillo de dientes y el martillo; abrir o cerrar cremalleras, utilizar un peine; girar una llave; dibujar con bolígrafo; abrir un tapón de rosca.

MCF, IFP e IFD del dedo medio, utilizando un goniómetro dorsal para dedos y un transportador de alambre. Cada examinador midió cada una de las articulaciones en tres ocasiones con cada instrumento. De forma constante, el goniómetro obtuvo menores amplitudes y menores desviaciones estándar que el transportador, lo que indica una mayor fiabilidad. El límite de confianza (95%) para la diferencia entre mediciones se situó entre 3,8° y 9,9° para el goniómetro y entre 8,9° y 13,2° para el transportador. Ambos métodos presentaron mayor variabilidad al medir la articulación más distal, posiblemente debido a que la palanca utilizada para alinear los instrumentos es más corta en este caso. La fiabilidad intraexaminador fue más alta que la fiabilidad interexaminadores en todos los casos.

Brown y cols.[37] valoraron la amplitud de movimientos de las articulaciones MCF, IFP e IFD de dos dedos en un grupo de 30 pacientes, con el fin de calcular el movimiento activo total (MAT), utilizando para ello un goniómetro dorsal de dedo y el sistema electrónico Dexter informatizado para la evaluación y el tratamiento de la mano. Tres examinadores se encargaban de medir cada dedo en tres ocasiones con cada instrumento, en una sola sesión. La fiabilidad intraexaminador e interexaminadores fue alta con ambos instrumentos, con ICC de 0,97 a 0,99. La diferencia media entre los instrumentos varió entre 0,1° y 2,4°.

El método de medición de la distancia entre la yema del dedo y el pliegue palmar distal se considera una forma sencilla y rápida para calcular la amplitud total de flexión del dedo en las articulaciones MCF, IFP e IFD[32,38]. MacDermid y cols.[39] estudiaron la validez de este método de la distancia, frente al método de medición de la flexión total del dedo, con el fin de predecir la discapacidad dentro de un sistema de puntuación de discapacidad de la extremidad superior (DASH). Un solo examinador midió la amplitud activa de flexión MCF, IFP, e IFD en un grupo de 50 pacientes, utilizando un electrogoniómetro dorsal NK Hand Assessment System, colocado en la cara dorsal del dedo. Se utilizó una regla para medir la distancia yema-palma en los mismos pacientes. La correlación entre la distancia yema-palma y la flexión activa total fue de –0,46 a –0,51, lo que indica que ambos métodos no pueden utilizarse indistintamente. La relación entre las puntuaciones DASH y la flexión activa total fue más alta ($r = 0,45$) que la relación entre las puntuaciones DASH y las distancias yema-palma ($r = 0,21$ a 0,30). Los autores sugieren que el movimiento activo total representa una medida más funcional que la distancia yema-palma, y que esta última «sólo debería utilizarse para el seguimiento de los progresos individuales del paciente, y nunca para comparar las respuestas entre dos o más pacientes».

## Procedimientos de valoración de la amplitud de movimiento: dedos de la mano

En este apartado se incluyen los métodos clínicos más frecuentes para medir los movimiento del pulgar y los dedos. Estas técnicas son aptas para estos movimientos en la mayoría de las personas; no obstante, en ocasiones, la presencia de edemas o deformaciones óseas exige que el examinador utilice las caras laterales de los dedos para medir los movimientos MCF e IF, o bien que utilice otras técnicas de valoración alternativas. Resultan útiles las fotocopias, fotografías y esquemas de la mano, que se obtienen al principio y al final de la amplitud de los movimientos.

### Puntos anatómicos de referencia para la alineación del goniómetro

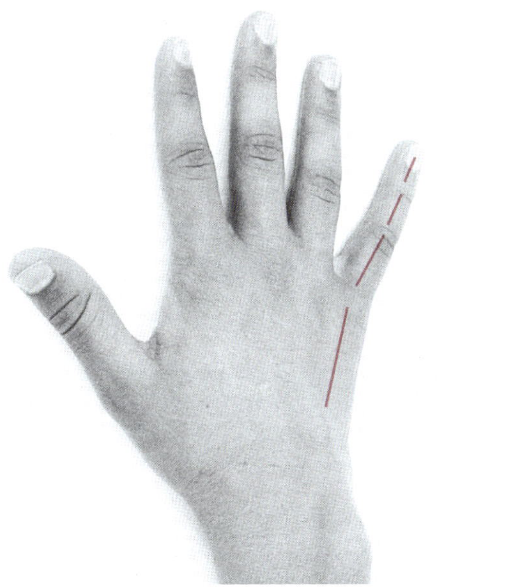

**Figura 7-9.** Imagen posterior de la mano que muestra los puntos anatómicos superficiales de referencia para la alineación del goniómetro en la medición de la amplitud de movimientos del dedo.

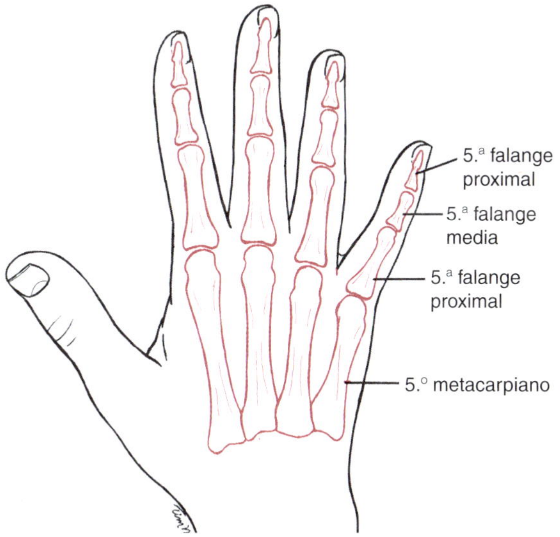


**Figura 7-10.** Imagen posterior de la mano mostrando los puntos óseos anatómicos de referencia para la alineación del goniómetro en la medición de la amplitud de movimientos del dedo. Los dedos índice, medio, anular y meñique presentan cada uno de ellos una falange proximal, media y distal.

## FLEXIÓN METACARPOFALÁNGICA

Este movimiento se produce en el plano sagital en torno al eje medial-lateral. La amplitud media de flexión es de 90°, de acuerdo con la AAOS[7] y la AMA[8], y de 100° según Hume y cols.[9]. La flexión MCF parece aumentar ligeramente en sentido cubital desde el dedo índice hasta el meñique. Véanse las Tablas 7-1 y 7-2 para más información.

### *Posición para la prueba*

Colocar al sujeto sentado, con el antebrazo y la mano descansando sobre una superficie de apoyo. Colocar el antebrazo en el punto intermedio entre supinación y pronación, la muñeca en 0° de flexión, extensión y desplazamiento radial y cubital, y la articulación MCF en posición neutral de abducción y aducción. Evitar la flexión excesiva de las articulaciones IFP e IFD del dedo que va a ser examinado.

### *Estabilización*

Estabilizar el metacarpiano evitando el movimiento de la muñeca. Evitar mantener en extensión las articulaciones MCF de los restantes dedos, ya que la tensión del ligamento metacarpiano transverso puede limitar el movimiento.

### *Movimiento para la prueba*

Flexionar la articulación MCF empujando la superficie dorsal de la falange proximal, desplazando el dedo hacia la palma (Fig. 7-11). Mantener la articulación MCF en posición neutral con respecto a la abducción y aducción. El final de la flexión se identifica cuando el examinador aprecia una resistencia que impide continuar el movimiento y al intentar continuarlo se produce la flexión de la muñeca.

### *Tope final normal*

El tope final puede ser firme debido al contacto entre la porción palmar de la falange proximal y el metacarpiano o debido a la tensión de la porción dorsal de la cápsula articular y de los ligamentos colaterales.

### *Alineación del goniómetro*

Véanse las Figuras 7-12 y 7-13.

1. Centrar el fulcro (punto de apoyo de la palanca) del goniómetro sobre la porción dorsal de la articulación MCF.
2. Alinear el brazo proximal del goniómetro sobre la línea media dorsal del hueso metacarpiano.
3. Alinear el brazo distal del goniómetro sobre la línea media dorsal de la falange proximal.

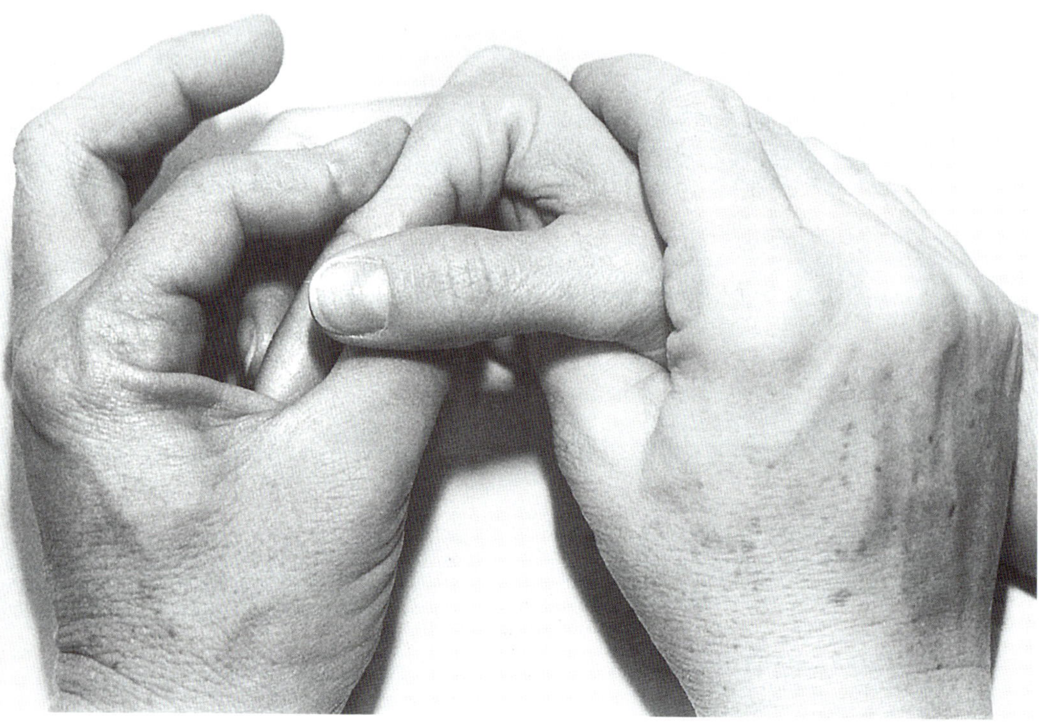

**Figura 7-11.** Durante la flexión de la articulación metacarpofalángica, el examinador estabiliza con una mano el metacarpiano del sujeto y mantiene la muñeca en posición neutral. Con los dedos índice y pulgar de la otra mano, sostiene la falange proximal del sujeto, desplazándola en el sentido de flexión.

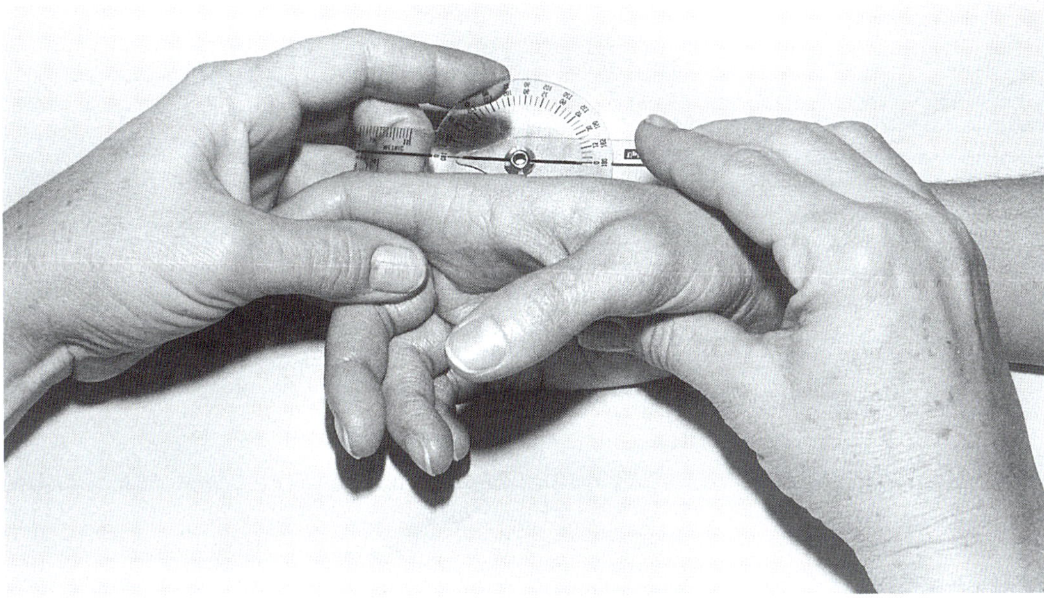

Figura 7-12. Alineación del goniómetro en la posición inicial de la flexión metacarpofalángica. En la fotografía, se observa que el examinador utiliza un goniómetro de material plástico y de 6 pulgadas, cuyos brazos han sido recortados unas 2 pulgadas para facilitar la colocación del instrumento sobre las articulaciones de reducido tamaño de la mano. La mayoría de los examinadores utilizan goniómetros con brazos de 6 pulgadas o menores para medir los movimientos de la mano.

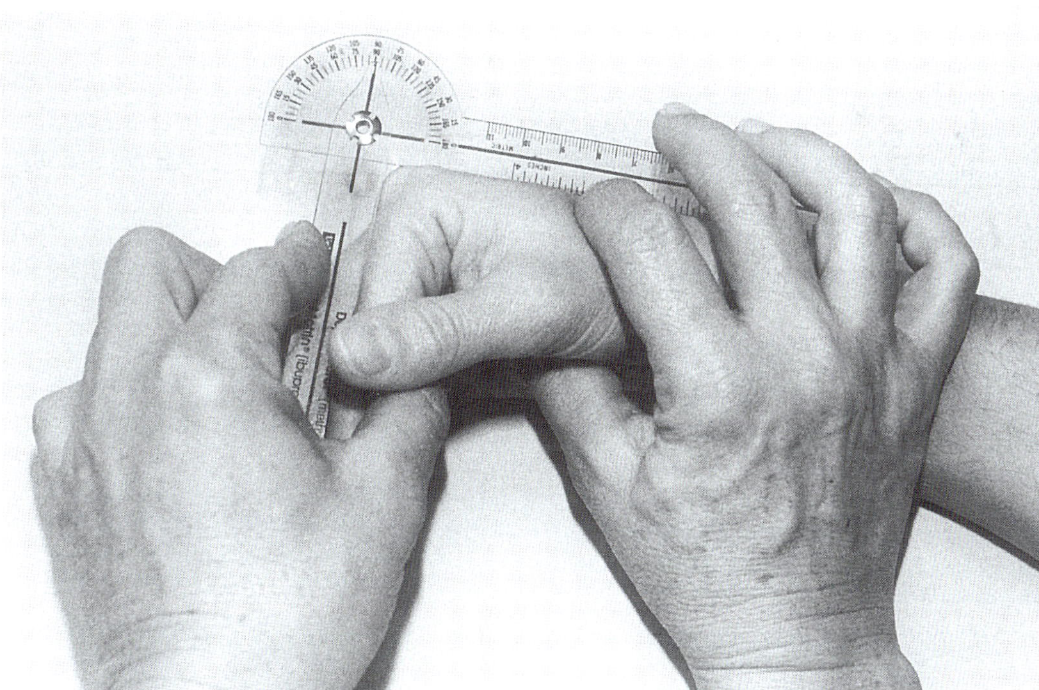

Figura 7-13. En la posición final de la flexión metacarpofalángica (MCF), el examinador mantiene colocado el goniómetro con su mano y estabiliza el metacarpiano del sujeto. Con la mano contraria, mantiene flexionada la articulación MCF y sostiene la posición del brazo distal del goniómetro. Se observa que los brazos del goniómetro contactan directamente con las superficies dorsales del metacarpiano y falange proximal, haciendo que el fulcro del goniómetro descanse ligeramente distal y dorsal respecto a la articulación MCF.

## EXTENSIÓN METACARPOFALÁNGICA

Este movimiento se produce en el plano sagital en torno al eje medial-lateral. La amplitud media de extensión es de 20°, de acuerdo con la AMA[8], y de 45° según la AAOS[7]. La amplitud pasiva de extensión MCF es mayor que la activa. Mallon, Brown y Nunley[10] señalan que la amplitud de extensión de las articulaciones MCF es similar en todos los dedos, mientras que Skvarilova y Plevkova[11] afirman que el dedo meñique es el que posee mayor amplitud de extensión MCF. Véanse las Tablas 7-1 y 7-2 para más información.

### Posición para la prueba

Colocar al sujeto sentado, con el antebrazo y la mano descansando sobre una superficie de apoyo. Colocar el antebrazo en el punto intermedio entre supinación y pronación, la muñeca en 0° de flexión, extensión y desplazamiento radial y cubital, y la articulación MCF en posición neutral de abducción y aducción. Evitar la extensión o la flexión excesiva de las articulaciones IFP e IFD del dedo que va a ser examinado. (Si las articulaciones IFP e IFD se colocan en extensión, el movimiento se verá limitado por la tensión de los músculos flexor común superficial y profundo de los dedos. Si se colocan en flexión máxima, el movimiento se verá limitado por la tensión de los músculos lumbricales e interóseos.)

### Estabilización

Estabilizar el metacarpiano evitando el movimiento de la muñeca. Evitar mantener en flexión máxima las articulaciones MCF de los restantes dedos, ya que la tensión del ligamento metacarpiano transverso puede limitar el movimiento.

### Movimientos de la prueba

Extender la articulación MCF empujando la superficie palmar de la falange proximal, alejando el dedo de la palma (Fig. 7-14). Mantener la articulación MCF en posición neutral con respecto a la abducción y a la aducción. El final de la extensión se identifica cuando el examinador aprecia una resistencia que impide continuar el movimiento y al intentar continuarlo se produce la extensión de la muñeca.

### Tope final normal

El tope final es firme debido a la tensión de la porción palmar de la cápsula articular y de la lámina palmar.

### Alineación del goniómetro

Véanse las Figuras 7-15 y 7-16.

1. Centrar el fulcro (punto de apoyo de la palanca) del goniómetro sobre la porción dorsal de la articulación MCF.
2. Alinear el brazo proximal del goniómetro sobre la línea media dorsal del hueso metacarpiano.
3. Alinear el brazo distal del goniómetro sobre la línea media dorsal de la falange proximal.

### Alineación opcional del goniómetro

Véase la Figura 7-17, que muestra la ubicación del goniómetro en la superficie palmar del dedo. Este tipo de alineación no deberá utilizarse en los casos de edema o hipertrofia de la palma de la mano.

1. Centrar el fulcro (punto de apoyo de la palanca) del goniómetro sobre la porción palmar de la articulación MCF.
2. Alinear el brazo proximal del goniómetro sobre la línea media palmar del hueso metacarpiano.
3. Alinear el brazo distal del goniómetro sobre la línea media palmar de la falange proximal.

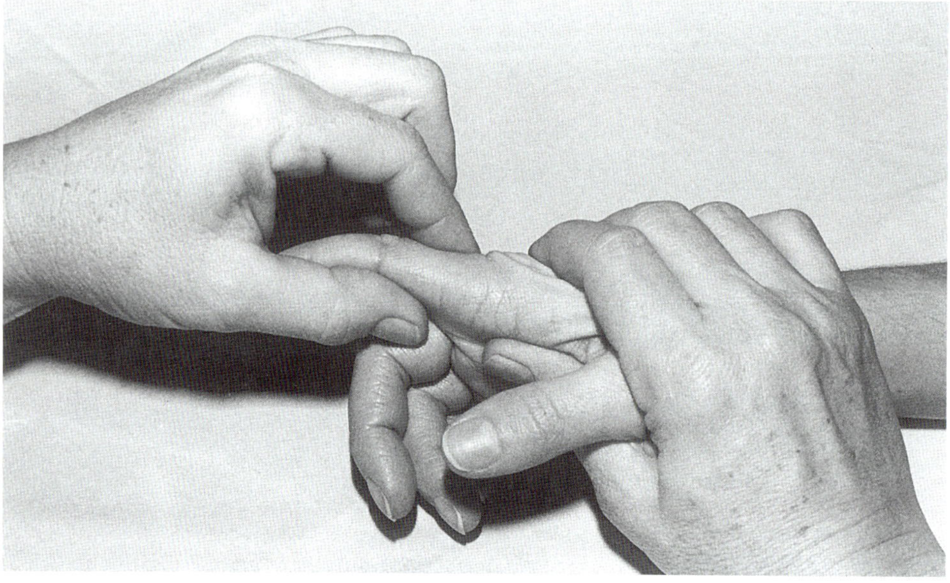

Figura 7-14. Durante la extensión metacarpofalángica, el examinador sostiene con sus dedos índice y pulgar la falange proximal, desplazándola en sentido dorsal. Con la otra mano, el examinador mantiene la muñeca del paciente en posición neutral, estabilizando el metacarpiano.

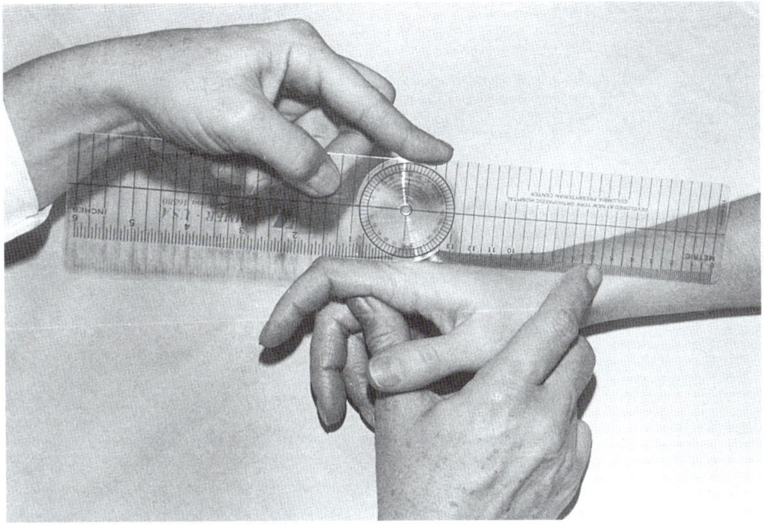

Figura 7-15. Para medir la amplitud inicial de extensión metacarpofalángica, se utiliza un goniómetro de material plástico, circular y de 6 pulgadas. El brazo proximal del goniómetro presenta una longitud ligeramente superior a la necesaria para lograr una alineación óptima. Cuando no se dispone de un goniómetro del tamaño adecuado, el examinador puede cortar los brazos de un modelo de plástico hasta la longitud deseada.

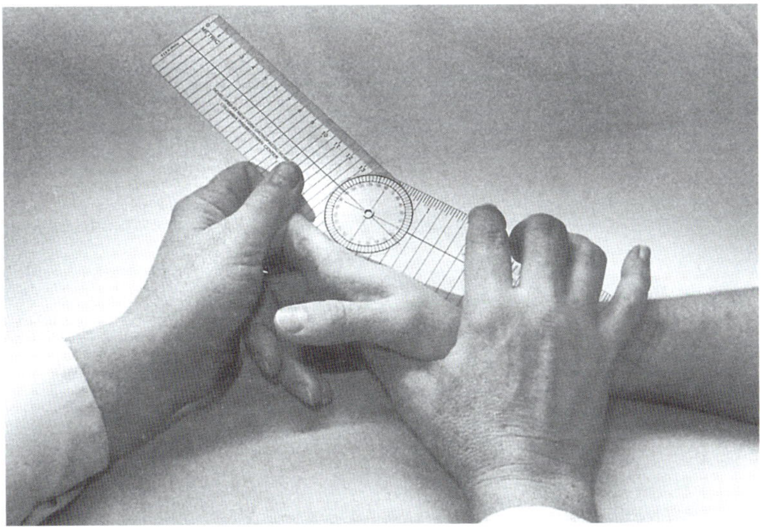

Figura 7-16. Alineación del goniómetro en la posición final de la extensión metacarpofalángica (MCF). El cuerpo del goniómetro se alinea sobre la superficie dorsal de la articulación MCF, mientras que los brazos se colocan sobre la superficie dorsal del metacarpiano y la falange proximal.

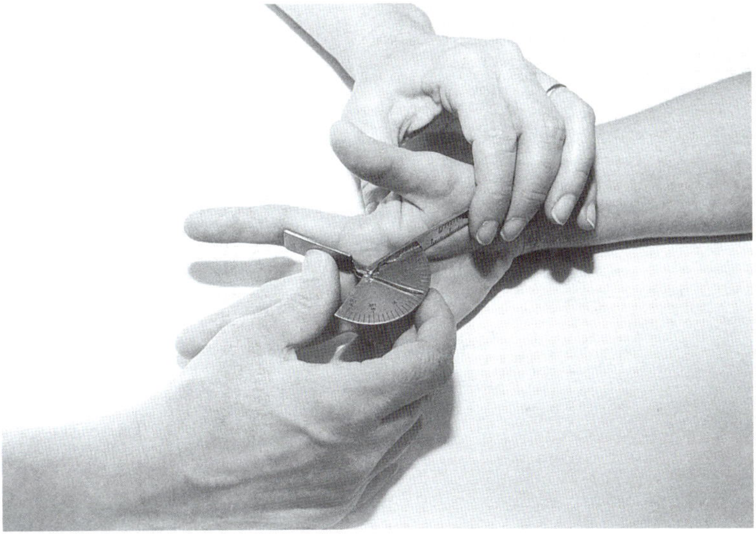

Figura 7-17. Alineación alternativa del goniómetro para dedos de la mano sobre la superficie palmar de la falange proximal, la articulación metacarpofalángica y metacarpiano. El brazo más corto del goniómetro debe colocarse en la superficie palmar de la falange proximal, de forma que se permita a las articulaciones interfalángicas proximal y distal permanecer relajadas en flexión.

## ABDUCCIÓN METACARPOFALÁNGICA

Este movimiento se produce en el plano frontal en torno al eje anterior-posterior. No existen valores establecidos para la amplitud de abducción MCF.

### *Posición para la prueba*

Colocar al sujeto sentado, con el antebrazo y la mano descansando sobre una superficie de apoyo. Colocar la muñeca en 0° de flexión, extensión y desplazamiento radial y cubital, y el antebrazo en pronación máxima, de forma que la palma de la mano mire hacia el suelo; la articulación MCF se coloca en posición neutral de flexión y extensión.

### *Estabilización*

Estabilizar el hueso metacarpiano evitando el movimiento de la muñeca.

### *Movimientos de la prueba*

Realizar la abducción de la articulación MCF empujando la superficie medial de la falange proximal, alejando el dedo de la línea media de la mano (Fig. 7-18). Mantener la articulación MCF en posición neutral respecto de la flexión y la extensión. El final del movimiento se identifica cuando el examinador aprecia una resistencia que impide continuar el movimiento y al intentar continuarlo se produce el desplazamiento radial o cubital de la muñeca.

### *Tope final normal*

El tope final es firme debido a la tensión de los ligamentos colaterales de las articulaciones MCF, de la fascia situada en el espacio reticular entre los dedos, y de los músculos interóseos palmares.

### *Alineación del goniómetro*

Véanse las Figuras 7-19 y 7-20.

1. Centrar el fulcro (punto de apoyo de la palanca) del goniómetro sobre la porción dorsal de la articulación MCF.
2. Alinear el brazo proximal del goniómetro sobre la línea media dorsal del hueso metacarpiano.
3. Alinear el brazo distal del goniómetro sobre la línea media dorsal de la falange proximal.

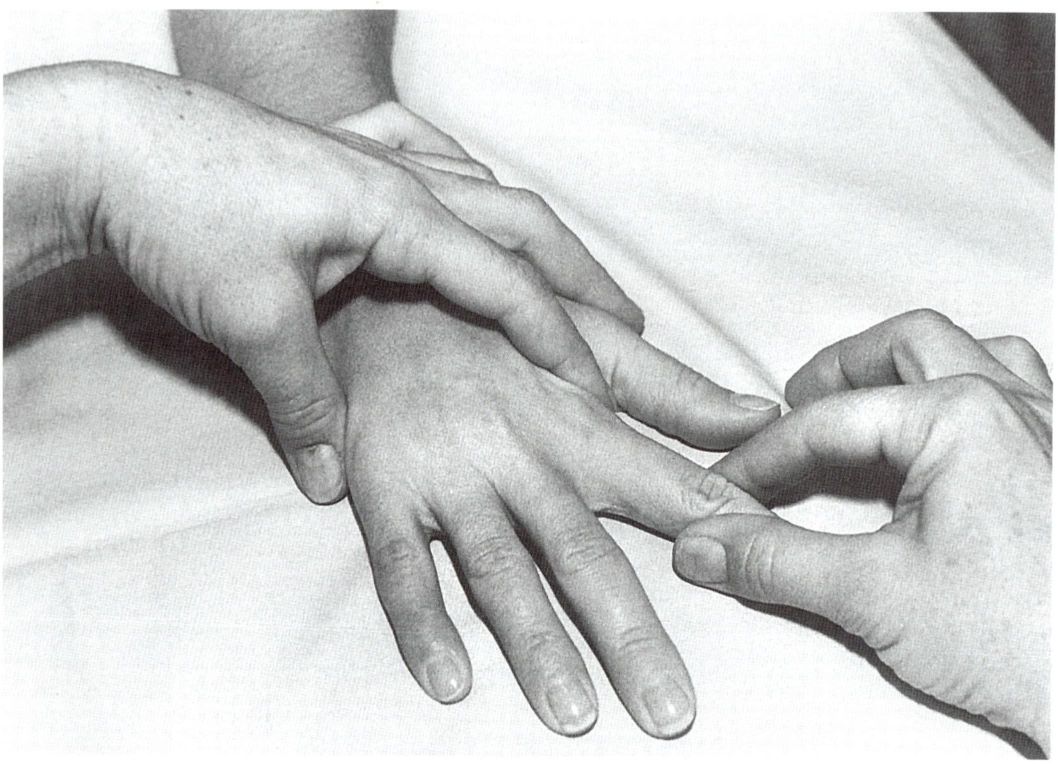

**Figura 7-18.** Durante el movimiento de abducción metacarpofalángica (MCF), el examinador utiliza el dedo índice de su mano para presionar sobre el metacarpiano del sujeto, evitando el desplazamiento radial de la muñeca. Con los dedos índice y pulgar de la mano opuesta, sostiene el extremo distal de la falange proximal, desplazando la articulación MCF del segundo dedo del sujeto en el sentido de abducción.

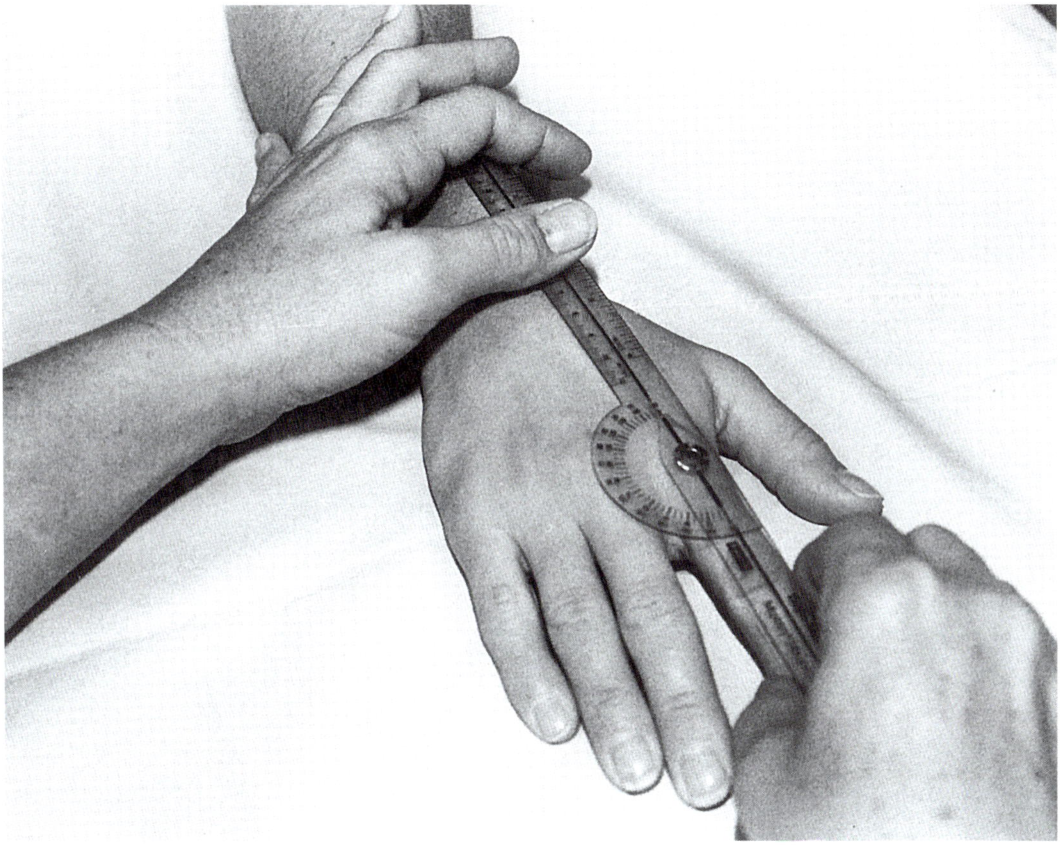

Figura 7-19. Alineación del goniómetro en la posición inicial del movimiento de abducción metacarpofalángica.

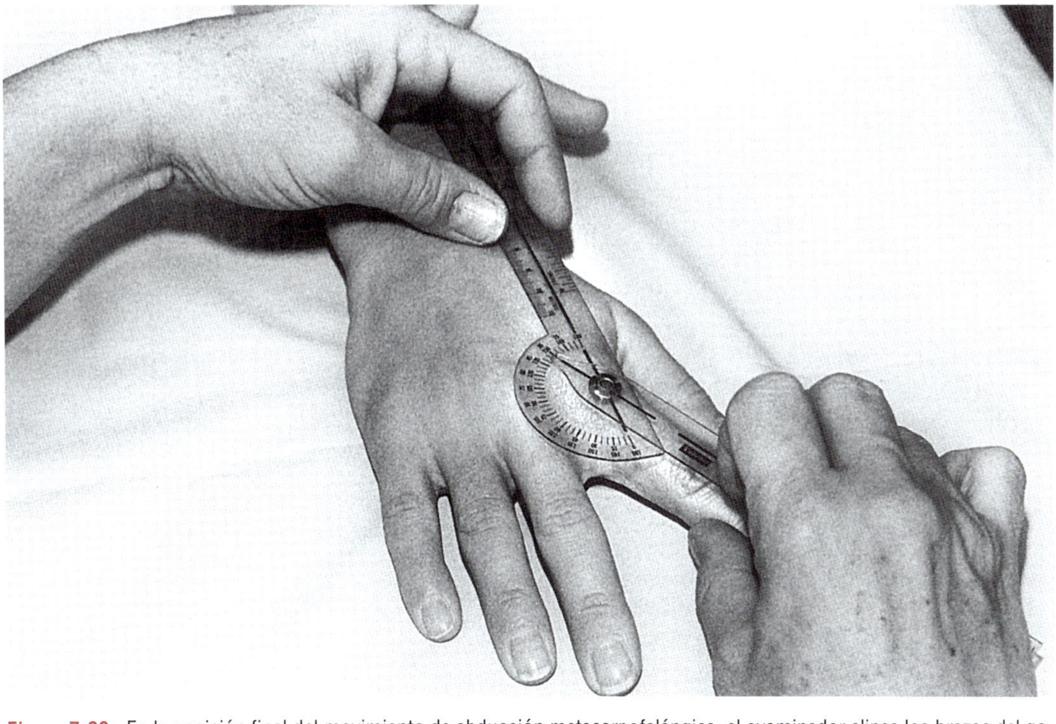

Figura 7-20. En la posición final del movimiento de abducción metacarpofalángica, el examinador alinea los brazos del goniómetro sobre la línea media dorsal del metacarpiano y la falange proximal, en lugar de alinearlos en relación al contorno de la mano y del dedo.

## ADUCCIÓN METACARPOFALÁNGICA

Este movimiento se produce en el plano frontal en torno al eje anterior-posterior. La amplitud de aducción MCF no es un parámetro que se mida con frecuencia, ya que representa el movimiento de retorno de la abducción máxima hasta la posición inicial 0 o neutral. Más allá de este punto, la amplitud de aducción es casi insignificante. Tampoco existen valores establecidos para la amplitud de aducción MCF.

## FLEXIÓN INTERFALÁNGICA PROXIMAL

Este movimiento se produce en el plano sagital en torno al eje medial-lateral. La amplitud media de flexión es de 100°, de acuerdo con la AAOS[7] y la AMA[8], y de 105° según Hume y cols.[9] y para Mallon, Brown y Nunley[10]. La amplitud de flexión IFP es similar en todos los dedos[10]. Véanse las Tablas 7-1 y 7-2 para más información.

### *Posición para la prueba*

Colocar al sujeto sentado, con el antebrazo y la mano descansando sobre una superficie de apoyo. Colocar el antebrazo en el punto intermedio entre la supinación y la pronación, la muñeca en 0° de flexión, extensión y desplazamiento radial y cubital, y la articulación MCF en posición neutral respecto a la flexión, extensión, abducción y aducción. (Si la muñeca y la articulación MCF se encuentran flexionadas, el movimiento podría verse limitado por la tensión de los músculos extensor común de los dedos, extensor del dedo índice o extensor del dedo meñique. Si la articulación MCF se encuentra en extensión máxima, el movimiento estará limitado por la tensión de los músculos lumbricales e interóseos.)

### *Estabilización*

Estabilizar la falange proximal evitando el movimiento de la muñeca y de la articulación MCF.

### *Movimientos de la prueba*

Flexionar la articulación IFP empujando la superficie dorsal de la falange media, desplazando el dedo hacia la palma (Fig. 7-21). El final de la amplitud de flexión se identifica cuando el examinador aprecia una resistencia que impide continuar el movimiento y al intentar continuarlo se produce la flexión de la articulación MCF.

### *Tope final normal*

Normalmente, el tope final puede ser firme debido al contacto entre la porción palmar de la falange media y la falange proximal. En determinadas personas, el tope final puede ser suave, debido a la compresión de las estructuras blandas situadas entre la porción palmar de las falanges media y proximal. En otros individuos, el tope final firme se debe a la tensión de la porción dorsal de la cápsula articular y de los ligamentos colaterales.

### *Alineación del goniómetro*

Véanse las Figuras 7-22 y 7-23.

1. Centrar el fulcro (punto de apoyo de la palanca) del goniómetro sobre la porción dorsal de la articulación IFP.
2. Alinear el brazo proximal del goniómetro sobre la línea media dorsal de la falange proximal.
3. Alinear el brazo distal del goniómetro sobre la línea media dorsal de la falange media.

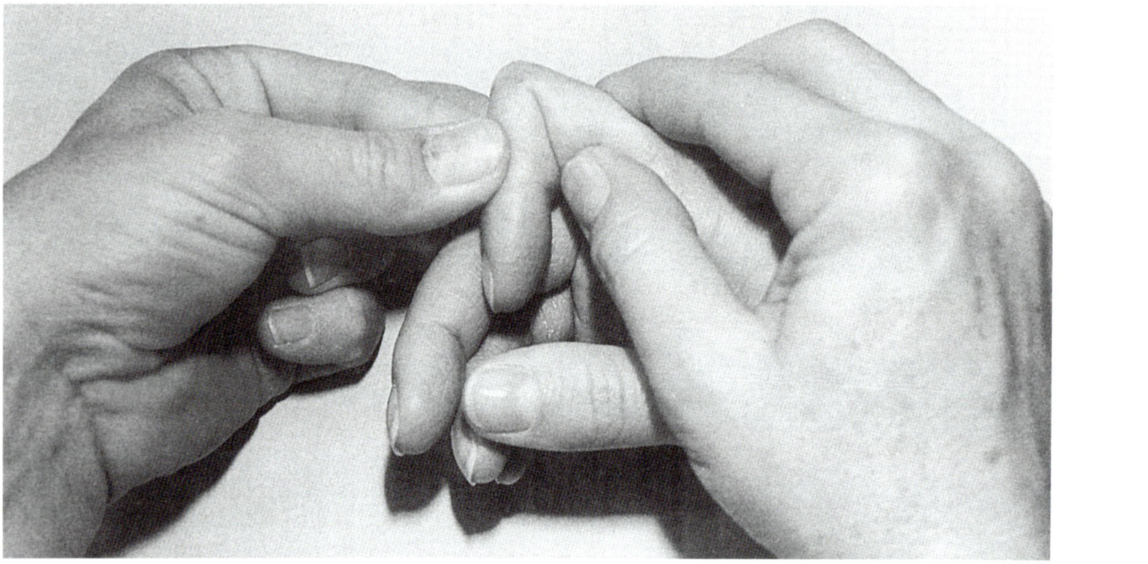

**Figura 7-21.** Durante la flexión interfalángica proximal (IFP), el examinador estabiliza la falange proximal del sujeto utilizando sus dedos pulgar e índice. Utiliza los dedos pulgar e índice de la mano contraria para desplazar la articulación IFP del sujeto hasta la flexión máxima.

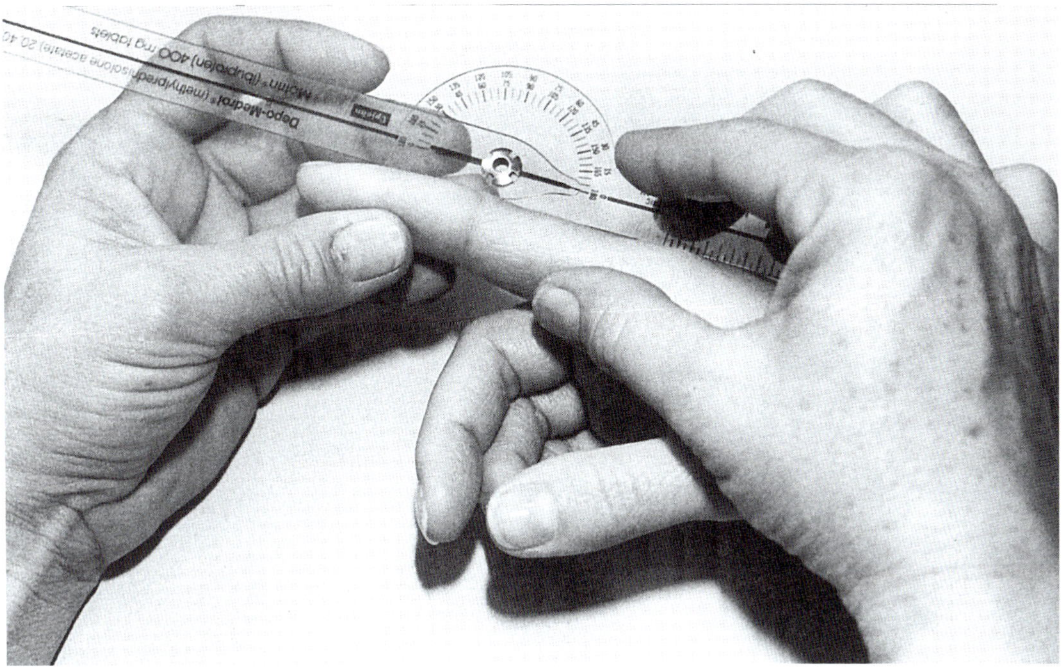

Figura 7-22. Alineación del goniómetro en la posición inicial del movimiento de flexión interfalángica proximal.

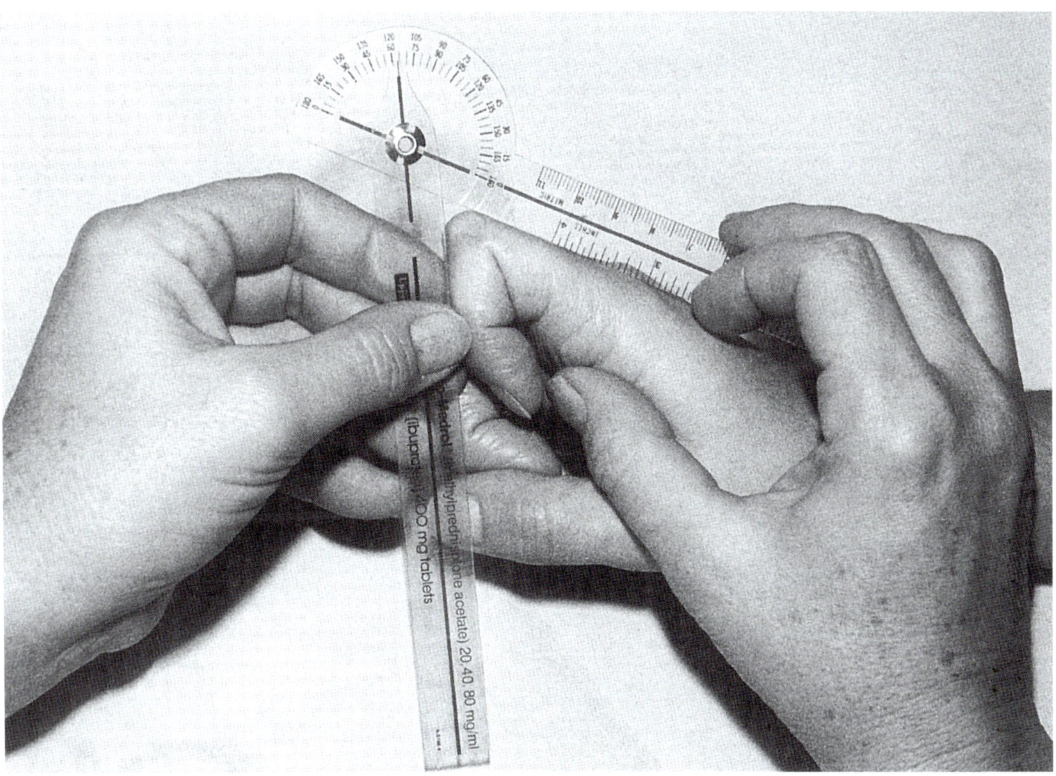

Figura 7-23. En la posición final de la flexión interfalángica proximal (IFP), el examinador mantiene con una mano la estabilización y la posición del brazo proximal del goniómetro sobre la línea media dorsal de la falange proximal. Con la mano contraria, mantiene flexionada la articulación IFP y coloca el brazo distal del goniómetro sobre la línea media dorsal de la falange media.

## EXTENSIÓN INTERFALÁNGICA PROXIMAL

Este movimiento se produce en el plano sagital en torno al eje medial-lateral. La amplitud media de extensión es de 0°, de acuerdo con la AAOS[7] y la AMA[8], y de 7° de amplitud activa y 16° de amplitud pasiva según Mallon, Brown y Nunley[10]. La amplitud de extensión IFP suele ser similar en todos los dedos[10]. Véanse las Tablas 7-1 y 7-2 para más información.

### *Posición de la prueba*

Colocar al sujeto sentado, con el antebrazo y la mano descansando sobre una superficie de apoyo. Colocar el antebrazo en el punto intermedio entre supinación y pronación, la muñeca en 0° de flexión, extensión y desplazamiento radial y cubital, y la articulación MCF en posición neutral de flexión, extensión, abducción y aducción. (Si la muñeca y la articulación MCF se encuentran en postura extendida, el movimiento podría verse limitado por la tensión de los músculos flexor común superficial y flexor común profundo de los dedos.)

### *Estabilización*

Estabilizar la falange proximal evitando el movimiento de la muñeca y de la articulación MCF.

### *Movimientos de la prueba*

Extender la articulación IFP empujando la superficie palmar de la falange media, alejando el dedo de la palma. El final de la amplitud de extensión se identifica cuando el examinador aprecia una resistencia que impide continuar el movimiento y al intentar continuarlo se produce la extensión de la articulación MCF.

### *Tope final normal*

El tope final es firme debido a la tensión de la porción palmar de la cápsula articular y de la lámina palmar (ligamento palmar).

### *Alineación del goniómetro*

1. Centrar el fulcro (punto de apoyo de la palanca) del goniómetro sobre la porción dorsal de la articulación IFP.
2. Alinear el brazo proximal del goniómetro sobre la línea media dorsal de la falange proximal.
3. Alinear el brazo distal del goniómetro sobre la línea media dorsal de la falange media.

## FLEXIÓN INTERFALÁNGICA DISTAL

Este movimiento se produce en el plano sagital en torno al eje medial-lateral. La amplitud media de flexión es de 90°, de acuerdo con la AAOS[7], y de 70°, según la AMA[8]. Hume y cols.[9], así como Skvarilova y Plevkova[11], consideran una amplitud media de 85° de flexión IFD activa. La amplitud de flexión IFD suele ser similar en todos los dedos[10]. Véanse las Tablas 7-1 y 7-2 para más información.

### *Posición de la prueba*

Colocar al sujeto sentado, con el antebrazo y la mano descansando sobre una superficie de apoyo. Colocar el antebrazo en el punto intermedio entre la supinación y la pronación, la muñeca en 0° de flexión, extensión y desplazamiento radial y cubital, y la articulación MCF en posición neutral de flexión, extensión, abducción y aducción. Colocar la articulación IFP en un ángulo de flexión de aproximadamente 70° a 90°. (Si la muñeca y las articulaciones MCF e IFP se encuentran flexionadas, el movimiento podría verse limitado por la tensión de los músculos extensor común de los dedos, extensor del dedo índice o extensor del dedo meñique. Si la articulación IFP se encuentra en extensión máxima, el movimiento estará limitado por la tensión del ligamento retinacular oblicuo.)

### *Estabilización*

Estabilizar la falange media y proximal evitando la flexión de la muñeca y de las articulaciones MCF e IFP.

### *Movimientos de la prueba*

Flexionar la articulación IFD empujando la superficie dorsal de la falange distal, desplazando el dedo hacia la palma (Fig. 7-24). El final de la amplitud de flexión se identifica cuando el examinador aprecia una resistencia que impide continuar el movimiento y al intentar continuarlo se produce la flexión de la articulación IFP.

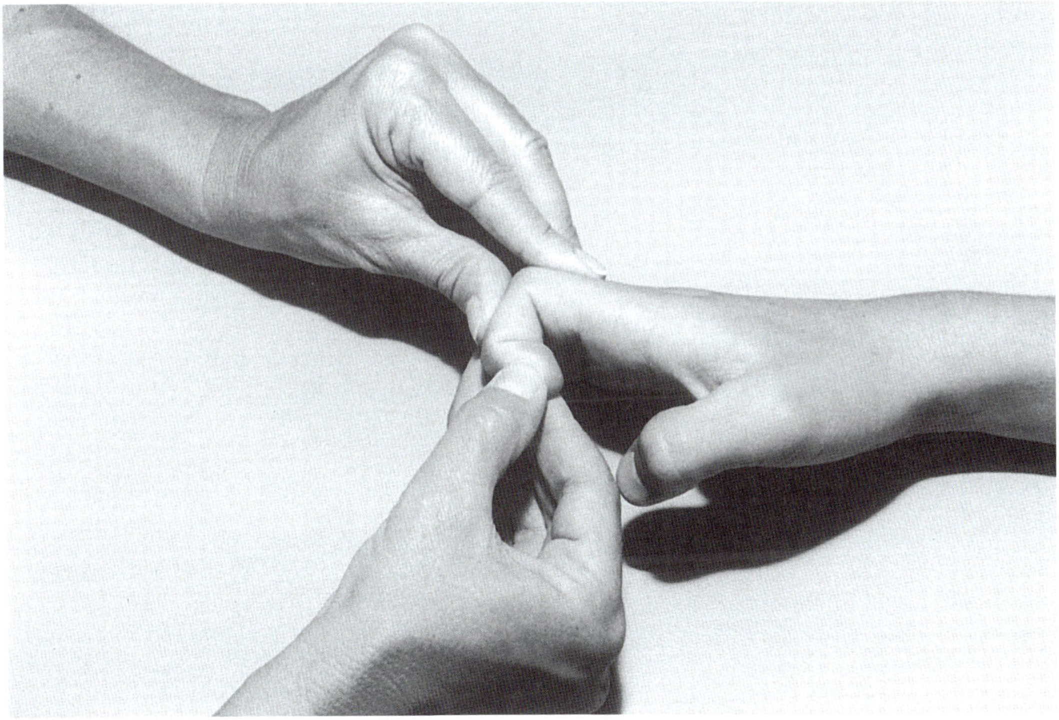

**Figura 7-24.** Durante la flexión interfalángica distal (IFD), el examinador estabiliza con una mano la falange media, manteniendo la articulación interfalángica proximal flexionada de 70° a 90°. Con la otra mano, empuja la falange distal para flexionar la articulación IFD.

### *Tope final normal*

El tope final es firme debido a la tensión de la porción dorsal de la cápsula articular y de los ligamentos colaterales y retinacular oblicuo.

### *Alineación del goniómetro*

Véanse las Figuras 7-25 a 7-27.

1. Centrar el fulcro (punto de apoyo de la palanca) del goniómetro sobre la porción dorsal de la articulación IFD.
2. Alinear el brazo proximal del goniómetro sobre la línea media dorsal de la falange media.
3. Alinear el brazo distal del goniómetro sobre la línea media dorsal de la falange distal.

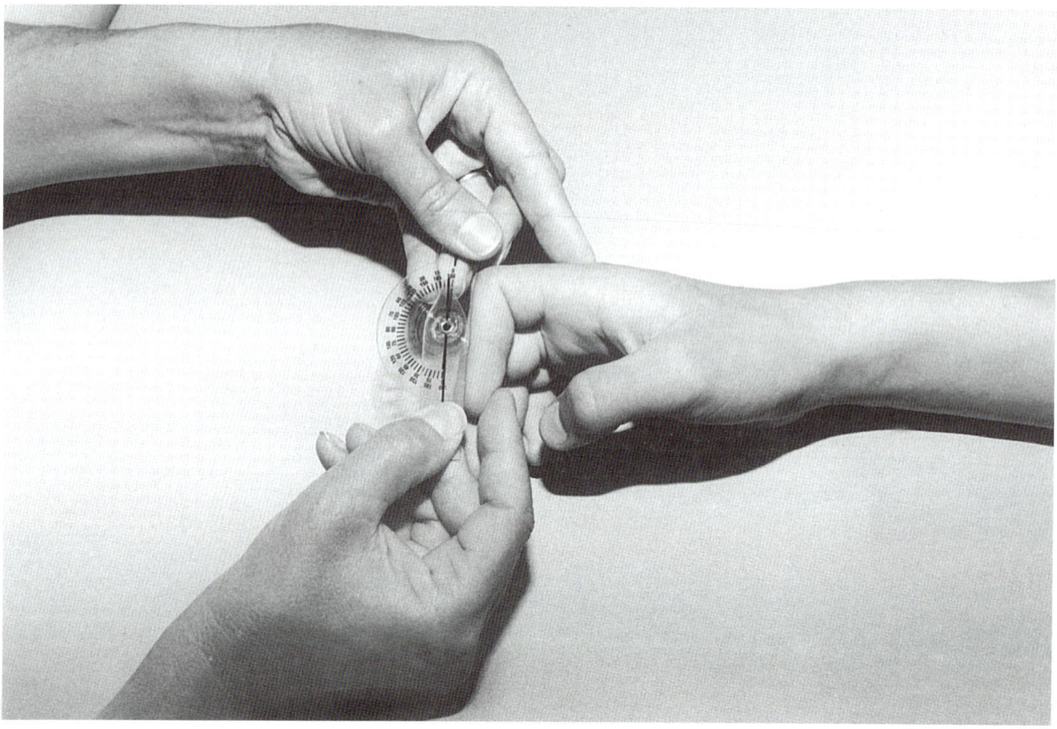

**Figura 7-25.** Medición de la posición inicial del movimiento de flexión interfalángica distal (IFD), utilizando un goniómetro semicircular de material plástico y con brazos de 6 pulgadas, que han sido acortados para adaptarse al reducido tamaño de la articulación IFD.

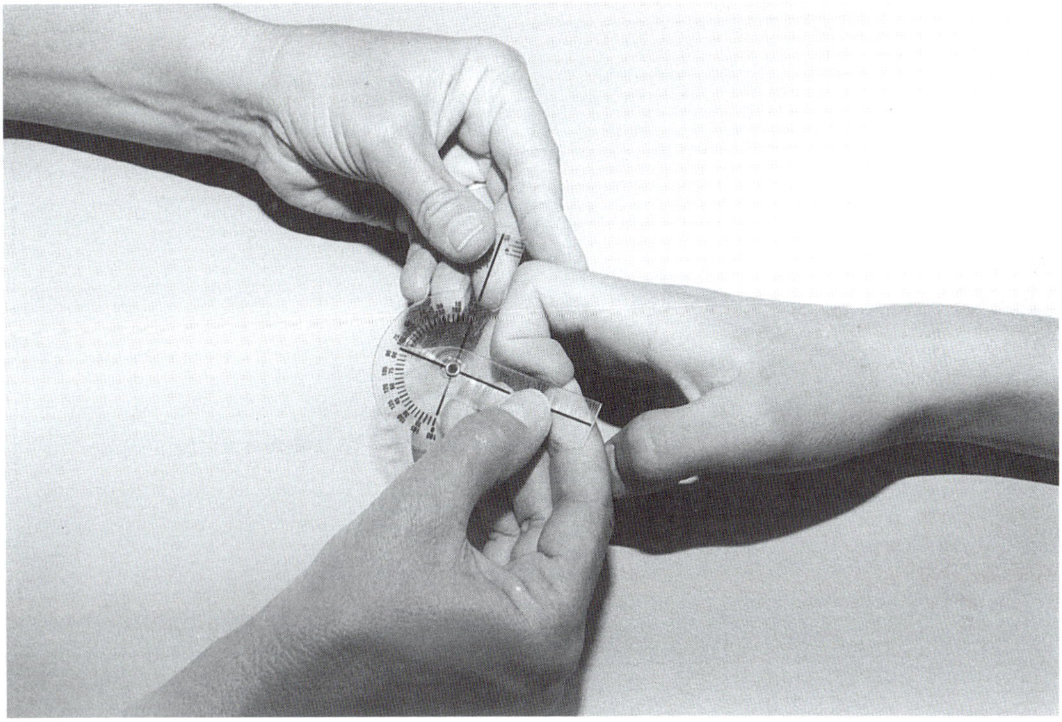

**Figura 7-26.** Alineación del goniómetro en la posición final del movimiento de flexión interfalángica distal. Se observa que el fulcro (punto de apoyo de la palanca) del goniómetro se sitúa distal y dorsal respecto al eje de la articulación interfalángica proximal, de forma que los brazos del instrumento contactan directamente con las superficies dorsales de las falanges media y distal.

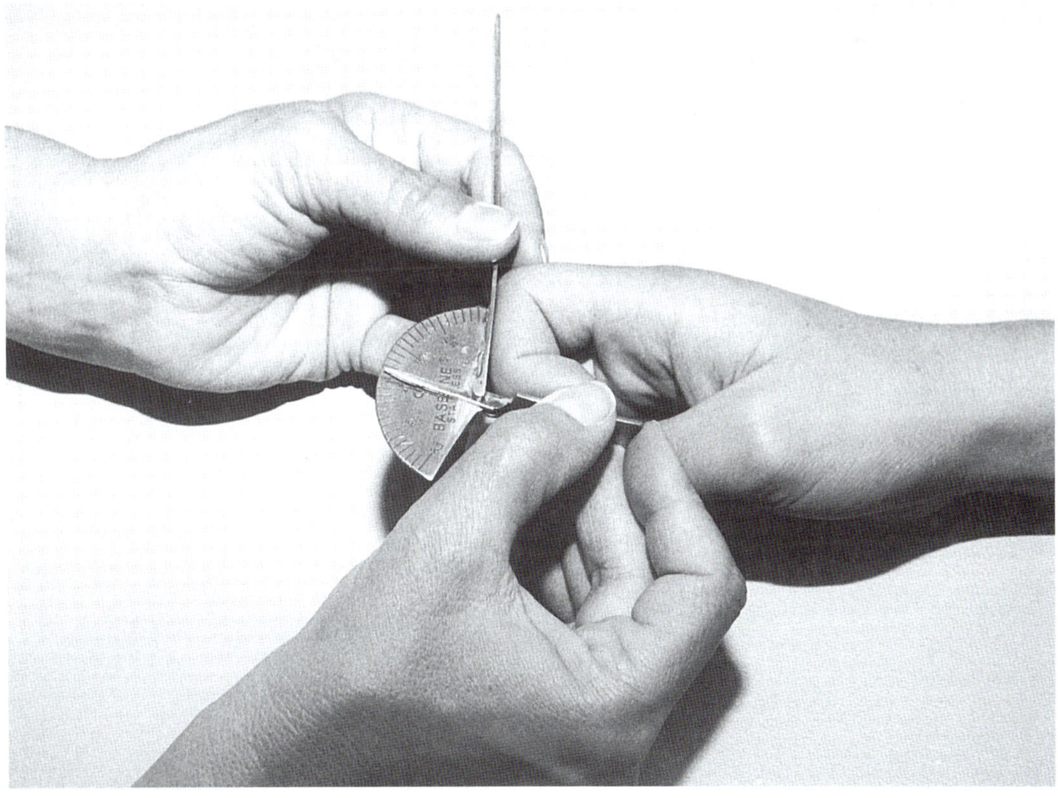

**Figura 7-27.** La amplitud de flexión interfalángica distal también puede determinarse utilizando un goniómetro específico para los dedos de la mano, que se coloca sobre la superficie dorsal de las falanges media y distal. Este tipo de goniómetro es adecuado para medir las articulaciones pequeñas del dedo pulgar y los dedos de la mano y del pie.

## EXTENSIÓN INTERFALÁNGICA DISTAL

Este movimiento se produce en el plano sagital en torno al eje medial-lateral. La mayoría de los textos de referencia, como los de la AAOS[7] y la AMA[8], señalan unos valores medios de extensión IFD de 0°. No obstante, según Mallon, Brown y Nunley[10], la amplitud media de extensión IFD activa es de 8°, y la pasiva de 20°. Generalmente, la amplitud suele ser similar en todos los dedos[10]. Véanse las Tablas 7-1 y 7-2 para más información.

### *Posición para la prueba*

Colocar al sujeto sentado, con el antebrazo y la mano descansando sobre una superficie de apoyo. Colocar el antebrazo en el punto intermedio entre supinación y pronación, la muñeca en 0° de flexión, extensión y desplazamiento radial y cubital, y la articulación MCF en posición neutral de flexión, extensión, abducción y aducción. Colocar la articulación IFP en un ángulo de flexión de aproximadamente 70° a 90°. (Si la muñeca y las articulaciones MCF e IFP se encuentran en postura extendida, el movimiento podría verse limitado por la tensión del músculo flexor común profundo de los dedos.)

### *Estabilización*

Estabilizar las falanges media y proximal evitando la extensión de la muñeca y de las articulaciones MCF e IFP.

### *Movimientos de la prueba*

Extender la articulación IFD empujando la superficie palmar de la falange distal, alejando el dedo de la palma. El final de la amplitud de extensión se identifica cuando el examinador aprecia una resistencia que impide continuar el movimiento y al intentar continuarlo se produce la extensión de la articulación IFP.

### *Tope final normal*

El tope final es firme debido a la tensión de la porción palmar de la cápsula articular y de la lámina palmar (ligamento palmar).

### *Alineación del goniómetro*

1. Centrar el fulcro (punto de apoyo de la palanca) del goniómetro sobre la porción dorsal de la articulación IFD.
2. Alinear el brazo proximal del goniómetro sobre la línea media dorsal de la falange media.
3. Alinear el brazo distal del goniómetro sobre la línea media dorsal de la falange distal.

## Procedimientos de valoración de la amplitud de movimiento: dedo pulgar

### Puntos anatómicos de referencia para la alineación del goniómetro

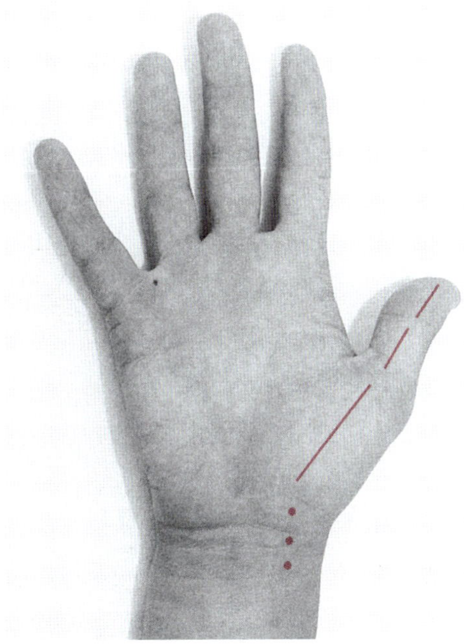

Figura 7-28. Imagen anterior (palmar) de la mano que muestra los puntos anatómicos superficiales de referencia para la alineación del goniómetro en la medición de la amplitud de movimientos del dedo pulgar.

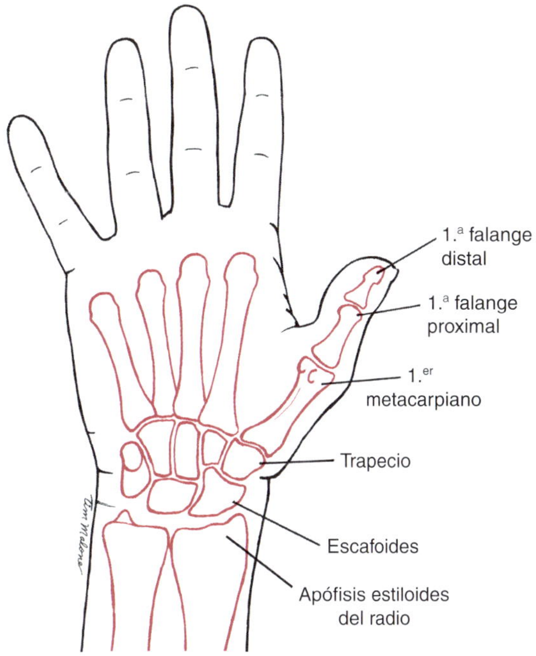


Figura 7-29. Imagen anterior (palmar) de la mano que muestra los puntos óseos anatómicos de referencia para la alineación del goniómetro en la medición de la amplitud de movimientos del dedo pulgar.

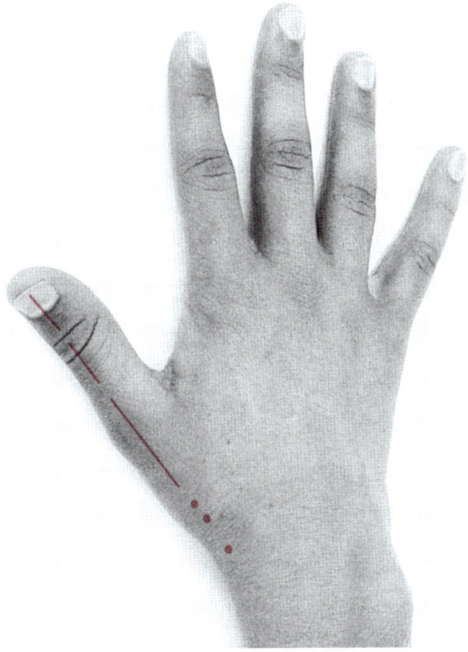

Figura 7-30. Imagen posterior de la mano que muestra los puntos anatómicos superficiales de referencia para la alineación del goniómetro en la medición de la amplitud de movimientos del dedo pulgar.

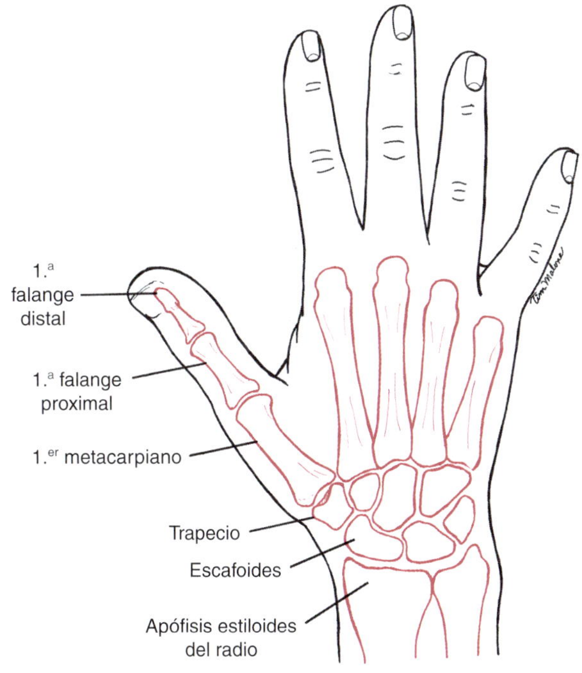


Figura 7-31. Imagen posterior de la mano que muestra los puntos óseos anatómicos de referencia para la alineación del goniómetro en la medición de la amplitud de movimientos del dedo pulgar.

# Procedimientos de valoración de la amplitud de movimiento: pulgar

## FLEXIÓN CARPOMETACARPIANA

Este movimiento se produce en el plano de la mano. Cuando el individuo adopta la postura anatómica, el movimiento se produce en el plano frontal en torno al eje anterior-posterior. La amplitud media de flexión CMC del pulgar es de 15°, de acuerdo con la AAOS[7].

### *Posición para la prueba*

Colocar al sujeto sentado, con el antebrazo y la mano descansando sobre una superficie de apoyo. Colocar el antebrazo en supinación máxima; la muñeca en 0° de flexión, extensión y desplazamiento radial y cubital; y la articulación CMC del dedo pulgar en 0° de abducción. Las articulaciones MCF e IF del dedo pulgar deben encontrarse relajadas, en posición de ligera flexión. (Si las articulaciones MCF e IF del pulgar se encuentran flexionadas, el movimiento podría verse limitado por la tensión de los músculos extensores largo y corto del pulgar.)

### *Estabilización*

Estabilizar los huesos metacarpianos, el radio y el cúbito evitando los movimientos de la muñeca.

### *Movimientos de la prueba*

Flexionar la articulación CMC del pulgar empujando la superficie dorsal del metacarpiano, desplazando el dedo hacia la porción cubital de la mano (Fig. 7-32). Mantener la articulación CMC en 0° de abducción. El final de la amplitud de flexión se identifica cuando el examinador aprecia una resistencia que impide continuar el movimiento y al intentar continuarlo se produce la desviación cubital de la muñeca.

### *Tope final normal*

El tope final puede ser suave debido al contacto de la masa muscular de la eminencia tenar con la palma de la mano, o bien un tope firme debido a la tensión de la porción dorsal de la cápsula articular y de los músculos extensor corto del pulgar y abductor corto del pulgar.

### *Alineación del goniómetro*

Véanse las Figuras 7-33 y 7-34.

1. Centrar el fulcro (punto de apoyo de la palanca) del goniómetro sobre la porción dorsal de la primera articulación CMC.
2. Alinear el brazo proximal del goniómetro sobre la línea media ventral de la cabeza y la apófisis estiloides del radio, como puntos de referencia.
3. Alinear el brazo distal del goniómetro sobre la línea media ventral del primer hueso metacarpiano.

En las posiciones iniciales de flexión y extensión, es posible que el goniómetro indique una cifra de 30° a 50°, y no 0°, lo que depende de la forma de la mano y de la posición de la muñeca. Se restarán los grados resultantes de los que indicaba la posición inicial; si la amplitud inicial era de 35°, y la final es de 10°, la amplitud se reflejará en el informe como de 0° a 25°.

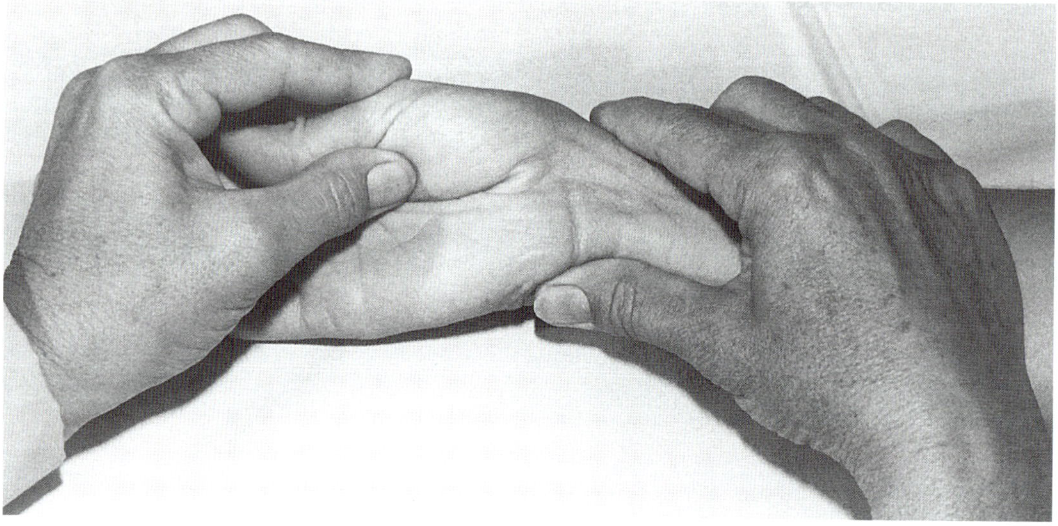

**Figura 7-32.** Durante la flexión carpometacarpiana (CMC), el examinador utiliza sus dedos índice y pulgar para estabilizar los huesos carpianos, radio y cúbito, impidiendo el desplazamiento cubital del carpo. Con los dedos pulgar e índice de la mano opuesta, el examinador flexiona la articulación CMC, desplazando en sentido medial el primer metacarpiano.

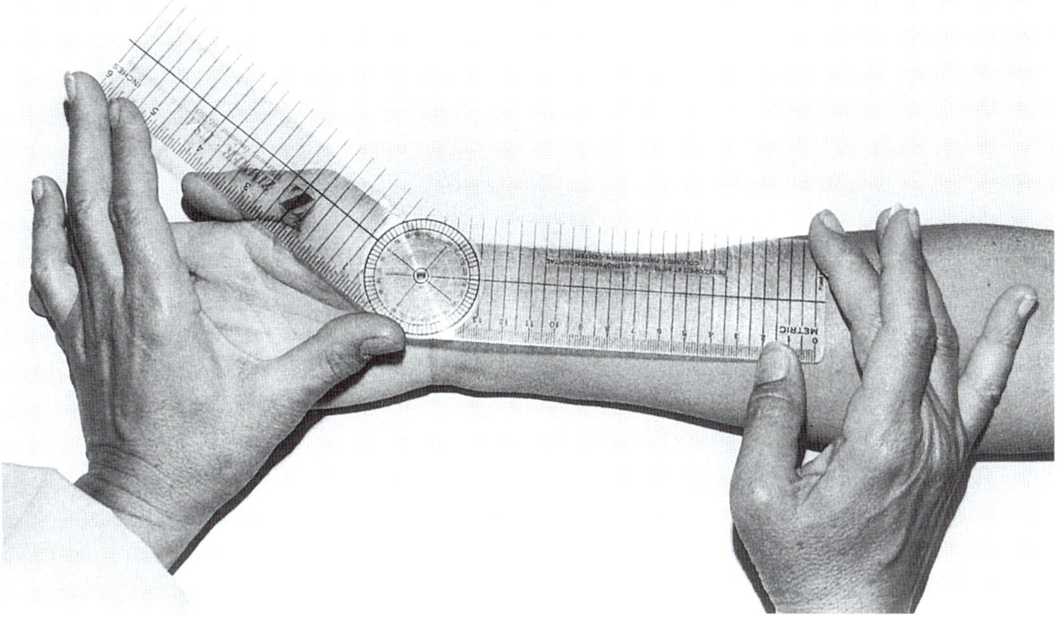

**Figura 7-33.** Alineación del goniómetro en la posición inicial del movimiento de flexión carpometacarpiana del dedo pulgar. Se observa que la escala del goniómetro no indica 0°.

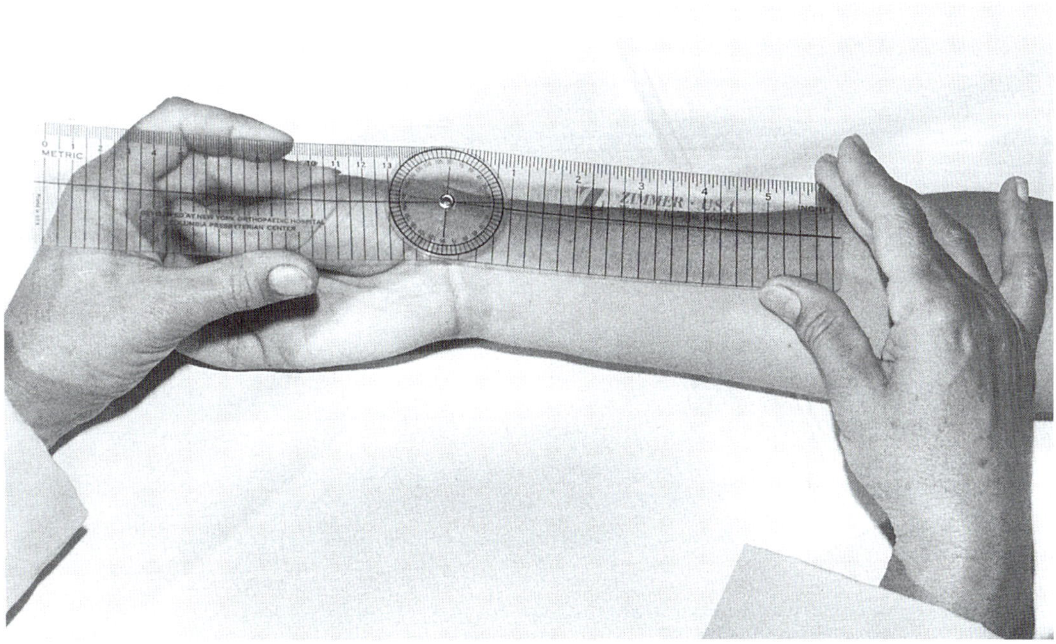

**Figura 7-34.** En la posición final del movimiento de flexión carpometacarpiana (CMC), el examinador estabiliza la muñeca del sujeto con una mano, manteniendo el brazo proximal del goniómetro sobre el radio. Con la otra mano, el examinador mantiene flexionada la articulación CMC y sostiene el brazo distal del goniómetro sobre el primer metacarpiano. Durante la medición, el examinador evitará mover la muñeca del sujeto en sentido cubital, ya que la lectura del goniómetro resultará errónea (por exceso).

## EXTENSIÓN CARPOMETACARPIANA

Este movimiento se produce en el plano de la mano. Cuando el individuo se encuentra en la postura anatómica, el movimiento se produce en el plano frontal en torno al eje anterior-posterior. La amplitud media de extensión CMC del pulgar es de 50°, de acuerdo con la AMA[8], aunque puede variar entre 20° y 80°, de acuerdo con la AAOS[7]. Sin embargo, los métodos de medición utilizados por las asociaciones AAOS y AMA son distintos a los empleados aquí. Este movimiento también se denomina abducción radial.

### *Posición para la prueba*

Colocar al sujeto sentado, con el antebrazo y la mano descansando sobre una superficie de apoyo. Colocar el antebrazo en supinación máxima; la muñeca en 0° de flexión, extensión y desplazamiento radial y cubital; y la articulación CMC del dedo pulgar en 0° de abducción. Las articulaciones MCF e IF del dedo pulgar deben encontrarse relajadas, en posición de ligera flexión. (Si las articulaciones MCF e IF del pulgar se encuentran en extensión, el movimiento podría verse limitado por la tensión del músculo flexor largo del pulgar.)

### *Estabilización*

Estabilizar los huesos metacarpianos, el radio y el cúbito evitando los movimientos de la muñeca.

### *Movimientos de la prueba*

Extender la articulación CMC del pulgar empujando la superficie palmar del metacarpiano, desplazando el dedo hacia la porción radial de la mano (Fig. 7-35). Mantener la articulación CMC en 0° de abducción. El final de la amplitud de extensión se identifica cuando el examinador aprecia una resistencia que impide continuar el movimiento y al intentar continuarlo se produce la desviación de la muñeca en sentido radial.

### *Tope final normal*

El tope final es firme debido a la tensión de la porción anterior de la cápsula articular y de los músculos flexor corto del pulgar, aductor del pulgar, oponente del dedo pulgar y primer interóseo dorsal.

### *Alineación del goniómetro*

Véanse las Figuras 7-36 y 7-37.

1. Centrar el fulcro (punto de apoyo de la palanca) del goniómetro sobre la porción palmar de la primera articulación CMC.
2. Alinear el brazo proximal del goniómetro sobre la línea media ventral de la cabeza y la apófisis estiloides del radio, como puntos de referencia.
3. Alinear el brazo distal del goniómetro sobre la línea media ventral del primer hueso metacarpiano.

En las posiciones iniciales de flexión y extensión, es posible que el goniómetro indique una cifra de 30° a 50° y no 0°, lo que depende de la forma de la mano y de la posición de la muñeca. Se restarán los grados resultantes de los que indicaba la posición inicial; si la amplitud inicial era de 35°, y la final es de 55°, la amplitud se reflejará en el informe como de 0° a 20°.

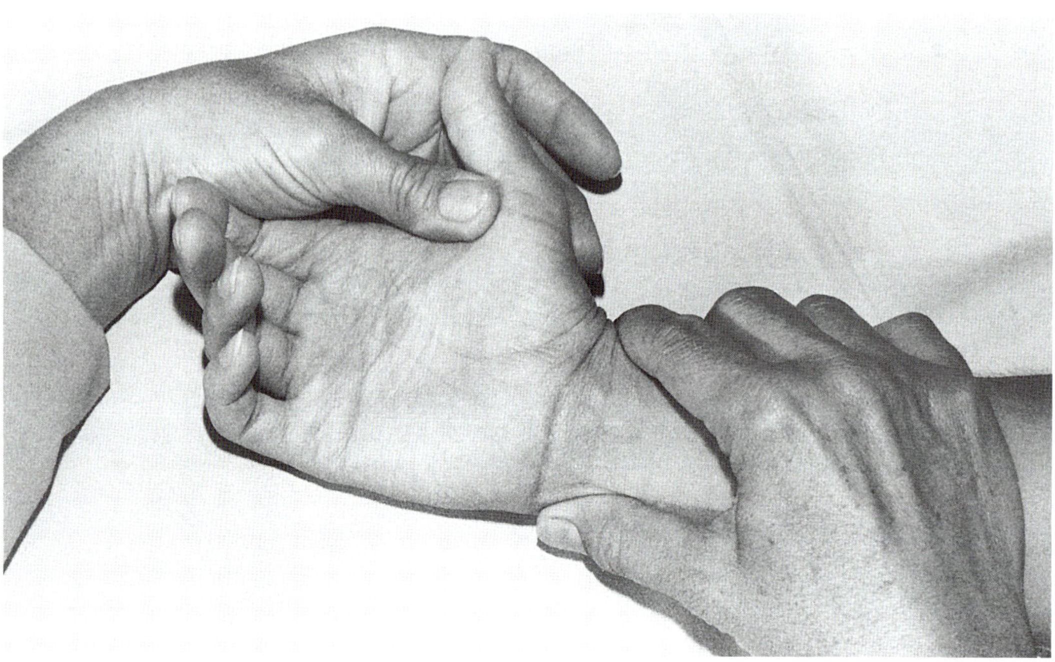

**Figura 7-35.** Durante la extensión carpometacarpiana del dedo pulgar, el examinador estabiliza con una mano el carpo, radio y cúbito del sujeto, evitando el desplazamiento radial de la muñeca; con la otra mano, desplaza lateralmente el primer metacarpiano en el sentido de extensión.

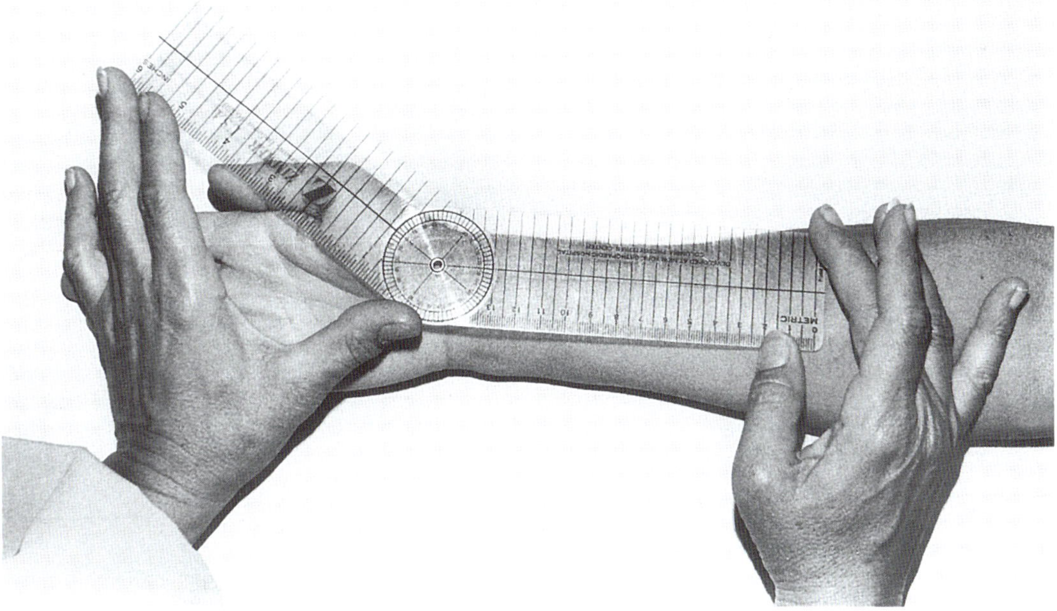

Figura 7-36. La alineación del goniómetro para medir la posición inicial de extensión carpometacarpiana (CMC) es la misma que se utiliza en la medición de la posición inicial de la flexión CMC.

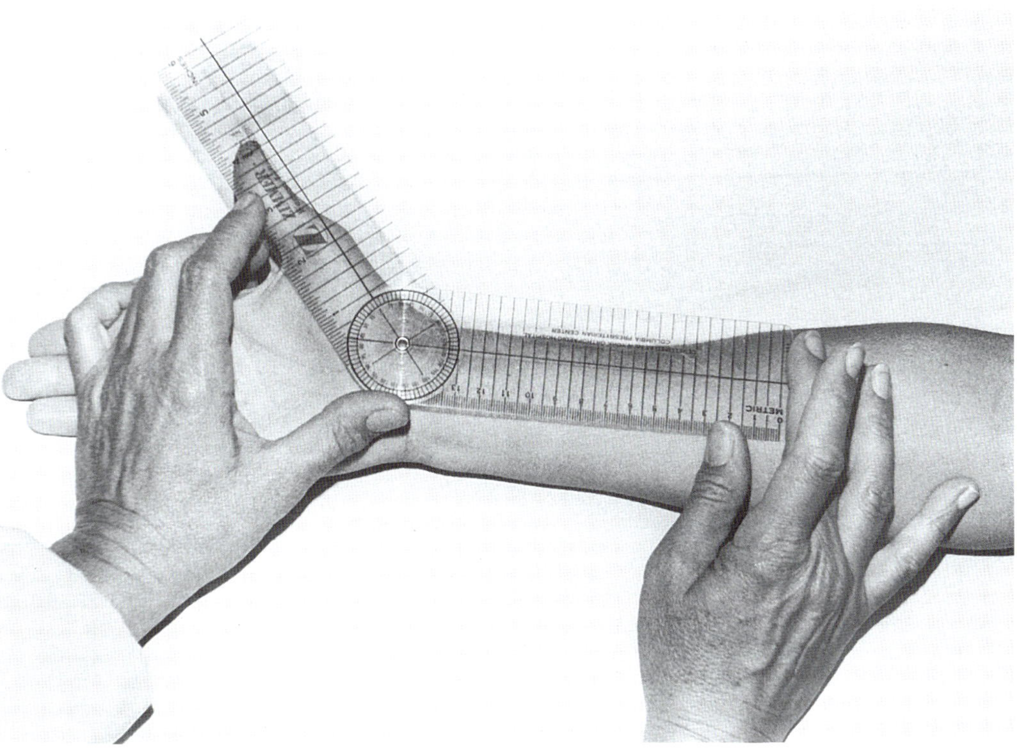

Figura 7-37. Alineación del goniómetro en la posición final de la extensión carpometacarpiana (CMC) del dedo pulgar. El examinador debe tener cuidado para desplazar únicamente la articulación CMC en el sentido de extensión y no modificar la posición de la muñeca durante la prueba.

## ABDUCCIÓN CARPOMETACARPIANA

Este movimiento se produce en ángulo recto respecto de la palma de la mano. Cuando el individuo se encuentra en la postura anatómica, el movimiento se produce en el plano sagital en torno al eje medial-lateral. La amplitud media de abducción CMC del pulgar es de 70°, de acuerdo con la AAOS[10]; no obstante, el método de medida empleado es diferente al aquí descrito. Este movimiento también se denomina abducción palmar.

### *Posición para la prueba*

Colocar al sujeto sentado, con el antebrazo y la mano descansando sobre una superficie de apoyo. Colocar el antebrazo en el punto intermedio entre la pronación y la supinación; la muñeca en 0° de flexión, extensión y desplazamiento radial y cubital; y las articulaciones CMC, MCF e IF del dedo pulgar en 0° de flexión y extensión.

### *Estabilización*

Estabilizar los huesos carpianos y el segundo metacarpiano evitando los movimientos de la muñeca.

### *Movimientos de la prueba*

Llevar a cabo la abducción de la articulación CMC del pulgar separando el hueso metacarpiano de la palma de la mano (Fig. 7-38). El final de la amplitud de abducción se identifica cuando el examinador aprecia una resistencia que impide continuar el movimiento y al intentar continuarlo se produce la flexión de la muñeca.

### *Tope final normal*

El tope final es firme debido a la tensión de la piel y aponeurosis del espacio reticular situado entre el pulgar y el dedo índice. También contribuye a la sensación firme de tope final la tensión de los músculos aductor del pulgar y primer interóseo dorsal.

### *Alineación del goniómetro*

Véanse las Figuras 7-39 y 7-40.

1. Centrar el fulcro (punto de apoyo de la palanca) del goniómetro sobre la porción lateral de la apófisis estiloides del radio.
2. Alinear el brazo proximal del goniómetro sobre la línea media lateral del segundo metacarpiano, utilizando como punto anatómico de referencia el centro de la articulación MCF del segundo dedo.
3. Alinear el brazo distal del goniómetro sobre la línea media lateral del primer metacarpiano, utilizando como punto anatómico de referencia el centro de la articulación MCF del pulgar.

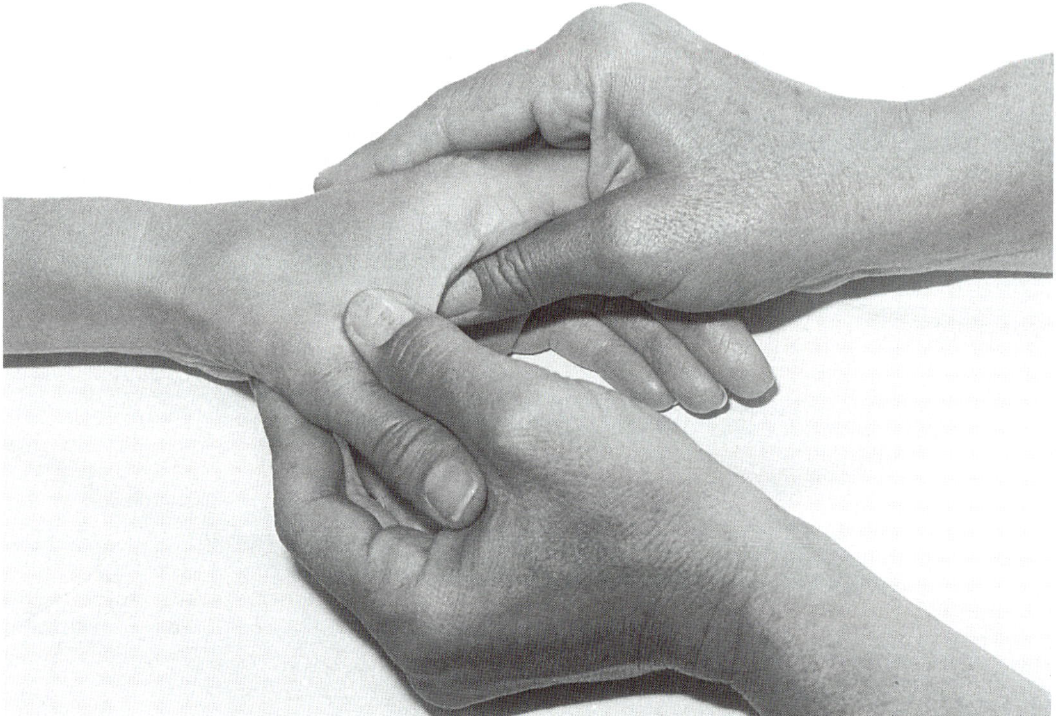

**Figura 7-38.** Durante la abducción carpometacarpiana, el examinador estabiliza con la mano el segundo metacarpiano del sujeto. Con la otra mano, sostiene el primer metacarpiano inmediatamente proximal respecto de la articulación metacarpofalángica, alejando el dedo de la palma en el sentido de abducción.

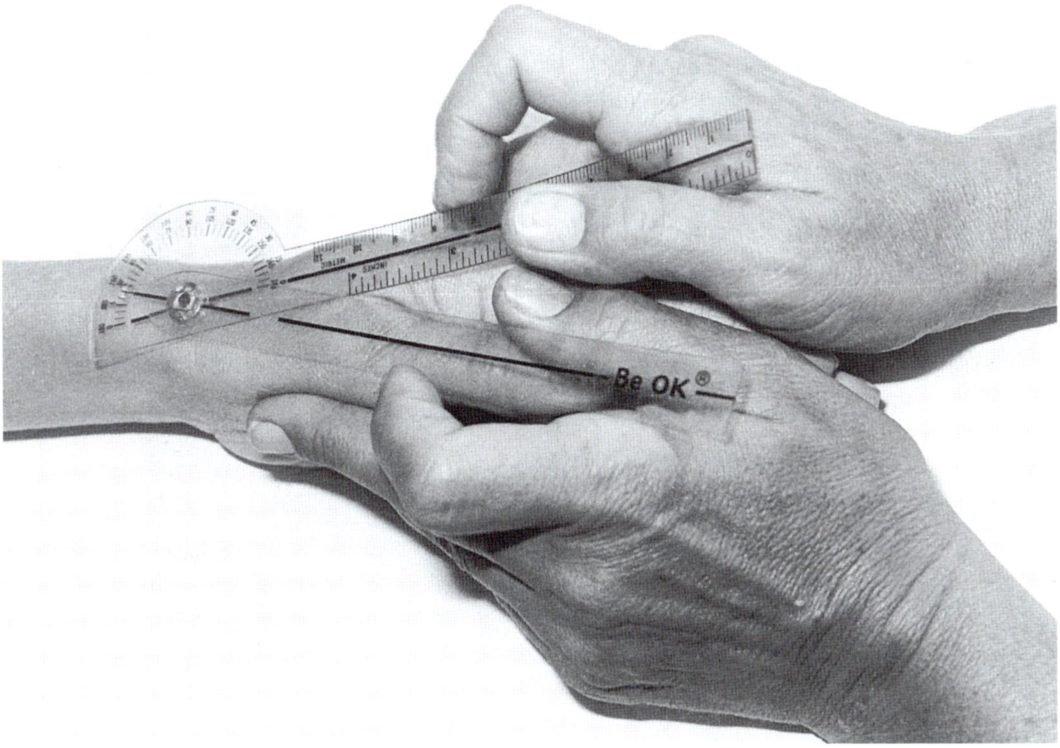


**Figura 7-39.** En la posición inicial del movimiento de abducción carpometacarpiana, los metacarpianos del primer y segundo dedo del sujeto contactan firmemente entre sí. No obstante, cuando los brazos del goniómetro se encuentran alineados con el primer y segundo metacarpianos, se observa que la escala del instrumento no marca 0°.

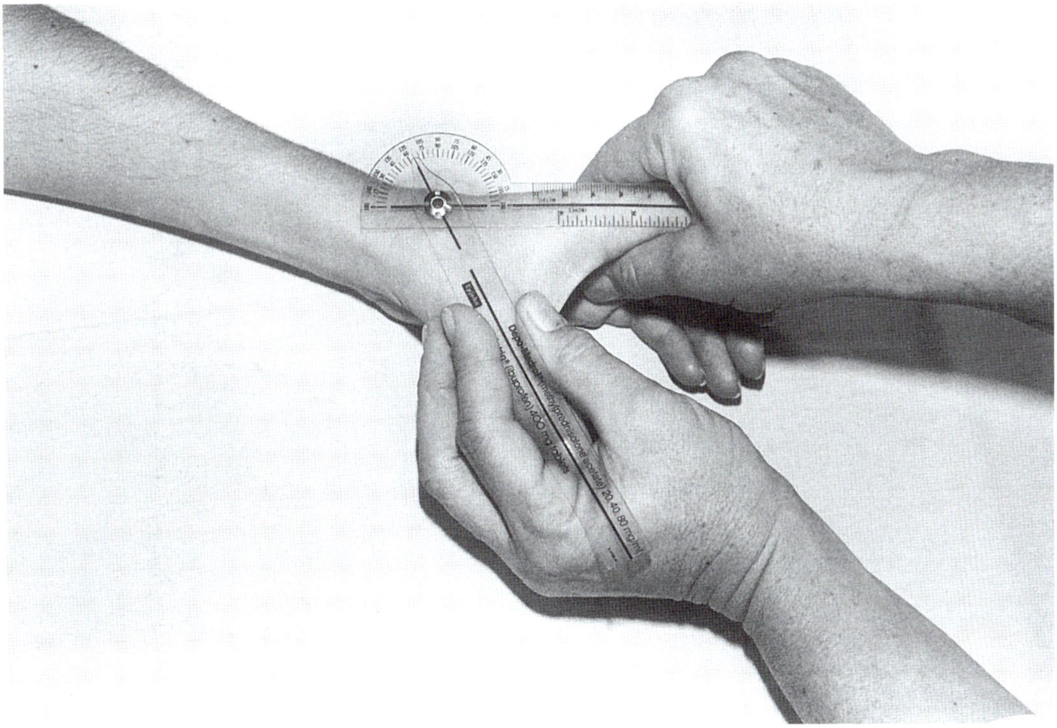

**Figura 7-40.** Alineación del goniómetro en la posición final de la amplitud de abducción carpometacarpiana.

## ADUCCIÓN CARPOMETACARPIANA

Este movimiento se produce en ángulo recto con respecto a la palma de la mano. Cuando el individuo se encuentra en la postura anatómica, el movimiento se produce en el plano sagital en torno al eje medial-lateral. La amplitud del movimiento de aducción CMC del pulgar no suele medirse en la exploración clínica, considerándose el movimiento de regreso a la posición inicial desde la abducción máxima.

## OPOSICIÓN CARPOMETACARPIANA

Este movimiento resulta de la combinación de los movimientos de abducción, flexión, rotación axial medial (pronación) y aducción de la articulación CMC del dedo pulgar. Generalmente, es posible el contacto entre la punta del dedo pulgar y la del dedo meñique gracias al movimiento de oposición de la articulación CMC del dedo meñique y a una ligera flexión de las articulaciones MCF. Por otra parte, también es posible el contacto entre la punta del dedo pulgar y la base del dedo meñique mediante la ligera flexión de las articulaciones MCF e IF del dedo pulgar.

### *Posición para la prueba*

Colocar al sujeto sentado, con el antebrazo y la mano descansando sobre una superficie de apoyo. Colocar el antebrazo en supinación máxima; la muñeca en 0° de flexión, extensión y desplazamiento radial y cubital; y las articulaciones IF del dedo pulgar y meñique en 0° de flexión y extensión.

### *Estabilización*

Estabilizar el quinto hueso metacarpiano evitando los movimientos de la muñeca.

### *Movimientos de la prueba*

Separar el primer metacarpiano de la palma de la mano, y a continuación, desplazarlo en sentido cubital hacia el dedo meñique, permitiendo la rotación del primer metacarpiano (Figs. 7-41 y 7-42). Desplazar el quinto metacarpiano en sentido palmar y radial hacia el pulgar. El final de la amplitud de oposición se identifica cuando el examinador aprecia una resistencia que impide continuar el movimiento y al intentar continuarlo se produce la desviación de la muñeca o la pronación del antebrazo.

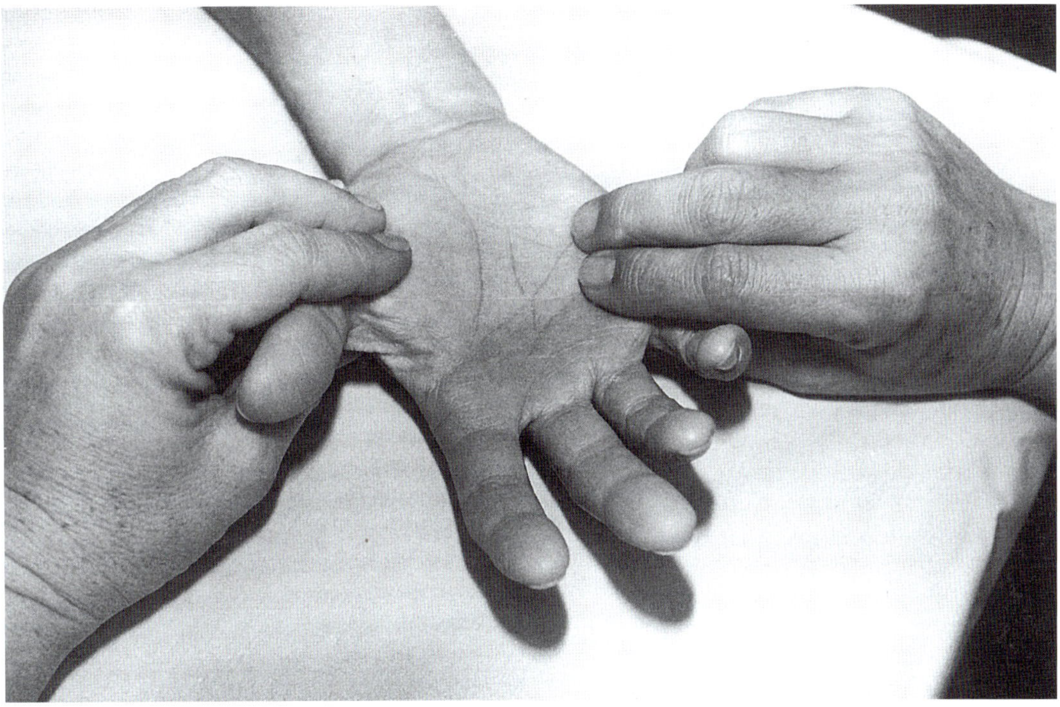

Figura 7-41. En la posición inicial del movimiento de oposición, el examinador sostiene el primer y quinto metacarpianos. La mano del sujeto se apoya sobre la mesa de exploración.

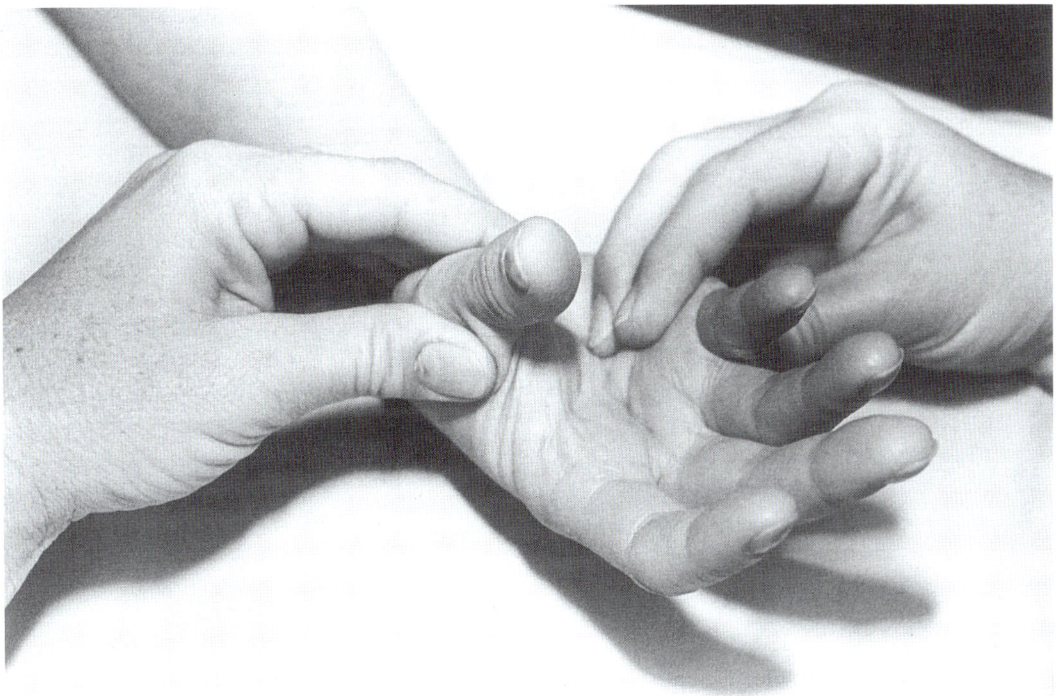

Figura 7-42. Durante el movimiento de oposición los huesos primer y quinto metacarpianos son aproximados entre sí por el examinador al presionar sobre sus superficies dorsales. La mano del sujeto no se encuentra en la posición de máxima amplitud de movimiento.

### *Tope final normal*

El tope final puede ser suave debido al contacto de la masa muscular de la eminencia tenar con la palma de la mano, o puede ser firme debido a la tensión de cápsula articular de la articulación CMC, de la aponeurosis y de la piel del espacio reticular situado entre el pulgar y el dedo índice, y a la tensión de los músculos aductor del pulgar, primer interóseo dorsal, extensor corto del dedo pulgar y extensor largo del dedo pulgar, así como del ligamento metacarpiano transverso (que afecta al dedo meñique).

### *Alineación del goniómetro*

El goniómetro no es el instrumento utilizado normalmente para medir la amplitud de oposición del pulgar. Suele emplearse una regla para medir la distancia entre la punta del dedo pulgar y la punta del dedo meñique (Fig. 7-43). Del mismo modo, se puede medir la distancia entre la punta del dedo pulgar y la base del dedo meñique a la altura del pliegue digital palmar o del pliegue palmar distal[40].

Las pautas de valoración del grado de incapacidad permanente publicadas por la asociación AMA, *Guides to the Evaluation of Permanent Impairment*[8], recomiendan medir la distancia más larga desde el pliegue de flexión de la articulación IF del pulgar hasta el pliegue palmar distal, directamente sobre la articulación MCF del tercer dedo (Fig. 7-44). No obstante, este método de medición parace ser más exacto en el caso de la amplitud de abducción CMC.

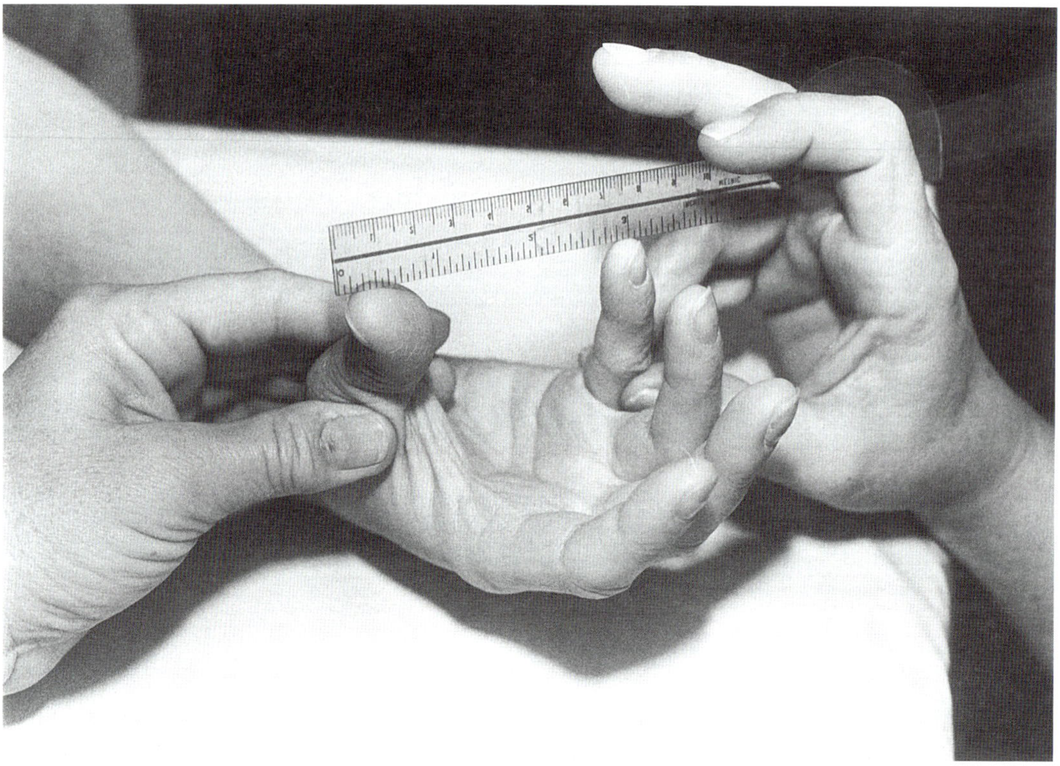

**Figura 7-43.** La amplitud del movimiento de oposición se determina midiendo la distancia existente entre los extremos laterales de los dedos pulgar y meñique del sujeto. El examinador utiliza el brazo del goniómetro para medir esta distancia, aunque puede servirse de una regla. La fotografía no muestra la amplitud máxima de oposición, ya que su objetivo es tan sólo mostrar la técnica de medición. Cuando se alcanza la amplitud máxima de oposición, los extremos de los dedos meñique y pulgar llegan a contactar.

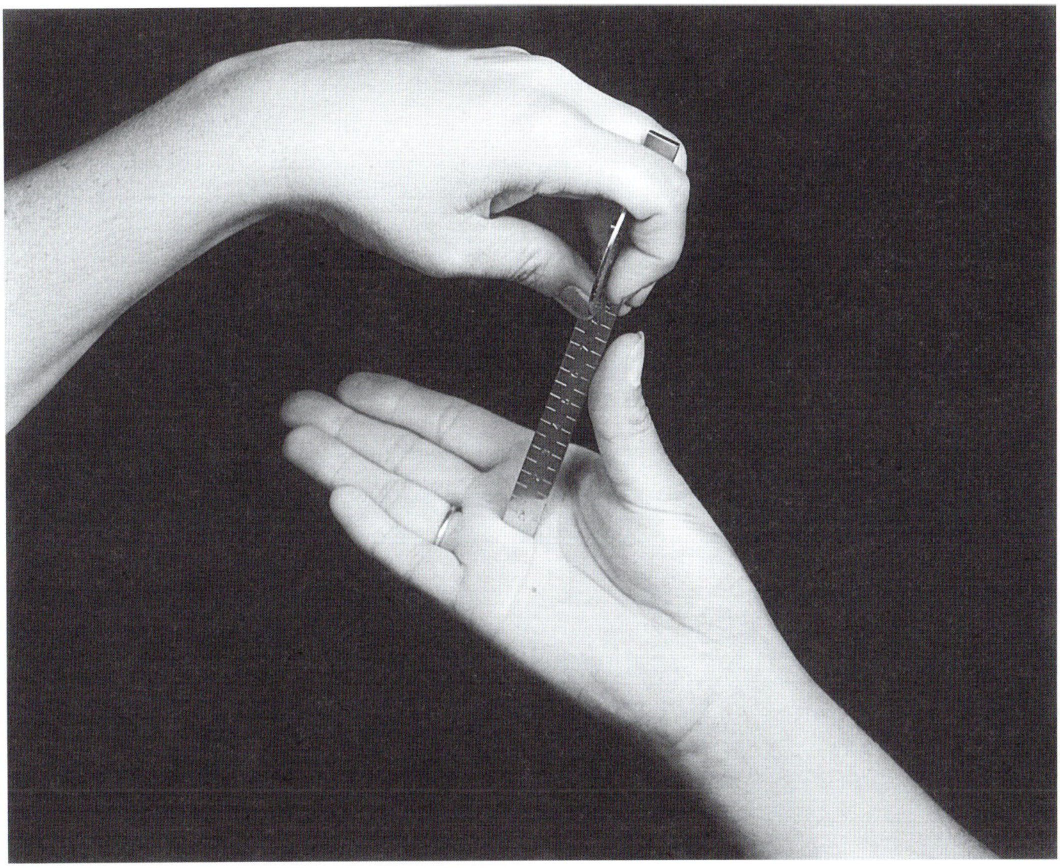

**Figura 7-44.** Existe una técnica alternativa para medir la oposición del pulgar, en la que se utiliza una regla para determinar la máxima distancia posible entre el pliegue palmar distal, directamente sobre la articulación metacarpofalángica del dedo medio y el pliegue de flexión de la articulación interfalángica del dedo pulgar. (De Stanley, BG, y Tribuzi, SM: Concepts in Hand Rehabilitation. FA Davis, Filadelfia, 1992, pág. 546, con permiso de reproducción).

## FLEXIÓN METACARPOFALÁNGICA

Este movimiento se produce en el plano frontal en torno al eje anterior-posterior cuando el sujeto se encuentra en posición anatómica. La amplitud media de flexión es de 50° de acuerdo con la AAOS[7], de 60° según la AMA[8] y de 55° según DeSmet y cols.[14]. Véase la Tabla 7-3 para obtener más información.

### *Posición para la prueba*

Colocar al sujeto sentado, con el antebrazo y la mano descansando sobre una superficie de apoyo. Colocar el antebrazo en supinación máxima; la muñeca en 0° de flexión, extensión y desplazamiento radial y cubital; la articulación CMC del pulgar en 0° de flexión, extensión, abducción, aducción y oposición; y la articulación IF del pulgar en 0° de flexión y extensión. (Si la muñeca y la articulación IF del pulgar se encontraran en flexión máxima, el movimiento podría verse limitado por la tensión del músculo extensor largo del dedo pulgar.)

### *Estabilización*

Estabilizar el primer hueso metacarpiano evitando el movimiento de la muñeca y la flexión de la articulación CMC del dedo pulgar.

### *Movimientos de la prueba*

Flexionar la articulación MCF empujando la superficie dorsal de la falange proximal, desplazando el dedo pulgar hacia la porción cubital de la mano (Fig. 7-45). El final de la flexión se identifica cuando el examinador aprecia una resistencia que impide continuar el movimiento y al intentar continuarlo se produce la flexión de la articulación CMC.

### *Tope final normal*

El tope final puede ser firme debido al contacto entre la porción palmar de la falange proximal y el primer metacarpiano, o bien debido a la tensión de la porción dorsal de la cápsula articular, de los ligamentos colaterales y del músculo extensor corto del dedo pulgar.

### *Alineación del goniómetro*

Véanse las Figuras 7-46 y 7-47.

1. Centrar el fulcro (punto de apoyo de la palanca) del goniómetro sobre la porción dorsal de la articulación MCF.
2. Alinear el brazo proximal del goniómetro sobre la línea media dorsal del hueso metacarpiano.
3. Alinear el brazo distal del goniómetro sobre la línea media dorsal de la falange proximal.

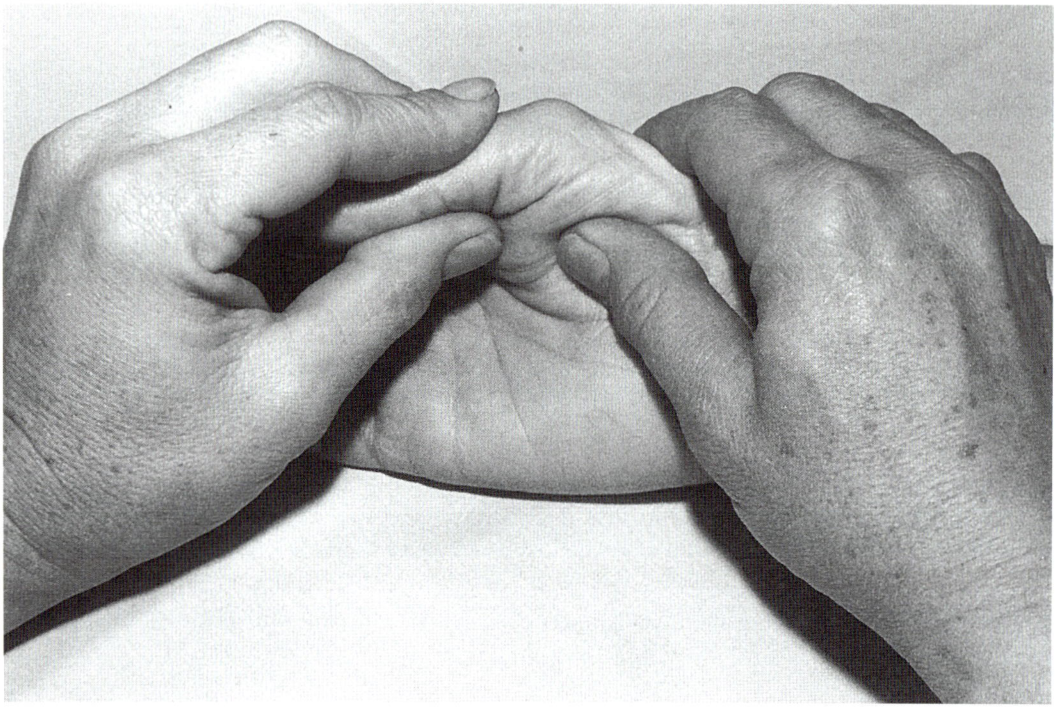

**Figura 7-45.** Durante la flexión metacarpofalángica del dedo pulgar, el examinador estabiliza con los dedos índice y pulgar de su mano el primer metacarpiano del sujeto, manteniendo la muñeca en posición neutral. Con los dedos índice y pulgar de la otra mano, flexiona la falange proximal.

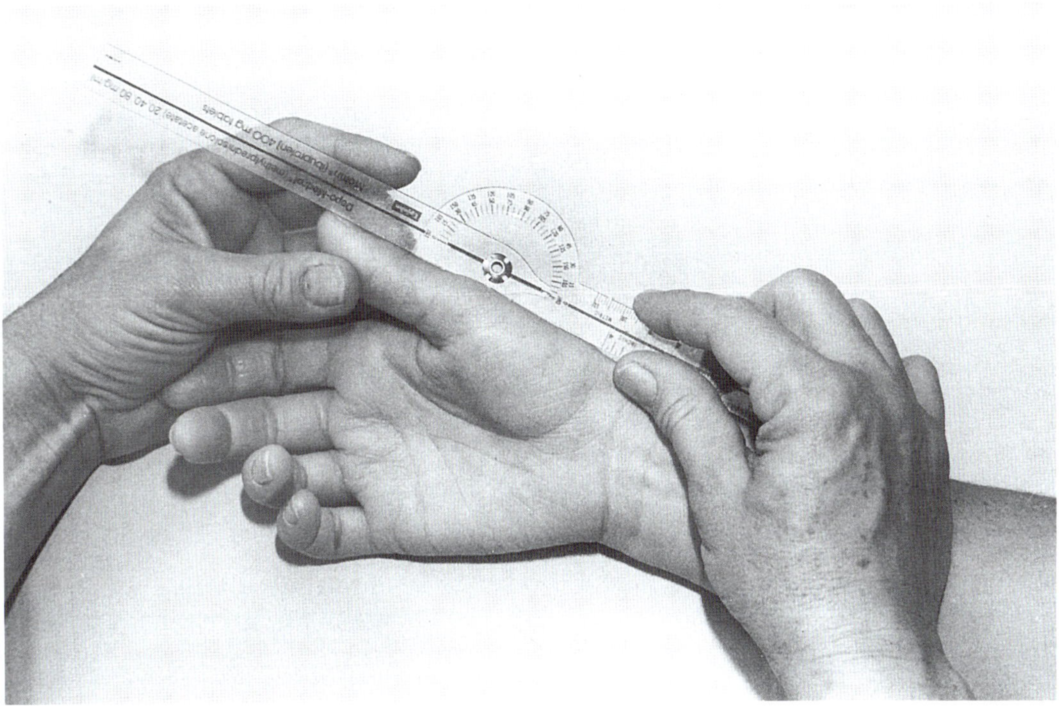

Figura 7-46. Alineación del goniómetro sobre las superficies dorsales del primer metacarpiano y falange proximal en la posición inicial de la flexión metacarpofalángica del dedo pulgar. Si el paciente presenta una deformación ósea o un edema en esta localización, el instrumento deberá colocarse paralelo a la superficie lateral de estos huesos.

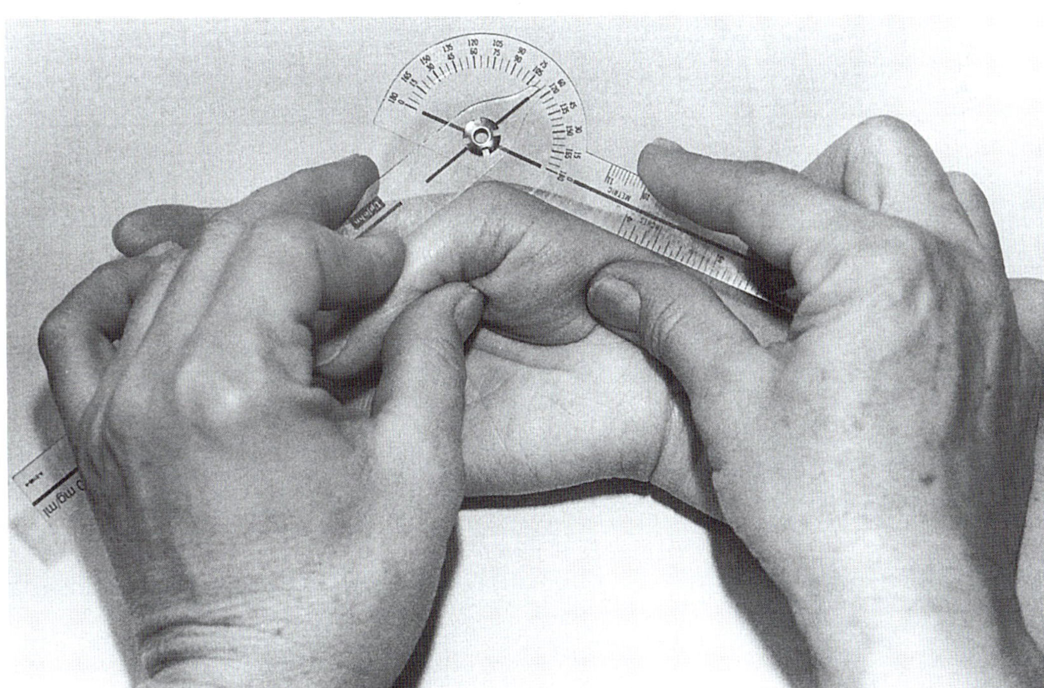

Figura 7-47. En la posición final de la flexión metacarpofalángica, el examinador utiliza una mano para estabilizar el primer metacarpiano del sujeto y alinear el brazo proximal del goniómetro. Con la contraria, mantiene flexionada la falange proximal y sostiene el brazo distal del goniómetro en posición correcta.

## EXTENSIÓN METACARPOFALÁNGICA

Este movimiento se produce en el plano frontal en torno al eje anterior-posterior cuando el sujeto se encuentra en posición anatómica. La amplitud media de extensión es de 0°, de acuerdo con la AAOS[7], y de 14° (movimiento activo) y de 23° (de forma pasiva) según Skvarilova y Plevkova[11].

### *Posición para la prueba*

Colocar al sujeto sentado, con el antebrazo y la mano descansando sobre una superficie de apoyo. Colocar el antebrazo en supinación máxima; la muñeca en 0° de flexión, extensión y desplazamiento radial y cubital; la articulación CMC del pulgar en 0° de flexión, extensión, abducción, aducción y oposición; y la articulación IF del pulgar en 0° de flexión y extensión. (Si la muñeca y la articulación IF del pulgar se encontraran en extensión máxima, el movimiento podría verse limitado por la tensión del músculo flexor largo del dedo pulgar.)

### *Estabilización*

Estabilizar el primer hueso metacarpiano evitando el movimiento de la muñeca y de la articulación CMC del dedo pulgar.

### *Movimientos de la prueba*

Extender la articulación MCF empujando la superficie palmar de la falange proximal, desplazando el dedo pulgar hacia la porción radial de la mano. El final de la extensión se identifica cuando el examinador aprecia una resistencia que impide continuar el movimiento y al intentar continuarlo se produce la extensión de la articulación CMC.

### *Tope final normal*

El tope final es firme debido a la tensión de la porción palmar de la cápsula articular, de la lámina palmar (ligamento palmar), de los ligamentos intersesamoideos (cruzados) y del músculo flexor corto del dedo pulgar.

### *Alineación del goniómetro*

Véanse las Figuras 7-46 y 7-47.

1. Centrar el fulcro (punto de apoyo de la palanca) del goniómetro sobre la porción dorsal de la articulación MCF.
2. Alinear el brazo proximal del goniómetro sobre la línea media dorsal del hueso metacarpiano.
3. Alinear el brazo distal del goniómetro sobre la línea media dorsal de la falange proximal.

## FLEXIÓN INTERFALÁNGICA

Este movimiento se produce en el plano frontal en torno al eje anterior-posterior cuando el sujeto se encuentra en posición anatómica. La amplitud media de flexión IF del pulgar es de 67°, de acuerdo con Jenkins y cols.[13], y de 80° según DeSmet y cols.[14] y Skvarilova y Plevkova[11]. Véase la Tabla 7-3 para más información.

### *Posición para la prueba*

Colocar al sujeto sentado, con el antebrazo y la mano descansando sobre una superficie de apoyo. Colocar el antebrazo en supinación máxima; la muñeca en 0° de flexión, extensión y desplazamiento radial y cubital; la articulación CMC del pulgar en 0° de flexión, extensión, abducción, aducción y oposición; y la articulación MCF del pulgar en 0° de flexión y extensión. (Si la muñeca y la articulación MCF del pulgar se encontraran en flexión máxima, el movimiento podría verse limitado por la tensión del músculo extensor largo del dedo pulgar. Si la articulación MCF del pulgar se encontrara en extensión máxima, el movimiento podría verse limitado por la tensión del músculo abductor corto del dedo pulgar y las fibras oblicuas del aductor del pulgar, a través de su inserción en el mecanismo extensor.)

### *Estabilización*

Estabilizar la falange proximal evitando la flexión y extensión de la articulación MCF del dedo pulgar.

### *Movimientos de la prueba*

Flexionar la articulación IF empujando la falange distal y desplazando la punta del dedo pulgar hacia la porción cubital de la mano (Fig. 7-48). El final de la flexión se identifica cuando el examinador aprecia una resistencia que impide continuar el movimiento y al intentar continuarlo se produce la flexión de la articulación MCF.

### *Tope final normal*

El tope final suele ser firme debido a la tensión de los ligamentos colaterales y de la porción dorsal de la cápsula articular. En determinados individuos, el tope final es duro debido al contacto entre la porción palmar de la falange distal, la lámina palmar y la falange proximal.

### *Alineación del goniómetro*

Véanse las Figuras 7-49 y 7-50.

1. Centrar el fulcro (punto de apoyo de la palanca) del goniómetro sobre la superficie dorsal de la articulación IF.
2. Alinear el brazo proximal del goniómetro sobre la línea media dorsal de la falange proximal.
3. Alinear el brazo distal del goniómetro sobre la línea media dorsal de la falange distal.

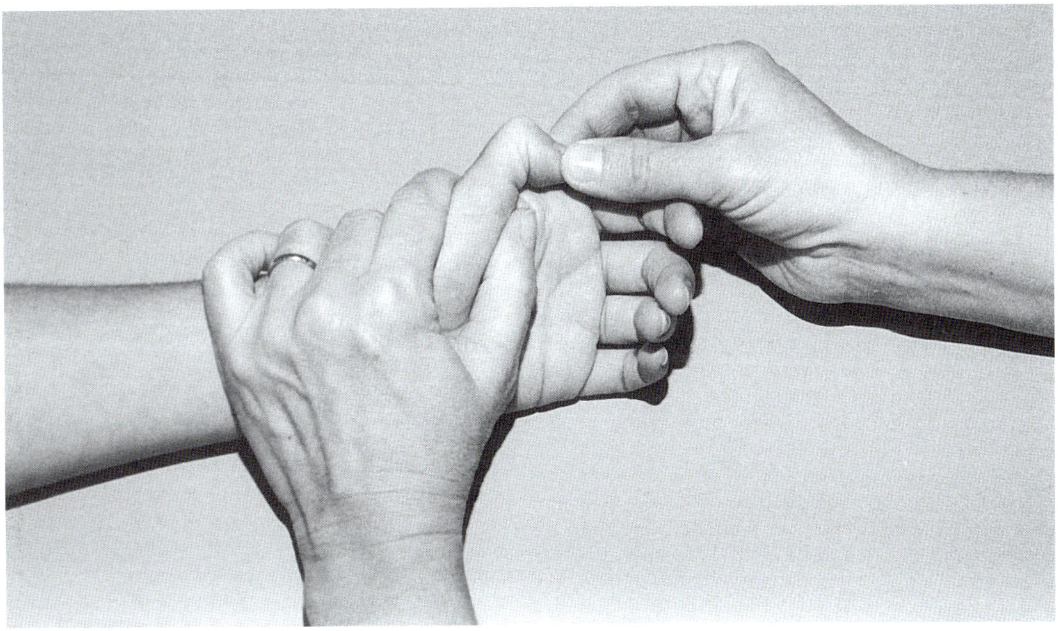

**Figura 7-48.** Durante la flexión interfalángica del dedo pulgar, el examinador, con una mano, estabiliza la falange proximal, mantiene la articulación metacarpofalángica en posición de 0° de flexión y la articulación carpometacarpiana en posición de 0° de flexión, abducción y oposición. Con los dedos índice y pulgar de la mano contraria, el examinador flexiona la falange distal.

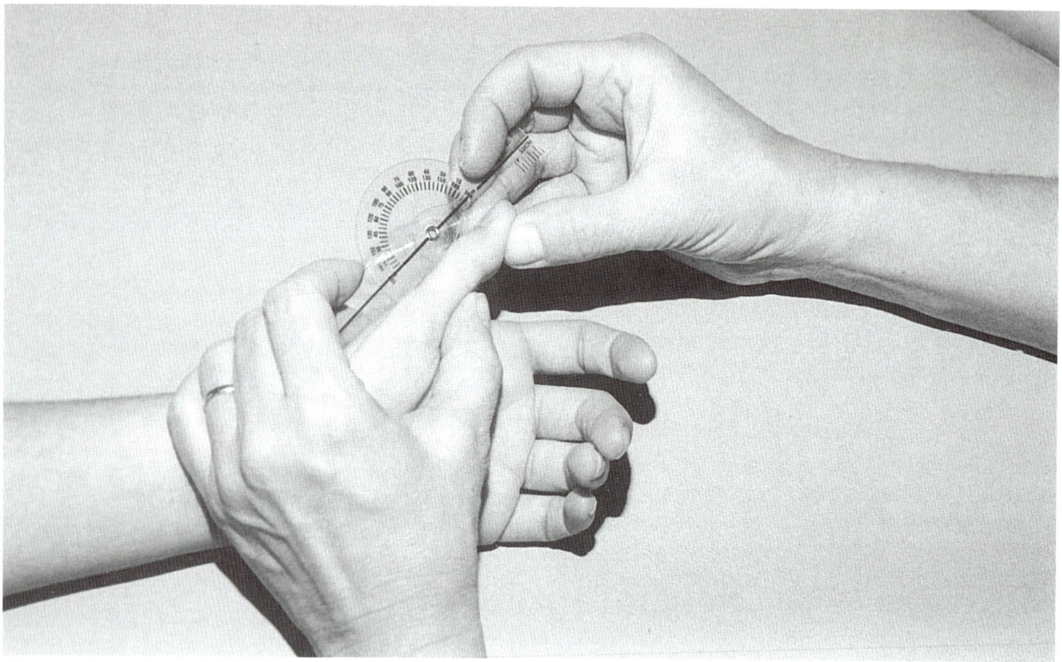

**Figura 7-49.** Alineación del goniómetro en la posición inicial del movimiento de flexión interfalángica. Los brazos del goniómetro se colocan sobre la superficie dorsal de las falanges proximal y distal. No obstante, cuando el paciente presenta una uña prominente o una deformación ósea o edema, los brazos podrían colocarse opcionalmente sobre la superficie lateral de las falanges proximal y distal.

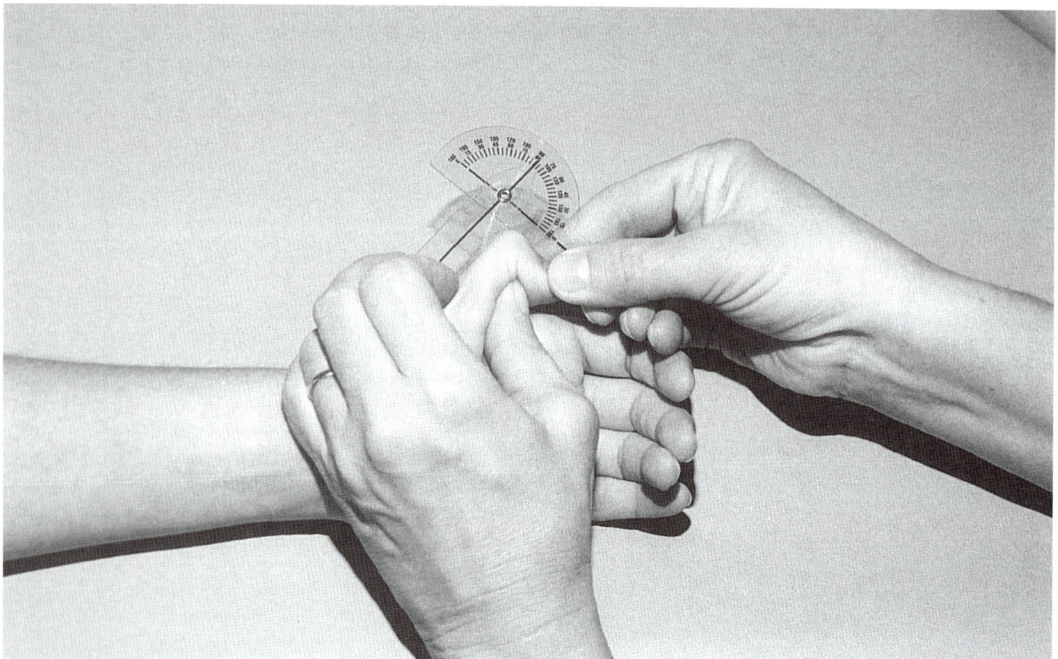

**Figura 7-50.** Alineación del goniómetro en la posición final del movimiento de flexión interfalángica. El examinador sostiene los brazos del goniómetro, de modo que contacten directamente con la superficie dorsal de las falanges proximal y distal.

## EXTENSIÓN INTERFALÁNGICA

Este movimiento se produce en el plano frontal en torno al eje anterior-posterior cuando el sujeto se encuentra en posición anatómica. La amplitud media de extensión IF del pulgar es de 20°, de acuerdo con la AAOS[7], y de 23° (movimiento activo) y 35° (de forma pasiva) según Skvarilova y Plevkova[11].

### *Posición para la prueba*

Colocar al sujeto sentado, con el antebrazo y la mano descansando sobre una superficie de apoyo. Colocar el antebrazo en supinación máxima; la muñeca en 0° de flexión, extensión y desplazamiento radial y cubital; la articulación CMC del pulgar en 0° de flexión, extensión, abducción, aducción y oposición; y la articulación MCF del pulgar en 0° de flexión y extensión. (Si la muñeca y la articulación MCF del pulgar se encontraran en extensión máxima, el movimiento podría verse limitado por la tensión del músculo flexor largo del dedo pulgar.)

### *Estabilización*

Estabilizar la falange proximal evitando la flexión y la extensión de la articulación MCF del dedo pulgar.

### *Movimientos de la prueba*

Extender la articulación IF empujando la superficie palmar de la falange distal y desplazando el dedo pulgar hacia la porción radial de la mano. El final de la extensión se identifica cuando el examinador aprecia una resistencia que impide continuar el movimiento y al intentar continuarlo se produce la extensión de la articulación MCF.

### *Tope final normal*

El tope final es firme debido a la tensión de la porción palmar de la cápsula articular y de la lámina palmar (ligamento palmar).

### *Alineación del goniómetro*

1. Centrar el fulcro (punto de apoyo de la palanca) del goniómetro sobre la superficie dorsal de la articulación IF.
2. Alinear el brazo proximal del goniómetro sobre la línea media dorsal de la falange proximal.
3. Alinear el brazo distal del goniómetro sobre la línea media dorsal de la falange distal.

# Procedimientos de valoración de la longitud muscular: dedos

## LUMBRICALES E INTERÓSEOS PALMARES Y DORSALES

Los músculos lumbricales e interóseos palmares y dorsales atraviesan las articulaciones metacarpofalángicas (MCF), interfalángicas proximales (IFP) e interfalángicas distales (IFD). Los músculos primer y segundo **lumbricales** tienen su origen en la porción proximal del lado radial de los tendones del flexor profundo del dedo índice y del dedo medio, respectivamente (Fig. 7-51). El tercer lumbrical se origina en la cara cubital del tendón del flexor profundo del dedo medio y en la superficie radial del tendón del dedo anular. El cuarto lumbrical tiene su origen en la superficie cubital del tendón del flexor profundo del dedo anular y en la superficie radial del tendón del dedo meñique. Cada músculo lumbrical atraviesa la cara radial del dedo correspondiente y se inserta distalmente en el mecanismo extensor del extensor común profundo de los dedos.

El primer **músculo interóseo** palmar tiene su origen en la zona proximal de la cara cubital del metacarpiano del dedo índice, y se inserta distalmente en la superficie cubital de la falange proximal y en el mecanismo extensor del extensor profundo del dedo correspondiente (Fig. 7-52). El segundo y tercer músculo interóseo palmar se originan proximalmente en las superficies cubitales del metacarpiano del dedo anular y meñique, respectivamente, y se insertan distalmente en la cara cubital de la falange proximal y en el mecanismo extensor del extensor profundo del dedo correspondiente.

El cuarto **interóseo dorsal** es un músculo bipenniforme que se origina proximalmente en dos huesos metacarpianos adyacentes (Fig. 7-53): el primer interóseo dorsal a partir del metacarpiano del dedo pulgar e índice, el segundo a partir de los metacarpianos de los dedos índice y medio, el tercero a partir de los metacarpianos de los dedos medio y anular, y el cuarto a partir de los metacarpianos del dedo anular y meñique. Los músculos interóseos dorsales se insertan distalmente en la base de las falanges proximales y en el mecanismo extensor del extensor profundo del dedo correspondiente.

Cuando estos músculos se contraen, flexionan las articulaciones MCF y extienden las articulaciones IFP e IFD. Estos músculos se elongan de forma pasiva, colocando en extensión las articulaciones metacarpofalángicas, y en flexión las articulaciones interfalángicas proximales e interfalángicas distales. Cuando estos músculos, lumbricales e interóseos palmares y dorsales, son excesivamente cortos, se producirá una limitación del movimiento de extensión metacarpofalángica cuando las articulaciones interfalángicas proximales y distales se encuentren en flexión máxima.

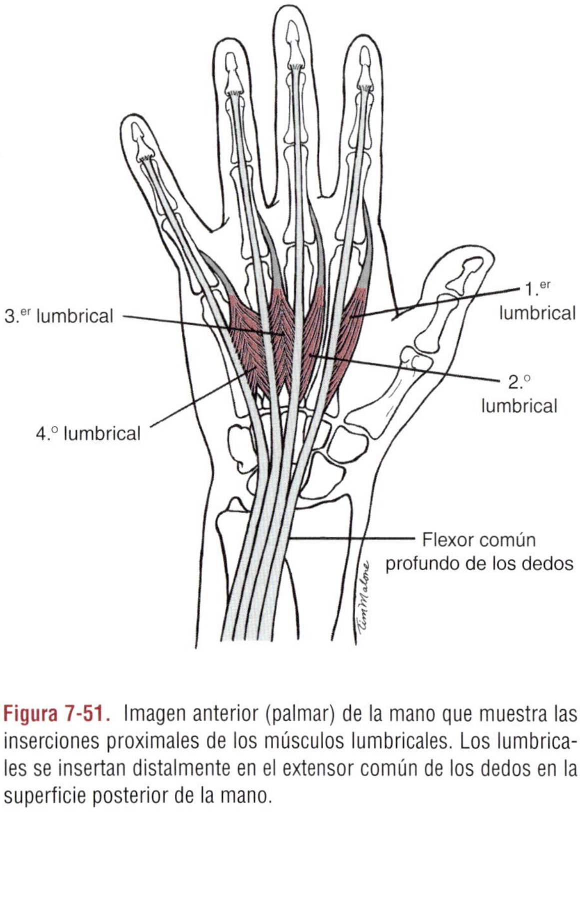


**Figura 7-51.** Imagen anterior (palmar) de la mano que muestra las inserciones proximales de los músculos lumbricales. Los lumbricales se insertan distalmente en el extensor común de los dedos en la superficie posterior de la mano.

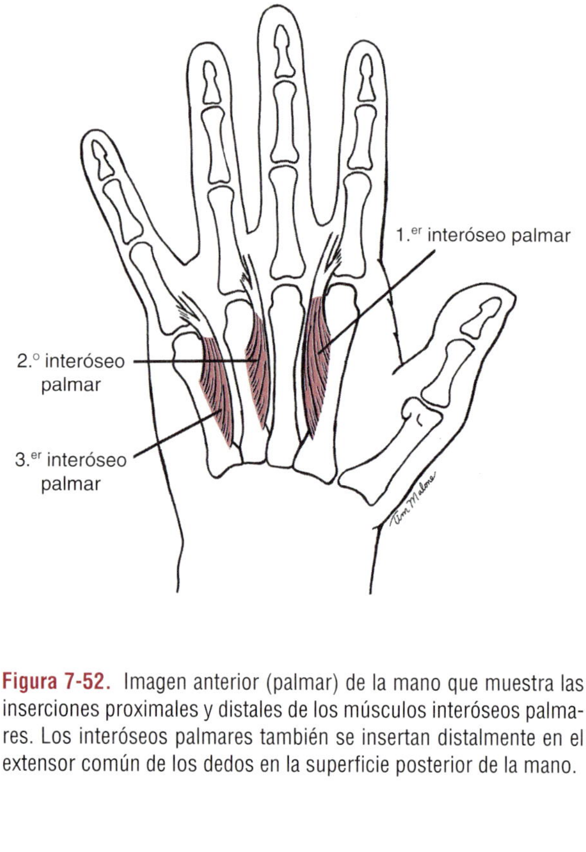


**Figura 7-52.** Imagen anterior (palmar) de la mano que muestra las inserciones proximales y distales de los músculos interóseos palmares. Los interóseos palmares también se insertan distalmente en el extensor común de los dedos en la superficie posterior de la mano.

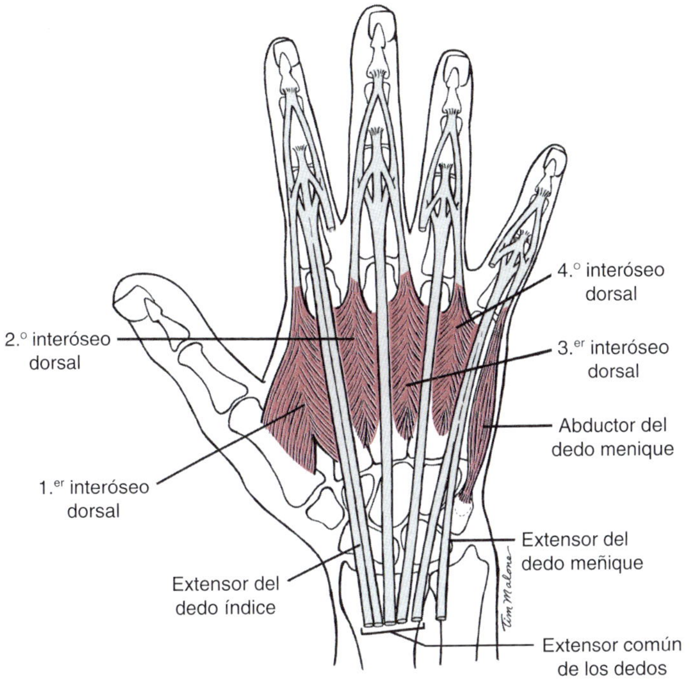


**Figura 7-53.** Imagen posterior de la mano que muestra las inserciones proximales de los músculos interóseos dorsales en los metacarpianos, así como las inserciones distales en el mecanismo extensor de los músculos extensor común de los dedos, extensor del dedo índice y extensor del dedo meñique.

Si este movimiento de flexión MCF se encontrara limitado independientemente de la posición de las articulaciones IFP e IFD, las causas más probables serán las anomalías que afectan a las superficies articulares de la articulación MCF, o bien el acortamiento de la porción palmar de la cápsula y de la lámina palmar.

### *Posición inicial*

Colocar al sujeto sentado, con el antebrazo y la mano sobre una superficie de apoyo. Colocar el antebrazo en la posición intermedia entre la pronación y la supinación; la muñeca en 0° de flexión, extensión y desplazamiento radial y cubital. Flexionar las articulaciones MCF, IFP e IFD (Fig. 7-54). Las articulaciones MCF deben mantenerse en posición neutral de abducción y aducción.

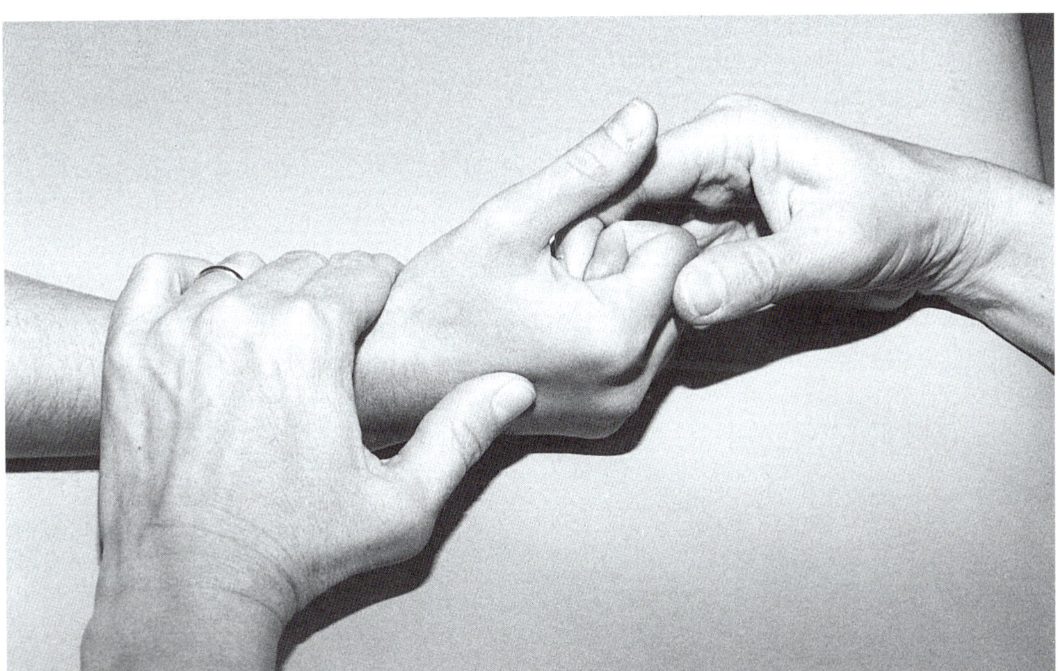

**Figura 7-54.** Posición inicial para la prueba de longitud de los músculos lumbricales e interóseos palmares y dorsales. Con una mano, el examinador estabiliza la muñeca del sujeto, y con la otra coloca en flexión máxima las articulaciones metacarpofalángicas, interfalángicas proximales e interfalángicas distales.

### *Estabilización*

El examinador debe estabilizar los huesos metacarpianos y carpianos evitando los movimientos de la muñeca.

### *Movimientos de la prueba*

Mantener las articulaciones IFP e IFD en flexión máxima, al tiempo que se extiende la articulación MCF (Figs. 7-55 y 7-56). Todos los dedos deben ser examinados al mismo tiempo, aunque en caso de identificarse alguna anomalía se repetirá la prueba en cada dedo de forma individual. El final de la amplitud de flexión se identifica cuando el examinador aprecia una resistencia que impide continuar el movimiento y al intentar continuarlo se produce la extensión de las articulaciones IFP, IFD, o del carpo.

### *Tope final normal*

El tope final es firme debido a la tensión presente en los músculos lumbricales e interóseos palmares y dorsales.

### *Alineación del goniómetro*

Véase la Figura 7-57.

1. Centrar el fulcro (punto de apoyo de la palanca) del goniómetro sobre la porción dorsal de la articulación MCF.
2. Colocar el brazo proximal del goniómetro en la línea media dorsal del metacarpiano.
3. Colocar el brazo distal en la línea media dorsal de la falange proximal.

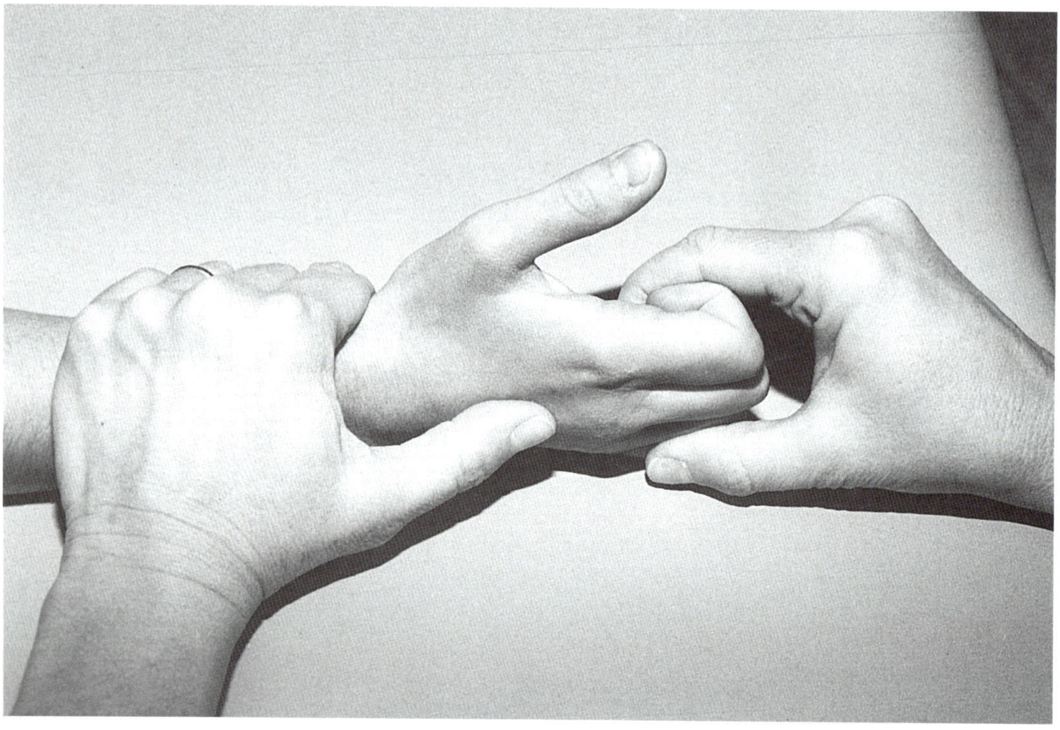

**Figura 7-55.** Posición final del movimiento para la prueba de longitud de los músculos lumbricales e interóseos palmares y dorsales. El examinador mantiene flexionadas las articulaciones interfalángicas proximales y distales, mientras desplaza la articulación metacarpofalángica en el sentido de extensión.

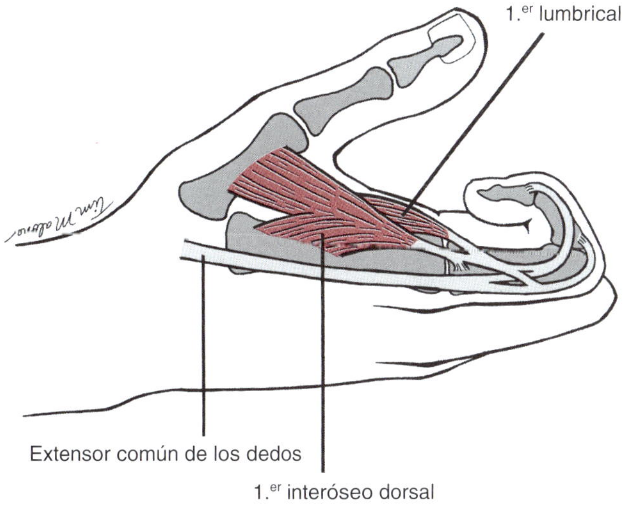


**Figura 7-56.** Imagen lateral de la mano que muestra el estiramiento de los músculos lumbrical e interóseo dorsal del primer dedo sobre las articulaciones metacarpofalángicas, interfalángica proximal, e interfalángica distal.

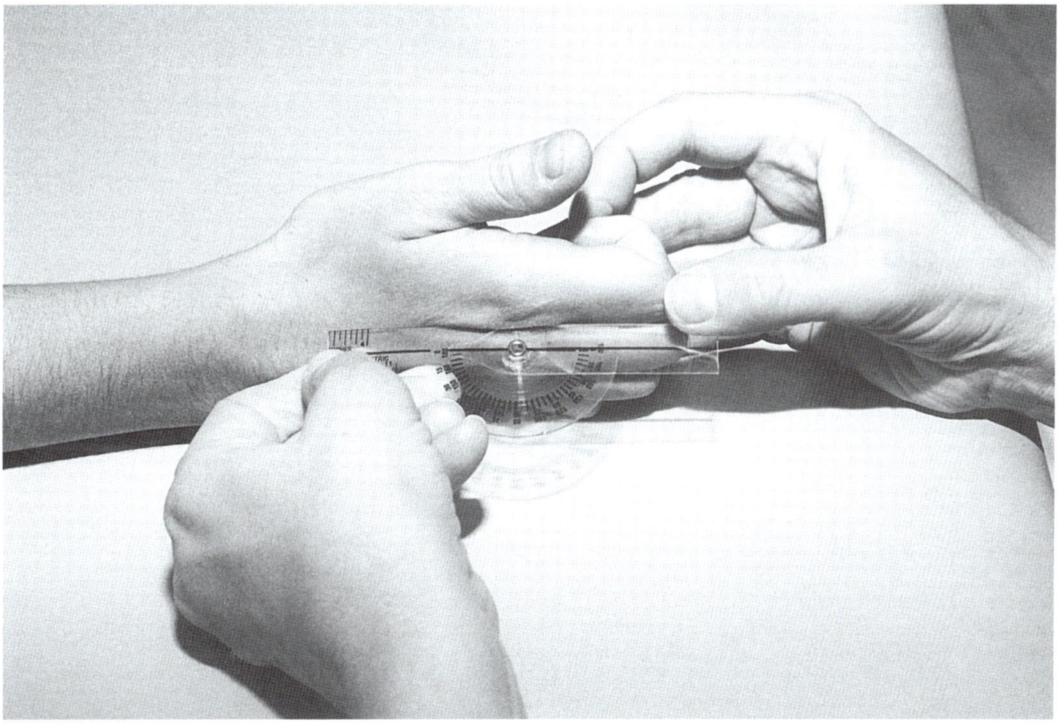

**Figura 7-57.** Alineación del goniómetro en la posición final de la prueba de longitud de los músculos lumbricales e interóseos dorsales. Los brazos del goniómetro se colocan sobre la línea media dorsal del metacarpiano y la falange proximal del dedo que está siendo estudiado.

## Bibliografía


1. Levangie, PL, and Norkin, CC: Joint Structure and Function: A Comprehensive Analysis, ed 3. FA Davis, Philadelphia, 2001.
2. Tubiana, R: Architecture and functions of the hand. In Tubiana, R, Thomine, JM, and Mackin, E (eds): Examination of the Hand and Upper Limb. WB Saunders, Philadelphia, 1984.
3. Krishnan, J, and Chipchase, I.: Passive axial rotation of the metacarpophalangeal joint. J Hand Surg 22B:270, 2000.
4. Cyriax, JH, and Cyriax, PJ: Illustrated Manual of Orthopaedic Medicine. Butterworths, London, 1983.
5. Kaltenborn, FM: Manual Mobilization of the Joints: The Extremities, ed 5. Olaf Norlis Bokhandel, Oslo, Norway, 1999.
6. Ranney, D: The hand as a concept: Digital differences and their importance. Clin Anat 8:281, 1995.
7. American Academy of Orthopaedic Surgeons: Joint Motion: Methods of Measuring and Recording. AAOS, Chicago, 1965.
8. American Medical Association: Guides to the Evaluation of Permanent Impairment, ed 3. AMA, Chicago, 1990.
9. Hume, M, et al: Functional range of motion of the joints of the hand. J Hand Surg (Am) 15:240, 1990.
10. Mallon, WJ, Brown, HR, and Nunley, JA: Digital ranges of motion: Normal values in young adults. J Hand Surg (Am) 16:882, 1991.
11. Skvarilova, B, and Plevkova, A: Ranges of joint motion of the adult hand. Acta Chir Plast 38:67, 1996.
12. Kisner, C, and Colby, LA: Therapeutic Exercise: Foundations and Techniques, ed 4. FA Davis, Philadelphia, 2002.
13. Jenkins, M, et al: Thumb joint motion: What is normal? J Hand Surg (Br) 23:796, 1998.
14. DeSmet, L, et al: Metacarpophalangeal and interphalangeal flexion of the thumb: Influence of sex and age, relation to ligamentous injury. Acta Orthop Beig 59:357, 1993.
15. Beighton, P, Solomon, L, and Soskolne, CL: Articular mobility in an African population. Ann Rheum Dis 32:413, 1973.
16. Allander, E, et al: Normal range of joint movements in shoulder, hip, wrist and thumb with special reference to side: A comparison between two populations. Int J Epidemiol 3:253, 1974.
17. Joseph, J: Further studies of the metacarpophalangeal and interphalangeal joints of the thumb. J Anat 85:221, 1951.
18. Shaw, SJ, and Morris, MA: The range of motion of the metacarpophalangeal joint of the thumb and its relationship to injury. J Hand Surg (Br) 17:164, 1992.
19. Fairbank, JCT, Pynsett, PB, and Phillips, H: Quantitative measurements of joint mobility in adolescents. Ann Rheum Dis 43:288, 1984.
20. Nicholson, B: Clinical evaluation. In Stanley, BG, and Tribuzi, SM: Concepts in Hand Rehabilitation. FA Davis, Philadelphia, 1992.
21. Knutson, JS, et al: Intrinsic and extrinsic contributions to the passive moment at the metacarpophalangeal joint. J Biomech 33:1675, 2000.
22. Casanova, JS, and Grunert, BK: Adult prehension: Patterns and nomenclature for pinches. J Hand Ther 2:231, 1989.
23. Melvin, J: Rheumatic Disease: Occupation Therapy and Rehabilitation, ed 2. FA Davis, Philadelphia, 1982.
24. Swanson, AB: Evaluation of disabilities and record keeping. In Swanson, AB: Flexible Implant Resection Arthroplasty in the Hand and Extremities. CV Mosby, St Louis, 1973.
25. Napier, JR: Prehensile movements of the human hand. J Anat 89:564, 1955.
26. Totten, PA, and Flinn-Wagner, S: Functional evaluation of the hand. In Stanley, BG, and Tribuzi, SM (eds): Concepts in Hand Rehabilitation. FA Davis, Philadelphia, 1992.
27. Hunter, JM, et al: Rehabilitation of the Hand: Surgery and Therapy, ed 3. CV Mosby, St Louis, 1990.
28. American Society of Hand Therapists: Clinical Assessment Recommendations, ed 2. ASHT, Chicago, 1992.
29. Lee, JW, and Rim, K: Measurement of finger joint angles and maximum finger forces during cylinder grip activity. J Biomed Eng 13:152, 1991.
30. Sperling, L, and Jacobson-Sollerman, C: The grip pattern of the healthy hand during eating. Scand J Rehabil Med 9:115, 1977.
31. Bear-Lehman, J, and Abreu, BC: Evaluating the hand: Issues in reliability and validity. Phys Ther 69:1025, 1989.
32. Adams, LS, Greene, LW, and Topoozian, E: Range of motion. In American Society of Hand Therapists: Clinical Assessment Recommendations, ed 2. ASHT, Chicago, 1992.
33. Hamilton, GF, and Lachenbruch, PA: Reliability of goniometers in assessing finger joint angle. Phys Ther 49:465, 1969.
34. Groth, G, et al: Goniometry of the proximal and distal interphalangeal joints. Part II: Placement preferences, interrater reliability, and concurrent validity. J Hand Ther 14:23, 2001.
35. Weiss, PL, et al: Using the Exos Handmaster to measure digital range of motion: Reliability and validity. Med Eng Phys 16:323, 1994.
36. Ellis, B, Bruton, A, and Goddard, JR: Joint angle measurement: A comparative study of the reliability of goniometry and wire tracing for the hand. Clin Rehabil 11:314, 1997.
37. Brown, A, et al: Validity and reliability of the Dexter Hand Evaluation and Therapy System in hand-injured patients. J Hand Ther 13:37, 2000.
38. Greene, WB, and Heckman, JD (eds): The Clinical Measurement of Joint Motion. American Academy of Orthopaedic Surgeons, Rosemont, Ill, 1994.
39. MacDermid, JC, et al: Validity of pulp-to-palm distance as a measure of finger flexion. J Hand Surg 26B:432, 2001.
40. Cambridge, CA: Range-of-motion measurements of the hand. In Hunter, JM, et al (eds): Rehabilitation of the Hand: Surgery and Therapy, ed 3. CV Mosby, St Louis, 1990.

SECCIÓN III

# Extremidad inferior

## Objetivos

**AL FINALIZAR LA SECCIÓN III, EL LECTOR DEBE SER CAPAZ DE:**

1. **Identificar:**
   Los planos y ejes adecuados para cada movimiento articular de la extremidad inferior
   Las estructuras que limitan el final de la amplitud de movimiento
   Los topes finales normales esperados

2. **Describir:**
   Las posiciones que ha de adoptar el paciente al realizar las pruebas para cada movimiento articular y las pruebas de longitud muscular
   La colocación del goniómetro
   El patrón capsular de limitación del movimiento
   La amplitud de movimiento necesaria para las actividades funcionales seleccionadas de las principales articulaciones de la extremidad inferior

3. **Explicar:**
   Cómo afecta la edad, el sexo y otros factores en la amplitud del movimiento
   Cómo afectan las fuentes de error en los resultados de las pruebas

4. **Llevar a cabo una determinación goniométrica en cualquiera de las articulaciones de la extremidad inferior, incluyendo:**
   Una explicación clara del procedimiento de la prueba
   La colocación del sujeto en la posición adecuada
   La estabilización correcta del segmento articular proximal
   El movimiento adecuado para la prueba
   La determinación correcta del extremo de la amplitud del movimiento
   La identificación correcta del tope final
   La palpación de los puntos anatómicos de referencia adecuados
   La colocación precisa del goniómetro y la correcta lectura y registro de los resultados

5. **Planificar las determinaciones goniométricas de la cadera, rodilla, tobillo y pie, en relación con las posturas corporales.**

6. **Estimar la fiabilidad intraexaminador e interexaminadores de las determinaciones goniométricas de las articulaciones de la extremidad inferior, empleando los métodos descritos en el Capítulo 3.**

7. **Llevar a cabo las pruebas de longitud muscular en la cadera, rodilla y tobillo, incluyendo:**
   Una explicación precisa del procedimiento
   La colocación del sujeto en la posición inicial adecuada para la prueba
   La estabilización adecuada
   El movimiento adecuado para la prueba
   La identificación correcta del tope final del movimiento
   El alineación precisa del goniómetro y la lectura correcta del goniómetro y el registro de los datos obtenidos

Los Capítulos 8 a 10 incluyen la descripción de las posiciones para las pruebas, las técnicas de estabilización, los topes finales y la colocación adecuada del goniómetro para las articulaciones de las extremidades inferiores. La valoración goniométrica debe seguir la secuencia de 12 pasos descrita en el Ejercicio 5, incluido en el Capítulo 2.

# CAPÍTULO 8

# Cadera

## Estructura y función

### Articulación iliofemoral

#### *Anatomía*

La articulación de la cadera, o coxal, es la que une la extremidad inferior con el tronco. La superficie articular proximal está constituida por el acetábulo, que está formado superiormente por el hueso ilion, posteroinferiormente por el isquion, y anteroinferiormente por el pubis (Fig. 8-1). El acetábulo tiene forma cóncava, y está limitado lateral, inferior y anteriormente por un receso (labrum) de fibrocartílago, que incrementa su profundidad. La superficie articular distal está constituida por la cabeza del fémur, que presenta una forma esférica. La articulación está rodeada por una cápsula fuerte y gruesa, reforzada anteriormente por los ligamentos iliofemoral y pubofemoral (Fig. 8-2), y posteriormente por el ligamento isquiofemoral (Fig. 8-3).

#### *Osteocinética*

La articulación de la cadera es de tipo esferoidal, con tres tipos de movimiento. Los movimientos que permite son el de flexión-extensión en el plano sagital respecto del eje medial-lateral, el de abducción-aducción en el plano frontal en torno al eje anterior-posterior, y el de rotación medial-lateral en el plano transversal en torno al eje vertical o longitudinal[1]. El eje del movimiento atraviesa el centro de la cabeza del fémur.

#### *Artrocinética*

En una transmisión cinética abierta (sin soportar ninguna carga), la cabeza del fémur, de forma convexa, se desliza en la

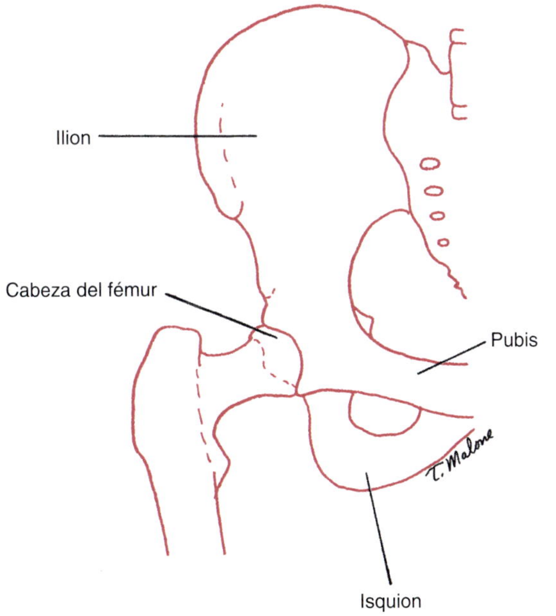


**Figura 8-1.** Imagen anterior de la articulación de la cadera.

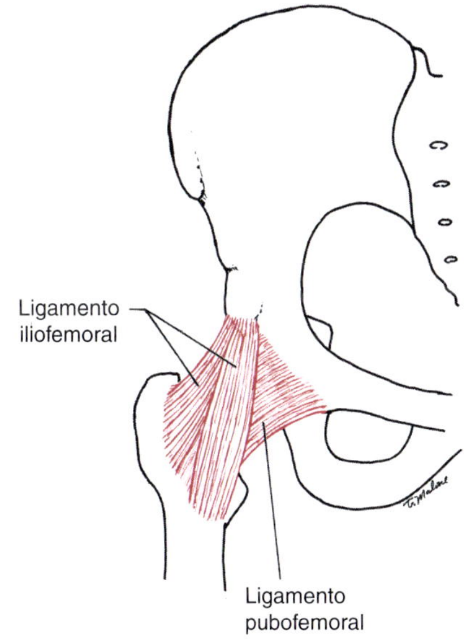


**Figura 8-2.** Imagen anterior de la articulación de la cadera que muestra los ligamentos iliofemoral y pubofemoral.

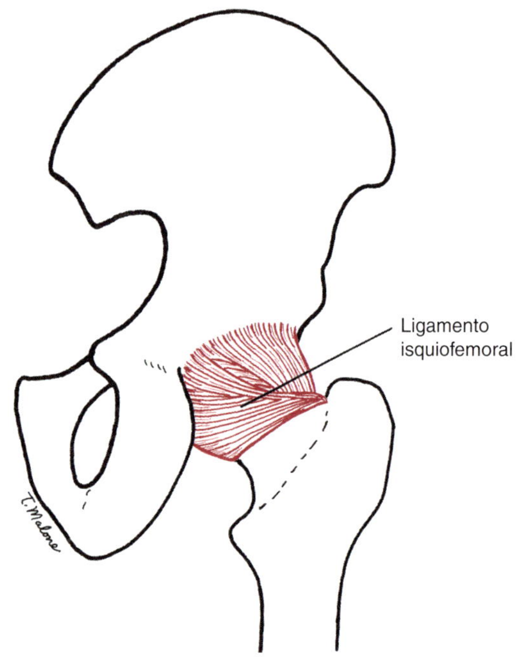


**Figura 8-3.** Imagen posterior de la articulación de la cadera que muestra el ligamento isquiofemoral.

concavidad del acetábulo en sentido opuesto al del movimiento de la diáfisis femoral. Durante la flexión, la cabeza del fémur se desplaza en sentido posterior e inferior dentro del acetábulo; durante la extensión, el desplazamiento de la cabeza femoral se da en sentido anterior y superior. En la rotación medial, el sentido de desplazamiento es posterior, y en la rotación lateral anterior. Durante la abducción, la cabeza del fémur se desliza inferiormente, y en la aducción, superiormente.

### *Patrón capsular*

El patrón capsular se caracteriza por una marcada limitación de la rotación medial, acompañada de cierto grado de limitación de los movimientos de flexión y abducción. Es posible cierto grado de restricción en la extensión, pero no existen limitaciones para los movimientos de rotación lateral y aducción[2].

## Resultados de la investigación

### Influencia de la edad, el sexo y otros factores

La Tabla 8-1 muestra los valores medios obtenidos al medir la amplitud de movimientos de la cadera, tomados de diversas fuentes. No figuran en ella los datos sobre la edad, sexo, instrumento de medición utilizado y número de individuos examinados para obtener los valores ofrecidos por la *American Academy of Orthopaedic Surgeons* (AAOS)[3] y la *American Medical Association* (AMA)[4]. Boone y Azen[5] y otros investigadores como Svenningsen y cols.[6] y Roach y Miles[7], midieron la amplitud de los movimientos utilizando un goniómetro universal. Svenningsen y cols.[6] midieron las amplitudes pasivas, tanto en varones como en mujeres, y Roach y Miles[7] midieron la amplitud de los movimientos activos, pero tan sólo en grupos de varones.

### *Edad*

En general, los investigadores han concluido que la influencia de la edad en la amplitud de movimientos de la cadera depende del movimiento concreto y del sexo. La Tabla 8-2 muestra los valores de amplitud de los movimientos pasivos de la cadera, obtenidos a partir de cinco estudios realizados en recién nacidos[8-12]. Todos los valores recogidos en la Tabla 8-2 se han obtenido utilizando un goniómetro universal. Al comparar los valores de amplitud pasiva de los recién nacidos que muestra la Tabla 8-2 con los valores para niños y adultos recogidos en la Tabla 8-1, se observa que los recién nacidos estudiados poseen una mayor amplitud pasiva en la mayoría de los movimientos de la cadera, excepto en la extensión, que presenta cierto grado de limitación. La amplitud de rotación lateral y medial, y la abducción de los recién nacidos, es notablemente mayor que la de los adultos y niños mayores para los mismos movimientos. Así mismo, parece ser distinta la relación entre la rotación lateral y la ro-

**TABLA 8-1 Movimientos de la cadera: valores en grados**

| | AAOS[3] | AMA[4] | Boone y Azen[5] | Svenningsen y cols.[6] | | Roach y Miles[7] |
|---|---|---|---|---|---|---|
| | | | 18 meses-54 años<br>n = 109 | Varones<br>23 años<br>n = 102 | Mujeres<br>23 años<br>n = 104 | 25-74 años<br>n = 1.683 |
| *Movimiento* | | | *Media (DS)* | *Media* | *Media* | *Media (SD)* |
| Flexión | 120 | 100 | 122,3 (6,1) | 137 | 141 | 121,0 (13,0) |
| Extensión | 20 | 30 | 9,8 (6,8) | 23 | 26 | 19,0 (8,0) |
| Abducción | | 40 | 45,9 (9,3) | 40 | 42 | 42,0 (11,0) |
| Aducción | | 20 | 26,9 (4,1) | 29 | 30 | |
| Rotación medial | 45 | 40* | 47,3 (6,0) | 38 | 52 | 32,0 (8,0) |
| Rotación lateral | 45 | 50* | 47,2 (6,3) | 43 | 41 | 32,0 (9,0) |

(DS) = desviación estándar.
* Valores obtenidos con los sujetos colocados en decúbito supino.

TABLA 8-2 **Influencia de la edad en la amplitud de movimientos de la cadera en recién nacidos de 6 horas a las 4 semanas de vida: valores medios**

| | *Waugh y cols.*[8] *6-65 horas* *n = 40* | *Drews y cols.*[11] *12 horas-6 días* *n = 54* | *Schwarze y Denton*[9] *1-3 días* *n = 1.000* | *Broughton y cols.*[10] *1-7 días* *n = 57* | *Wanatabe y cols.*[12] *4 semanas* *n = 62* |
|---|---|---|---|---|---|
| *Movimiento* | *Media (DS)* | *Media (DS)* | *Media* | *Media (DS)* | *Media* |
| Flexión | | | | | 138,0 |
| Extensión* | 46,3 (8,2)† | 28,3 (6,0)‡ | 20,0 | 34,1 (6,3) | 12,0 |
| Abducción | | 55,5 (9,5)† | 78,0† | | 51,0 |
| Aducción | | 6,4 (3,9)† | 15,0† | | |
| Rotación medial | | 79,8 (9,3)† | 58,0 | | 24,0 |
| Rotación lateral | | 113,7 (10,4)† | 80,0 | | 66,0 |

(DS) = desviación estándar.
* Todos los valores de esta fila representan el grado de limitación de la extensión.
† Valores obtenidos con los sujetos colocados en decúbito supino.
‡ Valores obtenidos con los sujetos colocados en decúbito lateral.

tación medial de la cadera, al compararla con la de los niños mayores y los adultos. En los recién nacidos, la amplitud de rotación lateral de la cadera es mucho mayor que la amplitud de rotación medial, mientras que en niños y adultos, ambos valores se aproximan, o bien es superior la amplitud de rotación medial[15]. Kozic y cols.[17] estudiaron la rotación pasiva medial y lateral de la cadera en un grupo de 1.140 niños de edades entre 8 y 9 años; observaron que el 90% de los niños presentaba una diferencia inferior a 10° entre las amplitudes de rotación medial y lateral. Ellison y cols.[18], en un estudio realizado en un grupo de 100 adultos sanos y 50 pacientes con problemas de espalda, comprobaron que tan sólo el 27% de los individuos sanos, frente al 48% de los pacientes de espalda, presentaba una mayor amplitud de rotación lateral que de rotación medial. Este mayor porcentaje en el grupo de pacientes sugiere la presencia de un desequilibrio rotacional que podría estar relacionado con los problemas de la espalda.

No obstante, tal y como recoge la Tabla 8-2, el efecto más llamativo de la influencia de la edad se observa en el movimiento de extensión de la cadera. Los recién nacidos y los bebés son incapaces de extender la cadera desde la posición de flexión máxima hasta la posición neutral (regreso a 0° desde el final de la amplitud de flexión)[8-15]. Waugh y cols.[8] observaron que la totalidad de los 40 bebés estudiados era incapaz de completar la extensión de la cadera, con limitaciones que variaban entre los 21,7° hasta los 68,3°. Schwarze y Denton[9] obtuvieron un valor promedio de limitación del movimiento de 19° para los niños y 21° para las niñas, y los investigadores Broughton, Wright y Menelaus[10] calcularon un valor medio de limitación para la extensión de 34,1°, estudiando un grupo de 57 niños y niñas. Forero, Okamura y Larson[15] demostraron que la totalidad de los 60 recién nacidos sanos y a término que estudiaron presentaba una limitación en el movimiento de extensión de la cadera.

Estas limitaciones se consideran normales, y van disminuyendo con la edad, como se observa en la Tabla 8-3. El término «limitación fisiológica del movimiento» ha sido utilizado por Waugh y cols.[8] y Walker[13] para describir la limitación normal del movimiento de extensión que se observa en los bebés. De acuerdo con Walker[13], el movimiento de extensión va evolucionando con la edad sin requerir ningún tipo de intervención, y no puede considerarse patológico en los recién nacidos y bebés. Generalmente, los niños logran realizar el movimiento de regreso desde la máxima flexión hasta la posición neutral, aproximadamente a los dos años de edad. Los valores de amplitud de flexión que se inician en la posición neutral suelen aproximarse a los valores del adulto alrededor de la adolescencia. Broughton, Wright y Menelaus[10] observaron que hacia los 6 meses de

TABLA 8-3 **Limitación del movimiento de extensión de la cadera en niños de 4 semanas a 5 años de edad: valores medios en grados**

| ***Wanatabe y cols.***[12] | ***Broughton y cols.***[10] | | ***Phelps y cols.***[14] | | ***Boone***[20] |
|---|---|---|---|---|---|
| *4-8 meses* *n = 54* | *3 meses* *n = 57* | *6 meses* *n = 57* | *9 meses* *n = 25* | *18 meses* *n = 18* | *1-5 años* *n = 19* |
| *Media (DS)* | *Media (DS)* | *Media (DS)* | *Media (DS)* | *Media (DS)* | *Media (DS)* |
| 4,0 | 18,9 (6,0) | 7,5 (5,7) | 10,0 (2,6) | 4,0 (3,2) | 0,8 (3,4) |

(DS) = desviación estándar.

**TABLA 8-4 Influencia de la edad en la amplitud de movimientos de la cadera en individuos de 4 a 74 años de edad: valores medios en grados**

| | Svenningsen[6] | | Boone[20] | | Roach y Miles[7] | | |
|---|---|---|---|---|---|---|---|
| | *Mujeres 4 años n = 52* | *Varones 4 años n = 51* | *Varones 6-12 años n = 17* | *Varones 13-19 años n = 17* | *Mujeres y varones 25-39 años n = 433* | *Mujeres y varones 40-59 años n = 727* | *Mujeres y varones 60-74 años n = 523* |
| *Movimiento* | *Media* | *Media* | *Media (DS)* | *Media (DS)* | *Media (DS)* | *Media (DS)* | *Media (DS)* |
| Flexión | 151 | 149 | 124,4 (5,9) | 122,6 (5,2) | 122,0 (12) | 120,0 (14) | 118,0 (13) |
| Extensión | 29 | 28 | 10,4 (7,5) | 11,6 (5,0) | 22,0 (8) | 18,0 (7) | 17,0 (8) |
| Abducción | 55 | 53 | 48,1 (6,3) | 46,8 (6,0) | 44,0 (11) | 42,0 (11) | 39,0 (12) |
| Aducción | 30 | 30 | 27,6 (3,8) | 26,3 (2,9) | | | |
| Rotación medial | 60 | 51 | 48,4 (4,8) | 47,1 (5,2) | 33,0 (7) | 31,0 (8) | 30,0 (7) |
| Rotación lateral | 44 | 48 | 47,5 (3,2) | 47,4 (5,2) | 34,0 (8) | 32,0 (8) | 29,0 (9) |

(DS) = desviación estándar.

edad, la limitación media de extensión de la cadera en los bebés disminuye unos 7,5°, y que 27 de los 57 niños estudiados no presentaba ninguna limitación[9]. Phelps, Smith y Hallum[14] comprobaron que el 100% de los bebés estudiados entre los 9 y los 12 meses de edad (n = 50) presentaba cierto grado de limitación en la extensión de la cadera. A los 18 meses de edad, el 89% de los niños presentaba limitaciones, y a los 24 meses, el 72% aún presentaba limitación.

Los valores que recoge la Tabla 8-4 fueron obtenidos por Svenningsen y cols.[6] utilizando un goniómetro universal para medir las amplitudes pasivas; otros autores[7,20] utilizan también el goniómetro universal, aunque recogen la amplitud de los movimientos activos. Se observan diferencias mínimas entre las amplitudes de flexión y abducción de la cadera a lo largo del transcurso de la vida, entre los 4 y los 74 años; al contrario de lo observado respecto a la rotación medial y lateral, que presentan las limitaciones más significativas con la edad, Roach y Miles[7] sugieren que las diferencias de amplitud de los movimientos activos que representan menos del 10% del arco de movilidad poseen escasa significación clínica, y que las pérdidas sustanciales de movilidad entre los 25 y los 74 años de edad corresponden a anomalías patológicas y no deben atribuirse a la edad. En los datos obtenidos por Roach y Miles[7] se observa que la extensión de la cadera es el único movimiento en el que la diferencia entre los grupos más jóvenes y los de mayor edad representa una reducción superior al 20% del arco de movilidad posible.

Entre otros autores que han estudiado también la influencia de la edad y el sexo en los movimientos de la cadera, se incluyen Allander y cols.[21]; Walker y cols.[22]; Boone, Walker y Perry[23]; James y Parker[24]; Mollinger y Steffan[25] y Svenningsen y cols.[6] Allander y cols.[21] midieron la amplitud de movimientos de distintas articulaciones, como el hombro, cadera, carpo y articulación metacarpofalángica del dedo pulgar, en una población de 517 mujeres y 203 varones, de edades comprendidas entre los 33 y los 70 años. Observaron que los grupos de mayor edad poseen una amplitud de rotación de la cadera significativamente inferior a la de los grupos más jóvenes. Walker y cols.[22] estudiaron 28 movimientos activos (que incluían todos los movimientos de la cadera) en un grupo de 30 mujeres y 30 varones, de edades comprendidas entre los 60 y los 84 años. Walker y cols.[22], a pesar de no haber observado diferencias de amplitud en los movimientos de la cadera entre el grupo de edad de 60 y 69 años y el de 75 a 84 años, comprobaron que ambos grupos mostraban menor capacidad para iniciar el movimiento de flexión en la posición neutral. La posición inicial en promedio englobando ambos grupos fue de 11°, en lugar de los 0° que corresponden a la posición neutral. Los valores medios de amplitud obtenidos para ambos grupos de edad, referidos a la rotación, abducción y aducción de la cadera, fueron inferiores en 14° a 25° a los valores medios publicados por la AAOS[3]. Este hecho viene a demostrar la conveniencia de utilizar estándares adaptados a cada edad.

James y Parker[24] midieron la amplitud de los movimientos activos y pasivos de la cadera, rodilla y tobillo en un grupo de 80 varones y mujeres sanos, de edades comprendidas entre los 70 y los 92 años. El instrumento de medición utilizado para la amplitud de abducción de la cadera fue el goniómetro universal. Para los restantes movimientos se empleó un flexómetro de Leighton. Se observaron disminuciones progresivas en la amplitud tanto activa como pasiva en pacientes de 70 a 92 años. El movimiento cuya amplitud se vio más afectada con la edad fue la abducción de la cadera, que representaba un 33,4% menos en el grupo de varones y mujeres de mayor edad (de 85 a 92 años) con respecto al grupo más joven (de 70 a 74 años). Los movimientos de rotación medial y lateral también se reducen notablemente, aunque no de forma tan significativa como la abducción. Por el contrario, el movimiento menos afectado por la edad es la flexión de la cadera, bien con la rodilla extendida o flexionada, apreciándose tan sólo limitaciones evidentes a partir de los 85 años de edad. En todos los movimientos estudiados, la amplitud pasiva fue superior a la activa; la mayor diferencia (de 7°) se observó en la flexión de la cadera con la rodilla flexionada.

Svenningsen y cols.[6] estudiaron los movimientos de la cadera en individuos muy jóvenes (761 de mujeres y varones de entre 4 y 28 años), pero, no obstante, observaron que incluso en este intervalo de edad tan limitado la amplitud de la mayoría de los movimientos disminuía con la edad, aunque esta reducción depende del movimiento que se estudie. La disminución de los movimientos de flexión, abducción, rotación medial y rotación total es más acusada que la de la extensión, aducción y rotación lateral de la cadera.

Nonaka y cols.[16] estudiaron a un grupo de 77 voluntarios varones sanos, entre 15 y 73 años de edad, observando que los movimientos de la cadera disminuyen progresivamente con la edad, aunque no apreciaron diferencias en cuanto a los movimientos de la rodilla en el mismo grupo de individuos.

### *Sexo*

La influencia del sexo en la amplitud de los movimientos suele depender de la edad y del movimiento estudiado, y se refiere a diferencias relativamente reducidas dentro de la variación global de la amplitud. Boone y cols.[23] observaron diferencias notables en la mayoría de los movimientos de la cadera, al establecer comparaciones entre sexos en tres grupos de edad estudiados. Las niñas (de 1 a 9 años de edad) y mujeres jóvenes (de 21 a 29 años) y mujeres mayores (de 61 a 69 años) presentan amplitudes de flexión de la cadera significativamente superiores a las de los varones de edades correspondientes. No obstante, las niñas y mujeres jóvenes presentan menor amplitud de aducción y rotación lateral que los varones de su edad. Los grupos de mujeres jóvenes y mujeres de mayor edad presentan una menor amplitud de extensión de cadera que los varones. Allander y cols.[21] observaron que en cinco de cada ocho grupos de edad estudiados las mujeres presentaban mayor amplitud de rotación que los varones. Walker y cols.[22] observaron que en un grupo de 30 mujeres de 60 a 84 años de edad, presentaba 14° más de amplitud de rotación lateral que el grupo de varones de edades correspondientes. Simoneau y cols.[26] comprobaron que el grupo de mujeres estudiado (edad media de 21,8 años) presentaba mayores valores medios de amplitud de rotación medial y lateral que los varones de edad correspondiente. Los autores utilizaron un goniómetro universal metálico para medir la rotación activa de la cadera en un grupo de 39 mujeres y 21 varones. Al contrario que Walker y cols.[22] y que Simoneau y cols.[26], Phelps, Smith y Hallum[14] no apreciaron diferencias de sexo en cuanto a la rotación de cadera en el grupo de 86 bebés y niños estudiado (de edades entre los 9 y los 24 meses).

Svenningsen y cols.[6] midieron los movimientos pasivos de 1.552 articulaciones de la cadera, en un grupo de 761 varones y mujeres sanos de edades comprendidas entre los 4 y los 28 años. Las mujeres de todos los grupos de edad en este estudio presentaron mayor amplitud pasiva de rotación total, rotación medial y abducción, que los varones de grupos de edad correspondientes. Las niñas de 11 y de 15 años, así como las mujeres adultas, presentaron mayores amplitudes pasivas de flexión y aducción de cadera que los varones de edades correspondientes. Los varones presentaban mayor amplitud pasiva de rotación lateral que las mujeres en el grupo de 4 años de edad, de 6 años, y en adultos; este resultado coincide con el obtenido por Boone[20].

James y Parker[24] observaron que las mujeres presentan mayor movilidad que los varones en 7 de 10 movimientos estudiados, correspondientes a la cadera, rodilla y tobillo. En cuanto a la cadera, las mujeres poseen mayor amplitud en todos los movimientos excepto en la abducción. Este resultado coincide con el de Boone, pero se contradice con el de Svenningsen y cols.[6]. En el grupo de edad de 70 a 74 años, los varones y mujeres presentan valores medios similares de amplitud de flexión de la cadera, tanto con la rodilla flexionada como extendida, pero en los grupos de 70 a 85 años y de 85 en adelante, los varones poseen un 25% menos de movilidad, y las mujeres un 11%.

### *Índice de masa corporal*

Kettunen y cols.[27] comprobaron que un grupo de antiguos atletas de competición con un índice de masa corporal alto presentaba menor amplitud de movimientos pasivos de cadera que aquéllos que poseían un índice de masa corporal bajo. El estudio incluía a 117 antiguos atletas de élite, de edades comprendidas entre los 45 y los 68 años. El instrumento utilizado fue un goniómetro de Myrin, y los sujetos se colocaron en decúbito prono. Escalante y cols.[28] determinaron que se producía una disminución de al menos 1° en la amplitud pasiva de flexión de la cadera, por cada incremento de una unidad de índice de masa corporal, estudiando una población de 687 ancianos (de 65 a 78 años de edad). Los sujetos con obesidad mórbida presentan una media de 18° menos de flexión de la cadera que las personas no obesas, medido con un inclinómetro y con el sujeto en posición de decúbito supino. El índice de masa corporal justifica gran parte de las variaciones en la flexión de la cadera, comparado con cualquier otra variable contemplada por los autores del estudio. Lichtenstein y cols.[29] estudiaron la interrelación entre variables en el estudio de Escalante y cols.[28], concluyendo que el IMC debe considerarse un factor directo determinante en la amplitud de flexión pasiva de la cadera.

Por el contrario, Bennell y cols.[19] no pudieron demostrar ningún efecto del IMC en la rotación activa de la cadera, estudiando a 77 bailarines de ballet principiantes comparados con 49 casos control de edades correspondientes, entre los 8 y los 11 años de edad. Los casos control, que presentaban mayor IMC que los bailarines, también presentaban mayor amplitud de rotación medial y lateral de la cadera.

### *Posición durante la prueba*

Simoneau y cols.[26] observaron que la posición que adopta el paciente durante la prueba (comparando la postura sentada con la postura de decúbito prono) no tiene mucha influencia sobre el movimiento activo de rotación medial de la cadera, según el estudio de 60 varones y mujeres sanos, estudiantes universitarios (con edades entre 18 y 21 años), pero sí influye notablemente en la amplitud de rotación lateral. Esta amplitud, obtenida utilizando un goniómetro universal en individuos sentados, resulta inferior estadísticamente (valor medio de 36°) que cuando se mide en individuos en decúbito prono (valor medio, 45°). Bierma-Zeinstra y cols.[30] observaron que tanto la amplitud de rotación

TABLA 8-5 **Influencia de la posición en la amplitud de movimientos de la cadera: valores medios en grados**

| *Autor* | *Movimiento* | *Posición* | | |
|---|---|---|---|---|
| | | **Sentado** | **Decúbito prono** | **Decúbito supino** |
| | | *Media (DS)* | *Media (DS)* | *Media* |
| Simoneau y cols.[26] | Rotación lateral* | 36 (7) | 45 (10) | |
| | Rotación medial* | 33 (7) | 36 (9) | |
| | Rotación total* | 69 (9) | 81 (12) | |
| Bierma-Zeinstra y cols.[30] | Rotación lateral* | 33,9 | 47,0 | 33,1 |
| | Rotación medial* | 33,6 | 46,3 | 36,0 |
| | Rotación lateral† | 37,6 | 51,9 | 34,2 |
| | Rotación medial† | 38,8 | 53,2 | 39,9 |

(DS) = desviación estándar
* Amplitud de movimiento activo obtenida con goniómetro universal.
† Amplitud de movimiento pasivo obtenida con goniómetro universal.

medial como lateral son menores cuando el sujeto examinado se encuentra sentado o en decúbito supino, al compararlas con las obtenidas en pacientes colocados en decúbito prono. Sin embargo, Schwarze y Denton[9] no hallaron diferencias en las medidas obtenidas de amplitud de rotación medial y lateral de cadera, en un grupo de 1.000 recién nacidos, respecto a las posiciones de decúbito prono y decúbito supino.

Van Dillen y cols.[31] estudiaron la influencia de la postura de la rodilla y cadera sobre la amplitud de extensión de la cadera, comparando un grupo de 10 pacientes con dolor lumbar (edad media, 33 años) con otro grupo de 35 individuos sanos (edad media, 31 años). Ambos grupos presentaban menor amplitud de extensión de cadera cuando ésta se encontraba en posición neutral de abducción, y mayor amplitud con la cadera en abducción máxima. Así mismo, ambos grupos presentaban una disminución de la amplitud de extensión de la cadera cuando la rodilla se encuentra flexionada 80°, con respecto a la posición de extensión máxima de la misma (Tabla 8-5). Este resultado se corresponde con las teorías defendidas por Kendall, McCreary y Provance[32], los cuales mantienen que la modificación del ángulo articular de la rodilla durante el test de Thomas de longitud de los flexores de la cadera puede influir en la amplitud de extensión pasiva de la cadera (véase la sección de Procedimientos de determinación de la longitud muscular, del presente capítulo, para información sobre el test de Thomas).

### *Actividades artísticas y deportivas*

Este apartado presenta una muestra de los artículos publicados sobre la influencia del ballet, el hockey sobre hielo y el atletismo en la amplitud de movimientos de la cadera. Evidentemente, la influencia de estas actividades varía dependiendo de la propia actividad, e implica a los movimientos específicos de cada actividad en particular. Gilbert, Gross y Klug[33] desarrollaron un estudio en un grupo de 20 bailarinas de ballet (de edades entre los 11 y los 14 años) tratando de establecer la relación entre la amplitud de rotación lateral de la cadera y el ángulo de separación. El ángulo ideal de separación es la posición en la que los ejes longitudinales de los pies forman un ángulo de 180° entre sí. Los autores observaron que estos ángulos eran notablemente superiores (entre 13° y 17°) a las amplitudes de rotación lateral de la cadera. Ello indica que las bailarinas utilizan movimientos excesivos de la rodilla y tobillo para conseguir el ángulo apropiado de separación de los pies. Según estos autores, el uso de movimientos compensatorios de la rodilla y tobillo predispone a las bailarinas a sufrir lesiones. Las bailarinas habían completado tres años de entrenamiento en ballet clásico, y aún no habían logrado alcanzar el grado de rotación lateral de cadera suficiente para realizar los 180° de separación de los pies. Por ello, los autores sugieren que la amplitud de movimientos de la cadera puede encontrarse determinada genéticamente.

Bennell y cols.[19] determinaron que los casos control de edades correspondientes presentaban una notable mayor amplitud activa de rotación medial y lateral de la cadera que el grupo examinado de 77 bailarinas de ballet (de 8 a 11 años de edad), aunque no se apreciaron diferencias significativas en el ángulo de separación de los pies entre ambos grupos. El grado de rotación lateral no atribuible a la cadera fue notablemente mayor en las bailarinas que en los casos control. Expresado en porcentaje, la rotación lateral no atribuible a la cadera representaba el 40%, frente al 20% que correspondía a los casos control. La elevada fuerza de torsión que recibe la porción medial de la rodilla, tobillo y pie, en estas jóvenes bailarinas, las sitúa en grave riesgo de lesión. Al igual que en los resultados obtenidos por Gilbert, Gross y Klug[33], estos autores no encontraron relación entre el número de años de práctica del ballet y la amplitud de rotación lateral, lo que también reafirma la hipótesis de la determinación genética de la amplitud de movimientos de la cadera. Los autores no explican el hecho de que los casos control presenten una mayor amplitud de rotación lateral que las bailarinas; sin embargo, opinan que la menor amplitud de rotación medial que presentan igualmente, respecto de los casos control, podría deberse al acortamiento de los músculos extensores de la cadera (por su constante funcionamiento) y a la falta de adopción, por parte de las bailarinas, de la posición de máxima rotación medial.

Tyler y cols.[34] observaron que un grupo de 25 jugadores masculinos de hockey sobre hielo presentaba 10° menos de amplitud de extensión de la cadera que el grupo de casos control de edad correspondiente. Los autores postularon que la pérdida de amplitud de este movimiento se debía probablemente a la tensión a la que se encuentran sometidas las estructuras de la zona anterior de la cápsula y el músculo psoas ilíaco. La postura que adoptan los jugadores al patinar, con las caderas y rodillas flexionadas, posiblemente favorece el acortamiento muscular, y por tanto la disminución del grado de movimiento. Van Mechelen y cols.[35] utilizaron el goniómetro universal en un estudio sobre los movimientos de la cadera realizado en un grupo de 16 corredores varones, que habían sufrido lesiones propias de este deporte durante el mismo año, de las que se habían recuperado en el momento en que se realizó el estudio. No se apreciaron diferencias entre la cadera derecha e izquierda, en el grupo lesionado, ni en el grupo control de corredores que no había sufrido ninguna lesión. Sin embargo, la amplitud de movimientos de la cadera fue de 59,4°, como promedio, en el grupo que sufrió lesión, unos 10° inferior al valor medio de 68,1° que se obtuvo en el grupo no lesionado.

### *Discapacidad*

Steultjens y cols.[36] utilizaron también el goniómetro universal para medir la amplitud de movimientos bilaterales activos asistidos de la cadera y rodilla en un grupo de 198 pacientes con osteoartritis (OA) de cadera o de rodilla. Los autores observaron que, normalmente, la disminución de la amplitud va asociada al aumento de la discapacidad, pero que esta relación depende del movimiento estudiado. Se observaron contracturas de la cadera o rodilla, o ambas, en flexión en el 72,5% de los pacientes. Las contracturas de cadera en flexión se encontraban en el 15% de los pacientes, mientras que las que afectaban a la rodilla se identificaron en el 31,5% de los mismos. Se demostró la asociación de la discapacidad con los movimientos de extensión y rotación lateral de la cadera en pacientes con OA de rodilla, mientras que la flexión de rodilla se relacionaba con la discapacidad de la cadera en los pacientes que sufrían OA de cadera. El 25% de la variación del grado de incapacidad era atribuible a las diferencias en la amplitud de los movimientos.

Mollinger y Steffan[25], en un estudio realizado en 111 residentes de enfermería, obtuvieron un valor medio de extensión de la cadera de tan sólo 4° (con los sujetos colocados en decúbito supino, con la pierna fuera de la camilla y la rodilla contralateral flexionada). Beissner, Collins y Holmes[37] observaron que la amplitud de movimientos pasivos de la extremidad inferior y la fuerza muscular de la extremidad superior pueden considerarse importantes factores pronósticos de la funcionalidad de las personas de edad avanzada que viven en residencias asistidas o con disponibilidad de servicio de enfermería. Por el contrario, la amplitud de movimientos de la extremidad superior y la propia edad son los factores pronósticos más importantes para predecir la funcionalidad de los ancianos que aún se valen por sí mismos.

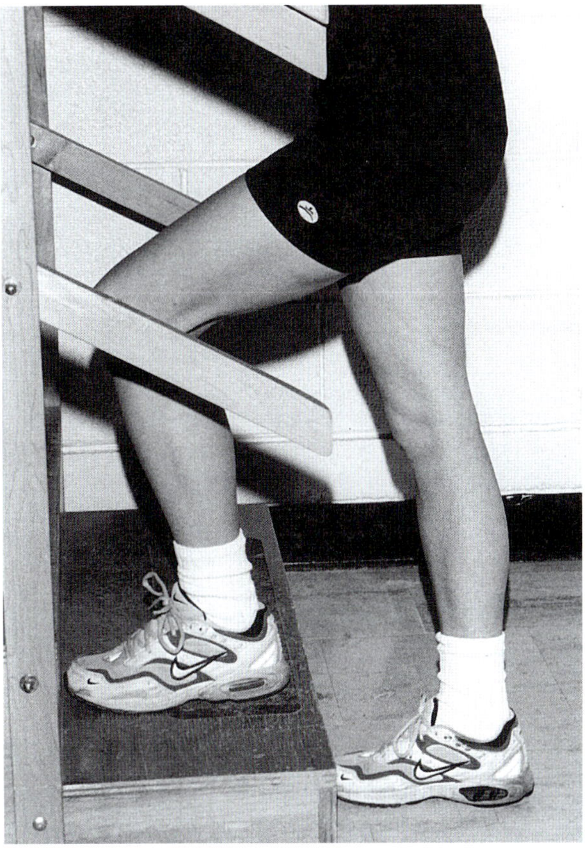

**Figura 8-4.** Subir escaleras requiere entre 47° y 66° de flexión de la cadera, dependiendo de las dimensiones del peldaño[40].

**TABLA 8-6 Amplitud de movimiento de flexión de la cadera necesaria para realizar actividades funcionales: valores en grados procedentes de distintas fuentes**

| | Livingston y cols.[40] | Ranchos Los Amigos Medical Center[39] | McFayden y Winter[41] | |
|---|---|---|---|---|
| *Actividad* | *Amplitud* | *Amplitud* | *Media* | *DS* |
| Caminar en llano | 0–30 | 0–30 | 44 | (4,5) |
| Subir escaleras | 1–0–66 | | 60 | |
| Bajar escaleras | 1–0–45 | | 66 | (0,1) |

## Amplitud funcional de movimiento

La Tabla 8-6 muestra los valores de amplitud de flexión de la cadera necesaria para realizar diferentes actividades funcionales, obtenidos a partir de distintas fuentes. Es importante disponer de la adecuada amplitud de movimientos de la cadera para actividades como caminar, subir escaleras (Fig. 8.4) y otras muchas acciones rutinarias que requieren sentarse e inclinarse. Según las conclusiones de Magee[38], los valores ideales de amplitud funcional son 120° de flexión, 0° de abducción y 20° de rotación lateral. No obstante, tal y como recoge la Tabla 8-6, es precisa una amplitud mucho menor para caminar sobre una superficie llana[39]. Livingston, Stevenson y Olney[40] estudiaron el ascenso y descenso de peldaños de distintas dimensiones en un grupo de 15 mujeres de edades comprendidas entre los 19 y los 26 años. McFayden y Winter[41] también estudiaron la actividad de subir escaleras, aunque estos autores realizaron ocho ensayos sucesivos utilizando un mismo sujeto de estudio.

Los investigadores Oberg, Krazinia y Oberg[42] trataron de estudiar la influencia de la edad en la amplitud de movimientos y en la actividad funcional. Para ello, midieron la amplitud de los movimientos activos de la cadera y rodilla utilizando un electrogoniómetro en un grupo de 240 varones y mujeres sanos, de 10 a 79 años de edad, mientras caminaban. La influencia de la edad era ligeramente menor a velocidades lentas de marcha que en las marchas rápidas, aunque la tasa de variación resultó ser inferior a 1° por cada década de edad, y no era posible determinar un patrón característico, excepto que el movimiento menos afectado por la edad parecía ser la flexión-extensión de la cadera.

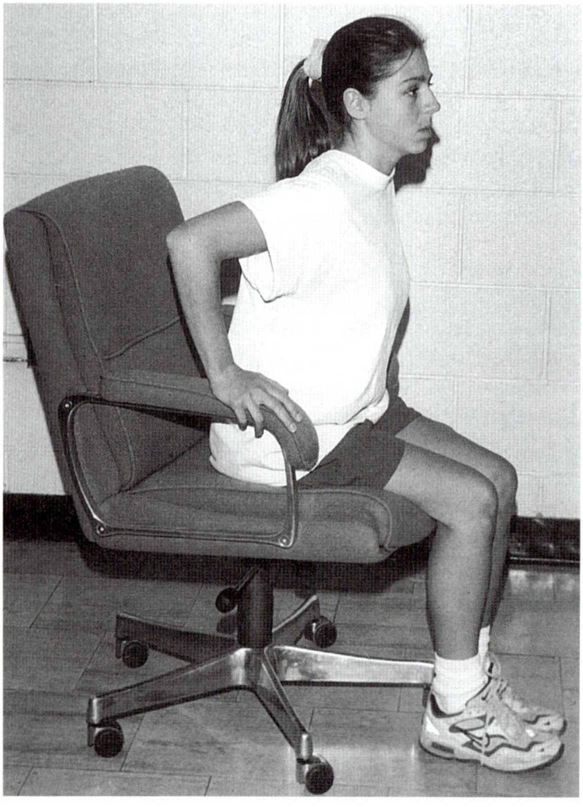

Figura 8-5. Tomar asiento en una silla de altura normal requiere 112° de flexión de la cadera[38].

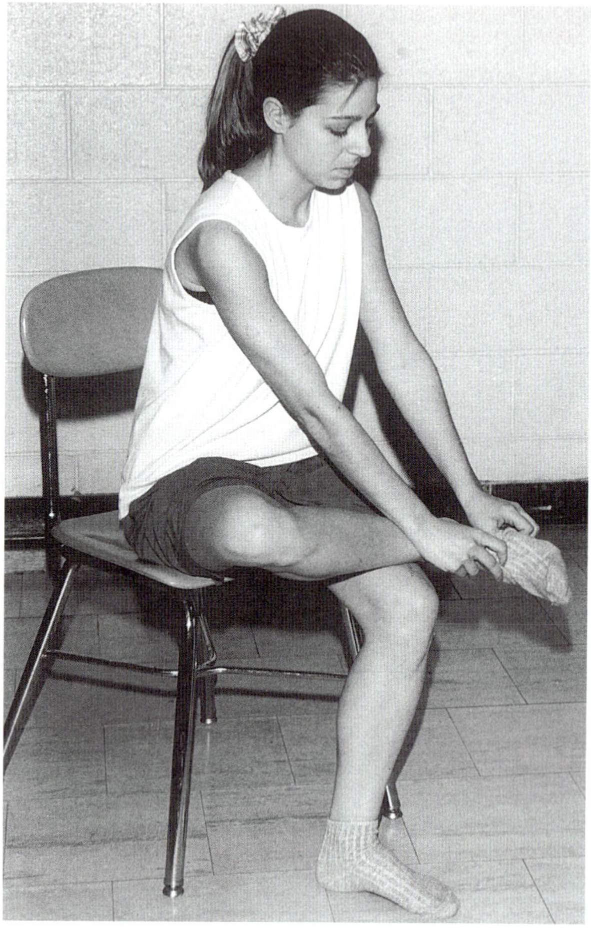

Figura 8-6. Colocarse calcetines en los pies requiere 120° de flexión, 20° de abducción y 20° de rotación lateral de la cadera[38].

Otras actividades funcionales y rutinarias requieren una mayor amplitud de movimientos de la cadera. Por ejemplo, adoptar la postura sentada requiere un mínimo de 90° a 112° de flexión de cadera con la rodilla flexionada (Fig. 8-5). Para colocarse unos calcetines, es precisa una amplitud adicional de flexión de 120° (Fig. 8-6), agacharse en cuclillas, 115°, e inclinarse hacia delante, 125°[38].

## Fiabilidad y validez

Los estudios de fiabilidad de la medición de los movimientos de la cadera incluyen tanto los movimientos activos como los pasivos, y utilizan diferentes instrumentos de medición. Por este motivo, resulta difícil establecer comparaciones entre los

**TABLA 8-7 Fiabilidad intraexaminador**

| Autor | n | Población | Posición | Movimiento | ICC |
|---|---|---|---|---|---|
| Van Dillen y cols.[31] | 35 | Individuos sanos | Supino: Cadera neutral y rodilla en flexión 80° | Extensión | Cadera dcha 0,70<br>Cadera izda 0,89 |
| | | | Cadera neutral y rodilla en extensión máxima | Extensión | Cadera dcha 0,72<br>Cadera izda 0,76 |
| | | | Cadera en abducción máxima y rodilla en flexión 80° | Extensión | Cadera dcha 0,87<br>Cadera izda 0,76 |
| | | | Cadera en abducción máxima y rodilla en extensión máxima | Extensión | Cadera dcha 0,96<br>Cadera izda 0,90 |
| Ellison y cols.[18] | 22 | Individuos sanos | Prono: Cadera neutral y rodilla en flexión hasta 90° | Rotación medial | Cadera dcha 0,99 |
| | | | | Rotación lateral | Cadera dcha 0,96 |
| Cadenhead y cols.[49] | 6 | Adultos con parálisis cerebral | Supino | Abducción | Cadera dcha 0,99 |
| | | | Prono | Extensión | Cadera dcha 0,98 |
| | | | Supino | Rotación lateral | Cadera dcha 0,79 |

ICC = coeficiente de correlación intraclase.

resultados de los distintos estudios. Boone y cols.[43], así como Clapper y Wolf[44], determinaron la fiabilidad de la medición de los movimientos activos. Investigadores como Ekstrand y cols.[45], Pandya y cols.[46], Ellison y cols.[18], Van Mechelen y cols.[35], Van Dillen y cols.[31], Croft y cols.[47], Cibulka y cols.[48] y Cadenhead y cols.[49] dedicaron sus estudios a los movimientos pasivos. Bierma-Zeinstra y cols.[30] determinaron la fiabilidad de la medición de los movimientos activos y pasivos. La Tabla 8-7 recoge una muestra de los distintos estudios de fiabilidad intraexaminador e interexaminadores.

Boone y cols.[43] llevaron a cabo un estudio en el que participaban cuatro fisioterapeutas, que utilizaban el goniómetro universal para medir tres movimientos activos de las extremidades superiores y tres de las extremidades inferiores, en un grupo de 12 voluntarios varones de edades comprendidas entre los 26 y los 54 años. Uno de los movimientos estudiados fue la abducción de la cadera. Cada examinador debía realizar tres mediciones en cada una de las cuatro sesiones, separadas por un intervalo de una semana, con un total de cuatro semanas de duración. La fiabilidad intraexaminador para la abducción de la cadera resultó $r = 0,75$, con una desviación estándar total entre las mediciones de 4°, en un mismo examinador. La fiabilidad interexaminadores para la abducción de la cadera fue $r = 0,55$, con una desviación estándar total de 5,2° entre las mediciones, obtenidas por diferentes examinadores.

Clapper y Wolf[44] compararon la fiabilidad del instrumento Ortho Ranger (Orthotronics, Daytona Beach, Fla.), que consiste en un goniómetro pendular electrónico, con la del goniómetro universal, estudiando los movimientos activos de la cadera en un grupo de 10 varones y 10 mujeres con edades entre los 23 y los 40 años. Los autores observaron que el goniómetro universal mostró variaciones notablemente inferiores en una misma sesión que el Ortho Ranger, excepto para los movimientos de aducción y rotación lateral de la cadera. Concluyeron que el goniómetro universal es un instrumento más fiable que el Ortho Ranger. La escasa correlación entre ambos instrumentos en la medición de la aducción y abducción de la cadera, demostró que no pueden utilizarse de forma indistinta.

Ekstrand y cols.[45] midieron los movimientos pasivos de flexión, extensión y abducción en un grupo de 22 varones entre

**TABLA 8-8 Fiabilidad interexaminadores**

| Autor | n | Población | Posición | Movimiento | ICC |
|---|---|---|---|---|---|
| Simoneau y cols.[26] | 60 | Individuos sanos (18-27 años) | Prono | Rotación medial | 0,82, 0,96, 0,97 |
| | | | Sentado | Rotación medial | 0,89, 0,85, 0,93 |
| | | | Prono | Rotación lateral | 0,89, 0,79, 0,98 |
| | | | Sentado | Rotación lateral | 0,90, 0,76, 0,95 |
| Ellison y cols.[18] | 22 | Individuos sanos (20-41 años) | Prono | Rotación medial izda | 0,98 |
| | | | Prono | Rotación medial izda | 0,97 |
| | | | Prono | Rotación medial dcha | 0,99 |
| | | | Prono | Rotación lateral dcha | 0,96 |
| | 15 | Adultos con lumbalgia (23-61 años) | Prono | Rotación medial izda | 0,97 |
| | | | Prono | Rotación lateral izda | 0,95 |
| | | | Prono | Rotación medial dcha | 0,96 |
| | | | Prono | Rotación lateral dcha | 0,95 |

ICC = coeficiente de correlación intraclase.

20 y 30 años de edad. Emplearon un goniómetro especialmente diseñado para medir la abducción de la cadera, así como un flexómetro para medir la flexión y extensión en dos series de pruebas. En la primera serie, no se controlaban los métodos de test. Y en la segunda serie, se estandarizaron los procedimientos y se indicaban los puntos anatómicos de referencia. El coeficiente de variación intraexaminador resultó inferior que el coeficiente de variación interexaminadores, en ambas series de pruebas. La estandarización de los procedimientos mejoró considerablemente la fiabilidad. El coeficiente de variación interexaminadores resultó notablemente inferior en la segunda serie que en la primera, en la que los procedimientos de test no estaban estandarizados.

En un estudio llevado a cabo por Pandya y cols.[46] participaron cinco fisioterapeutas, que empleaban el goniómetro universal para medir diversos movimientos pasivos de las extremidades superiores e inferiores, como la extensión de la cadera, en un grupo de 105 niños y adolescentes, de edades entre 1 y 20 años, y que padecían distrofia muscular de Duchenne. La fiabilidad intraexaminador fue alta en todos los casos; el coeficiente de correlación intraclase (ICC) variaba entre 0,81 y 0,94. La fiabilidad intraexaminador de las mediciones de la extensión de la cadera resultó óptima (ICC = 0,85). El ICC total de la fiabilidad interexaminadores de todos las mediciones variaba entre 0,25 y 0,91. La fiabilidad interexaminadores para la extensión de la cadera fue aceptable (ICC = 0,74). Los resultados indicaron la conveniencia de que un mismo examinador sea el que realice las mediciones, en los seguimientos de pacientes a largo plazo, y valore los resultados para decidir los tratamientos terapéuticos.

Ellison y cols.[18] compararon los valores obtenidos para el movimiento pasivo de rotación de la cadera, empleando un inclinómetro como instrumento de medición, con los obtenidos utilizando el goniómetro universal. No apreciaron diferencias significativas entre ambos instrumentos. Ambos resultaron fiables, aunque los autores expresaron su preferencia por el inclinómetro, debido a su facilidad de empleo. Croft y cols.[47] utili-

# Procedimientos de valoración de la amplitud de movimiento: cadera

## Puntos anatómicos de referencia para la alineación del goniómetro

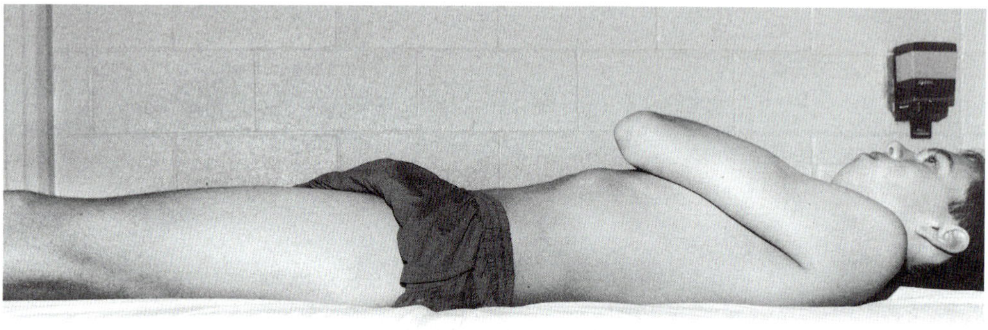

Figura 8-7. Imagen lateral de la cadera que muestra los puntos anatómicos superficiales de referencia para la alineación del goniómetro en la medición de la flexión y extensión de la cadera.

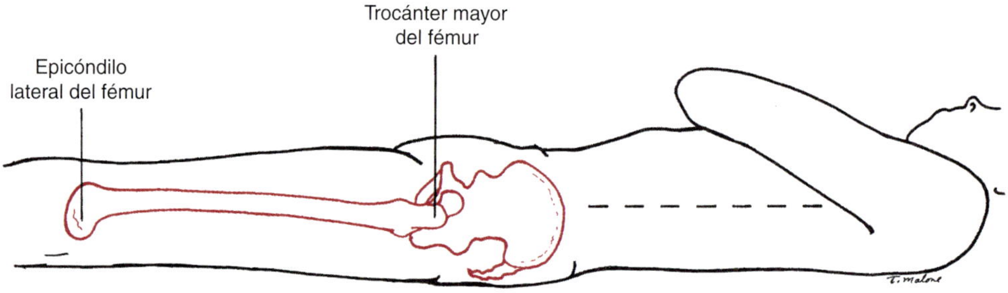


Figura 8-8. Imagen lateral de la cadera que muestra los puntos anatómicos óseos de referencia para la alineación del goniómetro.

zaron un inclinómetro de líquido denominado plurímetro, con el propósito de determinar la fiabilidad interexaminadores de la flexión y la rotación pasiva de la cadera, con la participación de seis examinadores. Midieron la amplitud en ambas caderas en un grupo de seis pacientes con osteoatritis unilateral de cadera. La flexión se midió con el paciente colocado en decúbito supino, bien en posición de flexión máxima, bien hasta el punto donde el dolor impedía continuar el movimiento. Los resultados no mostraron diferencias entre las medidas obtenidas por un mismo examinador y las obtenidas por los restantes examinadores, aunque el grado de concordancia fue mayor en el caso de la flexión de la cadera. Cibulka y cols.[48] llevaron a cabo un estudio sobre la rotación pasiva, medial y lateral de la cadera, en un grupo de 100 pacientes que padecían lumbalgias. Demostraron que, en este grupo de pacientes, las mediciones de la rotación obtenidas con el paciente en decúbito prono fueron más fiables que las obtenidas con el paciente sentado. Bierma-Zeinstra y cols.[30] compararon la fiabilidad de las mediciones de los movimientos de la cadera obtenidas con dos instrumentos, un inclinómetro electrónico y un goniómetro universal. Ambos instrumentos mostraron idéntica fiabilidad intraexaminador, tanto para los movimientos activos como los pasivos, en general; sin embargo, la fiabilidad interexaminadores del inclinómetro fue superior a la del goniómetro universal para los movimientos pasivos de rotación de la cadera. Además, el inclinómetro mostró una fiabilidad interexaminadores superior para la rotación medial activa, por lo que los autores aconsejan no utilizar estos instrumentos de forma indistinta.

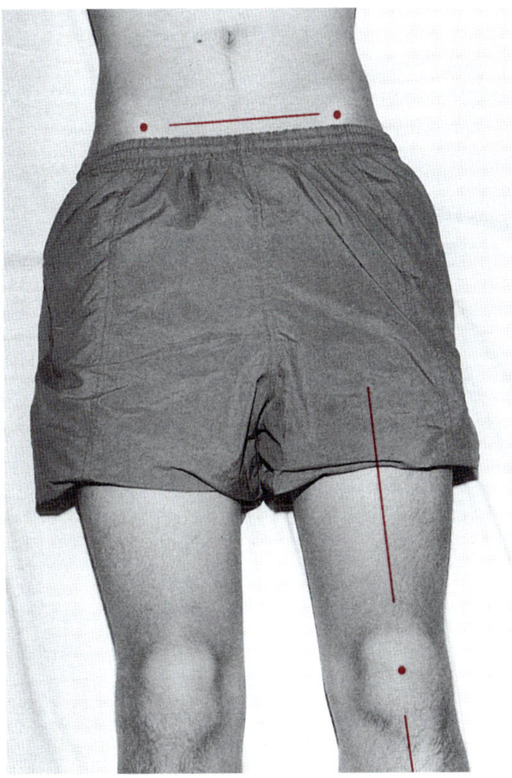

**Figura 8-9.** Imagen anterior de la cadera que muestra los puntos anatómicos superficiales de referencia para la alineación del goniómetro.

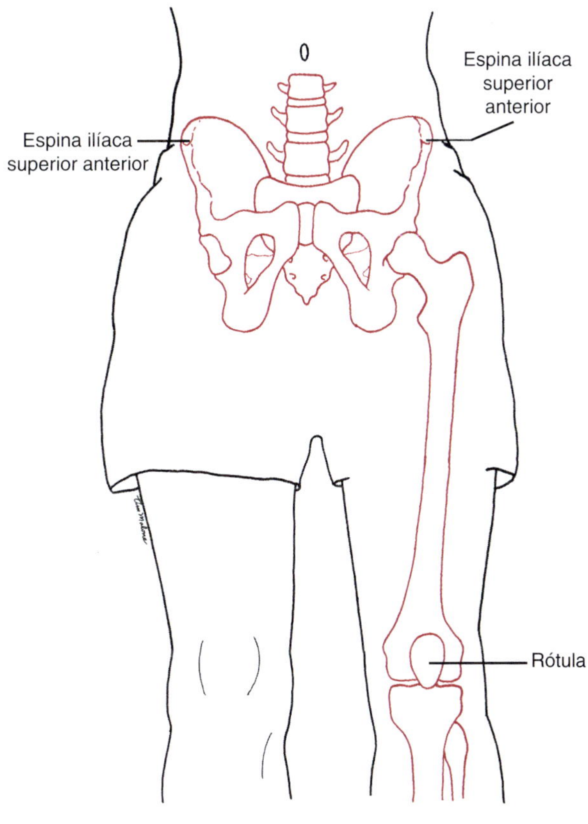


**Figura 8-10.** Imagen anterior de la pelvis que muestra los puntos anatómicos de referencia para la alineación del goniómetro en la medición de la abducción y aducción de la cadera.

## FLEXIÓN

El movimiento se produce en el plano sagital, en torno al eje medial-lateral. El valor medio de amplitud de flexión de la cadera en el adulto es de 100° de acuerdo con la AMA[4], y de 121° según un estudio llevado a cabo por Roach y Miles[7]. Véanse las Tablas 8-1, 8-2 y 8-5 para más información.

### Posición para la prueba

El sujeto se coloca en decúbito supino, con las rodillas en extensión y ambas caderas en 0° de abducción, aducción y rotación.

### Estabilización

Inmovilizar la pelvis con una mano evitando que bascule en sentido posterior o que rote. Mantener la extremidad inferior contralateral apoyada sobre la camilla en posición neutral, con el fin de obtener mayor estabilidad.

### Movimientos de la prueba

Flexionar la cadera elevando de la camilla el muslo. Durante el movimiento, se permite la flexión pasiva de la rodilla, que disminuye la tensión que soportan los músculos de la corva. Mantener la extremidad en posición neutral de rotación, abducción y aducción durante todo el movimiento (Fig. 8-11). El final de la amplitud de movimiento se detecta cuando el examinador aprecia resistencia a continuar el movimiento, y cuando intenta vencer esta resistencia, se produce la basculación de la pelvis en sentido posterior.

### Tope final normal

Generalmente, el tope final es suave debido al contacto entre la masa muscular de la parte anterior del muslo y la parte inferior del abdomen. Sin embargo, en algunos casos puede apreciarse firme, debido a la tensión de la porción posterior de la cápsula articular y del músculo glúteo mayor.

### Alineación del goniómetro

Véanse las Figs. 8-12 y 8-13.

1. Centrar el fulcro (punto de apoyo de la palanca) del goniómetro sobre la porción lateral de la articulación de la cadera, utilizando el trocánter mayor del fémur como punto anatómico de referencia.
2. Alinear el brazo proximal del goniómetro con la línea media lateral de la pelvis.
3. Alinear el brazo distal del goniómetro con la línea media lateral del fémur, utilizando como punto anatómico de referencia el epicóndilo lateral.

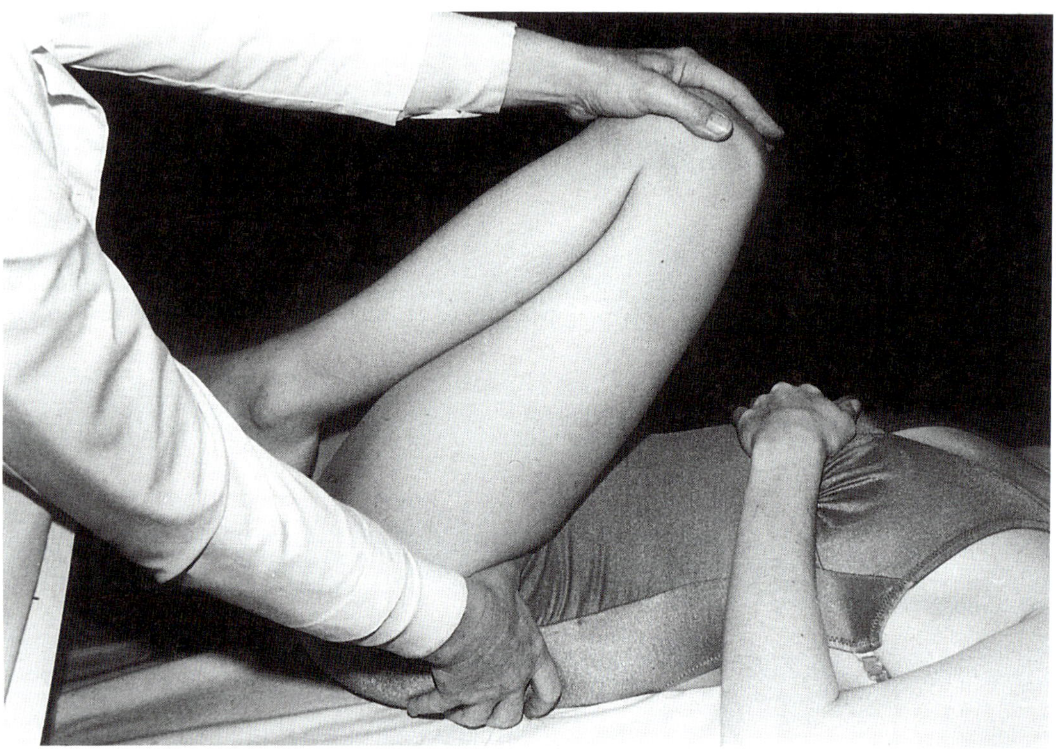

**Figura 8-11.** Posición final de la amplitud pasiva de la flexión de la cadera. La posición de la mano del examinador sobre la pelvis le permite estabilizarla y detectar cualquier posible movimiento pélvico.

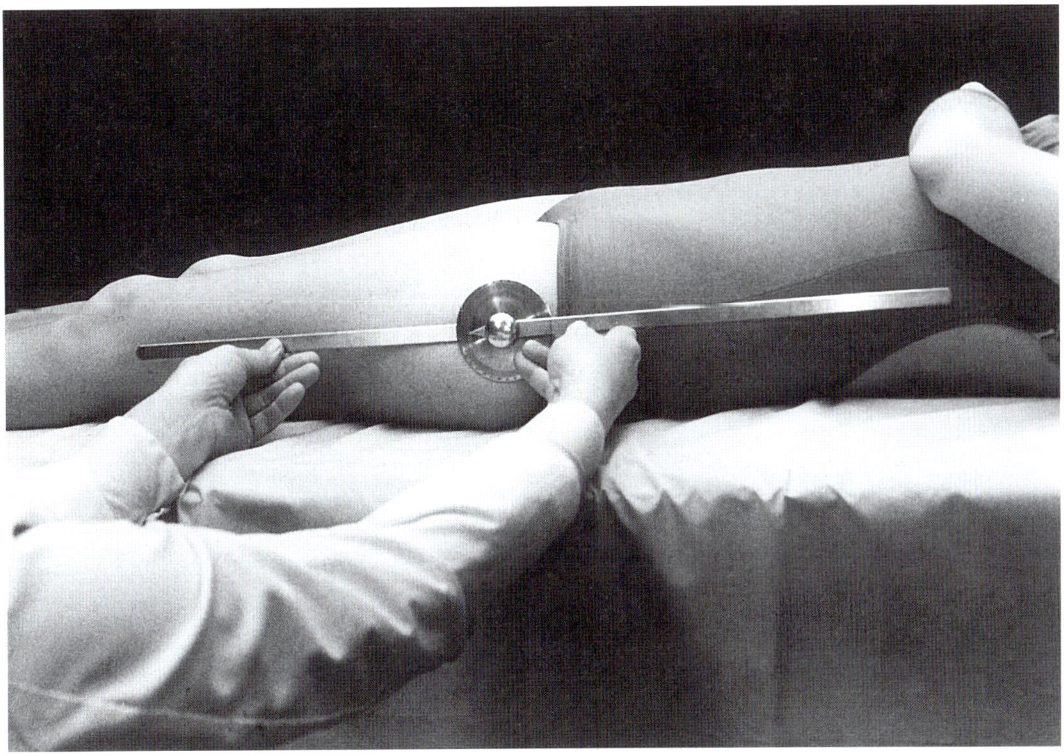

Figura 8-12. Alineación del goniómetro en la posición inicial en decúbito supino para medir la amplitud de flexión de la cadera.

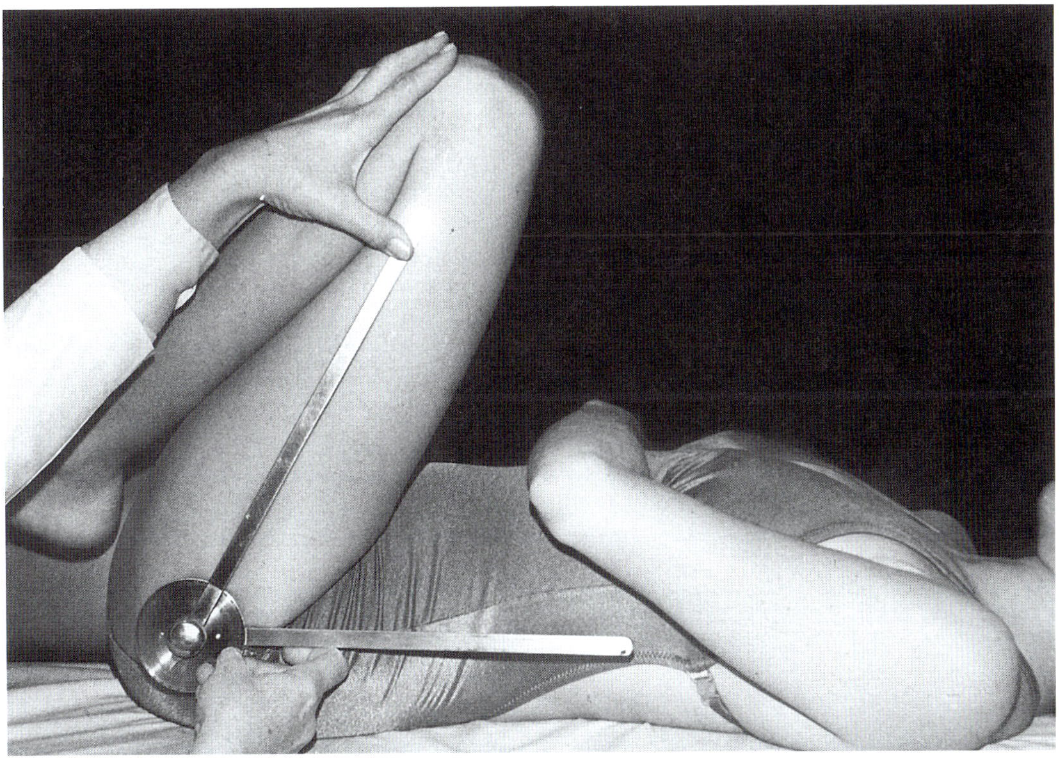

Figura 8-13. En la posición final de la flexión de la cadera izquierda, el examinador con una mano coloca el brazo distal del goniómetro y mantiene flexionada la cadera. Desplaza la mano contraria desde la pelvis para mantener alineado el brazo proximal del instrumento con la línea media lateral de la pelvis del sujeto.

## EXTENSIÓN

El movimiento se produce en el plano sagital, en torno al eje medial-lateral. El valor medio de amplitud de extensión de la cadera en el adulto es de 19° de acuerdo con Roach y Miles[7] y de 30° según la AMA[4]. Véanse las Tablas 8-1, 8-2 y 8-4 para más información.

### *Posición para la prueba*

El sujeto se coloca en decúbito prono, con ambas rodillas en extensión y la cadera que va ser examinada en 0° de abducción, aducción y rotación. Puede colocarse una almohada bajo el abdomen del paciente para hacer que se sienta más cómodo, pero nunca bajo la cabeza.

### *Estabilización*

Inmovilizar la pelvis con una mano evitando que bascule en sentido anterior. Mantener la extremidad inferior contralateral apoyada sobre la camilla en posición neutral, con el fin de obtener mayor estabilidad.

### *Movimientos de la prueba*

Extender la cadera elevando de la camilla la extremidad inferior (Fig. 8-14). Mantener la rodilla en extensión durante todo el movimiento, para evitar que la tensión del músculo recto anterior del muslo limite la amplitud de extensión de la cadera. El final de la amplitud de movimiento se detecta cuando el examinador aprecia resistencia a continuar el movimiento, y cuando intenta vencer esta resistencia, se produce la basculación de la pelvis en sentido anterior y/o la extensión de la columna lumbar.

### *Tope final normal*

El tope final es firme debido a la tensión de la porción anterior de la cápsula articular y del ligamento iliofemoral, y en menor medida, de los ligamentos isquiofemoral y pubofemoral. Puede contribuir también a esta firmeza la tensión que recae sobre varios músculos flexores de la cadera, como el psoas ilíaco, sartorio, tensor de la fascia lata, recto interno del muslo y aductor medio.

### *Alineación del goniómetro*

Véanse las Figs. 8-15 y 8-16.

1. Centrar el fulcro (punto de apoyo de la palanca) del goniómetro sobre la porción lateral de la articulación de la cadera, utilizando el trocánter mayor del fémur como punto anatómico de referencia.
2. Alinear el brazo proximal del goniómetro con la línea media lateral de la pelvis.
3. Alinear el brazo distal del goniómetro con la línea media lateral del fémur, utilizando como punto anatómico de referencia el epicóndilo lateral.

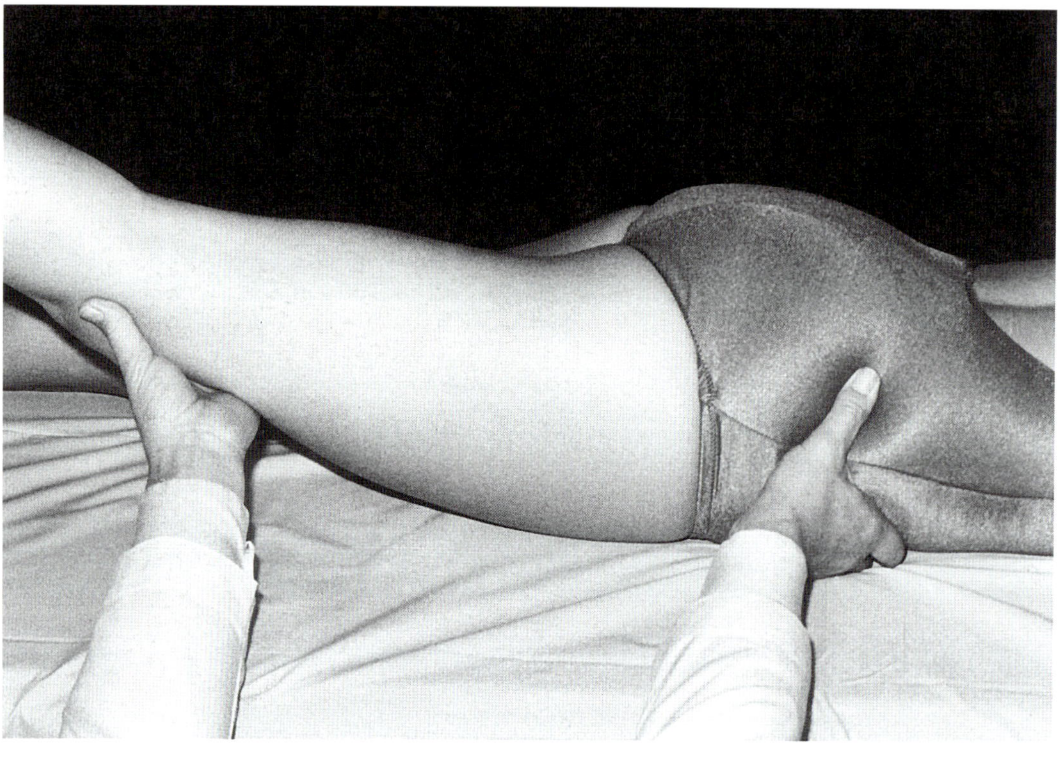

**Figura 8-14.** Extremidad inferior derecha del sujeto en la posición final del movimiento de extensión de la cadera. Con una mano, el examinador sostiene el extremo distal del fémur, manteniendo la cadera en extensión, mientras que la otra mano sostiene la pelvis a la altura de la espina ilíaca superior anterior. De esta forma, el examinador puede detectar cualquier posible balanceo de la pelvis.

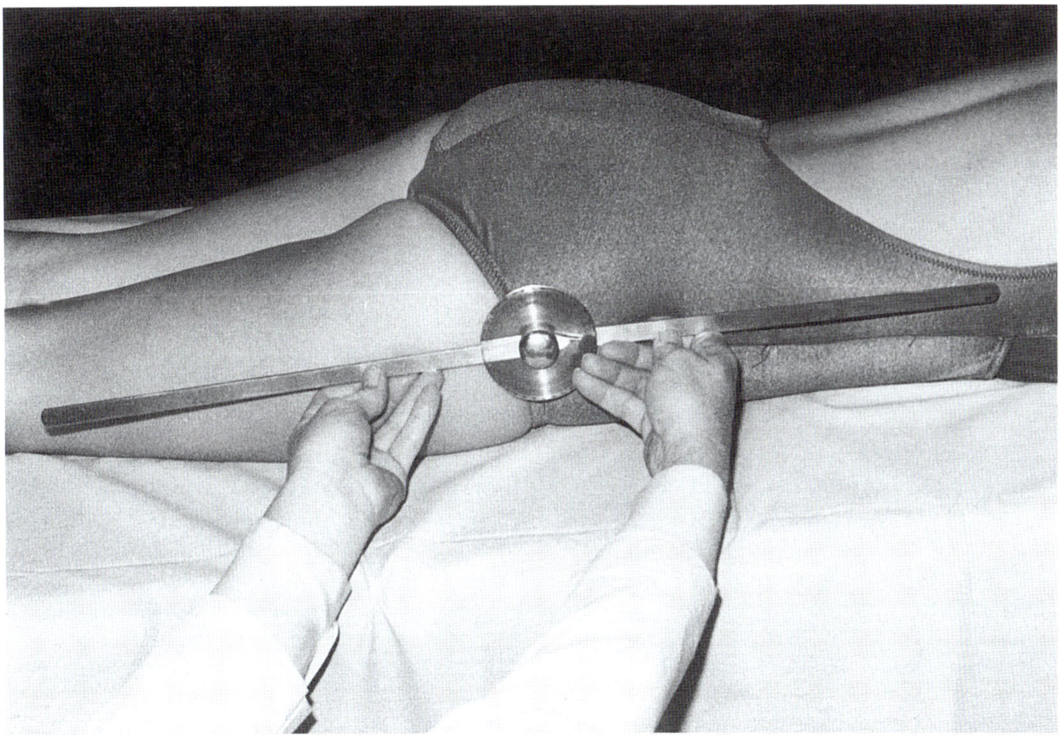

**Figura 8-15.** Alineación del goniómetro en la posición inicial en decúbito prono para medir la amplitud de extensión de la cadera.

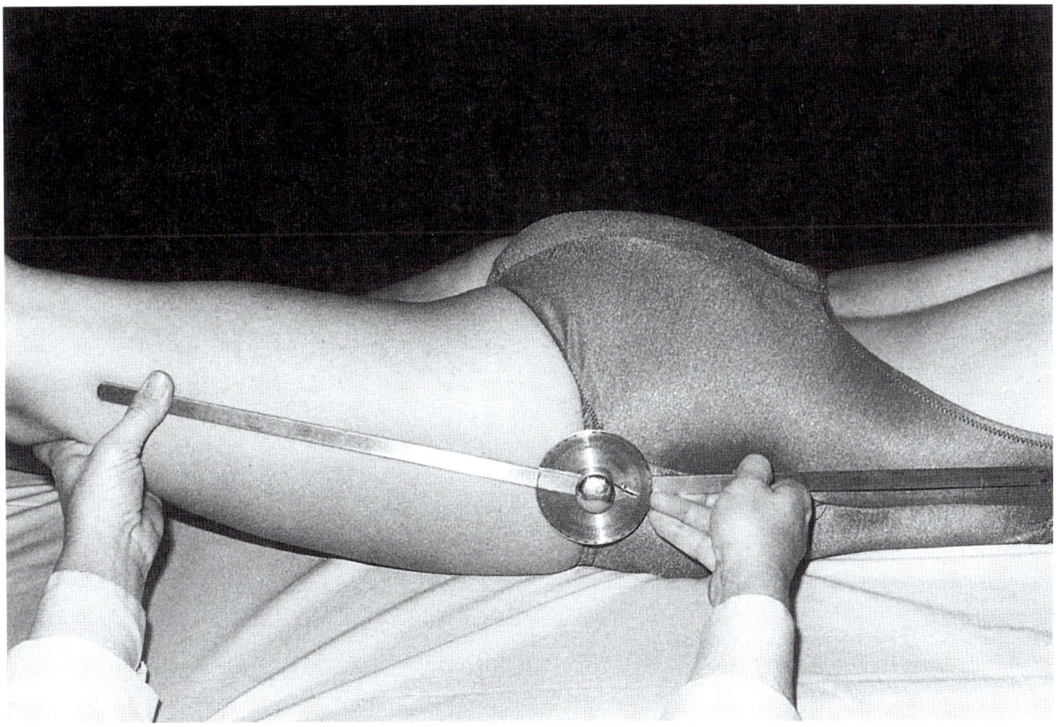

**Figura 8-16.** En la posición final del movimiento de extensión de la cadera, el examinador mantiene con una mano la posición del brazo proximal del goniómetro. Con la mano contraria, sostiene el fémur del sujeto y mantiene alineado el brazo distal del goniómetro.

## ABDUCCIÓN

El movimiento se produce en el plano frontal, en torno al eje anterior-posterior. El valor medio de amplitud de abducción de la cadera es de 40° de acuerdo con la AMA[4] y de 42° según un estudio llevado a cabo por Roach y Miles[7]. Véanse las Tablas 8-1, 8-2 y 8-5 para más información.

### *Posición para la prueba*

El sujeto se coloca en decúbito supino, con las rodillas en extensión y ambas caderas en 0° de flexión, extensión y rotación.

### *Estabilización*

Inmovilizar la pelvis con una mano evitando que bascule lateralmente o que rote. Vigilar que el paciente no flexione lateralmente el tronco.

### *Movimientos de la prueba*

Realizar la abducción de la cadera desplazando la extremidad inferior lateralmente (Fig. 8-17). No deben permitirse los movimientos de rotación lateral o de flexión de la cadera. El final de la amplitud de movimiento se detecta cuando el examinador aprecia resistencia a continuar el movimiento del fémur, y los intentos para vencer esta resistencia provocan la basculación lateral de la pelvis, la rotación pélvica o la flexión lateral del tronco.

### *Tope final normal*

El tope final es firme debido a la tensión de la porción inferior (medial) de la cápsula articular, de los ligamentos pubofemoral e isquiofemoral y de la banda inferior del ligamento iliofemoral. También puede contribuir a esta firmeza la tensión pasiva de los músculos aductor mayor, aductor medio, aductor menor, pectíneo y recto interno del muslo.

### *Alineación del goniómetro*

Véanse las Figs. 8-18 y 8-19.

1. Centrar el fulcro (punto de apoyo de la palanca) del goniómetro sobre la espina ilíaca anterior superior de la extremidad que va a ser examinada.
2. Alinear el brazo proximal del goniómetro con una línea horizontal imaginaria que une las espinas ilíacas anteriores superiores de ambos lados de la pelvis.
3. Alinear el brazo distal del goniómetro con la línea media anterior del fémur, utilizando como punto anatómico de referencia la línea media rotuliana.

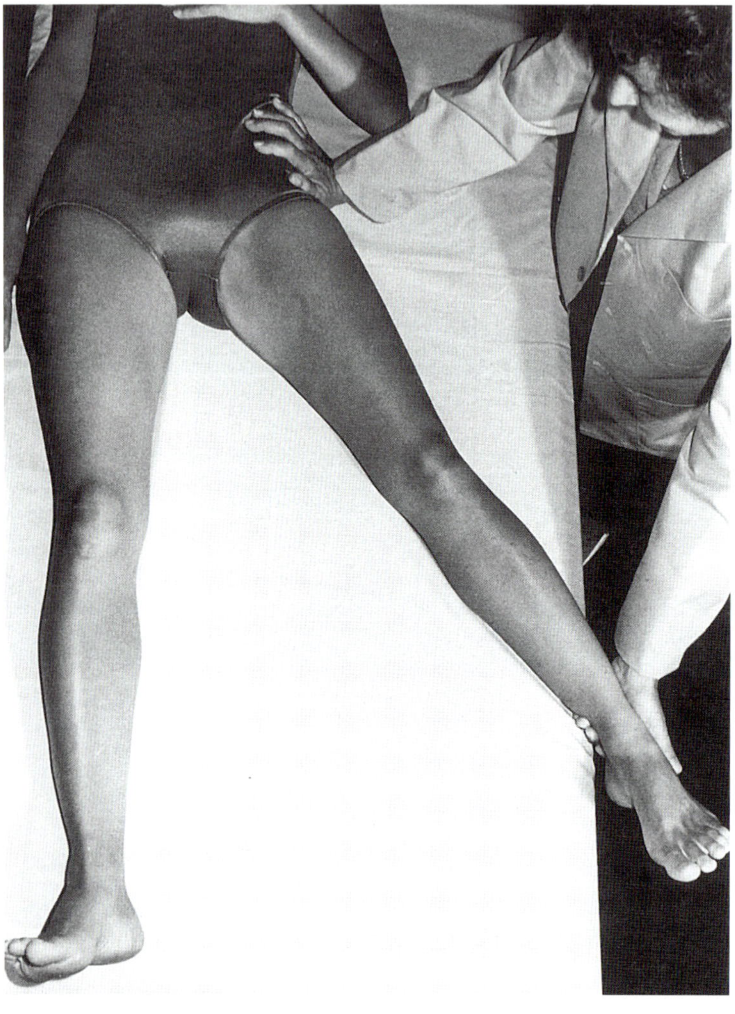

**Figura 8-17.** Extremidad inferior izquierda en la posición final del movimiento de abducción de la cadera. Con una mano, el examinador tracciona la pierna del sujeto en el sentido de abducción. (El examinador sostiene el tobillo del sujeto impidiendo la rotación lateral de la cadera.) Con la mano contraria, no sólo estabiliza la pelvis, sino que también detecta cualquier posible movimiento de la misma.

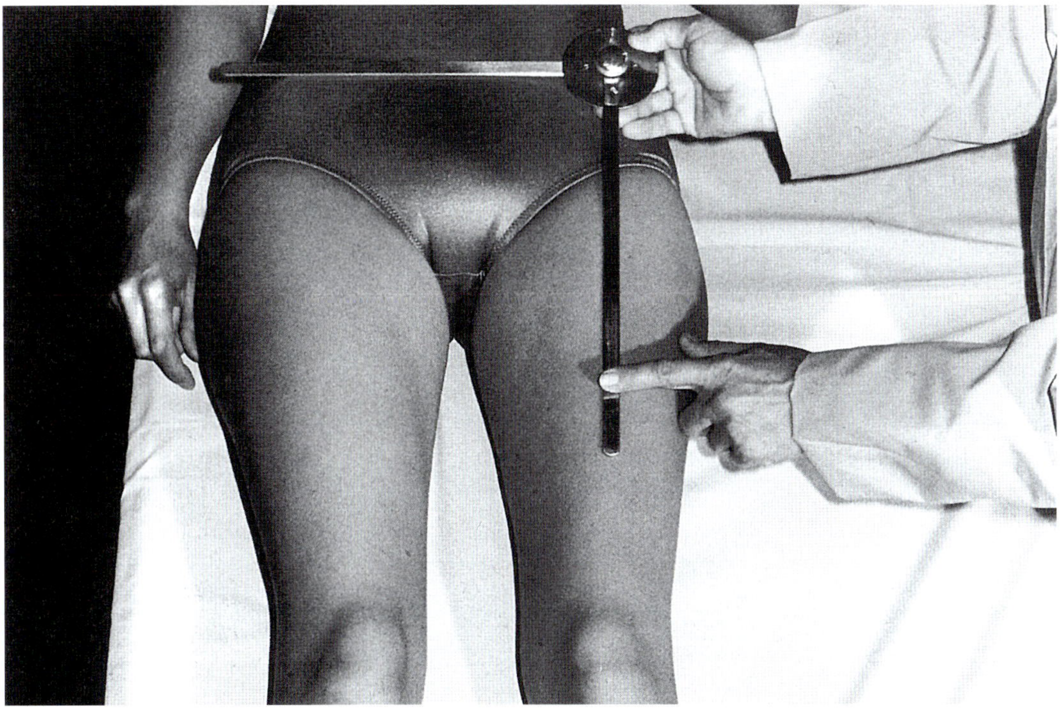

Figura 8-18. En la posición inicial del movimiento de abducción de la cadera, el goniómetro marca 90°. Se considera que esta posición es la de inicio con 0°, por tanto, el examinador debe restar 90° a la lectura del instrumento. Por ejemplo, si la escala del goniómetro marca una lectura de 90°-120°, se recoge en el informe como 0° a 30°.

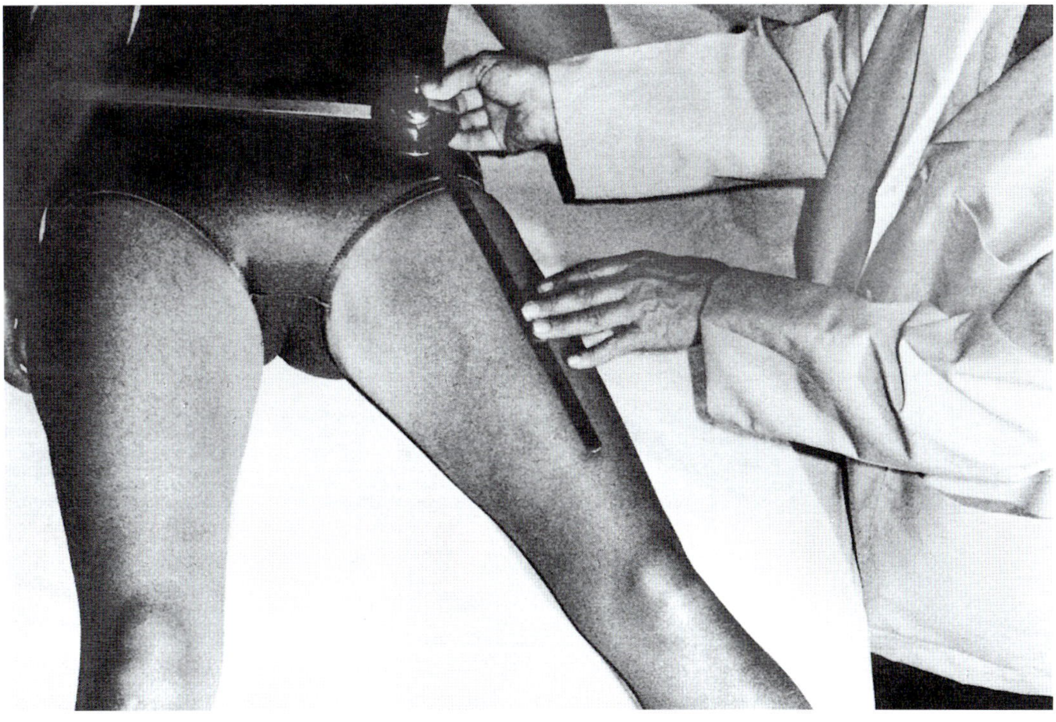

Figura 8-19. Alineación del goniómetro en la posición final del movimiento de abducción de la cadera. El examinador percibe la sensación de tope final y desplaza su mano derecha estabilizando la pelvis del sujeto. De esta forma, mantiene la alineación correcta del goniómetro.

## ADUCCIÓN

El movimiento se produce en el plano frontal, en torno al eje anterior-posterior. El valor medio de amplitud de aducción de la cadera en el adulto es de 20° de acuerdo con la AMA[4] y de 30° según la AAOS[3]. Véanse las Tablas 8-1, 8-2 y 8-5 para más información.

### Posición para la prueba

El sujeto se coloca en decúbito supino, con las rodillas en extensión y ambas caderas en 0° de flexión, extensión y rotación. Mantener en abducción la extremidad contraria con el fin de permitir el espacio suficiente para completar la amplitud de aducción de la extremidad que va a ser examinada.

### Estabilización

Inmovilizar la pelvis evitando que bascule lateralmente.

### Movimientos de la prueba

Realizar la aducción de la cadera desplazando la extremidad inferior en sentido medial hacia la extremidad contraria (Fig. 8-20). Colocar una mano en la rodilla para desplazar la extremidad en el sentido de aducción, manteniendo la cadera en posición neutral de flexión y rotación. El final de la amplitud de movimiento se detecta cuando el examinador aprecia resistencia a continuar el movimiento y los intentos para vencer esta resistencia provocan la basculación lateral de la pelvis, la rotación pélvica y/o la flexión lateral del tronco.

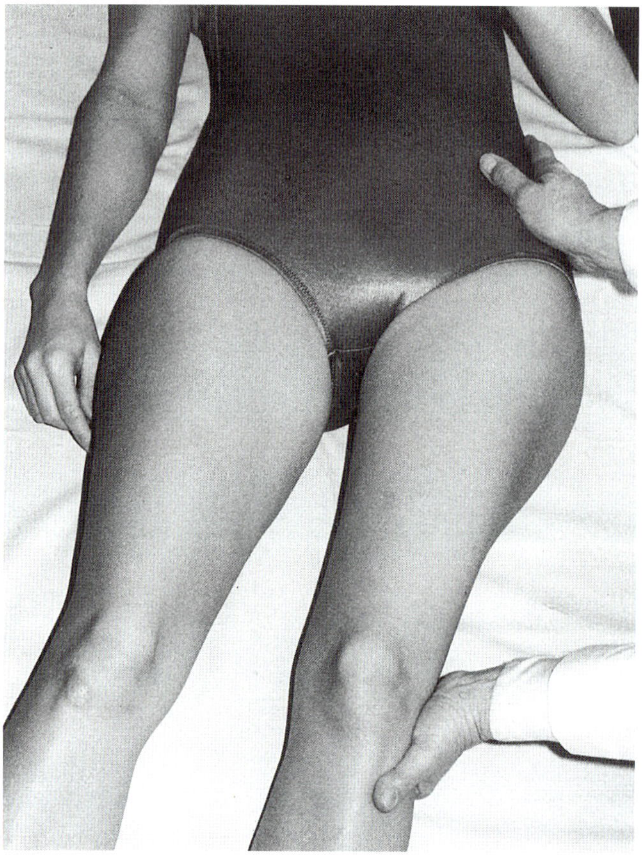

**Figura 8-20.** En la posición final del movimiento de aducción de la cadera, el examinador mantiene con una mano la cadera del sujeto en aducción, y con la mano contraria estabiliza la pelvis.

### *Tope final normal*

El tope final es firme debido a la tensión de la porción superior (lateral) de la cápsula articular y de la banda superior del ligamento iliofemoral. También puede contribuir a esta firmeza la tensión de los músculos glúteo medio y menor y tensor de la fascia lata.

### *Alineación del goniómetro*

Véanse las Figs. 8-21 y 8-22.

1. Centrar el fulcro (punto de apoyo de la palanca) del goniómetro sobre la espina ilíaca anterior superior de la extremidad que va a ser examinada.
2. Alinear el brazo proximal del goniómetro con una línea horizontal imaginaria que une las espinas ilíacas anteriores superiores de ambos lados de la pelvis.
3. Alinear el brazo distal del goniómetro con la línea media anterior del fémur, utilizando como punto anatómico de referencia la línea media rotuliana.

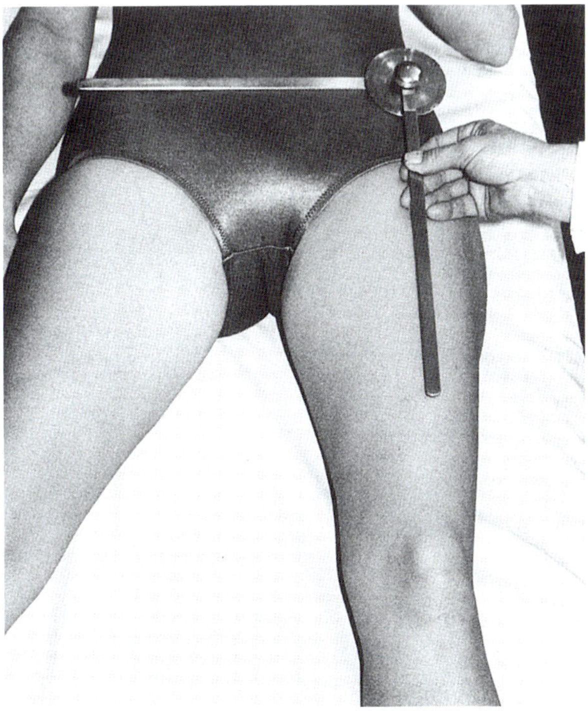

**Figura 8-21.** Los brazos del goniómetro forman un ángulo de 90°. Por tanto, el examinador anota este resultado, aunque debe recordar que 90° de la escala equivalen, en este caso, a 0°. Por ejemplo, una lectura del goniómetro de 90°-60° se recoge como 0°-30°.

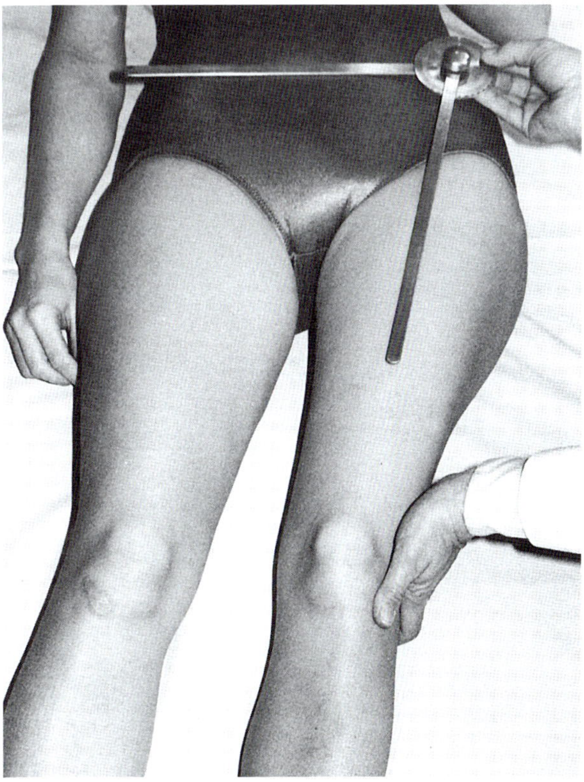

**Figura 8-22.** En la posición final del movimiento de aducción de la cadera, la mano del examinador sostiene el cuerpo del goniómetro sobre la espina ilíaca superior anterior. El examinador impide la rotación de la cadera con la mano contraria, estabilizando firmemente la rodilla del sujeto.

## ROTACIÓN MEDIAL (INTERNA)

El movimiento se produce en el plano transversal, en torno al eje vertical, cuando el sujeto adopta la posición anatómica. El valor medio de amplitud de rotación medial de la cadera en el adulto es de 32° de acuerdo con Roach y Miles[7] y de 40° según la AMA[4]. Véanse las Tablas 8-1, 8-2 y 8-3 para más información.

### *Posición para la prueba*

El sujeto se coloca sentado sobre una superficie de apoyo, con las rodillas flexionadas 90° en el borde de la superficie. Mantener la cadera en 0° de abducción y aducción y en 90° de flexión. Colocar un cojín de rulo debajo del extremo distal del fémur para mantenerlo en el plano horizontal.

### *Estabilización*

Inmovilizar el extremo distal del fémur evitando los movimientos de abducción, aducción o un mayor grado de flexión de la cadera. Evitar los movimientos de rotación, así como la basculación lateral de la pelvis.

### *Movimientos de la prueba*

Colocar una mano en el extremo distal del fémur para estabilizar la extremidad y utilizar la otra mano sobre el extremo distal de la tibia para desplazar la extremidad lateralmente. La mano que realiza el movimiento también debe mantener la pierna en posición neutral, evitando la rotación de la rodilla (Fig. 8-23). El final de la amplitud de movimiento se detecta cuando el examinador aprecia resistencia a continuar el movimiento del fémur y al tratar de vencer esta resistencia se produce la basculación de la pelvis o la flexión lateral del tronco.

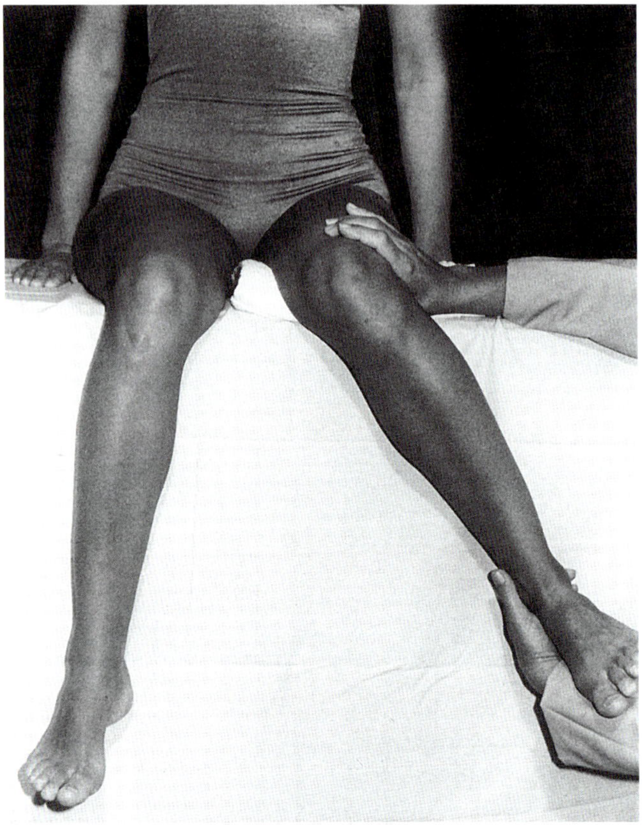

**Figura 8-23.** Extremidad inferior izquierda en la posición final del movimiento de rotación medial de la cadera. Una mano del examinador se sitúa en el extremo distal del fémur del sujeto, impidiendo la flexión y la abducción de la cadera. La otra mano tracciona lateralmente la pierna.

### *Tope final normal*

El tope final es firme debido a la tensión de la porción posterior de la cápsula articular y del ligamento isquiofemoral. También puede contribuir a esta firmeza la tensión de los siguientes músculos: piramidal de la pelvis, obturadores interno y externo, géminos superior e inferior, cuadrado crural, glúteo medio (fibras posteriores) y glúteo mayor.

### *Alineación del goniómetro*

Véanse las Figs. 8-24 y 8-25.

1. Centrar el fulcro (punto de apoyo de la palanca) del goniómetro sobre la porción anterior de la rótula.
2. Alinear el brazo proximal perpendicular al suelo, o paralelo a la superficie de apoyo.
3. Alinear el brazo distal del goniómetro con la línea media anterior de la tibia, utilizando como punto anatómico de referencia la cresta tibial y el punto intermedio entre ambos maléolos tibiales.

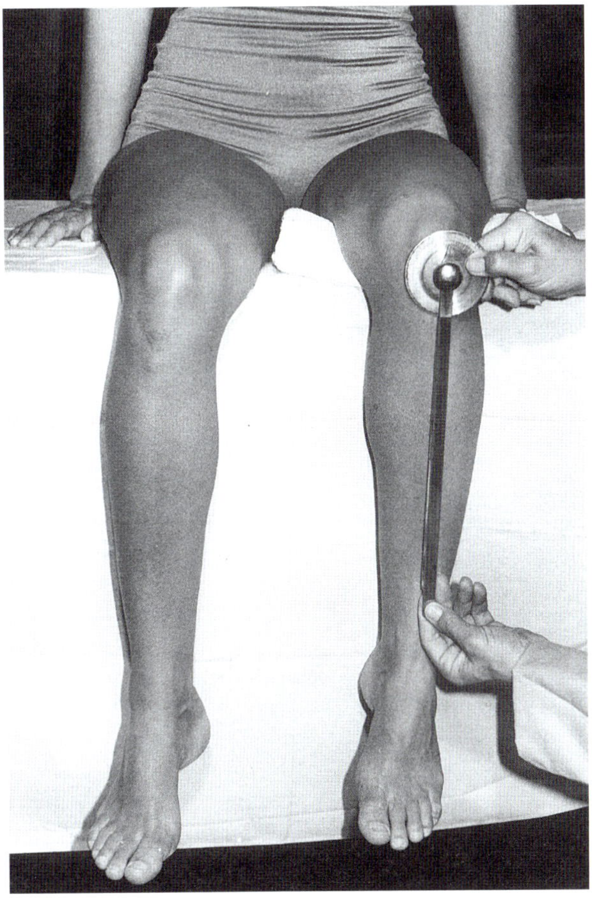

**Figura 8-24.** En la posición inicial para medir la rotación medial de la cadera, el fulcro (punto de apoyo de la palanca) del goniómetro se coloca sobre la rótula. Ambos brazos del instrumento permanecen paralelos.

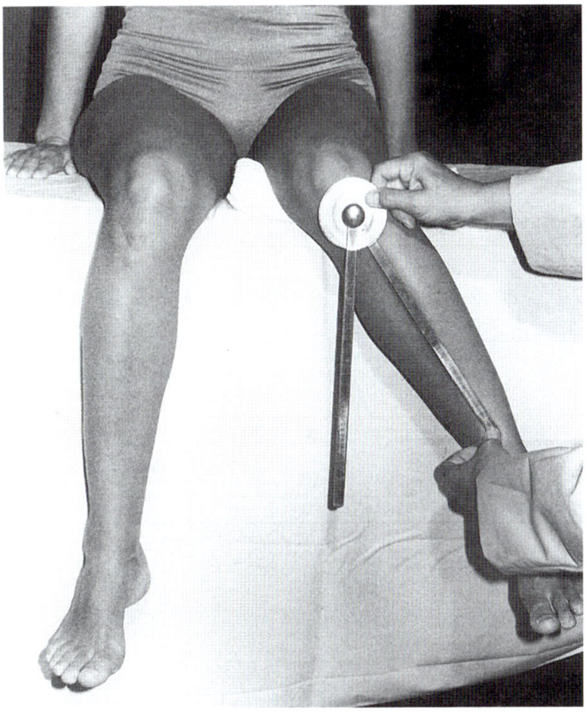

**Figura 8-25.** En la posición final de la amplitud de rotación medial, el brazo proximal del goniómetro cae libremente y queda perpendicular al suelo.

## ROTACIÓN LATERAL (EXTERNA)

El movimiento se produce en el plano transversal, en torno al eje longitudinal, cuando el sujeto adopta la posición anatómica. El valor medio de amplitud de rotación lateral de la cadera en el adulto es de 32° de acuerdo con Roach y Miles[7] y de 50° según la AMA[4]. Véanse las Tablas 8-1, 8-2, 8-3 y 8-5 para más información.

### *Posición para la prueba*

El sujeto se coloca sentado sobre una superficie de apoyo, con las rodillas flexionadas 90° en el borde de la superficie. Mantener la cadera en 0° de abducción y aducción y en 90° de flexión. Flexionar la rodilla contralateral más de 90°, de forma que la cadera pueda completar la amplitud máxima de rotación lateral.

### *Estabilización*

Inmovilizar el extremo distal del fémur evitando los movimientos de abducción o un mayor grado de flexión de la cadera. Evitar los movimientos de rotación y basculación lateral de la pelvis.

### *Movimientos de la prueba*

Colocar una mano en el extremo distal del fémur para estabilizar la extremidad y utilizar la otra mano sobre el extremo distal del peroné para desplazar la extremidad en sentido medial (Fig. 8-26). La mano que realiza el movimiento también debe mantener la pierna en posición neutral, evitando la rotación de la rodilla. El final de la amplitud de movimiento se detecta cuando el examinador aprecia resistencia a continuar el movimiento del fémur y al tratar de vencer esta resistencia se produce la basculación de la pelvis o la flexión lateral del tronco.

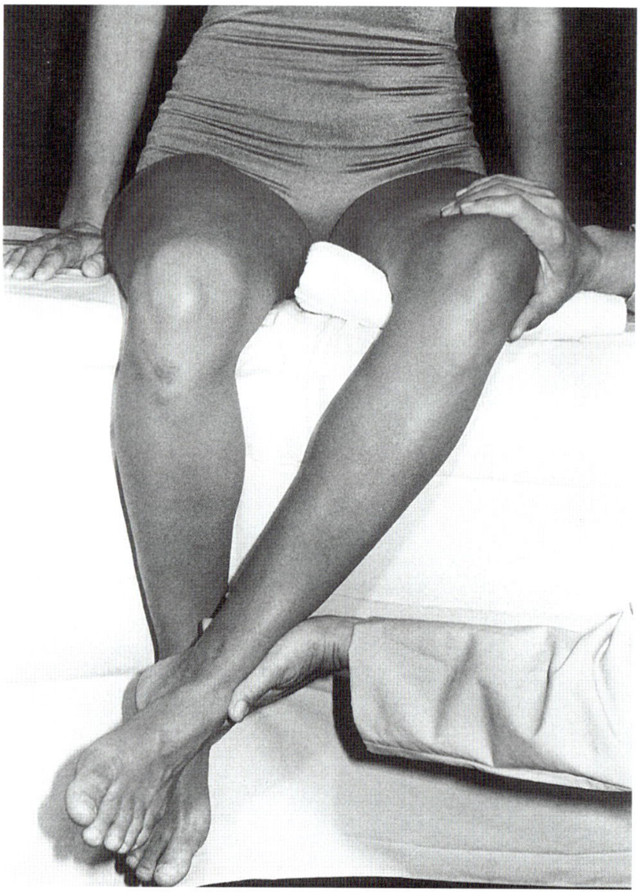

**Figura 8-26.** Extremidad inferior izquierda en la posición final del movimiento de rotación lateral de la cadera. El examinador coloca una mano sobre el extremo distal del fémur, impidiendo la flexión y la abducción de la cadera. El sujeto favorece la estabilización al apoyar sus manos sobre la mesa de exploración y desplazando el peso corporal hacia la cadera izquierda. El sujeto flexiona la rodilla derecha, permitiendo a la extremidad inferior izquierda completar el arco de movilidad.

### *Tope final normal*

El tope final es firme debido a la tensión de la porción anterior de la cápsula articular y de los ligamentos iliofemoral y pubofemoral. También puede contribuir a esta firmeza la tensión de la porción anterior del glúteo mayor, glúteo menor, aductor mayor, aductor medio, pectíneo y piramidal de la pelvis.

### *Alineación del goniómetro*

Véanse las Figs. 8-27 y 8-28.

1. Centrar el fulcro (punto de apoyo de la palanca) del goniómetro sobre la porción anterior de la rótula.
2. Alinear el brazo proximal perpendicular al suelo, o paralelo a la superficie de apoyo.
3. Alinear el brazo distal del goniómetro con la línea media anterior de la tibia, utilizando como punto anatómico de referencia la cresta tibial y el punto intermedio entre ambos maléolos tibiales.

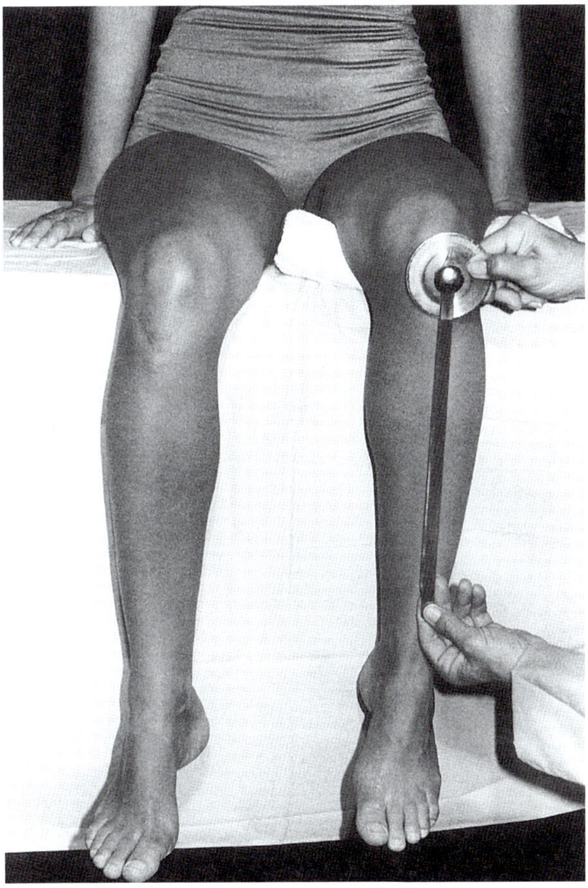

**Figura 8-27.** Alineación del goniómetro en la posición inicial del movimiento de rotación lateral de la cadera.

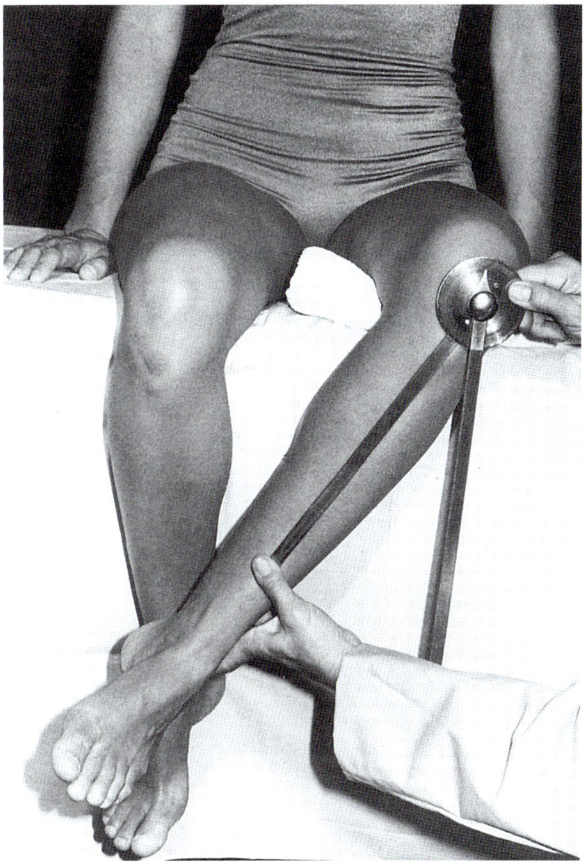

**Figura 8-28.** En la posición final del movimiento de rotación lateral de la cadera, una mano del examinador sostiene la pierna del sujeto, manteniendo la alineación del brazo distal del goniómetro.

# Procedimientos de valoración de la longitud muscular: cadera

## FLEXORES DE LA CADERA (TEST DE THOMAS)

Los músculos ilíaco y psoas mayor flexionan la cadera en el plano sagital del movimiento. Otros músculos, debido a sus inserciones, participan en la flexión de la cadera en combinación con otros movimientos. El músculo recto crural actúa flexionando la cadera y extendiendo la rodilla. El músculo sartorio participa en la flexión, abducción y rotación lateral de la cadera, al tiempo que flexiona la rodilla. El tensor de la fascia lata realiza la abducción, flexión y rotación medial de la cadera, y la extensión de la rodilla. Existen diversos músculos que actúan principalmente en la aducción de la cadera, como el pectíneo, el aductor medio y el aductor menor, que se sitúan en la zona anterior al eje de la articulación de la cadera, y por tanto pueden participar en la flexión de la misma. Los músculos cortos que flexionan la cadera limitan la amplitud de extensión de esta articulación. La extensión de la cadera también puede estar limitada por distintas anomalías en las superficies articulares, y por el acortamiento de la porción anterior de la cápsula articular o de los ligamentos iliofemoral e isquiofemoral.

Las Figuras 8-29*A* y 8-29*B* muestran la posición anatómica de los principales músculos flexores de la cadera. El músculo **ilíaco** tiene su origen proximal en los dos tercios superiores de la fosa ilíaca, el borde interno de la cresta ilíaca, la porción lateral (ala) del sacro y ligamentos sacroilíaco e iliolumbar. Se inserta distalmente en el trocánter menor del fémur. El **psoas mayor** tiene su origen proximal a los lados de los cuerpos vertebrales y discos intervertebrales desde T12 a L5, y las apófisis transversas de L1 a L5. Su inserción distal es el trocánter menor del fémur. Generalmente, el conjunto de ambos músculos se engloba en el término **psoas ilíaco.** Cuando el psoas ilíaco se encuentra acortado, limita el movimiento de extensión de la cadera, aunque no tracciona la articulación en el sentido opuesto al movimiento; el muslo permanece en el plano sagital. La posición de la rodilla no afecta a la longitud del músculo psoas ilíaco.

El músculo **recto crural** se origina proximalmente a partir de dos tendones: el tendón anterior de la espina ilíaca anterior inferior y el tendón posterior del surco superior del borde del acetábulo. Se inserta distalmente en la base de la rótula y en la tuberosidad tibial a través del ligamento rotuliano. Su acortamiento limita el movimiento de extensión de la cadera y la flexión de la rodilla. En este caso, durante la extensión de la cadera, la rodilla se desplazaría pasivamente en el sentido de extensión para adaptarse a la menor longitud del músculo. En ocasiones, cuando el recto crural se encuentra acortado y se intenta la extensión de la cadera, la rodilla permanece flexionada, aunque la amplitud de extensión de la cadera será menor.

El músculo **sartorio** se origina proximalmente en la espina ilíaca anterior superior y en la porción superior de la es-

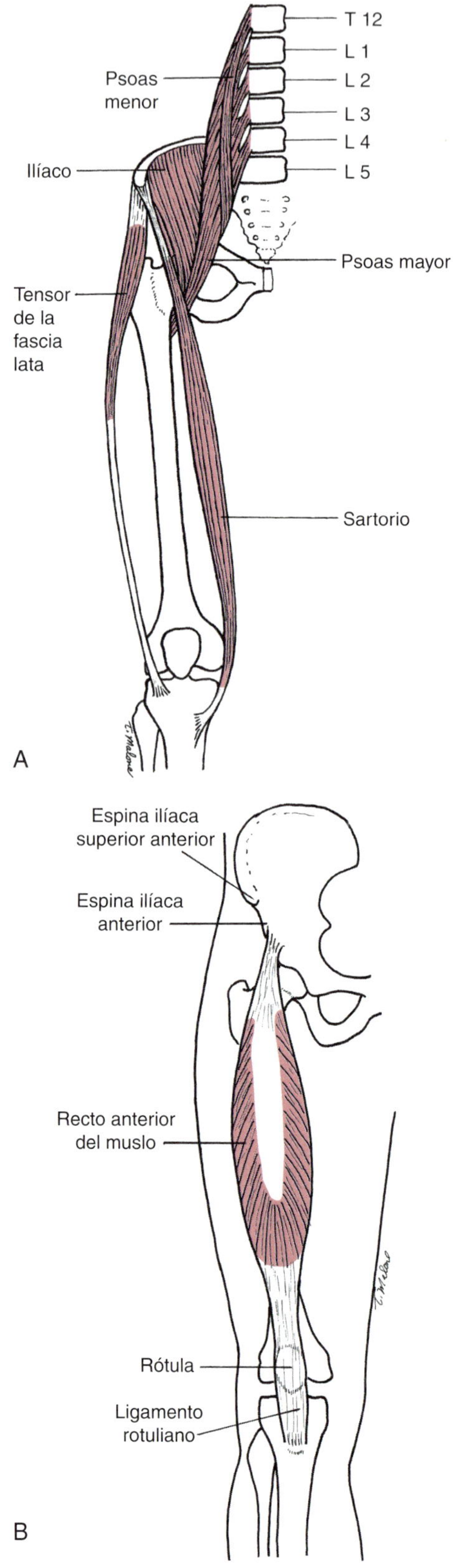


**Figura 8-29.** Imagen anterior de los músculos flexores de la cadera.

cotadura ilíaca. Se inserta distalmente en la porción proximal de la cara medial de la tibia. Cuando este músculo presenta acortamiento, limita los movimientos de extensión y aducción de la cadera y la extensión de la rodilla. En este caso, durante la extensión de la cadera, ésta se desplazará pasivamente en el sentido de abducción, y la rodilla se flexionará para adaptarse a la menor longitud del músculo.

El músculo **tensor de la fascia lata** nace proximalmente en la porción anterior del borde externo de la cresta ilíaca y en la superficie lateral de la espina ilíaca anterior superior y escotadura ilíaca. Se inserta distalmente en la banda iliotibial de la fascia lata, aproximadamente en el tercio superior del muslo. La banda iliotibial se inserta en la superficie anterior lateral del extremo proximal de la tibia. Su acortamiento limita los movimientos de aducción, extensión y rotación lateral de la cadera, así como la flexión de la rodilla. En este caso, durante la extensión de la cadera, ésta se desplazará pasivamente en el sentido de abducción y rotación medial para adaptarse a la menor longitud del músculo.

El músculo **pectíneo** tiene su origen en la línea pectínea del pubis, y se inserta en la línea que une el trocánter menor con la línea áspera del fémur. El músculo **aductor medio** tiene su origen proximal en la porción anterior del pubis, y se inserta distalmente en la línea áspera del fémur. El músculo **aductor menor** tiene su origen en la rama inferior del pubis. Se inserta en la línea que une el trocánter menor y la línea áspera del fémur, y en la porción proximal de la línea áspera, inmediatamente posterior al pectíneo, y extremo proximal del aductor medio. El acortamiento de estos músculos limita los movimientos de abducción y extensión de la cadera. En este caso, durante la extensión de la cadera, ésta se desplazará pasivamente en el sentido de aducción para adaptarse a la menor longitud de estos músculos.

### *Posición de inicio*

El sujeto se coloca sentado en el extremo de la camilla, apoyando en el borde de la misma la parte inferior de los muslos. Se ayudará al paciente a adoptar la postura en decúbito supino, sosteniendo su espalda y flexionando las caderas y rodillas (Fig. 8-30). Esta secuencia evitará la tensión de la región lumbar al adoptar la posición inicial para la prueba. Una vez que se encuentra en decúbito supino, se flexionan las caderas, desplazando las rodillas hacia el tórax lo suficiente para que la región lumbar y la pelvis queden perfectamente apoyadas sobre la camilla (Fig. 8-31). En esta posición, la pelvis se encuentra en unos 10° de basculación posterior. Se evitará la aproximación excesiva de las rodillas sobre el tórax, ya que ello causará una flexión exagerada de la pelvis y la basculación posterior. Aunque la posición de la región lumbar y la pelvis parece causar tensión en los músculos flexores de la cadera, en realidad esta tensión no está presente.

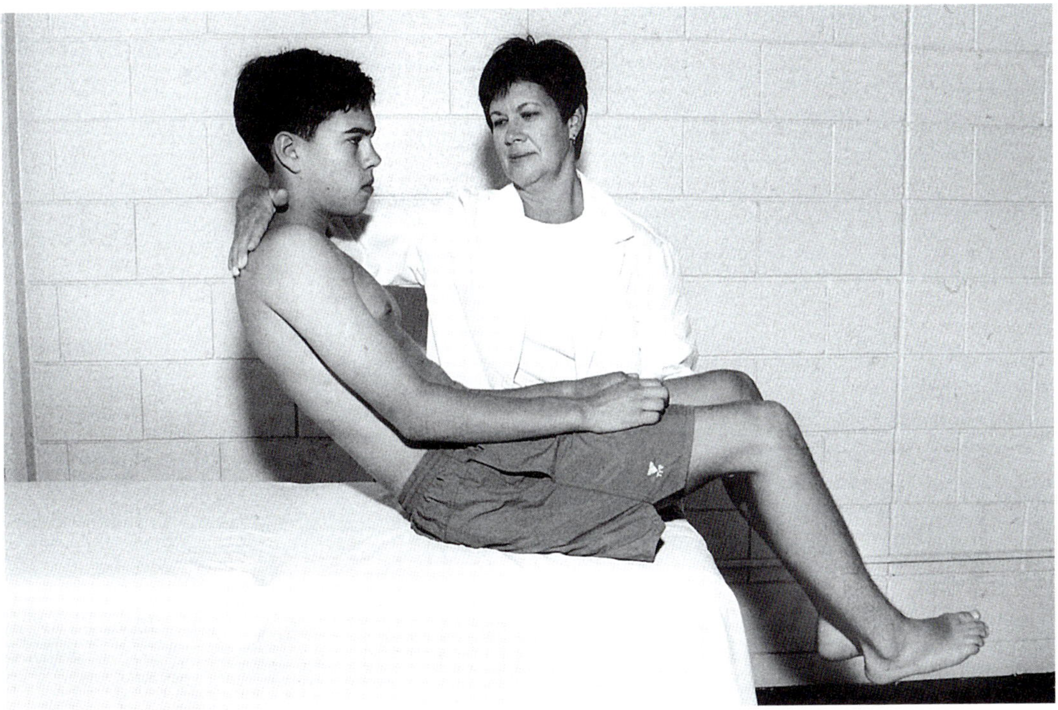

**Figura 8-30.** El examinador asiste al sujeto en la posición inicial de la prueba de longitud de los músculos flexores de la cadera. Normalmente, el examinador se coloca en el mismo lado de la cadera que va a ser explorada para observar mejor esta región y tomar las medidas, aunque en este caso se ha colocado en el lado contrario para la fotografía.

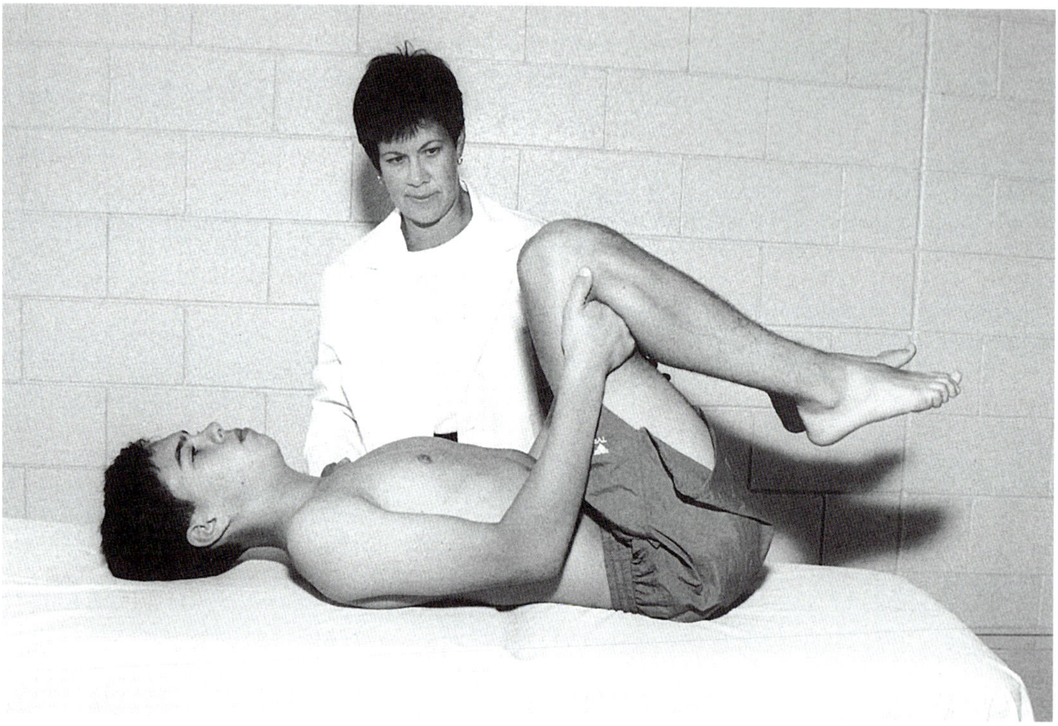

**Figura 8-31.** Posición inicial de la prueba de longitud de los músculos flexores de la cadera. Ambas rodillas y caderas permanecen flexionadas, de forma que la región lumbar y la pelvis apoyan completamente sobre la mesa de exploración.

### *Estabilización*

El examinador, o bien el propio individuo, mantendrán flexionada la cadera que no va a ser examinada (con la rodilla aproximada al tórax), con el fin de mantener la región lumbar y la pelvis completamente apoyadas sobre la camilla.

### *Movimientos de la prueba*

Es posible identificar los músculos que se encuentran acortados haciendo variar la posición de la rodilla y observando con detenimiento los movimientos pasivos de la cadera y la rodilla durante el movimiento de extensión de la cadera. Extender la cadera que va ser examinada haciendo descender el muslo hacia la camilla. La rodilla se encuentra relajada en una posición de aproximadamente 80° de flexión. La extremidad inferior debe permanecer en el plano sagital.

Cuando el muslo es capaz de permanecer apoyado sobre la camilla, manteniendo la rodilla la posición de 80° de flexión, indica que los músculos psoas ilíaco y recto crural poseen una longitud normal[32] (Figs. 8-32 y 8-33). Al final de la prueba, la cadera se encuentra en la posición de 10° de extensión, debido a que la pelvis se mantiene en 10° de basculación posterior. En esta posición finaliza la prueba.

Cuando el sujeto no es capaz de apoyar completamente el muslo sobre la camilla, existe limitación en la extensión de la cadera, y serán necesarias pruebas adicionales para identificar la causa (Fig. 8-34). Se regresa a la posición inicial flexionando las caderas y llevando las rodillas hacia el tórax. Extender la cadera haciendo descender el muslo hacia la camilla, pero esta vez manteniendo la rodilla en extensión (Fig. 8-35). De este modo, el músculo recto crural

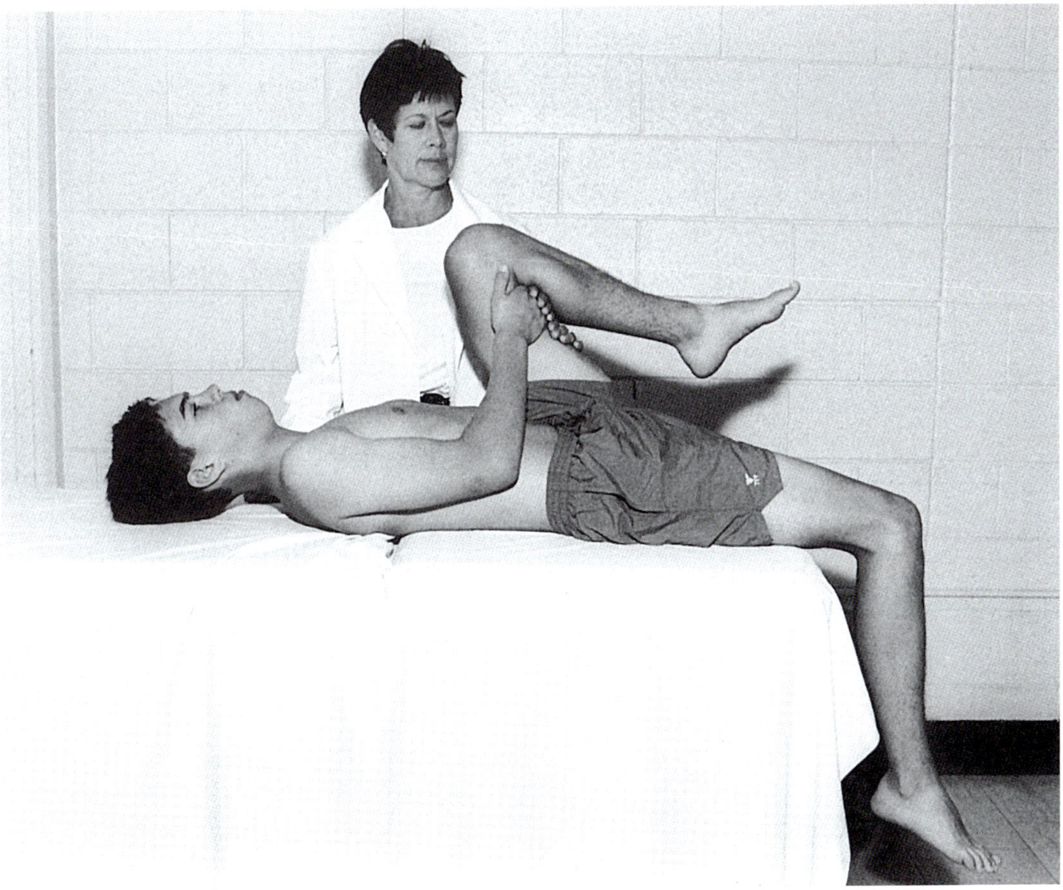

Figura 8-32. Posición final del movimiento de la prueba de longitud de los músculos flexores de la cadera. El sujeto presenta una longitud normal de los flexores de la cadera derecha; es capaz de extender la cadera hasta 10° (el muslo apoyado sobre la mesa de exploración), la rodilla permanece flexionada 80°, y la extremidad inferior se mantiene en el plano sagital.

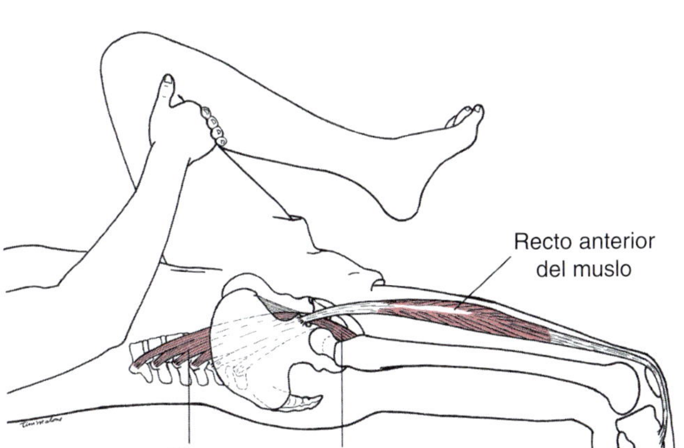


Figura 8-33. Imagen lateral de la cadera que muestra los músculos flexores de la misma en la posición final del test de Thomas.

permanece relajado sobre la articulación de la rodilla. Si durante la extensión de la cadera con la rodilla extendida el sujeto es capaz de apoyar completamente el muslo en la camilla, el acortamiento se localiza en el recto crural. Si el paciente, en este caso, no es capaz de apoyar completamente el muslo sobre la camilla, el acortamiento podrá afectar a otras estructuras, como el músculo psoas ilíaco, la porción anterior de la cápsula articular, o los ligamentos iliofemoral o isquiofemoral.

Durante la extensión de la cadera, es preciso observar que la extremidad inferior permanece en el plano sagital. Si se aprecia alguna desviación, como la rotación lateral o la abducción, es posible que el acortamiento afecte al músculo sartorio. Si la cadera rota en sentido medial y en abducción, el acortamiento se localiza en el tensor de la fascia lata. El test de Ober puede utilizarse específicamente para comprobar la longitud del músculo tensor de la fascia lata. Si se observa que la cadera rota en el sentido de aducción, el acortamiento probablemente afectará a los músculos pectíneo, aductor medio y aductor menor. Sería recomendable medir la amplitud de abducción de la cadera para verificar con mayor precisión la longitud de los músculos aductores de la misma.

### *Tope final normal*

Si durante la extensión de la cadera el paciente es capaz de mantener flexionada la rodilla, el tope final es firme, debido a la tensión del músculo recto crural. Si la rodilla permanece extendida al final de la extensión de la cadera, el tope final será firme debido a la tensión de la porción anterior de la cápsula articular, los ligamentos iliofemoral e isquiofemoral, y el músculo psoas ilíaco. También puede contribuir a esta firmeza el posible acortamiento de alguno de los siguientes músculos: sartorio, tensor de la fascia lata, pectíneo, aductor medio y aductor menor.

### *Alineación del goniómetro*

Véase la Fig. 8-36.

1. Centrar el fulcro (punto de apoyo de la palanca) del goniómetro sobre la porción lateral de la articulación de la cadera, utilizando el trocánter mayor del fémur como punto anatómico de referencia.
2. Alinear el brazo proximal del goniómetro con la línea media lateral de la pelvis.
3. Alinear el brazo distal del goniómetro con la línea media lateral del fémur, utilizando como punto anatómico de referencia el epicóndilo lateral.

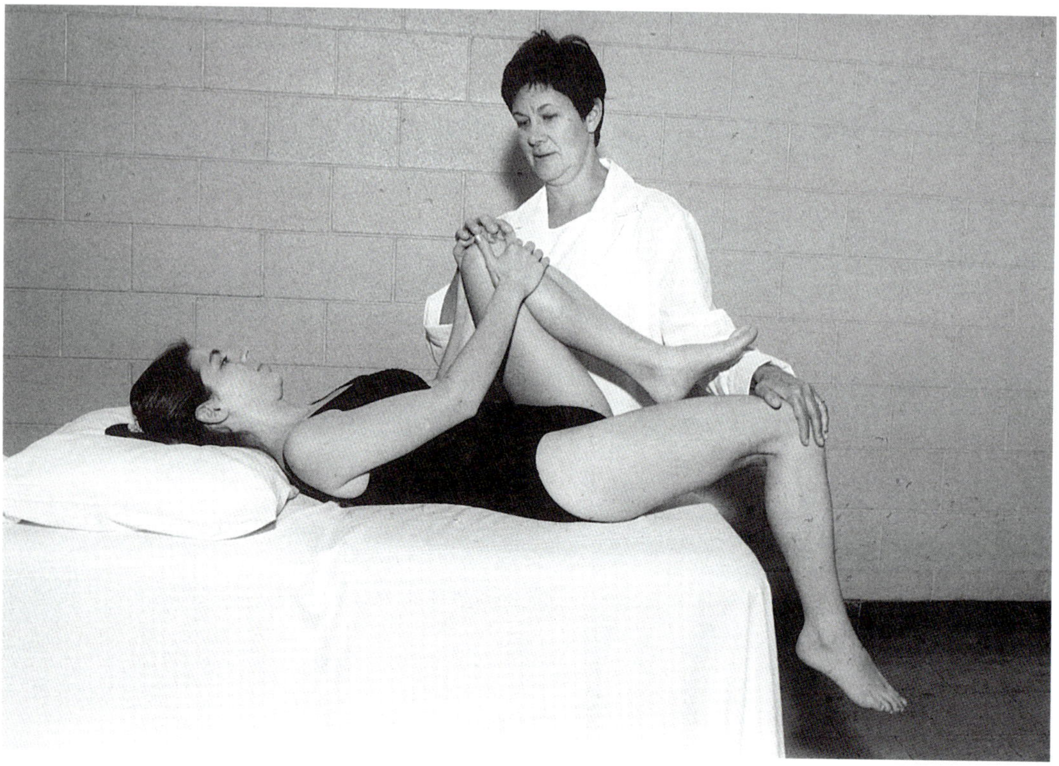

**Figura 8-34.** El sujeto presenta una limitación del movimiento de extensión de la cadera. No es capaz de apoyar el muslo derecho en la mesa de exploración mientras la rodilla se encuentra flexionada 80°. Serán necesarias pruebas adicionales para determinar la estructura que presenta el acortamiento.

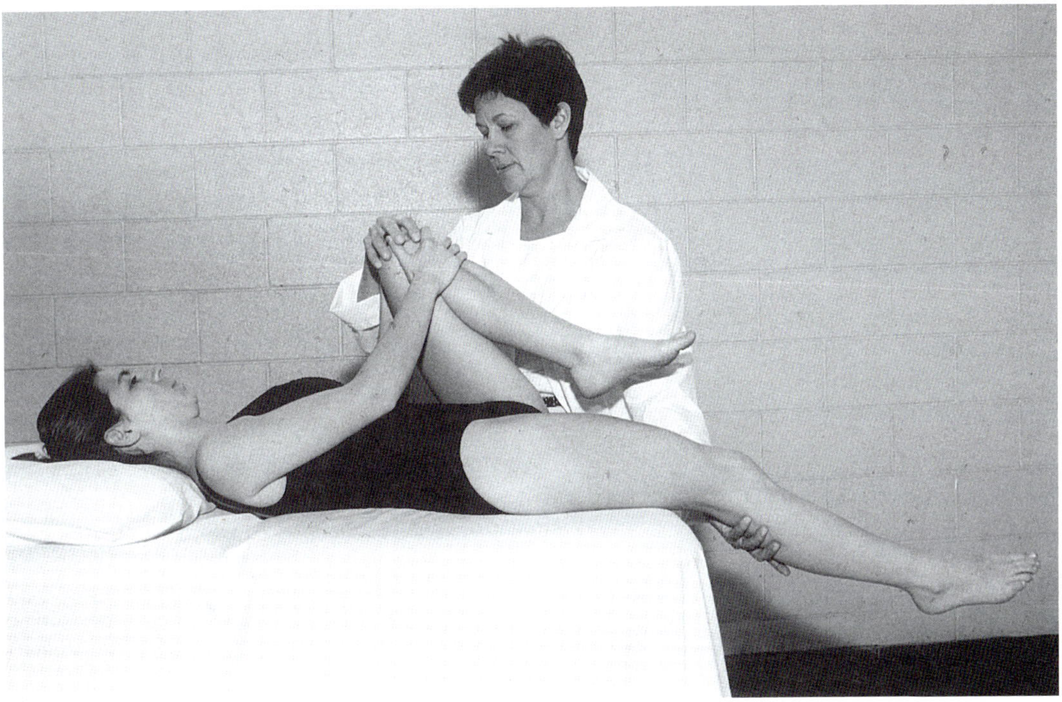

**Figura 8-35.** El sujeto presentaba limitación del movimiento de extensión de la cadera en la posición final de la prueba (véase Fig. 8-34), por lo que será necesario modificar y repetir el movimiento de la misma. En este caso, la rodilla permanece extendida mientras la extremidad desciende hasta la mesa de exploración. En la posición final de esta prueba, la cadera se extiende hasta 10°, y el muslo apoya sobre la camilla. Por tanto, se deduce que el recto anterior del muslo presenta un acortamiento, y que el músculo psoas ilíaco, la porción anterior de la cápsula y los ligamentos iliofemoral e isquiofemoral tienen una longitud normal.

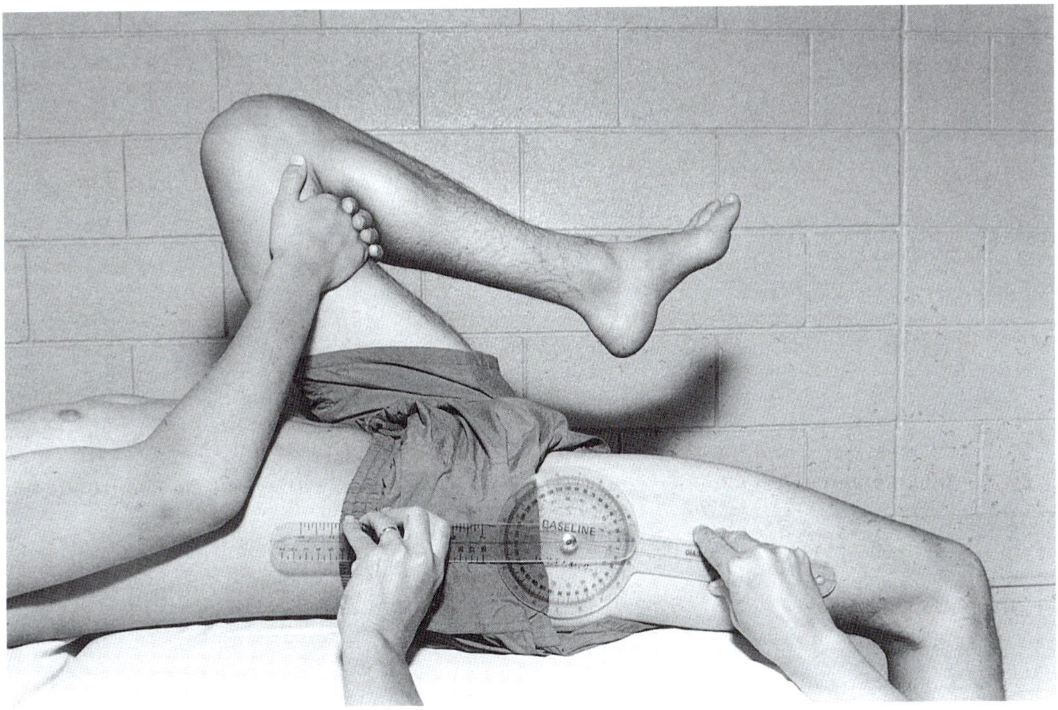


**Figura 8-36.** Alineación del goniómetro para la prueba de longitud de los flexores de la cadera.

## MÚSCULOS DE LA CORVA: SEMITENDINOSO, SEMIMEMBRANOSO Y BÍCEPS CRURAL (TEST DE ELEVACIÓN RECTA DE LA PIERNA)

Los músculos de la corva son el semitendinoso, semimembranoso y bíceps crural, los cuales atraviesan dos articulaciones, la cadera y la rodilla. Al contraerse, llevan a cabo la extensión de la cadera y la flexión de la rodilla. El músculo **semitendinoso** tiene su origen proximal en la tuberosidad isquiática, y se inserta distalmente en la porción proximal de la superficie medial de la tibia (Fig. 8-37*A*). El músculo **semimembranoso** se origina en la tuberosidad isquiática y se inserta en la porción medial posterior del cóndilo medial de la tibia (Fig. 8-37*B*). La cabeza larga del **bíceps crural** tiene su origen en la tuberosidad isquiática y en el ligamento sacrotuberoso, y la cabeza corta de este músculo tiene su origen proximal en el borde lateral de la línea áspera, la línea supracondílea lateral y el septo intermuscular lateral (Fig. 8-37*A*). El bíceps crural se inserta en la cabeza del peroné, y una pequeña porción en el cóndilo lateral de la tibia y ligamento colateral lateral.

Dado que estos músculos atraviesan dos articulaciones, su acortamiento puede limitar los movimientos de flexión de la cadera y extensión de la rodilla. Si está presente este acortamiento y la rodilla se mantiene en extensión máxima, se observará una limitación de la flexión de la cadera. No obstante, cuando se observa una limitación en la flexión de la cadera con la rodilla flexionada, es posible que existan anomalías que afecten a las superficies articulares, o bien un acortamiento de la porción posterior de la cápsula articular o del músculo glúteo mayor.

### *Posición de inicio*

El sujeto se coloca en decúbito supino, con ambas rodillas en extensión y las caderas en 0° de flexión, extensión, abducción, aducción y rotación (Fig. 8-38). Si es posible, se recomienda retirar las prendas de vestir que cubren el ilion y la región lumbar, para poder observar la pelvis y la columna lumbar durante el desarrollo de la prueba.

### *Estabilización*

Mantener la rodilla de la extremidad examinada en extensión máxima. Apoyar completamente la extremidad contraria sobre la camilla, con el fin de inmovilizar la pelvis y evitar la basculación excesiva de la misma en sentido posterior y la flexión lumbar. Generalmente, el propio peso de la extremidad inferior es suficiente para mantener la estabilidad necesaria, aunque en determinados casos es preciso fijar el muslo a la camilla con una cincha de sujeción.

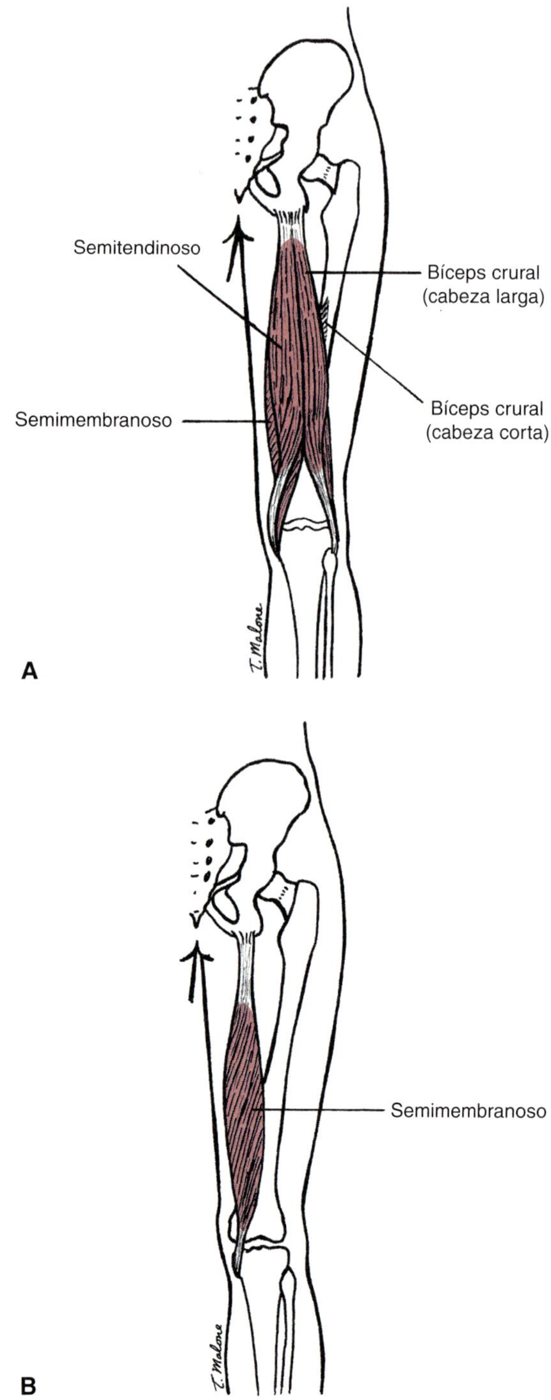


**Figura 8-37.** Imagen posterior de la cadera que muestra los músculos de la corva (*A* y *B*).

### *Movimientos de la prueba*

Flexionar la cadera elevando la extremidad inferior desde la camilla (Figs. 8-39 y 8-40). Mantener la rodilla en extensión aplicando una presión firme sobre la cara anterior del muslo. A lo largo del movimiento de flexión de la cadera, la pelvis y la región lumbar deben permanecer apoyadas sobre la camilla. El final de la flexión se identifica cuando el examinador aprecia resistencia a continuar el movimiento, debido a la tensión de la cara posterior del muslo, y al intentar vencerla el paciente flexiona la rodilla, bascula la pelvis en sentido posterior o flexiona la región lumbar. Si el sujeto es capaz de flexionar la cadera entre 70° y 80° con la rodilla en extensión, la prueba indica que la longitud de los músculos de la corva es normal[32].

El acortamiento de los músculos de la cadera y la región lumbar influye en el resultado del test de elevación recta de la pierna. Cuando el acortamiento afecta a los flexores de la cadera opuesta a la de la extremidad examinada, la pelvis bascula en sentido anterior mientras la extremidad permanece apoyada sobre la camilla. Esta basculación hace disminuir la distancia que podrá elevar la extremidad desde la camilla, dando la falsa impresión de un acortamiento de la longitud de los músculos de la corva, que no es real. Para evitar esto, se mantendrá flexionada la cadera opuesta a la examinada, haciendo que el sujeto apoye el pie en la camilla, o bien colocando una almohadilla por debajo del muslo (Fig. 8-41). Esta postura mantiene relajados los músculos flexores de la cadera acortados, y permite el apoyo completo de la pelvis y la región lumbar sobre la camilla. Es importante evitar la excesiva basculación pélvica en sentido anterior, así como la flexión lumbar.

Cuando el acortamiento afecta a los extensores lumbares, esta región presentará una lordosis excesiva, con la pelvis inclinada en sentido anterior. Esta postura pélvica hace disminuir la distancia de elevación de la extremidad desde la camilla. Parecerá, por tanto, que los músculos de la corva poseen una longitud inferior a la real. En este caso, el examinador deberá colocar con precisión el brazo proximal del goniómetro en la línea media lateral de la pelvis durante la medición de la amplitud de flexión de la cadera, con el fin de no interpretar erróneamente la altura de la extremidad inferior desde la camilla.

### *Tope final normal*

El tope final es firme debido a la tensión de los músculos semimembranoso, semitendinoso y bíceps crural.

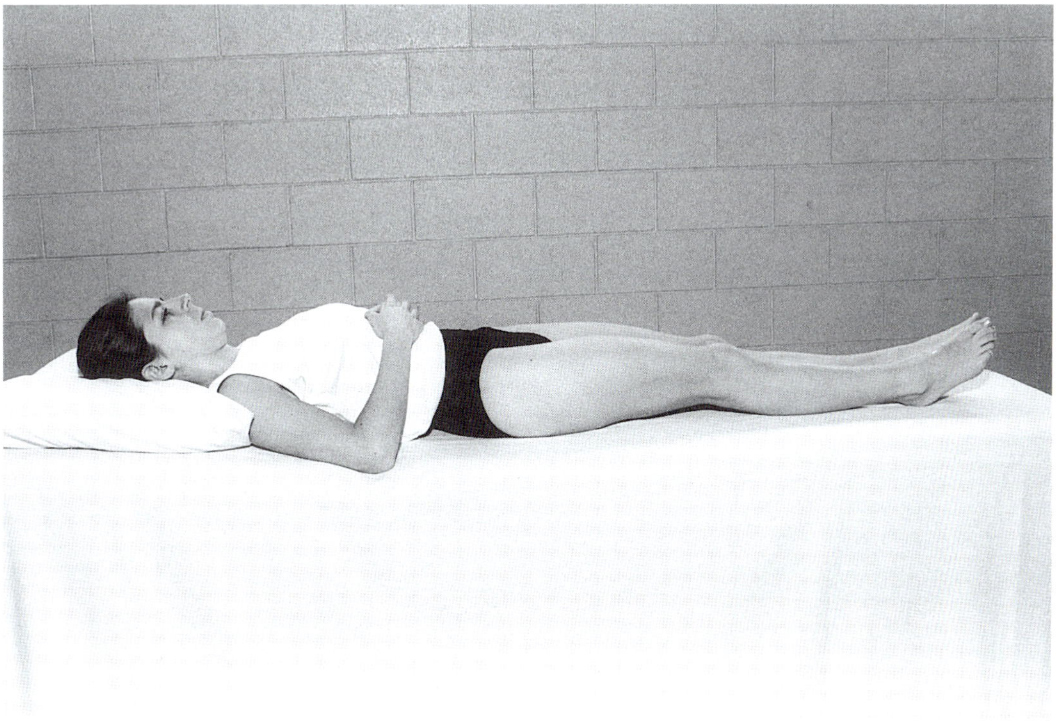

**Figura 8-38.** Posición inicial de la prueba de longitud de los músculos de la corva.

### *Alineación del goniómetro*

Véase la Fig. 8-42.

1. Centrar el fulcro (punto de apoyo de la palanca) del goniómetro sobre la porción lateral de la articulación de la cadera, utilizando el trocánter mayor del fémur como punto anatómico de referencia.
2. Alinear el brazo proximal del goniómetro con la línea media lateral de la pelvis.
3. Alinear el brazo distal del goniómetro con la línea media lateral del fémur, utilizando como punto anatómico de referencia el epicóndilo lateral.

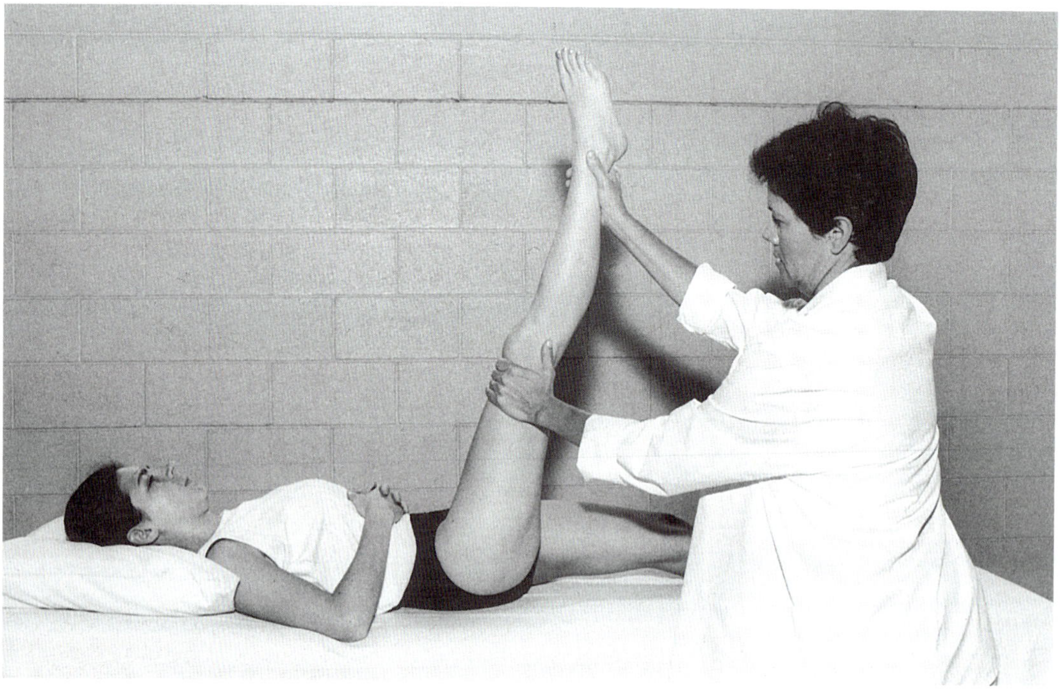

**Figura 8-39.** Posición final de la prueba de longitud de los músculos de la corva. Los músculos de la corva del sujeto presentan una longitud normal; la cadera puede ser flexionada pasivamente de 70° a 80° con la rodilla en extensión máxima. Esta prueba también se denomina test de elevación de la pierna recta.

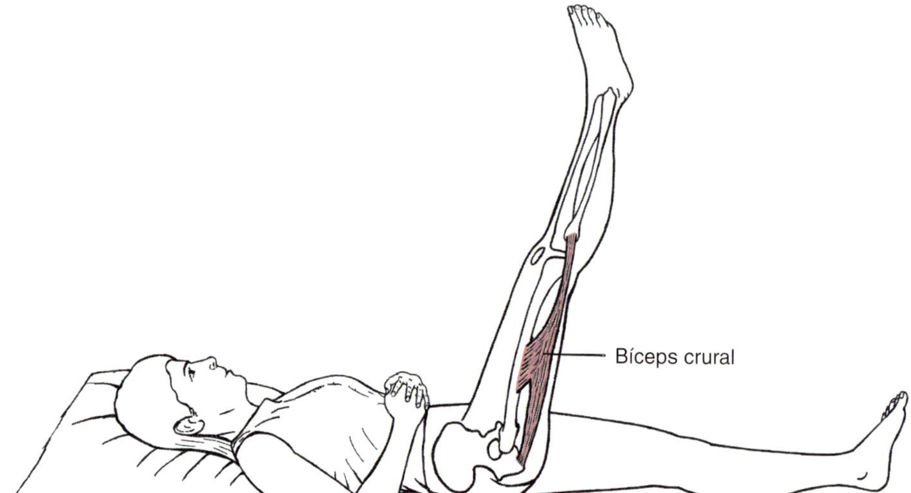


**Figura 8-40.** Imagen lateral de la cadera que muestra el músculo bíceps crural en la posición final de la prueba de longitud de los músculos de la corva.

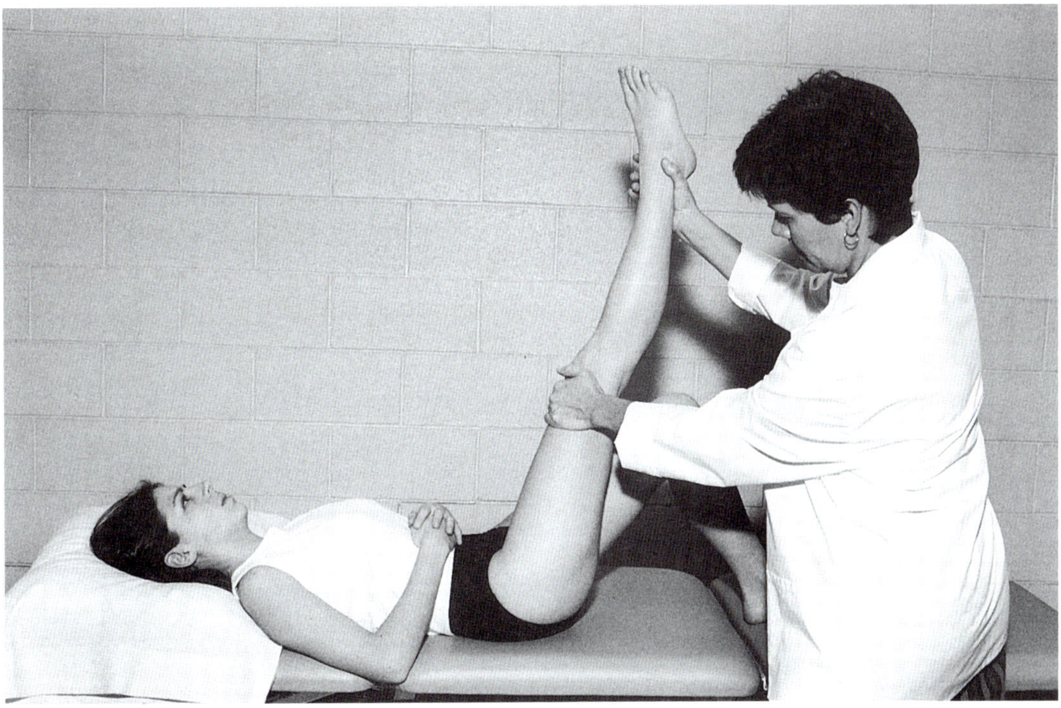

Figura 8-41. Cuando el sujeto presenta un acortamiento de los flexores de la cadera contralateral, flexiona la cadera contralateral para evitar el balanceo anterior de la pelvis.

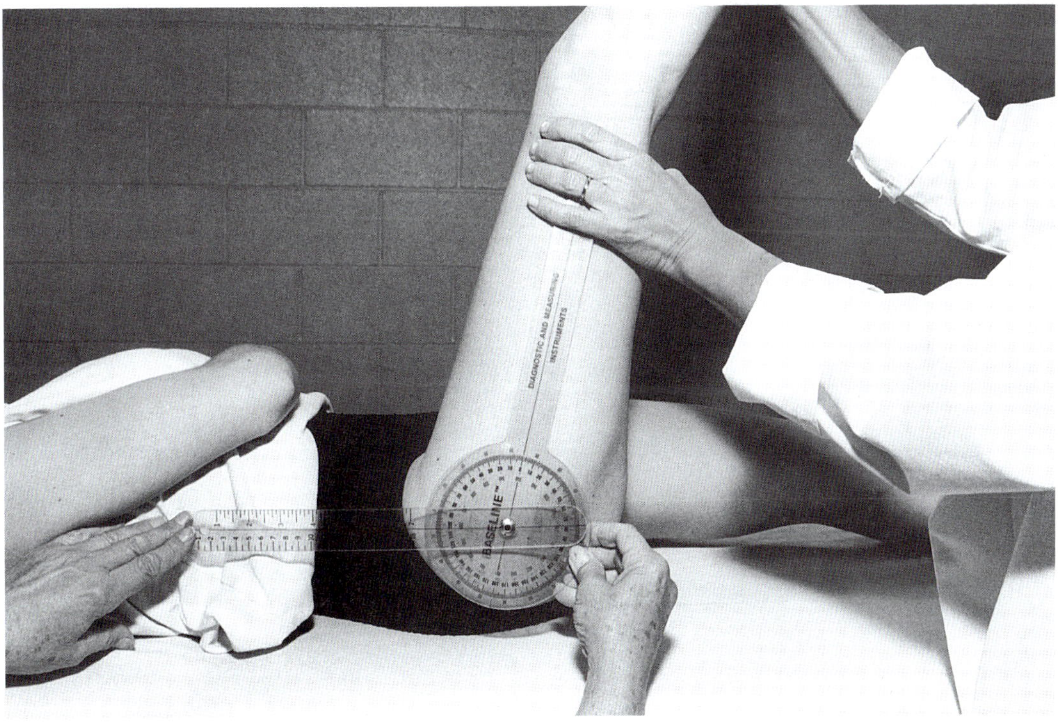


Figura 8-42. Alineación del goniómetro en la medición de la longitud de los músculos de la corva. Será necesaria la asistencia de otro examinador adicional para sostener la pierna que va a ser explorada.

## MÚSCULO TENSOR DE LA FASCIA LATA (TEST DE OBER)[50]

El músculo **tensor de la fascia lata** atraviesa dos articulaciones, la cadera y la rodilla. Al contraerse, lleva a cabo la abducción, flexión y rotación medial de la cadera, y la flexión de la rodilla. El tensor de la fascia lata tiene su origen proximal en la porción anterior del borde externo de la cresta ilíaca, y en la superficie lateral de la espina ilíaca superior anterior y la escotadura ilíaca (Fig. 8-43). Se inserta distalmente en la banda iliotibial de la fascia lata, aproximadamente en el tercio proximal del muslo. La banda iliotibial se inserta en la superficie anterior lateral del extremo proximal de la tibia. Cuando este músculo presenta acortamiento, se observa una limitación de la aducción de la cadera y, en menor grado, de los movimientos de extensión y rotación lateral de la cadera y flexión de la rodilla.

### *Posición de inicio*

El sujeto debe permanecer en decúbito lateral, apoyando sobre la camilla la cadera contraria a la que va a ser examinada. Debe situarse cerca del borde de la camilla; el examinador se coloca de pie por detrás del sujeto. Inicialmente, el paciente extenderá la rodilla de la extremidad en posición superior, y colocará la cadera correspondiente en 0° de flexión, extensión, aducción, abducción y rotación. El paciente debe flexionar la rodilla y cadera de la extremidad apoyada con el fin de estabilizar el tronco, colocar recta la región lumbar y mantener la pelvis con una ligera inclinación en sentido posterior.

### *Estabilización*

El examinador colocará una mano sobre la cresta ilíaca con el fin de inmovilizar la pelvis. Normalmente, es preciso ejercer una firme presión para evitar que la pelvis bascule lateralmente durante la prueba. La flexión de la rodilla y cadera de la extremidad apoyada en la camilla contribuye también a la estabilización del tronco y la pelvis.

### *Movimientos de la prueba*

Sostener la extremidad que va a ser examinada con la mano en la cara medial de la rodilla y la pierna. Flexionar la cadera y la rodilla 90° (Fig. 8-44). Mantener la rodilla flexionada y desplazar la cadera en el sentido de abducción y extensión, hasta colocar el tensor de la fascia lata sobre el trocánter mayor del fémur (Fig. 8-45). Comprobar la longitud del tensor de la fascia lata haciendo descender la pierna en el sentido de aducción de la cadera, aproximándola a la superficie de la camilla (Figs. 8-46 y 8-47). Evitar que la pelvis bascule lateralmente o que el paciente flexione la cadera, ya que estos mo-

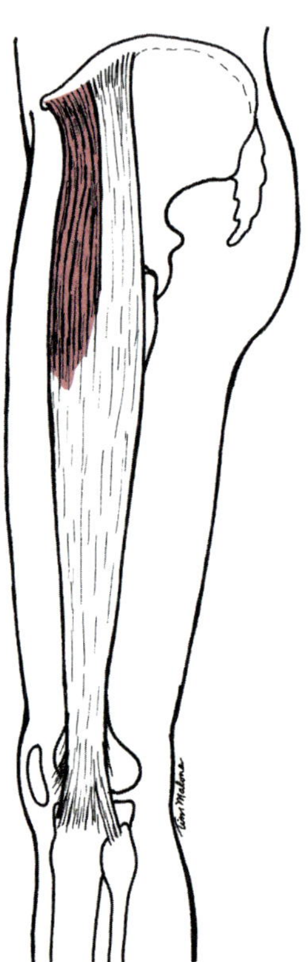

Figura 8-43. Imagen lateral de la cadera que muestra el músculo tensor de la fascia lata y la banda iliotibial.

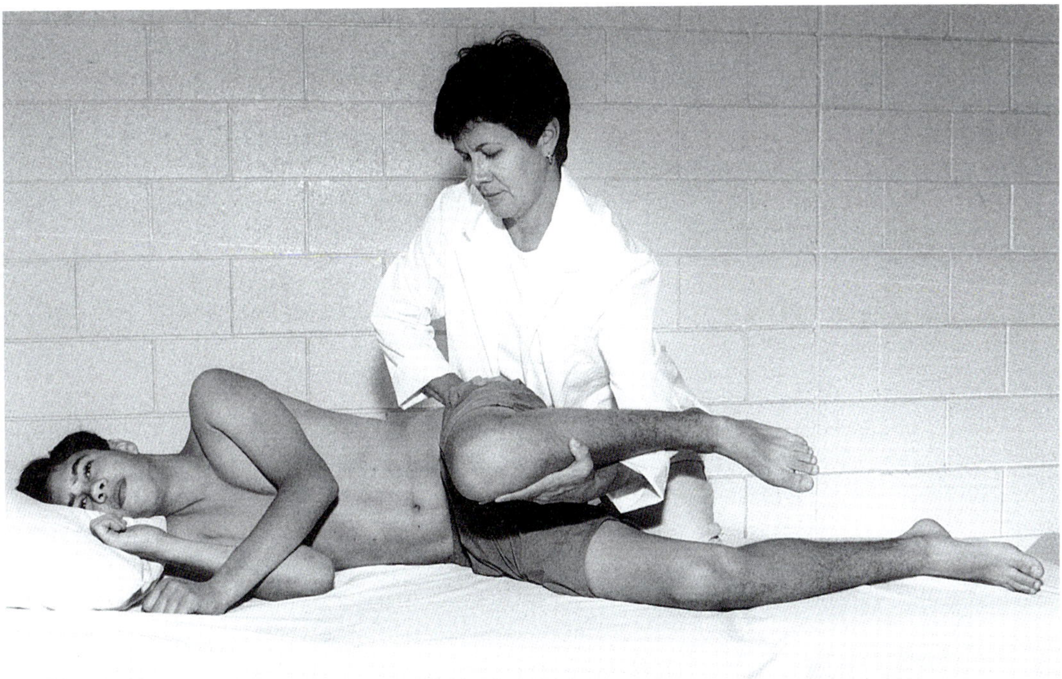

Figura 8-44. El primer paso de la prueba de longitud de la fascia lata consiste en flexionar la cadera y la rodilla.

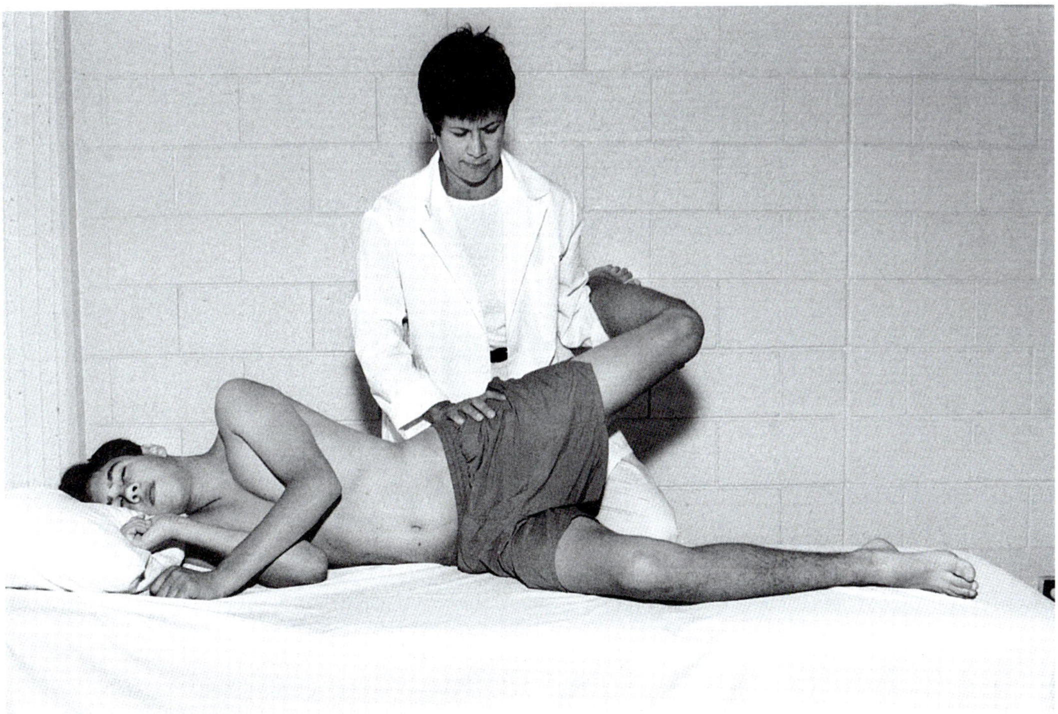

Figura 8-45. El siguiente paso de la prueba de longitud del tensor de la fascia lata consiste en realizar los movimientos de abducción y extensión de la cadera. Estos dos primeros pasos del movimiento de la prueba favorecen la colocación del músculo tensor de la fascia lata sobre el trocánter mayor del fémur.

vimientos hacen que el músculo se relaje. Mantener la rodilla flexionada para controlar la rotación medial de la cadera y mantener el estiramiento del músculo. Cuando el muslo desciende ligeramente por debajo de la línea horizontal (10° de aducción de la cadera), el resultado de la prueba será negativo, lo que indica que la longitud del tensor de la fascia lata es normal[32]. Si el muslo permanece por encima de la línea horizontal con abducción de la cadera, indica la existencia de una tensión excesiva en este músculo.

Diversos autores afirman que la longitud del tensor de la fascia lata se considera normal cuando la cadera se desplaza en el sentido de aducción hacia la superficie de la camilla[51,52]. No obstante, la estabilización de la pelvis para evitar la basculación lateral y la flexión y rotación medial de la cadera limitan la amplitud de aducción de la misma hasta 10° durante la prueba, por lo que el muslo descenderá ligeramente por debajo de la posición horizontal[32]. Los investigadores Cade y cols.[53] han obtenido valores normales de aducción de la cadera, incluso más conservadores, señalando que tan sólo 7 de cada 50 mujeres jóvenes presenta valores normales (o sin muestras de acortamiento) de inclinación de la pierna según el test de Ober, utilizando la posición horizontal de la extremidad como parámetro de la prueba.

Se observa que son necesarios al menos 0° de extensión de la cadera para llevar a cabo la prueba de longitud del tensor de la fascia lata. Si existe una tensión excesiva en el músculo psoas ilíaco, no será posible colocar adecuadamente el tensor de la fascia lata por encima del trocánter mayor. Cuando el acortamiento afecte al recto crural, la rodilla se colocará en extensión durante la prueba[32], aunque se evitará en lo posible la rotación medial de la cadera durante el descenso de la pierna en aducción. Esta variación de la posición de la prueba se denomina test de Ober modificado.

### *Tope final normal*

El tope final es firme debido a la tensión del músculo tensor de la fascia lata.

### *Alineación del goniómetro*

Véase la Fig. 8-48.

1. Centrar el fulcro (punto de apoyo de la palanca) del goniómetro sobre la espina ilíaca superior anterior de la extremidad que va a ser examinada.
2. Alinear el brazo proximal del goniómetro con una línea imaginaria que une las espinas ilíacas anteriores superiores de ambos lados de la pelvis.
3. Alinear el brazo distal del goniómetro con la línea media anterior del fémur, utilizando como punto anatómico de referencia la línea media rotuliana.

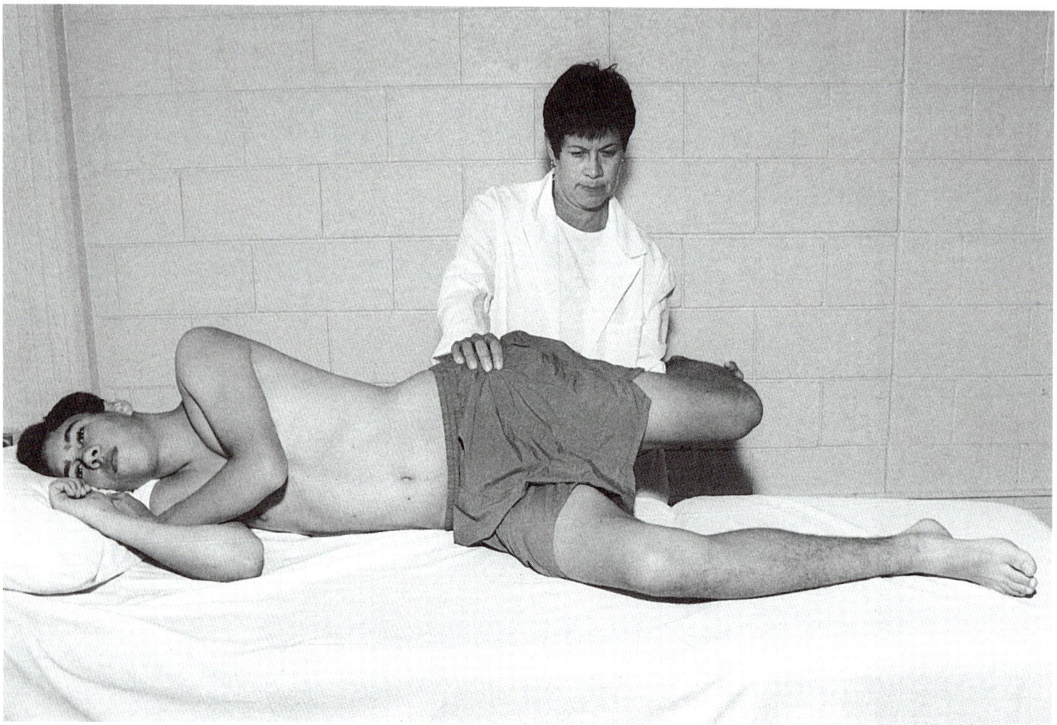

**Figura 8-46.** Posición final de la prueba de longitud del músculo tensor de la fascia lata. El examinador sostiene firmemente la cresta ilíaca impidiendo el balanceo lateral de la pelvis, al tiempo que hace descender la cadera en el sentido de aducción. No se permite ningún movimiento de flexión o rotación medial de la cadera. El sujeto presenta una longitud normal del músculo tensor de la fascia lata; el muslo puede descender ligeramente por debajo de la línea horizontal.

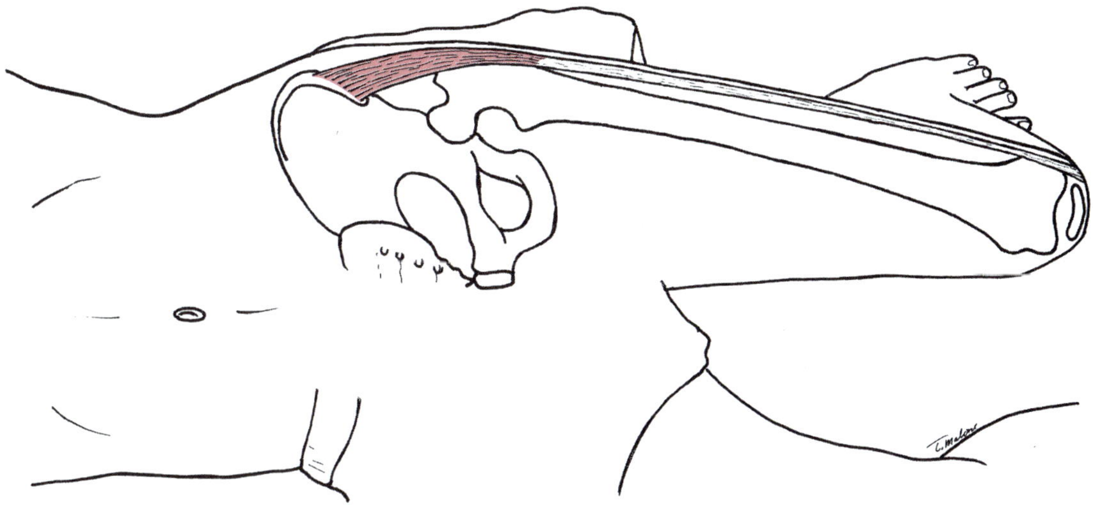

Figura 8-47. Imagen anterior de la cadera que muestra el músculo tensor de la fascia lata en la posición final de la prueba de Ober.

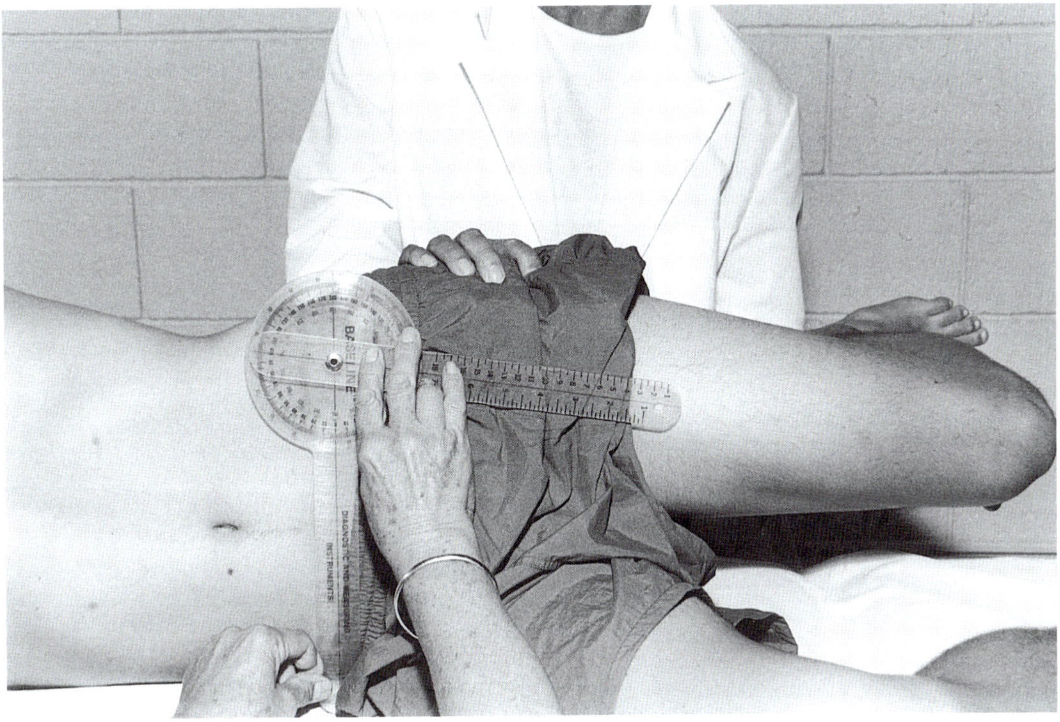

Figura 8-48. Alineación del goniómetro en la medición de la longitud del músculo tensor de la fascia lata. El examinador estabiliza la pelvis y coloca la extremidad que va a ser explorada, mientras otro examinador realiza la medición. Si no fuera posible disponer de otro examinador, la medición se realizará mediante estimación visual.

## Bibliografía


1. Levangie, PK, and Norkin, CC: Joint Structure and Function: A Comprehensive Analysis, ed 3. FA Davis, Philadelphia, 2001.
2. Cyriax, JH, and Cyriax, PJ: Illustrated Manual of Orthopaedic Medicine. Butterworths, London, 1983.
3. Greene, WB, and Heckman, JD (eds): American Academy of Orthopaedic Surgeons: The Clinical Measurement of Joint Motion: AAOS, Chicago, 1994.
4. American Medical Association: Guides to The Evaluation of Permanent Impairment, ed 3. AMA, Chicago, 1990.
5. Boone, DC, and Azen, SP: Normal range of motion of joints in male subjects. J Bone Joint Surg Am 61:756, 1979.
6. Svenningsen, S, et al: Hip motion related to age and sex. Acta Orthop Scand 60:97, 1989.
7. Roach, KE, and Miles, TP: Normal hip and knee active range of motion: The relationship to age. Phys Ther 71:656, 1991.
8. Waugh, KG, et al: Measurement of selected hip, knee and ankle joint motions in newborns. Phys Ther 63:1616, 1983.
9. Schwarze, DJ, and Denton, JR: Normal values of neonatal limbs: An evaluation of 1000 neonates. J Pediatr Orthop 13:758, 1993.
10. Broughton, NS, Wright, J, and Menelaus, MB: Range of knee motion in normal neonates. J Pediatr Orthop 13:263, 1993.
11. Drews, JE, Vraciu, JK, and Pellino, G: Range of motion of the joints of the lower extremities of newborns. Phys Occup Ther Pediatr 4:49, 1984.
12. Wanatabe, H, et al: The range of joint motions of the extremities in healthy Japanese people: The difference according to age. Cited in Walker, JM: Musculoskeletal development: A review. Phys Ther 71:878, 1991.
13. Walker, JM: Musculoskeletal development: A review. Phys Ther 71:878, 1991.
14. Phelps, E, Smith, LJ, and Hallum, A: Normal range of hip motion of infants between 9 and 24 months of age. Dev Med Child Neurol 27:785, 1985.
15. Forero, N, Okamura, LA, and Larson, MA: Normal ranges of hip motion in neonates. J Pediatr Orthop 9:391, 1989.
16. Nonaka, H, et al: Age-related changes in the interactive mobility of the hip and knee joints: A geometrical analysis. Gait Posture 15:236, 2002.
17. Kozic, S, et al: Femoral anteversion related to side differences in hip rotation. Passive rotation in 1140 children aged 8-9 years. Acta Orthop Scand 68:533, 1997.
18. Ellison, JB, Rose, SJ, and Sahrman, SA: Patterns of hip rotation: A comparison between healthy subjects and patients with low back pain. Phys Ther 70:537, 1990.
19. Bennell, K, et al: Hip and ankle range of motion and hip muscle strength in young novice female ballet dancers and controls. Br J Sports Med 33:340, 1999.
20. Boone, DC: Techniques of measurement of joint motion. (Unpublished supplement to Boone, DC, and Azen, SP: Normal range of motion in male subjects. J Bone Joint Surg Am 61:756, 1979.)
21. Allander, E, et al: Normal range of joint movements in shoulder, hip, wrist and thumb with special reference to side: A comparison between two populations. Int J Epidemiol 3:253, 1974.
22. Walker, JM, et al: Active mobility of the extremities in older subjects. Phys Ther 64:919, 1984.
23. Boone, DC, Walker, JM, and Perry, J: Age and sex differences in lower extremity joint motion. Presented at the National Conference of the American Physical Therapy Association, Washington, DC, 1981.
24. James, B, and Parker, AW: Active and passive mobility of lower limb joints in elderly men and women. Am J Phys Med Rehabil 68:162, 1989.
25. Mollinger, LA, and Steffan, TM: Knee flexion contractures in institutionalized elderly: Prevalence, severity, stability and related variables. Phys Ther 73:437, 1993.
26. Simoneau, GG, et al: Influence of hip position and gender on active hip internal and external rotation. J Orthop Sports Phys Ther 28:158, 1998.
27. Kettunen, J, et al: Factors associated with hip joint rotation in former elite athletes. Br J Sports Med 34:44, 2000.
28. Escalante, A, et al: Determinants of hip and knee flexion range: Results from the San Antonio Longitudinal Study of Aging. Arthriti Care Res 12:8, 1999.
29. Lichtenstein, MJ, et al: Modeling impairment: Using the disablement process as a framework to evaluate determinants of hip anc knee flexion. Aging (Milan) 12:208, 2000.
30. Bierma-Zeinstra, SMA, et al: Comparison between two devices fo measuring hip joint motions. Clin Rehabil 12:497, 1998.
31. Van Dillen, LR, et al: Effect of knee and hip position on hip extension range of motion in individuals with and without low back pain. J Orthop Sports Phys Ther 30:307, 2000.
32. Kendall, FP, McCreary, EK, and Provance, PC. Muscles Testing anc Function, ed. 4. Williams & Wilkins Philadelphia, 1993.
33. Gilbert, CB, Gross, MT, and Klug, KB : Relationship between hip external rotation and turnout angle for the five classical ballet positions, J Orthop Sports Phys Ther 27:339, 1998.
34. Tyler, T, et al: A new pelvic tilt detection device: Roentgenographic validation and application to assessment of hip motion in professional hockey players. J Orthop Sports Phys Ther 24:303, 1996.
35. Van Mechelen, W, et al: Is range of motion of the hip and ankle joint related to running injuries? A case control study. Int J Sports Med 13:606, 1992.
36. Steultjens, MPM, et al: Range of motion and disability in patients with osteoarthritis of the knee or hip. Rheumatology 39:955, 2000.
37. Beissner, KL, Collins, JE, and Holmes, H: Muscle force and range of motion as predictors of function in older adults. Phys Ther 80:556, 2000.
38. Magee, DJ: Orthopedic Physical Assessment, ed 4. WB Saunders, Philadelphia, 2002.
39. The Pathokinesiology Service and the Physical Therapy Department: Observational Gait Analysis Handbook. Ranchos Los Amigos Medical Center, Downey, Cal, 1989.
40. Livingston, LA, Stevenson, JM, and Olney, SJ: Stairclimbing kinematics on stairs of differing dimensions. Arch Phys Med Rehabil 72:398, 1991.
41. McFayden, BJ, and Winter, DA: An integrated biomechanical analysis of normal stair ascent and descent. J Biomech 21:733, 1988.
42. Oberg T, Krazinia, A, and Oberg, K: Joint angle parameters in gait: Reference data for normal subjects 10-79 years of age. J Rehabil Res Dev 31:199, 1994.
43. Boone, DC, et al: Reliability of goniometric measurements. Phys Ther 58:1355, 1978.
44. Clapper, MP, and Wolf, SL: Comparison of the reliability of the Orthoranger and the standard goniometer for assessing active lower extremity range of motion. Phys Ther 68:214, 1988.
45. Ekstrand, J, et al: Lower extremity goniometric measurements: A study to determine their reliability. Arch Phys Med Rehabil 63:171, 1982.
46. Pandya, S, et al: Reliability of goniometric measurements in patients with Duchenne muscular dystrophy. Phys Ther 65:1339, 1985.
47. Croft, PR, et al: Interobserver reliability in measuring flexion, internal rotation and external rotation of the hip using a pleurimeter. Ann Rheum Dis 55:320, 1996.
48. Cibulka, MT, et al: Unilateral hip rotation range of motion asymmetry in patients with sacroiliac joint regional pain. Spine 23:1009, 1998.46.
49. Cadenhead, SL, McEwen, IR, and Thompson, DM: Effect of passive range of motion exercises on lower extremity gonometric measurements of adults with cerebral palsy: A single subject study design. Phys Ther 82:658, 2002.
50. Ober, FR: The role of the iliotibial band and fascia lata as a factor in the causation of low-back disabilities and sciatica. J Bone Joint Surg 18:105, 1936.
51. Hoppenfeld, S: Physical Examination of the Spine and Extremities. Appleton-Century-Crofts, New York, 1976, p 167.
52. Gose, JC, and Schweizer, P: Iliotibial band tightness. J Orthop Sports Phys Ther 10:399, 1989.
53. Cade, DL, et al: Indirectly measuring length of the iliotibial band and related hip structures: A correlational analysis of four adduction tests. Abstract Platform Presentation at APTA Mid-Winter. Tex J Orthop Sports Phys Ther 31:A22, 2001.

# CAPÍTULO 9

# Rodilla

## Estructura y función

### Articulaciones tibiofemoral y femororrotuliana

#### *Anatomía*

La rodilla se compone de dos articulaciones distintas localizadas dentro de una única cápsula articular: la articulación tibiofemoral y la femororrotuliana. En la articulación tibiofemoral, las superficies articulares proximales son los cóndilos convexos medial y lateral del fémur distal (Fig. 9-1). El cóndilo medial más largo está separado posterior e inferiormente del cóndilo lateral por un surco profundo denominado escotadura intercondílea. En la parte anterior, los cóndilos se encuentran separados por una cavidad ósea poco profunda denominada superficie rotuliana femoral. Las superficies articulares distales son los dos cóndilos medial y lateral, ligeramente cóncavos, del extremo proximal de la tibia. Dos estructuras óseas, denominadas tubérculos intercondíleos, separan el cóndilo medial del cóndilo lateral. Dos discos articulares denominados meniscos se unen a las superficies articulares sobre los cóndilos tibiales (Fig. 9-2). En la articulación femororrotuliana, las superficies articulares son la superficie posterior de la rótula y la superficie rotuliana del fémur (Fig. 9-3).

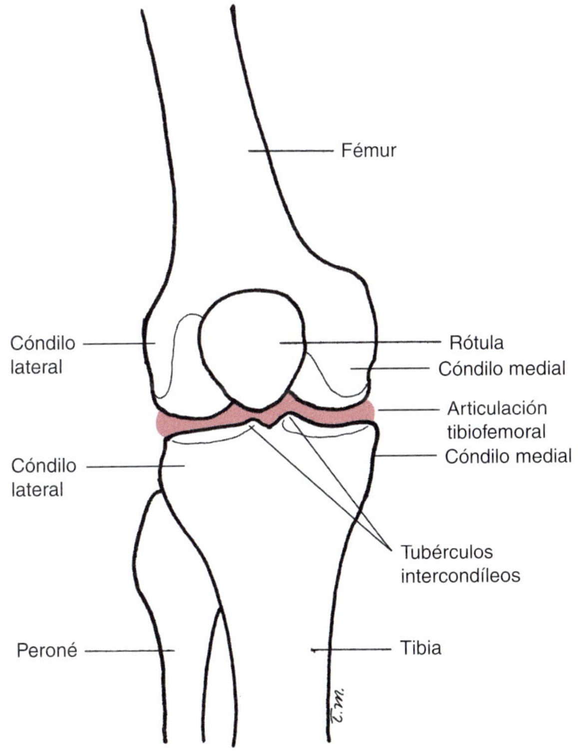


**Figura 9-1.** Imagen anterior de la rodilla derecha que muestra la articulación tibiofemoral.

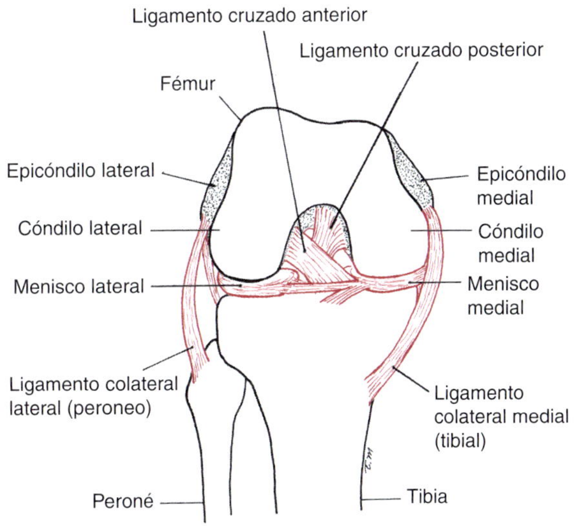


**Figura 9-2.** Imagen anterior de la rodilla derecha en flexión que muestra los cóndilos femoral y tibial, los meniscos medial y lateral y los ligamentos cruzados y colaterales.

La cápsula articular que engloba ambas articulaciones es grande y laxa, y está reforzada por tendones y expansiones de los músculos y ligamentos de alrededor. El tendón del cuádriceps, el ligamento rotuliano y las expansiones de los músculos extensores, proporcionan estabilidad anterior (véase Fig. 9-3). Los ligamentos colaterales lateral y medial, la banda iliotibial y la pata de ganso (*pes anserinus*) proporcionan estabilidad medial-lateral, y los flexores de la rodilla estabilidad posterior. Además, la articulación tibiofemoral está reforzada por los ligamentos cruzados anterior y posterior, que se localizan dentro de la articulación (véase Fig. 9-2).

### Osteocinética

La articulación tibiofemoral es una articulación condiloidea doble con dos grados de libertad. La flexión-extensión se produce en el plano sagital, alrededor del eje medial-lateral; la rotación tiene lugar en el plano transversal en torno a un eje vertical (longitudinal)[1]. La falta de correspondencia y la asimetría de las superficies articulares tibiofemorales junto, con la actividad muscular y la limitación del movimiento por parte de los ligamentos, dan lugar a una rotación automática. Esta rotación automática es involuntaria, y tiene lugar principalmente en el extremo de la extensión, cuando el movimiento se detiene sobre el cóndilo lateral más corto pero continúa en la superficie condílea medial más larga. Durante la última porción de la amplitud de movimiento (ROM) de extensión activa, la rotación automática produce lo que se denomina mecanismo de atornillado o bloqueo de la rodilla. Para comenzar la flexión, es necesario que la rodilla se desbloquee mediante la rotación en sentido contrario; por ejemplo, durante la extensión activa de la rodilla sin carga, la rotación lateral de la tibia se produce durante los últimos 10° a 15° de extensión para bloquear la rodilla[2]. Para desbloquearla, la tibia rota medialmente. Esta rotación es involuntaria, y no debe confundirse con el movimiento de rotación voluntario de la articulación.

Se considera que la amplitud de la flexión pasiva mide generalmente entre 130° y 140°. La amplitud de la extensión superior a 0° es de aproximadamente 5° a 10° en niños pequeños, mientras que se considera que los 0° se encuentran dentro de los límites normales en los adultos[3]. La mayor amplitud de rotación voluntaria de la rodilla se produce con una flexión de 90°; en esta situación, son posibles unos 45° de rotación lateral y 15° de rotación medial.

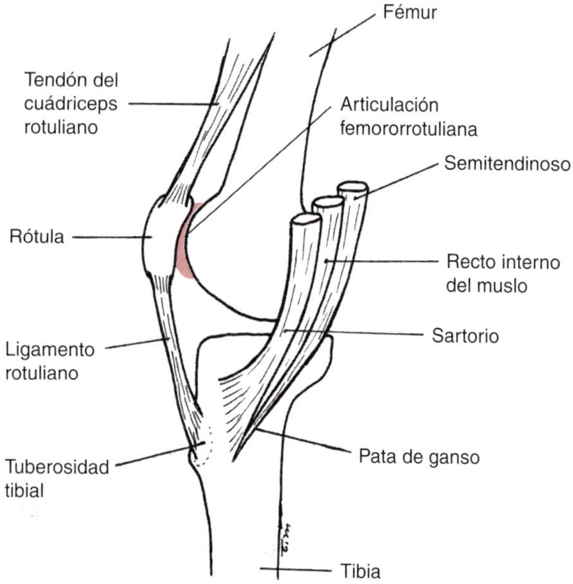


**Figura 9-3.** Imagen de la rodilla derecha que muestra la cara medial, donde los tres tendones seccionados de los tres músculos que se insertan en la cara anteromedial de la tibia constituyen la pata de ganso (*pes anserinus*). También se incluyen la articulación femororrotuliana, el ligamento rotuliano y el tendón rotuliano.

### Artrocinética

La falta de correspondencia entre las superficies articulares de la articulación tibiofemoral y el hecho de que las superficies articulares femorales sean mayores que las superficies articulares tibiales, asegura que cuando los cóndilos femorales se mueven sobre los cóndilos tibiales (en situación de carga), los cóndilos femorales deben girar y deslizarse para permanecer sobre la tibia. En la flexión con carga, los cóndilos femorales giran en sentido posterior y se deslizan anteriormente. Los meniscos siguen el giro de los cóndilos, sufriendo una distorsión en sentido posterior durante la flexión. En extensión, los cóndilos femorales giran anteriormente y se deslizan en sentido posterior[1]. En el último tramo de la extensión, el movimiento se detiene en el cóndilo lateral femoral, pero el deslizamiento continúa sobre el cóndilo medial del fémur para producir el bloqueo de la rodilla.

En el movimiento activo sin carga, las superficies articulares cóncavas tibiales se deslizan sobre los cóndilos convexos femorales en la misma dirección del movimiento de la diáfisis de la tibia. Los cóndilos tibiales se deslizan posteriormente sobre los cóndilos femorales durante la flexión. Durante la extensión desde la flexión completa, los cóndilos tibiales se deslizan anteriormente sobre los cóndilos femorales.

En la extensión, la rótula se desliza en sentido ascendente, y en sentido descendente durante la flexión. Durante la flexión y la extensión se produce una ligera rotación y basculación rotuliana que acompañan al deslizamiento[1].

### Patrón capsular

El patrón capsular de la rodilla se caracteriza por una menor limitación de la extensión que de la flexión y una ausencia de restricciones para las rotaciones[4,5]. Fritz y cols.[6] observaron que los pacientes con un patrón capsular definido como el cociente de la pérdida de extensión y la pérdida de flexión entre 0,03 y 0,05, presentaban una probabilidad 3,2 veces mayor de artritis y artrosis de la rodilla. Hayes registró un cociente medio de pérdida de extensión respecto de la pérdida de flexión de 0,40 en un estudio con 79 pacientes con osteoartritis[7,8].

**TABLA 9-1 Amplitud de movimiento de la flexión de la rodilla: valores en grados**

| *AMA*[9] | *Boone* 18 meses-54 años n = 109 | *Roach y Miles*[11] 25-74 años n = 1.683 |
|---|---|---|
| | **Media (DS)** | **Media (DS)** |
| 150 | 142,5 (5,4) | 132,0 (10,0) |

(DS) = desviación estándar.

## Resultados de la investigación

La Tabla 9-1 muestra los valores de amplitud de la rodilla obtenidos a partir de fuentes seleccionadas. Se desconoce el número, la edad y el sexo de los sujetos estudiados para obtener los valores AMA[9]. Boone y Azen[10] emplearon el goniómetro universal para medir la amplitud activa en sujetos varones. Roach y Miles[11] también emplearon el goniómetro universal para medir la ROM activa, pero sus mediciones se obtuvieron de varones y mujeres.

### Influencia de la edad, el sexo y otros factores

#### *Edad*

Son normales las limitaciones en la extensión de la rodilla al nacer, así como en la extensión en la cadera. En este texto, se ha escogido el término «limitación de la extensión» en lugar de «contractura en flexión» porque la contractura se refiere a una situación anormal causada por el acortamiento fijo de los músculos, que puede ser permanente[12]. Las limitaciones de la extensión del recién nacido desaparecen gradualmente, y la extensión, en lugar de encontrarse limitada, puede transformarse en excesiva en el niño que aprende a caminar. Waugh y cols.[13] y Drew y cols.[14] observaron que los recién nacidos carecían aproximadamente de 15° a 20° de extensión de la rodilla. Schwarze y Denton[15], en un estudio con 1.000 neonatos (527 niñas y 473 niños) en los tres primeros días de vida, registraron una limitación media para la extensión de 15°. Estos hallazgos coinciden con los de Wanatabe y cols.[16], quienes documentaron que los neonatos carecen de 14° de extensión de la rodilla. La limitación de la extensión desaparece gradualmente, como se observa al comparar las Tablas 9-2 y 9-3. Broughton, Wright y Menelaus[17] midieron la limitación de la extensión de recién nacidos al nacer y de nuevo a los 3 y 6 meses. Al nacer, 53 de los 57 (93%) presentaban una limitación de la extensión de 15° o más, mientras que sólo 30 de 57 lactantes (53%) presentaban limitación de la extensión a los 6 meses de edad. La reducción media de la limitación de la extensión era de 3,5° al mes desde el nacimiento hasta los 3 meses de vida, y de 2,8° entre los 3 y 6 meses (véase Tabla 9-3). Los niños de 2 años de edad del estudio dirigido por Wanatabe y cols.[16] (véase Tabla 9-3) no mostraban datos de limitación de la extensión de la rodilla.

La extensión de la rodilla superior a los 0° es un hallazgo normal en niños pequeños, pero no se observa habitualmente en adultos[3], quienes pueden presentar una extensión ligeramente inferior a la extensión completa de la rodilla. Wanatabe y cols.[16] documentaron que los niños de dos años aumentaban su extensión hasta 5°; este hallazgo es similar a la media de 5,4° de extensión registrada por Boone[18] en el grupo de niños de entre 1 año y 5 años de edad. Beighton, Solomon y Soskolne[19], en un estudio sobre la laxitud articular en 1.081 varones y mujeres, detectaron que la laxitud articular disminuye rápidamente en la niñez en ambos sexos y disminuye a un ritmo más lento durante la edad adulta. Los autores consideraron una ROM de más de 10° de extensión de la rodilla como uno de los criterios de laxitud articular. Cheng y cols.[20], en un estudio de 2.360 niños chinos, encontraron que la media de 16° de amplitud de extensión de la rodilla en niños de 3 años de edad descendía 7° cuando los niños alcanzaban los 9 años. La comparación entre los valores medios de la extensión de la rodilla en el grupo de edad de 13 a 19 años de la Tabla 9-4 con

**TABLA 9-2 Limitaciones en la extensión de la rodilla en los neonatos de entre 6 horas y 7 días de edad: valores medios en grados**

| | *Waugh y cols.*[13] 6-65 horas n = 40 | *Drews y cols.*[14] 12 h-6 días n = 54 | *Schwarze y Denton*[10] 1-3 días n = 1.000 | *Broughton y cols.*[17] 1-7 días n = 57 |
|---|---|---|---|---|
| **Movimiento** | **Media (DS)** | **Media (DS)** | **Media (DS)** | **Media (DS)** |
| Limitación de la extensión | 15,3 (9,9) | 20,4 (6,7) | 15,0 | 21,4 (7,7) |

(DS) = desviación estándar.
Todos los valores se obtuvieron a partir de medidas de la amplitud del movimiento pasivo con el uso de un goniómetro universal.

**TABLA 9-3 Amplitud del movimiento de la rodilla en lactantes y niños de 0 a 12 años de edad: valores medios en grados**

| | *Broughton y cols.*[12] | | *Wanatabe y cols.*[16] | *Boone*[18] | |
|---|---|---|---|---|---|
| | *3 meses n = 57* | *6 meses n = 57* | *0-2 años n = 109* | *1-5 años n = 19* | *6-12 años n = 17* |
| **Movimiento** | **Media (DS)** | **Media (DS)** | **Rango de medias** | **Media (DS)** | **Media (DS)** |
| Flexión | 145,5 (5,3) | 141,7 (6,3) | 148-159 | 141,7 (6,2) | 147,1 (3,5) |
| Extensión | 10,7 (5,1)* | 3,3 (4,3)* | | 5,4 (3,1)† | 0,4 (0,9) |

(DS) = desviación estándar.
* Indica limitaciones de la extensión.
† Indica extensión superior a 0°.

los valores de extensión del grupo de 1 a 5 años de la Tabla 9-3 demuestra la disminución de la extensión que se produce en la infancia.

En la Tabla 9-4, los valores medios de Boone[18] se obtuvieron de sujetos varones, mientras que los valores de Roach y Miles[11] son de ambos sexos. Si se comparan los datos de los grupos de más edad (de 40 a 74 años) en ambos estudios con los valores del grupo más joven (de 13 a 19 años), se observa que los grupos mayores tienen valores medios de flexión menores. Sin embargo, la diferencia entre el grupo más joven y el mayor no es superior a 1 DS, con una DS de 11 en los grupos de más edad. Roach y Miles[11] concluyen que, al menos en los sujetos mayores de 74 años, cualquier pérdida sustancial de movilidad articular (más del 10% del arco de movilidad) debe considerarse anómala y no atribuirse al proceso de envejecimiento. Los valores de flexión obtenidos por dichos autores son considerablemente inferiores a los 150° de media publicados por la AMA[9].

Walker y cols.[21] incluyeron la rodilla en un estudio de la ROM activa de las articulaciones de las extremidades con 30 mujeres y 30 varones de edad de entre 60 y 84 años. Los hombres y mujeres del estudio se seleccionaron en centros ocupacionales. No se encontraron diferencias en la amplitud de movimiento de la rodilla entre el grupo de edad de entre 60 y 69 años y el grupo de 75 a 84 años; sin embargo, los valores medios indicaban que los sujetos tenían una limitación en extensión (incapacidad para mantener la posición neutra de inicio de 0°). Este hallazgo era similar a la pérdida de extensión apreciable en la cadera, en el codo, y en la primera articulación metatarsofalángica (MTF). La limitación de 2° para la extensión detectada en la rodilla era muy inferior a la de la cadera. De acuerdo con dos amplios estudios de varones adultos, el Manual de la *American Association of Orthopaedic Surgeons* (AAOS)[3] establece que la limitación de 2° de la extensión se considera normal en los adultos.

La limitación de la extensión superior a 5° en adultos debe considerarse una contractura en flexión de la rodilla. Estas contracturas a menudo se producen en los ancianos debido a enfermedad, a la vida sedentaria y a los efectos del envejecimiento en los tejidos conjuntivos. Mollinger y Steffan[22] emplearon un goniómetro universal para valorar la ROM de la rodilla en 112 ancianos de un centro geriátrico con una edad media de 83 años. Los autores detectaron que sólo el 13% de los sujetos presentaban una extensión pasiva completa de la rodilla (0°) de forma bilateral. De los 112 sujetos, 37 (33%) presentaban una limitación bilateral de la extensión de la rodilla de 5° o menos. El 42% (47 individuos) tenían una limitación de la extensión superior a 10° (contracturas en flexión). Los ancianos con pérdida de 30° de extensión de la rodilla presentaban un aumento de la resistencia en los movimientos pasivos y pérdida de la deambulación. Steultjens y cols.[23] detectaron contracturas en flexión de la rodilla en el 31,5% de 198

**TABLA 9-4 Influencia de la edad en el movimiento de la rodilla en sujetos de 13 a 74 años: valores medios en grados**

| | *Boone*[18] | | | *Roach y Miles*[11] | |
|---|---|---|---|---|---|
| | *13-19 años n = 17* | *20-29 años n = 19* | *40-45 años n = 19* | *40-59 años n = 727* | *60-74 años n = 523* |
| **Movimiento** | **Media (DS)** | **Media (DS)** | **Media (DS)** | **Media (DS)** | **Media (DS)** |
| Flexión | 142,9 (3,7) | 140,2 (5,2) | 142,6 (5,6) | 132,2 (11,0) | 131,0 (11,0) |
| Extensión | 0,0 (0,0) | 0,4 (0,9) | 1,6 (2,4) | | |

(DS) = desviación estándar.

pacientes con osteoartritis de la rodilla o la cadera. Generalmente, una disminución de la amplitud de movimientos activos asistidos, se asociaba a un incremento de la discapacidad, pero específica para cada movimiento. Los movimientos que guardaban una relación más estrecha con la discapacidad eran la flexión de la rodilla, la extensión de la cadera y la rotación lateral. Una conclusión sorprendente de este estudio fue la estrecha relación encontrada entre la amplitud de flexión de la rodilla izquierda y la amplitud de flexión de la rodilla derecha.

A pesar de las contracturas en flexión de la rodilla encontradas en los ancianos por Mollinger y Steffan[22], muchas personas mayores presentan una amplitud de flexión al menos aparentemente funcional. Escalante y cols.[24] midieron la amplitud de flexión pasiva mediante un goniómetro universal en 687 ancianos de la misma comunidad, de edades comprendidas entre los 65 y los 79 años. Se encontraron más de 90° de flexión de rodilla en 619 (90,1%) de los sujetos. Los autores emplearon un punto de corte de 124° de flexión como límite normal. Los sujetos que no alcanzaron los 124° de flexión se clasificaron como pacientes con amplitud anómala. Empleando este criterio, 76 (11%) de las rodillas derechas y 63 (9%) de las rodillas izquierdas presentaban una ROM de la flexión pasiva anómala (limitada).

### Sexo

Beighton, Solomon y Soskolne[19] emplearon como criterio para el estudio de laxitud articular en 1.081 hombres y mujeres la extensión de la rodilla de más de 10° desde 0° (hiperextensión). Determinaron que las mujeres tenían mayor laxitud que los varones a cualquier edad. Loudon, Goist y Loudon[25] definieron de forma operativa la hiperextensión de rodilla (*genu recurvatum*) como más de 5° de extensión desde 0°. Clínicamente, los autores habían observado que no sólo la extensión era más frecuente en mujeres que en hombres, sino que dicha patología podía asociarse a déficit funcionales en el estiramiento muscular, inestabilidad y peor control propioceptivo de la extensión terminal de la rodilla. Los autores advierten que las atletas femeninas con hiperextensión de rodilla tienen riesgo de lesión del ligamento cruzado anterior. Hall y cols.[26] observaron que 10 pacientes diagnosticadas de síndrome de hipermovilidad tenían alteraciones en la agudeza propioceptiva en la rodilla al compararlas con un grupo control ajustado por edad y sexo.

James y Parker[27] estudiaron la amplitud de flexión de la rodilla en 80 mujeres y varones de 70 a 85 años de edad y más. Las mujeres de este grupo presentaban mayor ROM que los varones, tanto en la flexión activa como en la pasiva. Los valores de flexión total de la rodilla fueron inferiores a los esperados en ambos sexos, posiblemente debido a que las mediciones se realizaron con los sujetos en posición prono, donde los músculos rectos anteriores del muslo de ambas articulaciones limitaban la ROM. A diferencia de los hallazgos de James y Parker[27], Escalante y cols.[24] hallaron una menor amplitud de flexión pasiva de la rodilla en las mujeres respecto de los varones de la misma edad; sin embargo, presentaban una media de tan sólo 2° menos de flexión de la rodilla que los hombres. Las mujeres también poseían mayor índice de masa corporal (IMC) que los varones, lo que podría haber contribuido a la reducción de la flexión corporal. Schwarze y Denton[15] no observaron diferencias según el sexo en un estudio de 527 niñas y 473 niños de 1 a 3 días de edad.

### Índice de masa corporal

Lichtenstein y cols.[28] observaron que de entre 647 ancianos de la misma comunidad (de 64 a 78 años de edad), aquéllos con mayor IMC presentaban menor amplitud de movimientos de rodilla que sus compañeros con menos IMC. Los ancianos con obesidad mórbida tenían una pérdida media de 13° de ROM de flexión de rodilla, comparados con los compañeros no obesos. Los autores determinan que se produce una pérdida de ROM de rodilla de al menos 1° por cada unidad de IMC que aumenta. Escalante y cols.[24] observaron que la obesidad se asociaba significativamente con una disminución de la ROM de flexión pasiva de la rodilla. Sobti y cols.[29] registraron que la obesidad se asociaba de forma significativa al riesgo de dolor o rigidez en la rodilla o en la cadera en un estudio de 5.042 funcionarios de correos jubilados.

## Amplitud funcional de movimiento

La Tabla 9-5 muestra los valores de amplitud de movimientos de la rodilla requeridos para diversas actividades funcionales. Las Figuras 9-4 a 9-6 muestran varias actividades que requieren diferentes grados de flexión de la rodilla. Entre las actividades estudiadas por Jevesar y cols.[30] (subir y bajar escaleras, caminar y levantarse de la silla) la que requiere mayor amplitud de movimiento de la rodilla es subir escaleras.

Livingston y cols.[31] emplearon tres escaleras de diferentes dimensiones para el estudio. Los sujetos de menor estatura presentaban una media máxima de flexión de la rodilla superior para subir escaleras (92° a 105°) que los sujetos más altos (83° a 96°). Laubenthal, Smidt y Kettlekamp[33] midieron el movimiento de la rodilla en tres planos (sagital, coronal y transversal) mediante un método electrogoniométrico. Las dimensiones de las escaleras de McFayden y Winter[34] eran de 22 cm de altura del escalón y 28 cm de fondo. Los valores del Rancho Los Amigos Medical Center's[35] para el movimiento de la rodilla al caminar se presentan en la Tabla 9-5 porque muchos fisioterapeutas los emplean como norma; no obstante, los autores no proporcionan información específica sobre la población de la que se obtuvieron dichos valores.

Oberg, Karsznia y Oberg[36] midieron el movimiento articular de la rodilla mediante un electrogoniómetro en las fases de medio paso y balanceo de la marcha en 233 varones y mujeres sanos de 10 a 79 años. Sólo se atribuyeron a la edad pequeñas alteraciones, y los autores determinaron que se produce un aumento de aproximadamente 0,5° del ángulo de la rodilla por década para el medio paso y un descenso de 0,5° a 0,8° del ángulo de la rodilla en la fase de balanceo.

TABLA 9-5 **Amplitud de movimiento de la flexión de rodilla necesaria para las actividades funcionales: Valores en grados**

| | *Jevsevar y cols.*[*30] | *Livingston y cols.*[†30] | *Laubenthal y cols.*[‡33] | *McFayden y Winter*[§34] | *Rancho Los Amigos Medical Center*[¶35] |
|---|---|---|---|---|---|
| **Movimiento** | **Media (DS)** | **Amplitud media** | **Amplitud media (DS)** | **Amplitud media** | **Amplitud media** |
| Caminar en llano | 63,1 (7,7) | | | | 5–60,0 |
| Subir escaleras | 92,9 (9,4) | 2–105,0 | 0–83,0 (8,4) | 10–100,0 | |
| Bajar escaleras | 86,9 (5,7) | 1–107,0 | 0–83,0 (8,2) | 20–100,0 | |
| Levantarse de una silla | 90,1 (9,8) | | | | |
| Sentarse en una silla | | | 0–93,0 (10,3) | | |
| Abrocharse los zapatos | | | 0–106,0 (9,3) | | |
| Recoger objetos del suelo | | | 0–117,0 (13,1) | | |

(DS) = desviación estándar.
* Muestra de un grupo control de 11 sujetos sanos (6 varones y 5 mujeres) con una media de edad de 53 años.
† Muestra compuesta por 15 mujeres sanas de 19 a 26 años de edad.
‡ Muestra compuesta por 30 hombres sanos con una media de edad de 25 años.
§ Muestra compuesta por 1 sujeto medido en 8 ocasiones.
¶ Muestra con numerosos datos recogidos durante varios años.

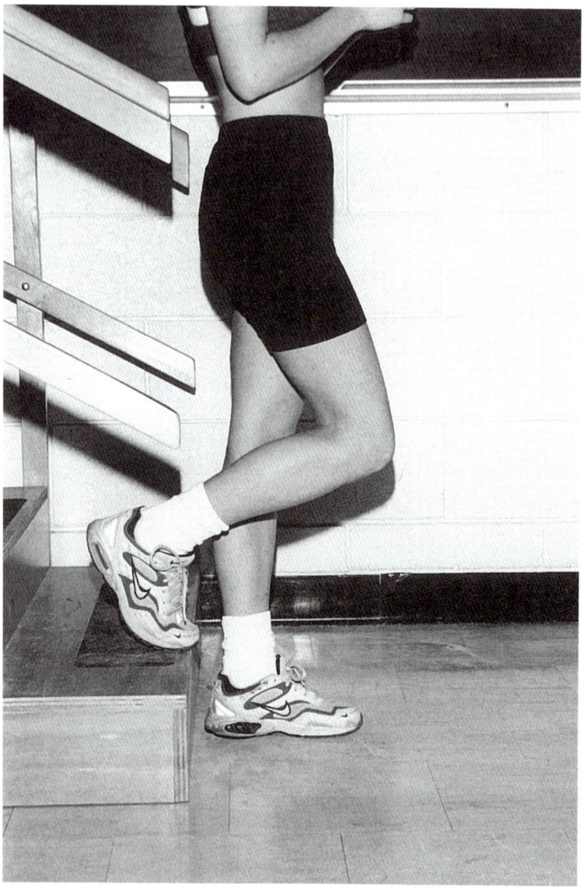

**Figura 9-4.** Se requieren entre 86,9°[30] y 107°[31] de flexión de la rodilla para bajar unas escaleras, dependiendo de las dimensiones de los escalones.

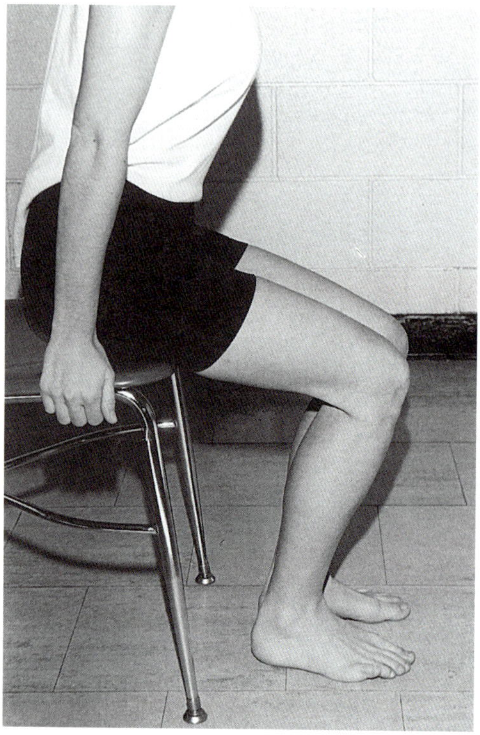

**Figura 9-5.** Levantarse de una silla requiere una amplitud media de flexión de la rodilla de 90,1°[30].

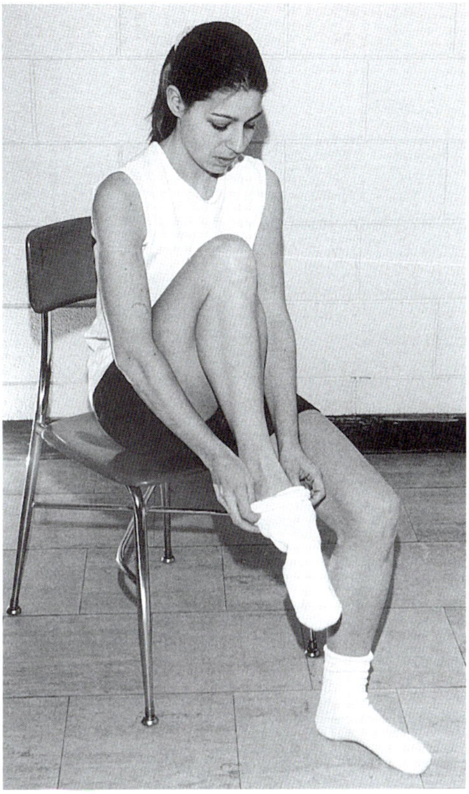

**Figura 9-6.** Ponerse los calcetines requiere aproximadamente unos 117° de flexión de la rodilla[32].

### Validez y fiabilidad

Los estudios de amplitud del movimiento activo y pasivo de la rodilla se han realizado entre sujetos sanos[17-41] y poblaciones de pacientes[42-45]. Boone y cols.[37], en un estudio en el que cuatro examinadores emplearon el goniómetro universal para medir la ROM de la flexión y extensión activa y pasiva de la rodilla en cuatro sesiones semanales, observaron que la validez intraexaminador era mayor que la validez interexaminadores. La DS total intraexaminador para las mediciones de la rodilla eran de 4°, mientras que la DS interexaminadores era de 5,9°. Los autores recomiendan que cuando las mediciones de la amplitud del movimiento de la rodilla sean realizadas por más de un examinador, las diferencias de ROM deben superar más de 6° para demostrar que existe una auténtica alteración.

Gogia y cols.[38] midieron los ángulos de articulación de la rodilla entre 0° y 120° de flexión. Seguidamente dichas mediciones fueron contrastadas por radiografías. La validez interexaminadores era alta (Tabla 9-6). Los coeficientes de correlación intraclase (ICC) para la validez también eran altos, de 0,99. Los autores concluyen que las medidas del ángulo de la rodilla tomadas con el goniómetro universal son tanto válidas como fiables.

Rheault y cols.[39] investigaron la validez interexaminadores y la fiabilidad concurrente del goniómetro universal y el goniómetro líquido en las medidas de la flexión activa de la rodilla. Dichos investigadores hallaron una buena validez interexaminadores con el goniómetro universal (Tabla 9-6) y con el goniómetro líquido (r = 0,83). Sin embargo, se encon-

**TABLA 9-6 Fiabilidad intraexaminador e interexaminadores: amplitud de movimiento de la rodilla medida con un goniómetro universal**

| Autor | n | Movimiento | Población | (Intra)ICC | (Inter)ICC | (Intra) r | (Inter) r |
|---|---|---|---|---|---|---|---|
| Boone y cols.[37] | 12 | AROM Flexión | Adultos varones sanos (25-54 años) | 0,87 | 0,50 | | |
| Rheault y cols.[39] | 20 | AROM Flexión | Adultos sanos (edad media 24,8 años) | | | | 0,87 |
| Gogia y cols.[38] | 30 | PROM Flexión | Adultos sanos (20-60 años) | | 0,99 | | 0,98 |
| Drews y cols.[14] | 9 | PROM | Lactantes sanos (12 h-6 días) | | | | 0,69 derecha<br>0,89 izquierda |
| Rothstein y cols.[42] | 24 | PROM | Pacientes (edades no publicadas) | | | | |
| | | Flexión | | 0,97–0,99 | 0,91–0,99 | | 0,88–0,91 |
| | | Extensión | | 0,91–0,97 | 0,64–0,71 | | 0,63–0,70 |
| Watkins y cols.[43] | 43 | PROM | Pacientes (edad media 39,5 años) | | | | |
| | | Flexión | | 0,99 | 0,90 | | |
| | | Extensión | | 0,98 | 0,86 | | |
| Pandya y cols.[44] | 150 | PROM | Distrofia muscular de Duchenne | | | | |
| | 21 | Extensión | (menores de 1-20 años) | 0,93 | | | |
| | | | | | 0,73 | | |
| Mollinger y Steffan[22] | 10 | Extensión | Ancianos en residencias | 0,99 | 0,97 | | |
| Beissner y cols.[45] | 10 | PROM Flexión Extensión | Ancianos en residencias y residentes independientes (edad media 81,0 años) | | | 0,70–0,93 | |

AROM = amplitud de movimiento activo; ICC = coeficiente de correlación intraclase; PROM = amplitud de movimiento pasivo; r = coeficiente de correlación de Pearson.

traron diferencias significativas entre los instrumentos. Por lo tanto, los autores concluyen que aunque el goniómetro universal y el goniómetro líquido parecen tener una buena validez y fiabilidad, no deben emplearse indistintamente en el contexto clínico. Bartholomy, Chandler y Kaplan[40] ofrecen resultados similares. Estos autores compararon las medidas de la amplitud de la flexión pasiva obtenidas con el goniómetro universal, con un goniómetro líquido y con el sistema de análisis de movimiento Optotrak. Se estudiaron 80 sujetos de 22 a 43 años de edad, todos ellos en posición prono, y se aplicaron 10 libras (4,5 Kg) mediante un dinamómetro de mano sobre la tibia distal. De forma individual, tanto el goniómetro universal como el líquido demostraron ser instrumentos válidos para la medición de la ROM de la flexión pasiva de la rodilla. Los ICC para el goniómetro universal eran de 0,97 y 0,98 para el goniómetro líquido. Sin embargo, existían diferencias significativas entre los tres dispositivos empleados, y los autores advierten que dichos instrumentos no deberían emplearse indistintamente.

Enwemeka[41] comparó las mediciones de seis posiciones articulares de la rodilla (0°, 15°, 30°, 45°, 60° y 90°) obtenidas con el goniómetro universal con las medidas radiográficas del ángulo articular. Se estudiaron 10 voluntarios sanos (cuatro mujeres y seis varones) de entre 21 y 35 años de edad. Las diferencias medias variaban entre 0,52° y 3,81° entre las medidas goniométricas y radiográficas tomadas entre los 30° y los 90° de flexión. Sin embargo, las diferencias medias eran superiores (4,59°) entre las medidas goniométricas y radiográficas de los ángulos de entre 0° y 15°.

Rothstein, Miller y Roettger[42] investigaron la validez intraexaminador, interexaminadores e interinstrumentos en un estudio con 24 pacientes remitidos para fisioterapia. La validez intraexaminador obtenida para las mediciones de la ROM de la flexión y extensión pasiva fue alta. La validez interexaminadores también era alta entre 12 examinadores para la ROM de flexión pasiva, pero fue relativamente escasa para las mediciones de la extensión de la rodilla (véase Tabla 9-6). La validez interexaminadores no mejoró con la repetición de las mediciones, pero mejoraba cuando los examinadores empleaban la misma posición del paciente. Ni el material de fabricación del goniómetro universal (metal o plástico), ni el tamaño (grande o pequeño) tuvieron una influencia significativa en las mediciones.

Mollinger y Steffan[22] recogieron datos de la validez intraexaminador en la medición de la extensión de la rodilla realizada por dos examinadores con el goniómetro universal. Los ICC de las mediciones repetidas de la extensión de la rodilla fueron altos (véase Tabla 9-6), con una diferencia media de 1° entre las distintas mediciones repetidas. Pandya y cols.[44] estudiaron la validez intraexaminador e interexaminadores de las medidas de la extensión pasiva de la rodilla en 150 niños de 1 a 20 años de edad, con el diagnóstico de distrofia muscular de Duchenne. La validez intraexaminador con el goniómetro universal era alta, pero la validez interexaminadores fue sólo aceptable (véase Tabla 9-6).

Watkins y cols.[43] compararon las mediciones de la amplitud pasiva de la rodilla en 43 pacientes obtenidas por 14 fisioterapeutas con el goniómetro universal y estimaciones visuales. Dichos autores observaron que la validez intraexaminador con el goniómetro universal era alta tanto para la flexión como para la extensión de la rodilla. La validez interexaminadores también era alta para las mediciones con el goniómetro en la flexión de la rodilla, pero sólo podía considerarse buena para la extensión de la rodilla (véase Tabla 9-6). La validez intraexaminador e interexaminadores eran más bajas para la estimación visual respecto de las mediciones goniométricas. Los autores sugieren que los terapeutas no sustituyan las estimaciones visuales por las mediciones goniométricas cuando valoran la amplitud del movimiento de la rodilla de un paciente, porque se introduce un error adicional con la estimación visual. El diagnóstico del paciente no parecía influir en la validez, excepto en el caso de las amputaciones por debajo del codo. Sin embargo, el pequeño número de amputaciones en la muestra de pacientes exime a los autores de sacar conclusiones sobre la validez del estudio en este tipo de pacientes.

# Procedimientos de valoración de la amplitud de movimiento: rodilla

## Puntos anatómicos de referencia para la alineación del goniómetro

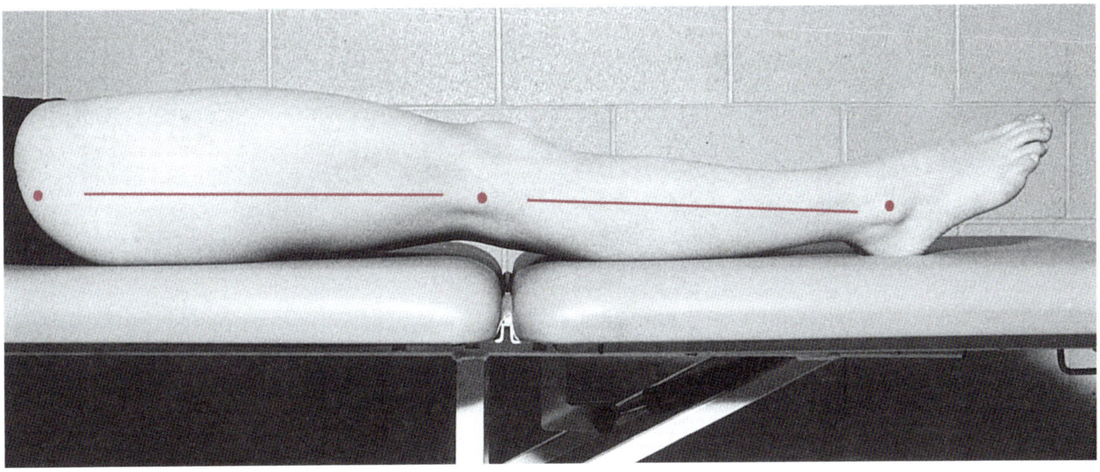

**Figura 9-7.** Imagen lateral de la extremidad inferior derecha del sujeto que muestra las referencias anatómicas superficiales para la alineación del goniómetro.

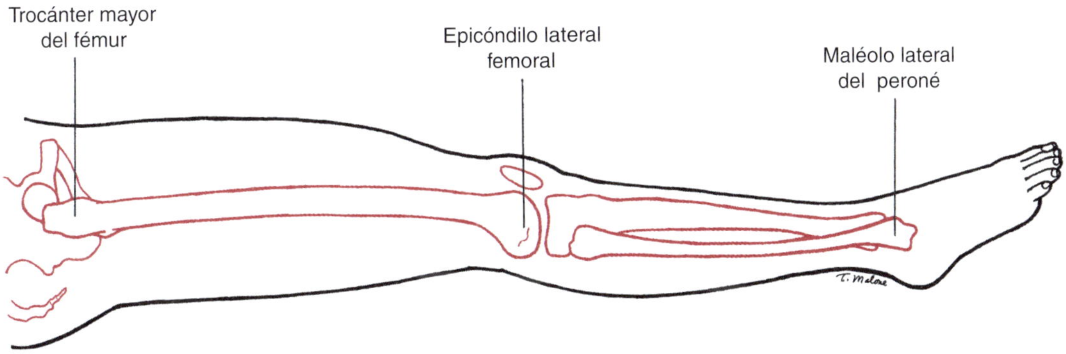


**Figura 9-8.** Imagen lateral de la extremidad inferior derecha del sujeto que muestra las referencias anatómicas óseas para la alineación del goniómetro en la medición de la amplitud de flexión de la rodilla.

## FLEXIÓN

El movimiento se produce en el plano sagital alrededor del eje medial-lateral. La amplitud del movimiento para la flexión varía entre 132° (Roach y Miles[11]) y 142,5° (Boone y Azen[10]) y 150° (AMA[9]). Para más información adicional sobre la ROM acudir a las Tablas 9-1 a 9-4.

### *Posición para la prueba*

El sujeto está decúbito supino, con la rodilla en extensión. Colocar la cadera a 0° de extensión, abducción y aducción. Colocar una toalla enrollada debajo del tobillo para permitir que la rodilla se extienda todo lo posible.

### *Estabilización*

Estabilizar el fémur para evitar la rotación, abducción y aducción de la cadera.

### *Movimientos de la prueba*

Sostener el tobillo del sujeto con una mano y desplazar el muslo hacia atrás con la otra. Desplazar el muslo del paciente hasta aproximadamente 90° de flexión de la cadera y desplazar la rodilla flexionada (Fig. 9-9). Estabilizar el muslo para evitar un mayor movimiento y guiar la pierna para flexionar la rodilla. El fin del movimiento se produce cuando se nota resistencia y los intentos para superar la resistencia causan un mayor grado de flexión de la cadera.

### *Tope final normal*

Habitualmente, la sensación de tope es suave debido al contacto entre la masa muscular de la corva y el muslo o entre el talón y los glúteos. La sensación de tope puede ser firme debido a la tensión del músculo vasto interno, el vasto externo y el vasto crural.

### *Alineación del goniómetro*

Véanse las Figuras 9-10 y 9-11.

1. Centrar el fulcro (punto de apoyo de la palanca) del goniómetro sobre el epicóndilo lateral del fémur.
2. Alinear el brazo proximal del instrumento con la línea media lateral del fémur, empleando el trocánter mayor como referencia.
3. Alinear el brazo distal con la línea media lateral del peroné, empleando el maléolo lateral y la cabeza del peroné como referencias.

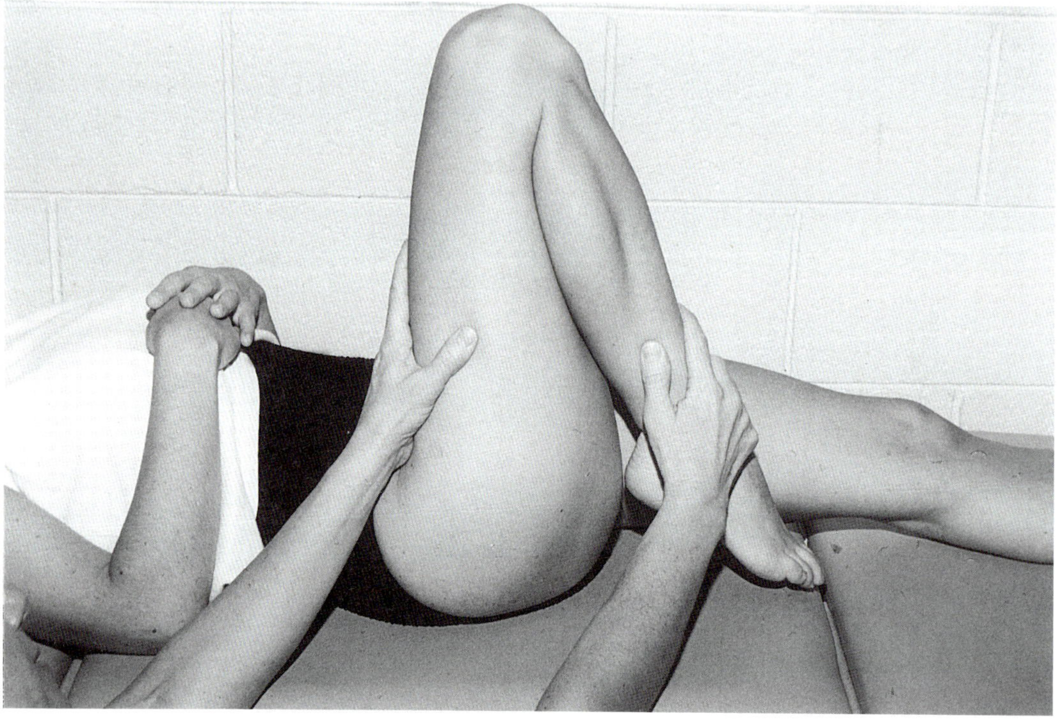

**Figura 9-9.** Extremidad inferior derecha al final de la amplitud de flexión de la rodilla. El examinador usa una mano para mover el muslo del explorado hasta aproximadamente 90° de flexión de la cadera, y luego estabiliza el fémur para evitar una mayor flexión. La otra mano guía la pierna hasta una amplitud completa de flexión de la rodilla.

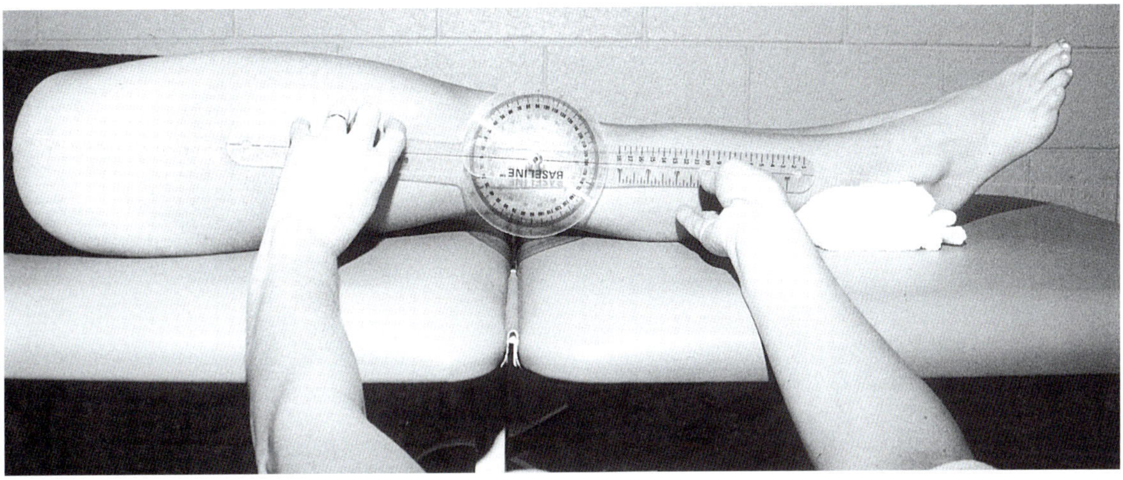

**Figura 9-10.** En la posición inicial de medición de la amplitud de flexión de la rodilla, el sujeto explorado se encuentra en supino, con el muslo de modo que el trocánter mayor pueda visualizarse y palparse. El examinador se arrodilla o se sienta en un taburete para alinear y leer el goniómetro a la altura de los ojos.

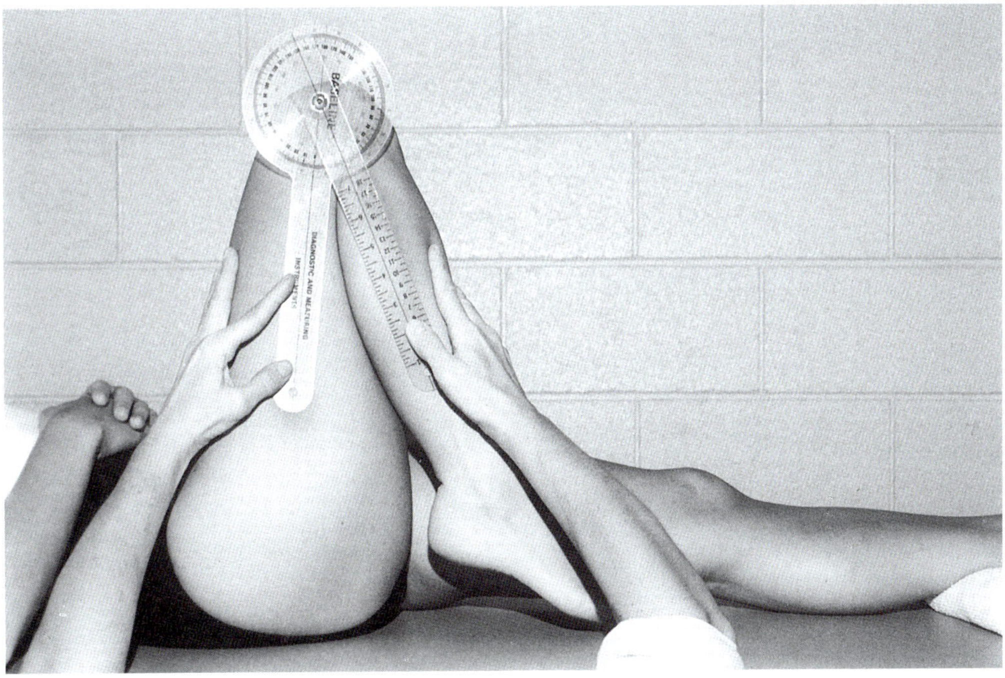

**Figura 9-11.** Al final de la amplitud de flexión de la rodilla, el examinador usa una mano para mantener la rodilla flexionada y mantiene el brazo distal del goniómetro alineado con la línea media lateral de la pierna.

## EXTENSIÓN

El movimiento se produce en el plano sagital alrededor de un eje medial-lateral. Habitualmente no se mide ni se registra, porque consiste en el regreso a la posición de inicio desde el final de la ROM de flexión de la rodilla.

### *Tope final normal*

La sensación de tope es firme debido a la tensión de la cápsula articular posterior, los ligamentos poplíteo oblicuo y poplíteo arqueado, los ligamentos colaterales y los ligamentos cruzados anterior y posterior.

### *Alineación del goniómetro*

1. Centrar el fulcro (punto de apoyo de la palanca) del goniómetro sobre el epicóndilo lateral del fémur.
2. Alinear el brazo proximal con la línea media lateral del fémur, empleando el trocánter mayor como referencia.
3. Alinear el brazo distal con la línea media lateral del peroné, empleando el maléolo lateral y la cabeza del peroné como referencias.

# Procedimientos de valoración de la longitud muscular: rodilla

## RECTO ANTERIOR DEL MÚSCULO: TEST DE ELY

El recto anterior del muslo es uno de los cuatro músculos que constituyen el grupo muscular denominado el cuádriceps femoral. El recto anterior es el único de ellos que atraviesa las articulaciones de la cadera y de la rodilla. Se origina proximalmente de dos tendones: un tendón anterior de la espina ilíaca inferior anterior y un tendón posterior de un surco superior al borde del acetábulo. Distalmente, el músculo se inserta en la base de la rótula mediante el tendón grueso y plano del cuádriceps, y se inserta en la tuberosidad de la tibia por medio del ligamento rotuliano (Fig. 9-12).

Cuando el músculo recto anterior se contrae, flexiona la cadera y extiende la rodilla. Si el recto anterior presenta acortamiento, la flexión de la rodilla está limitada cuando se mantiene la cadera en una posición neutra. Si la flexión de la rodilla está limitada cuando la cadera se encuentra flexionada, la limitación no se debe a que el recto anterior sea corto, sino a alteraciones de la estructura articular o a que alguno de los músculos extensores de la rodilla es corto.

### *Posición de inicio*

El sujeto se coloca en decúbito prono, con ambos pies por fuera de la mesa de exploración. Se extienden las rodillas y se colocan las caderas a 0° de flexión, extensión, abducción, aducción y rotación (Fig. 9-13).

### *Estabilización*

Estabilizar la cadera manteniendo la posición neutra. No se permite la flexión de la cadera.

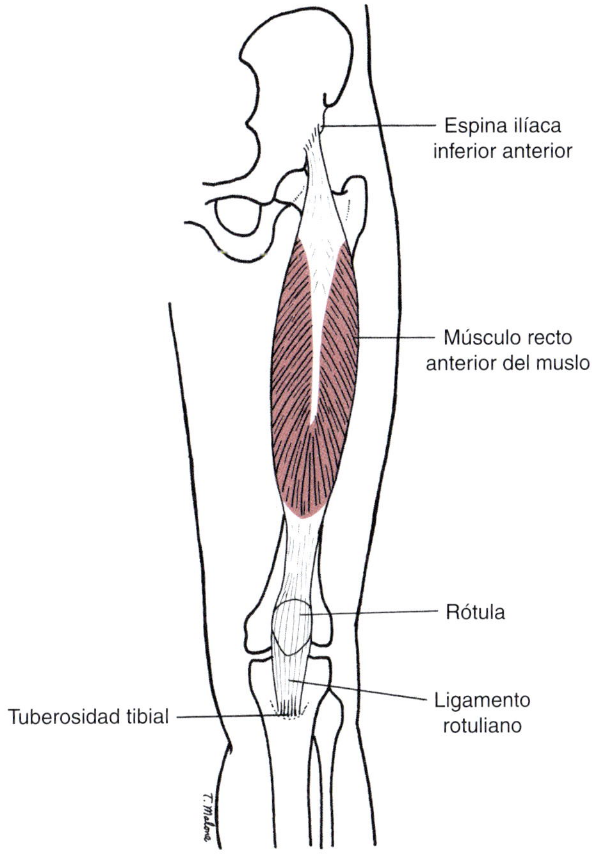


**Figura 9-12.** Imagen anterior de la extremidad inferior izquierda que muestra las inserciones del músculo recto anterior del muslo.

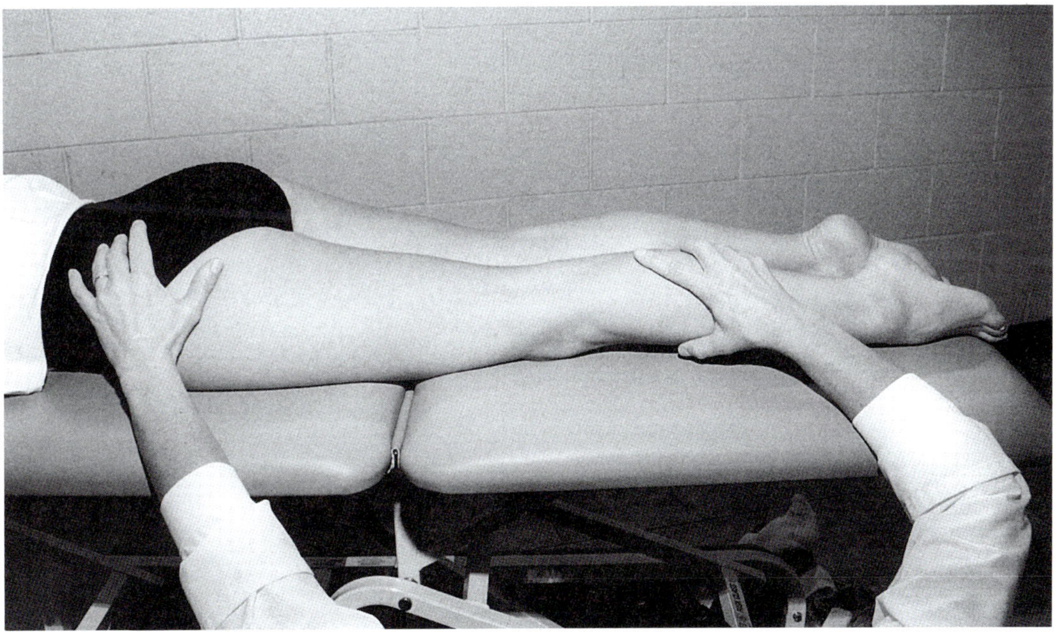

**Figura 9-13.** Se muestra al sujeto en la posición inicial de medición en decúbito prono para valorar la longitud del músculo recto anterior del muslo. Teóricamente, el pie debería extenderse sobre el extremo de la mesa de exploración.

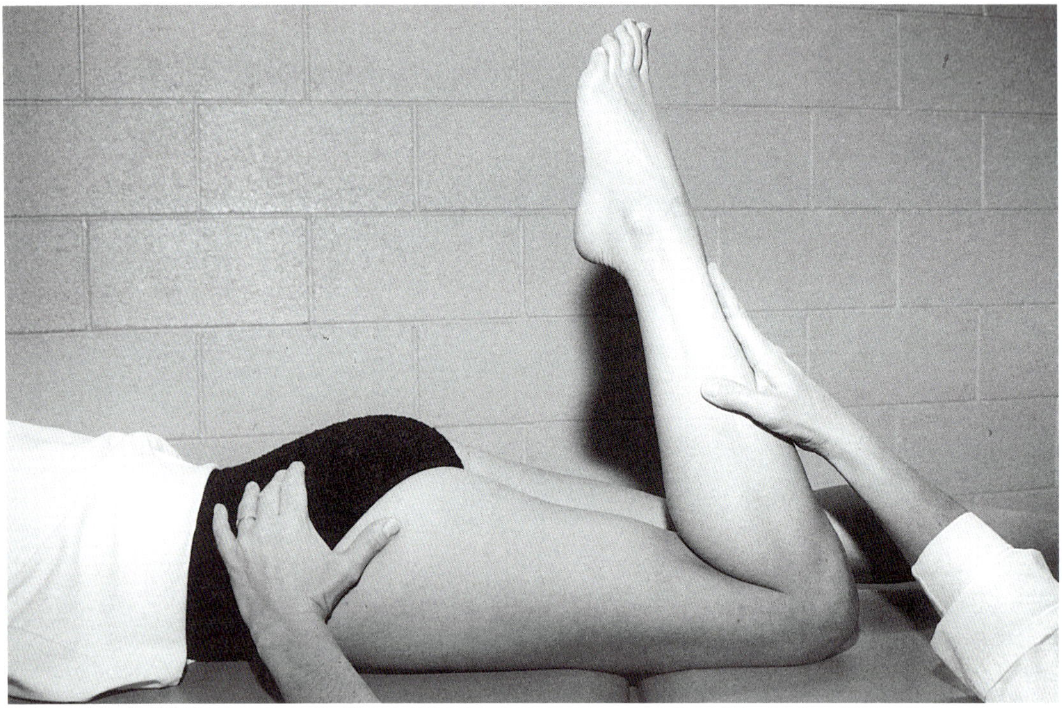

Figura 9-14. Imagen lateral del sujeto al final de la prueba de movimiento que implica al músculo recto anterior del muslo izquierdo.

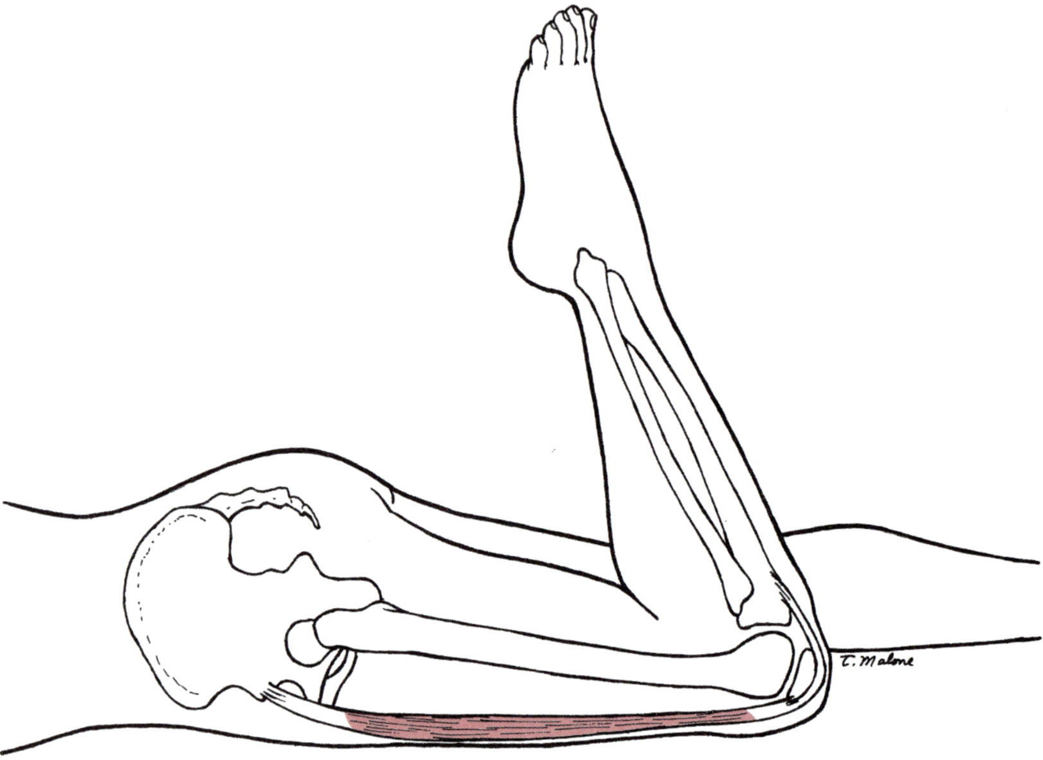


Figura 9-15. Imagen lateral del músculo recto anterior del muslo izquierdo que se estira sobre las articulaciones de la cadera y de la rodilla al final del movimiento de exploración.

### *Movimientos de la prueba*

Flexionar la rodilla elevando la pierna de la camilla. El final del movimiento se produce cuando se aprecia tensión en el muslo anterior y al tratar de continuar el movimiento se produce la flexión de la cadera. Si la rodilla se puede flexionar al menos 90° con la cadera en posición neutra, la longitud del recto anterior es normal (Figs. 9-14 y 9-15).

### *Alineación del goniómetro*

Véase la Figura 9-16.

1. Centrar el fulcro (punto de apoyo de la palanca) del goniómetro sobre el epicóndilo lateral del fémur.
2. Alinear el brazo proximal del goniómetro con la línea media lateral del fémur, empleando como referencia el trocánter mayor.
3. Alinear el brazo distal del goniómetro con la línea media lateral del peroné, empleando como referencias el maléolo lateral y la cabeza del fémur.

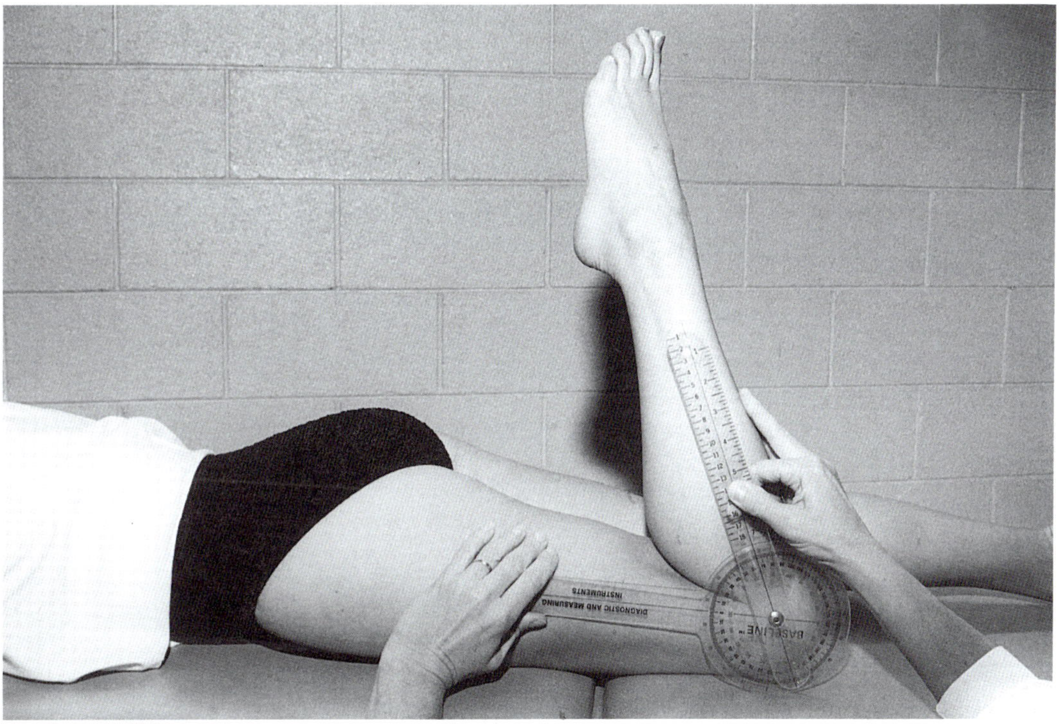

**Figura 9-16.** Alineación del goniómetro para medir la posición de la rodilla.

## MÚSCULOS DE LA CORVA: SEMITENDINOSO, SEMIMEMBRANOSO Y BÍCEPS CRURAL. PRUEBA DE LONGITUD DE LOS MÚSCULOS DISTALES DE LA CORVA

Los músculos de la corva son: semitendinoso, semimembranoso y bíceps crural. El semitendinoso y el semimembranoso, así como la cabeza larga del bíceps crural cruzan las articulaciones tanto de la cadera como la rodilla. La inserción proximal del semitendinoso es la tuberosidad isquiática, y la inserción distal está en la cara proximal de la superficie medial de la tibia (Fig. 9-17*A*). La inserción proximal del semimembranoso es la tuberosidad isquiática, y la distal sobre la cara medial del cóndilo medial tibial (Fig. 9-17*B*). El bíceps crural parte de dos cabezas; la cabeza larga nace de la tuberosidad isquiática y del ligamento sacrociático mayor, mientras que la cabeza corta se origina a lo largo del labio lateral de la línea áspera, la línea supracondílea y el septo intermuscular lateral. Las inserciones distales del bíceps crural están sobre la cabeza del peroné, con una pequeña porción sobre el cóndilo lateral tibial y el ligamento colateral lateral (véase Fig. 9-17*A*).

Cuando los músculos de la corva se contraen, extienden la cadera y flexionan la rodilla. En la siguiente prueba, la cadera se mantiene a 90° de flexión mientras se extiende la rodilla para determinar si los músculos son de longitud normal. Si los músculos de la corva son cortos, limitan la amplitud de extensión de la rodilla cuando se coloca la cadera a 90° de flexión.

Gajdosik y cols.[46], en un estudio de 30 varones sanos de 18 a 40 años encontró un valor medio de 31° (DS = 7,5) para la flexión de la cadera durante la realización de esta prueba. Los valores de la flexión de la rodilla variaban entre 17° y 45°. Los examinadores indicaban que la sensación de tope final era firme y fácilmente identificable.

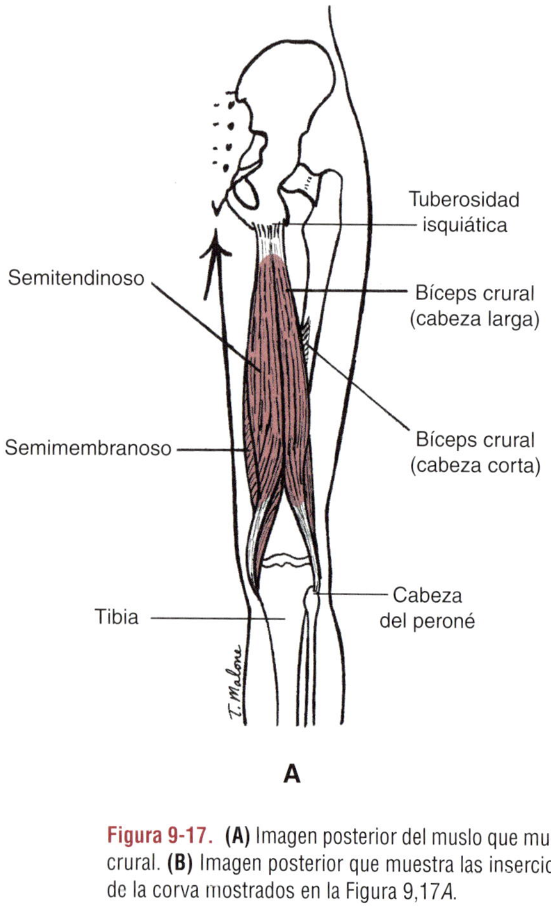


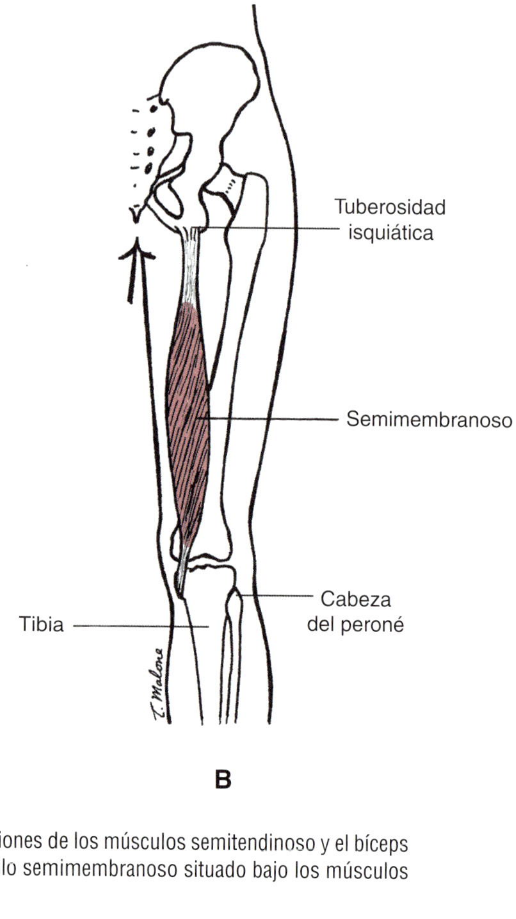


**Figura 9-17.** **(A)** Imagen posterior del muslo que muestra las inserciones de los músculos semitendinoso y el bíceps crural. **(B)** Imagen posterior que muestra las inserciones del músculo semimembranoso situado bajo los músculos de la corva mostrados en la Figura 9,17*A*.

*Posición de inicio*

El sujeto se coloca en decúbito supino con la cadera del lado que va a estudiarse flexionada 90° y en posición de 0° de abducción, aducción y rotación (Fig. 9-18). Inicialmente, se permite que la rodilla que se va a examinar se encuentre relajada en flexión. La extremidad inferior que no va a estudiarse permanece en reposo sobre la mesa de exploración, con la rodilla completamente extendida y la cadera en 0° de flexión, extensión, abducción, aducción y rotación.

*Estabilización*

Estabilizar el fémur para evitar la rotación, abducción y aducción de la cadera, y mantener la cadera en 90° de flexión.

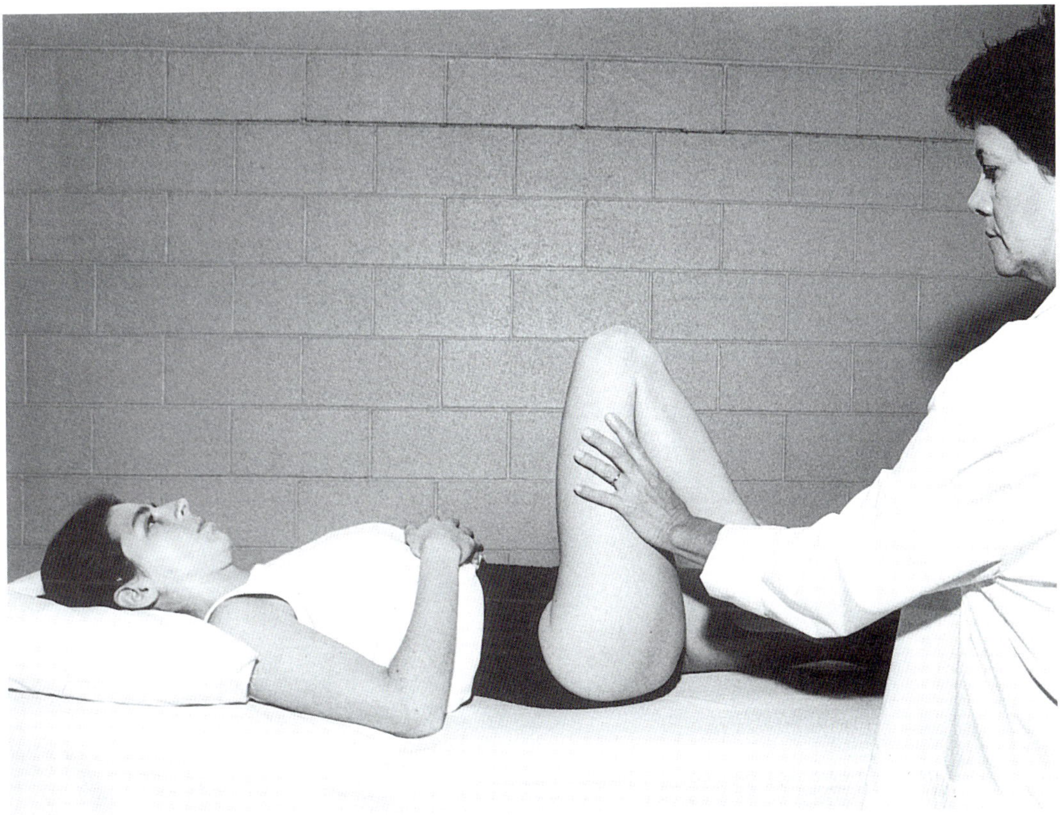

**Figura 9-18.** Posición inicial para la medida de la longitud de los músculos de la corva.

### *Movimientos de la prueba*

Extender la rodilla hasta el final de la ROM. El final de la prueba se alcanza cuando se aprecia resistencia por la tensión del muslo posterior y una mayor extensión de la rodilla causa que la cadera inicie el movimiento de extensión (Figs. 9-19 y 9-20).

### *Tope final normal*

La sensación de tope final es firme debido a la tensión de los músculos semimembranoso, semitendinoso y bíceps crural.

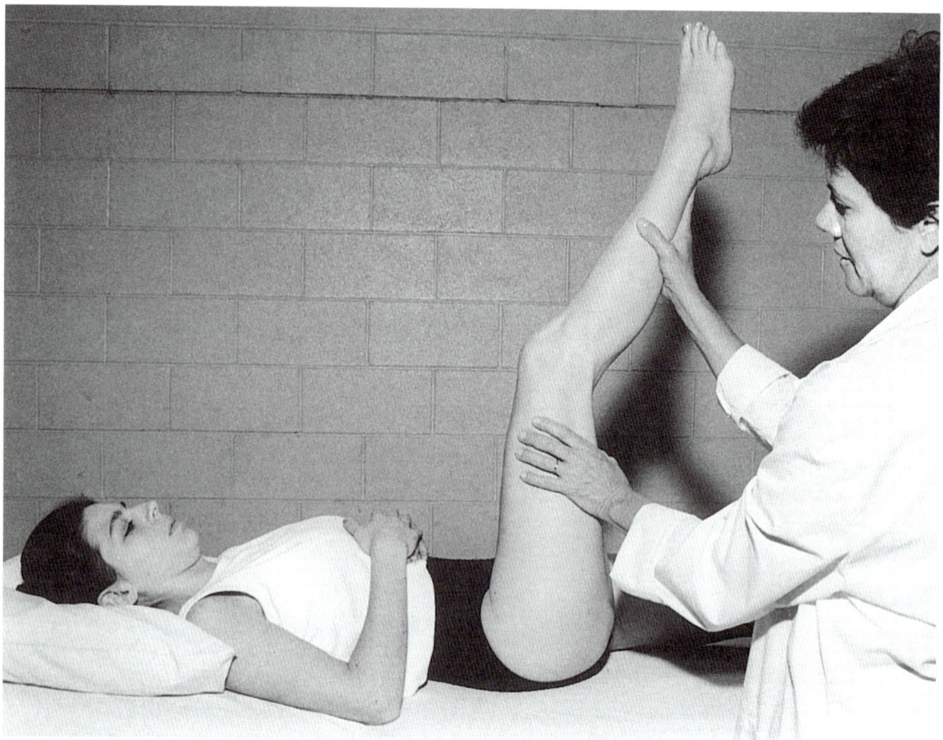

**Figura 9-19.** Final del movimiento diseñado para medir la longitud de los músculos de la corva de la extremidad derecha.

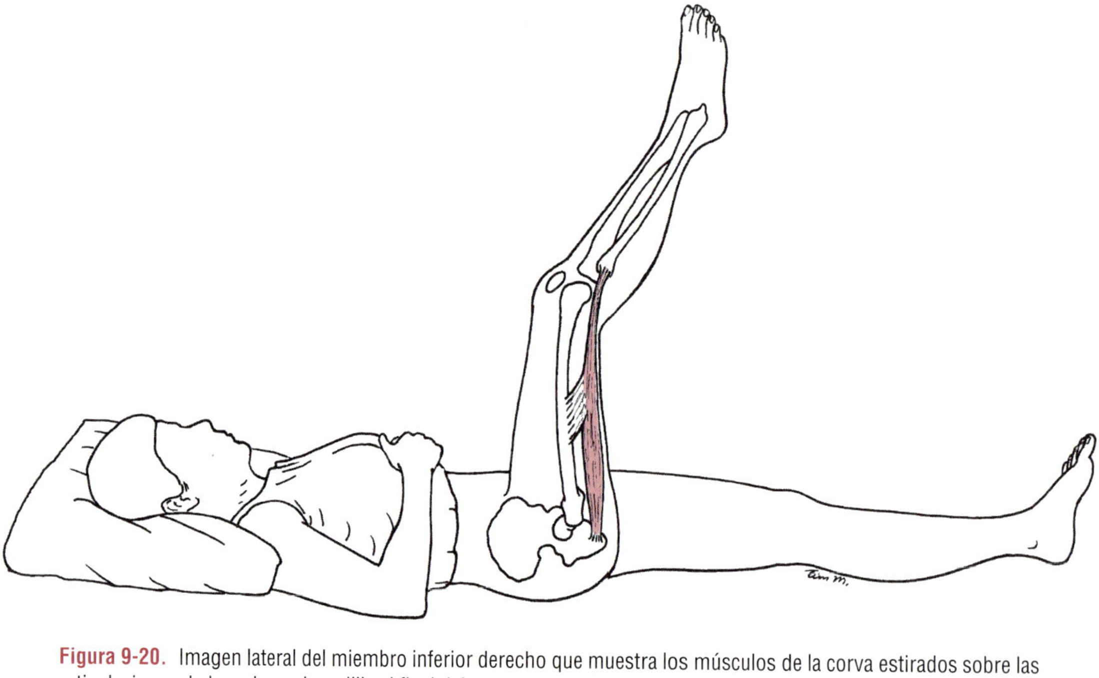

**Figura 9-20.** Imagen lateral del miembro inferior derecho que muestra los músculos de la corva estirados sobre las articulaciones de la cadera y la rodilla al final del movimiento de exploración.

### *Alineación del goniómetro*

Véase la Figura 9-21.

1. Centrar el fulcro (punto de apoyo de la palanca) del goniómetro sobre el epicóndilo lateral del fémur.
2. Alinear el brazo proximal con la línea media lateral del fémur, empleando como referencia el trocánter mayor.
3. Alinear el brazo distal con la línea media lateral del peroné, empleando el maléolo lateral y la cabeza del peroné como referencias.

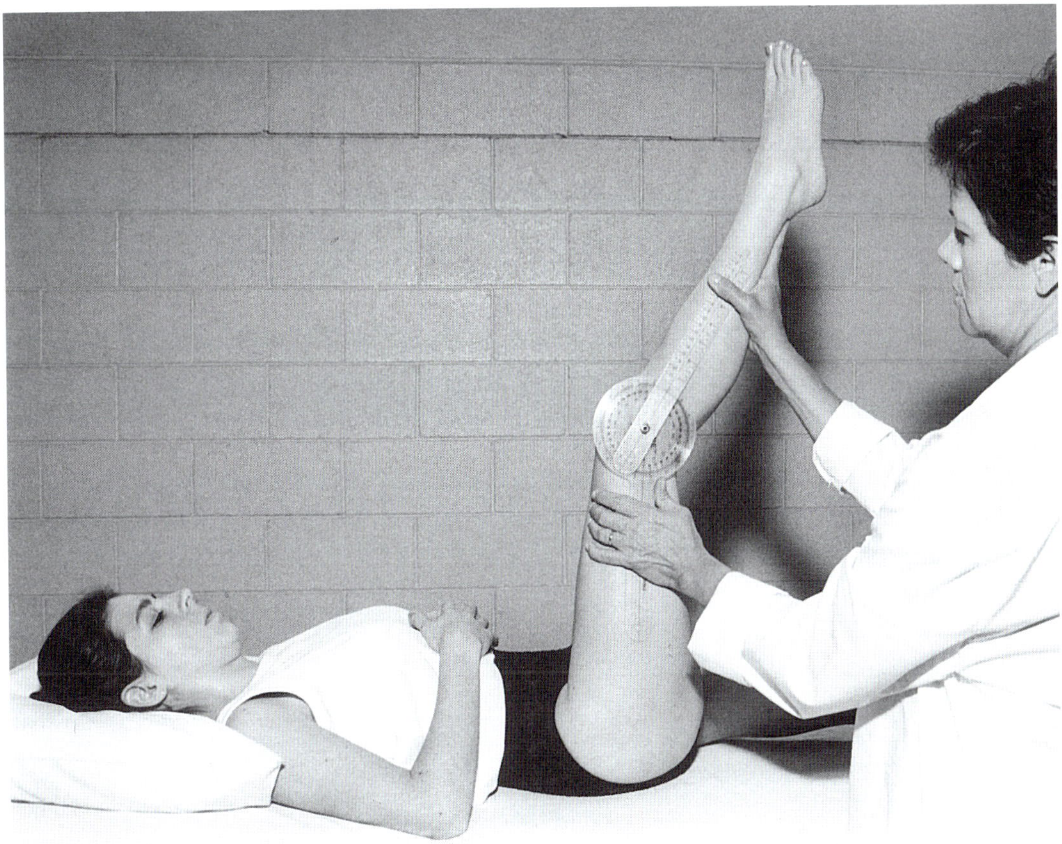

**Figura 9-21.** Alineación del goniómetro para medir la posición de la rodilla.

## Bibliografía


1. Levangie, PK, and Norkin, CC: Joint Structure and Function: A Comprehensive Analysis, ed 3. FA Davis, Philadelphia, 2001.
2. Williams, PL (ed): Gray's Anatomy, ed 38. Churchill Livingstone, New York, 1995.
3. Greene, WB, and Heckman, JD (eds): The Clinical Measurement of Joint Motion. American Academy of Orthopaedic Surgeons, Chicago, 1994.
4. Kaltenborn, FM: Mobilization of the Extremity Joints, ed 5. Olaf Norlis Bokhandel, Oslo, 1999.
5. Cyriax, JH, and Cyriax, PJ: Illustrated Manual of Orthopaedic Medicine. Butterworths, London, 1983.
6. Fritz, JM, et al: An examination of the selective tissue tension scheme, with evidence for the concept of a capsular pattern of the knee. Phys Ther 78:1046, 1998.
7. Hayes, KW: Invited commentary. Phys Ther 78:1057, 1998.
8. Hayes KW, Petersen C, and Falcone, J: An examination of Cyriax's passive motion tests with patients having osteoarthirits of the knee. Phys Ther 74:697, 1994.
9. American Medical Association: Guides to the Evaluation of Permanent Impairment, ed 3 (revised). AMA, Chicago, 1990.
10. Boone, DC, and Azen, SP: Normal range of motion of joints in male subjects. J Bone Joint Surg Am 61:756, 1979.
11. Roach, KE, and Miles, TP: Normal hip and knee active range of motion: The relationship to age. Phys Ther 71:656, 1991.
12. Rothstein, JM, Roy, SH, and Wolf, SL: The Rehabilitation Specialist's Handbook, ed 2. FA Davis, Philadelphia, 1998.
13. Waugh, KG, et al: Measurement of selected hip, knee, and ankle joint motions in newborns. Phys Ther 63:1616, 1983.
14. Drews, JE, Vraciu, JK, and Pellino, G: Range of motion of the lower extremities of newborns. Phys Occup Ther Pediatr 4:49, 1984.
15. Schwarze, DJ, and Denton, JR: Normal values of neonatal limbs: An evaluation of 1000 neonates. J Pediatr Orthop 13:758, 1993.
16. Wanatabe, H, et al: The range of joint motions of the extremities in healthy Japanese people: The difference according to age. Nippon Seikeigeka Gakkai Zasshi 53: 275, 1979. (Cited by Walker, JM: Musculoskeletal development: A review. Phys Ther 71:878, 1991.)
17. Broughton NS, Wright J, and Menelaus, MB: Range of knee motion in normal neonates. J Pediatr Orthop 13:263, 1993.
18. Boone, DC: Techniques of measurement of joint motion. (Unpublished supplement to Boone, DC, and Azen, SP: Normal range of motion in male subjects. J Bone Joint Surg Am 61:756, 1979.)
19. Beighton, P, Solomon, L, and Soskolne, CL: Articular mobility in an African population. Ann Rheum Dis 32:23, 1973.
20. Cheng, JC, Chan, PS, and Hui, PW: Joint laxity in children. J Pediatr Orthop 11: 752, 1991.
21. Walker, JM, et al: Active mobility of the extremities in older subjects. Phys Ther 64:919, 1984.
22. Mollinger, LA, and Steffan, TM: Knee flexion contractures in institutionalized elderly: Prevalence, severity, stability and related variables. Phys Ther 73:437, 1993.
23. Steultjens, MPM, et al: Range of motion and disability in patients with osteoarthritis of the knee or hip. Rheumatology 39:955, 2000.
24. Escalante, A, et al: Determinants of hip and knee flexion range: Results from the San Antonio Longitudinal Study of Aging. Arthritis Care Res 12:8, 1999.
25. London, JK, Goist, HL, and London, KL: Genu recurvatum syndrome. J Orthop Sports Phys Ther 27:361, 1998.
26. Hall, MG, et al: The effect of hypermobility syndrome on knee joint proprioception. Br J Rheumatol 34:121, 1995.
27. James, B, and Parker, AW: Active and passive mobility of the lower limb joints in elderly men and women. Am J Phys Med and Rehab 68:162, 1989.
28. Lichtenstein, MJ, et al: Modeling impairment: using the disablement process as a framework to evaluate determinants of hip and knee flexion. Aging (Milano) 12:208, 2000.
29. Sobti, A, et al: Occupational physical activity and long term risk of musculoskeletal symptoms: A national survey of post office pensioners. Am J Indust Med 32:76, 1997.
30. Jevsevar, DS, et al: Knee kinematics and kinetics during locomotor activities of daily living in subjects with knee arthroplasty and in healthy control subjects. Phys Ther 73:229, 1993.
31. Livingston, LA, Stevenson, JM, and Olney, SJ: Stairclimbing kinematics on stairs of differing dimensions. Arch Phys Med Rehabil 72:398, 1991.
32. Clarkson, HM: Musculoskeletal Assessment: Joint Range of Motion and Manual Muscle Strength, ed 2. Lippincott Williams & Wilkins, Philadelphia, 2000.
33. Laubenthal, KN, Smidt, GL, and Kettlekamp, DB: A quantitative analysis of knee motion during activities of daily living. Phys Ther 52:34, 1972.
34. McFayden, BJ, and Winter, DA: An integrated biomechanical analysis of normal stair ascent and descent. J Biomech 21:733, 1988.
35. The Pathokinesiology Service and Physical Therapy Department: Observational Gait Analysis, ed. 4. Los Amigos Research and Education Institute, Inc. Rancho Los Amigos National Rehabilitation Center, Downey, CA, 2001.
36. Oberg, T, Karsznia, A, and Oberg, K: Joint angle parameters in gait: Reference data for normal subjects, 10-79 years of age. J Rehabil Res Dev 31:199, 1994.
37. Boone, DC, et al: Reliability of goniometric measurements. Phys Ther 58:1355, 1978.
38. Gogia, PP, et al: Reliability and validity of goniometric measurements at the knee. Phys Ther 67:192, 1987.
39. Rheault, W, et al: Intertester reliability and concurrent validity of fluid-based and universal goniometers for active knee flexion. Phys Ther 68:1676, 1988.
40. Bartholomy, JK, Chandler, RF, and Kaplan, SE: Validity analysis of fluid goniometer measurements of knee flexion. [Abstr] Phys Ther 80:S46, 2000.
41. Enwemeka, CS: Radiographic verification of knee goniometry. Scand J Rehabil Med 18:47, 1986.
42. Rothstein, JM, Miller, PJ, and Roettger, RE: Goniometric reliability in a clinical setting. Phys Ther 63:1611, 1983.
43. Watkins, MA, et al: Reliability of goniometric measurements and visual estimates of knee range of motion obtained in a clinical setting. Phys Ther 71:90, 1991.
44. Pandya, S, et al: Reliability of goniometric measurements in patients with Duchenne muscular dystrophy. Phys Ther 65:1339, 1985.
45. Beissner K, Collins JE and Holmes H: Muscle force and range of motion as predictors of function in older adults. Phys Ther 80:556, 2000.
46. Gajdosik et al: Comparison of four clinical tests for assessing hamstring muscle length. J Orthop Sport Phys Ther 18: 614, 1993.

# CAPÍTULO 10

# Tobillo y pie

## Estructura y función

### Articulaciones peroneotibiales proximal y distal

#### *Anatomía*

La articulación peroneotibial proximal está formada por una carilla articular tibial ligeramente convexa y una superficie articular peronea ligeramente cóncava, y está rodeada por una cápsula articular reforzada por los ligamentos anteriores y posteriores. La articulación peroneotibial distal está formada por una unión fibrosa entre una carilla articular cóncava de la cara lateral de la tibia distal y una superficie articular convexa del peroné distal (Fig. 10-1*A*); ambas articulaciones están sustentadas por la membrana interósea, que se localiza entre la tibia y el peroné (Fig. 10*B*). La articulación distal carece de cápsula articular, pero está mantenida por los ligamentos anterior y posterior y el ligamento interóseo de la pierna (Fig. 10-1*C*).

#### *Osteocinética*

Las articulaciones peroneotibiales proximal y distal son anatómicamente diferentes de la articulación tibiotarsiana, pero funcionan al servicio del tobillo. La articulación proximal es una articulación sinovial artrodial que permite un pequeño deslizamiento superior e inferior del peroné sobre la tibia y una ligera rotación. La articulación distal es una anfiartrosis, o unión fibrosa, pero también permite algo de movimiento.

#### *Artrocinética*

Durante la flexión dorsal del tobillo, el peroné se desplaza proximalmente y un poco en dirección posterior (rotación lateral), alejándose de la tibia. En la flexión plantar, el peroné se desliza distalmente y anteriormente hacia la tibia.

#### *Patrón capsular*

El patrón capsular de las articulaciones peroneotibiales no está definido.

### Articulación tibiotarsiana o suprastragalina (articulación del tobillo)

#### *Anatomía*

La articulación tibiotarsiana está formada por las articulaciones que hay entre el astrágalo y la tibia y el peroné distales. Proximalmente, la articulación está constituida por las superficies cóncavas de la tibia distal y los maléolos tibial y peroneo. Distalmente, la superficie articular está constituida por la polea convexa del astrágalo. La cápsula articular es delgada y débil anterior y posteriormente, y la articulación está reforzada por los ligamentos medial y lateral. Los ligamentos peroneo astragalinos anterior y posterior y el ligamento peroneo calcáneo proporcionan el soporte lateral para la cápsula y la articulación (Fig. 10-2, *A* y *B*). El ligamento deltoideo proporciona el soporte medial (Fig. 10-3).

#### *Osteocinética*

La articulación tibiotarsiana es una articulación troclear sinovial con un grado de libertad. Los movimientos disponibles son la flexión dorsal y la flexión plantar (extensión). Dichos movimientos tienen lugar alrededor de un eje oblicuo; de este modo, no se producen estrictamente en el plano sagital. Los movimientos atraviesan los tres planos espaciales, por lo que se considera una articulación triplanar. La flexión dorsal del tobillo acerca el pie hacia arriba y algo lateralmente, mientras que la flexión plantar lleva el pie hacia abajo y un poco en dirección medial. Se considera que el tobillo se encuentra en la posición neutra de 0° cuando el pie forma un ángulo recto con la tibia.

#### *Artrocinética*

En la flexión dorsal sin carga, el astrágalo se mueve posteriormente. En la flexión plantar, el astrágalo se mueve anteriormente. En la flexión dorsal, en posición en carga, la tibia de desplaza anteriormente. En la flexión plantar, la tibia se desplaza posteriormente.

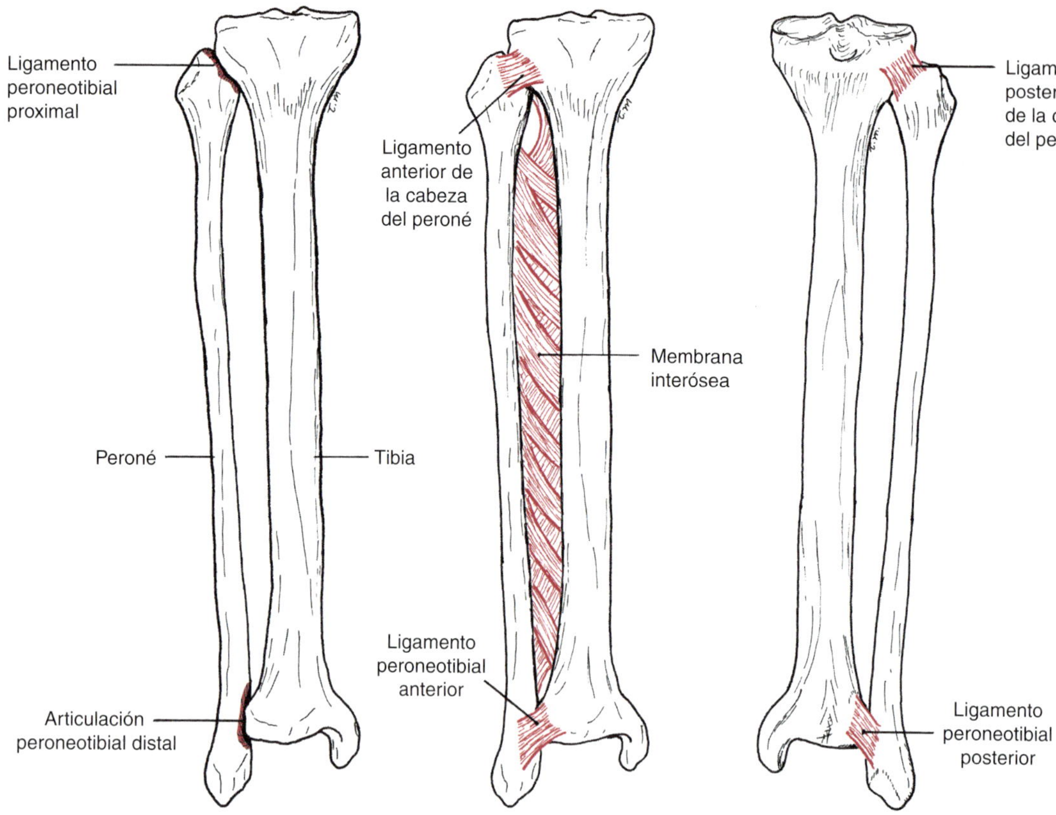


**Figura 10-1.** **(A)** Cara anterior de las articulaciones peroneotibiales proximal y distal de la extremidad inferior derecha. **(B)**. Ligamentos peroneotibiales anteriores y membrana interósea. **(C)** Cara posterior de las articulaciones peroneotibiales y ligamentos peroneotibial posterior de la extremidad inferior derecha.

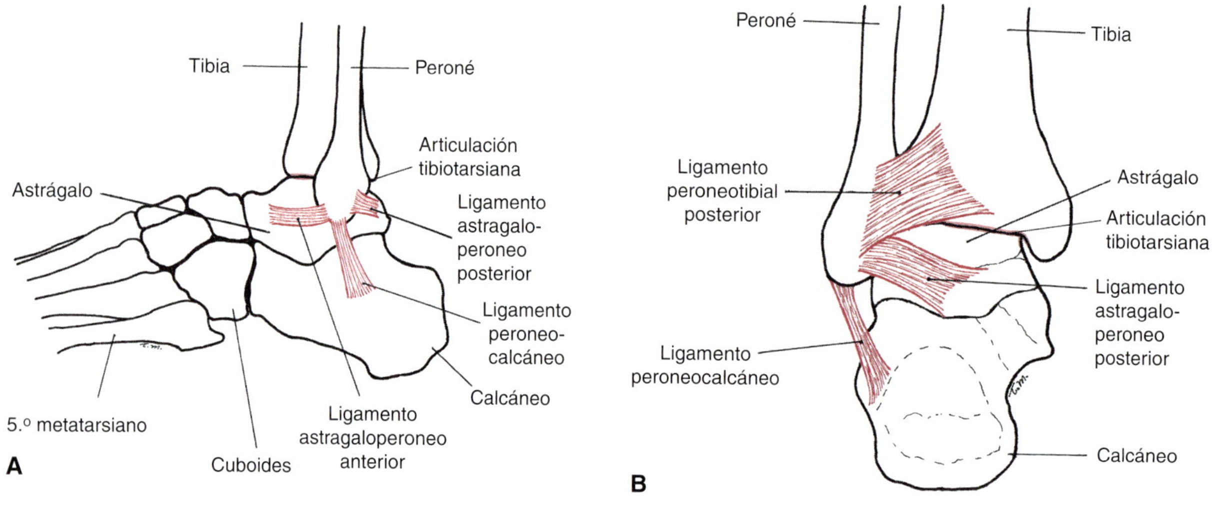


**Figura 10-2.** **(A)** Imagen lateral de la articulación tibiotarsiana izquierda con los ligamentos astragaloperoneo anterior y posterior y el ligamento peroneocalcáneo **(B)** Imagen posterior de la articulación tibiotarsiana izquierda que muestra el ligamento peroneoastragalino y el ligamento peroneocalcáneo.

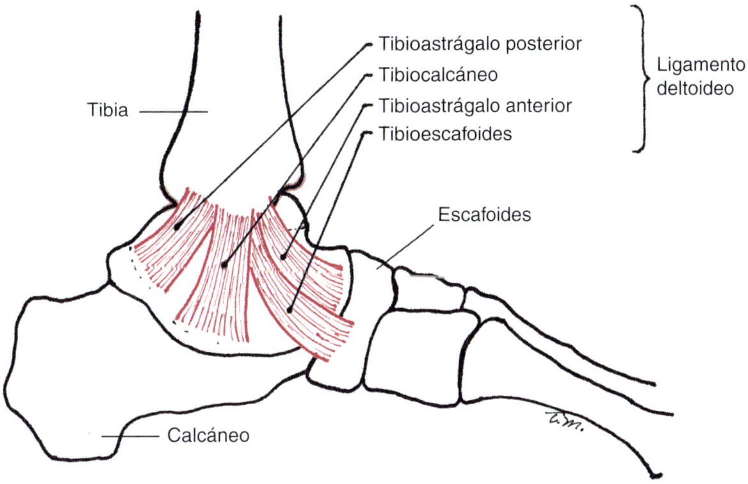


Figura 10-3. Ligamento deltoideo en una imagen medial de la articulación tibiotarsiana.

### *Patrón capsular*

El patrón consiste en una mayor limitación para la flexión plantar que para la dorsal.

## Articulación subastragalina (calcaneoastragalina)

### *Anatomía*

La articulación subastragalina (calcaneoastragalina) se compone de tres articulaciones planas separadas: las articulaciones posterior, anterior y media entre el astrágalo y el calcáneo. La articulación posterior, que es la mayor, incluye una carilla articular cóncava de la superficie inferior del astrágalo y una carilla articular convexa del cuerpo del calcáneo. Las articulaciones anterior y media están formadas por dos carillas convexas del astrágalo y dos superficies articulares cóncavas del calcáneo. Las articulaciones anterior y media comparten una cápsula articular con la articulación astragaloescafoidea; la articulación posterior tiene su propia cápsula. La articulación subastragalina está reforzada por los ligamentos calcaneoastragalinos anterior, posterior, lateral y medial y el ligamento calcaneoastragalino interóseo (Figs. 10-4 y 10-5).

### *Osteocinética*

Los movimientos permitidos en la articulación son la inversión y la eversión, que se producen alrededor de un eje oblicuo. Dichos movimientos son movimientos compuestos, que consisten en abducción-aducción, flexión-extensión y supinación-pronación[1]. En el movimiento de inversión sin carga, el calcáneo produce la aducción alrededor de un eje anterior-posterior, realiza la supinación alrededor del eje longitudinal y la flexión

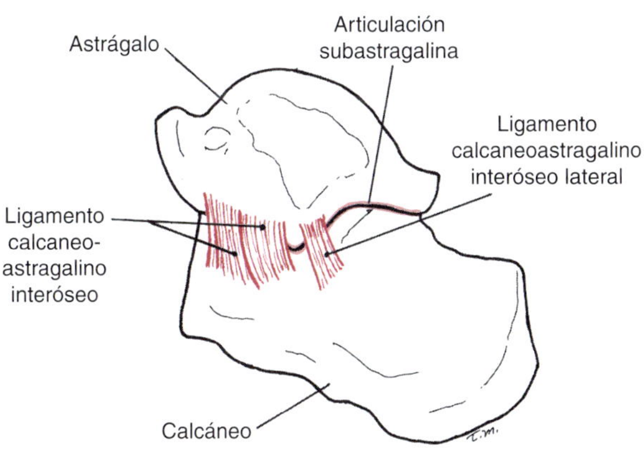


Figura 10-4. Ligamentos calcaneoastragalino interóseo y calcaneoastragalino lateral en una imagen lateral de la articulación subastragalina izquierda.

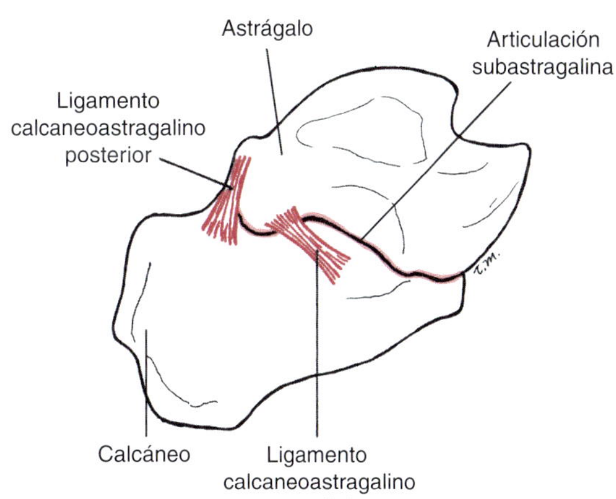


Figura 10-5. Ligamentos calcaneoastragalinos medial y posterior en una imagen medial de la articulación subastragalina izquierda.

plantar alrededor de un eje medial-lateral. En la eversión, el calcáneo se desplaza en abducción, pronación y flexión dorsal.

### *Artrocinética*

Las superficies articulares alternas convexas y cóncavas, limitan la movilidad y crean un movimiento giratorio del calcáneo sobre el astrágalo. En el movimiento de inversión del pie, el calcáneo se desliza lateralmente sobre el astrágalo fijo. En la eversión, el calcáneo se desliza medialmente sobre el astrágalo.

### *Patrón capsular*

El patrón capsular consiste en una limitación máxima del movimiento de inversión[3].

## Articulación de Chopart (mediotarsiana)

### *Anatomía*

La articulación de Chopart, o mediotarsiana, es una articulación compuesta por las articulaciones astragaloescafoidea y calcaneocuboidea (Fig. 10-6*A*). La articulación astragaloescafoidea se compone de la gran cabeza convexa del astrágalo y la porción posterior cóncava del escafoides. La concavidad se agranda por el ligamento calcaneoescafoideo plantar (ligamento en resorte). La articulación comparte la cápsula con las porciones anterior y media de la articulación subastragalina, y está reforzada por el ligamento en resorte, el ligamento bifurcado (calcaneocuboideo y calcaneoescafoideo), y el ligamento astragaloescafoideo dorsal (Fig. 10-6*B*).

La articulación calcaneocuboidea se compone de las superficies planas concavoconvexas del cuboides posterior. La articulación se encierra en una cápsula reforzada por el ligamento bifurcado (calcaneocuboideo y calcaneoescafoideo), calcaneocuboideo dorsal, calcaneocuboideo plantar y ligamento plantar largo (Fig. 10-6*C*).

### *Osteocinética*

Se considera que la articulación tiene dos ejes, uno longitudinal y uno oblicuo. Los movimientos alrededor de ambos ejes son triplanares, y constan de inversión y eversión. La articulación mediotarsiana es la transición entre las partes central y posterior del pie.

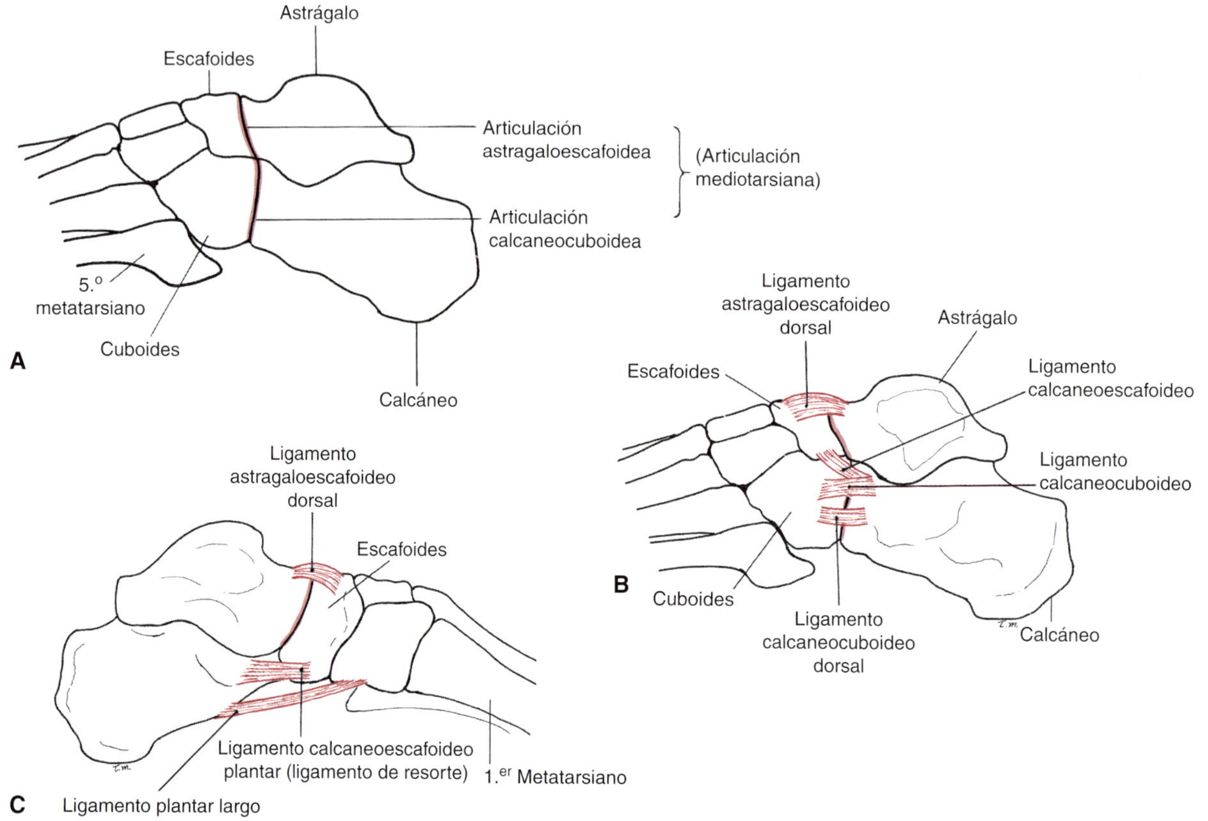


**Figura 10-6. (A)** Se muestran las dos articulaciones que constituyen la articulación mediotarsiana en una imagen lateral del tobillo izquierdo. **(B)** Ligamento astragaloescafoideo dorsal, ligamento bifurcado (ligamentos calcaneoescafoideo y ligamento calcaneocuboideo), y ligamento calcaneocuboideo dorsal en una imagen lateral del tobillo izquierdo. **(C)** Ligamento plantar largo, ligamento calcaneoescafoideo plantar y ligamento astragaloescafoideo dorsal en una imagen medial.

### *Artrocinética*

Durante el movimiento de inversión, el escafoides cóncavo se desliza medial y dorsalmente sobre el astrágalo convexo. El calcaneo se desliza medialmente y hacia la superficie plantar. En la eversión, el escafoides se desliza lateralmente y hacia la superficie plantar; sobre el astrágalo el calcaneo se desliza lateralmente hacia la superficie dorsal.

### *Patrón capsular*

El patrón capsular consiste en una limitación en la inversión (aducción y supinación). Los restantes movimientos son completos.

## Articulaciones tarsometatarsianas

### *Anatomía*

Las cinco articulaciones tarsometatarsianas (TMT) unen el tarso distal con las bases de los cinco metatarsianos (Fig. 10-7). La base cóncava del primer metatarsiano se articula con la superficie convexa del hueso cuneiforme medial. La base del segundo metatarsiano se articula con la mortaja formada por el cuneiforme intermedio y los lados de los cuneiformes medial y lateral. La base del tercer metatarsiano se articula con el cuneiforme lateral, y la base del cuarto metatarsiano con el cuneiforme lateral y el cuboides. El quinto metatarsiano se articula con el cuboides. La primera articulación posee su propia cápsula, mientras que las articulaciones segunda y tercera y las articulaciones cuarta y quinta comparten cápsulas. Cada articulación está reforzada por numerosos ligamentos interóseos dorsales y plantares.

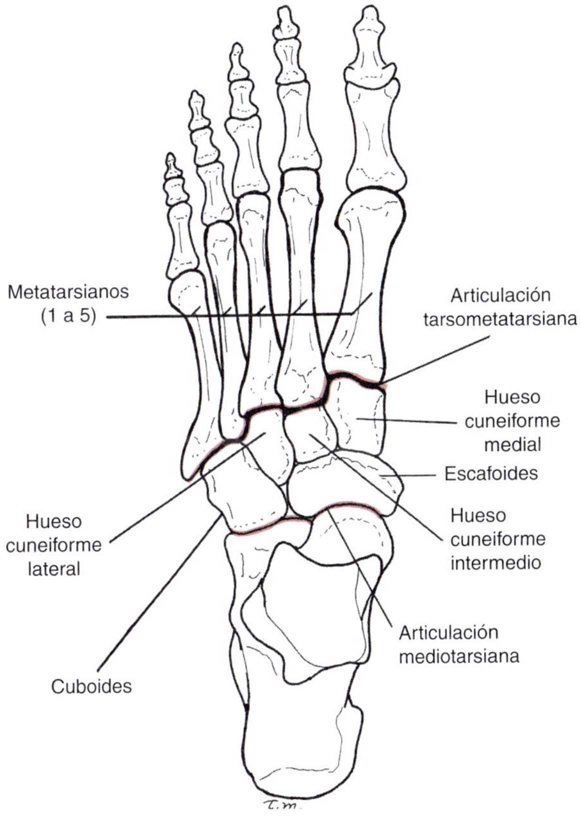


**Figura 10-7.** Articulaciones tarsometatarsianas y articulación mediotarsiana en una imagen dorsal del pie izquierdo.

### *Osteocinética*

Las articulaciones TMT son articulaciones sinoviales planas que permiten movimientos de deslizamiento, incluyendo la flexión-extensión, algo de abducción-aducción, y rotación. El tipo y la cantidad de movimiento varían en cada una de las articulaciones. Por ejemplo, en la tercera TMT, el movimiento predominante es la flexión-extensión. La combinación de movimientos en varias articulaciones contribuye al ahuecamiento y aplanamiento del pie, que ayuda a conformarlo como una superficie de soporte.

### *Artrocinética*

Las superficies articulares distales se desplazan en la misma dirección que los ejes de los metatarsianos.

## Articulaciones metatarsofalángicas

### *Anatomía*

Las cinco articulaciones metatarsofalángicas (MTF) están constituidas proximalmente por las cabezas convexas de los cinco metatarsianos, y distalmente por las bases cóncavas de las falanges proximales (Fig. 10-8*A*). La primera articulación MTF posee dos huesos sesamoideos que descansan sobre los dos surcos de la superficie plantar del metatarsiano distal. Los cuatro dedos pequeños del pie están interconectados con la superficie plantar mediante el ligamento metatarsiano profundo (Fig. 10-8*B*). La aponeurosis plantar contribuye a proporcionar estabilidad y limita la extensión.

### *Osteocinética*

Las cinco articulaciones MTF son articulaciones sinoviales condíleas con dos grados de libertad, permitiendo así la flexión-extensión y la abducción-aducción. El eje de la flexión-extensión es oblicuo, y se denomina interrupción (break) metatarsiana. La amplitud de movimiento (ROM) de extensión es mayor que la de flexión, pero la ROM total varía según la longitud relativa de los metatarsianos y la situación de carga.

### *Artrocinética*

Durante la flexión, las bases de las falanges se desplazan en dirección plantar sobre las cabezas de los metatarsianos. En abducción, las bases cóncavas de las falanges se desplazan sobre las cabezas convexas de los metatarsianos en dirección lateral, alejándose del segundo dedo del pie. En aducción, las bases de las falanges se desplazan en dirección medial hacia el segundo dedo del pie.

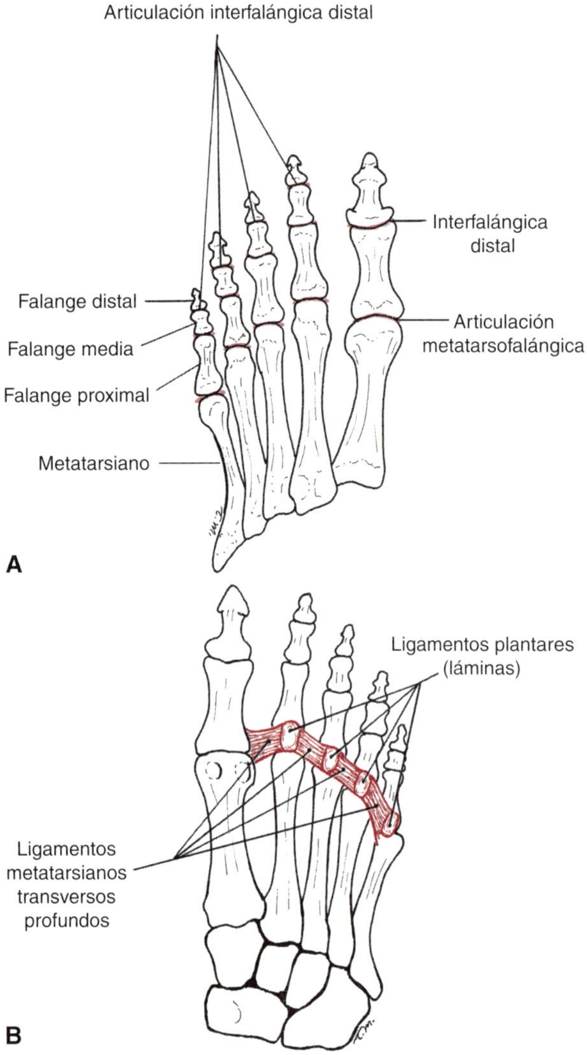


**Figura 10-8.** **(A)** Articulaciones metatarsofalángicas, interfalángicas e interfalángicas distales en una imagen dorsal del pie izquierdo. **(B)** Ligamentos metatarsianos transversales profundos y superficies plantares en una imagen plantar del pie izquierdo.

**TABLA 10-1 Movimiento del tobillo: valores en grados procedentes de fuentes seleccionadas**

| | *AAOS*[2] | *AAOS*[5] | *AMA*[4] | *Boone y Azen*[†6] |
|---|---|---|---|---|
| *Movimiento* | | | | *Media (DS)* |
| Dorsiflexión | 20 | 20 | 20 | 12,6 (4,4) |
| Flexión plantar | 50 | 50 | 40 | 56,2 (6,1) |
| Inversión antepié | 35 | | 30* | 36,8 (4,5) |
| Eversión antepié | 15 | | 20* | 20,7 (5,0) |
| Inversión parte posterior pie | 5 | | | |
| Eversión parte posterior pie | 5 | | | |

AMA = *American Medical Association*; AAOS = *American Association of Orthopaedic Surgeons*; (SD) = desviación estándar.
* Los valores corresponden a la estimación visual del arco de movilidad.
† Los sujetos eran 109 varones de 1 a 54 años de edad.

### *Patrón capsular*

El patrón en la primera articulación MTF consiste en una notable limitación de la extensión y una ligera limitación de la flexión. En las demás articulaciones (segunda a quinta), la limitación es mayor para la flexión que para la extensión[3].

## Articulaciones interfalángicas

### *Anatomía*

La estructura de las articulaciones interfalángicas (IF) del pie es idéntica a la de los dedos de la mano. Cada articulación IF se compone de la base cóncava de una falange distal y la cabeza convexa de una falange proximal (véase Fig. 10-8*A*).

### *Osteocinética*

Las articulaciones IF son articulaciones sinoviales trocleares con un grado de libertad. Los movimientos permitidos son la flexión y extensión en el plano sagital. Cada articulación queda envuelta por una cápsula y está reforzada por los ligamentos colaterales.

### *Artrocinética*

La base cóncava de la falange distal se desplaza sobre la cabeza convexa de la falange proximal, en la misma dirección del eje del hueso distal. La base cóncava se desplaza hacia la superficie plantar del pie durante la flexión y hacia el dorso del pie durante la extensión.

# Resultados de la investigación

Las Tablas 10-1 y 10-2 ofrecen los valores de la amplitud de movimientos (ROM) del tobillo y del primer dedo del pie procedentes de distintas fuentes. Se desconocen la edad, el sexo y el número de individuos sometidos a mediciones para obtener los valores registrados por la *American Association of Orthopaedic Surgeons* (AAOS)[2] (publicados en 1965) y la *Ame-*

**TABLA 10-2 Movimiento del dedo gordo: valores en grados procedentes de fuentes seleccionadas**

| | Extensión | | Flexión | |
|---|---|---|---|---|
| *Articulación* | *AMA*[4] | *AAOS*[2] | *AMA*[4] | *AAOS*[2] |
| MCF 1 | 50 | 70 | 30 | 45 |
| 2 | 40 | 40 | 30 | 40 |
| 3 | 30 | 40 | 20 | 40 |
| 4 | 20 | 40 | 10 | 40 |
| 5 | 10 | 40 | 10 | 40 |
| IF 1 | | | 30 | 90 |
| IFP 2-5 | | | | 35 |
| IFD 2-5 | | | | 60 |

AMA = *American Medical Association*; AAOS = *American Association of Orthopaedic Surgeons*; IFD = interfalángicas distales; IF = interfalángicas; MTF = metatarsofalángidas; IFP = interfalángicas proximales.

**TABLA 10-3 Influencia de la edad sobre el movimiento del tobillo en niños de 6 a 12 años de edad: valores medios en grados**

| | *Waugh y cols.*[7] | *Wanatabe y cols.*[8] | | | *Boone*[9] | |
|---|---|---|---|---|---|---|
| | *6-72 h* *n = 40* | *2-4 semanas* *n = 57* | *4-8 meses* *n = 54* | *2 años* *n = 57* | *1-5 años* *n = 19* | *6-12 años* *n = 17* |
| *Movimiento* | *Media (DS)* | *Amplitud media* | | | *Media (DS)* | *Media (DS)* |
| Dorsiflexión | 58,9 (7,9) | 0–53,0 | 0–51,0 | 0–41,0 | 14,9 (5,0) | 13,8 (4,4) |
| Flexión plantar | 25,7 (6,3) | 0–58,0 | 0–60,0 | 0–62,0 | 59,7 (5,4) | 59,6 (4,7) |

(DS) = desviación estándar.

*rican Medical Association* (AMA)[4]. La edición de 1994 de la AAOS[5] incluye los mismos valores de Boone y Azen[6] incluidos en la Tabla 10-1, así como algunos valores procedentes de la edición de 1965. Boone y Azen[6] midieron la ROM activa en sujetos varones con el goniómetro universal.

## Influencia de la edad, el sexo y otros factores

### *Edad*

Uno de los estudios de la Tabla 10-3 muestra que los recién nacidos, los lactantes y los niños de 2 años de edad tienen mayor ROM de flexión dorsal que los niños más mayores. Los valores medios de flexión dorsal en los grupos de menor edad son más del doble de los valores medios de los adultos presentados en las Tablas 10-1 y 10-4. Sin embargo, entre 1 y 5 años de edad, los valores de flexión dorsal disminuyen hasta encontrarse dentro del rango de los adultos (Tabla 10-3). Los recién nacidos también presentan una menor amplitud de flexión plantar que los adultos, pero alcanzan valores adultos en las primeras semanas de vida. Según Walker[10], la persistencia de una limitación de la ROM en flexión dorsal en los lactantes puede indicar la existencia de patología.

La Tabla 10-4 proporciona pruebas de que se produce una disminución de la ROM tanto de flexión dorsal como de flexión plantar al aumentar la edad. Sin embargo, la diferencia entre los valores de flexión dorsal en los más mayores y los de los grupos más jóvenes representa menos de una desviación estándar (DS). Por otro lado, los valores de la flexión plantar en el grupo más mayor es algo más de 1 DS menos que los valores del grupo más joven.

James y Parker[12] hallaron una disminución significativa de la ROM tanto activa como pasiva al aumentar la edad en todos los movimientos del tobillo en un grupo de 80 hombres y mujeres de entre 70 y 92 años de edad. La disminución más rápida de la ROM se produjo para individuos en la novena década. El cambio más significativo se produjo en la flexión dorsal del tobillo medida con la rodilla extendida (una prueba de la longitud de los músculos gemelos). Los investigadores sugieren que el acortamiento de la unidad tendón-músculo flexor plantar se debe a las alteraciones del tejido conjuntivo junto con el proceso de envejecimiento. En otro estudio que analizaba la influencia de la edad sobre la amplitud de flexión dorsal, Gajdosik, VanderLinden y Williams[13] emplearon un dinamómetro isocinético para estirar pasivamente los músculos de la corva en 74 mujeres (de 20 a 84 años). Las mujeres mayores (de 60 a 84 años) presentaban un ángulo medio de flexión dorsal de 15,4°, significativamente menor que el de las mujeres más jóvenes (20 a 39 años), que tenían una media de 25,8°, y el de las mujeres de mediana edad, que presentaban una media de 22,8°. La disminución de la flexión dorsal en las mujeres más mayores se asociaba a una reducción de la extensibilidad de la unidad músculo-tendón flexor plantar.

Nigg y cols.[14] documentaron que los cambios de la ROM del tobillo relacionados con la edad eran específicos de cada movimiento y diferían entre varones y mujeres. Los autores midieron la amplitud de movimiento activo en 121 sujetos (61 varones y

**TABLA 10-4 Influencia de la edad en el movimiento activo del tobillo en sujetos de 13 a 69 años de edad: valores medios en grados**

| | *Boone*[9] | | | | *Boone y cols.*[11] |
|---|---|---|---|---|---|
| | *13-19 años* *n = 17* | *20-29 años* *n = 19* | *30-39 años* *n = 18* | *40-54 años* *n = 19* | *61-69 años* *n = 10* |
| *Movimiento* | *Media (DS)* | *Media (DS)* | *Media (DS)* | *Media (DS)* | *Media (DS)* |
| Dorsiflexión | 10,6 (3,7) | 12,1 (3,4) | 12,2 (4,3) | 12,4 (4,7) | 8,2 (4,6) |
| Flexión plantar | 55,5 (5,7) | 55,4 (3,6) | 54,6 (6,0) | 52,9 (7,6) | 46,2 (7,7) |

(DS) = desviación estándar.

**TABLA 10-5 Influencia de la edad y el sexo sobre la amplitud del movimiento de flexión dorsal en hombres y mujeres de 40 a 85 años: valores medios en grados**

| Nigg y cols.*[14] | | | | Vandervoort y cols.†[15] | | | |
|---|---|---|---|---|---|---|---|
| Varones | Mujeres | Varones | Mujeres | Varones | Mujeres | Varones | Mujeres |
| 40-59 años | | 70-79 años | | 55-60 años | | 81-85 años | |
| n = 15 | n = 15 | n = 15 | n = 15 | n = 20 | n = 16 | n = 18 | n = 17 |
| Media (DS) | Media (DS) | Media (DS) | Media (DS) | Media (DS) | Media (DS) | Media (DS) | Media (DS) |
| 25,0 (7,0) | 26,0 (6,4) | 26,4 (4,7) | 18,5 (4,8) | 15,4 (4,3) | 19,3 (3,2) | 13,1 (3,5) | 12,1 (5,5) |

ROM = amplitud de movimiento; (DS) = desviación estándar.
* Se empleó un instrumento de laboratorio con sistema ROM coordinado para medir la ROM activa en sujetos sentados con la rodilla flexionada.
† Se empleó un sistema eléctrico motor de torsión controlada por ordenador para producir la ROM pasiva en sujetos en prono con la rodilla flexionada.

60 mujeres) de edades entre 20 y 79 años. En todo el grupo en general se produjo una disminución de la ROM activa con la edad en la flexión plantar, inversión, abducción y aducción, pero no en eversión y flexión dorsal (valorado con el sujeto sentado y con la rodilla flexionada). La flexión plantar disminuye aproximadamente 8° entre el grupo más joven y el de más edad.

### *Sexo*

La influencia del sexo en la ROM es específica de cada articulación y de cada movimiento y, a menudo, se relaciona con la edad. Nigg y cols.[14] encontraron diferencias según el sexo en el movimiento del tobillo, pero determinaron que las diferencias variaban con el aumento de la edad. Sólo en el grupo de más edad, las mujeres presentaban 8° más de flexión plantar que los hombres (Tabla 10-5). Las únicas diferencias según el sexo apreciadas por Boone, Walker y Perry[11] fueron que las mujeres del grupo entre 1 y 9 años de edad y las del grupo entre 61 y 69 años tenían una amplitud de flexión plantar significativamente mayor que sus compañeros varones. Los otros tres estudios también mostraron que las mujeres presentaban una mayor flexión plantar que los hombres. Bell y Hoshizaki[16] estudiaron 17 movimientos articulares en 124 mujeres y 66 varones entre 18 y 88 años de edad. Las mujeres de entre 17 y 30 años de edad tenían una amplitud de flexión plantar y dorsal mayor que la de los varones de los mismos grupos de edad. Walker y cols.[17] estudiaron la ROM activa en 30 hombres y mujeres de entre 60 y 84 años. Las mujeres mostraban 11° más de flexión plantar que los hombres. James y Parker[12], quienes midieron la amplitud de movimientos tanto activos como pasivos, observaron que el único movimiento que mostraba una disminución significativa entre ambos géneros era la flexión plantar realizada con la rodilla extendida. Hombres y mujeres presentaban valores medios similares en el grupo de entre 70 y 74 años de edad, pero la reducción de la ROM sobre el rango total de edad era superior para los hombres (25,2%) que para las mujeres (11,3%). Nigg y cols.[14] propusieron como única razón para explicar que las mujeres mostrasen mayor ROM en la flexión plantar que los varones, el calzar zapatos de tacón alto.

A diferencia de la conclusión de que la mujer presenta mayor ROM de flexión plantar que el varón, algunos investigadores han observado que las mujeres ofrecen menos amplitud activa y pasiva de flexión dorsal que los varones[14,15,18]. En un estudio de Nigg y cols.[14], los varones del grupo de más edad presentaban mayor amplitud de movimiento activo en flexión dorsal (8°), medida con la rodilla flexionada,

**TABLA 10-6 Amplitud de movimiento de flexión dorsal medida en posiciones sin carga con la rodilla extendida en sujetos varones y mujeres de 20 a 85 años de edad: valores medios en grados**

| Gajdosik y cols.*[13] | | | Moseley y cols.†[19] | Jonson y Gross‡[20] | Vandervoort y cols.§[15] | |
|---|---|---|---|---|---|---|
| 20-24 años n = 24 | 40-59 años n = 24 | 60-84 años n = 33 | 15-34 años n = 298 | 18-30 años n = 57 | 55-60 años n = 36 | 80-85 años n = 35 |
| Media (DS) | Media (DS) | Media (DS) | Media (DS) | Media (DS) | Media (DS) | Media (DS) |
| 25,83 (5,5) | 22,8 (4,4) | 15,4 (5,8) | 18,1 (6,9) | 16,2 (3,7) | 20,3 (4,6) | 11,8 (5,2) |

ROM = amplitud de movimiento; (DS) = desviación estándar.
* Todas las medidas son de ROM pasiva en mujeres en supino con el goniómetro universal.
† Todas las medidas son de ROM pasiva en ambos géneros en prono con el uso de transportador y con la aplicación de 12 Nm de torsión.
‡ Todas las medidas son de ROM activa asistida en la posición prono.
§ Todas las medidas son de ROM activa en prono empleando una plataforma y un potenciómetro.

**TABLA 10-7 Comparación entre las medidas de amplitud de movimiento de flexión dorsal tomadas con la rodilla flexionada y extendida en sujetos de 8 a 87 años de edad: valores medios en grados**

| | Bennell y cols.*[21] | | Ekstrand y cols.†[22] | | McPoil y Cornwall‡[23] | Mecagni y cols.§[24] |
|---|---|---|---|---|---|---|
| | 8-11 años n = 77 | 8,2-11 años n = 49 | 20-25 años n = 10 | 22-30 años n = 12 | Media 5 26,1 años N = 56 pies | 64-87 años n = 34 |
| | Media (DS) | Media (DS) | Media (DS) | Media (DS) | Media (DS) | Media (DS) |
| Rodilla flexionada | 31,9 (6,8) | 29,2 (6,4) | 26,6 (2,5) | 24,9 (0,8) | 16,2 (3,2) | 10,9 (4,2) |
| Rodilla extendida | 25,0 (7,6) | 25,4 (8,5) | 22,9 (2,5) | 22,5 (0,7) | 10,1 (2,2) | 8,5 (3,1) |

ROM = amplitud de movimiento; (DS) = desviación estándar.

* Todas las medidas se tomaron en posiciones en carga con el uso de un inclinómetro.

† Todas las medidas se tomaron en posiciones en carga con un flexómetro Leighton (un tipo de inclinómetro gravitatorio). La posición de estudio con la rodilla flexionada era superior a 90°.

‡ Todas las medidas fueron tomadas por un examinador con un goniómetro oculto. La posición de estudio no se indica, pero en la posición con la rodilla flexionada, la rodilla se flexionaba 90°.

§ Todas las medidas se tomaron en posiciones sin carga con el uso de una técnica de ROM activa asistida.

que las mujeres del grupo de edad equivalente (Tabla 10-5). Las mujeres mostraban una disminución significativa de la amplitud de flexión dorsal activa al aumentar la edad, de 26° en el grupo más joven hasta 18,5° en el grupo de más edad. Las mujeres también mostraban una reducción significativa de la amplitud de eversión de 5,8° al aumentar la edad. Por otro lado, los varones presentaban escaso o ningún cambio en la ROM de flexión dorsal o de eversión entre el grupo más joven y el de más edad. Vandervoort y cols.[15] obtuvieron resultados similares en un estudio de la ROM de flexión dorsal pasiva medida con la rodilla flexionada. El final de la amplitud del movimiento se definía como el máximo grado posible de flexión dorsal antes de que se produjera la contracción de músculo o cuando el sujeto notaba molestias o el talón se elevaba del suelo. Las mujeres del estudio mostraron un descenso de la amplitud de flexión dorsal pasiva, desde 19,3° en el grupo más joven (55 a 60 años) a 12,1° en el grupo más anciano (81 a 85 años) (Tabla 10-5). En comparación, los varones mostraron una reducción de sólo 2,3° en la flexión dorsal entre el grupo más joven (media = 15,4°) y el grupo mayor (media = 13,1°). Los varones presentaban mayor rigidez elástica con 10° de flexión dorsal.

Grimston y cols.[18] midieron la amplitud de movimientos activos en 120 sujetos (58 varones y 62 mujeres) de 9 a 20 años. Los autores observaron que generalmente las mujeres presentaban mayor amplitud en todos los movimientos del tobillo que los hombres. Tanto varones como mujeres mostraron una tendencia significativa de disminución de la amplitud de movimientos con la edad, pero las mujeres sufrían una reducción mayor que los hombres.

### *Posición para la prueba*

Para medir la ROM de la flexión dorsal se utilizan varias posiciones, incluyendo: sentado con las rodillas flexionadas; decúbito supino con las rodillas o flexionadas o extendidas; decúbito prono con las rodillas flexionadas o extendidas; y de pie con las rodillas o flexionadas o extendidas. Las posiciones en las que se flexiona la rodilla relajan los músculos de los gemelos, de modo que se reduce su efecto sobre la medición de la ROM de flexión dorsal. Las posiciones en las que la rodilla está extendida se usan generalmente para valorar la longitud de los músculos gemelos (Tabla 10-6). Las mediciones de la dorsiflexión realizadas con la rodilla flexionada generalmente son mayores que las tomadas con la rodilla extendida (Tabal 10-7). Las mediciones de la flexión dorsal tomadas en posición de carga son habitualmente mayores que las tomadas sin carga[25] (Tablas 10-6 y 10-7).

McPoil y Cornwall[23] compararon las mediciones de la ROM de la flexión dorsal tomadas con las rodillas flexionadas con las obtenidas con las rodillas extendidas en 27 adultos jóvenes. Como podría esperarse, la amplitud media de dorsiflexión (16,2°) con la rodilla flexionada era mayor que la media (19,1°) con la rodilla extendida (Tabla 10-7). Baggett y Young[25] compararon las medidas del grado de flexión dorsal obtenidas en decúbito sin carga con las tomadas de pie con carga en pacientes (10 varones y 20 mujeres) de 18 a 66 años. Las medidas tanto en supino como de pie se tomaron con las rodillas extendidas. La amplitud media de flexión dorsal en supino era de 8,3°, mientras que la amplitud media de flexión dorsal del pie era de 20,9°. Se encontró una correlación pequeña entre las medidas tomadas en posición sin carga con las tomadas en carga. Como consecuencia, los autores recomiendan que los examinadores no usen indistintamente las posiciones con y sin carga.

Lattanza, Gray y Kanter[26] midieron la eversión de la articulación subastragalina con y sin carga en 15 mujeres y 2 varones. Las mediciones de la eversión subastragalina en carga eran significativamente mayores que las tomadas sin carga. Los autores sugieren tomar medidas en ambas posiciones.

Nowoczenski, Baumjauer y Umberger[27] midieron la amplitud de extensión activa y pasiva de la articulación metatarsofalángica (MTF) del primer dedo del pie en diferentes posiciones en 14 mujeres y 19 hombres de entre 20 y 54 años. Las medidas de la extensión activa y pasiva del primer dedo se tomaron con el sujeto de pie sobre una plataforma con los dedos extendidos sobre el borde. Las mediciones pasivas se tomaron sentados sin carga y de puntillas (talones separados del suelo). Los valores medios en carga eran de 37° para la extensión pasiva de la MTF y 44° para la extensión activa, en comparación con un valor medio de 57° para la posición sentado sin carga y 58° de pie de puntillas. De forma similar a los efectos de las diferentes posturas sobre la ROM del tobillo, los resultados mostraron que las posiciones no se pueden utilizar indistintamente, a excepción de puntillas y sentado sin carga.

### *Lesiones/patologías*

Wilson y Gansneder[28] valoraron las mediciones de discapacidad física (pérdida de la flexión dorsal pasiva del tobillo, amplitud de flexión plantar y edema), las limitaciones funcionales y la duración de la discapacidad en 21 atletas con esguince agudo del tobillo. Las medidas de la amplitud de movimientos pasivos se obtuvieron empleando el goniómetro universal, y la pérdida de amplitud se obtuvo restando la amplitud total de movimiento del tobillo afectado a la medida de amplitud pasiva tomada en el tobillo sano. Los autores observaron que la combinación de pérdida de amplitud y edema predecían una estimación aceptable de duración de la discapacidad, correspondiendo a un tercio de la varianza. La medida de sólo la limitación funcional proporcionaba una mejor estimación de la duración de la discapacidad, el 67% de la varianza en el número de días en que los atletas no podían trabajar después de un esguince agudo de tobillo. Kaufman y cols.[29] estudiaron a 449 reclutas del *Naval Special Warfare Training Center* para determinar si existía una asociación entre las estructuras del pie y el desarrollo de lesiones por sobrecarga musculoesquelética de las extremidades inferiores. La limitación de la amplitud de flexión dorsal del pie era uno de los cinco factores de riesgo asociados a la lesión por sobrecarga.

Chesworth y Vandervoort[30] midieron la amplitud de flexión dorsal después de una fractura de tobillo. Hallaron grandes diferencias en la ROM de la flexión dorsal máxima pasiva entre los tobillos fracturados y los tobillos contralaterales sanos. La flexión dorsal pasiva máxima se define como el punto inmediatamente previo al inicio de la actividad muscular en los músculos flexores plantares. Los autores opinan que la relación refleja longitud-tensión está alterada en los tobillos fracturados, y que esta actividad refleja actúa como un mecanismo protector para evitar el hiperestiramiento de los flexores plantares después de un período de inmovilización. Reynolds y cols.[31] observaron que, en ratas, seis semanas de inmovilización de una pata trasera sana causaba una pérdida significativa de la amplitud de la flexión dorsal (70%) cuando se aplicaba una fuerza rotatoria fija. Los autores sugieren que la pérdida de extensibilidad de la unidad musculotendinosa probablemente se debía a la remodelación tisular que tenía lugar durante la inmovilización en extensión.

Hastings y cols.[32] estudiaron a un único paciente con diabetes mellitus sometido a un alargamiento del tendón de Aquiles. La operación aumentó la ROM de flexión dorsal con la rodilla extendida, desde un valor preoperatorio de 0° hasta un valor de 18° a los 7 meses de la intervención. La presión plantar durante la marcha estaba considerablemente reducida (en un 55%) cuando el paciente llevaba zapatos, y los valores del paciente al realizar un número de pruebas funcionales mejoraban un 24%.

Salich, Mueller y Sahrmann[33] hallaron que los pacientes con diabetes mellitus y neuropatía periférica mostraban una menor amplitud de flexión dorsal (extensibilidad de la unidad musculotendinosa) que un grupo control ajustado por edad. Salich, Brown y Mueller[34] detectaron una relación positiva entre el tamaño corporal y la rigidez muscular de la flexión plantar pasiva. La ausencia de correlación entre rigidez (alteración en la fuerza rotatoria por unidad de alteración en el ángulo articular) y una disminución de la amplitud de movimiento condujo a los autores a aconsejar precaución a los examinadores acerca del uso del término «rigidez» para describir la limitación del movimiento articular; las limitaciones en la amplitud del movimiento articular pueden deberse a la tensión ejercida por un músculo completamente estirado al final de su amplitud, lo cual es diferente a la rigidez muscular. Los autores sugerían que los pacientes ancianos que refieren rigidez, en realidad pueden experimentar intolerancia el estiramiento, que puede detener precozmente el movimiento durante la medición de la amplitud del mismo.

## Amplitud funcional de movimiento

Para caminar normalmente, es necesaria una ROM adecuada del tobillo, del pie y de los dedos de los pies para la marcha normal. Se requieren al menos 10° de flexión dorsal en la fase de apoyo de la marcha para que la tibia pueda avanzar sobre el pie (Tabla 10-8), y se necesitan al menos 15° de flexión plantar en la fase previa a la oscilación (*preswing*)[35]. Se precisan cinco grados de eversión en la fase de respuesta al apoyo para desbloquear la articulación mediotarsiana y permitir la absorción del impacto[35]. Cuando se desbloquea la articulación mediotarsiana, el pie puede acomodarse a varias superficies mediante el balanceo medial y lateral. Al caminar normalmente, el primer dedo del pie se extiende a cada paso, y se calcula que al caminar una milla (1.609 m) se produce la extensión MTF unas 900 veces[40]. Se requieren aproximadamente 30° de extensión en las articulaciones MTF en la fase de medio paso posterior de apoyo de la marcha. En la preoscilante, la extensión de las articulaciones MTF alcanza un máximo de aproximadamente 60° cuando los dedos del pie se mantienen en contracto con el suelo después de elevar el ta-

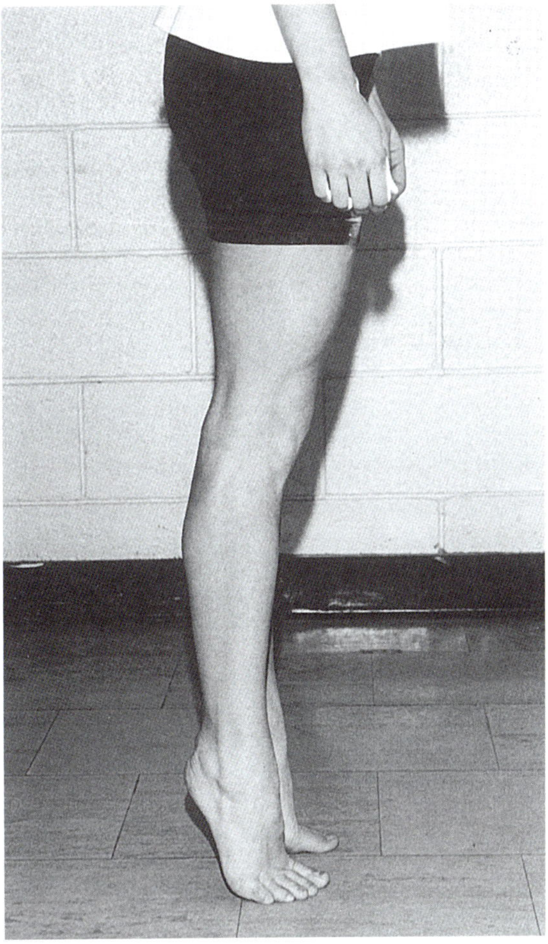

Figura 10-9. Permanecer de puntillas requiere el movimiento completo de flexión plantar con 58° a 60° de extensión[27] en la primera articulación metatarsofalángica.

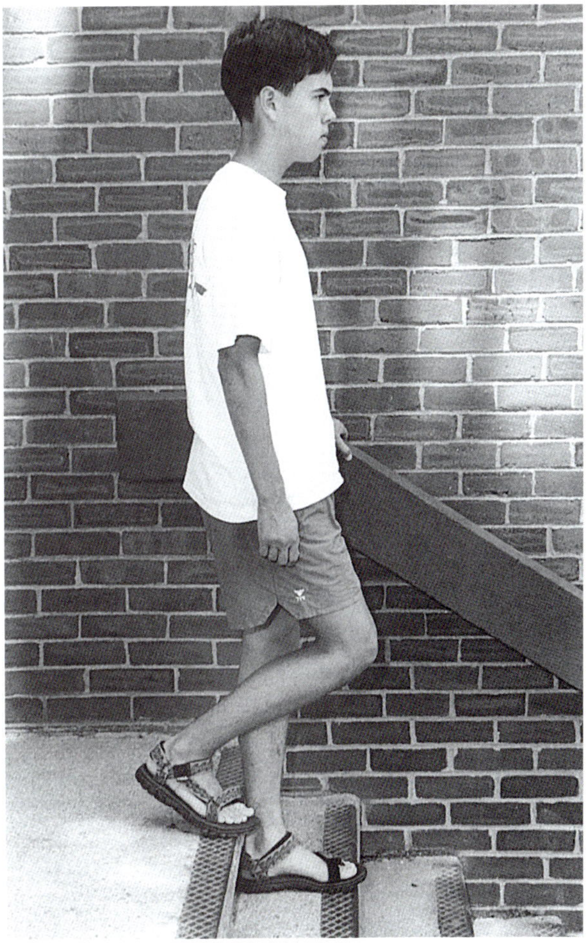

Figura 10-10. Bajar unas escaleras requiere una media de 21° a 36° de flexión dorsal[37].

lón (Fig. 10-9). Si la ROM de las articulaciones MTF está limitada, interferirá con el avance hacia delante y disminuirá la longitud del paso de la pierna contralateral[35].

Para correr normalmente, se requieren de 0° a 20° de flexión dorsal y de 0° a 30° de flexión plantar[41]. Estas amplitudes de movimiento son similares a la cantidad de movimiento requerida para subir y bajar escaleras, como se muestra en la Tabla 10-8. Para bajar escaleras se requiere un máximo de 21° a 36° de flexión dorsal (Fig. 10-10). Otra actividad que requiere una flexión dorsal máxima es levantarse de una silla (Fig. 10-11).

TABLA 10-8 **Amplitud de movimiento del tobillo necesario para las actividades locomotoras funcionales: valores en grados**

| | *Marcha en llano* | *Subir escaleras* | *Bajar escaleras* |
|---|---|---|---|
| Dorsiflexión | 0-10 (Murray)[36]<br>0-10 (Rancho Los Amigos)[35]<br>0-15 (Ostrosky y cols.)[39] | 14-27 (Livingston y cols.)[*37]<br>15-25 (McFayden y Winter)[*38] | 21-36 (Livingston y cols.)[*] |
| Flexión plantar | 15-30 (Murray)[*36]<br>0-15 (Rancho Los Amigos)[35]<br>0-31 (Ostrosky y cols.)[39] | 23-30 (Livingston y cols.)[*37]<br>15-25 (McFayden y Winter)[*] | 24-31 (Livingston y cols.)[*] |

[*] Amplitud de los ángulos medios máximos observados durante la actividad.

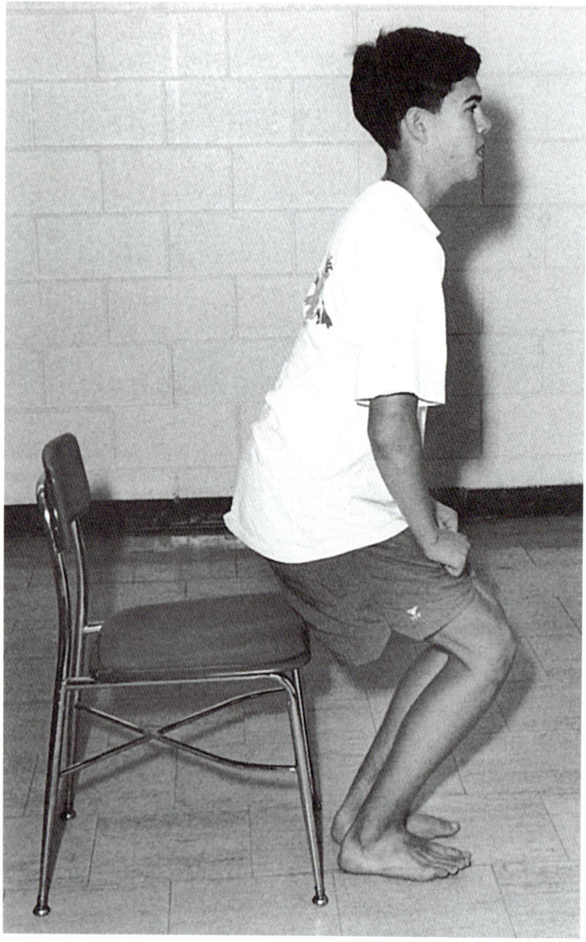

**Figura 10-11.** Levantarse de una silla puede requerir la amplitud completa del movimiento (ROM) de flexión dorsal, dependiendo de la altura del asiento. Cuanto más bajo sea el asiento, mayor ROM se requiere.

Mecagni y cols.[24] sugieren que la reducción de la ROM de flexión dorsal constituye un factor de riesgo para alterar el equilibrio y los patrones de movimiento, y Hastings y cols[32] identifican la limitación de la ROM de flexión dorsal como un factor de riesgo para el aumento de la presión plantar al caminar y para la disminución del rendimiento funcional.

Torburn, Perry y Gronley[42] documentaron que cuando se adopta una posición relajada, de pie sobre una pierna en tres intentos, la parte posterior del pie permanece casi en la misma posición de eversión (media de 9,8°). Los autores sugieren que la posición de la parte posterior del pie al estar de pie sobre una pierna podría emplearse como indicador de la amplitud máxima de eversión necesaria para la fase de apoyo en un solo pie (monopodal) de la marcha. Garbalosa y cols.[43] midieron las relaciones entre la parte anterior y posterior del pie en el plano frontal en 234 pies (un grupo de 120 varones y mujeres sanos con una media de edad de 28,1 años). Aproximadamente el 87% de los pies medidos presentaban pie varo, 8,8% pie valgo, y el 4,6% presentaba una relación neutra entre la parte anterior y la posterior del pie.

## Validez y fiabilidad

Los estudios de validez sobre uno o más movimientos del tobillo se han llevado a cabo en sujetos sanos[44-49] y en pacientes[50-51]. También se han investigado los movimientos de la articulación subastragalina, la posición neutra de la articulación subastragalina y la posición metatarsiana[26, 52-54].

Algunas articulaciones y movimientos pueden medirse con mayor validez que otros. Boone y cols.[44] hallaron que la validez intraexaminador para determinados movimientos del tobillo era mayor que la obtenida en los movimientos de la cadera y la muñeca, pero no tan alta como la procedente de movimientos seleccionados de hombro, codo y rodilla.

Clapper y Wolf[45] determinaron que tanto el goniómetro universal como el Orthoranger (Orthotronics, Daytona Beach, Florida) eran instrumentos seguros en la medición de la flexión dorsal y la flexión plantar, pero los coeficientes de correlación intraclase (ICC) eran superiores para el goniómetro universal. El ICC para la medición de la flexión dorsal activa con el goniómetro universal era de 0,92, a diferencia de 0,80 con el Orthoranger. El ICC para el goniómetro en la flexión plantar era 0,96, mientras que el ICC para el Orthoranger era 0,93. Considerando que el Orthoranger, un tipo de goniómetro de péndulo, tiene un precio considerablemente superior al del goniómetro universal, los autores concluyen que podría no estar justificado el coste adicional que supone adquisición para medir la amplitud de movimientos.

Bohannon, Tiberio y Waters[46], en un estudio de 11 varones y 11 mujeres de 21 a 43 años, investigaron la ROM pasiva para la flexión dorsal del tobillo mediante diferentes alineaciones del goniómetro. En uno de los tipos de alineación, los brazos del goniómetro se dispusieron paralelos al peroné y al talón. El segundo tipo de alineación utilizaba el peroné y una línea paralela al quinto metatarsiano. Estos autores hallaron que las mediciones de la ROM pasiva de la flexión dorsal diferían significativamente según las referencias empleadas.

Bennell y cols.[48] dirigieron un estudio para determinar la validez interexaminadores e intraexaminador utilizando un método con carga en el pie que se va a plantar para medir la flexión dorsal. Cuatro examinadores midieron mediante inclinómetro el ángulo entre el borde anterior y el borde vertical de la tibia, y mediante cinta métrica determinaron la distancia del dedo del pie que se iba a plantar desde la pared. La validez intraexaminador e interexaminadores resultó extremadamente elevada (ICC = 0,97 a 0,99) para los cuatro examinadores con ambos métodos de medida. Véanse las Tablas 10-7 y 10-9.

Hopson, McPoil y Cornwall[49] dirigieron cuatro pruebas clínicas estáticas para medir la extensión de la primera articulación MTF en 20 adultos sanos de entre 21 y 45 años de edad. Todas las técnicas de medida resultaron válidas, pero no in-

**TABLA 10-9 Fiabilidad intraexaminador e interexaminadores: dorsiflexión**

| Autor | n | Población | Posición | (Intra)ICC | (Inter)ICC | SEM |
|---|---|---|---|---|---|---|
| Bennell y cols.[48] | 13 | Adultos sanos (edad media 18,8 años) | Zancada cargando peso-rodilla flexionada | 0,98 | 0,97 | 1,1°<br>1,4° |
| Clapper y Wolfe[45] | 20 | Adultos sanos (20-36 años) | | 0,92 | | |
| McPoil y Cornwall[23] | 27 | Adultos sanos (edad media 26,1 años) | Rodilla flexión 90° | 0,97 | | |
| | | | Rodilla en extensión | 0,98 | | |
| Jonson y Gross[20] | 18 | Adultos sanos (18-30 años) | Rodilla extendida-prono | 0,74 | 0,65 | |
| Salsich y cols.[33] | 34 | 50% sanos/50% diabetes mellitus (59-63 años) | Rodilla extendida-prono | 0,95 | | |
| Elveru y cols.[50] | 43 | Pacientes con patología ortopédica o neurológica (12-81 años) | No existe posición estándar-ROM pasiva | 0,90 | 0,50 | |
| Youdas y cols.[38] | 38 | Pacientes con patología ortopédica (13-71 años) | No existe posición estándar-ROM activa* | 0,78–0,96 | 0,28 | |

ICC = coeficiente interexaminadores o intraexaminador; ROM = amplitud de movimiento; SEM = método de evaluación de la muestra.
* La rodilla estaba extendida en el 87,7% de las sesiones de medición.

tercambiables entre sí. Nowoczenski, Baumjauer y Umberger[27] también emplearon cuatro pruebas clínicas para medir la extensión de la primera MTF: amplitud de movimientos pasivos y activos y de puntillas en carga, y amplitud del movimiento pasivo sin carga. Los valores de las pruebas se compararon con las medidas de la extensión de la MTF al caminar normalmente. La amplitud activa en la posición en carga (44°) y la medición de la extensión de puntillas (58°) presentaban la mayor correlación con el movimiento de la MTF (42°) al caminar normalmente (r = 0,80 y 0,87, respectivamente).

Elveru y cols.[50] incluyeron a 12 fisioterapeutas en un estudio para medir con goniómetro universal la ROM pasiva del tobillo en 43 pacientes con problemas neurológicos y ortopédicos. El ICC para la validez intraexaminador en los movimientos de inversión y eversión era de 0,74 y 0,75, respectivamente, y la validez interexaminadores era baja (véanse Tablas 10-9, 10-10 y 10-11). La validez interexaminadores también era baja para la flexión dorsal, con influencia del diagnóstico del paciente en la validez de las mediciones de flexión dorsal. Se identificaron como fuentes de error la diferente cantidad de fuerza ejercida por el terapeuta, la resistencia al movimiento en los pacientes neurológicos y las dificultades encontradas por el examinador para mantener el tobillo y el pie en la posición deseada mientras sostenía el goniómetro.

Youdas, Bogard y Suman[51] incluyeron a 10 examinadores en un estudio para determinar la validez intraexaminador e interexaminadores en la ROM activa de la flexión dorsal y de la flexión plantar. Los autores compararon las mediciones hechas con el goniómetro universal y las obtenidas por estimación visual en 38 pacientes con problemas ortopédicos. Se observó que se producía un error importante de medición cuando dos o más fisioterapeutas repetían las mediciones goniométricas o de estimación visual de la amplitud de movimientos del tobillo del mismo paciente (Tablas 10-9 y 10-10). Los autores sugerían que un único terapeuta debería usar el goniómetro cuando hiciera mediciones repetidas de los movimientos del tobillo.

La posición neutra de la articulación subastragalina, que ha sido objeto de numerosos estudios, no es la misma que la posición inicial 0° de la articulación subastragalina empleada en este texto y muchos otros, incluyendo los de la AAOS[2], la AMA[4] y Clarkson[55]. La posición neutra de la articulación subastragalina se define como aquélla en la que el calcaneo se invierte el doble de grados que lo que se everte. Según Elveru y cols.[52], esta posición se adopta cuando la cabeza del calcaneo no puede palparse o bien se extiende equitativamente hacia los bordes medial y lateral de la articulación astragaloescafoidea; esta es la posición empleada habitualmente para obtener los moldes para los aparatos ortopédicos, pero también se usa para medir el movimiento articular. Sin embargo, Elveru, Rothstein y Lamb[50] hallaron que las mediciones de referencia de la amplitud pasiva para la inversión y la eversión en la posición neutra de la articulación calcaneoastragalina reducían considerablemente la validez (véase Tabla 10-11).

**TABLA 10-10 Fiabilidad intraexaminador e interexaminadores: flexión plantar**

| Autor | n | Población | Movimiento | (Intra)ICC | (Inter)ICC |
|---|---|---|---|---|---|
| Clapper y Wolfe[45] | 20 | Adultos sanos (20-36 años) | ROM activa | 0,96 | |
| Elveru y cols.[50] | 43 | Pacientes con patología ortopédica o neurológica (12-81 años) | ROM pasiva | 0,86 | 0,72 |
| Youdas y cols.[38] | 38 | Pacientes con patología ortopédica (13-71 años) | ROM activa | 0,64–0,08 | 0,25 |

ICC = coeficiente interexaminadores o intraexaminador; ROM = amplitud de movimiento.

TABLA 10-11 Fiabilidad intraexaminador e interexaminadores: inversión y eversión

| *Autor* | *n* | *Población* | *Movimiento* | *(Intra)ICC* | *(Inter)ICC* |
|---|---|---|---|---|---|
| McPoil y Cornwall[38] | 27 | Adultos sanos (edad media 26,1 años) | Inversión | 0,95 | |
| | | | Eversión | 0,96 | |
| Torburn y cols.[42] | 42 | | Inversión | | 0,37 |
| | | | Eversión | | 0,39 |
| Elveru y cols.[50] | 43 | Pacientes con patología ortopédica o neurológica | Inversión | 0,62* | 0,15 |
| | | | | 0,74† | 0,32† |
| | | | Eversión | 0,59* | 0,12* |
| | | | | 0,75† | 0,17† |

ICC = coeficiente interexaminadores o intraexaminador; ROM = amplitud de movimiento.
* Referido a la articulación subastragalina en posición neutra.
† No referido a la articulación subastragalina en posición neutra.

De acuerdo con el estudio de Elveru, Rothstein y Lamb[50] y la información de los siguientes estudios, en el presente texto se ha considerado no usar la posición neutra subastragalina como definieron Elveru y cols.[52]

Bailey, Perillo y Forman[53] emplearon la tomografía para estudiar la posición neutra de la articulación subastragalina en 2 mujeres y 13 varones voluntarios de entre 20 y 30 años. Dichos autores hallaron que la posición neutra subastragalina era bastante variable en relación con la amplitud total, y que no siempre se encontraba a un tercio de la amplitud total desde la posición de máxima eversión. Así mismo, la posición neutra no sólo variaba entre los sujetos, sino también entre los lados derecho e izquierdo de cada sujeto.

Picciano, Rowlands y Worrell[54] dirigieron un estudio para determinar la validez intraexaminador e interexaminadores de las mediciones de las posiciones neutras de la articulación subastragalina de cadena abierta y cadena cerrada. Dos estudiantes de fisioterapia inexpertos midieron ambos tobillos de 15 voluntarios (media de edad de 27 años). Los estudiantes adquirieron entrenamiento en una sesión de 2 horas empleando el goniómetro antes de comenzar con la recogida de datos. El método de medición se basaba en el trabajo de Elveru y cols[52]. La validez intraexaminador de las mediciones de la posición neutra de la articulación subastragalina de cadena abierta tenía un ICC = 0,24 para un examinador y un ICC = 0,06 para el segundo. La validez interexaminadores fue de 0,00. La validez intraexaminador e interexaminadores también resultó baja para las mediciones de cadena cinemática cerrada. Picciano, Rowlands y Worrell[54] concluyeron que las mediciones de la posición neutra de la articulación subastragalina tomadas por examinadores no expertos son inseguras; ellos recomendaban que los clínicos se entrenaran en la toma de medidas, y que se realizaran varias mediciones repetidas para determinar su propia validez para dichas mediciones. Sin embargo, Tornburn, Perry y Gronley[42] sugerían que la causa de los malos resultados en validez para la posición neutra de la articulación subastragalina era más la falta de precisión de la técnica de medición con el goniómetro universal que la capacidad de los examinadores para colocar la articulación en la posición neutra. El ICC para la validez interexaminadores de tres examinadores fue de 0,76 para la colocación de la articulación subastragalina en posición neutra. En este estudio, los examinadores palpaban la cabeza del calcaneo en 10 sujetos en posición de decúbito prono mientras se empleaba un electrogoniómetro para registrar la posición.

A diferencia de la escasa validez detectada en los estudios previamente mencionados, McPoil y Cornwall[23] observaron una alta validez intraexaminador para las mediciones tanto de la inversión como de la eversión subastragalina tomadas por dos examinadores (véase Tabla 10-11).

# Procedimientos de valoración de la amplitud de movimiento: tobillo y pie

## Puntos anatómicos de referencia para la alineación del goniómetro: articulación tibiotarsiana

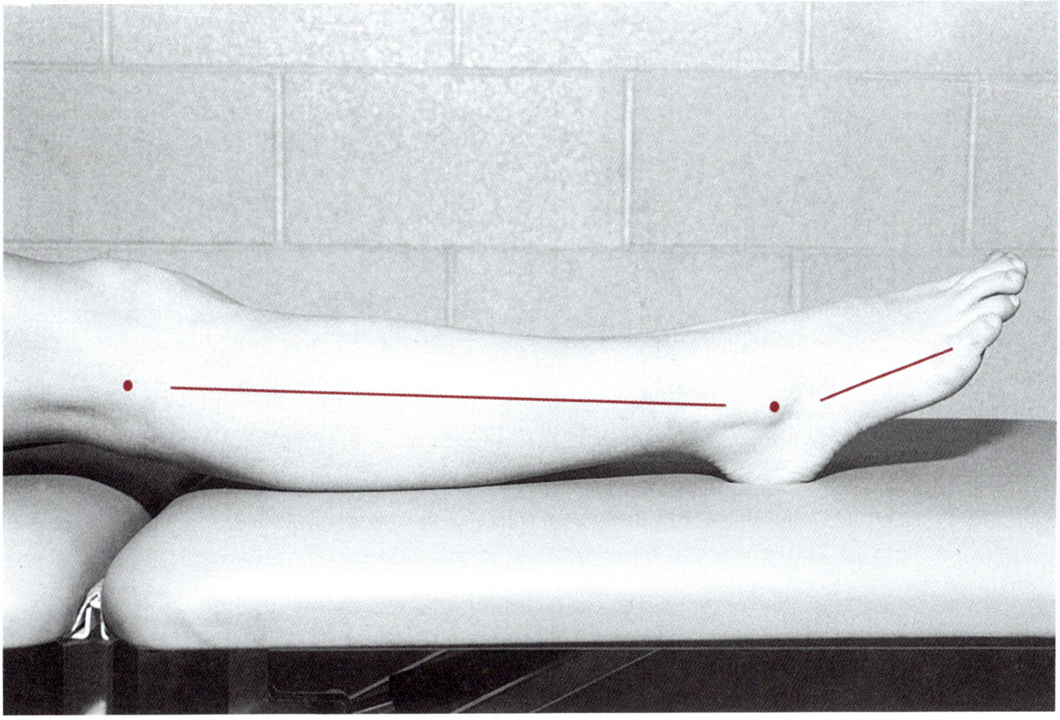

**Figura 10-12.** Extremidad inferior derecha del paciente con las referencias anatómicas superficiales para la alineación del goniómetro en la medición de la amplitud de movimiento de flexión dorsal y flexión plantar.

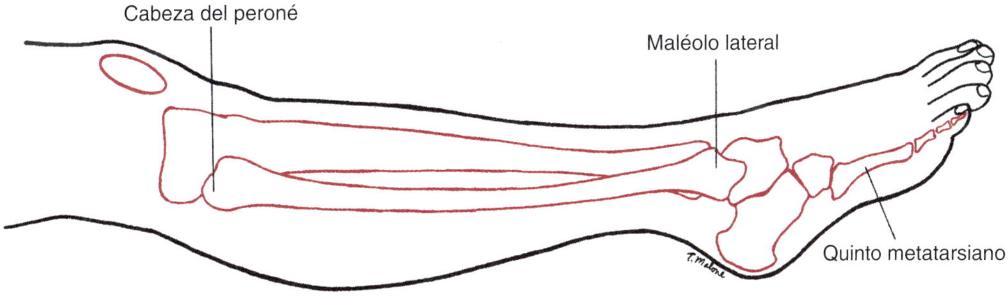


**Figura 10-13.** La extremidad inferior derecha del paciente muestra las referencias anatómicas óseas para la alineación del goniómetro en la medición de la amplitud de movimiento de la flexión dorsal y la flexión plantar.

## DORSIFLEXIÓN: ARTICULACIÓN TIBIOTARSIANA

El movimiento se produce en el plano sagital alrededor del eje medial-lateral. La amplitud media de flexión dorsal según la AAOS[5] y la AMA[4] es de 20°. La ROM media de flexión dorsal activa en la posición sin carga es de 12,6° de acuerdo con Boone y Azen[6]. Véanse las Tablas 10-1 a 10-7 para más información.

La amplitud de la flexión dorsal se ve afectada por la postura para la prueba (rodilla flexionada o extendida) y por si la medición se hace con o sin carga. La ROM de flexión dorsal con la rodilla flexionada suele ser mayor que cuando se mide con la rodilla extendida. La flexión de la rodilla relaja los músculos gemelos, de modo que la tensión pasiva del músculo no interfiere con la flexión dorsal. La extensión de la rodilla estira los gemelos, y la amplitud medida en esta posición corresponde a la longitud del músculo. La amplitud de flexión dorsal en carga suele ser mayor que la medida sin carga, y dichas posiciones no son intercambiables.

### *Posición para la prueba*

El sujeto está sentado con la rodilla flexionada a 90°. El pie se encuentra con 0° de inversión y eversión.

### *Estabilización*

Estabilizar la tibia y el peroné evitando el movimiento de la rodilla y la rotación de la cadera.

### *Movimientos de la prueba*

Emplear una mano para desplazar el pie en flexión dorsal empujando desde la parte inferior del pie (Fig. 10-4). Evitar la presión sobre el borde lateral del pie por debajo del quinto me-

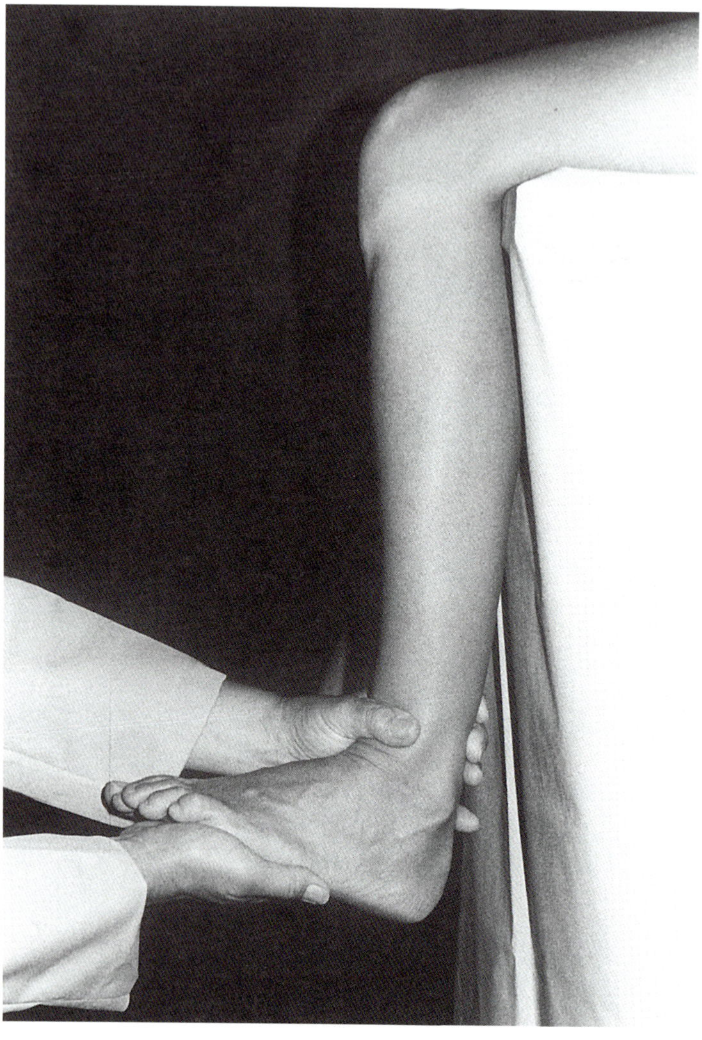

**Figura 10-14.** Tobillo izquierdo al final del movimiento completo de flexión dorsal. El examinador sujeta la porción distal de la pierna con una mano para evitar el movimiento de la rodilla, y emplea la otra para presionar sobre la superficie plantar del pie, manteniendo así la flexión dorsal.

tatarsiano y los dedos de los pies. Se precisa mucha fuerza para superar la tensión pasiva del sóleo y la unidad musculotendinosa de Aquiles. A menudo, la comparación de las amplitudes activa y pasiva de un individuo en concreto ayuda a determinar la cantidad de fuerza ascendente necesaria para completar la amplitud de flexión dorsal pasiva. El final del movimiento tiene lugar cuando se aprecia resistencia al movimiento y los intentos por producir movimiento adicional causan la extensión de la rodilla.

### *Tope final normal*

La sensación de tope final es firme debido a la tensión de la parte posterior de la cápsula articular, el músculo sóleo, el tendón de Aquiles, la porción posterior del ligamento deltoideo, el ligamento astragaloperoneo posterior y el ligamento calcaneoperoneo.

### *Alineación del goniómetro*

Véanse las Figuras 10-15 y 10-16.

1. Centrar el fulcro (punto de apoyo de la palanca) del goniómetro sobre la cara lateral del maléolo lateral.
2. Alinear el brazo proximal con la línea media lateral del peroné, usando como referencia la cabeza del mismo.
3. Alinear el brazo distal paralelo a la cara lateral del quinto metatarsiano. Aunque habitualmente es más sencillo palpar y alinear el brazo distal paralelo al quinto metatarsiano, un método alternativo consiste en alinear el brazo distal paralelo a la cara inferior del calcaneo. Sin embargo, si se usa esta última referencia, la amplitud total en el plano sagital (flexión dorsal más flexión plantar) puede ser similar a la amplitud total de la técnica referida en primer lugar, pero los valores aislados para la flexión dorsal y la plantar difieren considerablemente.

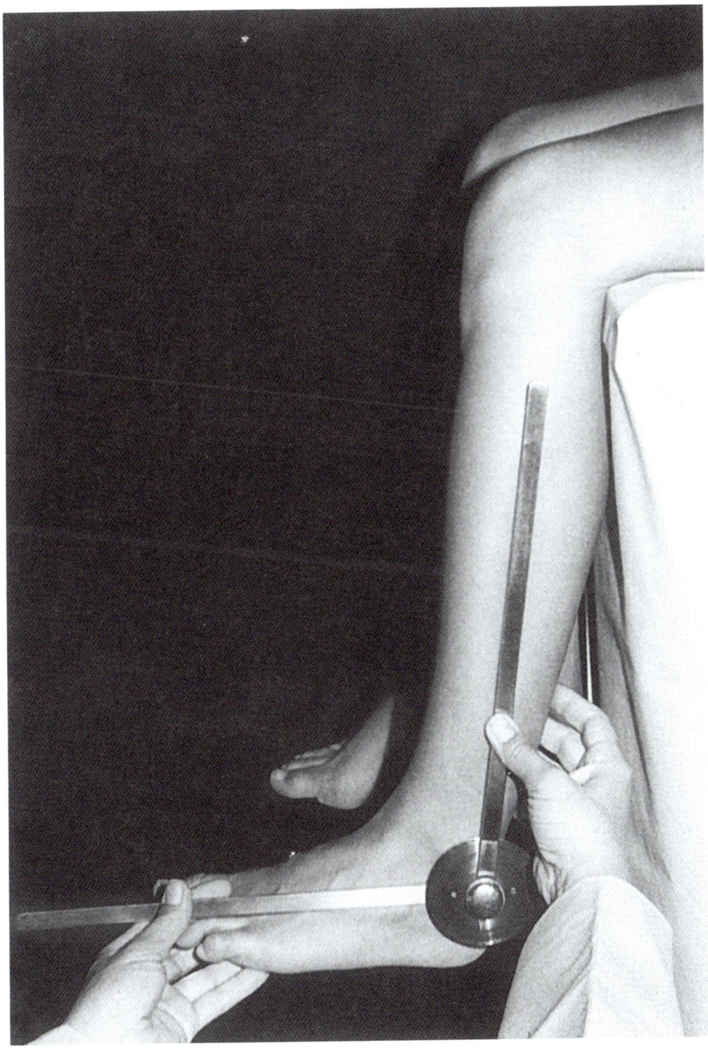

**Figura 10-15.** En la posición inicial para la medición de la amplitud de movimiento de la flexión dorsal se coloca el tobillo de modo que el goniómetro se encuentre a 90°. Esta lectura del goniómetro se registra como 0°. El examinador se sienta sobre un taburete o de rodillas para alinear el goniómetro y realizar la lectura a la altura de los ojos.

### *Tres posiciones alternativas para la medición de la amplitud de flexión dorsal*

Las posiciones de decúbito supino y prono son dos posiciones alternativas sin carga que pueden emplearse para medir la amplitud de la flexión dorsal. Permanecer de pie es una posición alternativa en carga para esta medición. Las medidas tomadas en diferentes posiciones sin carga pueden no ser iguales; por lo tanto, estas posiciones no deben emplearse indistintamente. Además, las medidas tomadas en posición en carga difieren considerablemente de las tomadas sin carga y, como consecuencia, tampoco deben emplearse indistintamente. Las medias tomadas en posición en carga comparadas con aquéllas tomadas en posiciones sin carga pueden proporcionar al examinador información más relevante en cuanto a la eficacia de actividades funcionales, como caminar; sin embargo, puede resultar difícil controlar los movimientos sustitutivos del pie medio y del pie posterior en la posición en carga. Así mismo, algunos sujetos pueden no poseer la fuerza y el equilibrio necesarios para adoptar la posición en carga.

**Posición alternativa para la medición de la amplitud de flexión dorsal: supino**

Colocar al sujeto en decúbito supino con la rodilla flexionada a 30° y sobre una almohada. La alineación del goniómetro es la misma que la realizada cuando el sujeto está sentado.

**Posición alternativa para la medición de la amplitud de flexión dorsal: prono**

Colocar al sujeto en decúbito prono con la rodilla del lado estudiado flexionada a 90°. Colocar el pie en la posición de 0° de inversión y eversión (Fig. 10-17).

**Posición alternativa para la medición de la amplitud de flexión dorsal: de pie**

Colocar al sujeto de pie sobre la pierna que se va a estudiar con la rodilla flexionada (Fig. 10-18).

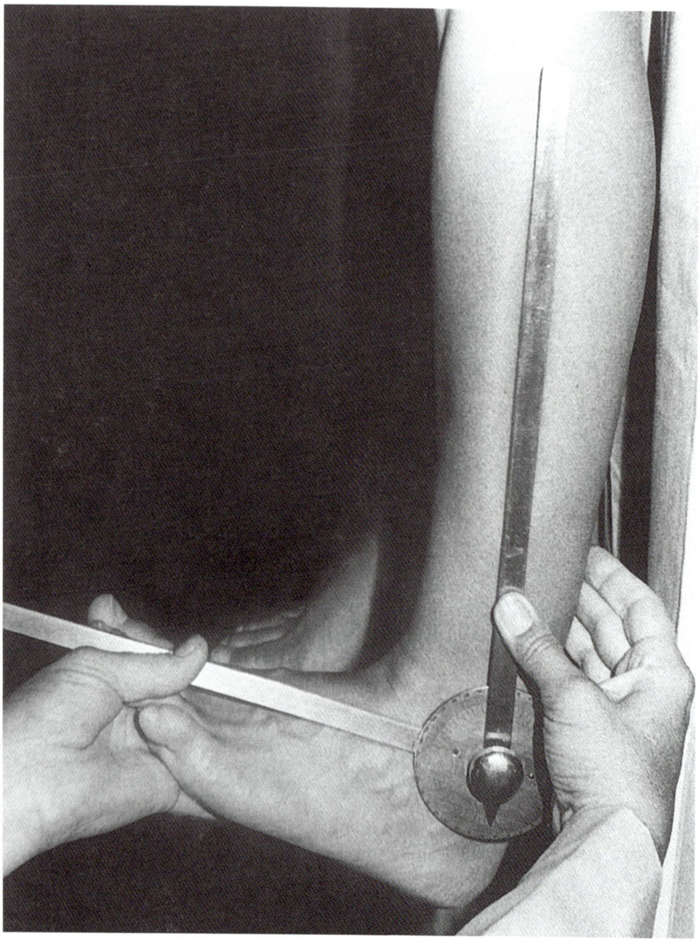

**Figura 10-16.** Al final de la amplitud del movimiento de flexión dorsal, el examinador emplea una mano para alinear el brazo proximal del goniómetro, mientras la otra mano mantiene la flexión dorsal y el alineamiento del brazo distal del goniómetro.

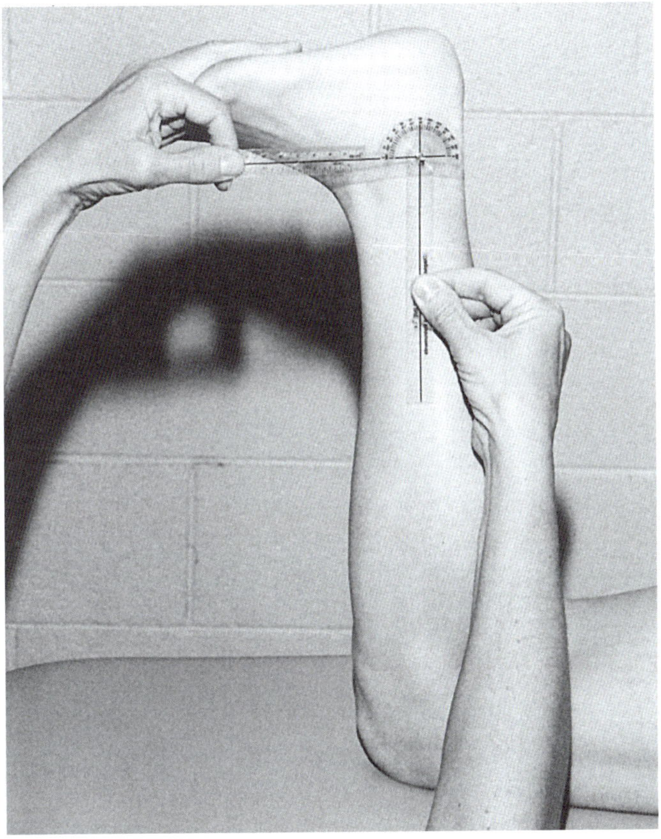

Figura 10-17. Alineamiento del goniómetro al final de la amplitud de movimiento de la flexión dorsal. El sujeto se encuentra en la posición alternativa en decúbito prono con la rodilla flexionada 90°.

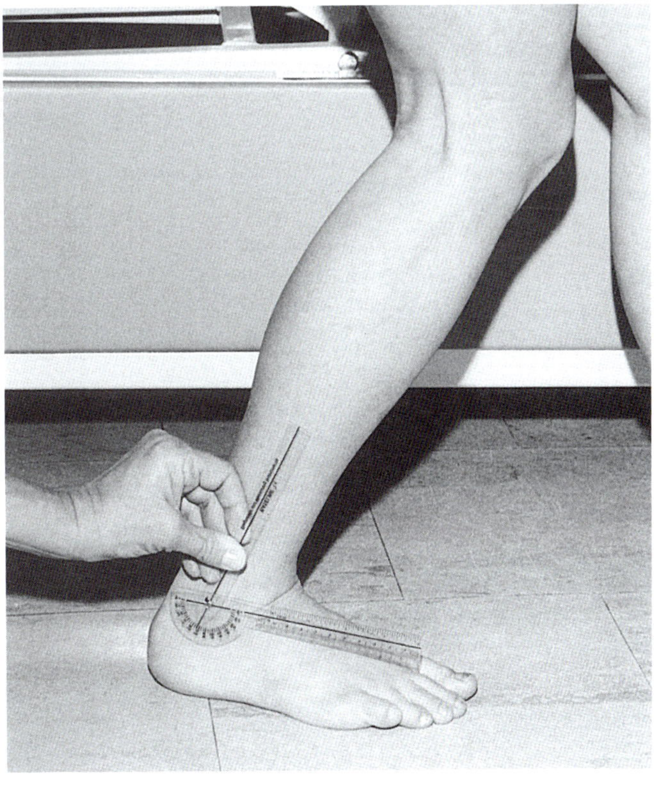

Figura 10-18. Alineación del goniómetro al final de la amplitud del movimiento de flexión dorsal. El sujeto se encuentra en la posición alternativa de carga con la rodilla flexionada.

## FLEXIÓN PLANTAR: ARTICULACIÓN TIBIOTARSIANA

El movimiento se produce en el plano sagital alrededor del eje medial-lateral. La amplitud es de 50° según la AAOS[2], 40° de acuerdo con la AMA[4] y 56,1° según Boone y Azen[6]. La amplitud se ve afectada por la postura para la prueba (rodilla flexionada o extendida) y según la medición se tome o no en una posición sin carga frente a en carga.

Consultar las Tablas 10-1 hasta 10-4 para más información en cuanto a la influencia de la edad y del sexo.

### *Posición para la prueba*

El sujeto está sentado con la rodilla flexionada 90°. Colocar el pie con 0° de inversión y eversión.

### *Estabilización*

Estabilizar la tibia y el peroné para evitar la flexión de la rodilla y la rotación de la cadera.

### *Movimientos de la prueba*

Empujar con una mano el dorso del pie hacia abajo para producir la flexión plantar (Fig. 10-19). No aplicar ninguna fuerza sobre los dedos de los pies del sujeto y evitar forzar la in-

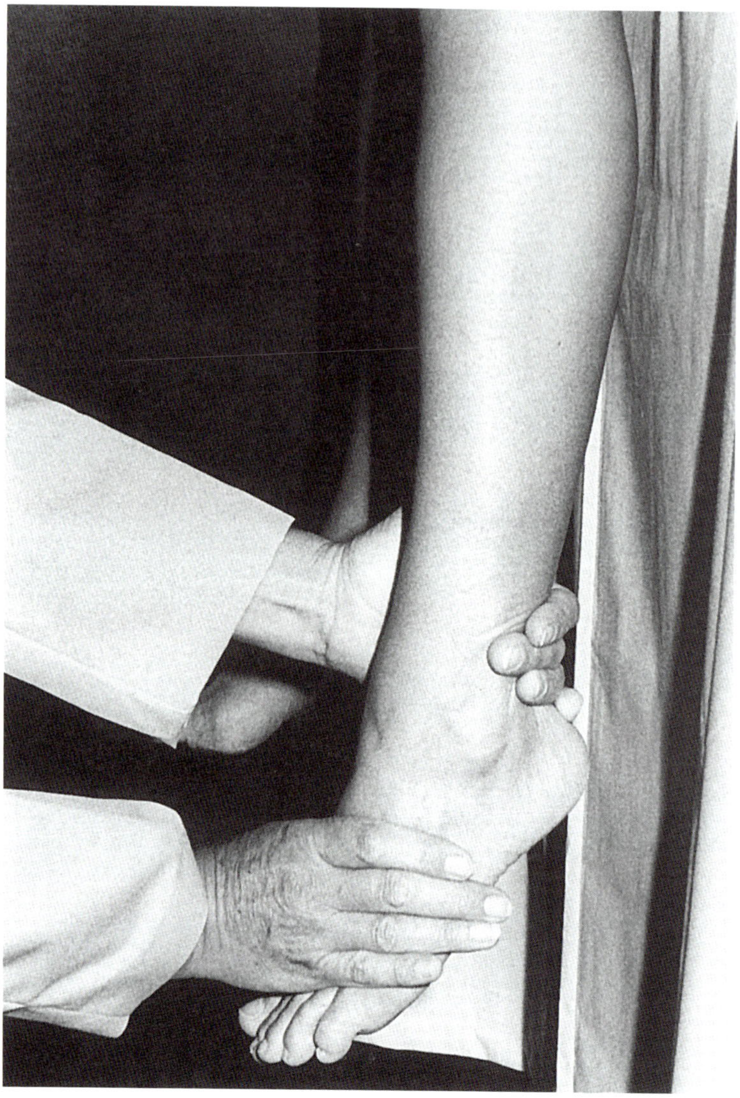

**Figura 10-19.** Tobillo izquierdo al final de la amplitud del movimiento de flexión plantar.

versión o eversión del tobillo. El final de la ROM se alcanza cuando se aprecia resistencia y los intentos por producir una flexión plantar adicional causan la flexión de la rodilla.

### *Tope final normal*

Habitualmente, la sensación de tope final es firme debido a la tensión de la porción anterior de la cápsula articular; la porción anterior del ligamento deltoideo; el ligamento peroneoastragalino anterior y los músculos tibial anterior, extensor propio del dedo gordo y extensor largo de los dedos. La sensación de tope final puede ser dura debido al contacto entre los tubérculos posteriores del astrágalo y el borde posterior de la tibia.

### *Alineación del goniómetro*

Véanse las Figuras 10-20 y 10-21.

1. Centrar el fulcro (punto de apoyo de la palanca) del goniómetro sobre la cara lateral del maléolo lateral.
2. Alinear el brazo proximal del instrumento con la línea media lateral del peroné, empleando como referencia la cabeza del peroné.

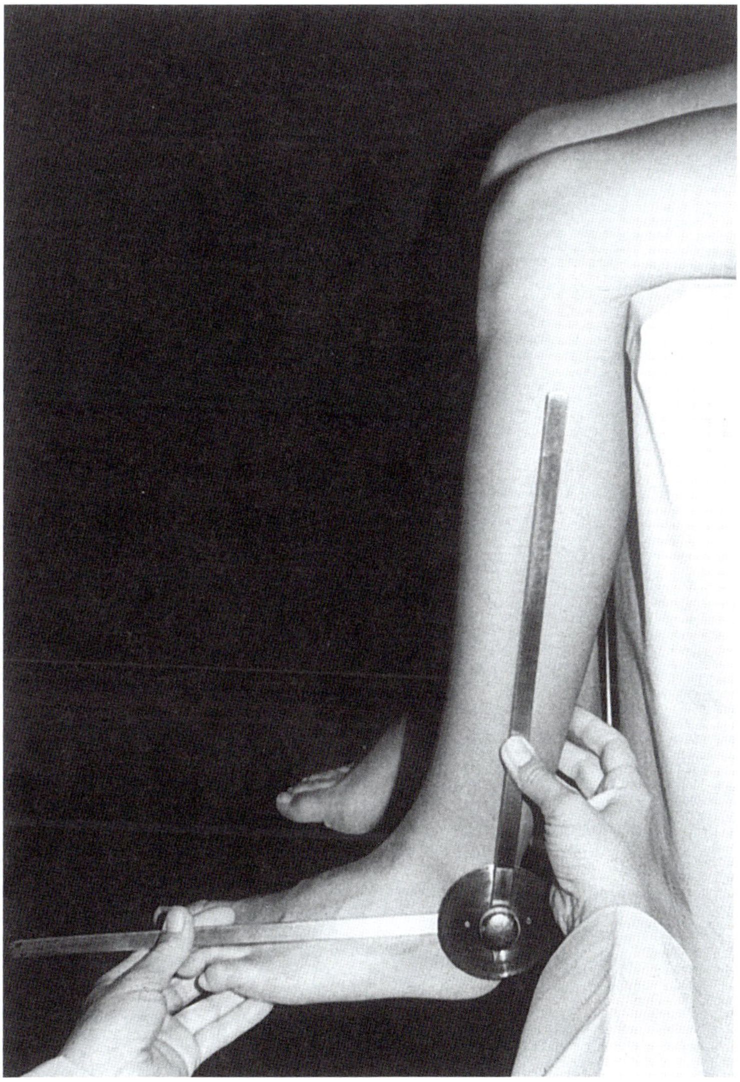

**Figura 10-20.** Alineación del goniómetro en la posición inicial para la medición de la amplitud del movimiento de flexión plantar.

3. Alinear el brazo distal paralelo a la cara lateral del quinto metatarsiano. Aunque habitualmente es más fácil palpar y alinear el brazo distal paralelo al quinto metatarsiano, puede emplearse como alternativa alinear el brazo distal paralelo a la cara inferior del calcaneo. Si se utiliza la referencia alternativa, la amplitud total de movimiento en el plano sagital (flexión dorsal más flexión plantar) puede ser similar a la amplitud total de la técnica referida en primer lugar, pero los valores separados de amplitud para la flexión dorsal y la flexión plantar variarán considerablemente. Las mediciones tomadas con la referencia alternativa no son intercambiables con las realizadas tomando como referencia el quinto metatarsiano.

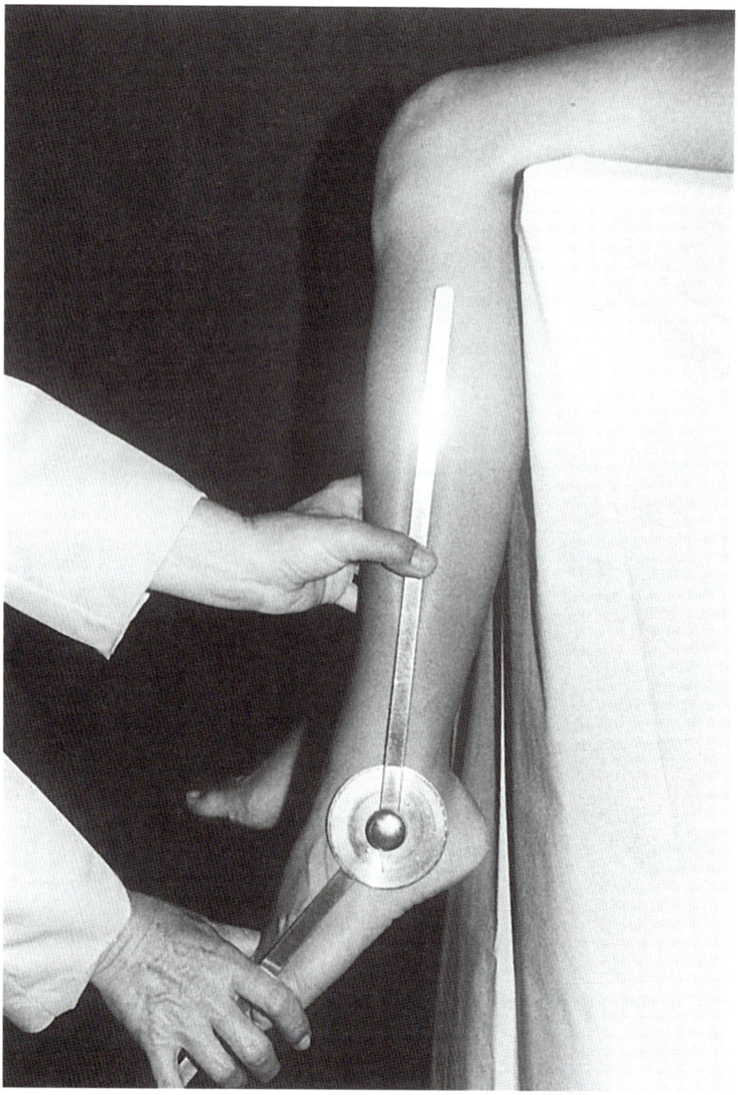

**Figura 10-21.** En la posición de máxima amplitud de flexión plantar, el examinador utiliza una mano para mantener la flexión plantar y alinear el brazo distal del goniómetro. El examinador sujeta el dorso y los lados del pie del individuo para evitar la presión sobre los dedos de los pies. Utiliza la otra mano para estabilizar la tibia y alinear el brazo proximal del goniómetro.

## Puntos anatómicos de referencia para la alineación del goniómetro: articulaciones tarsianas

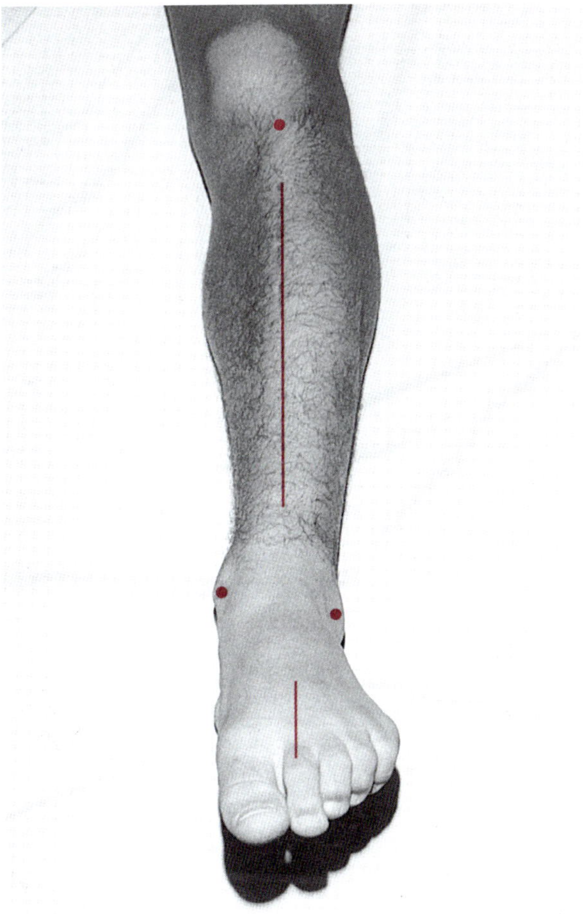

Figura 10-22. Imagen anterior del tobillo izquierdo con las referencias anatómicas superficiales de referencia para la alineación del goniómetro en la medición de la amplitud de los movimientos de inversión y eversión.

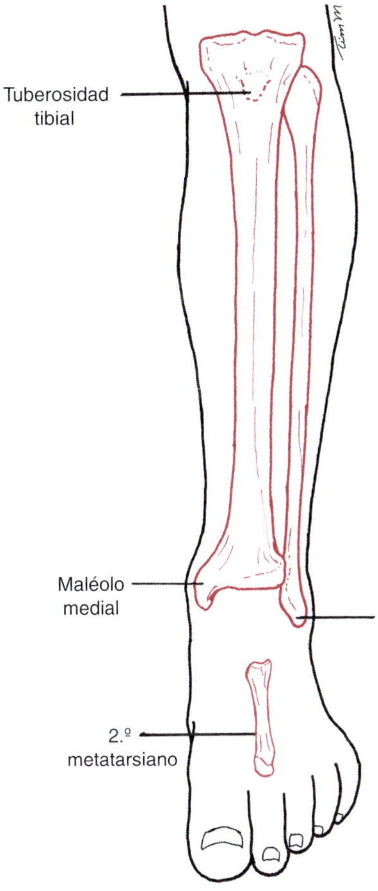


Figura 10-23. Imagen anterior del tobillo izquierdo con las referencias anatómicas óseas para la alineación del goniómetro en la medición de la amplitud de movimiento de la inversión y la eversión.

## INVERSIÓN: ARTICULACIONES TARSIANAS

Este movimiento es una combinación de supinación, aducción y flexión plantar que se produce en diversos grados en las articulaciones subastragalina, mediotarsiana (astragalocalcaneoescafoidea y calcaneocuboidea), cuboides-escafoidea, cuneoescafoidea, intercuneiforme, cuneocuboidea, tarsometatarsianas (TMT) e intermetatarsianas. La capacidad funcional del pie para adaptarse al suelo y absorber las fuerzas de contacto depende del movimiento combinado de todas estas articulaciones. Debido a las limitaciones uniaxiales del goniómetro, la inversión se mide en el plano frontal alrededor de un eje anteroposterior. Los métodos para medir la inversión de las partes anterior y posterior del pie se incluyen en las secciones sobre las articulaciones subastragalina y mediotarsiana.

### *Posición para la prueba*

El sujeto está sentado con la rodilla flexionada 90° y la pierna sobre el borde de la superficie de apoyo. Se coloca la cadera en la posición de 0° de rotación, aducción y abducción. Como alternativa, es posible colocar al sujeto en posición de decúbito supino, con el pie sobre el extremo de la superficie de apoyo.

### *Estabilización*

Estabilizar la tibia y el peroné para evitar la rotación medial y la extensión de la rodilla y la rotación lateral y la abducción de la cadera.

### *Movimientos de la prueba*

Empujar la parte posterior del pie hacia abajo en flexión plantar, medialmente en aducción, y girar la planta del pie medialmente en supinación para producir la inversión (Fig. 10-24). El final del movimiento se alcanza cuando se aprecia resistencia y los intentos por conseguir más movimiento producen la rotación medial de la rodilla y/o la rotación lateral y la abducción de la cadera.

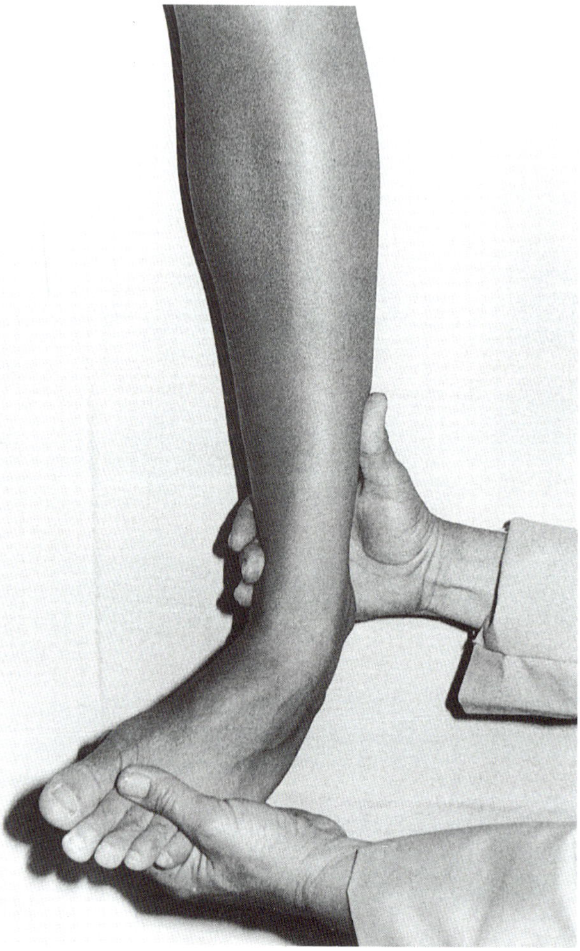

**Figura 10-24.** Pie y tobillo izquierdos al final de la amplitud de movimiento de inversión. El examinador apoya una mano sobre la parte distal de la pierna del sujeto para evitar el movimiento de la rodilla y de la cadera, mientras con la otra mantiene la inversión.

### *Tope final normal*

La sensación de tope es firme debido a la tensión de las cápsulas articulares; el ligamento peroneoastragalino anterior y posterior; los ligamentos astragalocalcaneos anterior, posterior, lateral, e interóseo; los ligamentos calcáneos dorsales; el ligamento calcaneocuboideo dorsal, el ligamento astragaloescafoideo dorsal; la banda lateral del ligamento bifurcado; el ligamento metatarsiano transverso, y varios ligamentos dorsales, plantares e interóseos de las articulaciones cuboides-escafoidea, cuneoescafoidea, intercuneiforme, cuneocuboidea, TMT e intermetatarsianas; y los músculos peroneo lateral largo y peroneo lateral corto.

### *Alineación del goniómetro*

Véanse las Figuras 10-25 y 10-26.

1. Centrar el fulcro (punto de apoyo de la palanca) del goniómetro sobre la cara anterior del tobillo a una distancia intermedia entre los maléolos. (La flexibilidad del goniómetro de plástico hace que este instrumento sea más sencillo de utilizar que el goniómetro metálico para medir la inversión.)
2. Alinear el brazo proximal del goniómetro con la línea media anterior de la pierna, empleando como referencia la tuberosidad tibial.
3. Alinear el brazo distal con la línea media anterior del segundo metatarsiano.

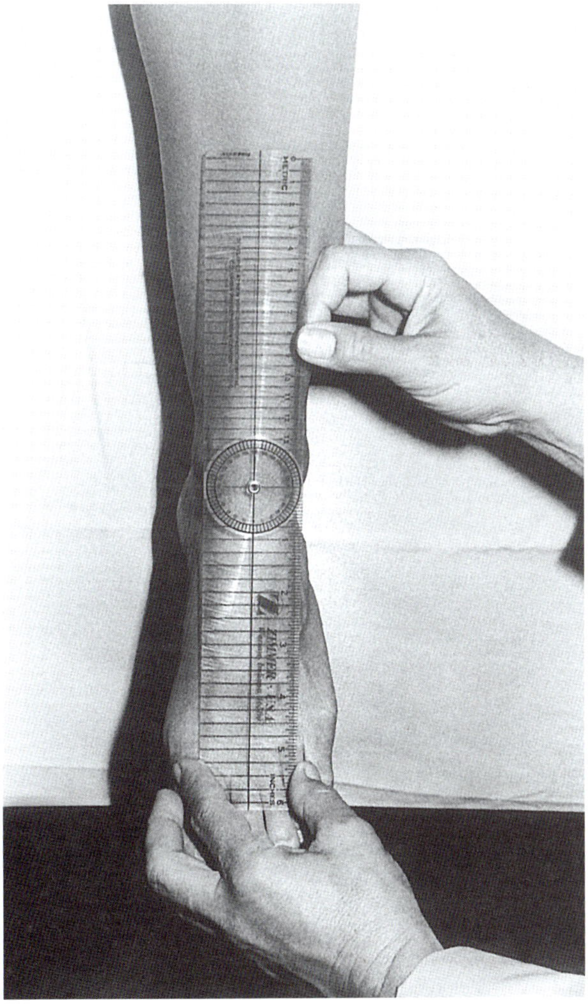

**Figura 10-25.** Alineación del goniómetro en la posición inicial para la medición de la amplitud del movimiento de la inversión.

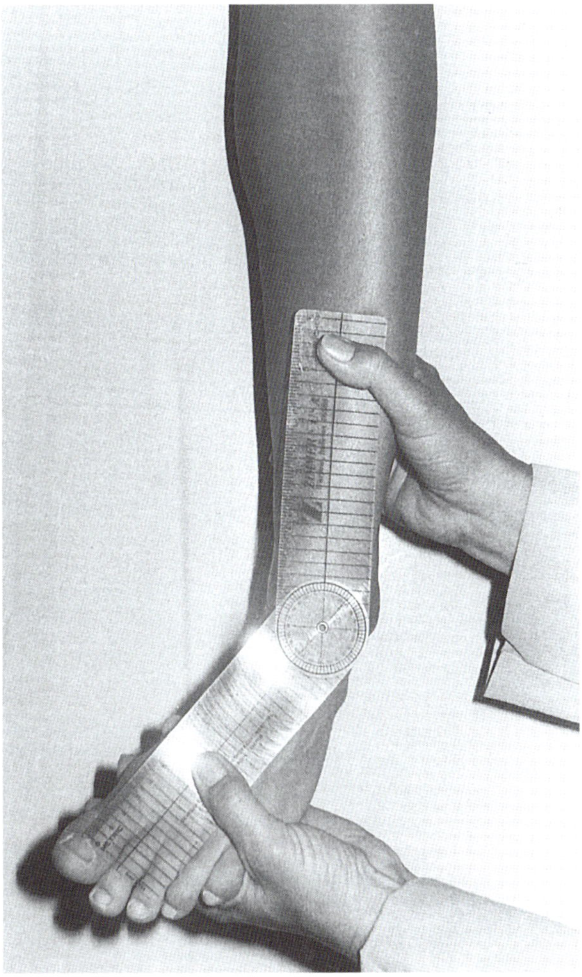

**Figura 10-26.** Al final de la amplitud de movimiento, el examinador emplea una mano para mantener la inversión y alinear el brazo distal del goniómetro.

## EVERSIÓN: ARTICULACIONES TARSIANAS

Este movimiento es una combinación de pronación, abducción y flexión dorsal que se produce en diversos grados en las articulaciones subastragalina, mediotarsiana (astragalocalcaneoescafoidea y calcaneocuboidea), cuboides-escafoidea, cuneoescafoidea, intercuneiforme, cuneocuboidea, TMT e intermetatarsianas. La capacidad funcional del pie para adaptarse al suelo y absorber las fuerzas de contacto depende del movimiento combinado de todas estas articulaciones. Debido a la limitación del goniómetro a un solo eje, este movimiento se mide en el plano frontal alrededor de un eje anteroposterior. Los métodos para medir la eversión aislada de la parte anterior y posterior del pie se incluyen en las secciones de las articulaciones subastragalina (peroneoastragalina) y mediotarsiana.

### *Posición para la prueba*

El sujeto está sentado, con la rodilla flexionada 90° y la pierna sobre el borde de la superficie de apoyo. Colocar la cadera con 0° de rotación, aducción y abducción. Como alternativa, es posible situar al sujeto en decúbito supino, con el pie sobre el borde de la superficie de soporte.

### *Estabilización*

Estabilizar la tibia y el peroné para evitar la rotación lateral y la flexión de la rodilla y la rotación medial y la aducción de la cadera.

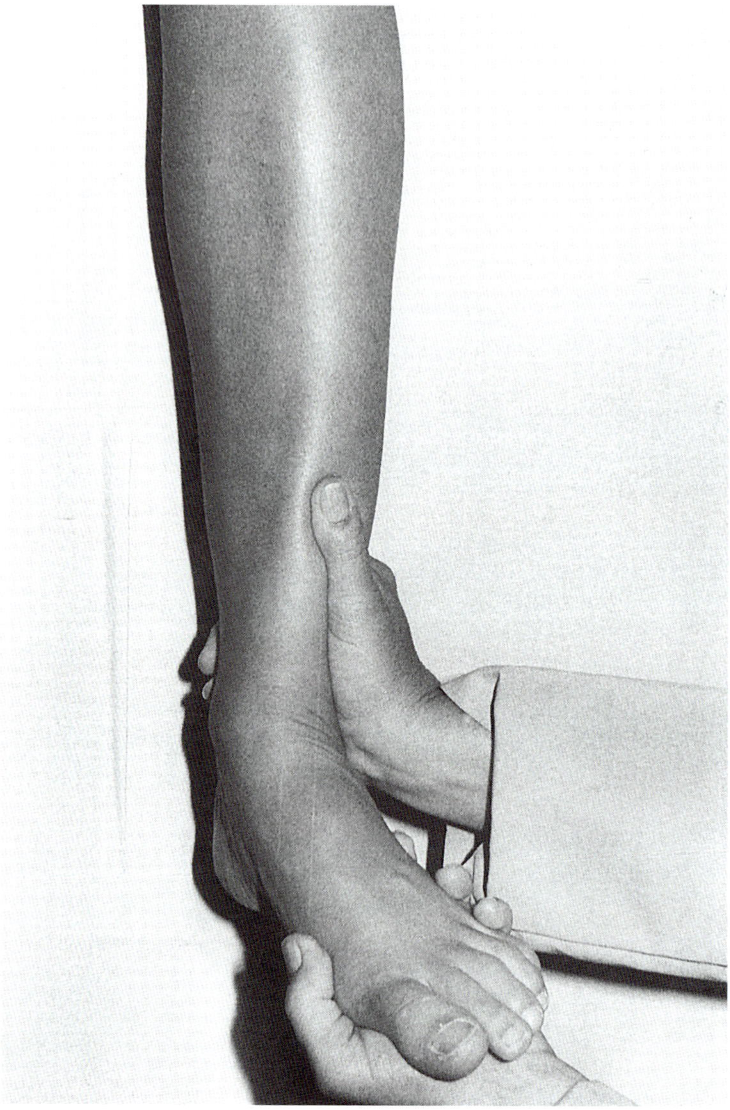

**Figura 10-27.** Tobillo y pie izquierdos al final de la amplitud del movimiento de la eversión. El examinador apoya una mano sobre la parte distal de la pierna para evitar la flexión y rotación lateral de la rodilla. La otra mano del examinador mantiene la eversión.

### *Movimientos de la prueba*

Empujar lateralmente la parte posterior del pie en abducción y hacia arriba en flexión dorsal, girando la parte posterior del pie en pronación de modo que la parte lateral del pie quede superior a la parte medial para producir la eversión (Fig. 10-27). Se alcanza el final de la amplitud del movimiento cuando se nota resistencia y los intentos por conseguir más movimiento causan la rotación lateral de la rodilla y/o la rotación medial y la aducción de la cadera.

### *Tope final normal*

La sensación de tope final puede ser dura por el contacto entre el calcaneo y el suelo de la concavidad del tarso. En algunos casos, la sensación de tope puede ser firme debido a la tensión de las cápsulas articulares; el ligamento deltoideo; el ligamento astragalocalcaneo medial; los ligamentos calcaneoescafoideo plantar y calcaneocuboideo; el ligamento astragaloescafoideo dorsal; la banda medial del ligamento bifurcado; el ligamento metatarsiano transversal; varios ligamentos dorsales, plantares, e interóseos de las articulaciones cuboideo-escafoideo, cuneoescafoideo, TMT e intermetatarsinas; y el músculo tibial posterior.

### *Alineación del goniómetro*

Véanse las Figuras 10-28 y 10-29.

1. Centrar el fulcro (punto de apoyo de la palanca) del goniómetro sobre la cara anterior del tobillo a medio camino entre los maléolos. (La flexibilidad del goniómetro de plástico facilita su uso frente al goniómetro metálico para la medición de la inversión.)
2. Alinear el brazo proximal del goniómetro con la línea media anterior de la pierna, empleando como referencia la tuberosidad tibial.
3. Alinear el brazo distal con la línea media anterior del segundo metatarsiano.

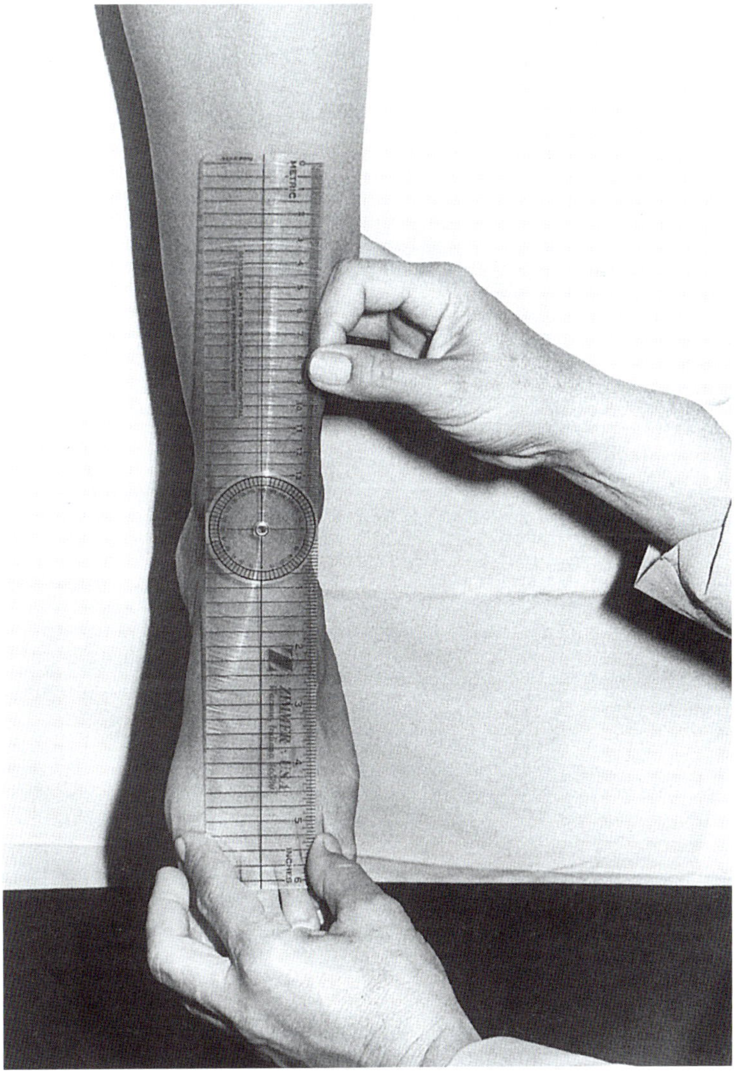

**Figura 10-28.** Alineación del goniómetro en la posición inicial para la medición de la amplitud del movimiento de eversión.

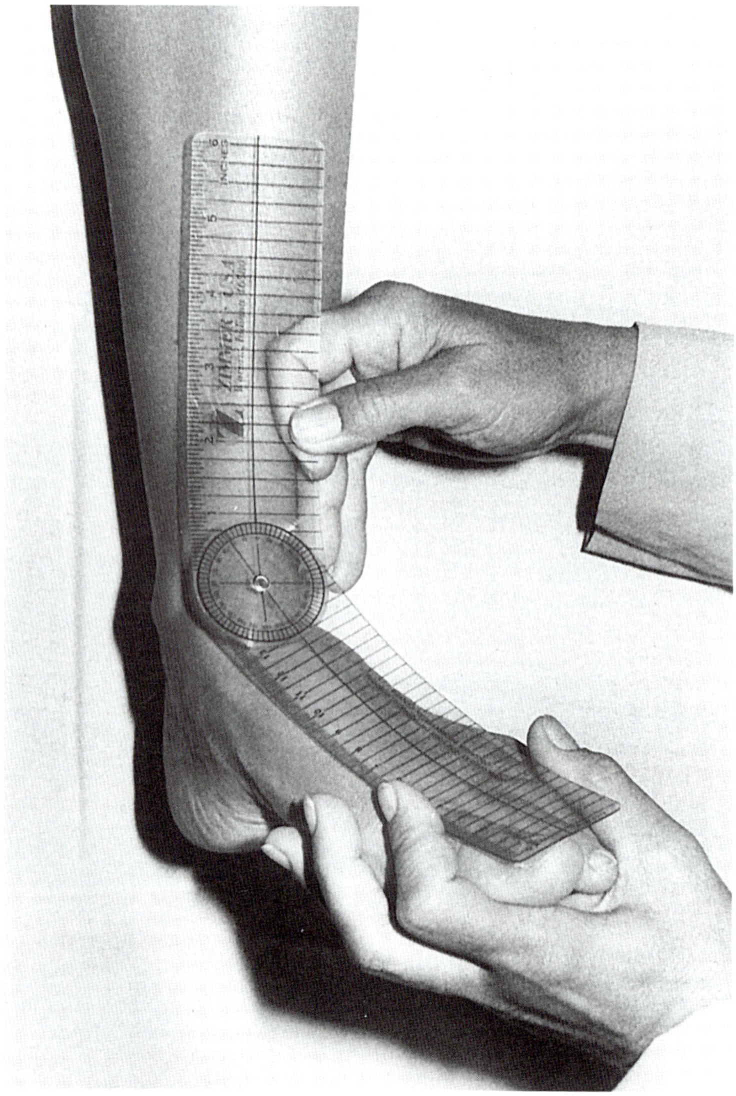

**Figura 10-29.** Al final de la amplitud del movimiento de la eversión, la mano izquierda del examinador mantiene la eversión y sostiene el brazo distal del goniómetro alineado con el segundo metatarsiano del sujeto explorado.

## Puntos anatómicos de referencia para la alineación del goniómetro: articulación subastragalina

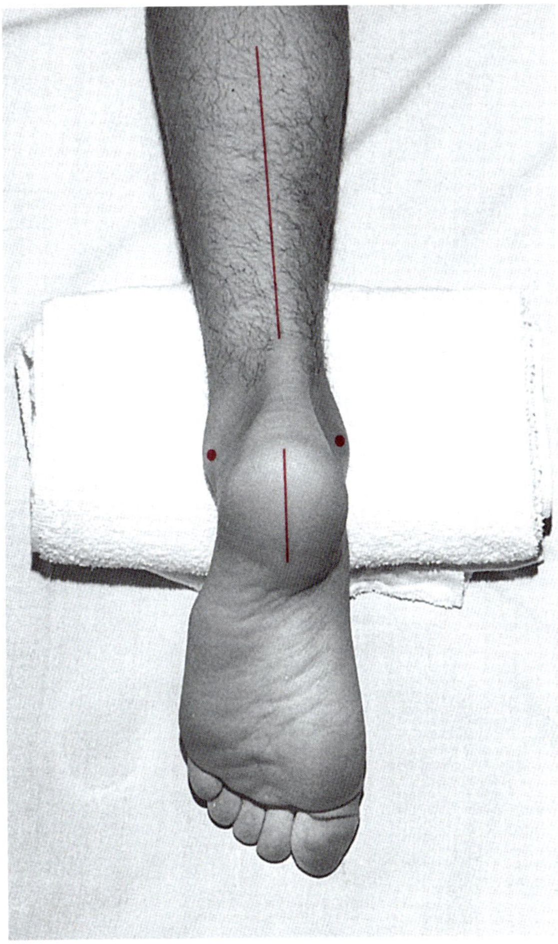

Figura 10-30. Referencias anatómicas superficiales para la alineación del goniómetro en la medición de la amplitud del movimiento de inversión y eversión de la parte posterior del pie en una imagen posterior de la pierna y del pie izquierdos.

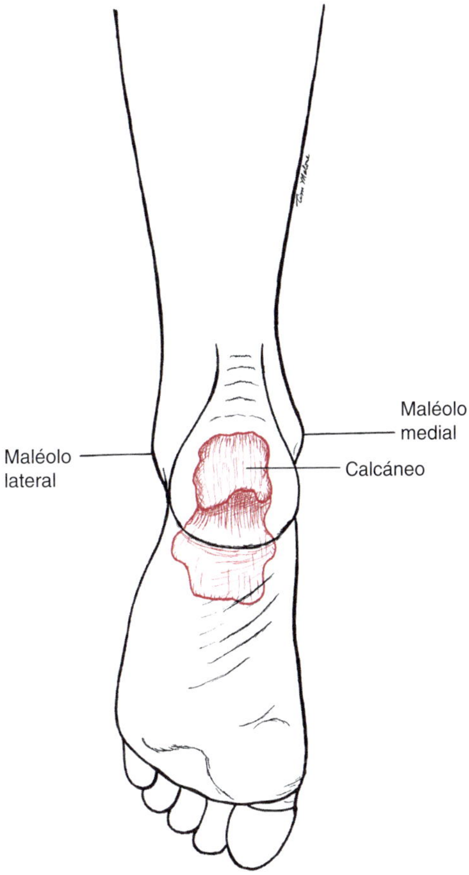


Figura 10-31. Referencias anatómicas óseas para la medición de la amplitud del movimiento de inversión y eversión de la parte posterior del pie (subastragalina) en una imagen posterior de la pierna y el pie izquierdos del sujeto que se está estudiando.

## INVERSIÓN: ARTICULACIÓN SUBASTRAGALINA (PARTE POSTERIOR DEL PIE)

El movimiento es una combinación de supinación, aducción y flexión plantar. Debido a la limitación del goniómetro a un solo eje, este movimiento se mide en el plano frontal alrededor de un eje anteroposterior. La amplitud es de aproximadamente 5°[2].

### *Posición para la prueba*

El sujeto se coloca en decúbito prono, con la cadera con 0° de flexión, extensión, abducción, aducción y rotación. Se coloca la rodilla en 0° de flexión y extensión. Colocar el pie sobre el borde de la superficie de soporte.

### *Estabilización*

Estabilizar la tibia y el peroné evitando la rotación lateral de la cadera y la rodilla y la aducción de la cadera.

### *Movimientos de la prueba*

Sostener la pierna del sujeto con una mano y usar la otra mano para traccionar medialmente el calcaneo en aducción y rotarlo en supinación, causando así la inversión subastragalina de la parte posterior del pie (Fig. 10-32). Evitar empujar sobre la parte anterior del pie. El final del movimiento se alcanza cuando se aprecia resistencia y los intentos para vencer la resistencia producen la rotación lateral de la cadera o de la rodilla.

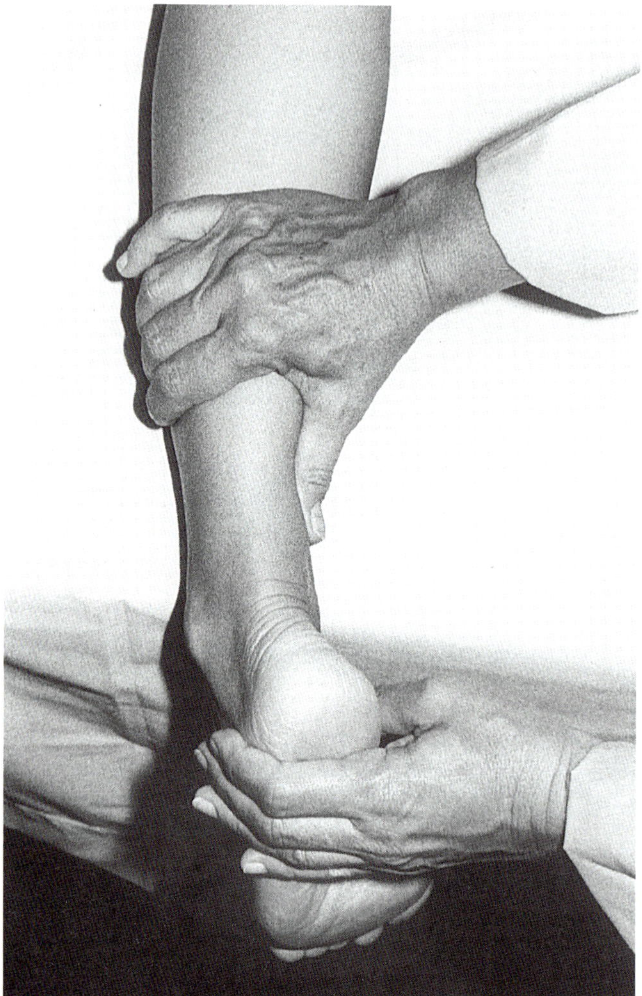

**Figura 10-32.** Extremidad inferior izquierda al final de la amplitud del movimiento de inversión de la parte posterior del pie (subastragalina).

### *Tope final normal*

La sensación de tope final es firme debido a la tensión en la porción lateral de la cápsula articular; los ligamentos peroneoastragalinos anterior y posterior; el ligamento calcaneoescafoideo; y los ligamentos astragalocalcáneos lateral, posterior, anterior e interóseos.

### *Alineación del goniómetro*

Véanse las Figuras 10-33 y 10-34.

1. Centrar el fulcro (punto de apoyo de la palanca) del goniómetro sobre la parte posterior del tobillo a media distancia entre los maléolos.
2. Alinear el brazo proximal del instrumento con la línea media posterior de la pierna.
3. Alinear el brazo distal con la línea media posterior del calcáneo.

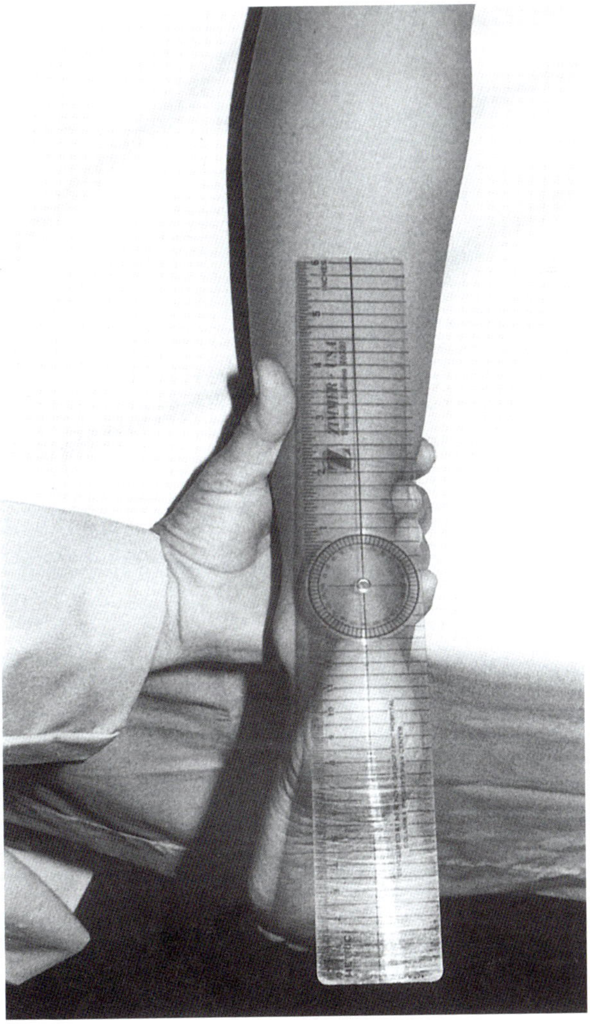

**Figura 10-33.** Alineación del goniómetro en la posición inicial para la medición de la amplitud del movimiento de inversión de la parte posterior del pie (subastragalina). Normalmente, la mano del examinador sostiene el brazo distal del goniómetro, aunque para realizar esta fotografía ha retirado la mano.

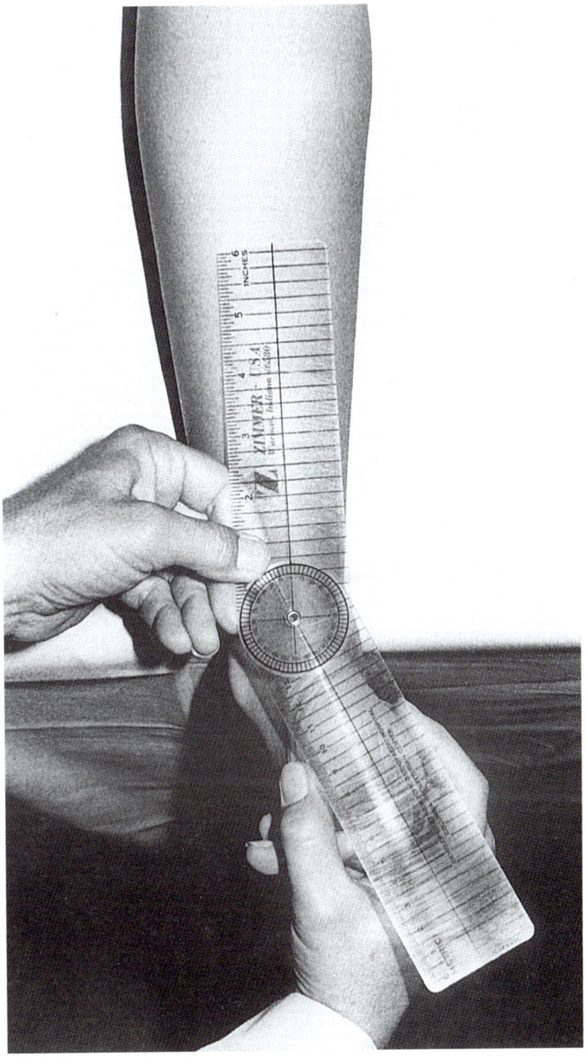

**Figura 10-34.** Al final del movimiento de inversión de la parte posterior del pie (subastragalina), la mano del examinador mantiene la inversión y sostiene alineado el brazo distal del goniómetro.

## EVERSIÓN: ARTICULACIÓN SUBASTRAGALINA (PARTE POSTERIOR DEL PIE)

El movimiento es una combinación de pronación, abducción y flexión dorsal. Debido a la limitación del goniómetro a un solo eje, este movimiento se mide en el plano frontal alrededor de un eje anteroposterior. La ROM es de aproximadamente 5°[2].

### Postura para la prueba

El sujeto se coloca en decúbito prono, con la cadera en posición de 0° de flexión, extensión, abducción, aducción y rotación. Colocar la rodilla a 0° de flexión y extensión. Colocar el pie sobre el borde de la superficie de soporte.

### Estabilización

Estabilizar la tibia y el peroné para evitar la rotación medial de la cadera y la rodilla y la abducción de la cadera.

### Movimientos de la prueba

Empujar el calcaneo lateralmente en abducción y rotarlo en pronación para producir la eversión subastragalina (Fig. 10-35). El final del movimiento se alcanza cuando se aprecia re-

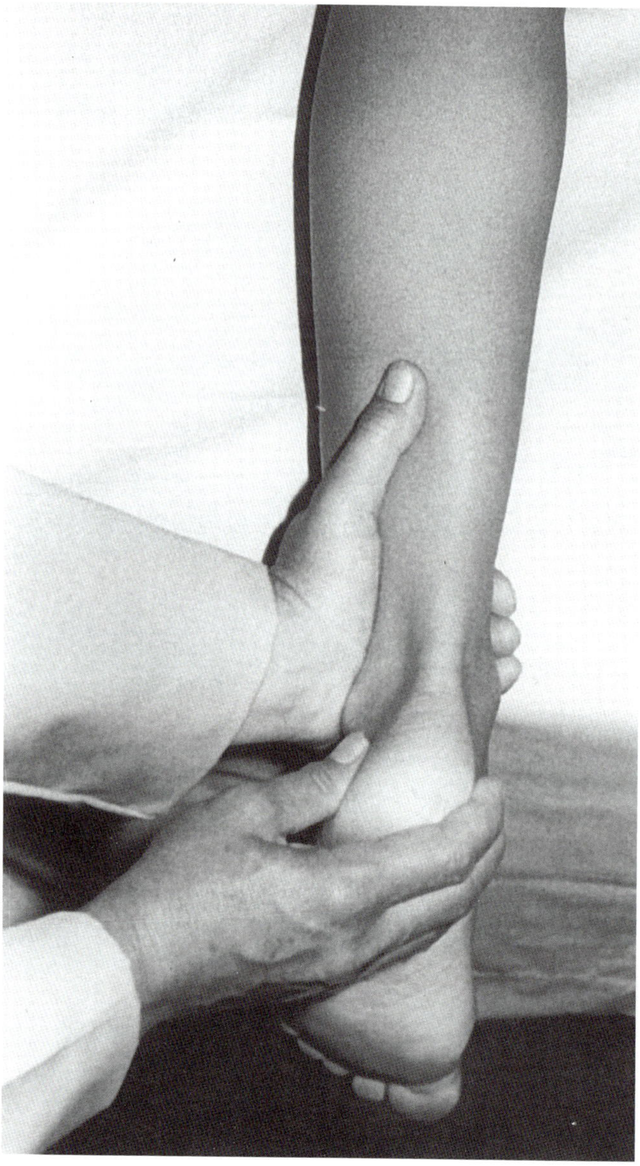

Figura 10-35. Extremidad inferior izquierda al final de la amplitud del movimiento de eversión de la parte posterior del pie (subastragalina). Se observa que la eversión de este sujeto es bastante limitada. La mano del examinador mantiene la eversión subastragalina traccionando lateralmente el calcáneo.

sistencia y los intentos adicionales para mover el calcaneo causan la rotación medial de la cadera o la rodilla.

### *Tope final normal*

La sensación de tope final puede ser dura debido al contacto entre el calcaneo y el suelo de la concavidad del tarso, o puede ser firme debido a la tensión del ligamento deltoideo, el ligamento astragalocalcáneo medial y el músculo tibial posterior.

### *Alineación del goniómetro*

Véanse las Figuras 10-36 y 10-37.

1. Centrar el fulcro (punto de apoyo de la palanca) del goniómetro sobre la cara posterior del tobillo a media distancia entre los maléolos.
2. Alinear el brazo proximal con la línea media posterior de la pierna.
3. Alinear el brazo distal del instrumento con la línea media posterior del calcáneo.

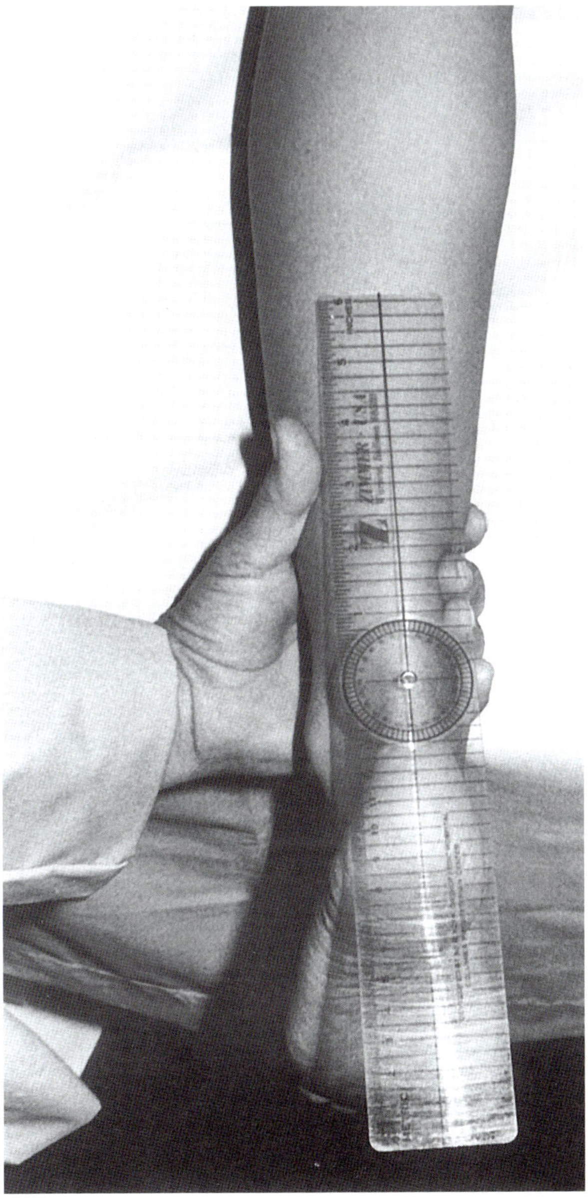

**Figura 10-36.** Alineación del goniómetro en la posición de inicio para la medición de la eversión subastragalina (parte posterior del pie).

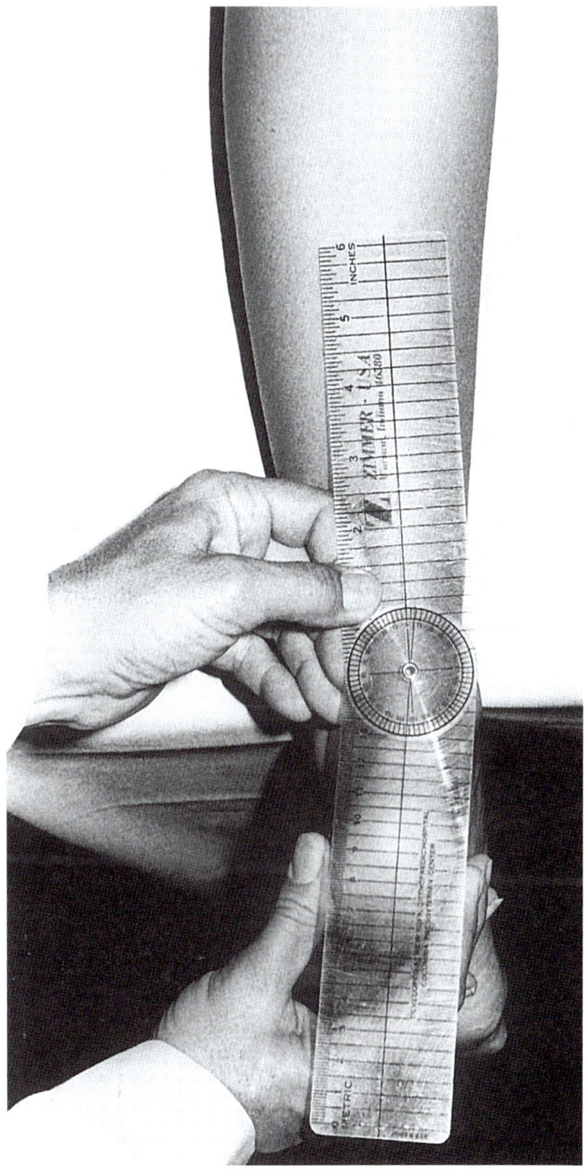

**Figura 10-37.** Al final de la eversión subastragalina, la mano del examinador mantiene la eversión y sostiene el brazo distal del goniómetro alineado.

## INVERSIÓN: ARTICULACIÓN METATARSIANA

La mayor parte del movimiento de las partes media y anterior del pie se produce en las articulaciones astragaloescafoidea y calcaneocuboidea. Cierto movimiento adicional tiene lugar en las articulaciones cuboidea-escafoidea, cuneoescafoidea, intercuneiforme, cuneocuboidea y TMT.

El movimiento es una combinación de supinación, aducción y flexión plantar. Debido a la limitación del goniómetro a un solo eje, este movimiento se mide en el plano frontal alrededor de un eje anteroposterior. La amplitud normal del movimiento varía entre 30° a 37° para la parte anterior del pie[4,6].

### *Posición para la prueba*

El sujeto se coloca sentado con la rodilla flexionada 90° y la pierna sobre el borde de la superficie de apoyo. La cadera se encuentra en posición de 0° de rotación, aducción y abducción, y la articulación subastragalina se sitúa en la posición inicial de 0°. Como alternativa, es posible colocar al sujeto en decúbito supino, con el pie apoyado sobre el borde de la mesa de exploración.

### *Estabilización*

Estabilizar el calcaneo para evitar la flexión dorsal del tobillo y la inversión de la articulación subastragalina.

### *Movimientos de la prueba*

Sostener los metatarsianos en lugar de los dedos de los pies y empujar la parte anterior del pie ligeramente en el sentido de flexión plantar y medialmente en aducción. Girar la planta del pie medialmente en supinación, con cuidado de no flexionar dorsalmente el tobillo (Fig. 10-38). El final de la ROM se alcanza cuando se aprecia resistencia y los intentos por conseguir más movimiento causan la flexión dorsal y/o la eversión subastragalina.

### *Tope final normal*

La sensación de tope final es firme debido a la tensión de las cápsulas articulares; el ligamento calcaneocuboideo dorsal; el ligmaneto astragaloescafoideo dorsal; la banda lateral del ligamento bifurcado; diversos ligamentos dorsales, plantares e interóseos de las articulaciones cuboideo-escafoidea, cuneoescafoidea, intercuneiforme, cuneocuboidea, TMT e intermetatarsianas; y los músculos peroneo lateral largo y lateral corto.

### *Alineación del goniómetro*

Véanse las Figuras 10-39 y 10-40.

1. Centrar el fulcro (punto de apoyo de la palanca) del goniómetro sobre la cara anterior del tobillo ligeramente distal al punto medio entre los maléolos.
2. Alinear el brazo proximal con la línea media anterior de la pierna, empleando como referencia la tuberosidad tibial.
3. Alinear el brazo distal con la línea media anterior del segundo metatarsiano.

### *Alineación alternativa del goniómetro*

Véanse las Figuras 10-41 y 10-42.

1. Situar el fulcro (punto de apoyo de la palanca) del goniómetro sobre la cara lateral de la cabeza del quinto metatarsiano.
2. Alinear el brazo proximal paralelo a la línea media anterior de la pierna.
3. Alinear el brazo distal con la cara plantar de las cabezas desde el primero al quinto metatarsiano.

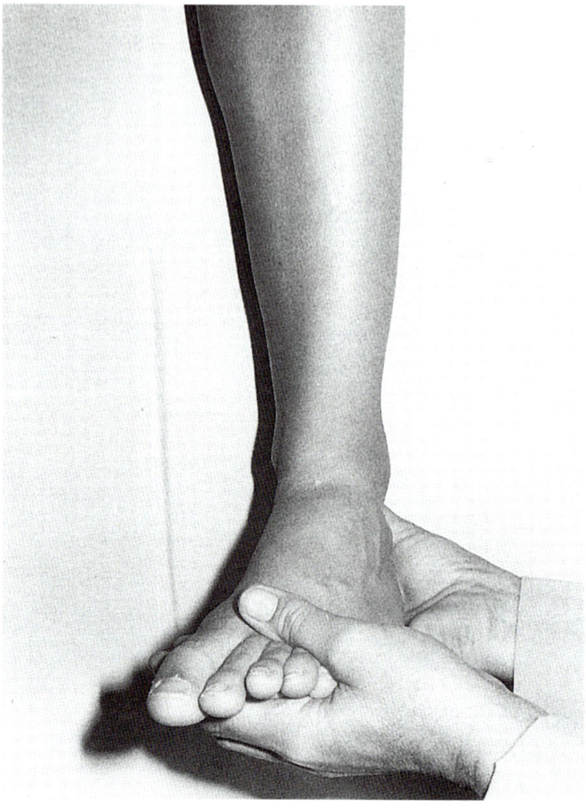

**Figura 10-38.** Extremidad inferior izquierda al final de la amplitud del movimiento (ROM) de inversión mediotarsiana. La mano del examinador estabiliza el talón para evitar la inversión subastragalina. Se observa que la amplitud de la articulación mediotarsiana es menor que la de todos los movimientos combinados del tarso.

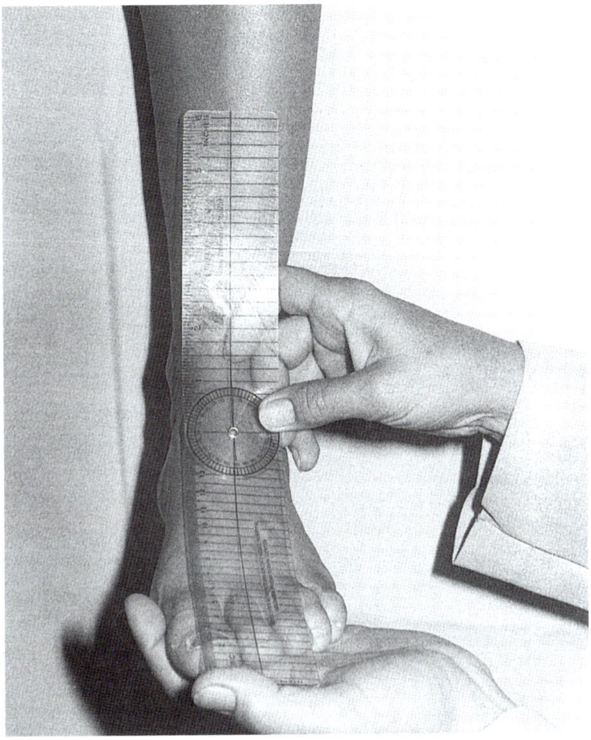

**Figura 10-39.** Alineación del goniómetro en la posición inicial para la medición de la inversión mediotarsiana.

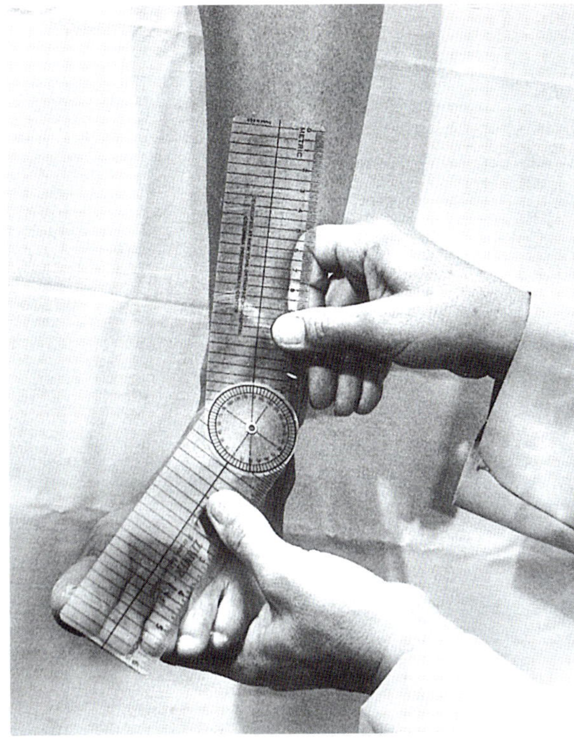

**Figura 10-40.** Al final de la inversión mediotarsiana, la mano del examinador libera el talón y alinea el brazo proximal del goniómetro respecto de la pierna. La otra mano del examinador mantiene la inversión y sostiene el brazo distal del goniómetro alineado con el segundo metatarsiano.

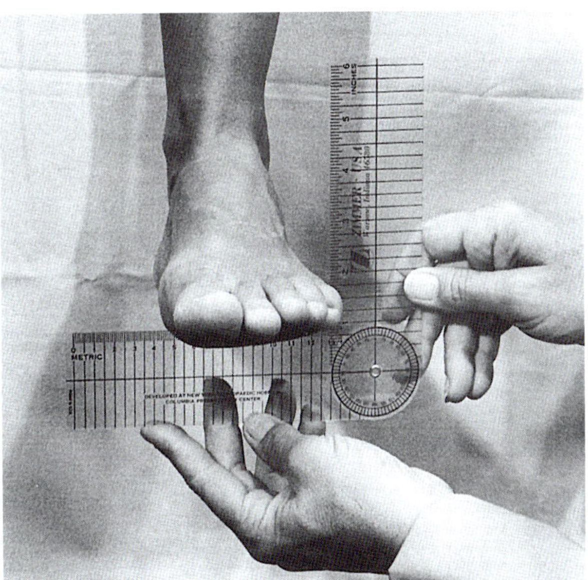

**Figura 10-41.** Alineación del goniómetro en la posición inicial alternativa para la medición de la amplitud del movimiento de inversión mediotarsiana. Se sitúa el goniómetro a 90°, que es la posición 0 de inicio. Por lo tanto, la lectura del goniómetro debe registrarse como 0°.

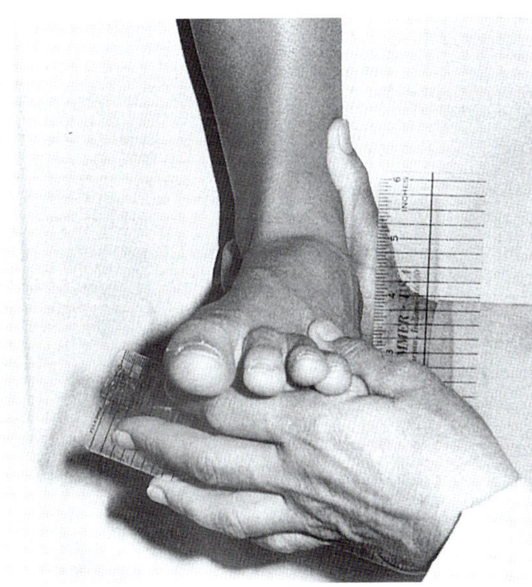

**Figura 10-42.** Al final de la amplitud del movimiento de inversión mediotarsiana, el examinador mantiene la inversión con la mano y sostiene alineado el brazo distal del goniómetro.

## EVERSIÓN: ARTICULACIÓN METATARSIANA

El movimiento es una combinación de pronación, abducción y flexión dorsal. Debido a las limitaciones del goniómetro a un solo eje, este movimiento se mide en el plano frontal alrededor del eje anteroposterior. La ROM normal de la eversión de la parte anterior del pie varía entre 15° y 21°[4,6].

### Posición para la prueba

El sujeto se coloca sentado, con la rodilla flexionada a 90° y la pierna sobre el borde de la superficie de apoyo. Colocar la cadera en la posición de 0° de rotación, aducción y abducción, y la articulación subastragalina en la posición inicial de 0°. Como alternativa, es posible colocar al sujeto en posición supina, con el pie sobre el borde de la superficie de soporte.

### Estabilización

Estabilizar el calcaneo y el astrágalo para prevenir la flexión plantar del tobillo y la eversión de la articulación subastragalina (astragalocalcánea).

### Movimientos de la prueba

Traccionar lateralmente la parte anterior del pie en abducción y hacia arriba en flexión dorsal. Girar la parte anterior del pie en pronación de modo que el lateral del pie se encuentre más

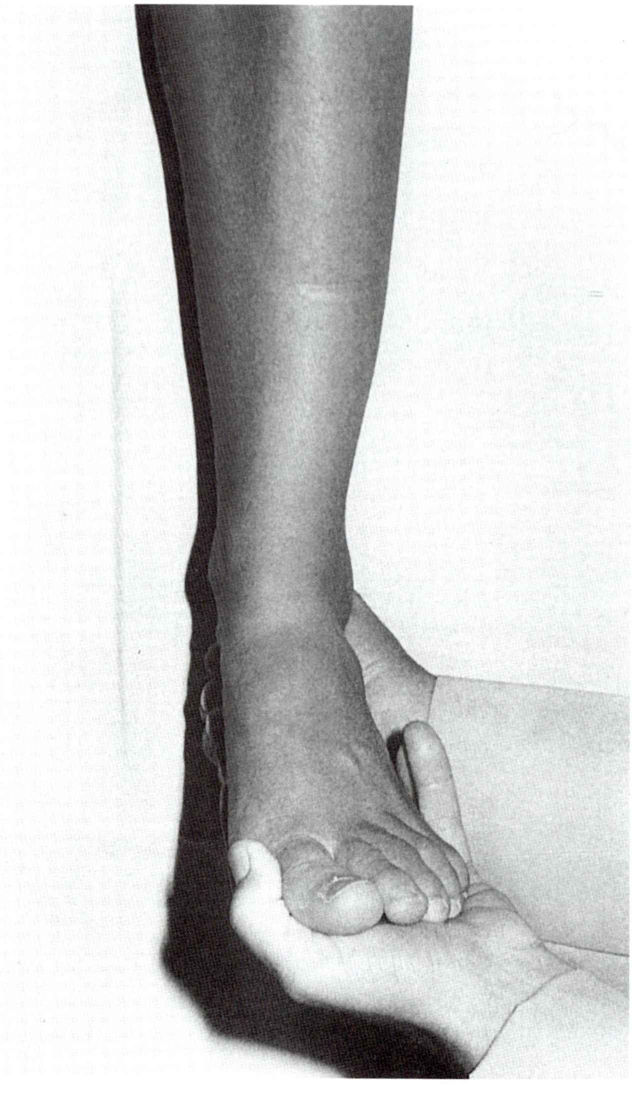

**Figura 10-43.** Posición final de la amplitud del movimiento de eversión mediotarsiana. La mano del examinador estabiliza el calcáneo, evitando la eversión subastragalina. Como se puede observar en la fotografía, en el sujeto explorado sólo es posible un pequeño movimiento en la articulación mediotarsiana.

alto que el lado medial (Fig. 10-43). El final del movimiento se produce cuando se aprecia resistencia y los intentos por producir movimiento adicional causan la flexión plantar y/o la eversión astragalocalcánea.

### *Tope final normal*

La sensación de tope final es firme debido a la tensión de las cápsulas articulares; el ligamento deltoideo; los ligamentos calcaneoescafoideo plantar y calcaneocuboideo; el ligamento astragaloescafoideo dorsal; la banda medial del ligamento bifurcado; el ligamento metatarsiano transversal; diversos ligamentos dorsales, plantares e interóseos de las articulaciones cuboideo-escafoidea, cuneoescafoidea, intercuneiforme, cuneocuboidea, TMT e intermetatarsianas; y el músculo tibial posterior.

### *Alineación del goniómetro*

Véanse las Figuras 10-44 y 10-45.

1. Centrar el fulcro (punto de apoyo de la palanca) del goniómetro sobre la cara anterior del tobillo ligeramente distal al punto medio entre los maléolos.
2. Alinear el brazo proximal con la línea media anterior de la pierna, empleando como referencia la tuberosidad tibial.
3. Alinear el brazo distal con la línea media anterior del segundo metatarsiano.

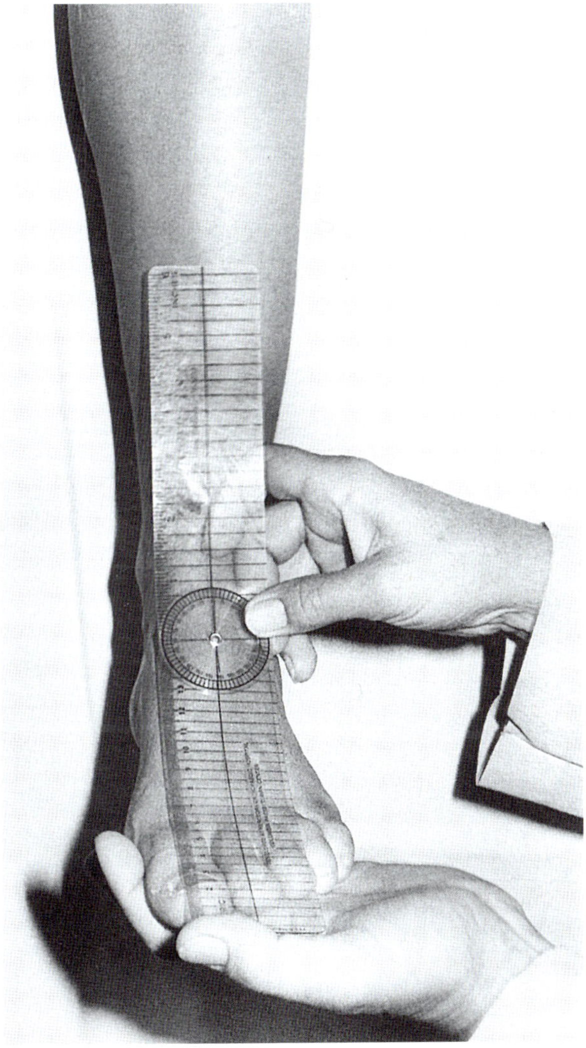

**Figura 10-44.** Alineación del goniómetro en la posición inicial para la medición de la amplitud del movimiento de eversión mediotarsiana.

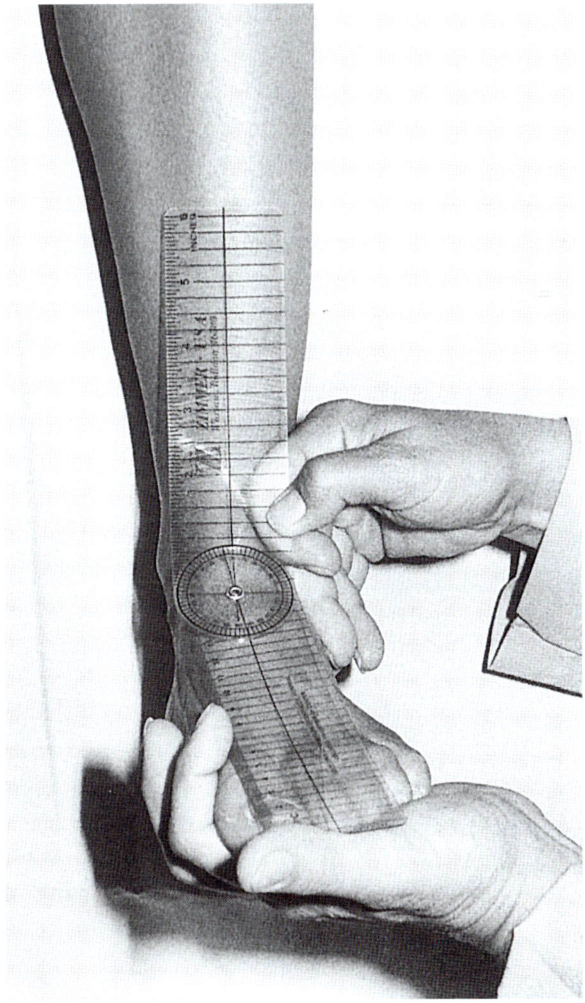

**Figura 10-45.** Al final de la amplitud del movimiento de eversión mediotarsiana, la mano del examinador libera el talón y alinea el brazo proximal del goniómetro con la pierna. La otra mano del examinador mantiene la eversión y la posición del brazo distal del goniómetro.

### *Alineación alternativa del goniómetro*

Véanse las Figuras 10-46 y 10-47.

1. Colocar el fulcro (punto de apoyo de la palanca) del goniómetro sobre la cara medial de la cabeza del primer metatarsiano.
2. Alinear el brazo proximal del instrumento paralelo a la línea media anterior de la pierna.
3. Alinear el brazo distal con la cara plantar de las cabezas del primero al quinto metatarsiano.

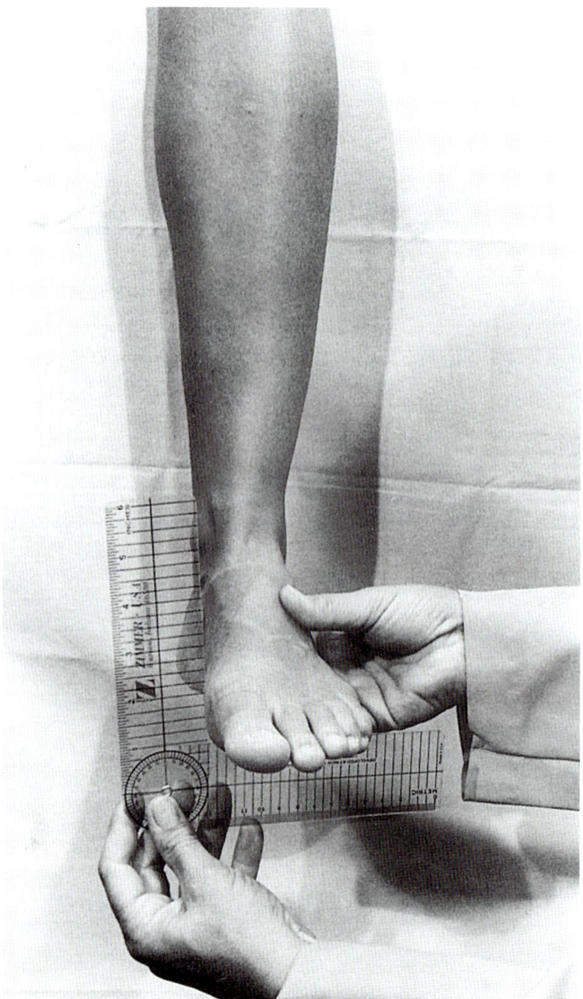

**Figura 10-46.** Alineación del goniómetro en la posición alternativa para la medición de la amplitud del movimiento de eversión mediotarsiana.

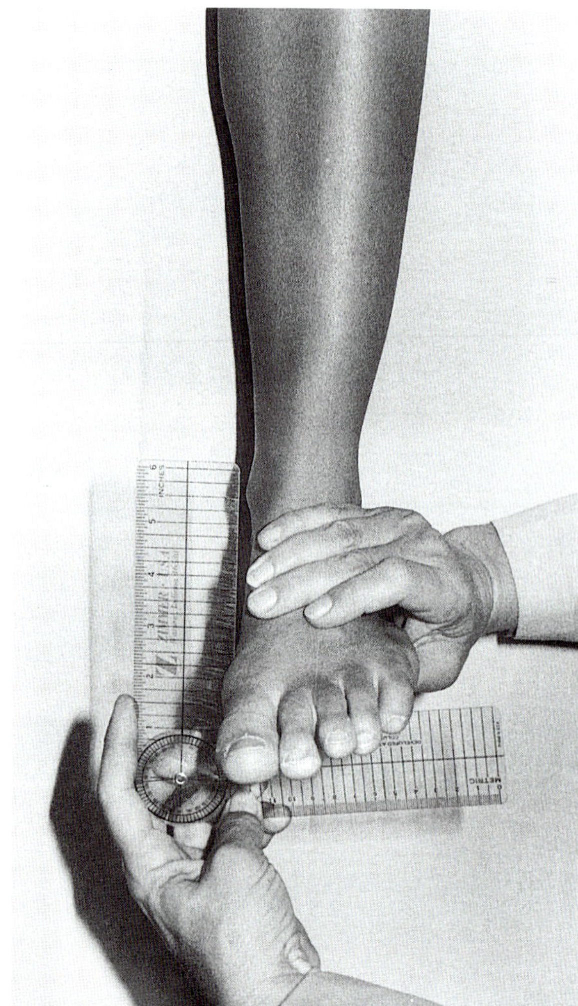

**Figura 10-47.** Al final de la amplitud del movimiento, el examinador emplea una mano para mantener la eversión, mientras la otra mano alinea el goniómetro. Puesto que el sujeto está sentado en una mesa, el examinador se sienta en un taburete para alinear el goniómetro y hacer la lectura de las mediciones a la altura de los ojos.

## Puntos anatómicos de referencia para la alineación del goniómetro: articulación metatarsofalángica

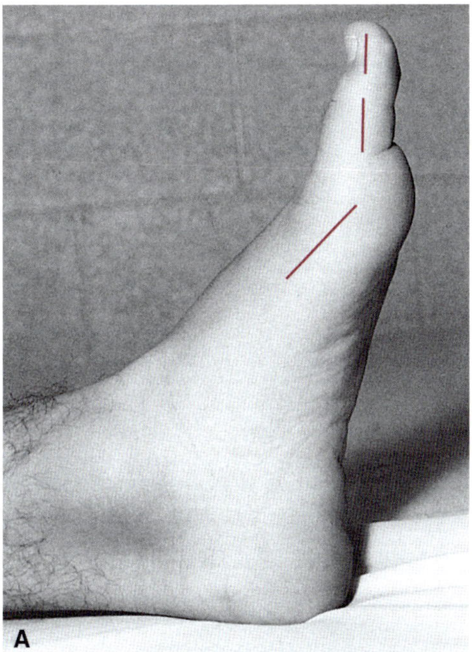

A

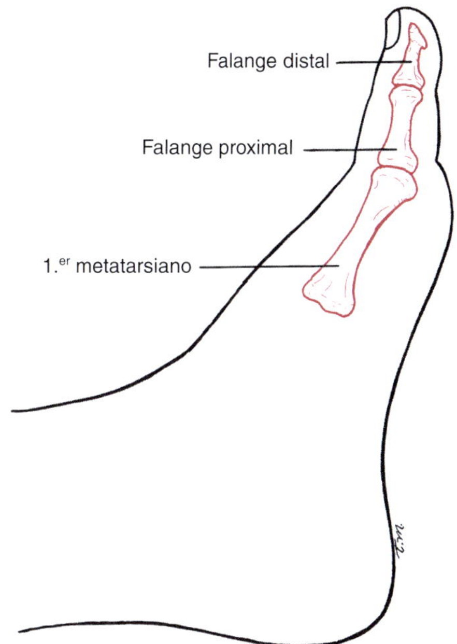


B

**Figura 10-48. (A)** Referencias anatómicas superficiales para la medición de la amplitud de flexión y extensión de la articulación metatarsofalángica (MTF) e interfalángica (IF) del primer dedo, en una imagen medial del pie izquierdo. **(B)** Referencias anatómicas óseas para la medición de la amplitud de flexión y extensión de las articulaciones MTF e IF del primer dedo.

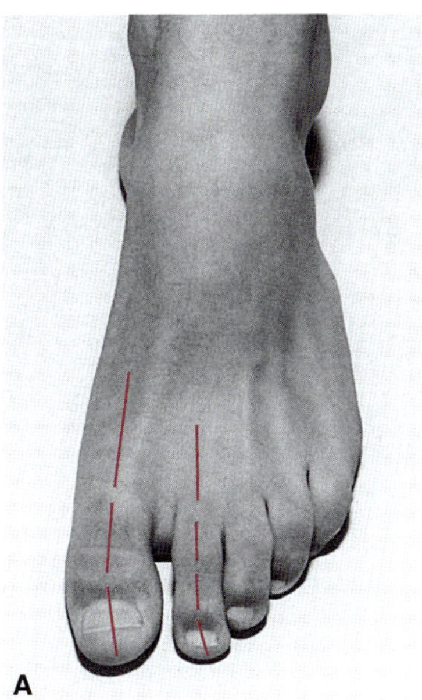

A

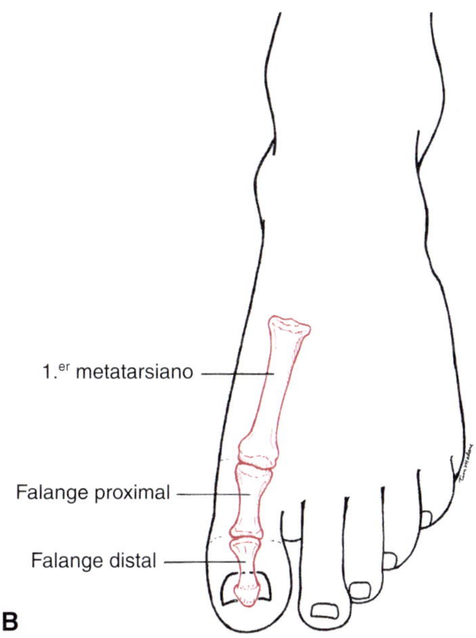


B

**Figura 10-49. (A)** Referencias anatómicas superficiales para la alineación del goniómetro en la medición de la amplitud de los movimientos de flexión y extensión en la primera y segunda articulaciones MTF e IF y la abducción y aducción en la primera articulación MTF. **(B)** Referencias anatómicas óseas para la medición de la amplitud de flexión y extensión en la primera y segunda articulaciones MTF e IF y la abducción y aducción en la primera MTF.

## FLEXIÓN: ARTICULACIÓN METATARSOFALÁNGICA

El movimiento se produce en el plano sagital en torno al eje medial-lateral. La amplitud del movimiento de flexión de la primera articulación MTF varía entre 30°[4] y 45°[2]. Véase la Tabla 10-2 para obtener más información.

### Posición para la prueba

El sujeto se coloca en decúbito supino o sentado, con la rodilla y el pie en posición de 0° de flexión dorsal, flexión plantar, inversión y eversión. Se coloca la articulación MTF en posición de 0° de abducción y aducción, y las articulaciones IF en 0° de flexión y extensión. (Si el tobillo se coloca en flexión plantar y las articulaciones IF de los dedos de los pies se miden en flexión, la tensión del músculo extensor propio del dedo gordo o el extensor de los dedos restringen el movimiento.)

### Estabilización

Estabilizar el metatarso para evitar la flexión plantar del tobillo y la inversión o eversión del pie. No deben mantenerse en extensión las articulaciones MTF de los otros dedos del pie, ya que la tensión del ligamento metatarsiano transversal limitará el movimiento.

### Movimientos de la prueba

Traccionar el dedo gordo del pie en sentido descendente hacia la superficie plantar en flexión (Fig. 10-50). Se evitará desplazar la falange distal y causar la flexión interfalángica. El final del movimiento se alcanza cuando el examinador advierte resistencia y los intentos por continuar el movimiento dan lugar a la flexión plantar del tobillo.

### Tope final normal

La sensación de tope final es firme debido a la tensión de la porción dorsal de la cápsula articular y los ligamentos colaterales. La tensión del extensor corto de los dedos puede contribuir a la sensación de firmeza del tope final.

### Alineación del goniómetro

Véanse las Figuras 10-51 y 10-52.

1. Centrar el fulcro (punto de apoyo de la palanca) del goniómetro sobre la cara dorsal de la articulación MTF.
2. Alinear el brazo proximal del goniómetro sobre la línea media dorsal del metatarso.
3. Alinear el brazo distal sobre la línea media dorsal de la falange proximal.

### Alineación alternativa del goniómetro para la primera articulación metatarsofalángica

1. Centrar el fulcro (punto de apoyo de la palanca) del goniómetro sobre la cara medial de la primera articulación MTF.
2. Alinear el brazo proximal del goniómetro con la línea media medial del primer metatarsiano.
3. Alinear el brazo distal con la línea media distal de la falange proximal del dedo gordo.

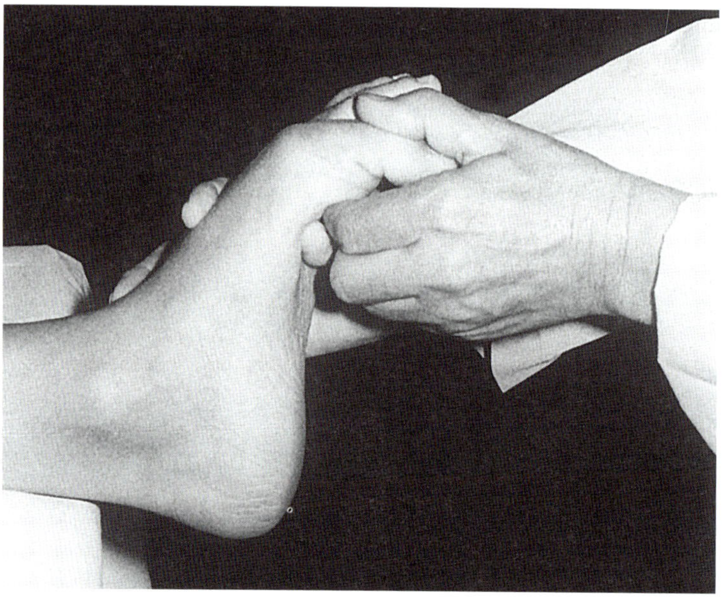

**Figura 10-50.** Articulación metatarsofalángica (MTF) del primer dedo del pie izquierdo al final de la amplitud del movimiento de flexión. El sujeto está en decúbito supino, con el pie y el tobillo sobre el borde de la superficie de apoyo. Sin embargo, el pie del sujeto podría descansar sobre la superficie de soporte. El examinador pone su dedo pulgar sobre los mertatarsianos para evitar la flexión plantar del tobillo. La otra mano del examinador mantiene flexionada la primera articulación MTF.

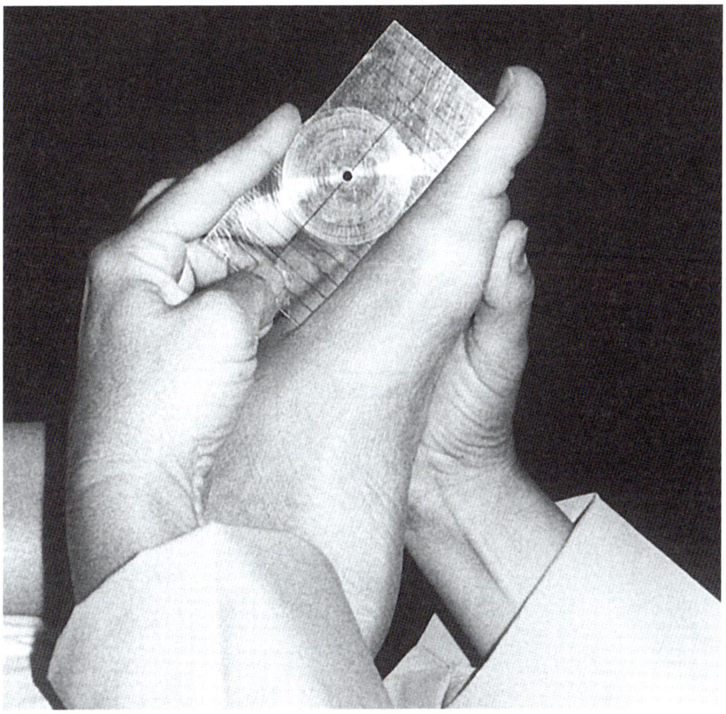

Figura 10-51. Alineación del goniómetro en la posición inicial para la medición de la amplitud del movimiento de flexión de la articulación metatarsofalángica. Los brazos del goniómetro se han acortado para acomodarlos al tamaño relativamente reducido de los segmentos proximal y distal de la articulación.

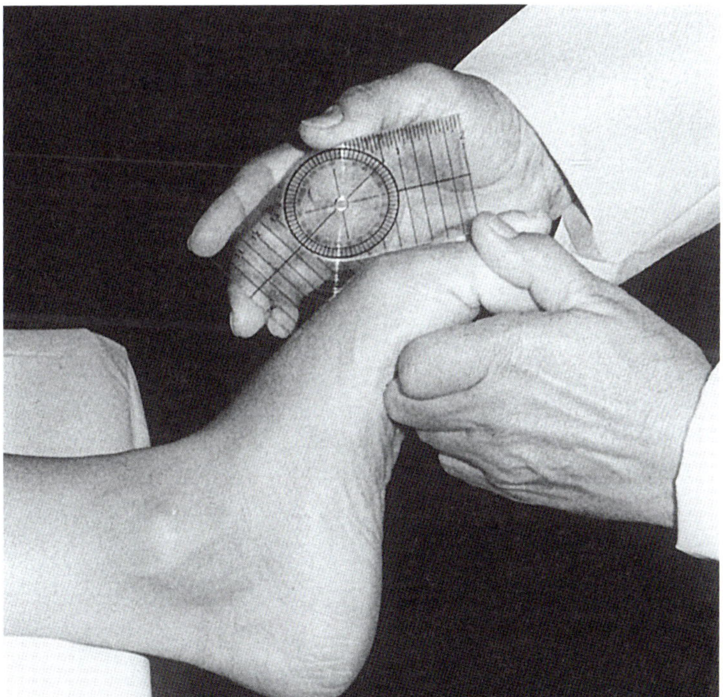

Figura 10-52. Al final de la amplitud del movimiento, el examinador usa una mano para alinear el goniómetro, mientras con la otra mantiene la flexión metatarsofalángica.

## EXTENSIÓN: ARTICULACIÓN METATARSOFALÁNGICA

El movimiento se produce en el plano sagital alrededor del eje medial-lateral. La ROM varía entre 50°[4] y 70°[2]. Véase la Tabla 10-2 para obtener más información.

### Posición para la prueba

La postura para la prueba es la misma que la adoptada para medir la flexión de la articulación MTF. (Si el tobillo está en flexión dorsal y las articulaciones IF del dedo del pie están extendidas, la tensión del flexor propio del dedo gordo y el flexor largo de los dedos limitará el movimiento. Si las articulaciones IF del dedo estudiado están en flexión extrema, la tensión de los músculos lumbricales e interóseos limitará el movimiento.)

### Estabilización

Estabilizar el metatarso para evitar la flexión dorsal del tobillo y la inversión o eversión del pie. No deben mantenerse en flexión máxima las articulaciones MTF de los restantes dedos, ya que la tensión del ligamento metatarsiano transverso limitará el movimiento.

### Movimientos de la prueba

Desplazar la falange proximal hacia el dorso del pie, moviendo la articulación MTF en extensión (Fig. 10-53). Evitar la presión sobre la falange distal, que causa la extensión IF. El final del movimiento se produce cuando se aprecia resistencia y los intentos por continuar el movimiento causan la flexión dorsal del tobillo.

### Tope final normal

La sensación de tope final es firme debido a la tensión de porción plantar de la cápsula articular, la almohadilla plantar (fascia fibrocartilaginosa plantar), los músculos flexor corto propio del dedo gordo, flexor corto plantar y flexor propio del quinto dedo.

### Alineación del goniómetro

Véanse las Figuras 10-54 y 10-55.

1. Centrar el fulcro (punto de apoyo de la palanca) del goniómetro sobre la cara dorsal de la articulación MTF.
2. Alinear el brazo proximal sobre la línea media dorsal del metatarso.
3. Alinear el brazo distal sobre la línea media dorsal de la falange proximal.

### Alineación alternativa del goniómetro para la primera articulación metatarsofalángica

1. Centrar el fulcro (punto de apoyo de la palanca) del goniómetro sobre la cara medial de la primera articulación MTF.
2. Alinear el brazo proximal con la línea media medial del primer metatarsiano.
3. Alinear el brazo distal del goniómetro con la línea media medial de la falange proximal del dedo gordo.

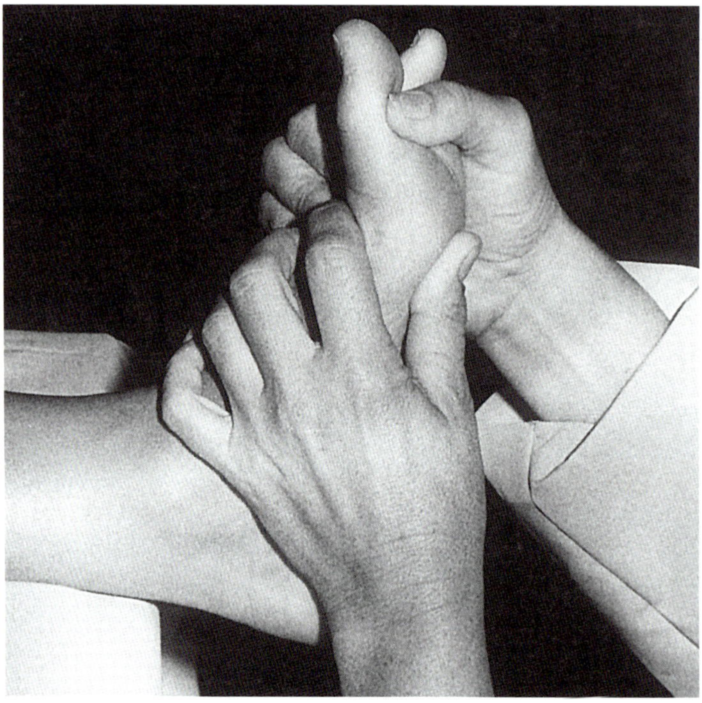

**Figura 10-53.** Articulación metatarsofalángica del primer dedo del pie izquierdo al final de la amplitud del movimiento de extensión. El examinador apoya sus dedos sobre el dorso del pie del sujeto para evitar la flexión dorsal y emplea el pulgar de la otra mano para empujar la falange proximal en el sentido de extensión.

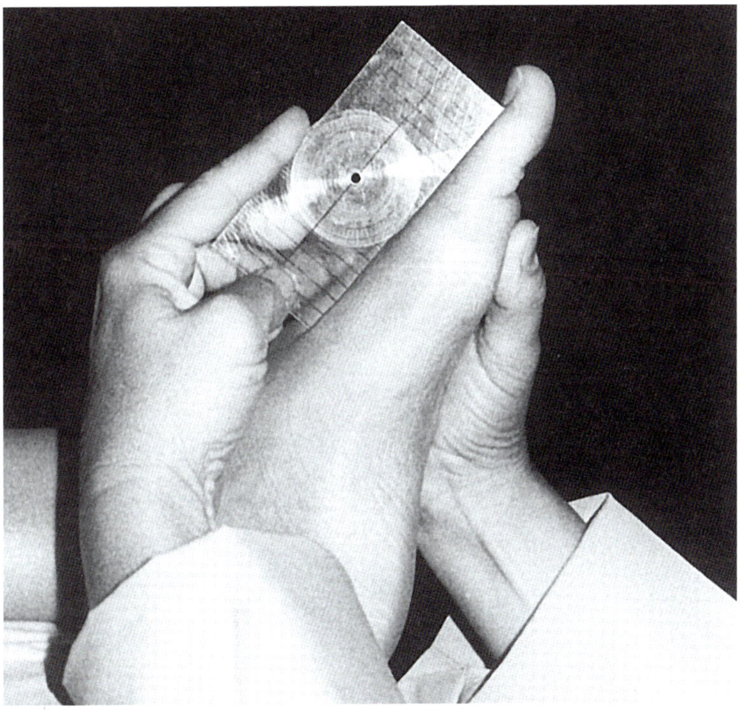

Figura 10-54. Alineación del goniómetro en la posición inicial de medición de la amplitud de extensión de la articulación metatarsofalángica del primer dedo.

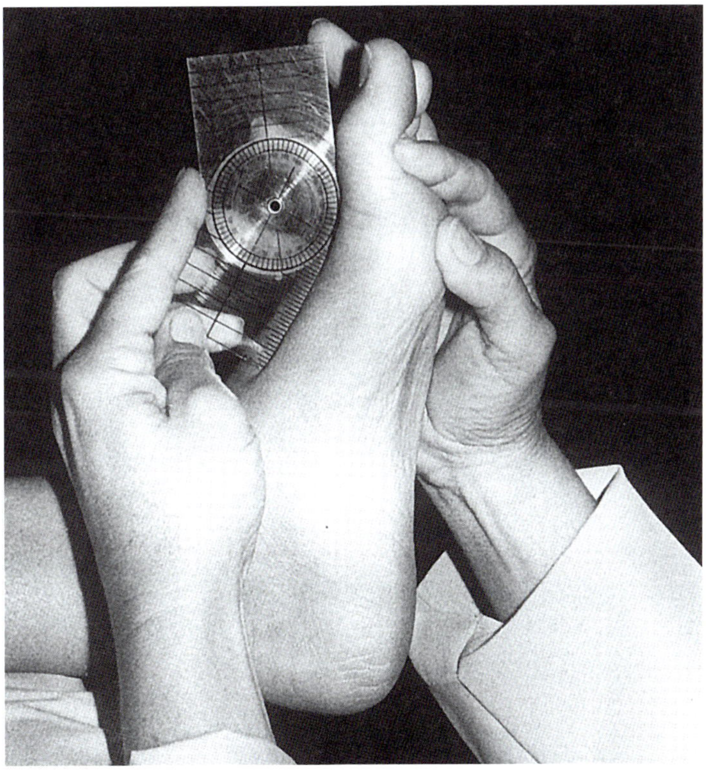

Figura 10-55. Al final de la extensión metatarsofalángica, el examinador mantiene la alineación del goniómetro con una mano mientras con el dedo índice de la otra mantiene la extensión.

## ABDUCCIÓN: ARTICULACIÓN METATARSOFALÁNGICA

El movimiento se produce en el plano transversal en torno al eje vertical cuando el sujeto se encuentra en posición anatómica.

### *Posición para la prueba*

El sujeto se coloca en decúbito supino o sentado, con el pie en 0° de inversión y eversión. Se colocan las articulaciones MTF e IF en la posición de 0° de flexión y extensión.

### *Estabilización*

Estabilizar el metatarso evitando la inversión o eversión del pie.

### *Movimientos de la prueba*

Desplazar lateralmente la falange proximal del pie alejándola de la línea media del pie en abducción (Fig. 10-56). Evitar la presión sobre la falange distal, que provoca una tensión sobre la articulación IF. El final de la ROM se produce al apreciar resistencia y cuando los intentos por continuar el movimiento causan la inversión o eversión del pie.

### *Tope final normal*

La sensación de tope final es firme debido a la tensión de la cápsula articular, los ligamentos colaterales, la fascia del espacio membranoso entre los dedos y el músculo aductor del dedo gordo y los músculos interóseos plantares.

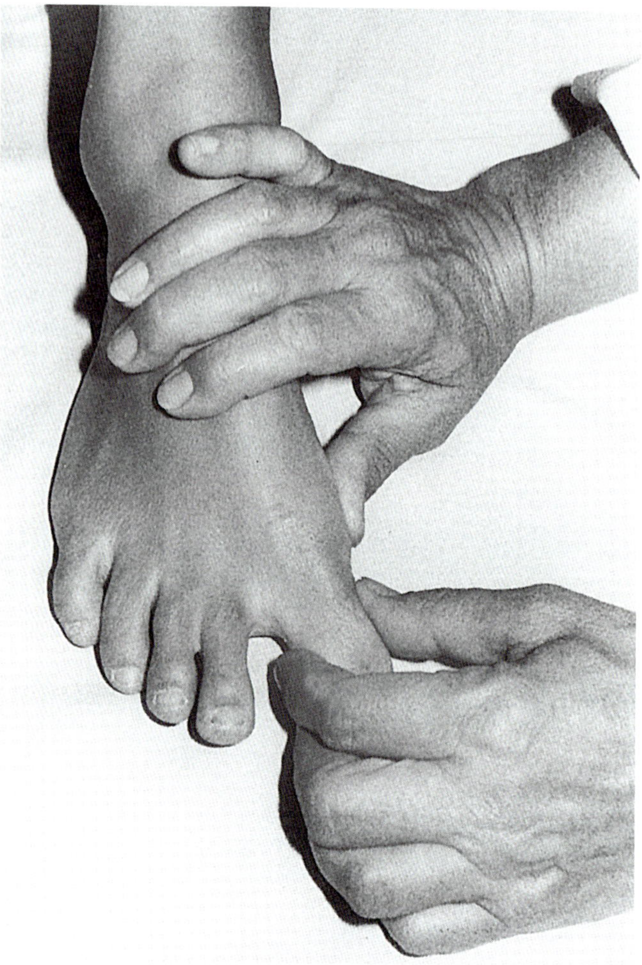

**Figura 10-56.** Dedo gordo del pie al final del movimiento de abducción. El examinador emplea su dedo pulgar para evitar la inversión mediotarsiana. Emplea el dedo índice y el pulgar de la otra mano para desplazar la falange proximal en abducción.

### *Alineación del goniómetro*

Véanse las Figuras 10-57 y 10-58.

1. Centrar el fulcro (punto de apoyo de la palanca) del goniómetro sobre la cara dorsal de la articulación MTF.
2. Alinear el brazo proximal del goniómetro con la línea media dorsal del metatarso.
3. Alinear el brazo distal con la línea media dorsal de la falange proximal.

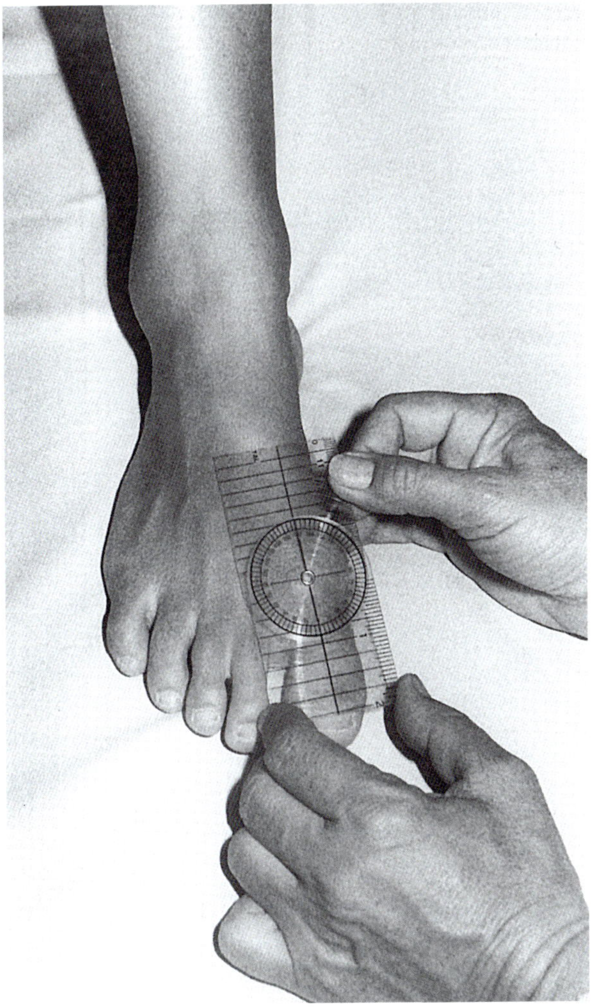

**Figura 10-57.** Alineación del goniómetro en la posición inicial de medición de la amplitud del movimiento de abducción metatarsofalángica.

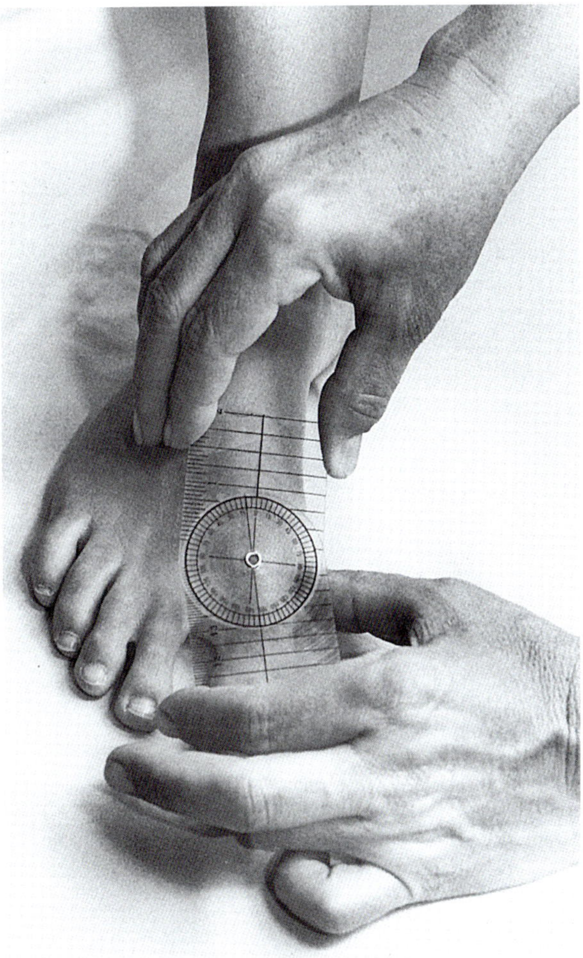

**Figura 10-58.** Al final de la abducción metatarsofalángica (MTF), la mano del examinador mantiene la alineación del brazo distal del goniómetro, conservando la MTF en abducción.

## ADUCCIÓN: ARTICULACIÓN METATARSOFALÁNGICA

El movimiento se produce en el plano transversal alrededor de un eje vertical cuando el sujeto se encuentra en posición anatómica. La aducción es el regreso desde la abducción hasta la posición inicial de 0°, y habitualmente no se suele medir.

## FLEXIÓN: ARTICULACIÓN INTERFALÁNGICA DEL PRIMER DEDO DEL PIE Y ARTICULACIONES INTERFALÁNGICAS PROXIMALES DE LOS CUATRO ÚLTIMOS DEDOS DEL PIE

El movimiento se produce en el plano sagital alrededor de un eje medial-lateral. La amplitud de movimiento varía entre 30°[4] y 90° para el dedo gordo[2] y 35° y 65° para los cuatro últimos dedos del pie[2].

### *Posición para la prueba*

El sujeto se coloca sentado o en decúbito supino, con el tobillo y el pie en la posición de 0° de flexión dorsal, flexión plantar, inversión y eversión. Colocar la articulación MTF en la posición de 0° de flexión, extensión, abducción y aducción. (Si el tobillo se coloca en flexión plantar y se flexiona la articulación MTF, la tensión del músculo extensor propio del dedo gordo o el músculo extensor largo de los dedos limitarán el movimiento. Si se coloca la articulación MTF en extensión completa, la tensión de los músculos lumbricales e interóseos puede limitar el movimiento.)

### *Estabilización*

Estabilizar el metatarso y la falange proximal para evitar la flexión dorsal o la flexión plantar del tobillo y la inversión o eversión del pie. Evitar la flexión y la extensión de la articulación MTF.

### *Movimientos de la prueba*

Desplazar la falange distal del dedo gordo o la falange media de los cuatro últimos dedos hacia abajo, hacia la superficie plantar del pie. El final de la ROM se produce cuando se aprecia resistencia y los intentos por continuar la flexión causan la flexión plantar del tobillo o la flexión de la articulación MTF.

### *Tope final normal*

La sensación de tope final para la flexión de la articulación IF del dedo gordo y de las articulaciones interfalángicas (IF) proximales de los cuatro últimos dedos puede ser suave, debido a la compresión de las partes blandas entre las superficies plantares de las falanges. Algunas veces, la sensación de tope es firme debido a la tensión en la porción dorsal de la cápsula articular y los ligamentos colaterales.

### *Alineación del goniómetro*

1. Centrar el fulcro (punto de apoyo de la palanca) del goniómetro sobre la cara dorsal de la articulación interfalángica que va a estudiarse.
2. Alinear el brazo proximal del goniómetro sobre la línea media dorsal de la falange proximal.
3. Alinear el brazo distal sobre la línea media dorsal de la falange distal de la articulación que va a estudiarse.

## EXTENSIÓN: ARTICULACIÓN INTERFALÁNGICA DEL DEDO GORDO Y ARTICULACIONES INTERFALÁNGICAS PROXIMALES DE LOS CUATRO ÚLTIMOS DEDOS DEL PIE

El movimiento se produce en el plano sagital en torno al eje medial-lateral. Habitualmente este movimiento no se mide porque corresponde al regreso desde la flexión a la posición inicial cero.

## FLEXIÓN: ARTICULACIONES INTERFALÁNGICAS DISTALES DE LOS CUATRO ÚLTIMOS DEDOS DEL PIE

El movimiento se produce en el plano sagital alrededor del eje medial-lateral. La ROM de flexión es de 0° a 30°[5].

### *Posición para la prueba*

El sujeto se coloca en decúbito supino o sentado, con el tobillo y el pie con 0° de flexión dorsal, flexión plantar, inversión y eversión. Colocar las articulaciones MTF e IFP con 0° de flexión, extensión, abducción y aducción.

### *Estabilización*

Estabilizar el metatarso y las falanges proximales y medias para evitar la flexión dorsal o la flexión plantar del tobillo y la inversión o eversión del pie. Evitar la flexión y extensión de las articulaciones MTF e IFP del dedo que esté siendo estudiado.

### *Movimientos de la prueba*

Empujar la falange distal hacia la superficie plantar del pie. El final del movimiento se produce cuando se aprecia resistencia y los intentos por continuar la flexión causan la flexión de las articulaciones MTF e IFP y/o la flexión plantar del tobillo.

### *Tope final normal*

La sensación de tope final es firme debido a la tensión de la porción dorsal de la cápsula articular, los ligamentos colaterales y el ligamento oblicuo retinacular.

### *Alineación del goniómetro*

1. Centrar el fulcro (punto de apoyo de la palanca) del goniómetro sobre la cara dorsal de la articulación interfalángica distal (IFD).
2. Alinear el brazo proximal del goniómetro con la línea media dorsal de la falange media.
3. Alinear el brazo distal sobre la línea media dorsal de la falange distal.

## EXTENSIÓN: ARTICULACIONES INTERFALÁNGICAS DISTALES DE LOS CUATRO ÚLTIMOS DEDOS DEL PIE

El movimiento se produce en el plano sagital en torno al eje medial-lateral. Habitualmente este movimiento no se mide, debido a que corresponde al regreso desde la flexión a la posición cero inicial.

# Procedimientos de valoración de la longitud muscular: tobillo y pie

## MÚSCULOS GEMELOS DEL TRÍCEPS SURAL

Los músculos gemelos del tríceps sural son músculos de dos articulaciones que atraviesan el tobillo y la rodilla. La porción medial de los gemelos se origina proximalmente sobre la cara posterior del cóndilo interno del fémur, mientras que la porción lateral surge de la cara lateral posterior del cóndilo externo (Fig. 10-59). Ambas porciones se unen con el tendón del músculo sóleo para formar el tendón de Aquiles, que se inserta distalmente en la superficie posterior del calcáneo. Cuando se contraen los gemelos, se produce la flexión plantar del tobillo y la flexión de la rodilla.

El acortamiento de los gemelos puede limitar la flexión dorsal del tobillo y la extensión de la rodilla. Durante la prueba para calcular la longitud de los gemelos, se mantiene la rodilla en extensión completa. El acortamiento de los gemelos causa la disminución de la amplitud de flexión dorsal del tobillo cuando se extiende la rodilla. Sin embargo, si la ROM de flexión dorsal del tobillo disminuye con la rodilla flexionada, la limitación de la flexión dorsal se debe al acortamiento del músculo sóleo (de una sola articulación) o a otras estructuras articulares.

Los valores normales de la flexión dorsal del tobillo con la rodilla en extensión son variables (véanse Tablas 10-6 y 10-7).

### *Posición inicial*

El sujeto se coloca en decúbito supino, con la rodilla extendida y el pie en posición de 0° de inversión y eversión.

### *Estabilización*

Mantener la rodilla en extensión máxima. Habitualmente el peso de la extremidad y la presión de la mano sobre la parte anterior de la pierna resultan suficientes para mantener la rodilla extendida.

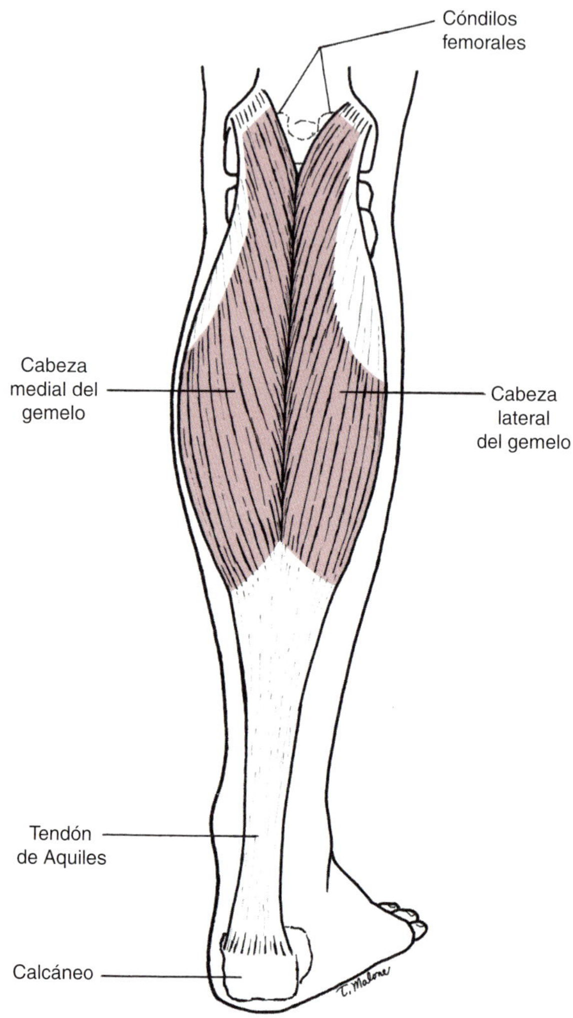


**Figura 10-59.** Imagen posterior de la extremidad inferior derecha que muestra las inserciones de los músculos gemelos del tríceps sural.

### Movimientos de la prueba

Flexionar dorsalmente el tobillo hasta el final de la ROM empujando hacia arriba desde la superficie plantar de las cabezas de los metatarsianos (Figs. 10-60 y 10-61). No permitir que el pie rote y se mueva en inversión o eversión. El final del movimiento se produce cuando se advierte una resistencia considerable debido a la tensión en la corva y en la rodilla y cuando el intento por continuar la flexión dorsal del tobillo causa la flexión de la rodilla.

### Tope final normal

La sensación de tope final es firme debido a la tensión de los músculos gemelos.

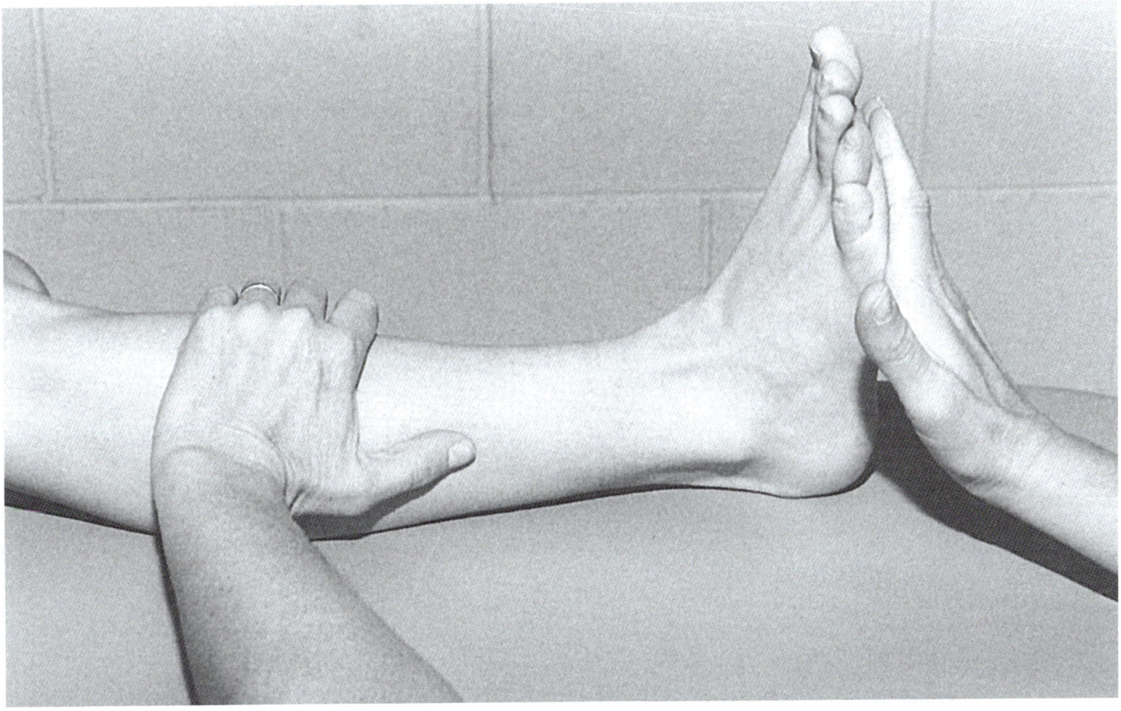

**Figura 10-60.** Tobillo derecho al final del movimiento de estudio de la longitud de los músculos gemelos del tríceps sural.

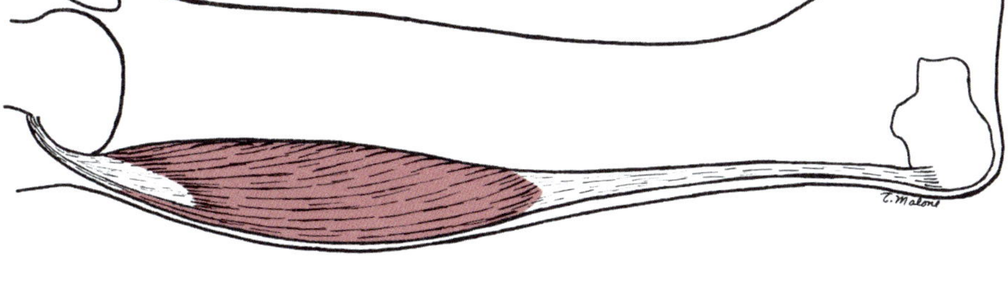

**Figura 10-61.** Músculos gemelos del tríceps sural extendidos sobre la rodilla en extensión y el tobillo en dorsiflexión.

### *Alineación del goniómetro*

Véase la Figura 10-62.

1. Centrar el fulcro (punto de apoyo de la palanca) del goniómetro sobre la cara lateral del maléolo lateral.
2. Alinear el brazo proximal con la línea media lateral del peroné, empleando como referencia la cabeza del peroné.
3. Alinear el brazo distal paralelo a la cara lateral del quinto metatarsiano.

### *Posición alternativa de estudio: de pie*

El sujeto se coloca de pie, con la rodilla extendida y el pie en posición de 0° de inversión y eversión. El pie está alineado (plano sagital) con la pierna y la rodilla. El sujeto permanece de cara a una pared o a la mesa de exploración, que puede usarse para sostenerse y apoyarse.

**Estabilización**

Mantener la rodilla en extensión completa, y el calcaneo en contacto con el suelo. El examinador puede sostener el talón en contacto con el suelo.

**Movimientos de la prueba**

El paciente flexiona dorsalmente el tobillo inclinando el cuerpo hacia delante (Fig. 10-63). El final del movimiento tiene lugar cuando el paciente nota tensión en la corva y la parte posterior de la rodilla y cuando una mayor flexión dorsal del tobillo causa la flexión de la rodilla.

**Alineación del goniómetro**

Véase la Figura 10-64.

1. Centrar el fulcro (punto de apoyo de la palanca) del goniómetro sobre la cara lateral del maléolo lateral.
2. Alinear el brazo proximal del goniómetro con la línea media lateral del peroné, empleando como referencia la cabeza del peroné.
3. Alinear el brazo distal paralelo a la cara lateral del quinto metatarsiano.

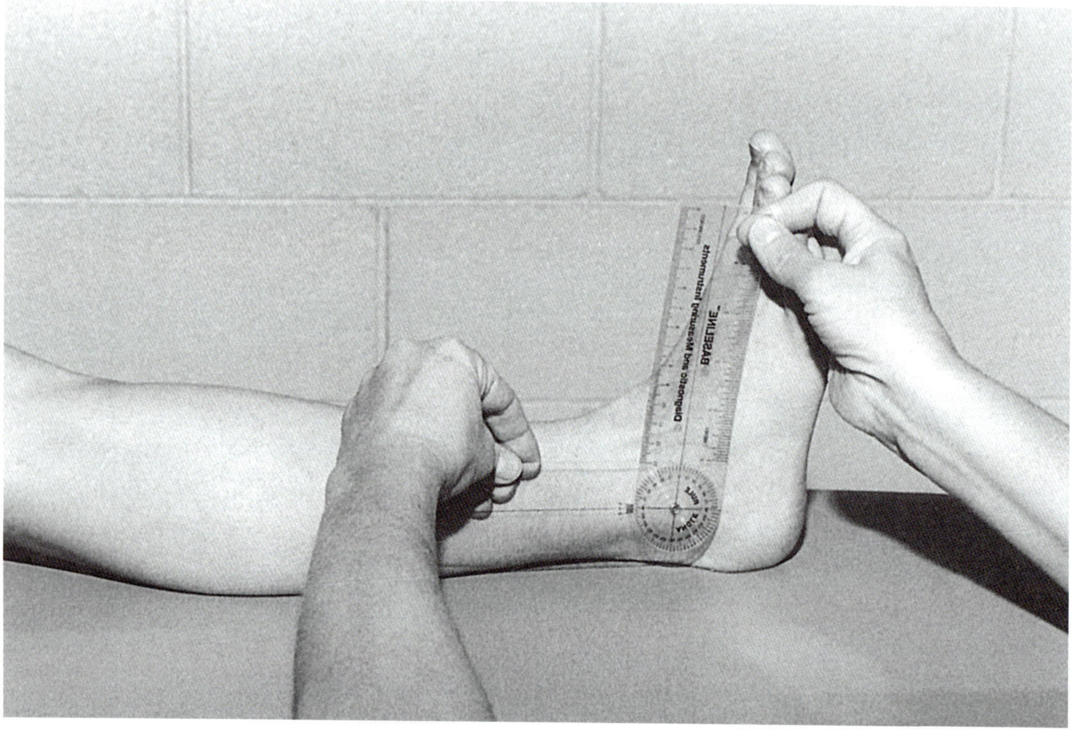

Figura 10-62. Alineación del goniómetro al final del movimiento de estudio de la longitud de los músculos gemelos del tríceps sural.

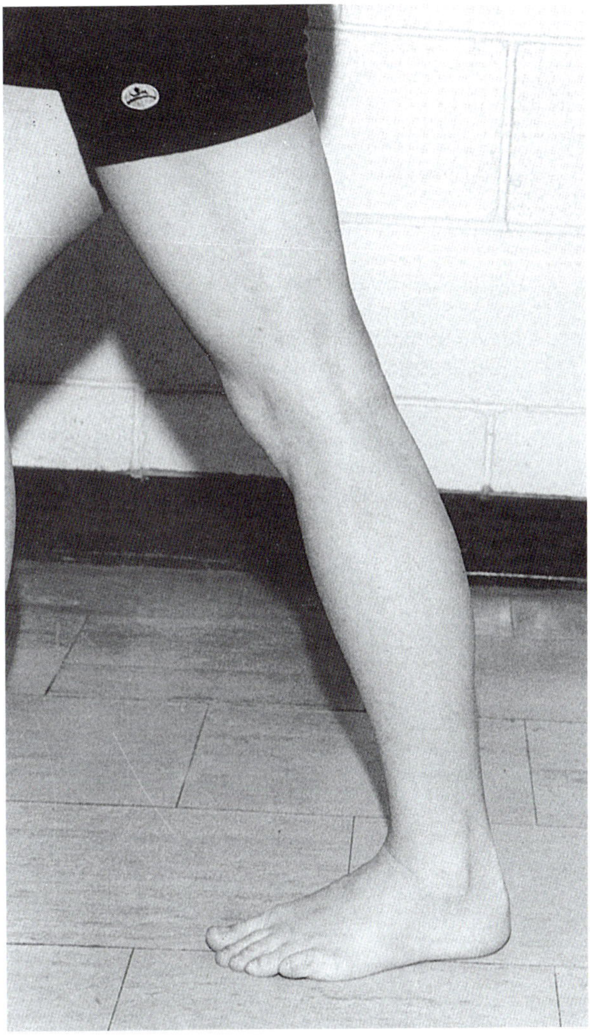

Figura 10-63. Tobillo derecho al final del movimiento de carga para el estudio de la longitud de los músculos gemelos del tríceps sural.

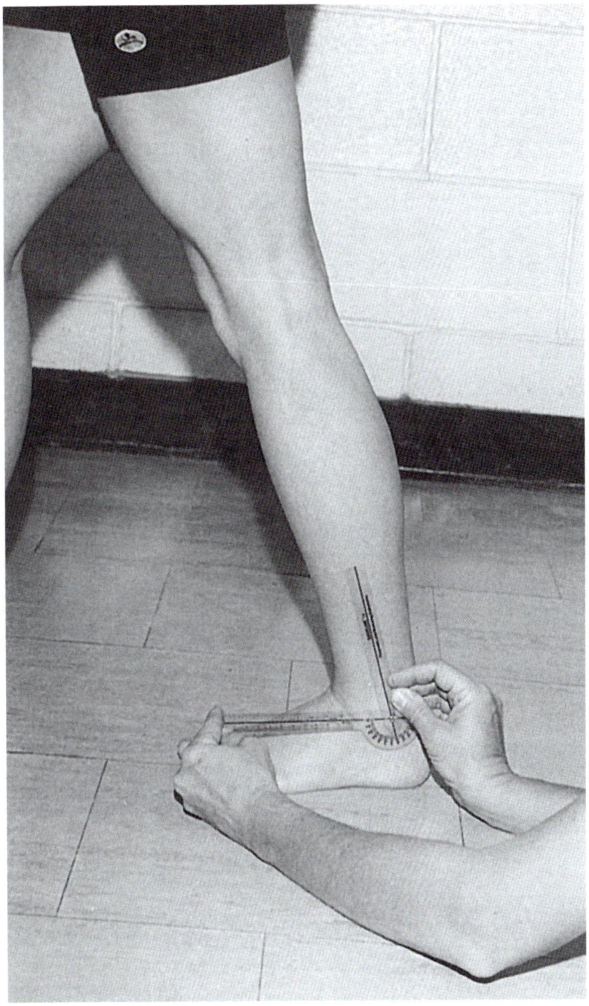

Figura 10-64. Alineación del goniómetro en la posición alternativa de la prueba.

## Bibliografía


1. Levangie, PK, and Norkin, CC: Joint Structure and Function: A Comprehensive Analysis, ed 3. FA Davis, Philadelphia, 2001.
2. American Academy of Orthopaedic Surgeons: Joint Motion: Method of Measuring and Recording. AAOS, Chicago, 1965.
3. Cyriax, JM, and Cyriax, PJ: Illustrated Manual of Orthopaedic Medicine. Butterworths, London, 1983.
4. American Medical Association: Guides to the Evaluation of Permanent Impairment, ed 3 (revised). AMA, Chicago, 1988.
5. Greene, WB, and Heckman, JD (Eds): The Clinical Measurement of Joint Motion: American Academy of Orthopaedic Surgeons, Chicago, 1994.
6. Boone, DC, and Azen, SP: Normal range of motion of joints in male subjects. J Bone Joint Surg Am 61:756, 1979.
7. Waugh, KG, et al: Measurement of selected hip, knee and ankle joint motions in newborns. Phys Ther 63:1616, 1983.
8. Wanatabe, H, et al: The range of joint motion of the extremities in healthy Japanese people: The differences according to age. Nippon Seikeigeka Gakkai Zasshi 53:275, 1979. (Cited in Walker, JM: Musculoskeletal development: A review Phys Ther 71:878, 1991.)
9. Boone, DC: Techniques of measurement of joint motion. (Unpublished supplement to Boone, DC, and Azen, SP: Normal range of motion in male subjects. J Bone Joint Surg Am 61:756, 1979.)
10. Walker, JM: Musculoskeletal development: A review. Phys Ther 71:878, 1991.
11. Boone, DC, Walker, JM, and Perry, J: Age and sex differences in lower extremity joint motion. Presented at the National Conference, American Physical Therapy Association, Washington, DC, 1981.
12. James, B, and Parker, AW: Active and passive mobility of lower limb joints in elderly men and women. Am J Phys Med Rehabil 68:162, 1989.

13. Gajdosik RL, VanderLinden, DW, and Williams, AK: Influence of age on length and passive elastic stiffness: Characteristics of the calf muscle-tendon unit of women. Phys Ther 79:827, 1999.
14. Nigg, BM, et al: Range of motion of the foot as a function of age. Foot Ankle 613:336, 1992.
15. Vandervoort, AA, et al: Age and sex effects on the mobility of the human ankle. J Gerontol 476:M17, 1992.
16. Bell, RD, and Hoshizaki, TB: Relationships of age and sex with range of motion of seventeen joint actions in humans. Can J Appl Sport Sci, 6:202, 1981.
17. Walker, JM, et al: Active mobility of the extremities of older subjects. Phys Ther 64:919, 1984.
18. Grimston, SK, et al: Differences in ankle joint complex range of motion as a function of age. Foot Ankle 14:215, 1993.
19. Moseley, AN, Crosbie, J, and Adams, R: Normative data for passive plantarflexion-dorsiflexion flexibility. Clin Biomech (Bristol, Avon) 16: 514, 2001.
20. Jonson, SR, and Gross, MT: Intraexaminer reliability, interexaminer reliability and mean values for nine lower extremity skeletal measures in healthy midshipmen. J Orthop Sports Phys Ther 25:253, 1997.
21. Bennell, K, et al: Hip and ankle range of motion and hip muscle strength in young female ballet dancers and controls. Br J Sports Med 33:340, 1999.
22. Ekstrand, MD, et al: Lower extremity goniometric measurements: A study to determine their reliability. Arch Phys Med Rehabil 63:171, 1982.
23. McPoil, TG, and Cornwall, MW: The relationship between static lower extremity measurements and rearfoot motion during walking. J Orthop Sports Phys Ther 24: 309, 1996.
24. Mecagni, C, et al : Balance and ankle range of motion in community-dwelling women aged 64-87 years: A correlational study. Phys Ther 80:1004, 2000.
25. Baggett, BD, and Young, G: Ankle joint dorsiflexion. Establishment of a normal range. J Am Podiatr Med Assoc 83:251, 1993.
26. Lattanza, L, Gray, GW, and Kanter, RM: Closed versus open kinematic chain measurements of subtalar joint eversion: Implications for clinical practice. J Orthop Sports Phys Ther 9:310, 1988.
27. Nawoczenski, DA, Baumhauer, JF, and Umberger, BR: Relationship between clinical measurements and motion of the first metatarsophalangeal joint during gait. J Bone Joint Surg 81:370, 1999.
28. Wilson, RW, and Gansneder, BM: Measures of functional limitation as predictors of disablement in athletes with acute ankle sprains. J Orthop Sports Phys Ther 30:528, 2000.
29. Kaufman, KR, et al: The effect of foot structure and range of motion on musculoskeletal overuse injuries. Am J Sports Med 27: 585,1999.
30. Chesworth, BM, and Vandervoort, AA: Comparison of passive stiffness variables and range of motion in uninvolved and involved ankle joints of patients following ankle fractures. Phys Ther 75:253, 1995.
31. Reynolds, CA, et al: The effect of nontraumatic immobilization on ankle dorsiflexion stiffness in rats. J Orthop Sports Phys Ther 23:27,1996.
32. Hastings, MK, et al: Effects of a tendo-achilles lengthening procedure on muscle function and gait characteristics in a patient with diabetes mellitus. J Orthop Sports Phys Ther 30:85, 2000.
33. Salsich, GB, Mueller, MJ, and Sahrmann, SA: Passive ankle stiffness in subjects with diabetes and peripheral neuropathy versus an age matched comparison group. Phys Ther 80:352, 2000.
34. Salsich, GB, Brown, M, and Mueller, MJ: Relationship between plantarflexor muscle stiffness, strength and range of motion in subjects with diabetes; peripheral neuropathy compared to age-matched controls. J Orthop Sports Phys Ther 30: 473, 2000.
35. Pathokinesiology Service and Physical Therapy Dept: Observational Gait Analysis, ed 4. LAREI, Ranchos Los Amigos National Rehabilitation Center, Downey, CA, 2001.
36. Murray, MP: Gait as a total pattern of movement. Am J Phys Med Rehabil 46:290, 1967.
37. Livingston, LA, Stevenson, JM, and Olney, SJ: Stairclimbing kinematics on stairs of differing dimensions. Arch Phys Med Rehabil 72:398, 1991.
38. McFayden, BJ, and Winter, DA: An integrated biomechanical analysis of normal stair ascent and descent. J Biomech 21:733, 1988.
39. Ostrosky, KM: A comparison of gait characteristics in young and old subjects. Phys Ther 74:637, 1994.
40. Cailliet, R: Foot and Ankle, ed 3. FA Davis, Philadelphia, 1997.
41. McPoil, TG, and Cornwall, MW: Applied sports biomechanics in rehabilitation running. In Zachazeweski, JE, Magee, DJ, and Quillen, WS (Eds): Athletic Injuries and Rehabilitation. WB Saunders, Philadelphia, 1996.
42. Torburn, L, Perry, J, and Gronley, J-AK: Assessment of rearfoot motion: Passive positioning, one-legged standing, gait. Foot Ankle Int 19:688, 1998.
43. Garbalosa, JC, et al: The frontal plane relationship of the forefoot to the rearfoot in an asymptomatic population. J Orthop Sports Phys Ther 20:200, 1994.
44. Boone, DC, et al: Reliability of goniometric measurements. Phys Ther 68:1355, 1978.
45. Clapper, MP, and Wolf, SL: Comparison of the reliability of the Orthoranger and the standard goniometer for assessing active lower extremity range of motion. Phys Ther 68:214, 1988.
46. Bohannon, RW, Tiberio, D, and Waters, G: Motion measured from forefoot and hindfoot landmarks during passive ankle dorsiflexion range of motion. J Orthop Sports Phys Ther 13:20, 1991.
47. Rome, K, and Cowieson, F: A reliability study of the universal goniometer, fluid goniometer, and electrogoniometer for the measurement of ankle dorsiflexion. Foot Ankle Int 17:28, 1996.
48. Bennell, K, et al: Interrater and intrarater reliability of a weight-bearing lunge measure of ankle dorsiflexion. Aust Physiother 44:175, 1998.
49. Hopson, MM, McPoil, TG, and Cornwall, MW: Motion of the first metatarsophalangeal joint. Reliability and validity of four measurement techniques. J Am Podiatr Med Assoc 85:198, 1995.
50. Elveru, RA, Rothstein, J, and Lamb, RL: Goniometric reliability in a clinical setting: Subtalar and ankle joint measurements. Phys Ther 68:672, 1988.
51. Youdas, JW, Bogard, CL, and Suman, VJ: Reliability of goniometric measurements and visual estimates of ankle joint range of motion obtained in a clinical setting (abstract). Phys Ther 72(Suppl):S113, 1992.
52. Elveru, RA, et al: Methods for taking subtalar joint measurements: A clinical report. Phys Ther 68:678, 1988.
53. Bailey, DS, Perillo, JT, and Forman, M: Subtalar joint neutral: A study using tomography. J Am Podiatr Assoc 74:59, 1984.
54. Picciano, AM, Rowlands, MS, and Worrell, T: Reliability of open and closed kinetic chain subtalar joint neutral positions and navicular drop test. J Orthop Sports Phys Ther 18:553, 1993.
55. Clarkson, HM: Musculoskeletal Assessment: Joint Range of Motion and Manual Muscle Strength, ed. 2. Lippincott Williams & Wilkins, Philadelphia, 2000.

SECCIÓN IV

# Columna vertebral y articulación temporomandibular

## Objetivos

**AL FINALIZAR LA SECCIÓN IV, EL LECTOR DEBE SER CAPAZ DE:**

1. **Identificar:**
   Los planos y ejes adecuados para cada movimiento articular de la columna y la mandíbula
   Los topes finales normales esperados
   Las estructuras que limitan el final de la amplitud de movimiento

2. **Describir:**
   Las posiciones que el paciente debe aportar para realizar las pruebas para cada movimiento articular de la columna vertebral y de la mandíbula
   La colocación del goniómetro
   Los patrones capsulares de limitación del movimiento
   La amplitud de movimiento necesaria para las actividades funcionales

3. **Explicar:**
   Cómo afectan la edad y el sexo en la amplitud del movimiento
   Cómo afectan las fuentes de error en los resultados de las pruebas

4. **Llevar a cabo una determinación goniométrica en cualquiera de las articulaciones de la columna cervical, dorsal y lumbar, utilizando un goniómetro universal, lo que incluye:**
   Una explicación clara del procedimiento de la prueba
   La colocación del sujeto en la postura adecuada
   La estabilización correcta del segmento articular proximal
   La determinación correcta del extremo de la amplitud del movimiento
   La identificación correcta del tope final
   La palpación de los puntos anatómicos de referencia adecuados
   La colocación precisa del goniómetro
   Una lectura y un registro correctos de los resultados

5. **Llevar a cabo la valoración de la amplitud de movimiento de la columna cervical, utilizando cualquiera de los siguientes métodos: la cinta métrica, el inclinómetro dual y el dispositivo de medición de la amplitud de movimientos cervicales (CROM).**

6. **Llevar a cabo la valoración de la amplitud de movimiento de la columna dorsal y lumbar, utilizando una cinta métrica e inclinómetros dobles.**

7. **Llevar a cabo la valoración de la amplitud de movimientos de la articulación temporomaxilar utilizando una regla.**

8. **Calcular la fiabilidad intraexaminador e interexaminadores de las mediciones de la amplitud de movimientos espinales y de la articulación temporomaxilar.**

Los Capítulos 11 al 13 incluyen la descripción de las técnicas clínicas para medir los movimientos visibles de la columna cervical, dorsal y lumbar, así como los de la articulación temporomaxilar. No se incluye la valoración de la amplitud de movimientos ni de la sensación de tope final de cada una de las articulaciones vertebrales de las carillas de forma individualizada.

# CAPÍTULO 11

# Columna cervical

## Estructura y función

### Articulación occipitoatloidea y atloaxoidea

#### *Anatomía*

La articulación occipitoatloidea se compone de las caras articulares superiores derecha e izquierda del atlas, ligeramente cóncavas (C1), que se articulan con los cóndilos occipitales derecho e izquierdo, convexos, del cráneo (Fig. 11-1).

La articulación atloaxoidea se compone de tres articulaciones diferentes: la atloaxoidea mediana y las dos articulaciones laterales. La articulación atloaxoidea mediana consta de la cara anterior de la apófisis odontoides de C2, que se articula con una cara de la superficie interna del atlas (C1). Las dos articulaciones laterales se componen de las caras superiores derecha e izquierda del axis (C2), que se articulan con las caras inferiores ligeramente convexas del atlas (C1) (Fig. 11-2).

La articulaciones occipitoatloidea y atloaxoidea están reforzadas por los ligamentos atloaxoideos posterior y anterior, la banda transversa del ligamento cruciforme, los ligamentos alares y la membrana tectorial.

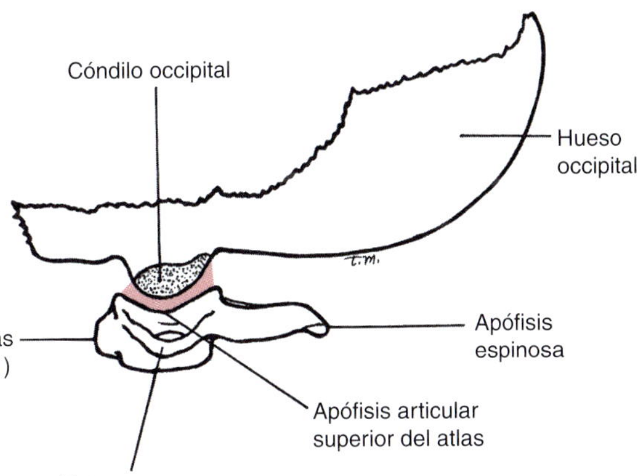


**Figura 11-1.** Imagen lateral de una porción de la articulación occipitoatloidea que muestra la apófisis articular superior del atlas (C1) y el correspondiente cóndilo occipital. El espacio articular se ha ensanchado para mostrar las apófisis articulares.

#### *Osteocinética*

La articulación occipitoatloidea es una articulación sinovial plana que permite la flexoextensión, cierta rotación axial y la flexión lateral. La flexión-extensión se produce en el plano sagital alrededor de un eje medial-lateral. La rotación axial se produce en un plano transversal alrededor de un eje vertical, y la flexión lateral tiene lugar en un plano frontal alrededor de un eje anteroposterior. La flexión está limitada por el contacto óseo del anillo anterior del agujero occipital con la apófisis odontoides y por la tensión de la membrana tectorial. La extensión está limitada por el ligamento atloaxoideo anterior. Se ha documentado que la flexión-extensión combinada varía entre 20° [1] y 30° [2], y habitualmente se describe como la cantidad de movimiento que se lleva a cabo al doblar la cabeza. Sin embargo, según Cailliet[3], la amplitud de movimiento (ROM) en la flexión es de 10°, y la amplitud en extensión es de 30°. La rotación máxima de la articulación occipitoatloidea supone aproximadamente entre el 2,5% y el 5% de la rotación total de la columna cervical[4,5]. La flexión lateral corresponde aproximadamente a 10° [1].

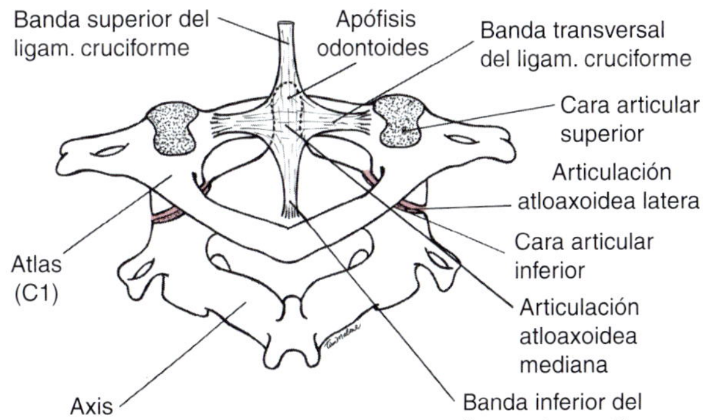


**Figura 11-2.** Imagen posterior de la articulación atloaxoidea y las bandas superior, inferior y transversal del ligamento cruciforme.

Las dos articulaciones atloaxoideas laterales son articulaciones sinoviales planas que permiten la flexión-extensión, la flexión lateral y la rotación. La articulación atloaxoidea mediana es un trocoide (pívot) que permite la rotación. Aproximadamente el 55% de la amplitud total de la rotación cervical se produce en la articulación atloaxoidea. La rotación de la articulación atloaxoidea mediana está limitada por los dos ligamentos alares. Es posible una rotación de casi 45° a cada lado, derecho e izquierdo. Los movimientos que permiten las tres articulaciones atloaxoideas son la flexoextensión, la flexión lateral y la rotación.

### *Artrocinética*

En la articulación occipitoatloidea, los cóndilos inferiores convexos del occipital se articulan con las dos carillas articulares superiores, cóncavas, cigapofisarias de los cuerpos laterales del atlas. Cuando la cabeza se mueve sobre el atlas (las superficies convexas se mueven sobre las superficies cóncavas), los cóndilos occipitales se deslizan en la dirección opuesta al movimiento de la cabeza. En la flexión, los cóndilos se deslizan hacia atrás sobre las superficies articulares del atlas. En la extensión, los cóndilos occipitales se deslizan hacia delante sobre el atlas, mientras que la parte posterior de la cabeza se mueve hacia atrás.

En las articulaciones atloaxoideas laterales las caras articulares inferiores cigapofisarias del atlas son convexas, y se articulan con las superficies articulares cóncavas superiores del axis. En la articulación mediana, el atlas forma un anillo con el ligamento transverso (banda) del ligamento cruciforme, y el anillo rota alrededor de la apófisis odontoides, que sirve como eje para la rotación. La apófisis odontoides se articula con una pequeña cara del área central del arco anterior del atlas.

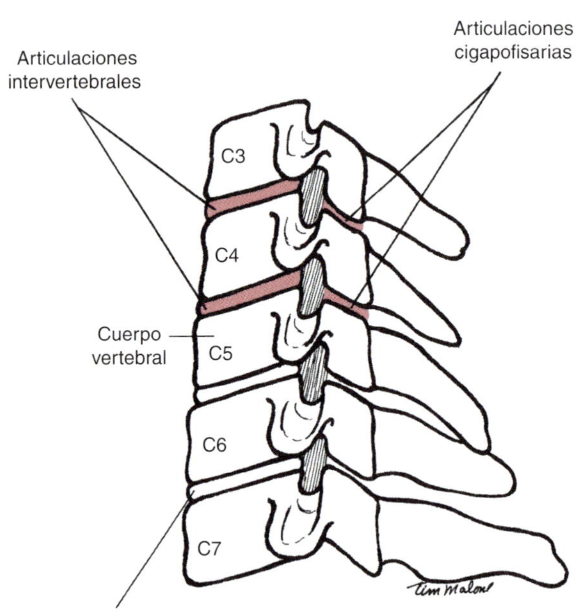


**Figura 11-3.** Imagen lateral de la columna cervical que muestra las articulaciones intervertebrales y cigapofisarias desde C3 a C7.

### *Patrón capsular*

El patrón capsular de la articulación occipitoatloidea muestra una restricción equivalente para la extensión y la flexión lateral. La rotación y la extensión no se ven afectadas[1].

## Articulaciones intervertebrales y cigapofisarias

### *Anatomía*

Las articulaciones intervertebrales se componen de las superficies superior e inferior de los cuerpos vertebrales y los discos intervertebrales adyacentes (Fig. 11-3). Las articulaciones están reforzadas anteriormente por el ligamento longitudinal anterior, que limita la extensión, y posteriormente por el ligamento longitudinal posterior, el ligamento cervical posterior y el ligamento amarillo, que ayuda a limitar la flexión.

Las articulaciones cigapofisarias están formadas por las caras articulares (apófisis) superiores derecha e izquierda de una vértebra y las caras articulares inferiores derecha e izquierda de la vértebra superior adyacente (Fig. 11-4). Cada articulación tiene su cápsula y ligamentos capsulares propios, que son laxos y permiten una ROM relativamente amplia. El ligamento amarillo contribuye a reforzar las cápsulas articulares.

### *Osteocinética*

Según White y Punjabi[6], una vértebra puede moverse en relación con la vértebra adyacente en seis direcciones diferentes (tres traslaciones y tres rotaciones) a lo largo de tres ejes. Los efectos compuestos de deslizamiento y basculación a la altura de una serie de vértebras producen una gran ROM para la columna en conjunto, incluyendo la flexión-extensión, la flexión lateral y la rotación. Algunos movimientos de la columna vertebral se acoplan a otros movimientos; estos acoplamientos varían según las regiones. Un movimiento acoplado es aquél en el que un movimiento alrededor de un eje se asocia con otro u otros movimientos alrededor de un eje o ejes diferentes. Por ejemplo, la flexión lateral izquierda de C2 a C5 se acompaña de la rotación hacia la izquierda (las apófisis espinosas se mueven hacia la derecha) y de la flexión hacia delante. En la región cervical de C2 a C7, la flexión y la extensión son los únicos movimientos no asociados a otros[6].

Las articulaciones intervertebrales son articulaciones cartilaginosas de tipo sínfisis. Las articulaciones cigapofisarias son articulaciones sinoviales planas. En la región cervical, las caras se orientan a 45° del plano transversal. Las caras inferiores de la vértebra superior se dirigen hacia delante y hacia abajo. Las caras superiores de la vértebra inferior miran hacia detrás y hacia arriba. La orientación de las caras articulares, que varía según la región, determina la dirección de la basculación y deslizamiento de las vértebras, mientras que el tamaño del disco determina la cantidad de movimiento. Además, la tensión pasiva de las partes blandas y los contactos

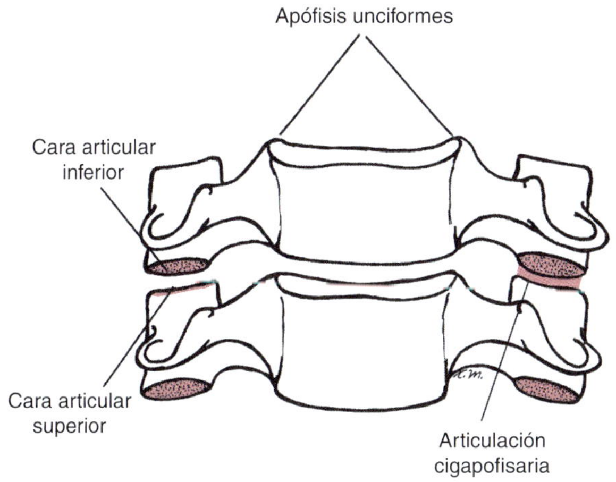


**Figura 11-4.** Imagen anterior de las articulaciones cigapofisarias derecha e izquierda entre dos vértebras cervicales. Las vértebras se han separado para ofrecer una visión clara de las caras articulares inferiores de la vértebra superior y las caras articulares superiores de la vértebra inferior.

óseos controlan y limitan los movimientos de la columna vertebral. En general, aunque existen variaciones regionales, las partes blandas que controlan y limitan los extremos del movimiento en la flexión son los ligamentos supraespinosos e interespinosos, las cápsulas articulares cigapofisarias, el ligamento amarillo, el ligamento longitudinal posterior, las fibras posteriores del núcleo pulposo del disco intervertebral y los extensores de la columna.

La extensión está limitada por el contacto óseo de las apófisis espinosas y por la tensión pasiva de las cápsulas articulares cigapofisarias, las fibras anteriores del anillo fibroso, el ligamento longitudinal anterior y los músculos anteriores del tronco. La flexión lateral está limitada por los ligamentos intertransversos, por la tensión pasiva del anillo fibroso sobre el lado opuesto del movimiento en la convexidad de la curva y por las apófisis uncinadas. La rotación está limitada por las fibras del anillo fibroso.

### *Artrocinética*

Las articulaciones intervertebrales permiten una pequeña cantidad de deslizamiento e inclinación de una vértebra sobre otra. En todos los movimientos de las articulaciones intervertebrales, el núcleo pulposo del disco intervertebral actúa como un eje para los movimientos de basculación y deslizamiento de las vértebras. La flexión es el resultado del deslizamiento e inclinación anterior de una vértebra superior sobre el disco interpuesto con la vértebra adyacente inferior. La extensión es el resultado del deslizamiento e inclinación posterior.

Las articulaciones cigapofisarias permiten un mínimo deslizamiento de las caras inferiores derecha e izquierda sobre las caras superiores derecha e izquierda de la vértebra adyacente inferior. En la flexión, las caras inferiores de las vértebras superiores se deslizan hacia delante y hacia arriba sobre las caras superiores de la vértebra inferior. En la extensión, las caras inferiores de las vértebras superiores se deslizan hacia atrás y hacia abajo sobre las caras superiores de las vértebras inferiores. En la flexión lateral y rotación, una cara inferior de la vértebra superior se desliza hacia abajo y hacia atrás sobre la cara superior de la vértebra inferior, sobre el lado hacia donde la columna está flexionada lateralmente. La cara inferior opuesta de la vértebra superior se desliza hacia arriba y hacia delante sobre la cara superior de la vértebra adyacente inferior.

### *Patrón capsular*

El patrón capsular para C2 a C7 se reconoce por el dolor y una limitación equivalente de todos los movimientos, excepto de la flexión que, normalmente, apenas está restringida. El patrón capsular para las caras articulares de un lado supone una restricción mayor del movimiento de flexión lateral hacia el lado opuesto y de la rotación del mismo lado. Por ejemplo, si la cápsula articular derecha está involucrada, la flexión lateral hacia la izquierda y la rotación hacia la derecha serán los movimientos más restringidos[7].

## Resultados de la investigación

### Influencia de la edad, el sexo y otros factores

La medición de la ROM de la columna cervical es compleja debido a las múltiples estructuras articulares de la región, la ausencia de referencias bien definidas, la ausencia de una definición precisa y factible de posición neutra y la ausencia de un método estandarizado de estabilización de un movimiento cervical aislado con respecto al movimiento de la columna dorsal. La investigación sobre instrumentos y métodos capaces de proporcionar medidas precisas y asequibles de la amplitud de movimientos de la columna cervical está en desarrollo, y las siguientes secciones proporcionan un abanico de estudios que han investigado la ROM de la columna cervical. Las Tablas 11-1 y 11-2 proporcionan valores de la ROM de la columna cervical de varias fuentes y con el empleo de diversos métodos.

### *Edad*

Muchos investigadores han estudiado los efectos de la edad sobre la amplitud de los movimientos cervicales[14-25], pero las diferencias entre las poblaciones estudiadas y la amplia variedad de instrumentos y procedimientos empleados en estos estudios dificultan la comparación de los resultados. Generalmente, los investigadores coinciden en que existe una tendencia de disminución de la ROM cervical con la edad. La única excepción es la rotación axial (que se produce principalmente a la altura de la articulación atloaxoidea), que se ha demostrado permanece igual o aumenta con la edad para compensar la disminución de la rotación con la edad en la columna cervical inferior[17, 25]. La edad no parece causar grandes variaciones de ROM, pero parece tener una influencia mayor que el sexo.

**TABLA 11-1 Amplitud de movimiento de la columna cervical: valores medios en grados**

| | *Lantz, Chen y Buch*[*8]<br>*Edad media = 20-39 años*<br>*n = 63* | *AMA*[†9] | *Capuano-Pucci y cols.*[‡10]<br>*Edad media = 23,5 años*<br>*n = 20* | *Youdas y cols.*[§11]<br>*Edad media = 59,1 años*<br>*n = 20* |
|---|---|---|---|---|
| *Movimiento* | *Media (DS)* | | *Media (DS)* | *Media (DS)* |
| Flexión | 60 (8) | 50 | 51 (9) | 40 (12) |
| Extensión | 56 (11) | 60 | 70 (9) | 50 (14) |
| Flexión lateral dcha | 43 (8) | 45 | | 22 (8) |
| Flexión lateral izda | 41 (7) | 45 | 44 (8) | 22 (7) |
| Rotación dcha | 72 (7) | 80 | | 51 (11) |
| Rotación izda | 73 (6) | 80 | 71 (5) | 49 (9) |

CROM = dispositivo de amplitud de movimiento cervical; ROM = amplitud de movimiento; (DS) = desviación estándar.
[*] Valores de ROM activa obtenidos mediante el uso de analizador de movimiento de columna CA-6000.
[†] Valores obtenidos empleando un inclinómetro.
[‡] Valores obtenidos empleando el dispositivo CROM.
[§] Valores de ROM activa obtenidos empleando el goniómetro universal.

O´Driscoll y Tomenson[14] estudiaron la ROM cervical en diferentes grupos de edad. Estos investigadores emplearon un inclinómetro Spirit (un hidrogoniómetro que funciona según el principio pendular) para sus mediciones. Estudiaron a 79 mujeres y 80 varones de edades entre los 0 y los 79 años. La ROM disminuía al aumentar la edad, y existían diferencias entre hombres y mujeres. El análisis de regresión múltiple demostró que la edad sola explicaba una cantidad significativa de variación, pero las líneas de regresión eran significativamente diferentes para hombres y mujeres.

La Tabla 11-3 muestra los efectos de la edad en la ROM de la columna cervical. Los valores presentados en la Tabla 11-3 se obtuvieron en 337 voluntarios sanos (171 mujeres y 166 varones). Se midieron empleando un dispositivo CROM (ROM cervical); por lo tanto, los valores presentados en estas tablas deben emplearse sólo como referencias si los examinadores utilizan un dispositivo CROM como instrumento de medida. Sin embargo, las tablas son útiles en cuanto que muestran los efectos de la edad sobre la ROM cervical. Teóricamente, el examinador debe seguir las normas apropiadas para cada método de medición, y se deben tener en cuenta la edad y el sexo de los sujetos estudiados. En la Tabla 11-4 la media para la flexión activa del cuello en los dos grupos de hombres y mujeres más ancianos es inferior que los valores medios obtenidos en el grupo más joven. Los sujetos de 80 a 90 años muestran unos 20° menos de movimiento que los individuos de 11 a 19 años.

**TABLA 11-2 Amplitud de movimiento de la columna cervical medida con una cinta métrica: valores medios en centímetros**

| | *Hsieh y Yeung*[*12] | | *Balogun y cols.*[†13] |
|---|---|---|---|
| | *14-31 años* | | *18-26 años* |
| | *n = 17*<br>*Examinador 1* | *n = 17*<br>*Examinador 2* | *n = 21* |
| *Movimiento* | *Media (DS)* | *Media (DS)* | *Media (DS)* |
| Flexión | 1,0 (1,68) | 1,8 (1,60) | 4,3 (2,0) |
| Extensión | 22,4 (1,56) | 20,8 (2,36) | 18,5 (2,0) |
| Flexión lateral dcha | 11,0 (1,92) | 11,5 (2,10) | 12,9 (2,4) |
| Flexión lateral izda | 10,7 (1,87) | 11,1 (2,07) | 12,8 (2,5) |
| Rotación dcha | 11,6 (1,73) | 12,6 (2,52) | 11,0 (2,5) |
| Rotación izda | 11,2 (1,88) | 13,2 (2,37) | 11,0 (2,5) |

CI = intervalo de confianza; r = coeficiente de correlación de Pearson; (DS) = desviación estándar.
[*] El error de medida con un intervalo de confianza del 99% varía entre 1,4 cm y 2,55 cm para el examinador 1 (experimentado). El CI variaba entre 1,91 cm y 3,30 cm para el examinador 2 (más inexperto).
[†] Los valores variaban entre 0,26 a 0,88 para la seguridad intraexaminador y entre 0,30 y 0,92 para la seguridad interexaminadores.

Pellachia y Bohannon[22] observaron que los valores medios para la flexión lateral en sujetos de menos de 30 años superaban los 42°, mientras que los valores medios para la flexión lateral en sujetos mayores de 79 años eran inferiores a 25°. Nilsson, Hartvigsen y Christensen[18], en un estudio de 90 mujeres y varones sanos de edades entre los 20 y los 60 años, concluyen que la disminución de la ROM cervical pasiva con la edad puede explicarse usando una regresión lineal simple de la amplitud en función de la edad. Chen y cols.[23], en una detallada revisión de la bibliografía atendiendo a los efectos de la edad sobre la ROM de la columna cervical, concluyen que la ROM activa disminuye unos 4° por década. Este hallazgo es muy similar a los 5° de disminución encontrados por Youdas y cols.[16].

Otros investigadores han encontrado algunas pruebas de que la influencia de la edad sobre la ROM puede ser específica del movimiento y de la edad; sin embargo, las pruebas parecen ser algo controvertidas. Trott y cols.[21] observaron un descenso significativo en las medias de todos los movimientos (flexión-extensión, flexión lateral y rotación axial) al aumentar la edad, pero determinaron que en la mayoría de los movimientos acoplados no influía la edad.

**TABLA 11-3 Influencia de la edad sobre la amplitud de movimiento de la flexión cervical en varones y mujeres de 11 a 89 años de edad: valores medios en grados***

| 11-19 años n = 40 | 20-29 años n = 42 | 30-39 años n = 41 | 40-49 años n = 42 | 50-59 años n = 40 | 60-69 años n = 40 | 70-79 años n =40 | 80-89 años n = 38 |
|---|---|---|---|---|---|---|---|
| Media (DS) | Media (DS) | Media (DS) | Media (DS) | Media (DS) | Media (DS) | Media (DS) | Media (DS) |
| 64 (9) | 54 (9) | 47 (10) | 50 (11) | 46 (9) | 41 (8) | 39 (9) | 40 (9) |

(DS) = desviación estándar
Adaptado de Youdas JW, y cols.[16]: Reimpreso de *Physical Therapy* con el permiso de la *American Physical Therapy Association.*
* Las medidas se tomaron con el dispositivo de amplitud de movimiento cervical (CROM).

Pearson y Walmsley[18] y Walmsley, Kimber y Culham[20] son los únicos autores que incluyen los movimientos de retracción y propulsión de la columna cervical en sus estudios. Pearson y Walmsley[18] hallaron que los grupos de más edad presentaban menos ROM en la retracción, pero demostraron que no existía diferencia según la edad en la posición neutra de descanso. A diferencia de los hallazgos de Pearson y Walmsley[18], Walmsley, Kimber y Culham[20] mostraron una disminución relacionada con la edad tanto en la propulsión como en la retracción. Lantz, Chen y Buch[8] encontraron un efecto significativo de la edad, con sujetos que en la tercera década presentaban una mayor amplitud de rotación y de flexión-extensión que los pertenecientes a la cuarta década. Dvorak y cols.[17] determinaron que el descenso más llamativo de la ROM en 150 hombres y mujeres sanos (edades entre 20 y 60 y superiores) se producía entre el grupo de 30 y el de 40 años. A diferencia de los hallazgos de Dvorak y cols.[17], Trott y cols.[21] hallaron que el mayor descenso de ROM en la flexión-extensión en 60 mujeres y varones sanos (edades entre 20 y 59 años) se producía entre el grupo de 20 y el de 30 años.

### *Sexo*

Muchos de los investigadores que valoraron la influencia de la edad sobre la ROM cervical también estudiaron los efectos del sexo, pero los resultados de dichos estudios parecen menos consistentes que los de la edad. En muchos estudios se manifiesta la tendencia de las mujeres a tener una ROM mayor que los hombres, aunque las diferencias son pequeñas y, generalmente, no significativas. También, en algunos casos, los efectos del género parecen ser específicos del movimiento y de la edad, de modo que algunos movimientos a ciertas edades resultan más afectados que otros.

Castro[25] fue uno de los autores que encontró diferencias significativas de acuerdo con el género en la ROM cervical, aunque advirtió que las diferencias se producían fundamentalmente en los movimientos de flexión lateral y flexión-extensión en los sujetos de edades de 70 y 79 años (Tablas 11-4, 11-5 y 11-6). Las mujeres mayores de 70 años presentaban una media de flexión-extensión superior a la de los hombres de la misma edad. Nilsson, Hartvigsen y Christensen[19] encontraron diferencias entre géneros en la ROM de la flexión lateral. Las diferencias eran significativas pero, en este estudio, los va-

**TABLA 11-4 Influencia de la edad y el sexo en la amplitud de movimiento de la flexión lateral cervical en varones y mujeres de 20 a 80 años y mayores de 80 años: valores medios en grados***

| | *Nilsson y cols.*[†19] Varones n = 31 | *Dvorak y cols.*[‡17] Varones n = 86 | *Castro y cols.*[§25] Varones n = 71 | *Nilsson y cols.*[19] Mujeres n = 59 | *Dvorak y cols.*[17] Mujeres n = 64 | *Castro y cols.*[25] Mujeres n = 86 |
|---|---|---|---|---|---|---|
| Grupos de edad | Media (DS) | Media (DS) | Media (DS) | Media (DS) | Media (DS) | Media (DS) |
| 20-29 años | 122 (4) | 101 (13) | 92 (14) | 116 (18) | 100 (9) | 90 (13) |
| 30-39 años | 111 (12) | 95 (10) | 89 (23) | 108 (14) | 106 (18) | 86 (18) |
| 40-49 años | 102 (15) | 84 (14) | 74 (15) | 99 (11) | 88 (16) | 77 (12) |
| 50-59 años | 104 (12) | 88 (29) | 70 (12) | 97 (7) | 76 (10) | 69 (15) |
| 60-69 años | | 74 (14) | 65 (14) | | 80 (18) | 68 (12) |
| 70-79 años | | | 47 (12) | | | 70 (14) |
| 80+ años | | | | | | 50 (18) |

(DS) = desviación estándar.
* Los valores de esta tabla corresponden a la amplitud de movimiento combinado total de flexión lateral derecha e izquierda.
† Nilsson y cols. emplearon el dispositivo CROM para medir la amplitud de movimiento pasivo.
‡ Dvorak y cols. emplearon el analizador de movimiento de columna CA 6000 para medir la amplitud de movimiento pasivo.
§ Castro y cols. emplearon el sistema de medida basado en ultrasonidos, el CMS-50, para medir la amplitud de movimiento activo.

**TABLA 11-5 Influencia de la edad y el sexo en la amplitud de movimiento de la flexión/extensión cervical en varones y mujeres de 20 a 80 años y más de 80 años: valores medios en grados***

| | *Nilsson y cols.*[†19] *Varones* *n = 31* | *Dvorak y cols.*[‡17] *Varones* *n = 86* | *Castro y cols.*[§25] *Varones* *n = 71* | *Nilsson y cols.*[19] *Mujeres* *n = 59* | *Dvorak y cols.*[17] *Mujeres* *n = 64* | *Castro y cols.*[25] *Mujeres* *n = 86* |
|---|---|---|---|---|---|---|
| *Grupos de edad* | *Media (DS)* | *Media (DS)* | *Media (DS)* | *Media (DS)* | *Media (DS)* | *Media (DS)* |
| 20-29 años | 129 (6) | 153 (20) | 149 (18) | 128 (12) | 149 (12) | 152 (15) |
| 30-39 años | 120 (8) | 141 (11) | 135 (26) | 120 (12) | 156 (23) | 141 (132) |
| 40-49 años | 110 (6) | 131 (19) | 129 (21) | 114 (10) | 140 (13) | 125 (13) |
| 50-59 años | 111 (8) | 136 (16) | 116 (14) | 117 (19) | 127 (15) | 124 (24) |
| 60-69 años | | 116 (19) | 110 (16) | | 133 (8) | 117 (15) |
| 70-79 años | | | 102 (13) | | | 121 (21) |
| 80+ años | | | | | | 98 (11) |

(DS) = desviación estándar.
* Los valores de esta tabla corresponden a la amplitud de movimiento combinado total de flexión lateral derecha e izquierda.
† Nilsson y cols. emplearon el dispositivo CROM para medir la amplitud de movimiento pasivo.
‡ Dvorak y cols. emplearon el analizador de movimiento de columna CA 6000 para medir la amplitud de movimiento pasivo.
§ Castro y cols. emplearon el sistema de medida basado en ultrasonidos, el CMS-50, para medir la amplitud de movimiento activo.

rones presentaban más movilidad que las mujeres (Tabla 11-4). Lantz, Chen y Buch[8] estudiaron un total de 56 hombres y mujeres sanos de edades entre 20 y 39 años. Los autores no encontraron diferencias significativas entre ambos géneros en la flexión lateral derecha e izquierda combinadas, pero las mujeres presentaban una mayor amplitud de rotación axial activa y pasiva y de flexión-extensión que los varones de la misma edad. Las mujeres presentaban una media de 12,7° más de flexión-extensión y una media de 6,5° más de rotación axial que los varones de la misma edad. Las mujeres también tenían una ROM cervical mayor en todos los movimientos cervicales. Dvorak y cols.[17] observaron que las mujeres entre 40 y 49 años de edad tenían una mayor ROM en todos los movimientos que los varones del mismo grupo de edad. Sin embargo, en los restantes grupos de edades de 20 a 29, 60 a 69, 70 a 79 y 80 a 89 años, no se encontraron diferencias en la ROM cervical entre los dos géneros.

Las Tablas 11-7 y 11-8 contienen información procedente de un estudio de Youdas y cols.[16] que muestra que las mujeres de casi todos los grupos de edad parecen presentar valores medios de movimiento cervical activo superiores a los del varón. Youdas y cols.[16] encontraron un efecto significativo del género en todos los movimientos excepto en la flexión, y determinaron que los varones y las mujeres pierden aproximadamente 5° de extensión activa y 3° de flexión lateral activa y rotación por cada 10 años de incremento de edad. Si las mediciones realizadas con el dispositivo CROM son válidas, se esperaría encontrar aproximadamente de 15° a 20° de pér-

**TABLA 11-6 Influencia de la edad y el sexo en la amplitud de movimiento de la rotación cervical en varones y mujeres de 20 a 80 años y mayores de 80 años: valores medios en grados***

| | *Nilsson y cols.*[†19] *Varones* *n = 31* | *Dvorak y cols.*[‡17] *Varones* *n = 86* | *Castro y cols.*[§25] *Varones* *n = 71* | *Nilsson y cols.*[19] *Mujeres* *n = 59* | *Dvorak y cols.*[17] *Mujeres* *n = 64* | *Castro y cols.*[25] *Mujeres* *n = 86* |
|---|---|---|---|---|---|---|
| *Grupos de edad* | *Media (DS)* | *Media (DS)* | *Media (DS)* | *Media (DS)* | *Media (DS)* | *Media (DS)* |
| 20-29 años | 174 (13) | 184 (12) | 161 (16) | 174 (13) | 182 (10) | 160 (14) |
| 30-39 años | 166 (12) | 175 (10) | 156 (32) | 167 (13) | 186 (10) | 150 (15) |
| 40-49 años | 161 (21) | 157 (20) | 141 (15) | 170 (10) | 169 (14) | 142 (15) |
| 50-59 años | 158 (10) | 166 (14) | 145 (11) | 163 (12) | 152 (16) | 139 (19) |
| 60-69 años | | 146 (13) | 136 (18) | | 154 (15) | 126 (14) |
| 70-79 años | | | 121 (14) | | | 135 (16) |
| 80+ años | | | | | | 113 (21) |

(DS) = desviación estándar.
* Los valores de esta tabla corresponden a la amplitud de movimiento combinado total de flexión lateral derecha e izquierda.
† Nilsson y cols. emplearon el dispositivo CROM para medir la amplitud de movimiento pasivo.
‡ Dvorak y cols. emplearon el analizador de movimiento de columna CA 6000 para medir la amplitud de movimiento pasivo.
§ Castro y cols. emplearon el sistema de medida basado en ultrasonidos, el CMS-50, para medir la amplitud de movimiento activo.

**TABLA 11-7 Influencia de la edad y el sexo en la amplitud de movimientos activos de la columna cervical en varones y mujeres de 11 a 49 años: valores medios en grados***

| | *Varones* | *Mujeres* | *Varones* | *Mujeres* | *Varones* | *Mujeres* | *Varones* | *Mujeres* |
|---|---|---|---|---|---|---|---|---|
| | *11-19 años* | | *20-29 años* | | *30-39 años* | | *40-49 años* | |
| | *n = 20* | *n = 20* | *n = 20* | *n = 20* | *n = 20* | *n = 21* | *n = 20* | *n = 22* |
| *Movimientos* | *Media (DS)* | *Media (DS)* | *Media (DS)* | *Media (DS)* | *Media (DS)* | *Media (DS)* | *Media (DS)* | *Media (DS)* |
| Extensión | 86 (12) | 84 (15) | 77 (13) | 86 (11) | 68 (13) | 78 (14) | 63 (12) | 78 (13) |
| Flexión lat. dcha | 45 (8) | 49 (7) | 45 (7) | 46 (7) | 43 (9) | 47 (8) | 38 (11) | 42 (9) |
| Flexión lat. izda | 46 (7) | 47 (7) | 41 (7) | 43 (5) | 41 (10) | 44 (8) | 36 (8) | 41 (9) |
| Rotación dcha | 74 (8) | 75 (10) | 70 (6) | 75 (6) | 67 (7) | 72 (6) | 65 (10) | 70 (7) |
| Rotación izda | 72 (7) | 71 (10) | 69 (7) | 72 (6) | 65 (9) | 66 (8) | 62 (8) | 64 (8) |

(DS) = desviación estándar.
Adaptado de Youdas, JW, y cols.[16]: Reimpreso de *Physical Therapy* con la autorización de la *American Physical Therapy Association*.
* Las medidas se obtuvieron empleando el dispositivo de amplitud de movimiento cervical (CROM).

dida de extensión activa del cuello en sujeto un sano de 60 años respecto de un sujeto sano de 20 años del mismo sexo.

En contraste con los estudios previos, los siguientes investigadores concluyeron que el género no tiene efecto sobre la ROM cervical. Feipel y cols.[24], en un estudio sobre 250 sujetos de edades entre 17 y 70 años, concluyeron que el género carece de efecto sobre la ROM cervical. Walmsley, Kimber y Culham[20] no encontraron diferencias en la rotación axial atribuibles al sexo. Trott y cols.[21], en un estudio de 120 mujeres y varones de entre 20 y 59 años de edad, también hallaron que el sexo no influye significativamente en los movimientos acoplados ni en la ROM. Sin embargo, los efectos relacionados con la edad eran diferentes en varones y mujeres. Ordway y cols.[26] encontraron un efecto no significativo del sexo, y Pellachia y Bohannon[22], en un estudio de 135 sujetos de edades entre 15 y 95 años con antecedentes de dolor de cuello, concluyen que ni el dolor ni el sexo tienen influencia sobre la amplitud de movimientos.

### *Posición durante la prueba*

Se considera que la carencia de una posición neutra bien definida para la columna cervical es responsable de la escasa fiabilidad de los movimientos cervicales que comienzan en la posición neutra (la mitad de los movimientos) en comparación con los que se inician al final de una ROM y continúan al final de otra ROM (movimientos de ciclo completo). Los estudios que han intentado definir mejor la posición neutra han empleado radiografías[26,27] o sistemas de análisis de movimiento[28, 29]. En el estudio radiográfico de Ordway y cols.[26], los autores determinan que cuando la columna cervical se encuentra en posición neutra, los segmentos superiores están en flexión y los segmentos inferiores tienen progresivamente menos flexión; por lo tanto, a la altura de C6 a C7, la columna se encuentra en una extensión considerable. Miller, Polissar y Haas[27], en el otro estudio radiográfico, encuentran que la columna cervical se encuentra en posición neutra cuando el paladar duro está en el plano horizontal. Aunque estos hallazgos son de considerable interés, apenas proporcionan ayuda al clínico medio, que no dispone de radiografías para colocar al paciente.

Existen dos estudios de mayor relevancia clínica que emplean el CA-6000 Spine Analyzer[28, 29]. Este sistema de análisis del movimiento es capaz de proporcionar la localización de la posición neutra 0 al coordinar las tres dimensiones correspon-

**TABLA 11-8 Influencia de la edad y el sexo en la amplitud de movimientos activos de la columna cervical en varones y mujeres de 50 a 89 años: valores medios en grados***

| | *Varones* | *Mujeres* | *Varones* | *Mujeres* | *Varones* | *Mujeres* | *Varones* | *Mujeres* |
|---|---|---|---|---|---|---|---|---|
| | 50-59 años | | 60-69 años | | 70-79 años | | 80-89 años | |
| | *n = 20* | *n = 20* | *n = 20* | *n = 20* | *n = 20* | *n = 20* | *n = 20* | *n = 18* |
| *Movimientos* | *Media (DS)* | *Media (DS)* | *Media (DS)* | *Media (DS)* | *Media (DS)* | *Media (DS)* | *Media (DS)* | *Media (DS)* |
| Extensión | 60 (10) | 65 (16) | 57 (11) | 65 (13) | 54 (14) | 55 (10) | 49 (11) | 50 (15) |
| Flexión lat. dcha | 36 (5) | 37 (7) | 30 (5) | 33 (10) | 26 (7) | 28 (7) | 24 (6) | 26 (6) |
| Flexión lat. izda | 35 (7) | 35 (6) | 30 (5) | 34 (8) | 25 (8) | 27 (7) | 24 (7) | 23 (7) |
| Rotación dcha | 61 (8) | 61 (9) | 54 (7) | 65 (10) | 50 (10) | 53 (9) | 46 (8) | 53 (11) |
| Rotación izda | 58 (9) | 63 (8) | 57 (7) | 60 (9) | 50 (9) | 53 (9) | 47 (9) | 51 (11) |

(DS) = desviación estándar.
Adaptado de Youdas, JW, y cols.[16]: Reimpreso de *Physical Therapy* con la autorización de la *American Physical Therapy Association*.
* Las medidas se obtuvieron empleando el dispositivo de amplitud de movimiento cervical (CROM).

dientes a los tres planos de movimiento. Christensen y Nilsson[28] hallaron que la capacidad de 38 sujetos sanos de reproducir la posición neutra de la columna con los ojos y la boca cerrados era muy buena. La diferencia media de la posición 0 en los tres planos de movimiento era de 2,7° en el plano sagital, 1° en el plano horizontal y 0,65°, en el plano frontal. Posiblemente, los pacientes eran capaces de encontrar la posición neutra por sí mismos, pero los sujetos de este estudio eran sanos, y la capacidad de los pacientes para reproducir la posición neutra se desconoce. Solinger, Chen y Lantz[29] intentaron estandarizar una posición neutra de la cabeza al medir el movimiento cervical en 20 sujetos. Los autores describieron una posición neutra para la flexión y la extensión al alinear el rabillo del ojo con el ángulo superior de la oreja, en el punto donde se encuentra con el cuero cabelludo. Para la flexión lateral, la posición neutra se definía como el punto donde el eje de la cabeza se apreciaba como alineado verticalmente. Al compararlo con los datos recogidos al emplear una posición de cabeza menos, forzada, Solinger, Chen y Lantz[29] demostraron que la estandarización de la posición de la cabeza que ellos proponían aumentaba la fiabilidad del 3% al 15% para la rotación y la flexión lateral, pero con un descenso de fiabilidad de hasta un 14% para la flexión-extensión. En un estudio en el que se empleaba el sistema Isotrak 3D, Pearson y Walmsley[18] encontraron una diferencia significativa en la posición neutra de descanso (llegaba a estar más retraída) después de repetir las retracciones de cuello en 30 sujetos sanos.

Lantz Chen, y Buch[8] identificaron otro posible problema postural que los examinadores deben conocer. Dichos autores hallaron que las mediciones de la ROM de la columna cervical realizadas con el sujeto sentado eran 2,6° superiores a las medidas tomadas de pie, en todos los planos de movimiento. Las mayores diferencias se produjeron entre las posiciones sentado y de pie, cuando se medía la flexión y la extensión como movimientos de ciclo completo comenzando en la posición neutra 0 en oposición a la medición de movimientos de ciclo completo.

### *Tamaño corporal*

Castro[25] observó que los pacientes obesos no disponían de tanta movilidad como los pacientes no obesos. Los valores medios para los movimientos en todos los planos disminuyen al aumentar el peso del paciente. Chibnall, Duckro y Baumer[30], en un estudio de 42 varones y mujeres, determinaron que el tamaño corporal reflejado como las distancias entre las referencias anatómicas específicas (es decir, entre la barbilla y la apófisis del acromion) influían en la medida de la ROM tomada con una cinta métrica. Cualquier variación en el tamaño corporal entre los sujetos provocaba un cálculo a la baja de la ROM para sujetos con grandes distancias entre las referencias anatómicas y al alza para los sujetos con distancias pequeñas entre las referencias. Los autores concluyen que debería emplearse una proporción de distancia (POD) al comparar los resultados entre diferentes sujetos. El uso de la POD (dividiendo la distancia entre los valores en reposo y los valores al final del movimiento entre el valor en reposo) ayuda a eliminar el efecto del tamaño corporal sobre los valores de ROM obtenidos con una cinta métrica. Obviamente, el cálculo de la POD no es necesario si se miden los progresos de un individuo en concreto.

## Amplitud funcional del movimiento

El movimiento de la columna cervical es necesario para la mayoría de las actividades de la vida diaria, así como para las tareas de recreo y ocupacionales. Para comer, leer, escribir y manejar un ordenador se requieren cantidades relativamente pequeñas de flexión, extensión y rotación. Para beber se requiere una mayor ROM de extensión cervical que para comer, y para mirar las estrellas, o simplemente mirar hacia arriba, se requiere una ROM completa de extensión (Fig. 11-5). El uso del teléfono requiere tanto la flexión lateral como la rotación. Se necesita bastante más movimiento para bañarse o arreglarse. Las actividades deportivas como golpear una pelota de tenis, atrapar o batear en el béisbol, ir con canoa o

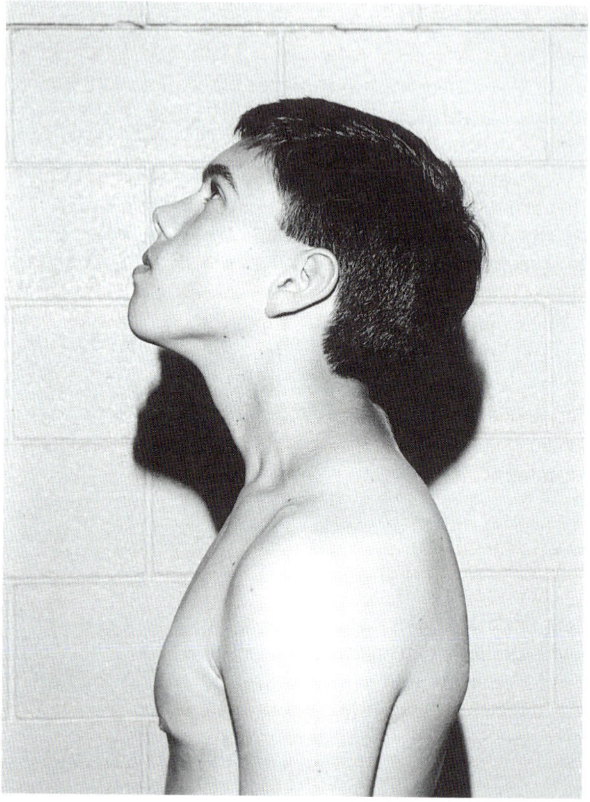

Figura 11-5. Son necesarios al menos de 40° a 50° de amplitud de movimiento (ROM) de extensión cervical para mirar hacia el techo[1]. Si la ROM de extensión cervical está limitada, el sujeto debe extender toda la columna para situar la cabeza en una posición que permita que los ojos puedan dirigirse hacia el techo.

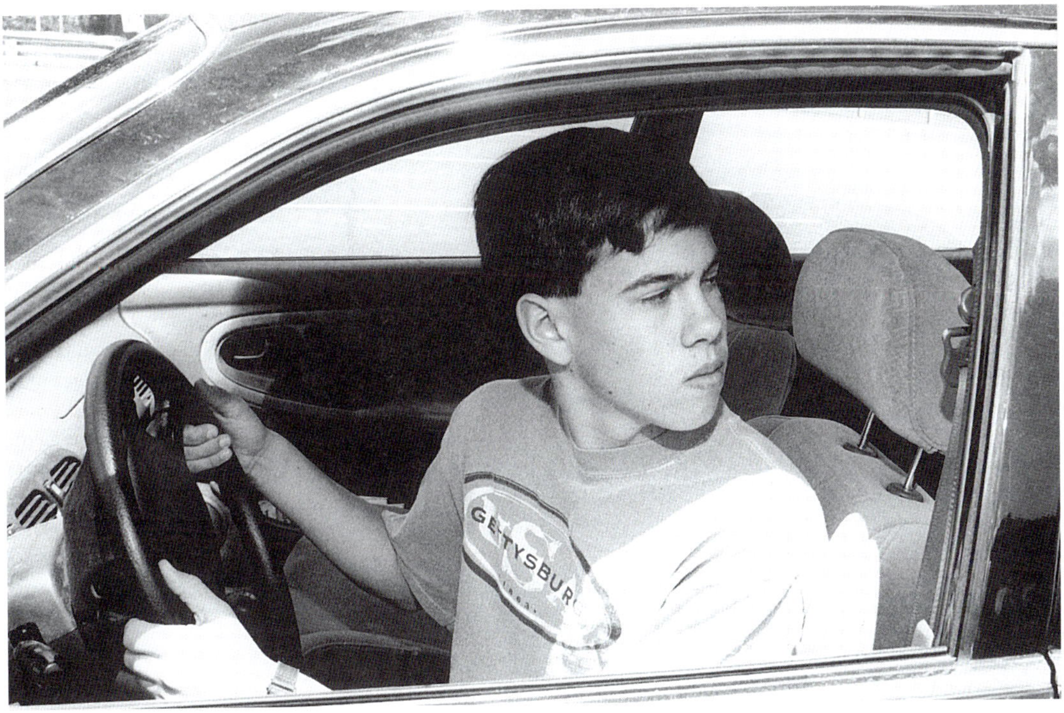

Figura 11-6. Es necesario un mínimo de 60° a 70° de rotación cervical para mirar por encima del hombro[1]. Si la amplitud de movimiento de la rotación cervical está limitada, el sujeto debe girar todo el tronco para colocar la cabeza de modo que controle el tráfico que viene en dirección contraria.

kayak, pueden precisar una ROM completa en todos los planos. Guth[31] comparó la ROM de la rotación cervical en un grupo de 40 nadadores frente a 40 voluntarios no atléticos. Los nadadores de edades entre 14 y 17 años presentaban una ROM media de rotación total 9° superior a la ROM de edades de entre 14 y 17 años del grupo control. Las actividades como pintar o empapelar requieren una amplitud completa de extensión cervical y, posiblemente, una amplitud completa de flexión. La ROM completa de la rotación cervical es esencial para una conducción segura en coche o en camión (Fig. 11-6).

## Validez y fiabilidad

Se han empleado muchos métodos e instrumentos diferentes para valorar el movimiento de la cabeza y el cuello. De manera similar a otras partes del cuerpo, la validez intraexaminador es mejor que la validez interexaminadoreses, con independencia del instrumento empleado. Así mismo, algunos movimientos parecen medirse con mayor validez que otros. Por ejemplo, las amplitudes totales (combinadas) de flexión-extensión y flexión lateral derecha-izquierda parecen medirse con mayor validez que movimientos simples como la flexión o la extensión medidos a partir de la posición neutra. Este hallazgo puede deberse a la variabilidad de la posición neutral y a la ausencia de un método estandarizado para colocar al sujeto en la posición neutra.

De acuerdo con Chen y col.[23], no es posible conseguir una validación verdadera para la medición de la ROM cervical porque la medición radiográfica no se ha sometido a estudios de validez y fiabilidad. Por lo tanto, no existe un método de referencia. Las únicas opciones disponibles para los investigadores en el momento actual son poner en marcha estudios de fiabilidad de consenso para obtener una concordancia entre instrumentos y procedimientos. Algunos de los estudios realizados para valorar la fiabilidad o la validez (o ambas) de los diversos instrumentos y métodos se presentan en la siguiente sección.

### *Goniómetro universal y goniómetro gravitatorio*

Tucci y cols.[32] compararon la validez intraexaminador e interexaminadores de los movimientos de la columna cervical medidos tanto con el goniómetro universal como con el gravitatorio. Los coeficientes de correlación intraclase (ICC) para la validez interexaminadores variaban entre –0,08 para la flexión y 0,82 para la extensión, para medidas tomadas con el goniómetro universal por dos examinadores expertos en 10 voluntarios. Los ICC para la validez interexaminadores oscilaban entre 0,80 para la rotación derecha y 0,91 para la rotación izquierda, para mediciones realizadas con el goniómetro gravitatorio por un examinador experto y otro principiante en 11 voluntarios diferentes. Los autores concluyen que el goniómetro gravitatorio que ellos han desarrollado posee una buena validez interexaminadores y es un instrumento preciso y seguro.

**TABLA 11-9 Fiabilidad intraexaminador e interexaminadores del dispositivo de medición de la amplitud del movimiento cervical**

| *Autor* | *Examinador n* | *Individuo n* | *Edad media* | *Población* | *Movimiento* | *(Intra) ICC* | *(Inter) ICC* | *(Intra) r* | *(Inter) r* | *SEM* |
|---|---|---|---|---|---|---|---|---|---|---|
| Capuano-Pucci y cols.[10] | 2 | 20 (4 varones, 16 mujeres) | 23,5 años | Sana | Flexión | | | | | |
| | | | | | Examinador 1 | | | 0,63 | | |
| | | | | | Examinador 2 | | | 0,91 | | |
| | | | | | Extensión | | | | | |
| | | | | | Examinador 1 | | | 0,90 | | |
| | | | | | Examinador 2 | | | 0,82 | | |
| | | | | | Flex. lat. dcha | | | | | |
| | | | | | Examinador 1 | | | 0,79 | 0,84 | |
| | | | | | Examinador 2 | | | 0,89 | | |
| | | | | | Rotación dcha | | | | | |
| | | | | | Examinador 1 | | | 0,85 | 0,84 | |
| | | | | | Examinador 2 | | | 0,62 | | |
| Youdas y cols.[16] | 5 | 6 (intraexaminador) | 27,2 años | Sana | Flexión | 0,88 | 0,83 | | | |
| | | 20 (interexaminadores) | 33,0 años | | Extensión | 0,94 | 0,90 | | | |
| | | | | | Flex. lat. dcha | 0,88 | 0,87 | | | |
| | | | | | Rotación dcha | 0,82 | 0,82 | | | |
| Garrett y cols.[33] | 7 | 40 | 59,1 años | | Cabeza inclinada hacia delante | 0,93 | 0,83 | | | |
| Nilsson y cols.*[34] | 2 (1 experto; 1 no experto) | 14 | 20-45 años | Sana | Flexión | | | 0,76 | 0,71 | 6°† |
| | | | | | Extensión | | | 0,85 | 0,47 | 5° |
| | | | | | Flexión lat. dcha | | | 0,61 | 0,58 | 5° |
| | | | | | Rotación dcha | | | 0,75 | 0,66 | 6° |
| Nilsson y cols.*[35] | 2 | 35 | 20-28 años | Sana | Flexión | | 0,65 | | 0,70 | |
| | | | | | Extensión | | 0,54 | | 0,55 | |
| | | | | | Flex lat. dcha | | 0,64 | | 0,70 | |
| | | | | | Rotación dcha | | 0,41 | | 0,41 | |
| | | | | | Flexión-extensión | | 0,60 | | 0,61 | |
| | | | | | Flex. lat. dcha-izda | | 0,69 | | 0,71 | |
| | | | | | Rotación dcha-izda | | 0,88 | | 0,88 | |
| Rheault y cols.[36] | | 22 | 37,4 años | Patología columna cervical | Flexión | | 0,76 | | | |
| | | | | | Extensión | | 0,98 | | | |
| | | | | | Flex. lat. dcha | | 0,87 | | | |
| | | | | | Rotación dcha | | 0,81 | | | |
| Olson y cols.[37] | 4 | 12 | 34 años | Dolor cervical | Flexión | 0,88 | 0,58 | | | 4°‡ |
| | | | | | Extensión | 0,99 | 0,97 | | | 3° |
| | | | | | Flex. lat. dcha | 0,98 | 0,96 | | | 2° |
| | | | | | Rotación dcha | 0,99 | 0,96 | | | 3° |
| Youdas y cols.[11] | 11 | 20 | 55,9 años | Patología ortopédica | Flexión | 0,95 | 0,86 | | | |
| | | | | | Extensión | 0,90 | 0,86 | | | |
| | | 20 | 60,7 años | | Flex. lat. dcha | 0,92 | 0,88 | | | |
| | | 20 | 60,8 años | | Flex. lat. izda | 0,93 | 0,92 | | | |

ICC = coeficiente de correlación intraclase, r = coeficiente de correlación momento producto de Pearson; SEM = error estándar de medición.
* Nilsson midió la amplitud pasiva de movimientos.
† CI 95 % para medición único sujeto (media de 5 mediciones).
‡ Representa el SEM interindividuos.

### *Goniómetro universal, estimación visual y dispositivo CROM*

Youdas, Carey y Garrett[11] emplearon los siguientes tres métodos para determinar la ROM cervical activa: la estimación visual, el goniómetro universal y el dispositivo ROM cervical (CROM). Previamente a las pruebas, se instruía durante una hora a los fisioterapeutas con procedimientos de medición estándar para cada instrumento. La validez intraexaminador e interexaminadores variaba según el movimiento estudiado pero, generalmente, la validez intraexaminador empleando el goniómetro universal o el dispositivo CROM era buena (ICC superior a 0,80). Los ICC para la validez interexaminadores eran inferiores a 0,80. Los ICC interexaminadores para la estimación visual eran inferiores a los del goniómetro universal para todos los movimientos excepto para la rotación. La validez interexaminadores para el dispositivo CROM era buena. Los ICC eran bajos en las comparaciones interdispositivos entre los tres métodos (estimación visual, goniómetro universal y dispositivo CROM) para todos los movimientos. Los autores concluían que, debido a la escasa validez interinstrumento, los tres métodos no deben usarse de forma intercambiable. El hecho de que la validez interexaminadores fuera superior con el dispositivo CROM que con el goniómetro universal sugiere que es preferible el empleo del dispositivo CROM para la medida de la ROM cervical al uso del goniómetro gravitatorio o la estimación visual cuando diversos fisioterapeutas toman medidas de un paciente en concreto.

### *Dispositivo CROM*

Capuano-Puicc y cols.[10] estudiaron la validez intraexaminador e interexaminadores empleando el dispositivo CROM y concluyeron que el instrumento poseía una validez aceptable. La validez interexaminadores era ligeramente superior que la intraexaminador, un hallazgo atribuible al hecho de que el intervalo de tiempo entre los examinadores era de sólo minutos, mientras que el intervalo de tiempo entre la primera y la segunda prueba para un único examinador era de dos días. Véase la Tabla 11-9 para información más detallada acerca de este y otros estudios de esta sección.

Youdas y cols.[16] estudiaron la fiabilidad intraexaminador de las medidas obtenidas de la amplitud de movimientos de la columna cervical, en un grupo de seis individuos sanos y a través de pruebas seriadas. Los examinadores seguían un protocolo entregado por escrito y asistían a una sesión previa de aprendizaje del manejo del dispositivo CROM, de 30 minutos de duración. Por otra parte, la fiabilidad interexaminador se estableció a partir de los resultados obtenidos en 20 voluntarios sanos (11 mujeres y 9 varones) de edades comprendidas entre los 22 y los 50 años. Tres examinadores medían de forma individual la amplitud de 6 movimientos cervicales en cada individuo, separados por intervalos breves entre sí.

Nilsson[34] comprobó que, al utilizar el dispositivo CROM, la fiabilidad intraexaminador obtenida es moderada para el caso de las amplitudes pasivas, aunque la fiabilidad interexaminador resultó inferior al valor aceptable. En un estudio de seguimiento, Nilsson, Christensen y Hartvigsen[35] observaron que tanto la fiabilidad intraexaminador como la fiabilidad interexaminador obtenían valores inaceptables cuando los movimientos estudiados se iniciaban en la posición neutra. La medición de la amplitud total del movimiento (que combina los movimientos de flexión y extensión desde la posición de flexión máxima hasta la de extensión máxima) lograba mejores valores de fiabilidad intraexaminador, que llegaban a ser aceptables. Rheault y cols.[36] obtuvieron valores mínimos de diferencia media entre dos examinadores, que variaron entre 0,5° y 3,6° grados, en el caso de la medición del movimiento de extensión mediante el dispositivo CROM. (Véase Tabla 11-9.)

### *Dispositivo CROM, Sistema Espacial 3-D y radiografías*

Ordway y cols.[38] compararon las mediciones de la flexión-extensión combinada en 20 voluntarios mediante el dispositivo CROM con las tomadas con el Sistema Espacial 3-D (un sistema computarizado de rastreo referenciado internamente con 6° de libertad) y con mediciones radiográficas. Los autores determinaron que la flexión-extensión puede medirse de forma segura por los tres métodos, pero que no existía coherencia entre ellos. Sin embargo, las ventajas del dispositivo CROM sobre el Sistema Espacial 3-D son un menor coste y más facilidad de uso.

Tousignant[39], empleando radiografías para determinar los criterios de fiabilidad del dispositivo CROM, observó que las medidas de flexión y extensión en 31 participantes sanos de edades entre 18 y 25 años se correlacionaban bien. Un inconveniente de este estudio era el hecho de que no se definía la posición neutra.

### *Analizador de movimiento de columna CA-6000*

El analizador de movimiento de columna CA-6000, que consta de seis potenciómetros unidos por una serie de barras con bisagras, es una pieza muy cara del equipo empleada principalmente para investigación. Christensen y Nilsson[40] encontraron una adecuada validez intraexaminador e interexaminadores para las mediciones de la ROM cervical activa en 40 individuos valorados por dos examinadores. La validez intraexaminador también era buena para la ROM pasiva, pero la validez interexaminadores sólo era adecuada para la ROM pasiva de los movimientos combinados. Lantz, Chen y Buch[8] determinaron la fiabilidad del CA-6000 en relación con el inclinómetro doble mediante la demostración de valores medios casi idénticos para la flexión/extensión y la flexión lateral. La ROM del ciclo completo tenía menos variabilidad que la ROM medida para la rotación neutral y axial, y las mediciones de la flexión lateral poseían mayor validez que las de la flexión-extensión. La validez interexaminadores e intraexaminador eran elevadas para el movimiento activo total, y los valores de validez eran de mayor consistencia para el movimiento activo que para el pasivo. Solinger, Chen y Lantz[29], en un estudio de la ROM cervical en 20 mujeres y hombres voluntarios de edades entre 20 y 40 años, también hallaron que la validez era menor para las mediciones que comenzaban en la posición neutra frente a las tomadas para la ROM del ciclo completo. La amplitud de los valores de validez interexaminadores e intraexaminador (ICC) para los movimientos de ciclo completo de la rotación izquierda y derecha y la flexión lateral izquierda y derecha era de 0,93 a 0,97 comparada con los movimientos simples que comenzaban en la posición neutra, cuyo rango variaba entre 0,83 y 0,95. La flexión desde la posición neutra era la medida menos segura, incluso cuando se tomaba por un único examinador.

### *Goniómetro de péndulo*

Defibaugh[41] empleó un goniómetro de péndulo con un micrófono incorporado para la medida del movimiento cervical. Los 30 sujetos varones del estudio eran de edades entre 20 y 40 años. El autor encontró coeficientes de 0,90 a 0,71 para la validez intraexaminador y de 0,94 a 0,66 para la validez interexaminadores. A diferencia de la mayoría de los demás investigadores, el autor observó que la validez interexaminadores era superior que la validez intraexaminador para ciertos movimientos. Sin embargo, transcurrían entre 1 y 7 días entre la primera y la segunda medición del mismo examinador, mientras que sólo pasaban dos horas entre las medidas de un examinador y las del otro examinador. Los datos de mayor validez interexaminadores se atribuían al menor espacio de tiempo entre las mediciones.

Herrmann[42] tomó medidas radiográficas de la ROM pasiva de la flexión-extensión en 16 individuos de entre 2 y 68 años. Las mediciones radiográficas se compararon con las obtenidas mediante un goniómetro de péndulo. Los ICC de 0,98 indicaban una buena correlación entre los dos métodos.

### *Goniómetro gravitatorio y cinta métrica*

Balogun y cols.[13], en un estudio que incluía tres examinadores y 21 sujetos sanos, compararon la validez de las mediciones obtenidas mediante un goniómetro Myrin-Gravity-Reference (inclinómetro) (OB Rehab AB, Soina, Suecia) con las mediciones tomadas con una cinta métrica. Los coeficientes de validez intraexaminador para ambos (inclinómetro y cinta métrica) resultaron moderadamente altos para todos los movimientos excepto para la flexión. La validez interexaminadores era ligeramente superior para las mediciones con cinta métrica que para el método del goniómetro Myrin. Sin embargo, la validez interexaminadores para las medidas de flexión era baja en ambos métodos. Véase la Tabla 11-2 para obtener más información.

En un estudio realizado por Hsieh y Yeung[12] para determinar la fiabilidad del método de medición con cinta métrica, un examinador entrenado (examinador 1) y otro inexperto (examinador 2) midieron los movimientos activos cervicales. El examinador 1 estudió 17 individuos, y el examinador 2 realizó las mediciones en otro grupo diferente de 17 personas. Los coeficientes de fiabilidad intraexaminador (r de Pearson) variaron entre 0,80 y 0,95, en el caso del examinador 1, y entre 0,78 y 0,91, en el caso del examinador 2. (Véase Tabla 11-2, que recoge también el error de medición.)

### *Estimación visual*

La validez de las estimaciones visuales fue estudiada por Viikari-Juntura[43] en una población de pacientes neurológicos y por Youdas, Carey y Garrett[11] en una población de pacientes traumatológicos. En el estudio de Viikari-Juntura[43], los sujetos eran 52 pacientes neurológicos de ambos sexos de edades entre 13 y 66 años, que habían sido remitidos para realizar una mielografía cervical. La validez interexaminadores entre los dos examinadores con estimación visual para la ROM cervical fue considerada adecuada por los autores. El coeficiente de validez kappa ponderado para la concordancia intraexaminador en las categorías de ROM limitada normal y ROM intensamente limitada oscilaba entre 0,50 y 0,56.

En el estudio de Youdas, Carey y Garrett[11], se valoraron 60 pacientes traumatológicos de edades comprendidas entre los 21 y 84 años. La validez interexaminadores para la estimación visual tanto de la flexión como de la extensión activas era baja (ICC = 0,42). La validez interexaminadores para la estimación visual de la ROM de la flexión lateral activa del cuello resultó adecuada. La ICC para la flexión lateral izquierda era de 0,63; para la flexión lateral derecha de 0,70. La validez interexaminadores de la estimación visual de la rotación era baja para la rotación izquierda (ICC = 0,69) y buena para la rotación derecha (ICC = 0,82).

### *Regla flexible*

Rheault y cols.[36] observaron que la validez interexaminadores con una regla flexible era buena (r = 0,80) para las mediciones de la posición neutra de la columna cervical, y alta (r = 0,90) para las de la flexión. Las mediciones se practicaron en 20 sujetos sanos (14 mujeres y 6 hombres).

## Resumen

Cada una de las técnicas de medida de la ROM cervical comentadas en este capítulo presenta ciertas ventajas e inconvenientes. El goniómetro universal, la cinta métrica y la regla flexible son las más baratas y sencillas de obtener, transportar y usar. La validez tiende a ser específica del movimiento y, en general, la validez intraexaminador es mejor que la validez interexaminadores. Por lo tanto, si se emplean estos métodos para determinar los progresos de un paciente, las mediciones siempre han de tomarse por el mismo fisioterapeuta.

En cuanto al coste y la disponibilidad de los diversos instrumentos de medición de la ROM cervical, y debido a que la validez intraexaminador con el goniómetro universal y la cinta métrica son comparables con las medidas tomadas con otros instrumentos, nosotros decidimos conservar los métodos con el goniómetro universal y la cinta métrica en esta edición, pero añadimos el doble inclinómetro y el dispositivo CROM. Si se usa la cinta métrica para comparar la ROM entre diferentes sujetos, el cálculo de la POD ayuda a eliminar los efectos de los diversos tamaños corporales sobre las mediciones[30].

# Procedimientos de valoración de la amplitud de movimiento: columna cervical

## Puntos anatómicos de referencia para la alineación del goniómetro

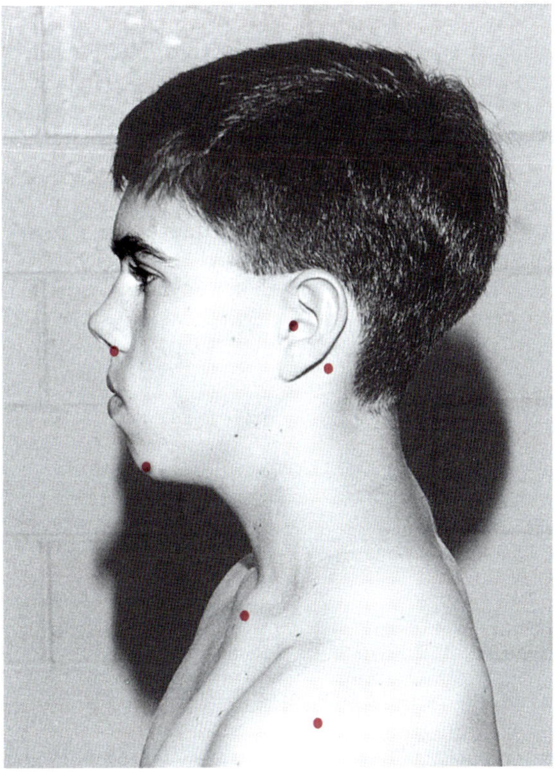

Figura 11-7. Referencias anatómicas superficiales para la alineación goniométrica y mediante cinta métrica de los movimientos cervicales.

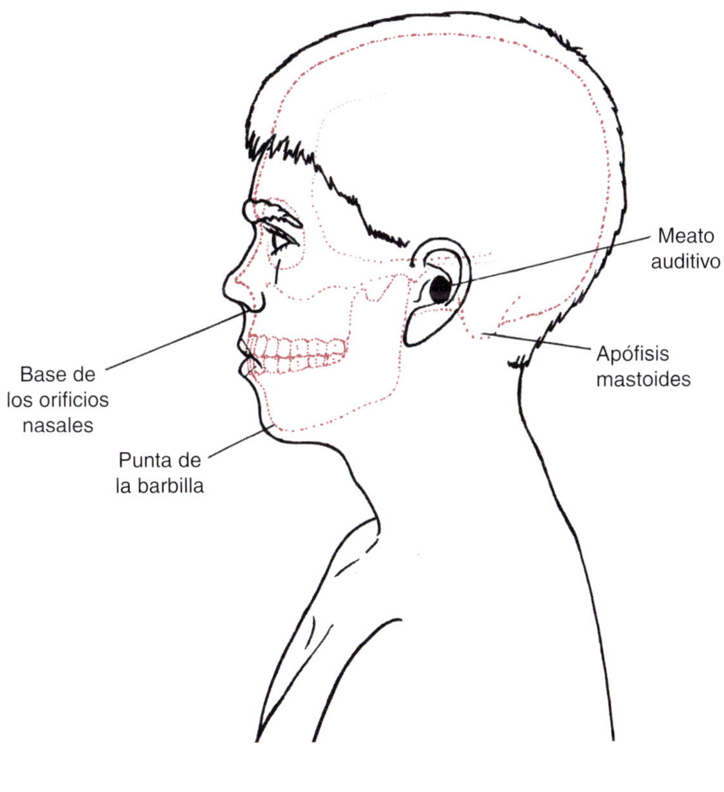


Figura 11-8. Referencias anatómicas óseas para la alineación goniométrica y la medición de la amplitud de flexión y extensión cervical.

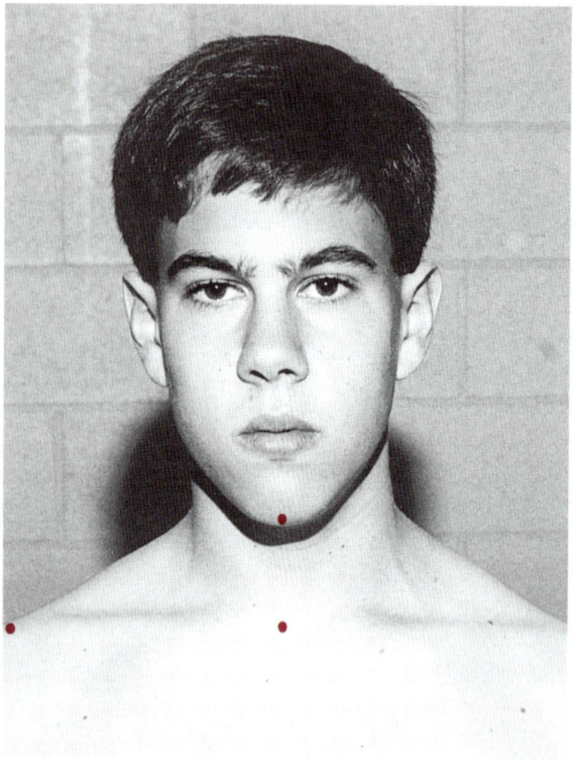

**Figura 11-9.** Referencias anatómicas superficiales empleadas para la medición del movimiento cervical con una cinta métrica: extremo de la barbilla, escotadura esternal y apófisis del acromion. La apófisis mastoidea, que se emplea como referencia para la medición de la flexión lateral, aparece en la Figura 11-8.

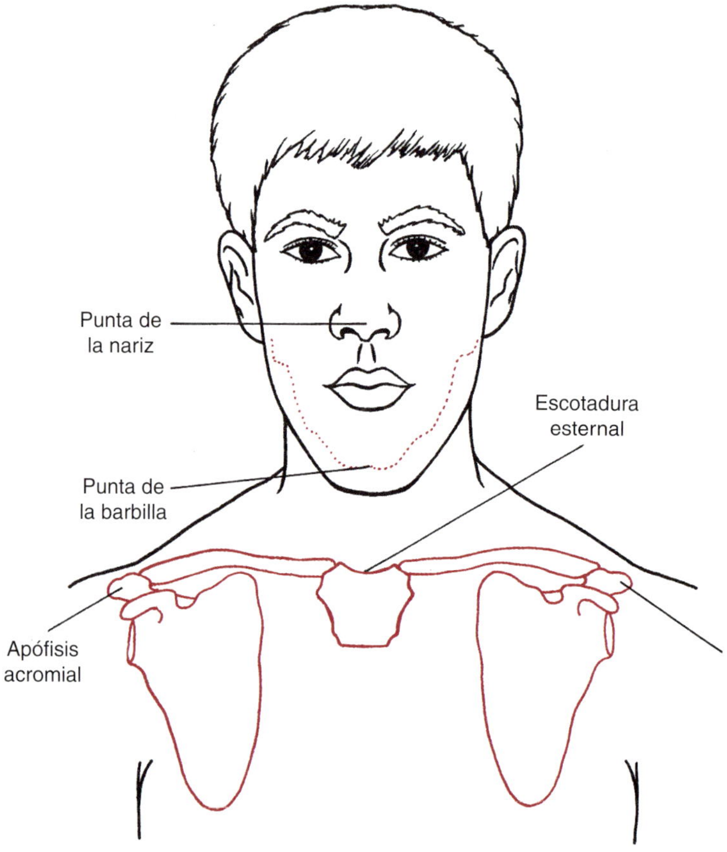


**Figura 11-10.** Referencias anatómicas óseas para la medición con cinta métrica de la amplitud de movimiento de la columna cervical.

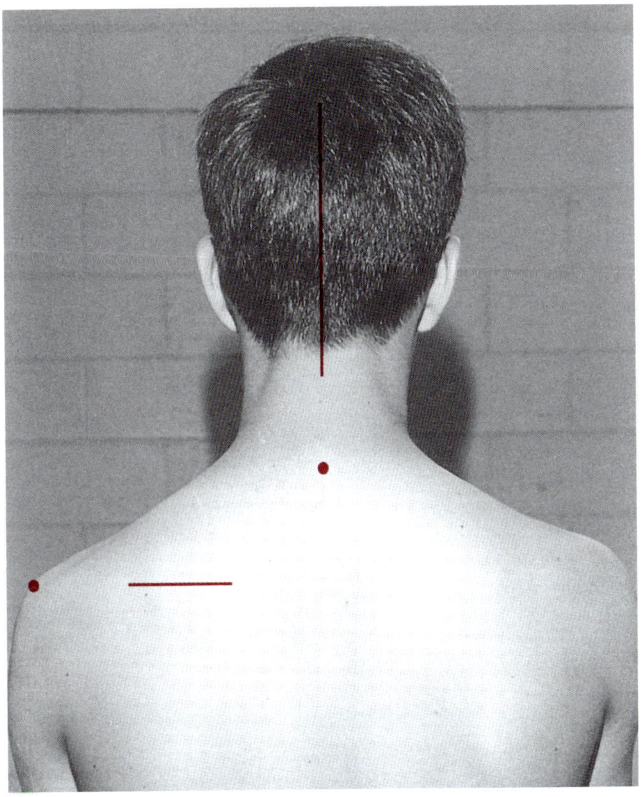

**Figura 11-11.** Imagen posterior de la cabeza y de la columna cervical del individuo que muestra las referencias anatómicas de la superficie empleadas en la medición de la amplitud de flexión lateral con un goniómetro y de la flexión y extensión con inclinómetros dobles.

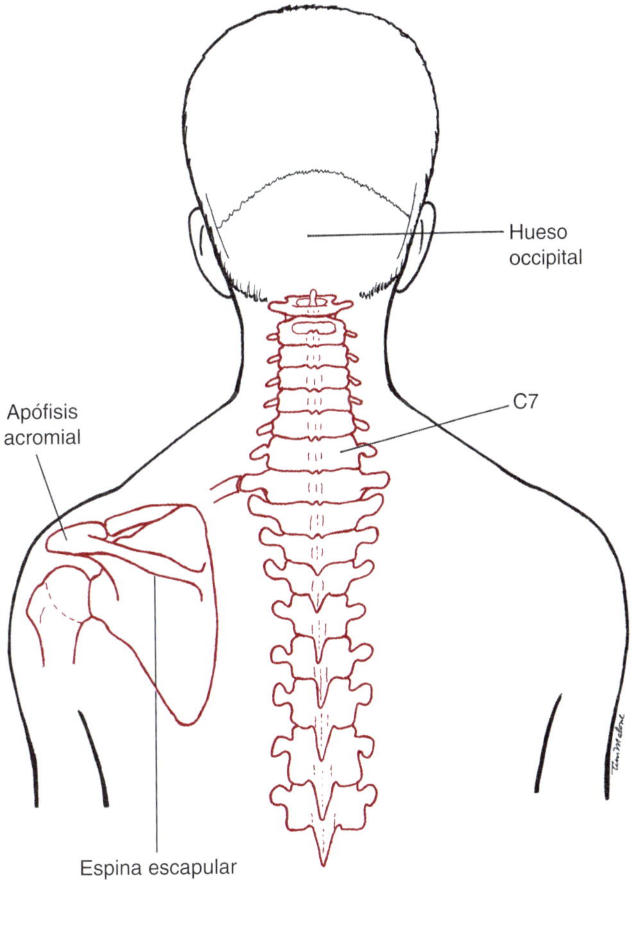


**Figura 11-12.** Referencias anatómicas óseas empleadas para alinear el goniómetro, los inclinómetros y el dispositivo de medición de amplitud de los movimientos cervicales. Todos estos instrumentos utilizan la apófisis espinosa de la séptima vértebra como punto de referencia para la medición de al menos un movimiento cervical.

## FLEXIÓN

El movimiento se produce en el plano sagital alrededor del eje medial-lateral. La amplitud media de flexión cervical medida con el goniómetro universal es de 40° (DS = 12)[11]. Véase la Tabla 11-1.

### Posición para la prueba

El sujeto se coloca sentado con la columna dorsal y lumbar bien apoyadas sobre el respaldo de una silla. Colocar la columna cervical en posición de 0° de rotación y de flexión lateral. Puede colocarse un depresor lingual entre los dientes como referencia.

### Estabilización

Estabilizar la cintura escapular mediante un esparadrapo o con el brazo del examinador para evitar la flexión de la columna dorsal y lumbar.

### Movimientos de la prueba

Colocar la mano en la parte posterior de la cabeza del sujeto y, con la otra mano, sujetar la barbilla del paciente. Empujar suavemente pero con firmeza la zona posterior de la cabeza del paciente para que se dirija hacia delante. Traccionar la barbilla del sujeto hacia el tórax para realizar el arco del movimiento de flexión (Fig. 11-13). El final de la ROM de flexión se produce cuando se aprecia resistencia y posteriores intentos de flexión provocan la flexión del tronco.

### Tope final normal

El tope final normal es firme debido al estiramiento de los ligamentos posteriores (supraespinoso, infraespinoso, ligamento amarillo y ligamento cervical posterior), las fibras posteriores del anillo fibroso de los discos intervertebrales y las cápsulas de las articulaciones cigapofisarias, y debido a la impactación de los tejidos submandibulares contra la garganta y la tensión pasiva de los siguientes músculos: iliocostal cervi-

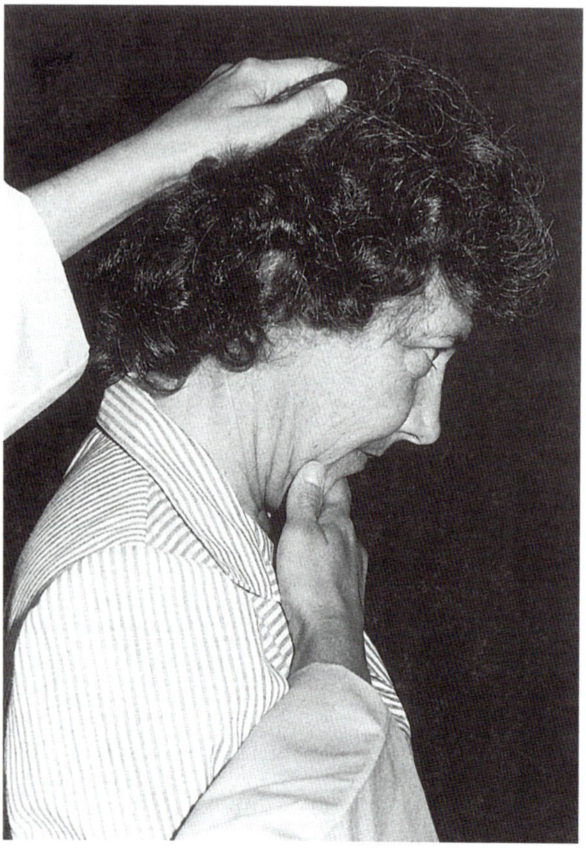

**Figura 11-13.** El sujeto al final de la amplitud de movimiento de flexión cervical.

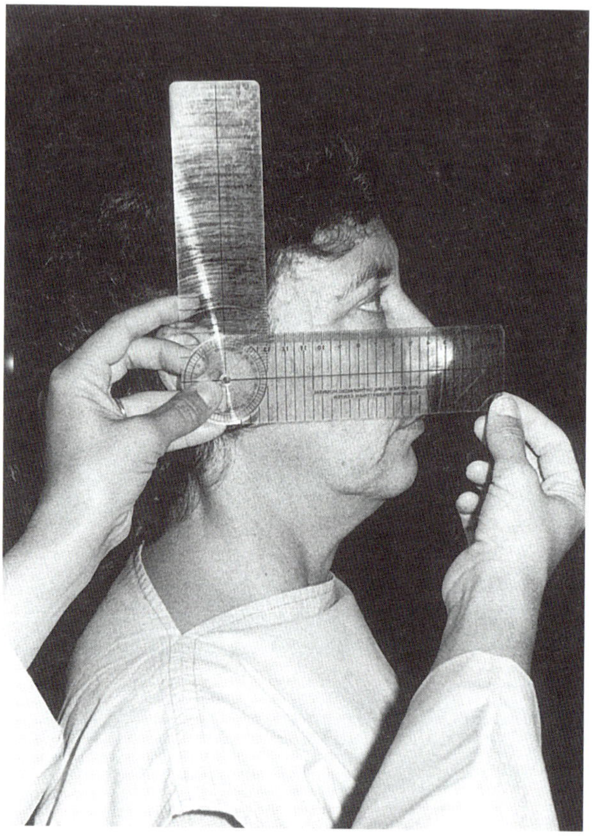

**Figura 11-14.** En la posición inicial 0 de la medición de la amplitud del movimiento de flexión cervical, la escala del goniómetro indica 90°. Esta lectura debe transportarse y registrarse como 0°.

cal, largo de la cabeza, largo del cuello, oblicuo superior de la cabeza, recto posterior mayor de la cabeza, recto posterior menor de la cabeza, semiespinal de la cabeza, semiespinal del cuello, esplenio del cuello, esplenio, epiespinoso del cuello y trapecio superior.

### *Alineación del goniómetro*

Véanse las Figuras 11-14 y 11-15.

1. Centrar el fulcro (punto de apoyo de la palanca) del goniómetro sobre el meato auditivo externo.
2. Alinear el brazo proximal de modo que se encuentre perpendicular o paralelo al suelo.
3. Alinear el brazo distal con la base de las fosas nasales. Si se usa un depresor lingual, alinear el brazo del goniómetro en paralelo con el eje longitudinal del depresor de lengua.

### *Método alternativo de medición de la flexión: cinta métrica*

La ROM media para la flexión cervical obtenida mediante la cinta métrica varía entre 1 cm y 4,3 cm[12,13] (véase Tabla 11-2). Se mide la distancia entre la punta de la barbilla y el extremo inferior de la escotadura esternal al final de la ROM. Comprobar que la boca del paciente permanece cerrada (Fig. 11-16).

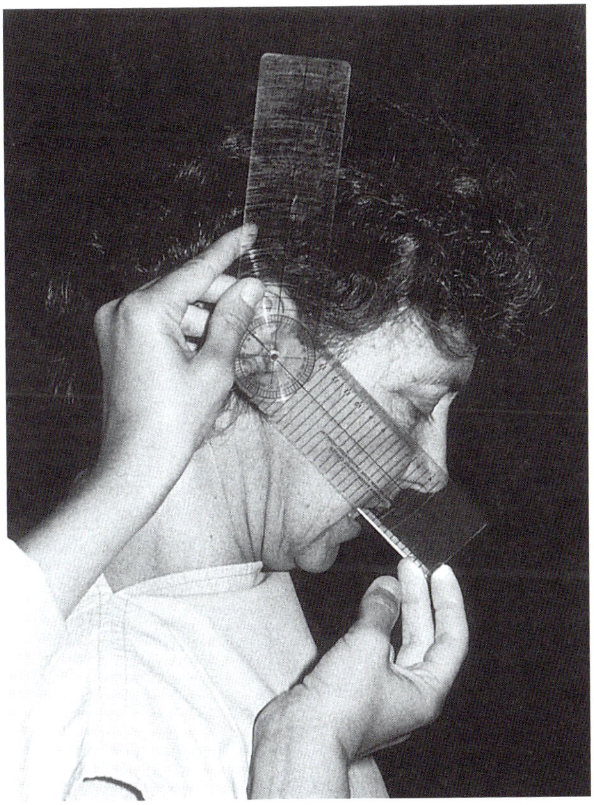

**Figura 11-15.** El goniómetro marca 130° al final de la amplitud de movimiento (ROM), pero la ROM debe registrarse entre 0° y 40° porque el goniómetro marca 90° en la posición inicial 0. El depresor lingual que la paciente porta entre los dientes puede emplearse como una referencia alternativa para la alineación del brazo distal del goniómetro.

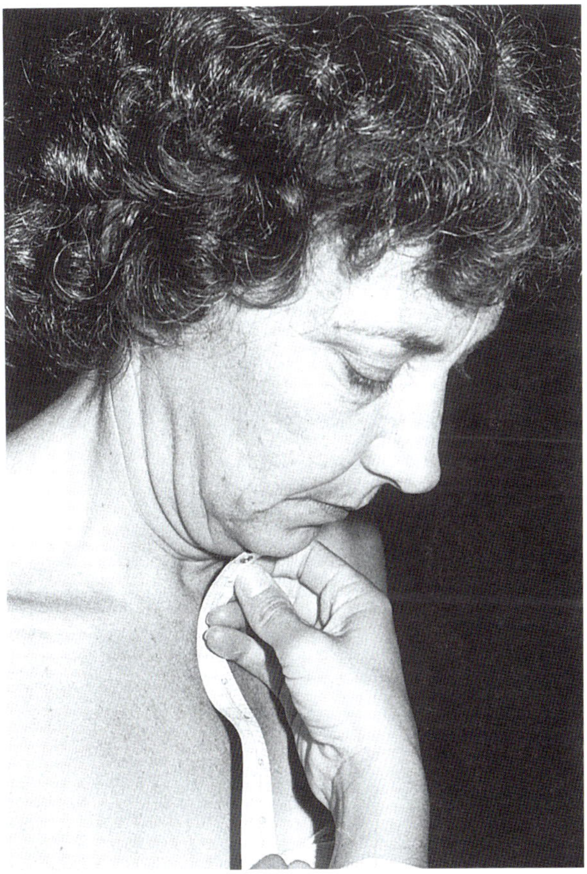

**Figura 11-16.** En el método alternativo para la medida de la flexión cervical el examinador emplea una cinta métrica para determinar la distancia desde la punta de la barbilla hasta la escotadura esternal.

### *Método alternativo de medición de la flexión: Inclinómetros dobles*

Ambos inclinómetros deben ponerse a cero después de colocarlos sobre el sujeto y antes de comenzar la medición. Para poner a cero el inclinómetro, ajustar el dial de modo que la burbuja o la aguja señale 0 en la escala.

#### Alineación del inclinómetro

1. Situar un inclinómetro directamente sobre la apófisis espinosa de la vértebra C7, asegurándose de que el inclinómetro esté ajustado a 0.
2. Colocar el segundo inclinómetro con firmeza sobre la zona posterior de la cabeza, comprobando que está ajustado a 0 (Fig. 11-17).

#### Movimientos de la prueba

Indicar al paciente que flexione la cabeza manteniendo el tronco erguido (Fig. 11-18). Se está midiendo el ROM activo.

Al final del movimiento, leer y registrar el resultado de cada inclinómetro. La ROM es la diferencia entre las lecturas de ambos instrumentos.

### *Método alternativo de medición de la flexión: dispositivo CROM*

La ROM media para la flexión con el dispositivo CROM es de 64° en sujetos de edades entre los 11 y los 19 años, y 40° para sujetos de edades entre los 80 y los 89 años[16]. Acudir a las Tablas 11-1 y 11-3 para más información.

Es necesario familiarizarse con el dispositivo CROM antes de comenzar las mediciones. El dispositivo CROM consta de una pieza para la cabeza que sostiene dos inclinómetros de gravedad y un inclinómetro de compás. Los inclinómetros de gravedad se usan para medir la flexión, extensión y flexión lateral. El inclinómetro de compás se usa para medir la rotación. La pieza del cuello contiene dos potentes imanes para asegurar la precisión del inclinómetro de compás.

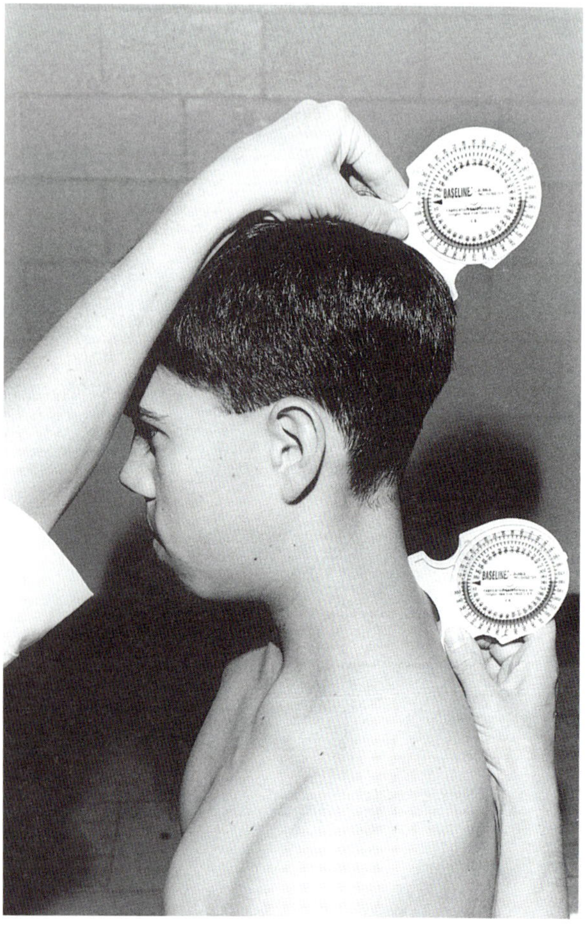

**Figura 11-17.** Alineación del inclinómetro en la posición inicial para la medición de la amplitud del movimiento de flexión cervical.

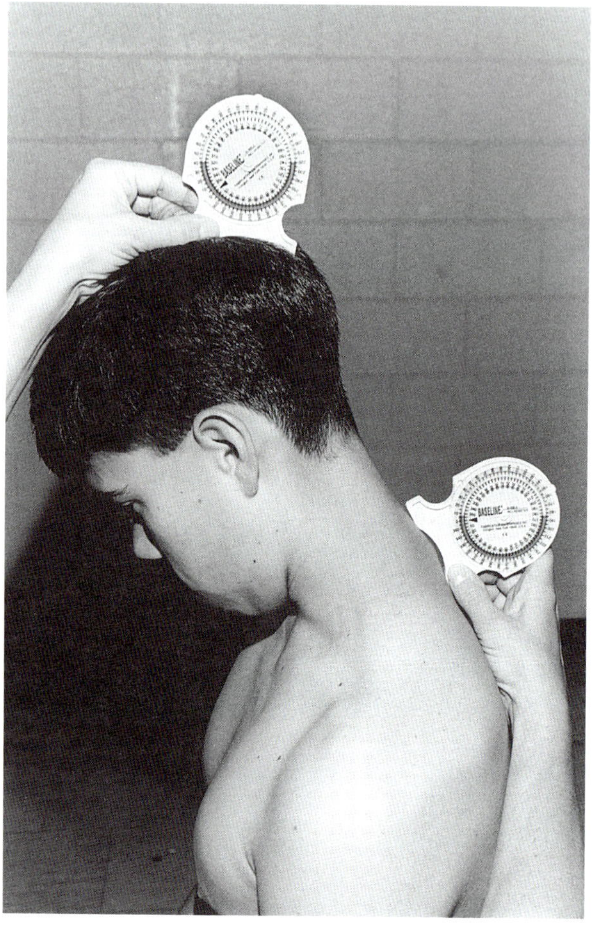

**Figura 11-18.** Alineación del inclinómetro en la posición de amplitud máxima del movimiento de flexión cervical.

El dispositivo CROM debe acoplarse cómodamente al puente de la nariz del sujeto. Se ajusta con una tira de velcro alrededor de la parte posterior de la cabeza para que resulte cómodo. El instrumento de talla única sirve para todos, y es relativamente fácil colocar el dispositivo al paciente.

### Alineación del dispositivo CROM[44]

1. Colocar el dispositivo CROM con cuidado en la cabeza del paciente, de forma que la pieza nasal se encuentre sobre el puente de la nariz y la banda sujete cómodamente la zona posterior de la cabeza (Fig. 11-19).
2. Situar la cabeza del individuo de forma que la escala del inclinómetro lateral marque 0.

### Movimientos de la prueba

Empujar suavemente pero con firmeza sobre la parte posterior de la cabeza para que se desplace hacia delante y hacia abajo mediante la flexión (Fig. 11-20). Al final del movimiento, hacer la lectura de los inclinómetros situados a ambos lados de la cabeza.

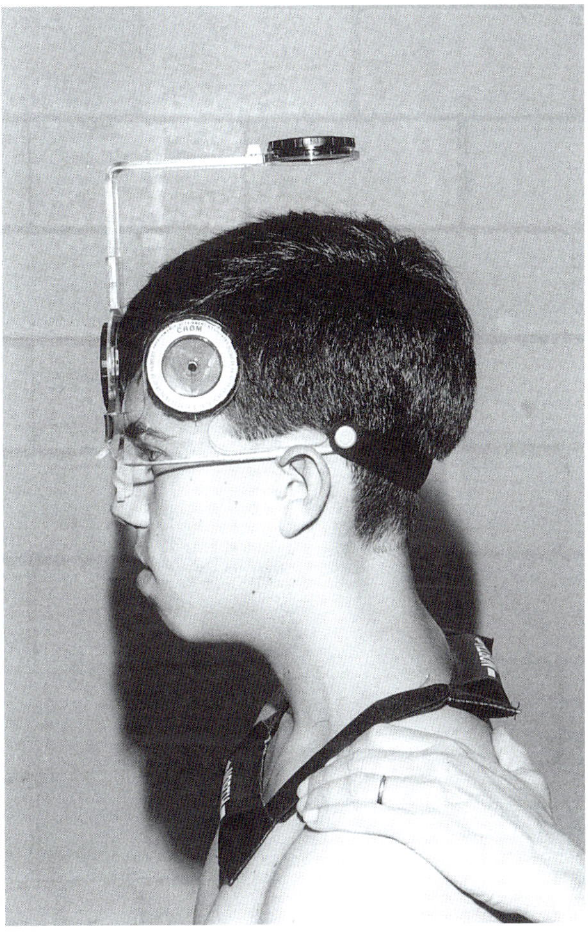

**Figura 11-19.** Dispositivo CROM colocado en la cabeza del paciente en la posición inicial para la medición de la amplitud del movimiento de flexión cervical. El indicador del inclinómetro gravitatorio localizado a los lados de la cabeza del individuo marca 0°.

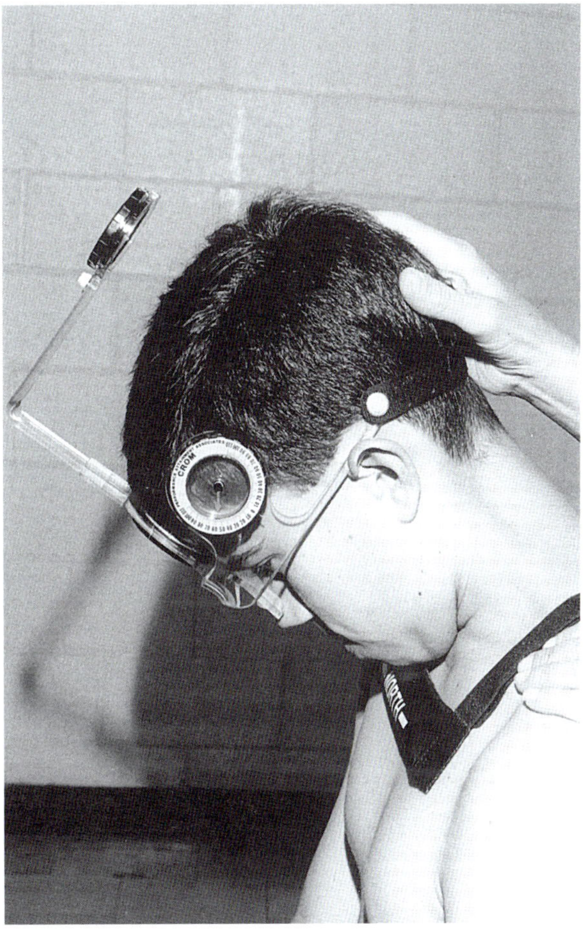

**Figura 11-20.** El examinador estabiliza con una mano el tronco del sujeto y mantiene la máxima amplitud del movimiento de flexión con la otra.

## EXTENSIÓN

El movimiento se produce en el plano sagital alrededor de un eje medial-lateral. La ROM media de extensión cervical medida con el goniómetro universal es de 50° (DS = 14°)[11]. Consultar la Tabla 11-1 para obtener más información.

### *Posición para la prueba*

El sujeto se coloca sentado con la columna dorsal y lumbar bien apoyadas en el respaldo de una silla. Colocar la columna cervical en la posición de 0° de rotación y flexión lateral. Se puede colocar un depresor entre los dientes como referencia.

### *Estabilización*

Estabilizar la cintura escapular para evitar la extensión de la columna dorsal y lumbar. Habitualmente, la estabilización se consigue con la cooperación del paciente y apoyándose en el respaldo de una silla. Se puede colocar una cinta alrededor del pecho y el respaldo de la silla.

### *Movimientos de la prueba*

Colocar una mano sobre la parte posterior de la cabeza del sujeto y, con la otra mano, sujetar la barbilla. Empujar suavemente pero con firmeza la barbilla hacia arriba y hacia atrás para conseguir la ROM de extensión (Fig. 11-21). El final del movimiento tiene lugar cuando se aprecia resistencia y los intentos por conseguir mayor extensión causan la extensión del tronco.

### *Tope final normal*

El tope final es firme debido a la tensión pasiva causada por el estiramiento del ligamento longitudinal anterior, las fibras anteriores del anillo fibroso, las cápsulas articulares cigapofisarias y los siguientes músculos: esternocleidomastoideo, largo de la cabeza, largo del cuello, recto anterior de la cabeza y escaleno anterior. La extensión puede estar limitada por el contacto entre las apófisis espinosas.

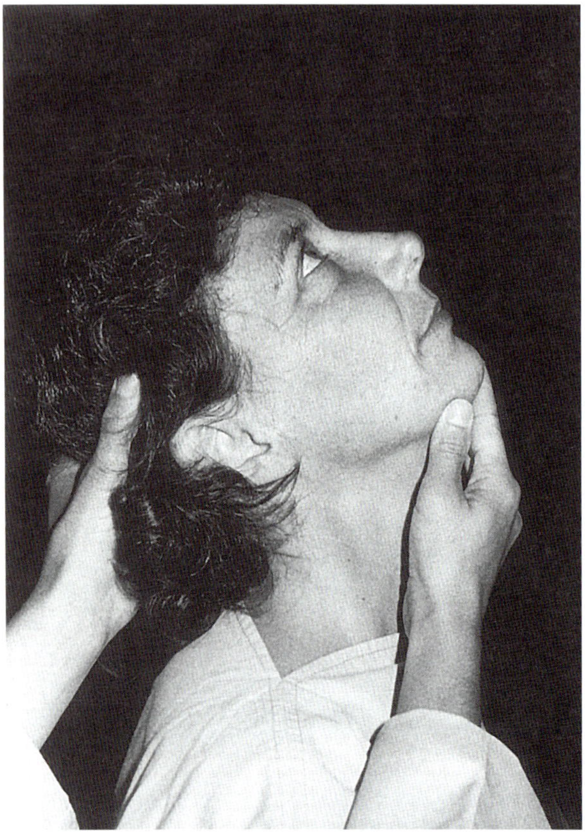

**Figura 11-21.** Posición de máxima amplitud del movimiento de extensión cervical. El examinador impide tanto la rotación cervical como la flexión lateral, sujetando la barbilla del sujeto con una mano y la parte posterior de la cabeza con la otra mano. El respaldo de la silla (no se muestra) ayuda a evitar la extensión dorsal y lumbar.

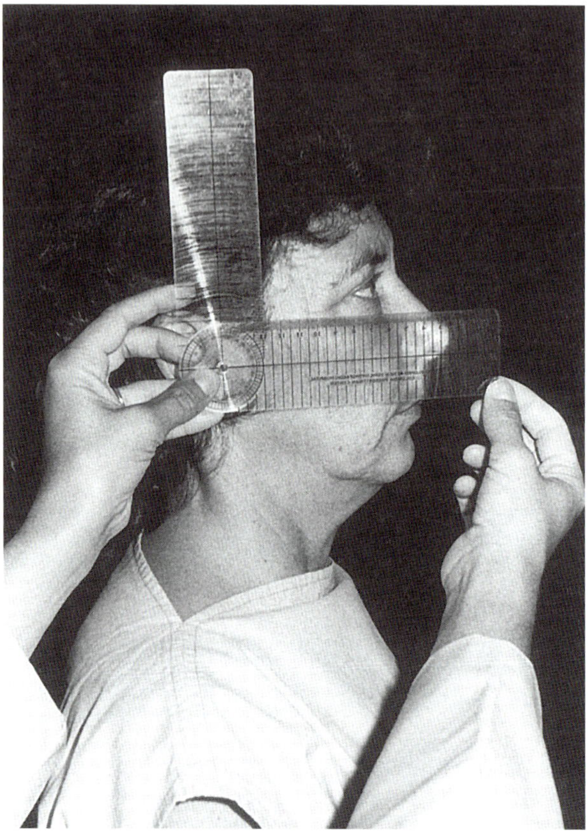

**Figura 11-22.** En la posición inicial para la medición de la amplitud de extensión cervical, el goniómetro marca 90°. Esta lectura debe transportarse y registrarse como 0°.

### *Alineación del goniómetro*

Véanse las Figuras 11-22 y 11-23.

1. Centrar el fulcro (punto de apoyo de la palanca) del goniómetro sobre el meato auditivo externo.
2. Alinear el brazo proximal de modo que esté perpendicular o paralelo al suelo.
3. Alinear el brazo distal del goniómetro en la base de los orificios nasales. Si se emplea un depresor lingual, alinear el brazo del goniómetro en paralelo al eje longitudinal del depresor lingual.

### *Método alternativo de medición de la extensión: cinta métrica*

La ROM media de extensión cervical medida con cinta métrica varía entre 18,5 cm y 22,4 cm[12, 13]. Véase la Tabla 11-2 para más información.

Es posible utilizar una cinta métrica para medir la distancia entre el extremo de la barbilla y la escotadura esternal (Fig. 11-24). La distancia entre los dos puntos de referencia se registra en centímetros al final de la ROM. Es necesario comprobar que la boca del paciente permanece cerrada durante la medición.

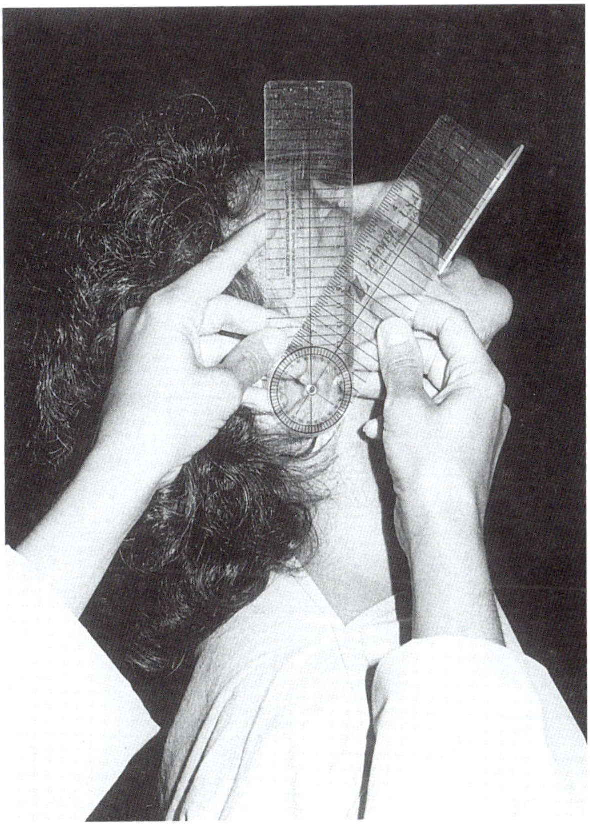

**Figura 11-23.** En la posición de máxima amplitud de extensión cervical, el examinador mantiene la alineación perpendicular del brazo proximal del goniómetro con una mano. Con la otra mano, mantiene alineado el brazo distal respecto de la base de la nariz. También puede emplearse un depresor lingual entre los dientes del sujeto como referencia para alinear el brazo distal.

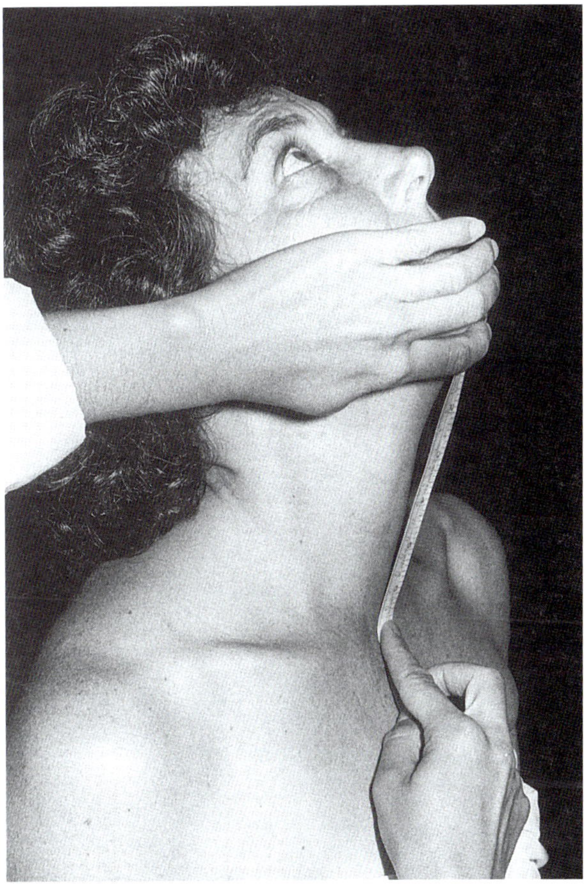

**Figura 11-24.** En el método alternativo para la medición de la amplitud de extensión cervical, un extremo de la cinta métrica se sitúa en la punta de la barbilla del paciente; se coloca el otro extremo en la escotadura esternal del paciente.

### *Método alternativo de medición de la extensión: inclinómetros dobles*

**Alineación del inclinómetro**

1. Situar un inclinómetro directamente sobre la espina de la escápula. Ajustar el dial del inclinómetro de modo que indique 0. (Si el inclinómetro se sitúa sobre la séptima vértebra cervical, ésta puede impactar contra el otro inclinómetro en la extensión completa.)
2. Colocar el segundo inclinómetro con firmeza sobre la parte posterior de la cabeza, asegurándose de que indica 0 (Fig. 11-25).

### *Movimientos de la prueba*

Indicar al paciente que extienda la cabeza mientras mantiene el tronco erguido (Fig. 11-26). (Se está midiendo la ROM activa). Al final de este movimiento, leer y registrar la información de ambos inclinómetros. La ROM es la diferencia entre las lecturas de los dos instrumentos.

### *Método alternativo de medición de la extensión: dispositivo CROM*

La ROM media de extensión cervical con el dispositivo CROM varía entre 86° en varones de entre 11 y 19 años y 49° para in-

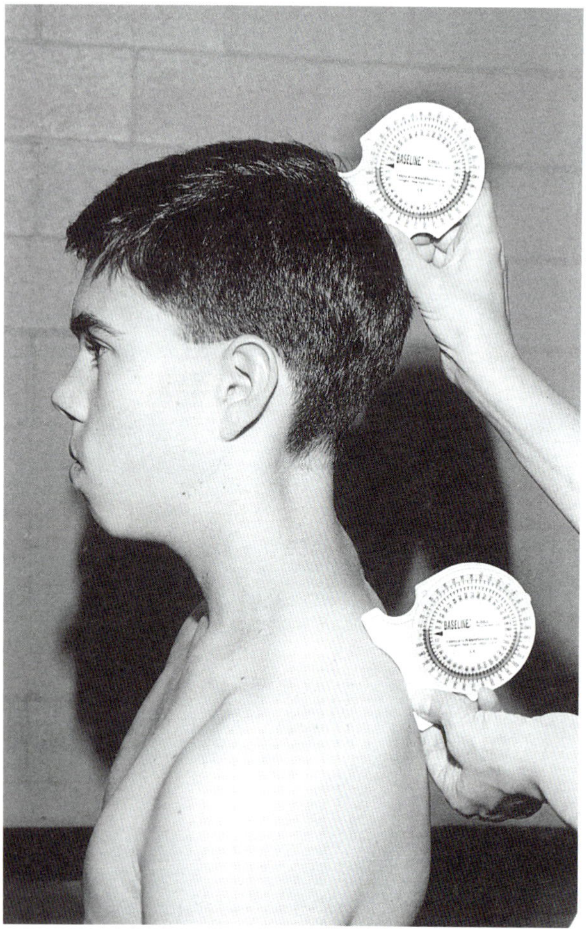

**Figura 11-25.** Alineación del inclinómetro en la posición inicial para la medición de la amplitud del movimiento (ROM) de extensión cervical. El examinador ha graduado en el cero las escalas de ambos inclinómetros antes de comenzar el movimiento.

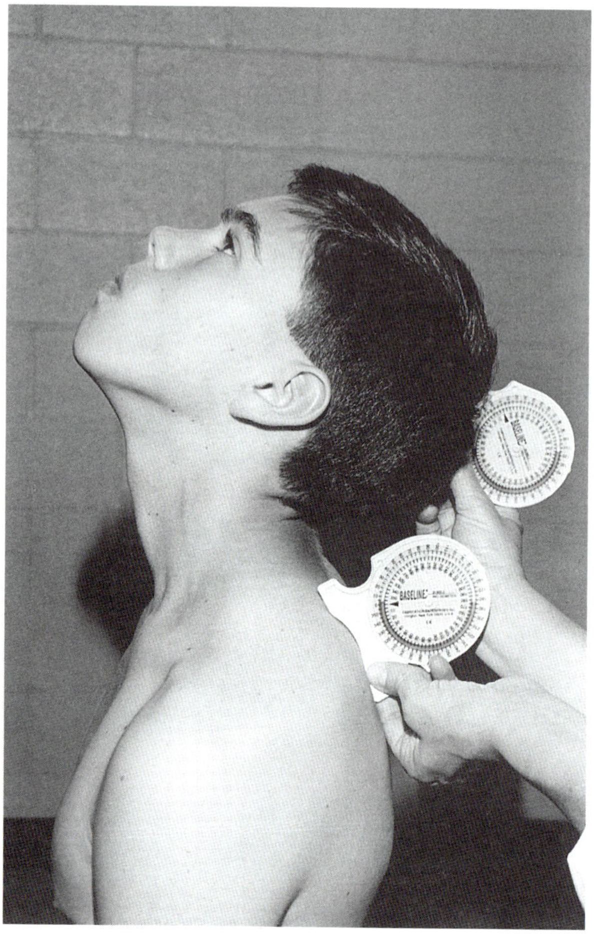

**Figura 11-26.** Alineación del inclinómetro en la posición de máxima amplitud de extensión cervical.

dividuos de entre 80 y 89 años[16]. Consultar las Tablas 11-1, 11-7 y 11-8 para obtener más información.

### *Alineación del dispositivo CROM[44]*

1. Colocar con cuidado el dispositivo CROM sobre la cabeza del sujeto, de modo que la pieza nasal descanse sobre el puente de la nariz y la banda se ajuste a la parte posterior de la cabeza (Fig.11-27).
2. Colocar la cabeza de modo que el inclinómetro de gravedad situado en el lateral mida 0.

### Movimientos de la prueba

Desplazar la cabeza del paciente hacia atrás y hacia dentro mediante la ROM de extensión (Fig. 11-28). Al final del movimiento, se leerá la escala del inclinómetro situado en el lateral de la cabeza.

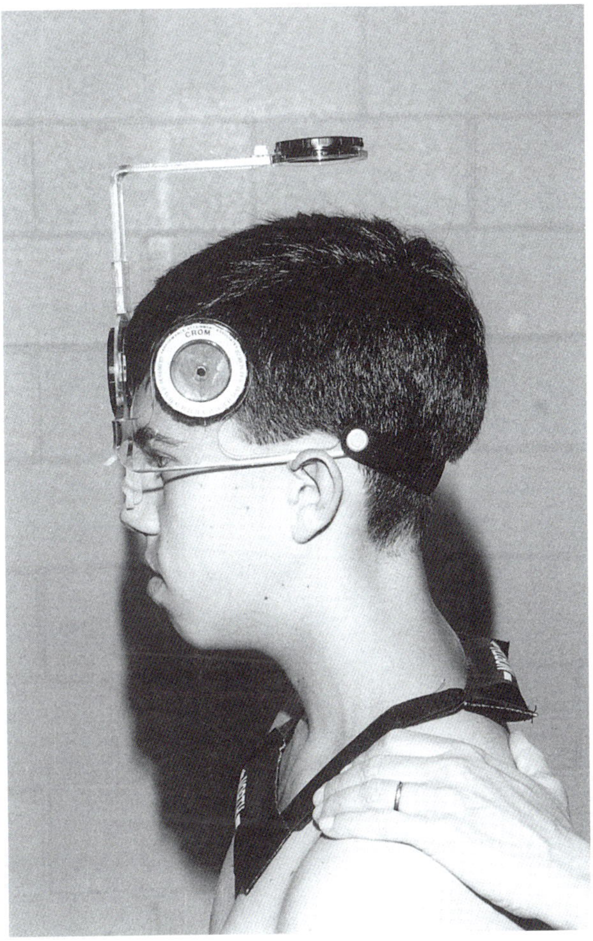

**Figura 11-27.** El paciente se sitúa en la posición inicial con el dispositivo CROM colocado. El inclinómetro gravitatorio colocado a los lados de la cabeza del paciente previamente al movimiento se ha graduado en el cero.

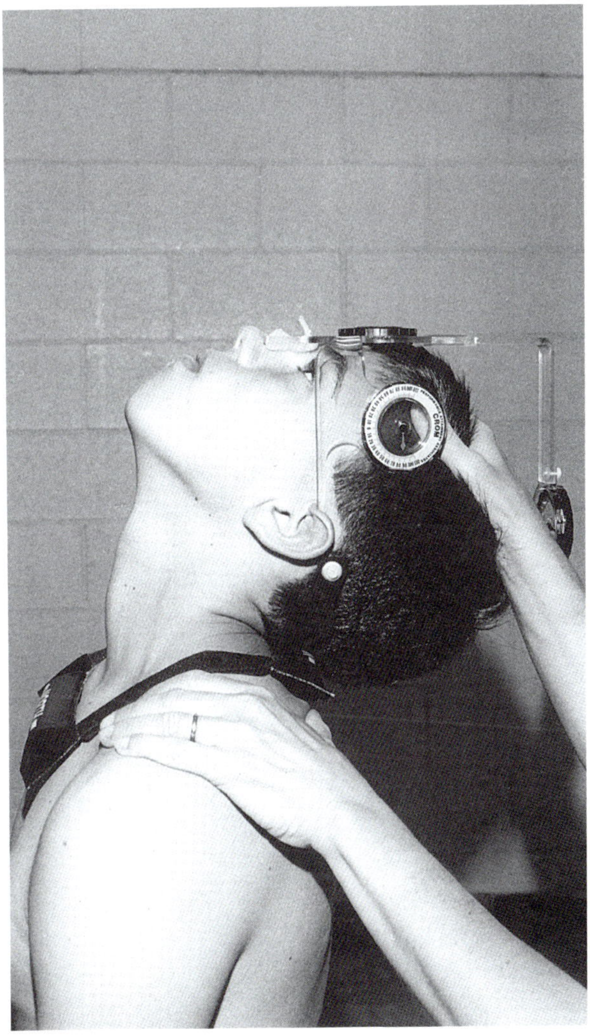

**Figura 11-28.** Al final de la amplitud del movimiento (ROM) de extensión cervical, el examinador estabiliza el tronco con una mano y mantiene con la otra mano la cabeza del paciente en la posición de máxima amplitud. Se observa que la ROM de extensión pasiva del sujeto es mucho mayor que la ROM de extensión activa que se muestra en la Figura 11-26.

## FLEXIÓN LATERAL

El movimiento se produce en el plano frontal alrededor de un eje anterior-posterior. La media de ROM de la flexión lateral cervical hacia un lado, medida con el goniómetro universal, es de 22° (DS = 7° a 8°). Consultar la Tabla 11-1 para obtener más información.

### *Posición para la prueba*

El sujeto se coloca sentado con la columna dorsal y lumbar bien sujetas sobre el respaldo de una silla. Colocar la columna cervical con 0° de flexión, extensión y rotación.

### *Estabilización*

Estabilizar la cintura escapular para evitar la flexión lateral de la columna dorsal y lumbar.

### *Movimientos de la prueba*

Sostener la cabeza del paciente por la parte superior y lateral de la misma (lado opuesto al sentido del movimiento). Desplazar la cabeza hacia el hombro. No permitir que la cabeza rote, se flexione o se extienda durante el movimiento (Fig. 11-29).

El final del movimiento tiene lugar cuando se aprecia resistencia y los intentos por continuar el movimiento de rotación lateral causan la flexión lateral del tronco.

### *Tope final normal*

La sensación de tope final es firme debido a la tensión pasiva desarrollada por los ligamentos intertransversales, las fibras del anillo fibroso y los siguientes músculos contralaterales: largo de la cabeza, largo del cuello, escaleno anterior y esternocleidomastoideo.

### *Alineación del goniómetro*

Véanse las Figuras 11-30 y 11-31.

1. Centrar el fulcro (punto de apoyo de la palanca) del goniómetro sobre la apófisis espinosa de la vértebra C7.
2. Alinear el brazo proximal con la apófisis espinosa de las vértebras dorsales, de modo que el brazo sea perpendicular al suelo.
3. Alinear el brazo distal con la línea media dorsal de la cabeza, utilizando como referencia la protuberancia occipital.

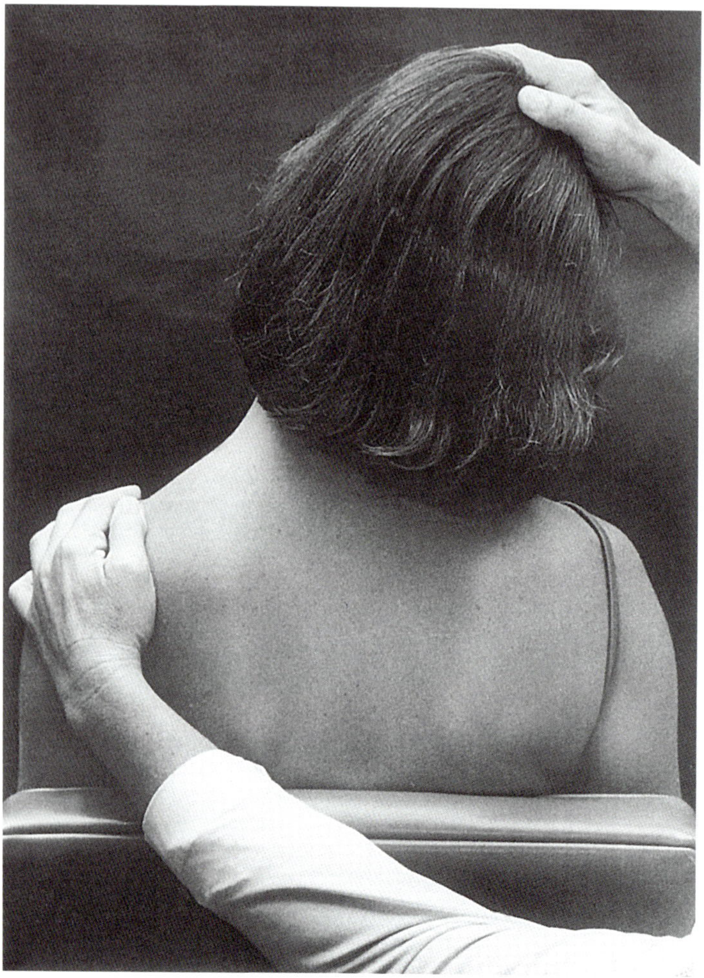

**Figura 11-29.** Posición final de la amplitud del movimiento de flexión lateral cervical. La mano del examinador sujeta el hombro izquierdo de la paciente para evitar la flexión lateral de la columna dorsal y lumbar. La otra mano del examinador mantiene la flexión lateral cervical traccionando lateralmente la cabeza del sujeto.

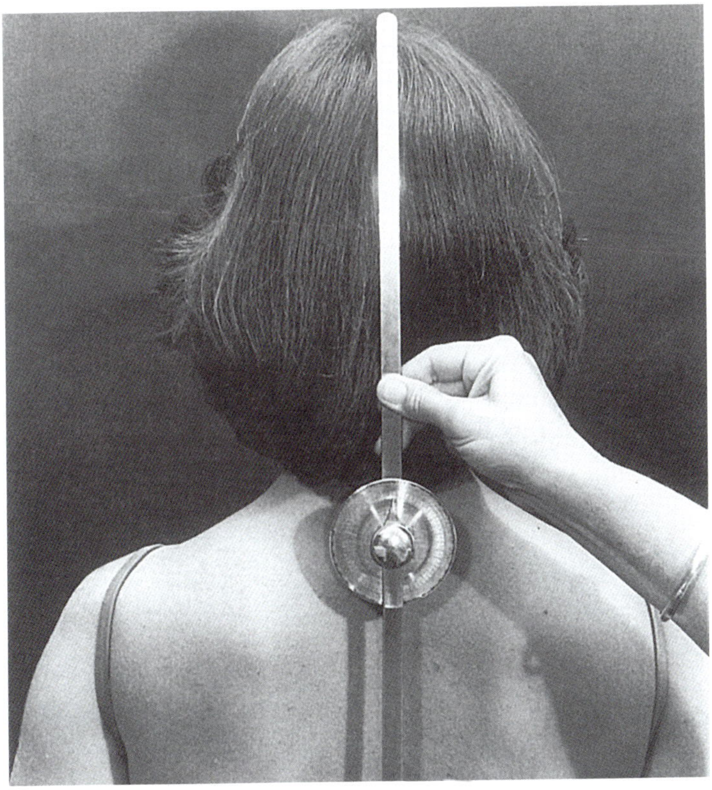

**Figura 11-30.** En la posición inicial para la medición de la amplitud de flexión lateral cervical, el brazo proximal del goniómetro se coloca perpendicular respecto del suelo.

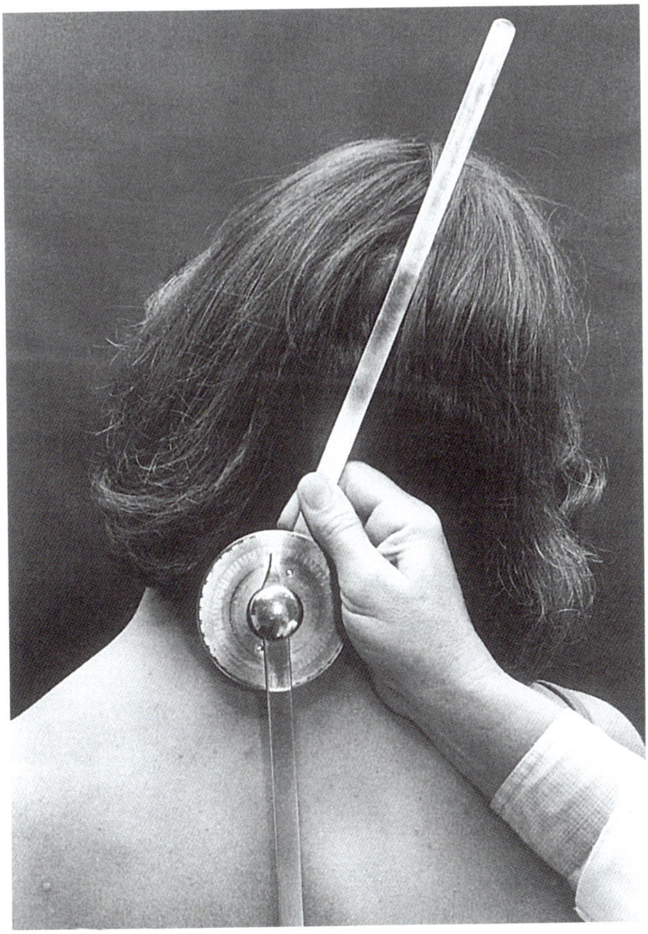

**Figura 11-31.** En la posición de máxima amplitud de flexión lateral, el examinador mantiene la alineación del brazo proximal del goniómetro con una mano. En la práctica, el examinador pondría una mano en la cabeza del paciente para mantener la flexión lateral; aquí el examinador sólo usa una mano para sea visible la alineación del goniómetro.

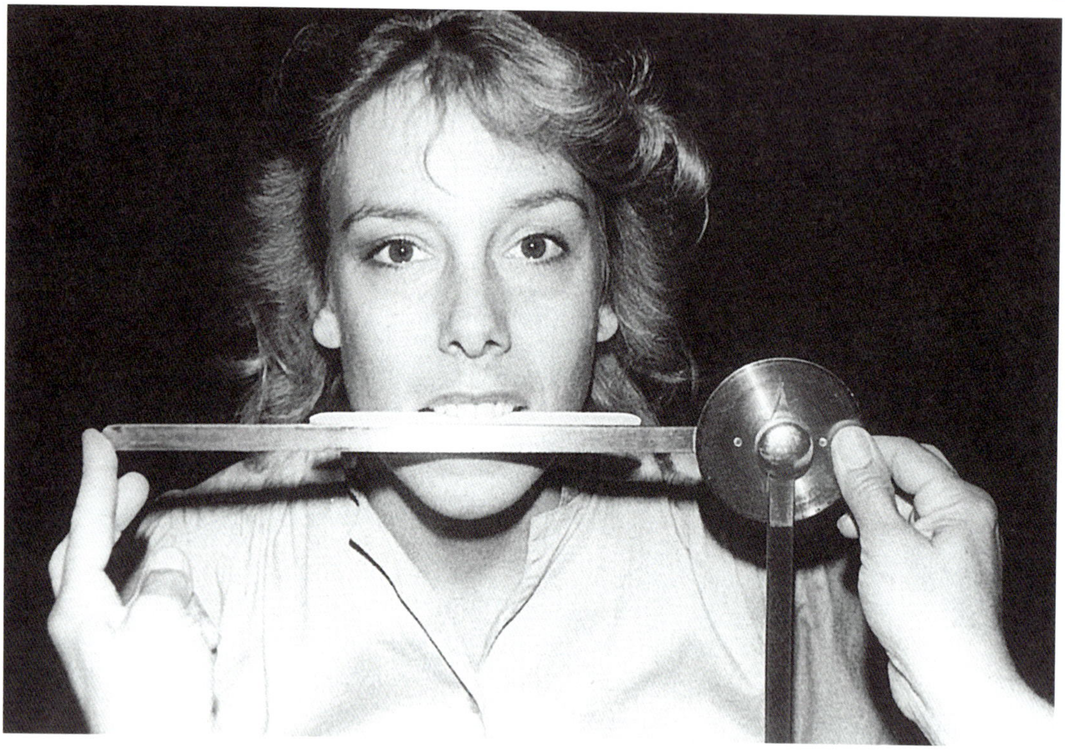

**Figura 11-32.** En el método alternativo de medición de la flexión lateral cervical, el sujeto mantiene un depresor lingual entre los dientes (en esta fotografía el depresor lingual apenas se aprecia, oculto por el brazo del goniómetro). El brazo proximal se coloca perpendicular respecto del suelo.

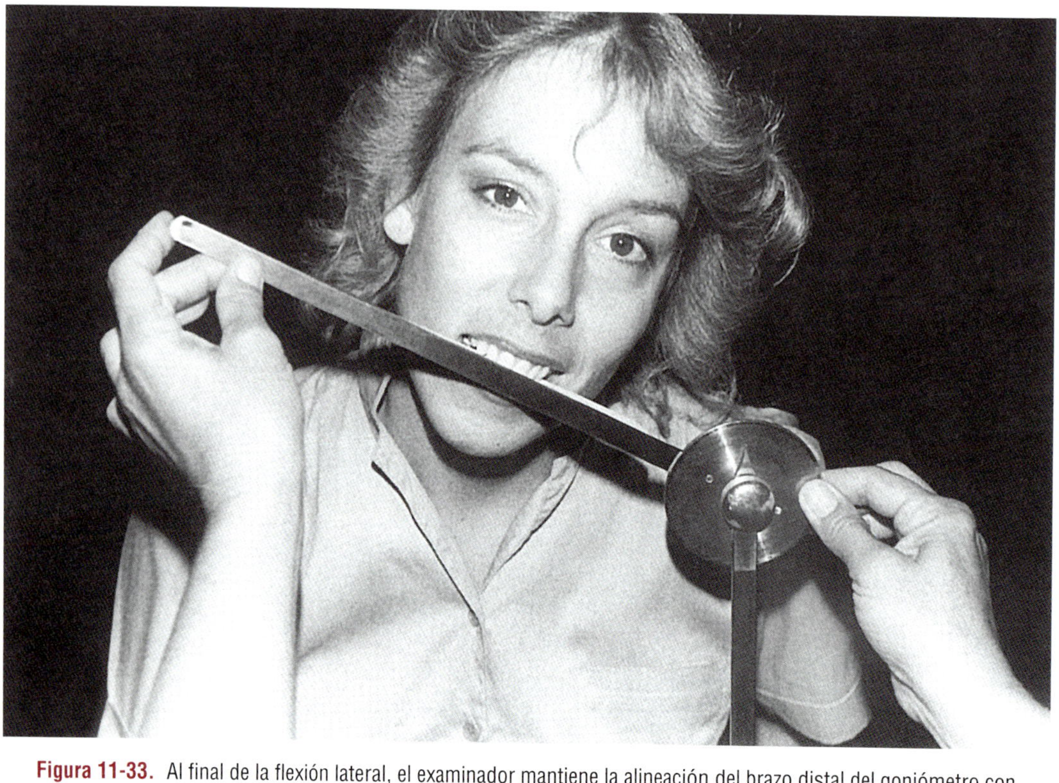

**Figura 11-33.** Al final de la flexión lateral, el examinador mantiene la alineación del brazo distal del goniómetro con una mano mientras sujeta el disco del instrumento con la otra.

### *Alineación alternativa del goniómetro*

Colocar un depresor lingual entre los dientes superiores e inferiores de ambos lados de la boca del sujeto.

1. Centrar el fulcro (punto de apoyo de la palanca) del goniómetro cerca de un extremo del depresor lingual (Fig. 11-32).
2. Alinear el brazo proximal de modo que se encuentre paralelo o perpendicular al suelo.
3. Alinear el brazo distal con el eje longitudinal del depresor lingual (Fig. 11-33).

### *Método alternativo de medición de la flexión lateral: cinta métrica*

La ROM media de la flexión lateral cervical medida con cinta métrica oscila entre 10,7 cm y 12,9 cm. Acudir a la Tabla 11-2 para más información.

Puede emplearse una cinta métrica para medir la distancia entre la apófisis mastoides y el borde lateral de la apófisis acromial (Fig. 11-34). El examinador mide la distancia entre la apófisis mastoides del sujeto y la apófisis acromial, el final de la ROM.

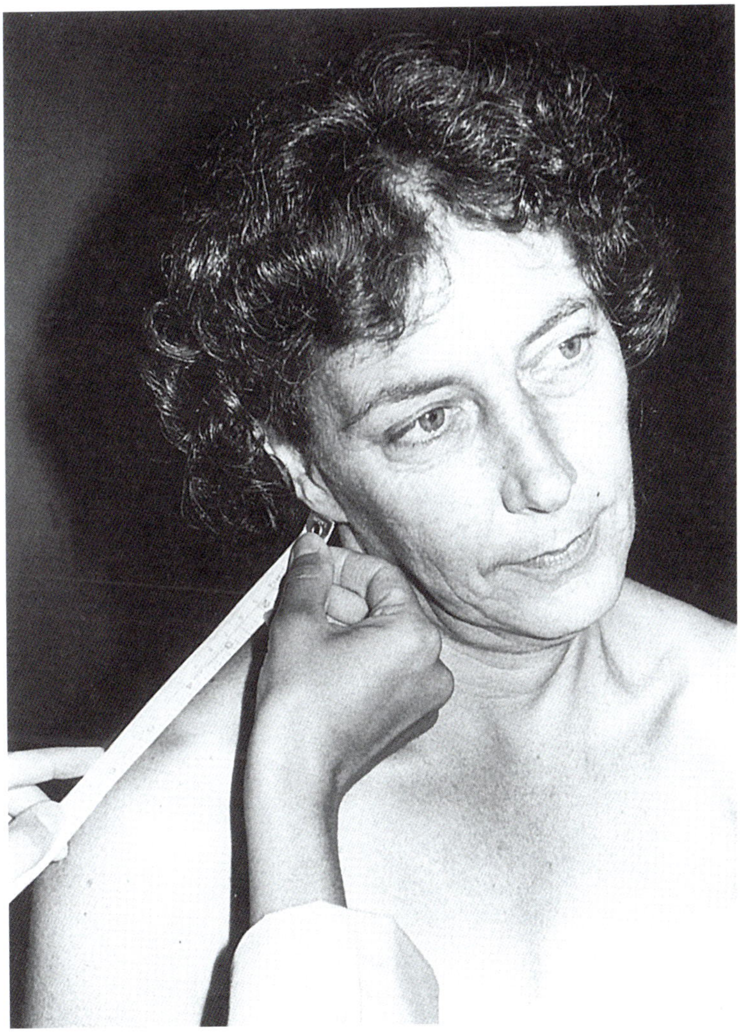

**Figura 11-34.** Se muestra a la paciente en la posición de máxima amplitud de movimiento para la flexión lateral cervical.

### *Método alternativo de medición de la flexión lateral: inclinómetros dobles*

**Alineación del inclinómetro**

1. Situar un inclinómetro directamente sobre la apófisis espinosa de la séptima vértebra cervical. Ajustar el dial de forma que la burbuja señale 0 en la escala.
2. Situar el segundo inclinómetro con firmeza sobre la cabeza y ajustar el dial en 0 (Fig. 11-35).

**Movimientos de la prueba**

Indicar al sujeto que mueva la cabeza con flexión lateral mientras mantiene el tronco erguido (Fig. 11-36). (Se está midiendo la ROM del movimiento activo.) La ROM es la diferencia entre los dos instrumentos.

### *Método alternativo de medición de la flexión lateral: dispositivo CROM*

La ROM media de la flexión lateral empleando el dispositivo ROM cervical varía entre 45° de media en sujetos con eda-

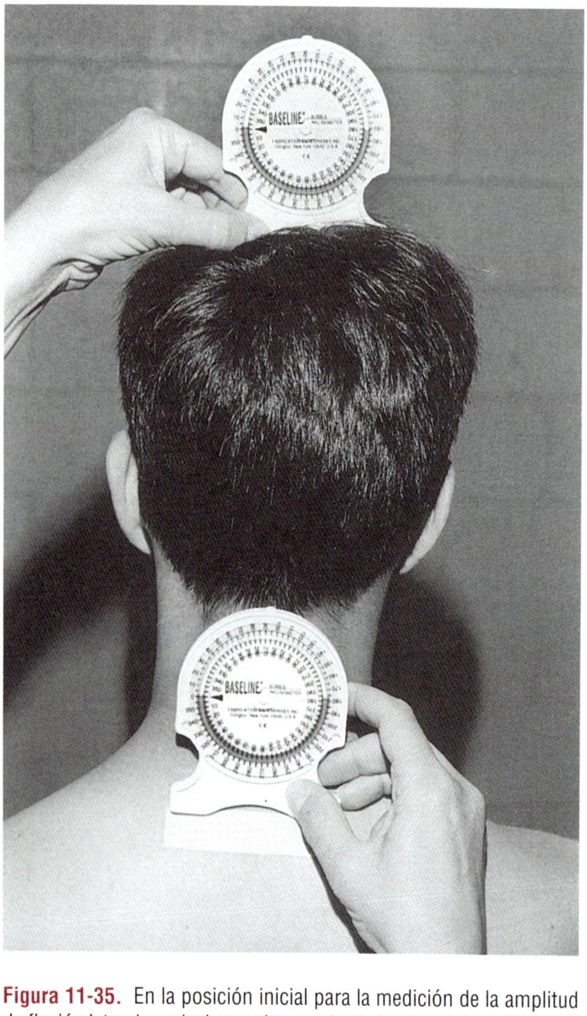


**Figura 11-35.** En la posición inicial para la medición de la amplitud de flexión lateral cervical, se coloca un inclinómetro en la apófisis espinosa de la séptima vértebra cervical. Se coloca una tira de celo a esta altura para mantener la alineación del inclinómetro. El examinador ha graduado en el cero ambos inclinómetros antes de comenzar el movimiento.

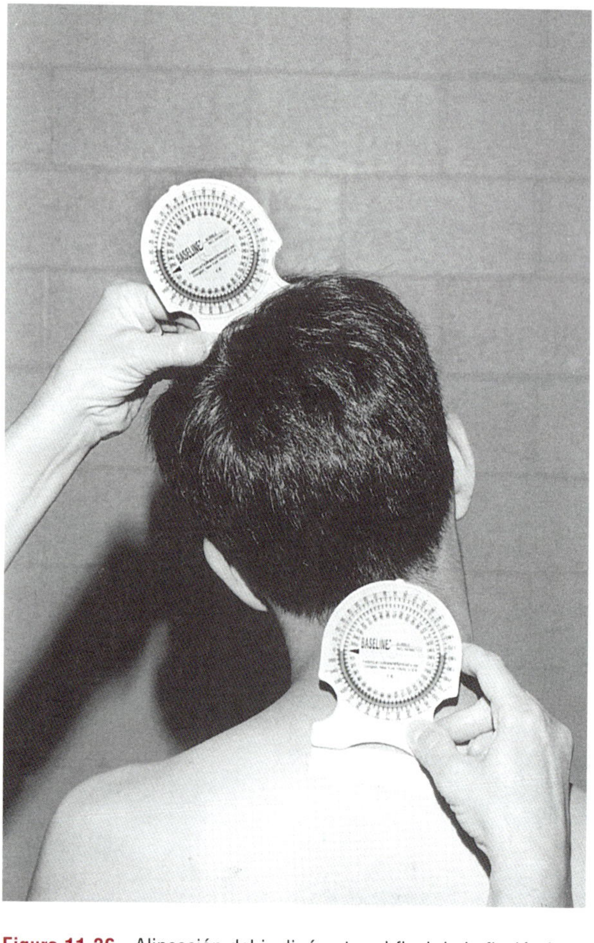


**Figura 11-36.** Alineación del inclinómetro al final de la flexión lateral. El examinador lee y registra la información de la escala de cada inclinómetro. La amplitud de movimiento es la diferencia entre las medidas de ambos instrumentos.

des entre los 11 y los 19 años y 23° en sujetos de 80 a 89 años de edad[16]. Véanse las Tablas 11-1, 11-7 y 11-8 para más información.

### Alineación del dispositivo CROM[44]

1. Situar el dispositivo CROM sobre la cabeza del sujeto, de modo que la pieza de la nariz descanse sobre el puente de la nariz y la banda se ajuste por detrás de la cabeza del paciente.
2. Colocar la cabeza del sujeto en la posición para la prueba, de modo que el inclinómetro de gravedad situado en la parte delantera del CROM marque 0° (Fig. 11-37).

### Movimientos de la prueba

Desplazar la cabeza del sujeto hacia el lateral. Al final del movimiento, leer la escala localizada en la parte anterior de la frente.

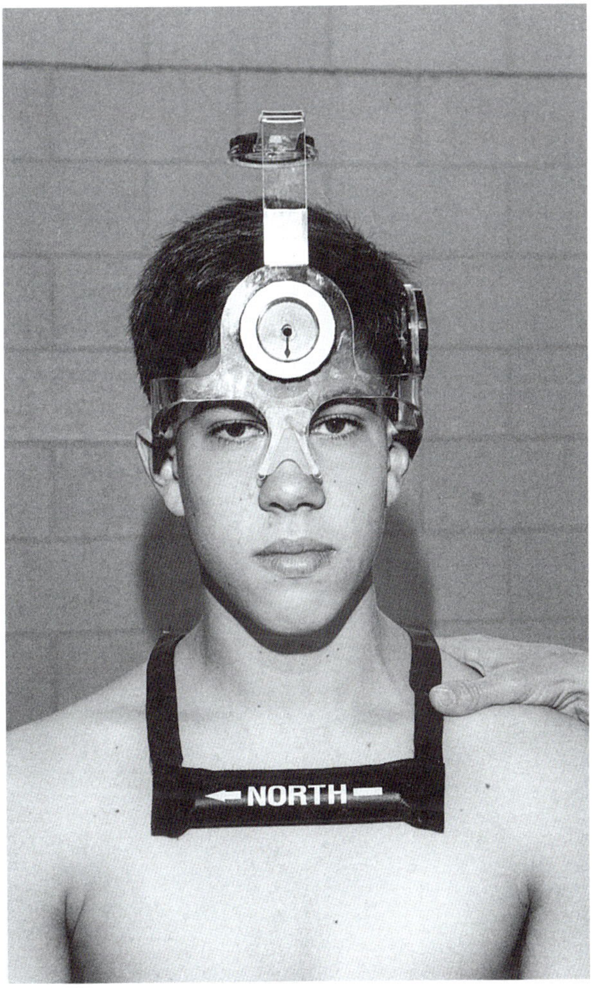


**Figura 11-37.** El paciente se sitúa en la posición inicial para la medición de la amplitud de flexión lateral cervical, de modo que el inclinómetro localizado en la frente del paciente se gradúe en el cero antes de comenzar el movimiento.

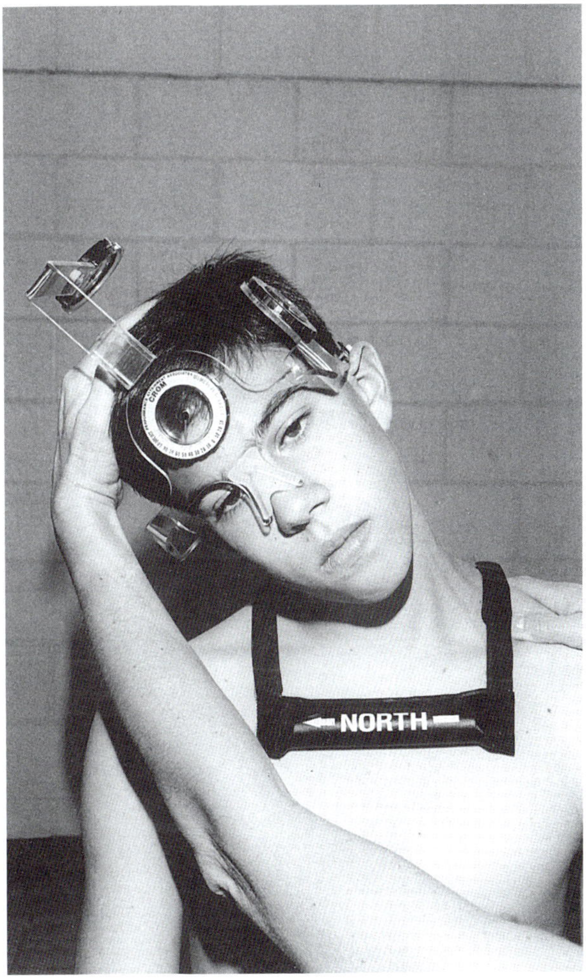


**Figura 11-38.** En la posición de máxima amplitud de flexión lateral (ROM), el examinador estabiliza el hombro del sujeto con una mano y mantiene la máxima amplitud de movimiento (ROM) con la otra mano sobre la cabeza del paciente.

## ROTACIÓN

El movimiento se produce en el plano transversal alrededor de un eje vertical. La ROM media de rotación cervical con el goniómetro universal es de 49° al lado izquierdo (DS = 9°) y 51° a la derecha (DS = 11°)[11]. Véase Tabla 11-1. Magee[1] indica que la amplitud de movimiento en rotación varía entre 70° y 90°, pero debe advertirse que la rotación cervical de más de 50° puede conducir a la torsión de la arteria vertebral contralateral. La arteria del mismo lado puede plegarse con 45° de rotación[1].

### *Posición para la prueba*

El sujeto se coloca sentado, con la columna dorsal y lumbar bien apoyadas sobre el respaldo de una silla. Colocar la columna cervical en la posición de 0° de flexión, extensión y flexión lateral. El sujeto puede colocarse un depresor lingual entre los dientes delanteros como referencia.

### *Estabilización*

Estabilizar la cintura escapular para evitar la rotación de la columna dorsal y torácica.

### *Movimientos de la prueba*

Sostener la barbilla del sujeto y rotar la cabeza mediante un movimiento de la cabeza hacia el hombro, como se muestra en la Figura 11-39. El final de la ROM se detecta cuando se aprecia resistencia y el intento por continuar el movimiento da lugar a la rotación del tronco.

### *Tope final normal*

La sensación de tope es firme debido al estiramiento del ligamento alar, las fibras de las cápsulas articulares cigapofisarias y los siguientes músculos contralaterales: largo de la cabeza, largo del cuello y escaleno anterior. La tensión pasiva del esternocleidomastoideo homolateral puede limitar los extremos finales de la rotación.

### *Alineación del goniómetro*

Véanse las Figuras 11-40 y 11-41.

1. Centrar el fulcro (punto de apoyo de la palanca) del goniómetro sobre la zona central craneal de la cabeza.
2. Alinear el brazo proximal del instrumento paralelo a una línea imaginaria entre las dos apófisis acromiales.
3. Alinear el brazo distal a la punta de la nariz. Si se emplea un depresor lingual, alinear el brazo del goniómetro paralelo al eje longitudinal del depresor lingual.

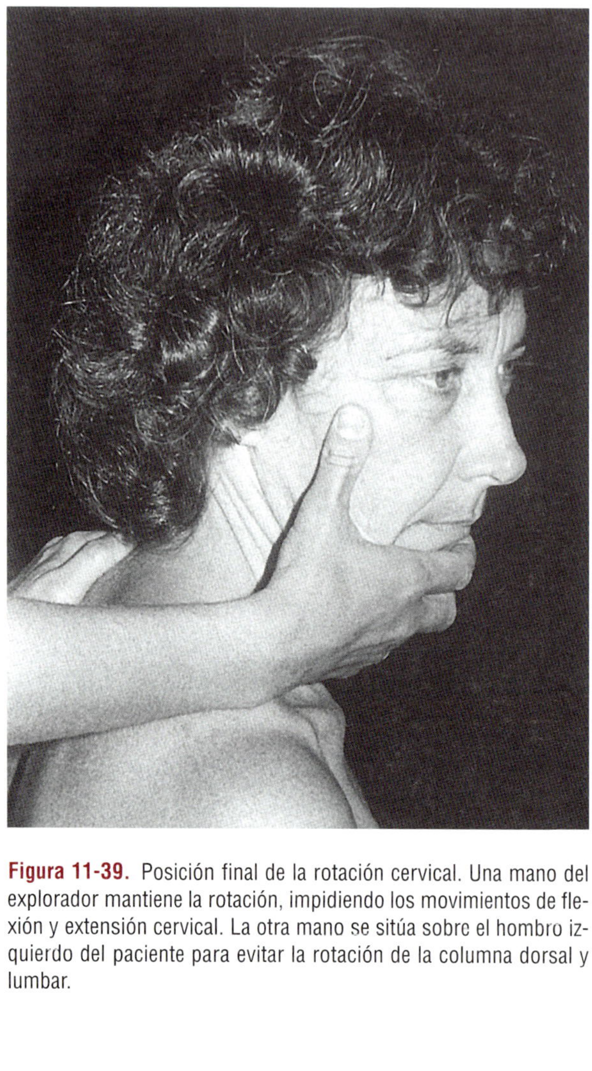

**Figura 11-39.** Posición final de la rotación cervical. Una mano del explorador mantiene la rotación, impidiendo los movimientos de flexión y extensión cervical. La otra mano se sitúa sobre el hombro izquierdo del paciente para evitar la rotación de la columna dorsal y lumbar.

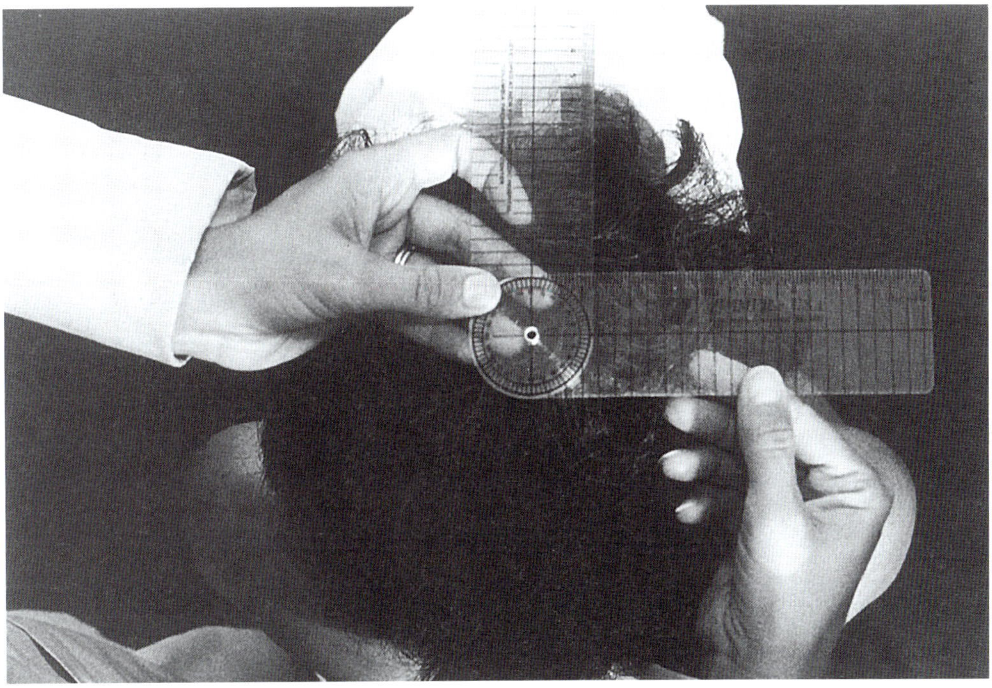

**Figura 11-40.** Para alinear el goniómetro en la posición inicial para la medición de la amplitud de rotación cervical, el examinador se sitúa detrás del sujeto, que se encuentra sentado en un asiento bajo.

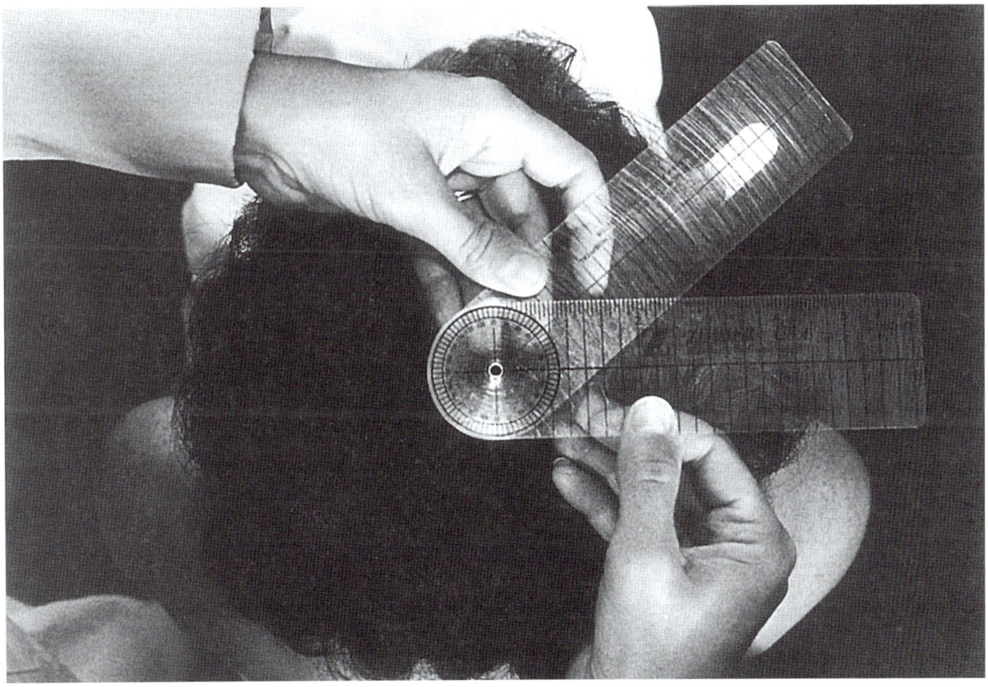

**Figura 11-41.** En la posición final de la amplitud de rotación cervical derecha, una mano del examinador mantiene la alineación del brazo distal del goniómetro con respecto a la punta de la nariz y al extremo del depresor lingual. La otra mano del examinador mantiene el brazo proximal alineado en paralelo con la línea imaginaria entre ambas apófisis acromiales.

### *Método alternativo de medición de la rotación: cinta métrica*

La ROM media de la rotación cervical a la izquierda medida con una cinta métrica oscila entre 11 cm y 13,2 cm[12, 13]. Se mide la distancia entre la punta de la barbilla y la apófisis del acromion al final del movimiento (Fig. 11-42).

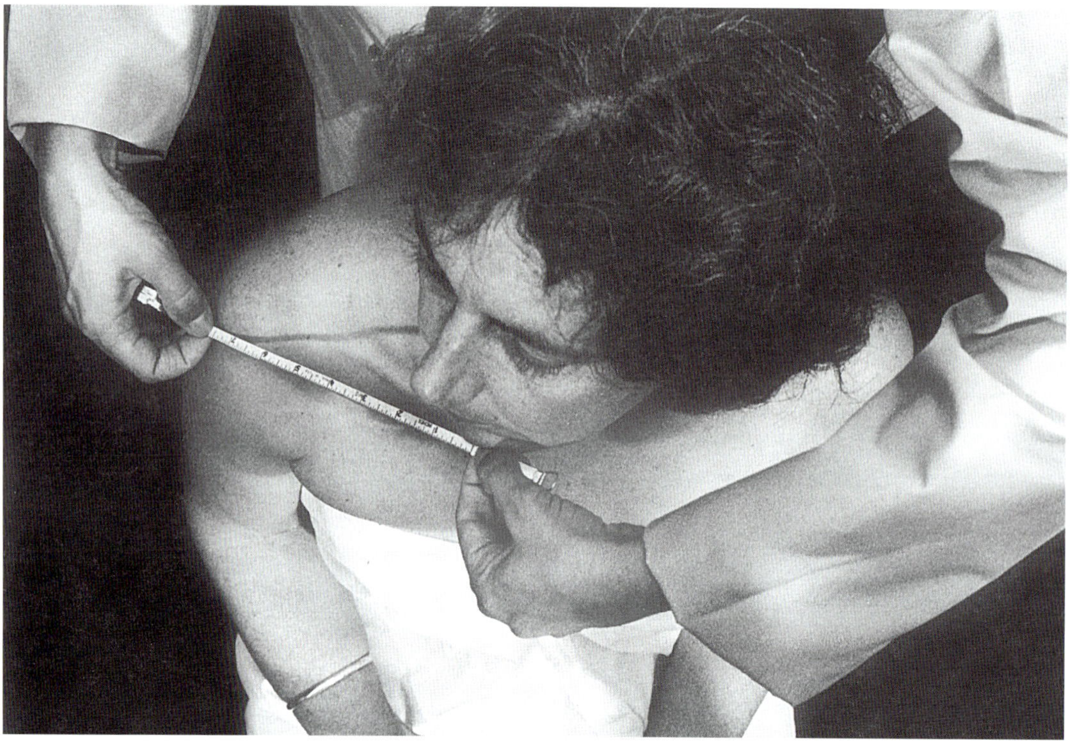

**Figura 11-42.** En la posición final de la rotación cervical, el examinador usa una cinta métrica para determinar la distancia entre la punta de la barbilla del paciente y la apófisis acromial del lado derecho.

### *Método alternativo de medición de la rotación: inclinómetro*

**Posición para la prueba**

El sujeto se coloca en decúbito supino con la cabeza en posición neutral de rotación, flexión lateral, flexión y extensión.

**Alineación del inclinómetro**

1. Situar el inclinómetro en la mitad de la frente del sujeto, y ponerlo a cero (Fig. 11-43).
2. Sujetar el inclinómetro con firmeza mientras la cabeza del sujeto rota la máxima amplitud de movimiento (Fig. 11-44).

**Movimientos de la prueba**

Indicar al sujeto que gire la cabeza en rotación. La ROM puede leerse en el inclinómetro al final del movimiento ROM.

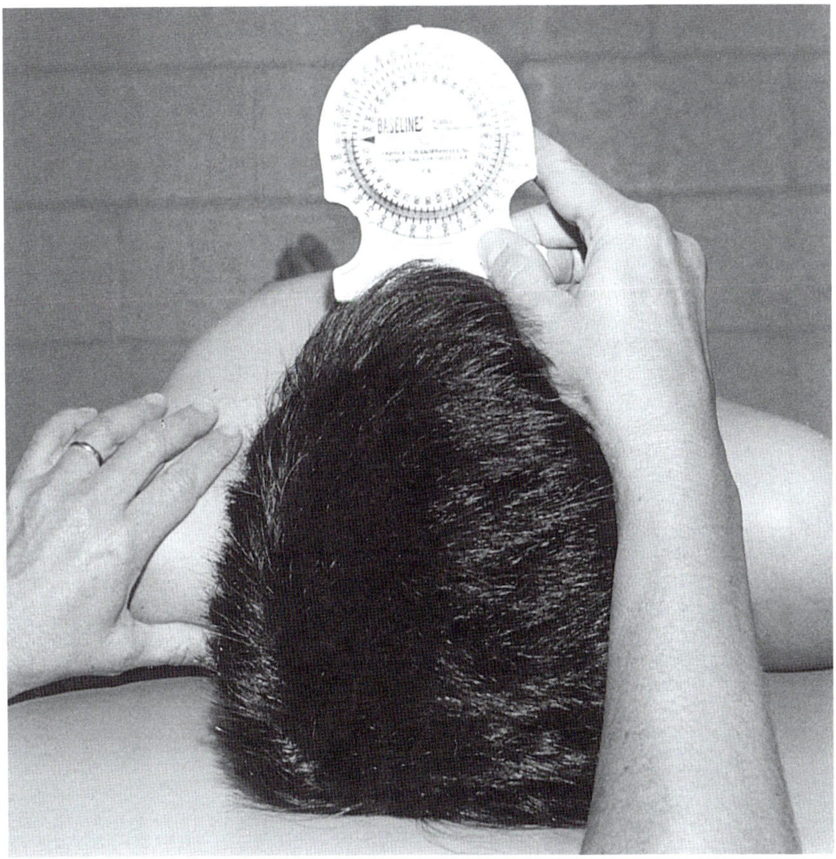

Figura 11-43. Alineación del inclinómetro en la posición inicial para la medición de la amplitud de rotación cervical. Para esta medición sólo se utiliza un inclinómetro.

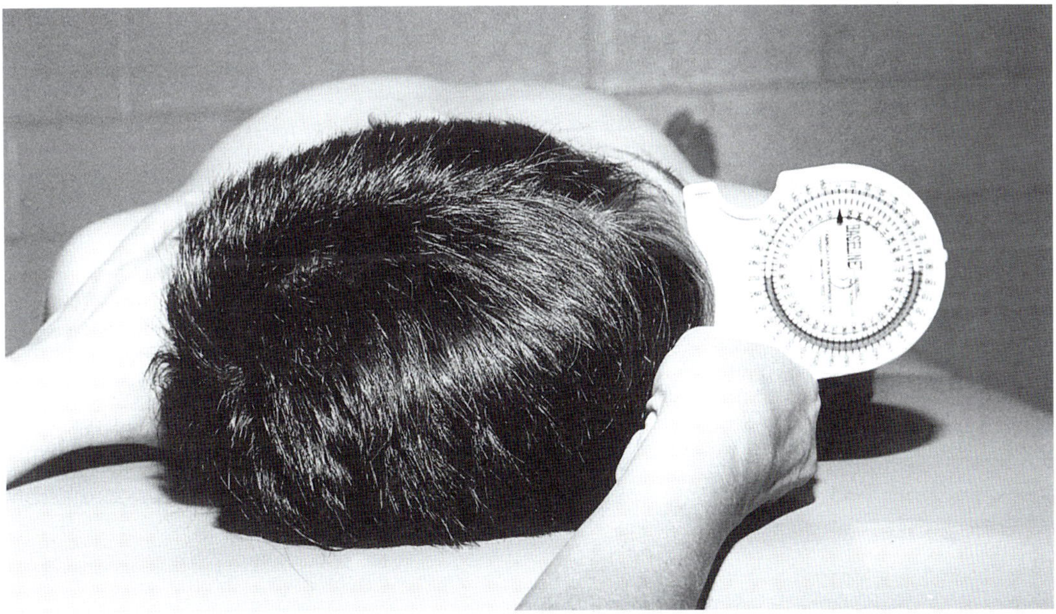

Figura 11-44. Alineación del inclinómetro en la posición de máxima amplitud de rotación cervical (ROM). Los grados que indica el goniómetro equivalen a la amplitud máxima ROM de rotación.

### *Método alternativo de medición de rotación: dispositivo CROM*

La ROM media de rotación con el uso del dispositivo CROM varía entre 75° en los sujetos con edades entre 11 y 19 años y los 46° en sujetos de 80 años[16]. Consultar las Tablas 11-1, 11-7 y 11-8 para obtener más información sobre la ROM de rotación empleando el dispositivo CROM.

**Alineación del dispositivo CROM[44]**

1. Situar el dispositivo CROM sobre la cabeza del sujeto, de modo que la pieza nasal descanse sobre el puente de la nariz y la banda se ajuste cómodamente en la parte posterior de la cabeza del sujeto. La aguja del imán señala al norte (Fig. 11-45).
2. Para asegurarse de que la brújula está nivelada, ajustar la posición de la cabeza de modo que el inclinómetro gravitatorio señale 0 (Fig. 11-46).
3. Después de nivelar el inclinómetro de brújula, girar el indicador de rotación del inclinómetro de brújula hasta que señale 0.

**Movimientos de la prueba**

Desplazar la cabeza del sujeto en el sentido de rotación y leer la escala del inclinómetro al final de la amplitud de movimiento.

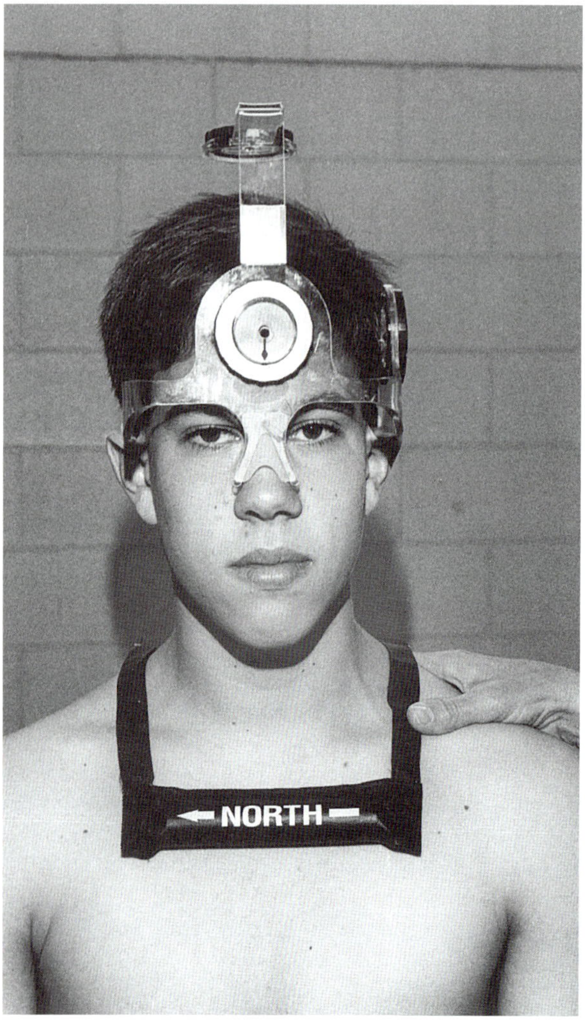


**Figura 11-45.** La brújula del extremo superior del dispositivo CROM se ha nivelado de modo que el examinador pueda calibrarlo en cero antes de iniciar el movimiento.

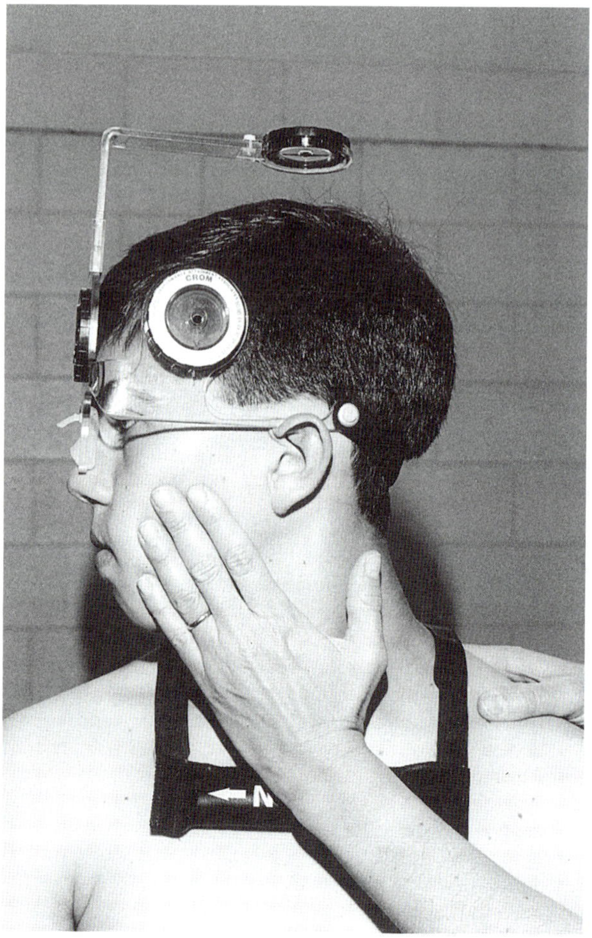

**Figura 11-46.** En la posición final de la amplitud del movimiento de rotación derecha, el examinador estabiliza el hombro del sujeto con una mano y mantiene la posición de máxima amplitud de rotación con la otra. El examinador hará la lectura del inclinómetro situado en el extremo superior del dispositivo CROM. La amplitud de rotación corresponde a los grados marcados al final de la ROM.

## Bibliografía


1. Magee, DJ: Orthopedic Physical Assessment, ed 4. WB Saunders, Philadelphia, Elsevier Science USA, 2002.
2. Goel, VK: Moment-rotation relationships of the ligamentous occipito-atlanto-axial complex. J Biomech 8:673, 1988.
3. Caillie, R: Soft Tissue Pain and Disability, ed 3. FA Davis, Philadelphia, 1991.
4. Crisco, JJ, Panjabi, MM, and Dvorak, J: A model of the alar ligaments of the upper cervical spine in axial rotation. J Biomech 24:607, 1991.
5. Dumas, JL, y cols.: Rotation of the cervical spinal column. A computed tomography in vivo study. Surg Radiol Anat 15:33, 1993.
6. White, AA, and Punjabi, MM: Clinical Biomechanics of the Spine, ed 2. JB Lippincott, Philadelphia, 1990.
7. Herding, D, and Kessler, RM: Management of Common Musculoskeletal Disorders, ed 3. JB Lippincott, Philadelphia, 1996.
8. Lantz, CA, Chen, J, and Buch, D: Clinical validity and stability of active and passive cervical range of motion with regard to total and unilateral uniplanar motion. Spine 11:1082, 1999.
9. American Medical Association: Guides to the Evaluation of Permanent Impairment, ed 3. AMA, Chicago, 1988.
10. Capuano-Pucci, D, y cols.: Intratester and intertester reliability of the cervical range of motion device. Arch Phys Med Rehabil 72:338, 1991.
11. Youdas, JW, Carey, JR, and Garrett, TR: Reliability of measurements of cervical spine range of motion: Comparison of three methods. Phys Ther 71:2, 1991.
12. Hsieh, C-Y, and Yeung, BW: Active neck motion measurements with a tape measure. J Orthop Sports Phys Ther 8:88, 1986.
13. Balogun, JA, y cols.: Inter- and intratester reliability of measuring neck motions with tape measure and Myrin gravity-reference goniometer. J Orthop Sports Phys Ther Jan:248, 1989.
14. O'Driscoll, SL, and Tomenson, J: The cervical spine. Clin Rheum Dis 8:617, 1982.
15. Keske, J, Johnson, G, and Ellingham, C: A reliability study of cervical range of motion of young and elderly subjects using an electromagnetic range of motion system (ENROM) (abstract). Phys Ther 71:S94, 1991.
16. Youdas, JW, y cols.: Normal range of motion of the cervical spine: An initial goniometric study. Phys Ther 72:770, 1992.
17. Dvorak, J, y cols.: Age and gender related normal motion of the cervical spine. Spine 17:S-393, 1992.
18. Pearson, ND, and Walmsley, RP: Trial into the effects of repeated neck retractions in normal subjects. Spine 20:1245, 1995.
19. Nilsson, N, Hartvigsen, J, and Christensen, HW: Normal ranges of passive cervical motion for women and men 20-60 years old. J Manipulative Physiol Ther 19:306, 1996.
20. Walmsley, RP, Kimber, P, and Culham, E: The effect of initial head position on active cervical axial rotation range of motion in two age populations. Spine 21:24335, 1996
21. Trott, PH, y cols.: Three dimensional analysis of active cervical motion: The effect of age and gender. Clin Biomech 11:201, 1996.
22. Pellachia, GE, and Bohannon, RW: Active lateral neck flexion range of motion measurements obtained with a modified goniometer: Reliability and estimates of normal. J Manipulative Physiol Ther 21:443, 1998.
23. Chen, J, y cols.: Meta-analysis of normative cervical motion. Spine 24:1571, 1999.
24. Feipel, V, y cols.: Normal global motion of the cervical spine: An electrogoniometric study. Clin Biomech (Bristol, Avon) 14:462, 1999.
25. Castro, WHM: Noninvasive three-dimensional analysis of cervical spine motion in normal subjects in relation to age and sex. Spine 25:445, 2000.
26. Ordway, NR, y cols.: Cervical flexion, extension, protrusion and retraction. A radiographic segmental analysis. Spine 24:240, 1999.
27. Miller, JS, Polissar, NL, and Haas, M: A radiographic comparison of neutral cervical posture with cervical flexion and extension ranges of motion. J Manipulative Physiol Ther 19:296, 1996.
28. Christiansen, HW, and Nilsson, N: The ability to reproduce the neutral zero position of the head. J Manipulative Physiol Ther 22:26, 1999.
29. Solinger, AB, Chen, J, and Lantz, CA: Standardized initial head position in cervical range-of-motion assessment: Reliability and error analysis. J Manipulative Physiol 23:20, 2000.
30. Chibnall, JT, Duckro, PN, and Baumer, K. The influence of body size on linear measurements used to reflect cervical range of motion. Phys Ther 74:1134, 1994.
31. Guth, EH: A comparison of cervical rotation in age-matched adolescent competitive swimmers and healthy males. J Orthop Sports Phys Ther 21:21, 1995.
32. Tucci, SM, y cols.: Cervical motion assessment: A new, simple and accurate method. Arch Phys Med Rehabil 67:225, 1986.
33. Garrett, TR, Youdas, JW, and Madson, TJ: Reliability of measuring the forward head posture in patients (abstract). Phys Ther 71:S54, 1991.
34. Nilsson N: Measuring passive cervical motion: A study of reliability. J Manipulative Physiol Ther 18:293, 1995
35. Nilsson N, Christensen, HW, and Hartvigsen, J: The interexaminer reliability of measuring passive cervical range of motion. J Manipulative Physiol Ther 19:302, 1996.
36. Rheault, W, y cols.: Intertester reliability of the flexible ruler for the cervical spine. J Orthop Sports Phys Ther Jan:254, 1989.
37. Olson, SL, y cols.: Tender point sensitivity, range of motion, and perceived disability in subjects with neck pain. J Orthop Sports Phys Ther 30:13, 2000.
38. Ordway, NR, y cols.: Cervical sagittal range of motion. Analysis using three methods: Cervical range-of-motion device. 3. Space and radiography. Spine 22:501, 1997.
39. Tousignant, MA: Criterion validity of the cervical range of motion (CROM) goniometer for cervical flexion and extension. Spine 25:324, 2000.
40. Christensen, HW, and Nilsson, N: The reliability of measuring active and passive cervical range of motion: An observer blinded and randomized repeated measures design. J Manipulative Physiol Ther 21:341, 1998.
41. Defibaugh, JJ: Measurement of head motion. Part II: An experimental study of head motion in adult males. Phys Ther 44:163, 1964.
42. Herrmann, DB: Validity study of head and neck flexion-extension motion comparing measurements of a pendulum goniometer and roentgenograms. J Orthop Sports Phys Ther 11:414, 1990.
43. Viikari-Juntura, E: Interexaminer reliability of observations in physical examination of the neck. Phys Ther 67:1526, 1987.
44. CROM Procedure Manual: Procedure for Measuring Neck Motion with the CROM. Performance Attainment Assoc., St Paul.

# CAPÍTULO 12

# Columna dorsal y lumbar

## Estructura y función

### Columna dorsal

#### *Anatomía*

Las 12 vértebras de la columna dorsal forman una curva convexa en la parte posterior (Fig. 12-1*A*). Estas vértebras poseen una serie de características especiales. Las apófisis espinosas se inclinan en sentido descendente desde D1 a D10, y se superponen desde D5 a D8. Las apófisis espinosas de D11 y D12 adoptan la orientación horizontal característica de las apófisis espinosas de las vértebras lumbares. Las apófisis transversas desde D1 a D10 son grandes, de bordes engrosados, con las carillas articulares costales pares para articularse con las costillas. Los cuerpos vertebrales desde D2 a D9 tienen semicarillas pares (carillas costovertebrales superior e inferior) en las esquinas posterolaterales. Las articulaciones intervertebrales y cigapofisarias de la región dorsal tienen esencialmente la misma estructura que las de la región cervical, excepto porque las caras cigapofisarias articulares superiores miran hacia atrás, ligeramente laterales y craneales. Las carillas articulares superiores son ligeramente convexas, mientras que las carillas articulares inferiores son ligeramente cóncavas. Las caras articulares inferiores miran hacia delante y en dirección ligeramente medial y caudal. Además, las cápsulas articulares son más fuertes que las de la región cervical.

Las uniones costovertebrales están constituidas por las semicarillas costales ligeramente convexas superior e inferior (caras costovertebrales) de la cabeza de la costilla y la correspondiente semicarilla del cuerpo vertebral de una vértebra superior y otra inferior (Fig. 12-1*B*). Desde D2 a D8, las carillas articulares costovertebrales se articulan con las semicarillas cóncavas situadas en el cuerpo inferior de una vértebra y en la cara superior del cuerpo vertebral de la vértebra adyacente inferior. Algunas de las caras articulares costovertebrales también se articulan con los discos intervertebrales interpuestos, mientras que las costillas primera, undécima y duodécima se articulan con sólo una vértebra. Una cápsula delgada y fibrosa, fortalecida por los ligamentos radiados y el ligamento longitudinal posterior, rodea las uniones costovertebrales. Dentro de la cápsula hay un ligamento intraarticular que une la cabeza de la costilla con el núcleo pulposo.

Las articulaciones costotransversas son las articulaciones situadas entre las tuberosidades costales de la primera a la décima costilla y las caras costales de las apófisis transversas de la primera a la décima vértebra dorsal. Las tuberosidades costales de la primera a la séptima costilla son ligeramente convexas (véase Fig. 12-1*B*). Las superficies articulares de las caras costales y vertebrales son relativamente aplanadas desde aproximadamente D7 a D10. Las cápsulas de las articulaciones costotransversas están reforzadas por los ligamentos costotransversos medial, lateral y superior.

#### *Osteocinética*

Las caras articulares cigapofisarias asientan sobre el plano frontal desde D1 a D6 y, por lo tanto, limitan la flexión y la extensión en esta región. Las caras articulares de la región dorsal inferior están más orientadas en el plano sagital, permitiendo de este modo una amplitud ligeramente mayor de flexión y extensión. Las costillas y las articulaciones costales restringen la flexión lateral en las regiones dorsales superior y media, pero en los segmentos dorsales inferiores la flexión lateral y la rotación son relativamente libres, porque estos segmentos no están limitados por las costillas. En general, la región dorsal es menos flexible que la cervical debido a las limitaciones de movimiento impuestas por la superposición de las apófisis espinosas, las cápsulas articulares más fuertes y el armazón de las costillas.

#### *Artrocinética*

Durante la flexión, el cuerpo de la vértebra superior se inclina hacia delante, se desliza hacia delante y rota ligeramente sobre la vértebra inferior adyacente. En las articulaciones cigapofisarias, las caras articulares inferiores de la vértebra superior se deslizan hacia arriba sobre las caras articulares superiores de la vértebra adyacente inferior. Durante la extensión, se producen los movimientos contrarios: la vértebra superior se inclina y se traslada hacia atrás, y las caras articulares inferiores se deslizan hacia abajo sobre las caras articulares superiores de la vértebra adyacente inferior.

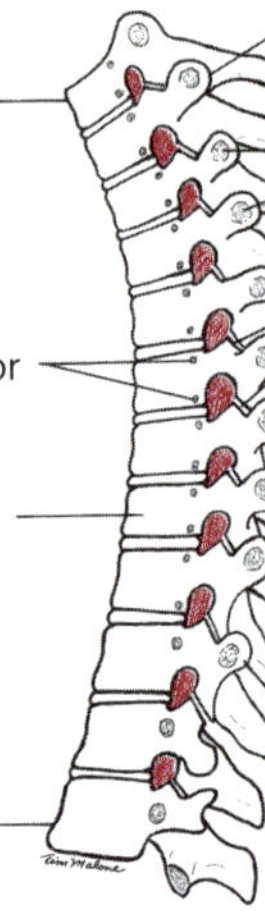


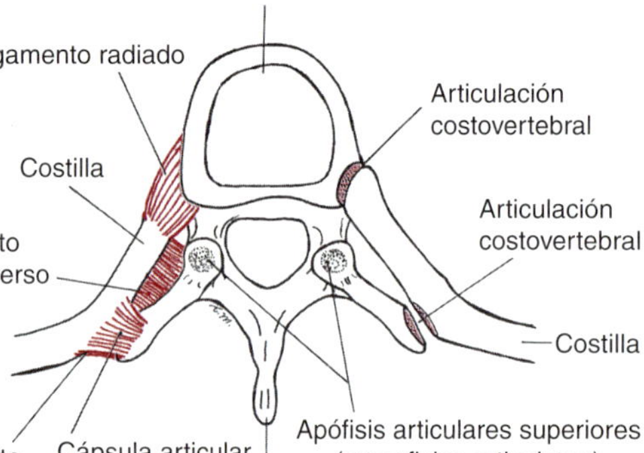


**Figura 12-1. (A)** Imagen lateral de la columna dorsal que muestra las superficies articulares costales en los extremos agrandados de las apófisis transversas desde D1 a D10 y las superficies articulares costovertebrales en los extremos laterales de los lados superior e inferior de los cuerpos vertebrales. Se muestran las articulaciones cigapofisarias entre las caras articulares inferiores de la vértebra superior y las caras articulares superiores de la vértebra adyacente inferior. **(B)** Imagen superior de una vértebra dorsal que muestra las articulaciones entre la vértebra y las costillas; las articulaciones costovertebrales izquierda y derecha, las articulaciones costotransversas entre la superficie articular costal a la izquierda y la apófisis transversa derecha, y los tubérculos costales en las costillas correspondientes.

En la flexión lateral hacia la derecha, las caras articulares inferiores derechas de la vértebra superior se deslizan hacia abajo sobre las caras articulares superiores derechas de la vértebra inferior. En el lado contrario, las caras articulares inferiores izquierdas de la vértebra superior se deslizan hacia abajo sobre las caras articulares superiores de la vértebra adyacente inferior.

Durante la rotación axial, la vértebra superior rota sobre la vértebra inferior, y las caras articulares inferiores de la vértebra superior impactan sobre las caras articulares superiores de la vértebra adyacente inferior. Por ejemplo, en la rotación hacia la izquierda, la cara articular inferior derecha impacta sobre la cara articular superior derecha de la vértebra adyacente inferior. En las articulaciones costovertebrales se producen movimientos de rotación y deslizamiento entre las costillas y los cuerpos vertebrales. Es posible una ligera rotación entre las superficies articulares de las costillas y las apófisis transversas en las articulaciones costotransversas superiores, y se permite una mayor rotación en el deslizamiento que se produce en las articulaciones inferiores (D7 a D10). Los movimientos de las articulaciones costales son fundamentales para la ventilación de los pulmones, pero también permiten cierta flexibilidad de la región dorsal.

### *Patrón capsular*

El patrón capsular para la columna dorsal supone una mayor limitación de la extensión, la flexión lateral y la rotación que para la flexión.

## Columna lumbar

### *Anatomía*

Los cuerpos de las cinco vértebras lumbares son de mayor tamaño que los de las vértebras de las demás regiones de la columna. Las apófisis espinosas son anchas y gruesas, y se extienden horizontalmente (Fig. 12-2*A*). Las superficies de las caras articulares superiores de las articulaciones cigapofisarias son cóncavas, y miran medialmente y hacia atrás. Las caras articulares inferiores son convexas y se dirigen lateral y anteriormente. La quinta vértebra lumbar difiere de las otras cuatro en su cuerpo en forma de cuña, con la altura anterior mayor que la altura posterior. Las caras articulares inferiores de la quinta vértebra son muy anchas para articularse con el sacro.

Las cápsulas articulares son fuertes, y los ligamentos de la región son esencialmente los mismos que los de la región dorsal, excepto por la suma de las fascias iliolumbar y dorsolumbar. El ligamento supraespinoso está muy desarrollado tan sólo en la columna lumbar superior. Los ligamentos interespinosos unen una apófisis espinosa con la otra. El ligamento iliolumbar contribuye a estabilizar la articulación lumbosacra y evita el desplazamiento anterior. El ligamento transverso está bien desarrollado en el área lumbar, y el ligamento longitudinal anterior es más fuerte en esta región (Fig. 12-2*B*). El ligamento longitudinal posterior está poco desarrollado en el área lumbar.

### *Osteocinética*

Las caras articulares cigapofisarias de L1 a L4 se encuentran fundamentalmente en el plano sagital, que favorece la flexión y la extensión y limita la flexión lateral y la rotación. La flexión de la columna lumbar se encuentra más limitada que la extensión. Durante la flexión y extensión combinada, la mayor movilidad tiene lugar entre L4 y L5. La mayor flexión se

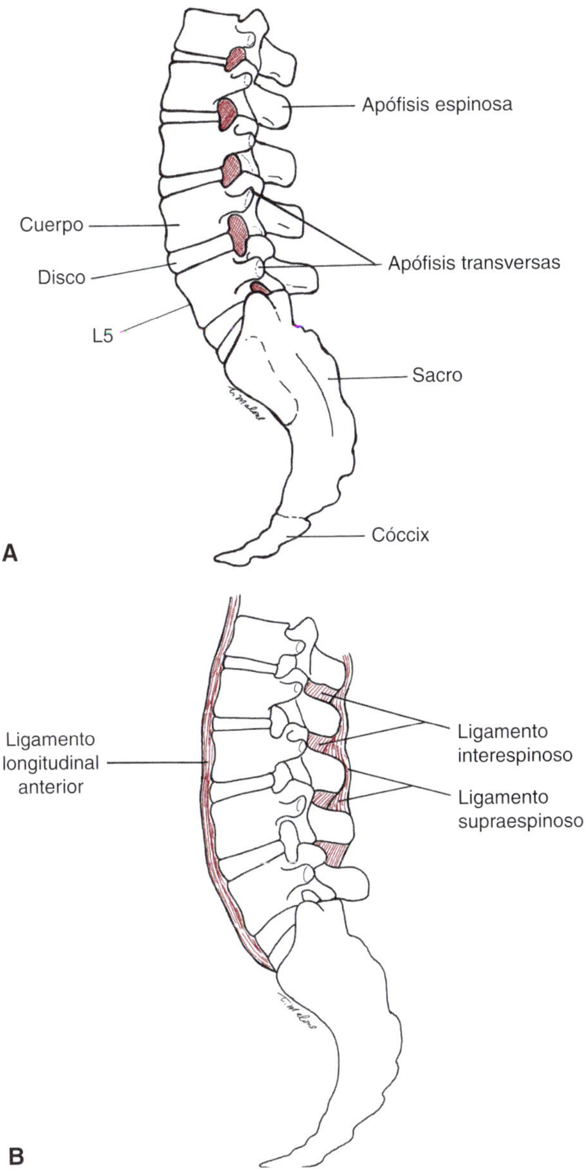


**Figura 12-2. (A)** Imagen lateral de la columna lumbar que muestra las apófisis espinosas anchas, gruesas y de orientación horizontal y los cuerpos vertebrales de gran tamaño. **(B)** Imagen lateral de la columna lumbar que muestra los ligamentos longitudinal anterior, supraespinosos e interespinosos.

produce en la articulación lumbosacra, L5-S1. La flexión lateral y la rotación son mayores en la región lumbar superior, y apenas existe flexión lateral en la articulación lumbosacra debido a la orientación de las carillas articulares.

### *Artrocinética*

De acuerdo con Bogduk[1], la flexión en las articulaciones intervertebrales conlleva una combinación de 8° a 13° de rotación anterior (inclinación), 1 mm a 3 mm de traslación anterior (deslizamiento), y cierta rotación axial. El cuerpo vertebral superior rota, se inclina y se desliza hacia delante sobre el cuerpo vertebral adyacente inferior. Durante la flexión en las articulaciones cigapofisarias, las caras articulares inferiores de la vértebra superior se deslizan hacia arriba sobre las caras articulares superiores de la vértebra adyacente inferior. En la extensión, se producen los movimientos contrarios: el cuerpo vertebral de la vértebra superior se inclina y se desliza hacia atrás sobre la vértebra adyacente inferior, y las caras articulares inferiores de la vértebra superior se deslizan hacia abajo sobre las caras articulares superiores de la adyacente inferior. En la flexión lateral, la vértebra superior se inclina y se traslada lateralmente sobre la adyacente inferior.

Durante la flexión lateral hacia el lado derecho, la cara articular inferior derecha de la vértebra superior se desliza hacia abajo sobre la cara superior derecha de la vértebra adyacente inferior. La cara articular inferior izquierda de la vértebra superior se desliza hacia arriba sobre la cara superior izquierda de la vértebra adyacente inferior. En la rotación axial, la vértebra superior rota sobre la vértebra inferior, y las caras articulares inferiores de la vértebra superior impactan sobre las superficies articulares superiores de la vértebra adyacente inferior. En la rotación hacia la izquierda, la cara articular inferior derecha impacta sobre la cara superior derecha de la vértebra adyacente inferior.

### *Patrón capsular*

El patrón capsular de la columna lumbar consiste en una intensa y equivalente restricción de la flexión lateral seguida por la restricción de la flexión y la extensión[2].

## Resultados de la investigación

La Tabla 12-1 muestra los valores de la amplitud de movimiento (ROM = range of motion) de la columna dorsolumbar ofrecidos por la *American Academy of Orthopeaedic Surgeons* (AAOS)[3] y los valores de la ROM de la columna lumbar de la *American Medical Association* (AMA)[4].

### Influencia de la edad, el sexo y otros factores

#### *Edad*

Se ha empleado una gran variedad de instrumentos y métodos para determinar la amplitud de los movimientos dorsales, dorsolumbares y lumbares. Por lo tanto, son difíciles las comparaciones entre los diversos estudios. Al igual que para otras regiones del organismo, hay datos contrapuestos en cuanto a los efectos de la edad sobre la ROM. Sin embargo, la mayoría de los estudios indican que existen alteraciones relacionadas con la edad en la ROM, y que estas alteraciones pueden afectar a ciertos movimientos más que a otros de la misma región o la misma articulación[5-11].

**TABLA 12-1 Movimiento de la columna dorsal y lumbar: valores en pulgadas y grados a partir de fuentes seleccionadas**

| *Movimiento* | *AAOS*[*3] | *AMA*[†4] |
|---|---|---|
| Flexión | 4 | 60 |
| Extensión | 20-30 | 25 |
| Flexión lateral dcha | 35 | 25 |
| Flexión lateral izda | 35 | 25 |
| Rotación dcha | 45 | 30 |

AAOS = *American Association of Orthopaedic Surgeons;* AMA = *American Medical Association.*

* Valores correspondientes al movimiento dorsolumbar. La medida de la flexión en pulgadas se obtuvo con una cinta métrica empleando como puntos de referencia las apófisis espinosas de C7 y S1. Los movimientos restantes se midieron con un goniómetro universal y se ofrecen en grados.

† El movimiento lumbosacro se midió desde el sacro medio hasta D12 con el método del doble inclinómetro (valores en grados).

En uno de los primeros estudios, Loebl[5] empleó un inclinómetro para medir la ROM activa de la columna dorsal y lumbar de 126 hombres y mujeres de entre 15 y 84 años de edad. Encontró efectos relacionados con la edad tanto para varones como mujeres, y concluyó que se esperaría una pérdida de aproximadamente 8° de ROM de columna por cada década de edad para ambos géneros. En un estudio más reciente, Sullivan, Dickinson y Troup[6] emplearon inclinómetros dobles para medir el movimiento lumbar en el plano sagital en 1.226 sujetos sanos de ambos sexos. Dichos autores hallaron que cuando se controlaba el género, la flexión, la extensión y la ROM total disminuían al aumentar la edad. Los autores sugieren que los límites de ROM que determinan diferentes categorías de lesión deberían tener en cuenta la edad.

Se han empleado diferentes métodos de medida en cada uno de los siguientes tres estudios para valorar los efectos de la edad sobre la ROM lumbar en el plano sagital. En cada caso, los investigadores encontraron una disminución de la ROM a medida que aumenta la edad. Macrae y Wright[7] emplearon una modificación de la técnica de Schober para medir la flexión anterior en 195 mujeres y 147 varones (de 18 a 71 años de edad), y observaron que la ROM de la flexión activa disminuye con la edad. Moll y Wright[8] emplearon marcas cutáneas y una línea plomada para medir la amplitud de la extensión lumbar en un estudio con 237 sujetos (119 varones y 118 mujeres) de edades entre 20 y 90 años. Estos autores hallaron una amplia variación en los valores normales, pero detectaron una disminución gradual en la extensión lumbar en los sujetos entre los 35 y los 90 años de edad. Anderson y Sweetman[9] emplearon un dispositivo que combinaba una regla flexible y un hidrogoniómetro para medir la ROM en 432 trabajadores de 20 a 59 años de edad. El incremento de edad se asociaba a una menor ROM total de la columna lumbar (flexión y extensión). De un total de 74 varones con menos de 50° de flexión-extensión combinada, 32 se encontraban en la categoría entre los 50 y los 59 años de edad, comparados con 9 del grupo de los 20 a los 29 años de edad. De los 162 varones que tenían más de 60° de ROM total, 22 pertenecían al grupo de los 50 a los 59 años de edad, y 60 a la categoría de 20 a 29 años.

Uno de los dos estudios siguientes investigó la movilidad segmentaria, mientras que el otro estudió el movimiento de la columna lumbar en todos los planos. Gracovetsky y cols.[10] encontraron una diferencia significativa entre jóvenes y mayores en un grupo de 40 sujetos de 19 a 64 años de edad. Los más mayores presentaban una disminución de la movilidad segmentaria en la columna lumbar inferior frente a los sujetos más jóvenes. Para compensar la menor movilidad, los mayores aumentaban la participación de la pelvis a la flexión y la extensión. McGregor, McCarthy y Hughes[11] comprobaron que, aunque la edad tenía un efecto significativo sobre todos los planos de movimiento, el efecto variaba en cada movimiento, y la edad sólo contribuía en una pequeña proporción en la variabilidad observada en los 203 sujetos normales estudiados. La extensión máxima era el movimiento más afectado, con disminuciones significativas en cada década de edad. La flexión lateral disminuía después de los 40 años y cada década a partir de entonces. La flexión disminuía inicialmente a partir de los 30 años, pero permanecía igual hasta un descenso posterior tras los 50 años de edad. No se observaron descensos o tendencias similares en la rotación axial.

Los resultados de un estudio de Fitzgerald y cols.[12] se presentan en la Tabla 12-2. Los autores investigaron los efectos de la edad sobre la ROM dorsolumbar. Una revisión de los valores de la Tabla 12-2 muestra que el grupo de mayor edad presentaba un movimiento considerablemente menor que el grupo más joven en todos los movimientos excepto en la flexión. Los coeficientes de variación indicaban que existía una mayor variabilidad en la ROM de los grupos más mayores.

### *Sexo*

Las investigaciones de los efectos del género sobre la ROM de la columna lumbar indican que pueden ser específicos para cada movimiento y posiblemente específicos de la edad, pero existe discrepancia sobre los movimientos afectados, y algunos autores indican que el sexo no tiene ninguna influencia. El hecho de que los investigadores empleen diferentes métodos e instrumentos dificulta las comparaciones entre los diversos estudios. Por ejemplo, la investigación citada en el siguiente párrafo se llevó a cabo mediante cinta métrica, inclinómetros y líneas plomadas.

Macrae y Wright[7] observaron que las mujeres presentaban una flexión anterior significativamente menor que los varones en todos los grupos de edad. Sullivan, Dickinson y Troup[6] vieron que cuando se controlaba la edad, la ROM media de flexión era superior en los varones, pero la ROM media de la extensión y la ROM total eran significativamente superiores en las mujeres. Se estudiaron 1.126 voluntarios sanos, de ambos sexos, de edades entre 15 y 65 años. Los autores apreciaron que aunque la ROM total de las mujeres era significativamente mayor que la ROM total de los hombres,

**TABLA 12-2 Influencia de la edad sobre el movimiento de la columna lumbar y dorsolumbar: valores medios en°**

| | 20-29 años n = 31 | 30-39 años n = 42 | 40-49 años n = 16 | 50-59 años n =43 | 60-69 años n = 26 | 70-79 años n =9 |
|---|---|---|---|---|---|---|
| Movimiento | Media (DS) | Media (DS) | Media (DS) | Media (DS) | Media (DS) | Media (DS) |
| Flexión* | 3,7 (0,7) | 3,9 (1,0) | 3,1 (0,8) | 3,0 (1,1) | 2,4 (0,7) | 2,2 (0,6) |
| Extensión | 41,2 (9,6) | 40,0 (8,8) | 31,1 (8,9) | 27,4 (8,0) | 17,4 (7,5) | 16,6 (8,8) |
| Flexión lat. dcha | 37,6 (5,8) | 35,3 (6,5) | 27,1 (6,5) | 25,3 (6,2) | 20,2 (4,8) | 18,0 (4,7) |
| Flexión lat. izda | 38,7 (5,7) | 36,5 (6,0) | 28,5 (5,2) | 26,8 (6,4) | 20,3 (5,3) | 18,9 (6,0) |

(DS) = desviación estándar
Adaptado de Fitzgerald, GK, y cols.: Objective assessment with establishment of normal values for lumbar spine range of motion. *Pys Ther* 63; 1776, 1983. Con permiso de la *American Physical Therapy Association.*
* Las mediciones de la flexión se obtuvieron con el empleo del método de Schober y se ofrecen en centímetros. Las restantes medidas se obtuvieron con el uso del goniómetro universal y se indican en grados. Se estudiaron 172 pacientes voluntarios sin dolor de espalda en el momento.

la diferencia de 1,5° carecía de relevancia clínica. La edad y el sexo combinados representaban sólo el 14% de la variación en la flexión, el 25% en la extensión y el 20% de la variación de la ROM total. Las mediciones del movimiento lumbar se realizaron con un inclinómetro. La flexión se midió en posición de sentado, y la extensión en posición de prono (Tabla 12-3). Los hallazgos de Moll y Wright[8] en cuanto a la extensión de la columna lumbar son contrarios a los de Sullivan, Dickinson y Troup[6] en cuanto que Moll y Wright[8] determinaron que la movilidad de los varones en la extensión superaba de forma significativa la movilidad de las mujeres en un 7%. Las diferencias en los hallazgos de los diferentes estudios pueden deberse a que Moll y Wright no controlaron la edad. Dichos autores emplearon marcas en la piel y una línea plomada para medir la amplitud de la extensión lumbar en un estudio con 237 sujetos (119 hombres y 118 mujeres) de 15 a 90 años, parientes clínica- y radiológicamente sanos de pacientes con artritis psoriásica (Tablas 12-4 y 12-5).

A diferencia de los autores previos, los siguientes dos estudios no registraron efectos significativos del sexo sobre la ROM de la columna lumbar. Loebl[5] no encontró diferencias significativas entre ambos sexos en 126 varones y mujeres de 15 a 84 años de edad para medidas de la flexión y extensión lumbar. Bookstein y cols.[13] emplearon una cinta métrica para medir la ROM de la extensión lumbar en 75 colegiales de 6 a 11 años. Los autores no encontraron diferencias por edad o por sexo, pero sí una diferencia significativa de la interacción edad-sexo en el grupo de niños varones de 6 años, que presentaban una amplitud media de extensión de 2,1 cm.

### *Ocupación y estilo de vida*

Los investigadores han estudiado los siguientes factores, entre otros, en relación con sus efectos sobre la ROM lumbar: ocupación, estilo de vida[11,14-16], momento del día[17] y discapacidad[6,18-22]. Los resultados son controvertidos de forma similar a los hallazgos relacionados con la edad y el sexo.

Sughara y cols.[14], empleando un dispositivo denominado espinómetro, estudiaron las alteraciones relacionadas con la edad y con la ocupación en la ROM activa dorsolumbar en 1.071 varones y 1.243 mujeres de 20 a 60 años de edad. Los sujetos se seleccionaron a partir de tres tipos de trabajos: pescadores, granjeros y trabajadores industriales. Aunque tanto la flexión como la extensión disminuían con el incremento de edad, la disminución era superior para la ROM de extensión respecto de la de la flexión. La disminución de la ROM de la extensión activa era menor en el grupo de pescadores y sus

**TABLA 12-3 Influencia de la edad y el sexo sobre el movimiento de la columna lumbar en individuos de 15-65 años: valores medios en°***

| | **Varones** 16-24 años n = 122 | **Mujeres** 15-24 años n =161 | **Varones** 25-34 años n = 295 | **Mujeres** 25-34 años n = 143 | **Varones** 35-65 años n = 269 | **Mujeres** 35-65 años n =136 |
|---|---|---|---|---|---|---|
| Movimiento | Media (DS) | Media (DS) | Media (DS) | Media (DS) | Media (DS) | Media (DS) |
| Flexión | 33 (9) | 26 (9) | 31 (8) | 24 (8) | 27 (8) | 22 (8) |
| Extensión | 54 (10) | 63 (9) | 52 (9) | 60 (10) | 47 (9) | 53 (9) |

(DS) = desviación estándar
Adaptado de Sullivan, MS, Dickinson, CE y Troup, JDG: The influence of age and gender on lumbar spine sagittal plane range of motion: A study of 1126 healthy subjects. *Spine* 19:682, 1994.
* Los valores de ROM se obtuvieron con un inclinómetro líquido.

**TABLA 12-4 Influencia de la edad y el sexo en la amplitud de movimientos lumbares y dorsolumbares en individuos de 15-44 años de edad: valores medios en centímetros**

| | *Varones* | *Mujeres* | *Varones* | *Mujeres* | *Varones* | *Mujeres* |
|---|---|---|---|---|---|---|
| | *15-24 años* | | *25-34 años* | | *35-44 años* | |
| | *n = 21* | *n =10* | *n = 13* | *n = 16* | *n = 14* | *n =18* |
| *Movimientos* | *Media (DS)* | *Media (DS)* | *Media (DS)* | *Media (DS)* | *Media (DS)* | *Media (DS)* |
| Flexión* | 7,23 (0,92) | 6,66 (1,03) | 7,48 (0,82) | 6,69 (1,09) | 6,88 (0,88) | 6,29 (1,04) |
| Extensión* | 4,21 (1,64) | 4,34 (1,52) | 5,05 (1,41) | 4,76 (1,53) | 3,73 (1,47) | 3,09 (1,31) |
| Flexión lat. dcha† | 5,43 (1,30) | 6,85 (1,46) | 5,34 (1,06) | 6,32 (1,93) | 4,83 (1,34) | 5,30 (1,61) |
| Flexión lat. izda† | 5,06 (1,40) | 7,20 (1,66) | 5,93 (1,07) | 6,13 (1,42) | 4,83 (0,99) | 5,48 (1,30) |

Adaptado de Moll, JMH y Wright, V: Normal range of spinal mobility: An objective clinical study. *Ann Rheum Dis* 30:381, 1971. Los autores emplearon marcas cutáneas y una línea plomada sobre el tórax para la flexión lateral.
(DS) = desviación estándar.
* Movimiento lumbar.
† Movimiento dorsolumbar.

mujeres que en los granjeros y trabajadores industriales y sus esposas. Los autores concluyen que, debido a que las mujeres de los pescadores, como ellos mismos, tenían más extensión que otros grupos, otras variables diferentes a la condición física de pescar estaban afectando al mantenimiento de la ROM de extensión en este grupo laboral.

Sjolie[16] comparó la potencia de la columna lumbosacra y la movilidad de la columna lumbosacra y de la cadera entre un grupo de 38 adolescentes de una comunidad sin acceso a calles peatonales y un grupo de 50 adolescentes con excelentes accesos a vías peatonales. La movilidad lumbosacra se midió mediante la técnica modificada de Schober. Los resultados demostraron que los adolescentes de áreas rurales sin fáciles accesos a vías peatonales presentaban menos extensión lumbosacra y flexibilidad tendinosa que sus compañeros de áreas urbanas. La hipótesis de que existirían asociaciones negativas entre el autobús escolar y la forma física queda demostrada. La distancia recorrida por el autobús escolar se asociaba inversamente a la flexibilidad tendinosa y otros movimientos de cadera, pero no a la flexión lumbosacra. Caminar o montar en bicicleta para acudir a clase se asociaba positivamente con fuerza lumbosacra, ROM de extensión lumbosacra y flexión y extensión de cadera.

Freidrich y cols.[15] llevaron a cabo un estudio exhaustivo de la postura de la columna en 22 trabajadores de alcantarillas de 24 a 49 años mientras caminaban encorvados. Se sabe que trabajar encorvado es uno de los factores de riesgo de patología de la columna. Se grabaron en vídeo cinco niveles posturales correspondientes a la altura estandarizada de las cloacas que variaba entre 150 cm a 105 cm, mediante un sistema de análisis del movimiento basado en las imágenes de vídeo. Los resultados mostraron que la columna lumbar cambia bruscamente, desde su posición lordótica habitual mientras se camina normalmente en bipedestación, a una postura cifótica cuando se restringe la altura del techo a 150 cm. A medida que el techo es más bajo, el cuello adquiere progresivamente

**TABLA 12-5 Influencia de la edad y el sexo en la amplitud de movimientos lumbares y dorsolumbares en individuos de 45-74 años de edad: valores medios en centímetros**

| | *Varones* | *Mujeres* | *Varones* | *Mujeres* | *Varones* | *Mujeres* |
|---|---|---|---|---|---|---|
| | *45-54 años* | | *55-64 años* | | *65-74 años* | |
| | *n = 19* | *n =23* | *n = 34* | *n = 30* | *n = 14* | *n =14* |
| *Movimientos* | *Media (DS)* | *Media (DS)* | *Media (DS)* | *Media (DS)* | *Media (DS)* | *Media (DS)* |
| Flexión* | 7,17 (1,20) | 6,02 (1,32) | 6,87 (0,89) | 6,08 (1,32) | 5,67 (1,31) | 4,93 (0,90) |
| Extensión* | 3,88 (1,19) | 3,12 (1,36) | 3,56 (1,28) | 3,57 (1,32) | 3,41 (1,56) | 2,72 (0,95) |
| Flexión lat. dcha† | 4,71 (1,35) | 5,37 (1,54) | 5,05 (1,30) | 5,10 (1,85) | 4,44 (1,03) | 5,56 (2,04) |
| Flexión lat. izda† | 4,55 (0,94) | 5,14 (1,54) | 4,94 (1,22) | 4,88 (1,61) | 4,38 (0,98) | 5,55 (2,16) |

Adaptado de Moll, JMH y Wright, V: Normal range of spinal mobility: An objective clinical study. *Ann Rheum Dis* 30:381, 1971. Los autores emplearon marcas cutáneas y una línea plomada sobre el tórax para la flexión lateral.
(DS) = desviación estándar.
* Movimiento lumbar.
† Movimiento dorsolumbar.

una posición más lordótica, la columna dorsal se extiende y se aplana, transformándose en menos cifótica, y la columna lumbar adquiere más cifosis. Como se esperaba, los trabajadores más mayores mostraron una disminución de la movilidad segmentaria en la columna lumbar y un aumento de la lordosis cervical a medida que disminuía la altura del techo.

### *Discapacidad*

Sullivan, Dickinson y Troup[6] emplearon inclinómetros dobles para medir el movimiento sagital de la columna lumbar en 1.126 sujetos sanos. Los autores encontraron una gran variación en las medidas, y sugerían que la detección de alteraciones de la ROM podría ser difícil porque los intervalos de confianza del 95% proporcionaban una variación de hasta 36° en los valores normales de ROM. Sullivan, Shoaf y Riddle[18] examinaron la relación entre la alteración de la ROM de la flexión lumbar activa y la discapacidad. Los autores emplearon los datos preceptivos para determinar cuándo existía una alteración de la ROM de flexión, y usaron el juicio de fisioterapeutas para determinar si la alteración de la ROM de flexión guardaba relación con la discapacidad del paciente. Se encontraron escasas correlaciones entre la ROM lumbar y la discapacidad, y los autores concluyeron que las mediciones de la ROM lumbar activa no deberían emplearse como objetivos del tratamiento.

Lundberg y Gerdle[19] investigaron la movilidad articular de la columna y la periférica y la postura de la columna en 607 trabajadoras (edad media = 40,5 años) que trabajaban al menos la mitad del tiempo en asistencia a domicilio. La hipomotilidad sagital lumbar aislada se asociaba con una mayor discapacidad, y la combinación de positividad en las pruebas de provocación e hipomotilidad sagital lumbar se asociaba con unos niveles de discapacidad extraordinariamente elevados. La movilidad articular periférica, la postura sagital de la columna y la movilidad sagital dorsal, mostraban escasa correlación con la discapacidad.

Kujala y cols.[20] llevaron a cabo un estudio longitudinal durante 3 años sobre la movilidad lumbar y la aparición de dolor lumbosacro en 98 adolescentes. Se incluyeron 33 recién nacidos (16 niños y 17 niñas), 34 atletas varones y 31 atletas femeninas. La participación en los deportes y la máxima flexión lumbar predecían el dolor lumbosacro durante el seguimiento en los varones, pero sólo representaba el 16% de la variación entre los grupos con y sin dolor lumbosacro. El descenso de la ROM en los segmentos lumbares distales, la disminución de la ROM máxima en extensión y el peso elevado, eran predictivos de dolor lumbosacro en mujeres, y representaba el 31% de variabilidad entre grupos.

Natrass y cols.[21] emplearon un goniómetro e inclinómetros dobles para medir la ROM lumbosacra en 34 pacientes con dolor crónico lumbosacro. Se comparó la ROM de todos los sujetos con sus determinaciones en los índices de enfermedad y discapacidad empleados habitualmente. Los investigadores no encontraron relación entre las mediciones de la ROM y los valores patológicos determinados por las pruebas. Los autores concluyeron que los instrumentos y métodos de medida tenían una escasa fiabilidad.

Shirley y cols.[22] compararon los valores de ROM lumbar obtenidos mediante tres instrumentos diferentes en 44 pacientes con dolor lumbosacro crónico cuya media de edad era de 38 años. Las medidas obtenidas con el SPINETRAK (Motion Analysis Corp., Santa Rosa, Cal.) se correlacionaban significativamente (r = 0,62) con la ROM determinada por inclinómetros líquidos, pero sólo se correlacionaban ligeramente con las medidas de ROM del MedX (pruebas de extensión lumbar y máquina de ejercicios). Los resultados de la prueba de la T de Student mostraron que las mediciones tomadas con el SPINETRAK eran significativamente inferiores a las tomadas con el inclinómetro líquido o con el MedX. Las mediciones con el SPINETRAK también eran unos 12° a 16° inferiores a los valores de las guías AMA para determinar la discapacidad.

## Amplitud funcional del movimiento

Hsieh y Pringle[23] emplearon un analizador de movimiento de la columna CA-6000 (Orthopedic Systems, Hayward, Cal.) para medir la cantidad de movimiento lumbar requerido para determinadas actividades de la vida diaria realizadas por 48 sujetos sanos con una media de edad de 26,5 años. Las actividades consistían en sentarse, levantarse de la silla, ponerse

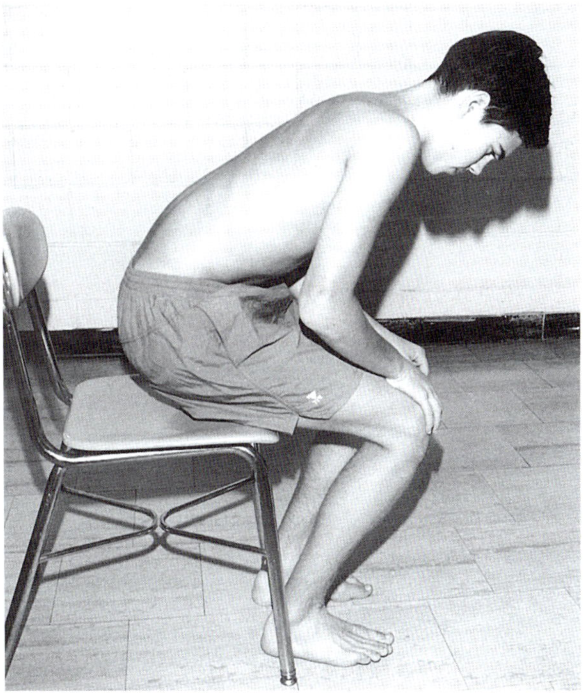

**Figura 12-3.** Levantarse de un asiento requiere una amplitud media de 35° de flexión lumbar[23].

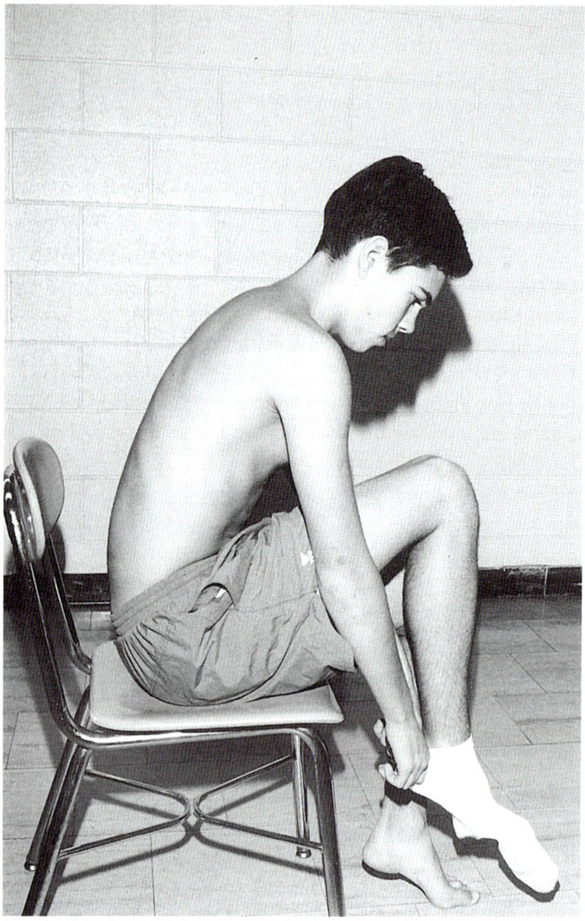

**Figura 12-4.** Ponerse los calcetines requiere una amplitud media de 56° de flexión lumbar[23].

los calcetines y levantar un objeto del suelo. Los ángulos máximos de flexión de cada individuo para dichas actividades se midieron con relación al ángulo máximo de flexión de cada sujeto en posición erecta. Sentarse y levantarse de la silla (Fig. 12-3) requería aproximadamente un 56% a un 66% de flexión lumbar. La media era de 34,6° (DS = 14°) para levantarse. La media era de 41,8° (DS = 14,2°) para sentarse. Ponerse los calcetines (Fig. 12-4) requería un 90% de la flexión lumbar (media = 56,4° y DS = 15°), y levantar un objeto del suelo (Fig. 12-5) requería un 95% de la flexión lumbar (media = 60,4°). A la vista de estos hallazgos, se puede entender cómo pueden las limitaciones de la ROM lumbar afectar a la capacidad individual para vestirse y realizar otras actividades diarias de forma independiente.

## Validez y fiabilidad

Las siguiente sección sobre validez y fiabilidad se ha dividido según los instrumentos y métodos empleados para realizar las mediciones. Se producen algunas superposiciones entre las secciones, debido a que algunos investigadores han comparado diferentes métodos e instrumentos en un mismo estudio.

### *Inclinómetro*

Loebl[5] ha establecido que la única técnica segura para la medición del movimiento de la columna lumbar es la radiografía. Sin embargo, la radiografía es cara y representa un riesgo para la salud del sujeto; por otra parte, la fiabilidad de la valoración radiográfica de la ROM no se ha documentado. Por lo tanto, los investigadores han empleado diversos métodos e instrumentos en el estudio de las mediciones seguras y fiables del movimiento de la columna lumbar. Loebl[5] empleó un inclinómetro para medir la flexión y extensión en nueve individuos. Observó que en cinco mediciones repetidas del movimiento activo, la ROM variaba unos 5° en el sujeto de mayor concordancia y 23° en el sujeto con menos concordancia. La variabilidad disminuía cuando las mediciones se realizaban con diferencias de horas en lugar de días. Patel[24], que empleó el método del inclinómetro doble para medir la flexión lumbar

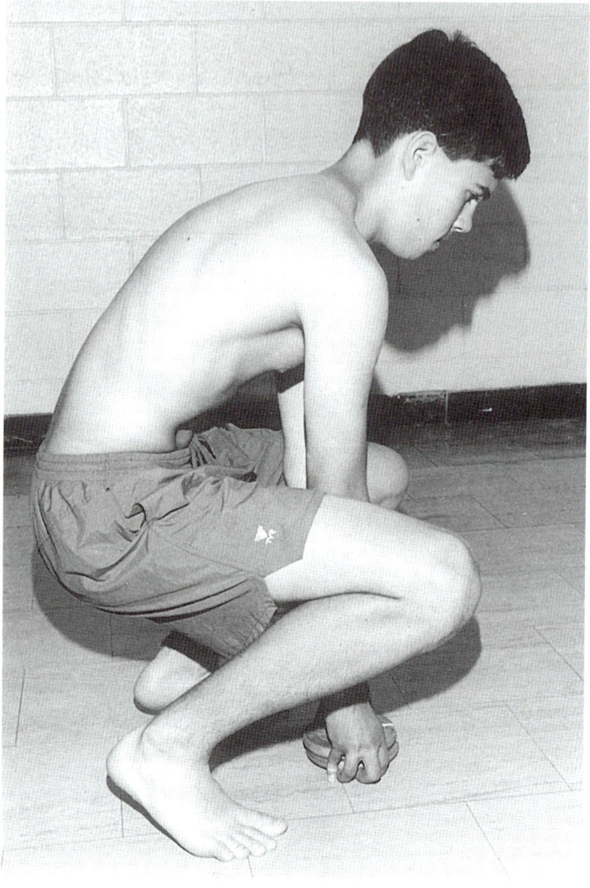

**Figura 12-5.** Recoger un objeto del suelo requiere una amplitud media de 60° de flexión lumbar[23].

en 25 individuos de edades entre 21 y 37 años, observó que la validez intraexaminador era alta (r = 0,91) pero la validez interexaminadores era sólo moderada (r = 0,68).

La *Guides to the Evaluation of Permanent Impairment* de la AMA[4] establece que «son necesarias las técnicas de medida que emplean inclinómetros para obtener medidas seguras de los movimientos de columna». Sin embargo, un estudio de Williams y cols.[25] que comparaba las mediciones del inclinómetro con las obtenidas con cinta métrica, mostró que la técnica del inclinómetro doble tiene una validez cuestionable (Tabla 12-6).

Mayer y cols.[26] compararon las mediciones repetidas de la ROM lumbar en 18 sujetos sanos tomadas por 14 examinadores diferentes y empleando tres instrumentos distintos; un inclinómetro líquido, el cifómetro y el inclinómetro eléctrico. Se concluyó que los tres instrumentos eran equivalentes en validez, pero se encontraron diferencias significativas entre los examinadores. Los autores identificaron las causas de error en las diferencias en la colocación de los instrumentos entre los diversos examinadores y la incapacidad para localizar las referencias necesarias.

Saur y cols.[27] emplearon el inclinómetro Pleurimeter V para medir la ROM lumbar en 54 pacientes con dolor lumbosacro crónico de entre 18 y 60 años de edad. Las mediciones se realizaron con y sin comprobación radiográfica de las referencias de D12 y S1 empleadas para colocar los inclinómetros. Así mismo, la comparación de las mediciones radiográficas de la ROM con las mediciones con el inclinómetro mostró una correlación casi lineal para la flexión (r = 0,98) y la ROM de flexión/extensión lumbar total (r = 0,97), pero la extensión no se correlacionaba tan bien (r = 0,75). La validez interexaminadores de la técnica del inclinómetro para la ROM total en un subgrupo de 48 pacientes era alta (r = 0,94), y la flexión era buena (r = 0,88), pero la extensión era baja (r = 0,42). Los autores concluyeron que el Pleurimeter V constituía un método seguro y fiable para la medición de la ROM lumbar, y que con el empleo de este instrumento era posible diferenciar los movimientos de la columna lumbar de los de la cadera.

A diferencia de Saur y cols.[27], determinados autores[28-31] han documentado una escasa fiabilidad y apenas validez interexaminadores e intraexaminador con el uso de los inclinómetros.

**TABLA 12-6 Fiabilidad intraexaminador e interexaminadores del dispositivo de medición de la amplitud del movimiento dorsolumbar y lumbar**

| *Autor* | *Individuo n* | *Población* | *Instrumento* | *Movimientos* | *(Intra) ICC* | *(Inter) ICC* | *(Intra) r* | *(Inter) r* |
|---|---|---|---|---|---|---|---|---|
| Fitzgerald[12] | 17 | Sana | Cinta métrica* (Schober) | Flexión | | | | 1,0 |
| | | | Goniómetro universal+ | Extensión | | | | 0,88 |
| | | | | Flex lat. dcha | | | | 0,76 |
| | | | | Flex lat. izda | | | | 0,91 |
| Breum y cols.[32] | 47 | Sana (18-38 años) | BROM II* | Flexión | 0,91 | 0,77 | | |
| | | | | Extensión | 0,63 | 0,35 | | |
| | | | | Flex lat. dcha | 0,89 | 0,89 | | |
| | | | | Rotación dcha | 0,57 | 0,35 | | |
| Madson y cols.[33] | 40 | Sana (20-40 años) | BROM* | Flexión | 0,67 | | | |
| | | | | Extensión | 0,78 | | | |
| | | | | Flex lat. dcha | 0,95 | | | |
| | | | | Rotación dcha | 0,93 | | | |
| Petersen y cols.[47] | 21 | Sana (10-79 años) | OSI-CA 6000+ | Flexión | 0,90 | 0,85 | | |
| | | | | Extensión | 0,96 | 0,96 | | |
| | | | | Flexión lat. dcha | 0,89 | 0,85 | | |
| | | | | Rotación dcha | 0,95 | 0,90 | | |
| | | | | Flexión | | 0,72 | 0,78–0,89 | |
| Williams y cols.[25] | 25 | Lumbalgia (25-53 años) | Cinta métrica (MMS)* | Extensión | | 0,76 | 0,69–0,91 | |
| | | | | Flexión | | 0,60 | 0,13–0,87 | |
| | | | Inclinómetros duales* | Extensión | | 0,48 | 0,28–0,66 | |
| | | | | Flexión | 0,92 | 0,84 | | |
| Nitschke y cols.[31] | 34 | Lumbalgia (20-65 años) | Goniómetro universal+ | Extensión | 0,81 | 0,63 | | |
| | | | | Flexión lat. dcha | 0,76 | 0,62 | | |
| | | | | Flexión | 0,90 | 0,52 | | |
| | | | Inclinómetros duales* | Extensión | 0,70 | 0,35 | | |
| | | | | Flexión lat. dcha | 0,90 | 0,18 | | |

BROM II= *Back Range of Motion Device* (dispositivo de movimiento de amplitud de la espalda); OSI CA 6000 = *Spine Motion Analyzer* (analizador de movimiento de la columna); MMS = *Modified Modified Schober* (modificación del Schober modificiado).

* ROM lumbar.

+ ROM dorsolumbar.

Samo y cols.[28] compararon las mediciones radiográficas de la ROM lumbar en 30 sujetos con medidas tomadas con los siguientes instrumentos: un Pleurimeter V ( inclinómetro doble), un inclinómetro doble de carpintero, y un inclinómetro computarizado de un único sensor. Todos los ICC entre las radiografías y cada uno de los métodos eran inferiores a 0,90 y, por lo tanto, los autores juzgaron que existían escasos criterios de fiabilidad. Chen y cols.[29] investigaron la validez interexaminadores e intraexaminador empleando tres profesionales médicos para medir la ROM lumbar con los mismos instrumentos que se usaron en el estudio de Samo y cols.[28]. La validez interexaminadores era escasa, con todos los ICC por debajo de 0,75, y con alguna excepción, la validez intraexaminador era inferior a 0,90. Los autores determinaron que la principal causa de error se debía a los examinadores y factores asociados, y concluyeron que estos tres métodos de superficie sólo tienen una utilidad clínica limitada.

Mayer y cols.[30] emplearon un Cybex EDI-320 (Lumex, Ron Konkoma, NY), un inclinómetro computarizado con un único sensor, para medir la ROM lumbar en 38 individuos sanos. La ROM sagital total era la medición más precisa, y la extensión era la menos exacta. Contribuyeron a la ausencia de precisión en la medición: errores en la localización de D12 y S1, la inadecuada instrucción de los pacientes, la ausencia de una colocación segura del inclinómetro, errores del dispositivo, y la variabilidad humana. La utilidad clínica de la medición de la ROM lumbar en el plano sagital se mostraba muy dependiente de la experiencia de la persona que llevara a cabo la prueba en cuanto a aspectos del procedimiento como la localización de las referencias óseas y el mantenimiento de la colocación del inclinómetro sin balancearse sobre el sacro. Los autores determinaron que el error del dispositivo era insignificante respecto del error asociado al propio procedimiento, y que la práctica era el factor más significativo en cuanto a la eliminación de la mayor fuente de errores cuando se incluían examinadores con escasa experiencia.

Nitschke y cols.[31] compararon los siguientes métodos de medida en un estudio con 34 hombres y mujeres con dolor lumbosacro crónico y dos examinadores: doble inclinómetro para la ROM de la columna lumbar (flexión, extensión y flexión lateral) y un goniómetro plástico de brazo largo para la ROM dorsolumbar (flexión, extensión, flexión lateral y rotación).

La validez interexaminadores era escasa para todas las mediciones excepto para la flexión tomada con el goniómetro de brazo largo (Tabla 12-6). El método del doble inclinómetro no presentaba error sistemático, pero existía un gran error aleatorio para todas las mediciones. Los autores concluyen que el error estándar de medida podría ser un mejor indicador de validez que los ICC.

### *Back Range of Motion Device (dispositivo de movimiento de amplitud de la espalda)*

El dispositivo de movimiento de la amplitud de la espalda (BROM II) (Performance Attainment Asociates, Roseville, Minn.) se ha empleado para medir el movimiento de la columna lumbar. Es relativamente caro (véase Apéndice B), y no estamos convencidos de que sus mediciones sean mejores que las de los métodos de medida menos caros. Dos grupos de investigadores que estudiaron la validez del BROM II coinciden en que el instrumento posee una alta validez para la medición de la flexión lateral lumbar y escasa validez para la medición de la extensión. Sin embargo, los dos grupos difieren en la validez del BROM II en la medición de la flexión y de la rotación. Breum, Wiberg y Bolton[32] concluyen que el dispositivo BROM II podría medir la flexión y la rotación de modo seguro, mientras que Madson, Youdas y Suman[33] determinaron que la rotación, pero no la flexión, podría ser una medida segura (véase Tabla 12-6). Las potenciales fuentes de error identificadas por Madson, Youdas y Suman[33] incluyen el deslizamiento del dispositivo sobre el sacro durante la flexión y la extensión y las variaciones en la localización de las referencias entre una medición y otra.

### *Métodos de medida con cinta métrica*

Macrae y Wright[7] estudiaron la fiabilidad de la técnica original de Schober de dos marcas y una modificación con una tercera marca de la técnica de Schober (Schober modificado). Los autores encontraron una relación lineal entre las mediciones de la flexión lumbar obtenidas por estos métodos y las tomadas radiográficamente. El coeficiente de correlación era 0,90 entre la técnica de Schober y las radiografías (rayos X) con un error estándar de 6,2°. El coeficiente de correlación era 0,90 entre la medida con Schober modificado y las mediciones radiográficas, con un error estándar de 3,25°. La identificación clínica de la unión lumbosacra no resultaba fácil, y la colocación incorrecta de las marcas cutáneas alteraba gravemente la precisión de la técnica de Schober no modificada. La colocación de las marcas 2 cm por debajo causaba una infraestimación de 14°. La colocación de las marcas a 2 cm por encima provocaba una sobreestimación de 15°. En la técnica de Schober modificada, los mismos errores en la posición causaban sobreestimaciones o infraestimaciones de 5° y 3°, respectivamente.

Reynolds[34] comparó la validez intraexaminador e interexaminadores con el uso de un espondilómetro, una línea plomada y desviación cutánea y un inclinómetro. Los sujetos eran 30 voluntarios con una media de edad de 38,1 años. Se calculaba el error interexaminadores al comparar los resultados de dos investigadores tras tomar 10 medidas repetidas de flexión, extensión y flexión lateral lumbares de los 30 voluntarios con una edad media de 38,1 años. Se encontraron correlaciones positivas muy significativas entre las medidas de la ROM de flexión-extensión con el inclinómetro y las tomadas con el espondilómetro. Las mediciones de la flexión lumbar se correlacionaban con la desviación cutánea y el inclinómetro. El inclinómetro presentaba una validez interexaminadores aceptable, pero el método de desviación cutánea tenía una validez aceptable intraexaminador sólo para la extensión. La mayor validez intraexaminador se encontró en la medición de la flexión lateral derecha con el inclinómetro.

Miller y cols.[35] compararon los siguientes cuatro métodos de medición de la movilidad dorsolumbar: el método punta de dedos-suelo, la técnica modificada de Schober, el goniómetro gravitatorio OB Myrin (LIC Rehab, Suecia), y el método de contracción de un segmento cutáneo de 10 cm con una cinta métrica. Cuatro examinadores emplearon los cuatro métodos para medir a cuatro sujetos (un sujeto sano y tres pacientes con espondilitis anquilopoyética). No se vio que el error interexaminadores fuera una causa significativa de variaciones. Se halló que el método del segmento de 10 cm era el más sensible para la detección de una pérdida en la movilidad de la columna en los segmentos de 10 cm superior y medio. El método punta de dedo-suelo era el siguiente más sensible, seguido por la técnica de segmento de 10 cm para el segmento inferior de 10 cm y la técnica modificada de Schober. Las menos sensibles eran las medidas con el goniómetro OB Myrin. Los examinadores consideraron el método de punta de dedo-suelo como el más conveniente, seguido por la técnica modificada de Schober y el método de segmentos de 10 cm y la técnica con el goniómetro OB Myrin.

Portek y cols.[36] compararon el método de Schober modificado y los otros dos métodos clínicos entre ellos y con las radiografías. Dichos autores encontraron una escasa correlación entre las medidas empleadas por dos examinadores con las tres técnicas clínicas para medir la flexión lumbar en 11 sujetos o entre las tres técnicas clínicas y las radiografías. Se encontró un coeficiente de validez de Pearson de 0,43 entre la técnica modificada de Schober y las mediciones radiográficas. El error interexaminadores para el método de Schober modificado para la flexión lumbar mostraba diferencias significativas entre los examinadores, según la prueba de la T para datos emparejados. Sin embargo, se calculó el error interexaminadores entre 10 medidas tomadas en 10 días diferentes, y los autores atribuyeron el error a dificultades para restablecer la posición neutra inicial y la movilidad de la piel sobre las referencias.

Gill y cols.[37] compararon la validez de cuatro métodos de medida incluyendo la distancia punta de dedo-suelo, la técnica modificada de Schober, el método de los dos inclinómetros y una técnica fotométrica. Los participantes en el estudio eran 10 voluntarios (cinco varones y cinco mujeres), de 24 a 34 años de edad. La reproducibilidad del método punta de dedo-suelo era baja (CV = 14,1 %). La reproducibilidad del inclinómetro para la medida de la flexión total también era escasa (CV = 33,9%). Sin embargo, la técnica modificada de Schober ofrecía una CV de 0,9% para la flexión total y una CV de 2,8% para la extensión.

Fitzgerald y cols.[12] emplearon la técnica de Schober para medir la flexión lumbar hacia delante y el goniómetro universal para medir la flexión lateral y la extensión dorsolumbar. La validez interexaminadores se calculaba a partir de las medidas tomadas por dos examinadores en 17 estudiantes de fisioterapia voluntarios. Los coeficientes de validez de Pearson se calcularon para resultados emparejados de los dos examinadores (véase Tabla 12-6).

Williams y cols.[25] midieron la flexión y la extensión en 15 pacientes voluntarios (ocho mujeres y siete varones) con una edad media de 35,7 años con dolor crónico dorsolumbar. Los autores compararon la modificación de la técnica de Schober modificada (MMS)[38], que también se conoce como el método de la desviación cutánea simplificada[39], con el método del doble inclinómetro. Los coeficientes de correlación de Pearson intraexaminador para el MMS fueron 0,89 para el examinador 1, 0,78 para el examinador 2, y 0,83 para el examinador 3. Los coeficientes de correlación de Pearson interexaminadores para los tres fisioterapeutas examinadores fueron 0,72 para la flexión y 0,77 para la extensión con el uso de MMS. Los fisioterapeutas recibieron entrenamiento en el uso de los procedimientos estandarizados para cada método antes de realizar el estudio. Según los examinadores, el MMS era más sencillo y más rápido de usar que el método del doble inclinómetro. La única desventaja del método MMS es que no se han establecido las normas para todos los grupos de edad.

### *Regla flexible*

Se ha investigado la regla flexible como un posible instrumento de medida de la ROM lumbar, así como de las posturas fijas[40-44]. Las medidas tomadas con la regla deben calcularse, y Youdas, Suman y Garrett[41] determinaron que los dos métodos más empleados para calcular las mediciones pueden emplearse indistintamente. Los ICC de este estudio para cada movimiento y para cada método de cálculo fueron buenos (0,80 a 0,90) o altos (0,90 a 0,99). Lindahl[40] describió la regla flexible como un método que proporciona una «precisión justa» en la medida de la extensión y la flexión, en comparación con el método de punta de dedo-suelo. Lovell, Rothstein y Personius[44], en un estudio de 80 sujetos, observaron que la validez intraexaminador para la medida de la lordosis lumbar variaba desde 0,73 a 0,94. Sin embargo, la validez interexaminadores era baja. Bryan y cols.[43] midieron la lordosis lumbar en 45 sujetos y encontraron una baja correlación entre las mediciones tomadas con la regla flexible y las radiografías. Teniendo en cuenta la ausencia de normas y el hecho de que la regla flexible sólo se ha empleado para la medida de la flexión y la extensión, en el presente texto no se incluye este instrumento entre los procedimientos descritos en el libro.

### *Dispositivo de rotación axial funcional*

Schenkman y cols.[45] desarrollaron un dispositivo y una técnica de medida para cuantificar la rotación axial de la columna. El dispositivo de rotación axial funcional (FAR) consta de un aro circular de 1 m de diámetro suspendido por trípodes a la altura de los ojos de un sujeto sentado. Está diseñado para medir los movimientos funcionales del cuello y el tronco, como los que se producen cuando se gira el cuerpo para mirar a los niños en el asiento trasero del coche. El movimiento axial se cuantifica por la distancia que se mueve la cabeza en relación con la pelvis. En un estudio de 17 sujetos de 20 a 74 años de edad, la validez *retest* de la prueba era elevada (ICC superior a 0,90) y la validez interexaminadores también era alta (ICC = 0,97). En un estudio posterior realizado por Schenkman y cols.[46] de 15 pacientes con enfermedad de Parkinson, de 64 a 84 años de edad, el ICC para la validez de repetición de la prueba fue de 0,89.

### *Sistemas de análisis del movimiento*

Varios grupos de investigadores han estudiado la validez de los sistemas de análisis de movimiento, incluidos, entre otros, el analizador de movimiento de la columna CA-6000[11,12,47], el SPINETRAK[48] y el FASTRAK (Polhemus, Colchester, V)[49]. Dos grupos de investigadores hallaron que la validez interexaminadores para la medida de la flexión lumbar era muy elevada con el uso del CA-6000[11,23]. En uno de los estudios, tanto la validez intraexaminador como interexaminadores variaban entre buena y elevada para la flexión anterior y la extensión lumbar, pero la validez intraexaminador e interexaminadores eran escasas para la rotación[11]. En un estudio con el empleo del SPINETRAK[48], los ICC fueron de 0,89 o más para la validez intraexaminador. Los ICC para la validez interexaminadores variaban desde 0,77 para la flexión dorsolumbar a 0,95 para la flexión dorsolumbopélvica. Steffan y cols.[49] emplearon el sistema FASTRAK para medir el movimiento segmentario en la flexión anterior lumbar mediante sensores insertados con alambres Kirschner en las apófisis espinosas de L3 y L4 en 16 varones sanos. La flexión anterior segmentaria mostraba grandes variaciones interindividuales.

### *Resumen*

La variedad de los estudios revisados en este capítulo refleja la cantidad de intentos por encontrar un método seguro y fiable para la medida del movimiento de la columna. Cada método revisado ofrece ventajas y desventajas, y los clínicos deberían seleccionar en primer lugar un método que parezca adecuado para su situación clínica particular y luego determinar su validez.

## Procedimientos de valoración de la amplitud de movimiento

Los procedimientos de valoración que se presentan en esta sección incluyen el goniómetro universal, el método de medida con cinta métrica, la técnica modificada de Schober como fue descrita por Macrae y Wright[7], la técnica MMS o método simplificado de desplazamiento cutáneo y el método del inclinómetro doble. Los primeros cuatro métodos se han seleccionado porque son muy baratos, relativamente fáciles de usar, y porque ofrecen una validez y una fiabilidad comparables con otros métodos. El método del inclinómetro se ha incluido en esta edición porque los médicos pueden encontrarlo en su entorno clínico. Esperamos que en el momento en que se prepara la próxima edición de este texto se hayan publicado nuevas normas para el método simplificado de desviación cutánea, y que estén disponibles pruebas adicionales que refrenden la validez y fiabilidad de los métodos de medida de la ROM de la columna.

## Puntos anatómicos de referencia para la medición con cinta métrica

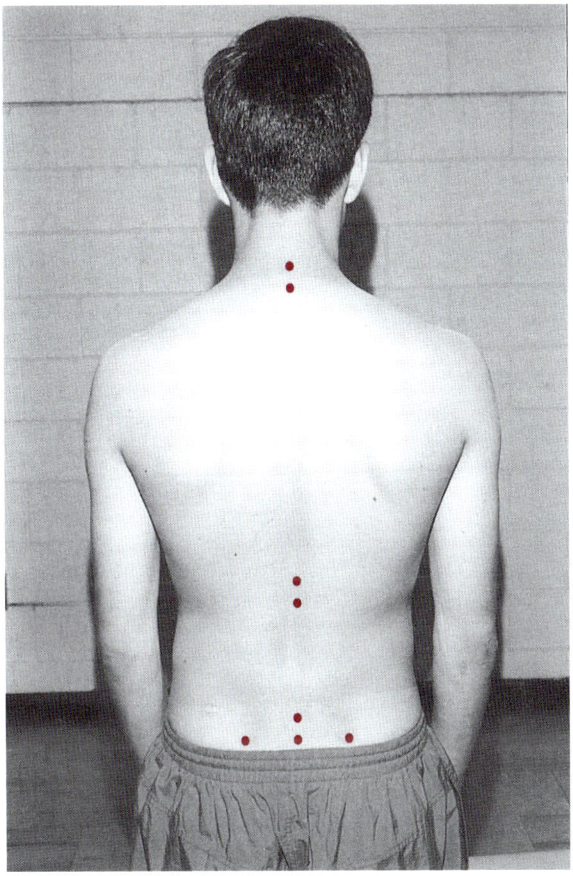

Figura 12-6. Referencias anatómicas superficiales para la medición con cinta métrica y la alineación del inclinómetro para los movimientos de la columna dorsal y lumbar. Los puntos se sitúan sobre las apófisis espinosas de C7, D1, D12, L1, L5 y S2, así como las espinas ilíacas superiores y posteriores derecha e izquierda (PSIS).

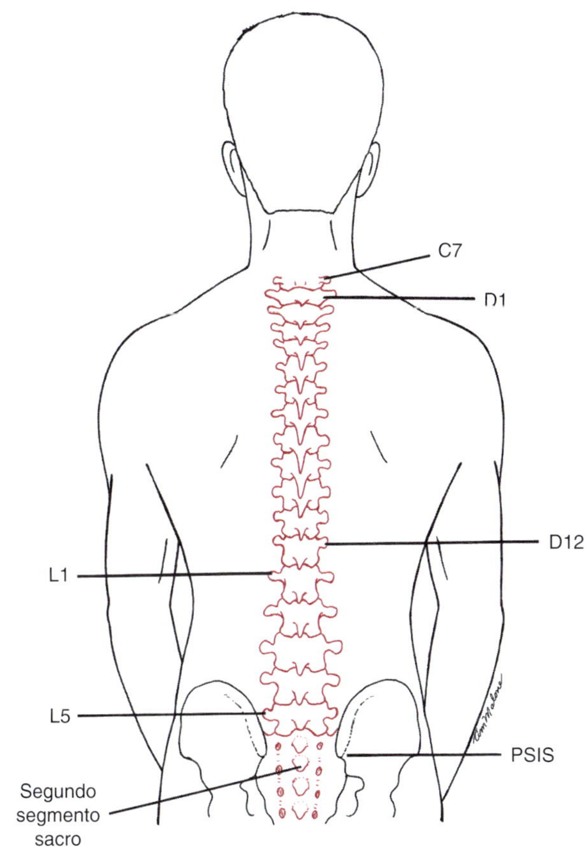


Figura 12-7. Referencias anatómicas óseas para la medición con cinta métrica y la alineación de inclinómetros en la medición de los movimientos dorsales y lumbares.

## FLEXIÓN DORSAL Y LUMBAR

El movimiento se realiza en el plano sagital alrededor del eje medial-lateral.

### *Posición para la prueba*

El sujeto permanece de pie, con la columna cervical, dorsal y lumbar en la posición de 0° de flexión y rotación.

### *Estabilización*

Estabilizar la pelvis para evitar la inclinación anterior.

### *Movimientos de la prueba*

Dirigir al paciente para que se incline gradualmente mientras mantiene los brazos relajados (Fig. 12-8). El final del movimiento se alcanza cuando el paciente aprecia resistencia a la flexión adicional y el explorador siente que la pelvis comienza a inclinarse hacia delante.

### *Tope final normal*

La sensación de tope final es firme debido al estiramiento del ligamento longitudinal posterior (en la región dorsal), el ligamento amarillo, los ligamentos supraespinoso e interespinoso y las fibras posteriores del núcleo pulposo de los discos intervertebrales y las cápsulas de las articulaciones de las apófisis articulares (cigapofisarias). La tensión pasiva de la fascia dorsolumbar y los siguientes músculos pueden contribuir al final del movimiento: epiespinoso, complejo mayor, iliocostal, dorsal largo, y transverso espinoso. La orientación de las carillas cigapofisarias desde D1 a D6 restringe la flexión en la columna dorsal superior.

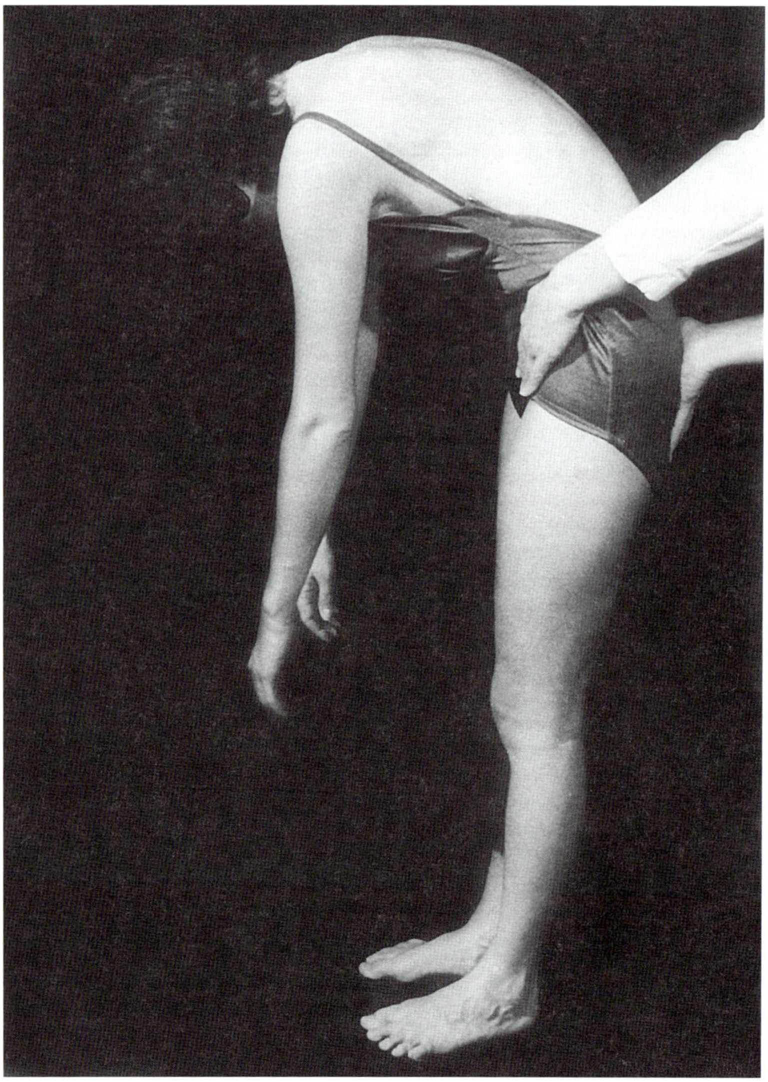

**Figura 12-8.** Se muestra al sujeto al final de la amplitud del movimiento de flexión combinada dorsal y lumbar. El examinador aparece estabilizando la pelvis del sujeto para evitar la inclinación anterior de la misma.

### *Método de medida para la flexión dorsal y lumbar: cinta métrica*

Cuatro pulgadas se consideran una medida media normal para los adultos sanos[3].

1. Se utiliza un rotulador de piel para marcar las apófisis espinosas de C7 y S1.
2. Se alinea la cinta métrica entre las dos apófisis y se anota la distancia (Fig. 12-9).
3. Se sostiene la cinta en posición mientras el paciente realiza la ROM de flexión. (Se permite que la cinta métrica se desenrolle y se acomode al movimiento.)
4. Se anota la distancia al final de la ROM (Fig. 12-10). La diferencia entre la primera y la segunda medición indica la cantidad de flexión dorsal y torácica presente.

### *Método alternativo de medida de la flexión dorsal y lumbar: punta de los dedos-suelo*

En este método se pide al paciente que se incline todo lo posible con intención de tocar el suelo con los dedos mientras mantiene las rodillas extendidas. No es necesaria ninguna estabilización por parte del examinador.

Al final de la ROM de flexión se mide la distancia entre la punta del dedo medio del paciente y el suelo. Esta prueba combina la flexión de la columna y la flexión de la cadera, haciendo imposible aislar y medir cada movimiento; por lo tanto, no se recomienda para medir la flexión dorsal y lumbar, pero puede emplearse para valorar la flexibilidad corporal general[50-52].

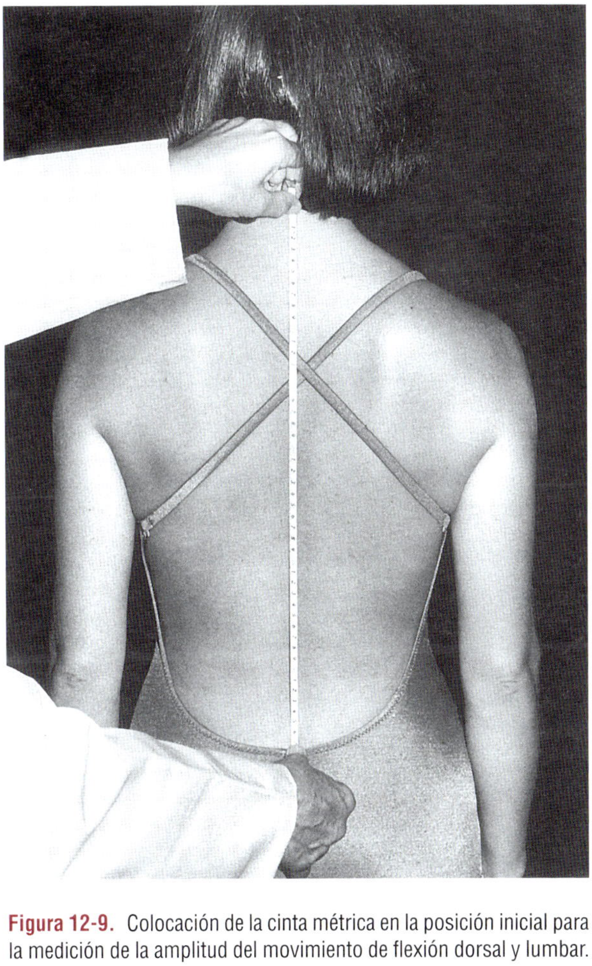

**Figura 12-9.** Colocación de la cinta métrica en la posición inicial para la medición de la amplitud del movimiento de flexión dorsal y lumbar.

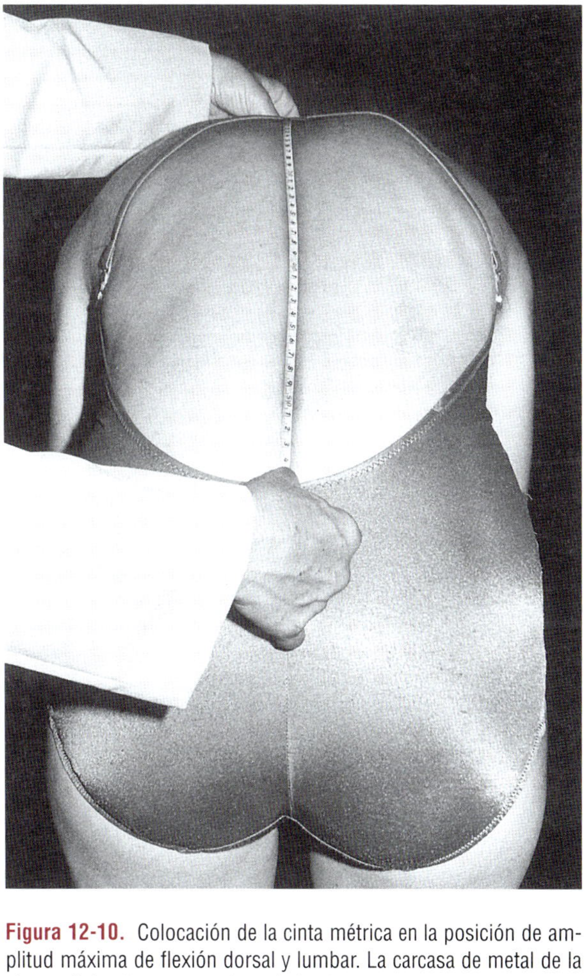

**Figura 12-10.** Colocación de la cinta métrica en la posición de amplitud máxima de flexión dorsal y lumbar. La carcasa de metal de la cinta métrica (no se aprecia en la foto) se encuentra en la mano derecha del examinador.

### *Método alternativo de medida de la flexión dorsal y lumbar: inclinómetros dobles*

1. Se emplea un rotulador de piel para marcar la línea media del sacro medio y la apófisis espinosa de la séptima vértebra cervical con el paciente de pie en la posición 0.
2. Se coloca el primer inclinómetro sobre el sacro medio. Se coloca el otro inclinómetro sobre la apófisis espinosa de la séptima vértebra cervical, y ambos instrumentos se ponen a cero antes de comenzar el movimiento (Fig. 12-11).
3. Al final del movimiento, se lee y se anota la información de ambos inclinómetros (Fig. 12-12); la diferencia entre ellos indica la cantidad de ROM de la flexión dorsal y lumbar.

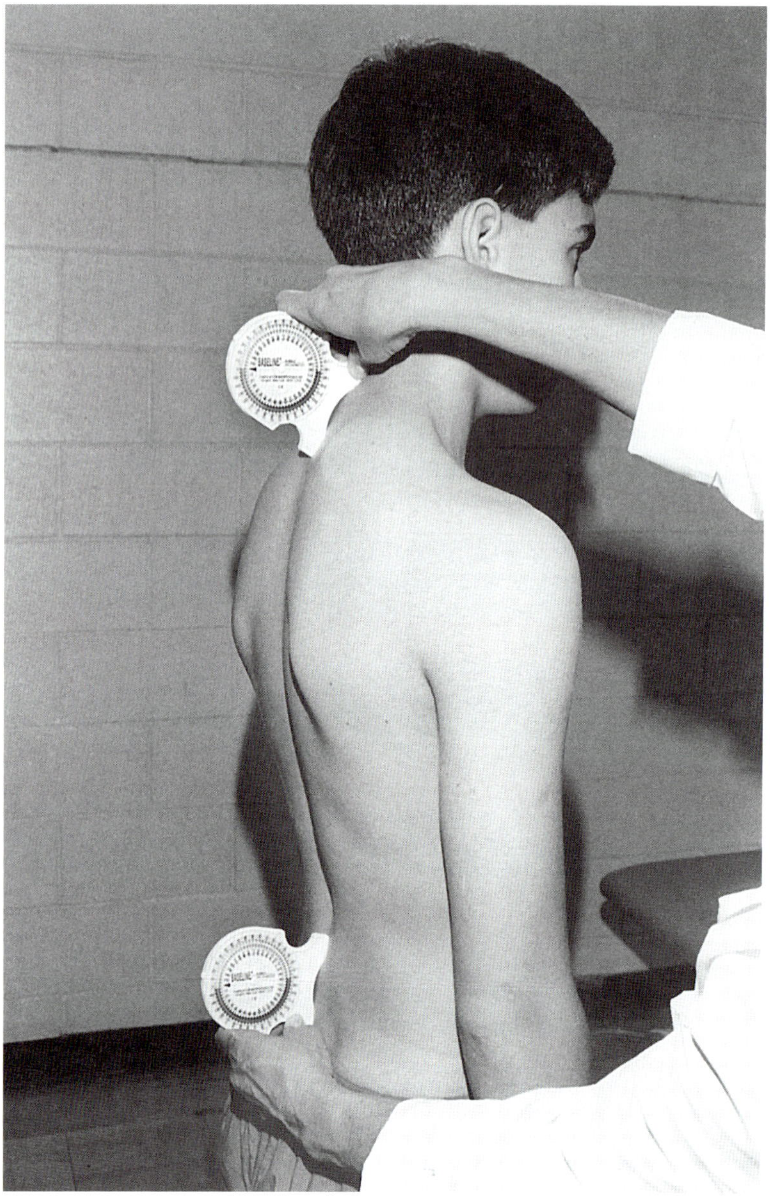

**Figura 12-11.** Posición inicial para la medición de la amplitud de flexión dorsal y lumbar con ambos inclinómetros alineados y puestos a cero.

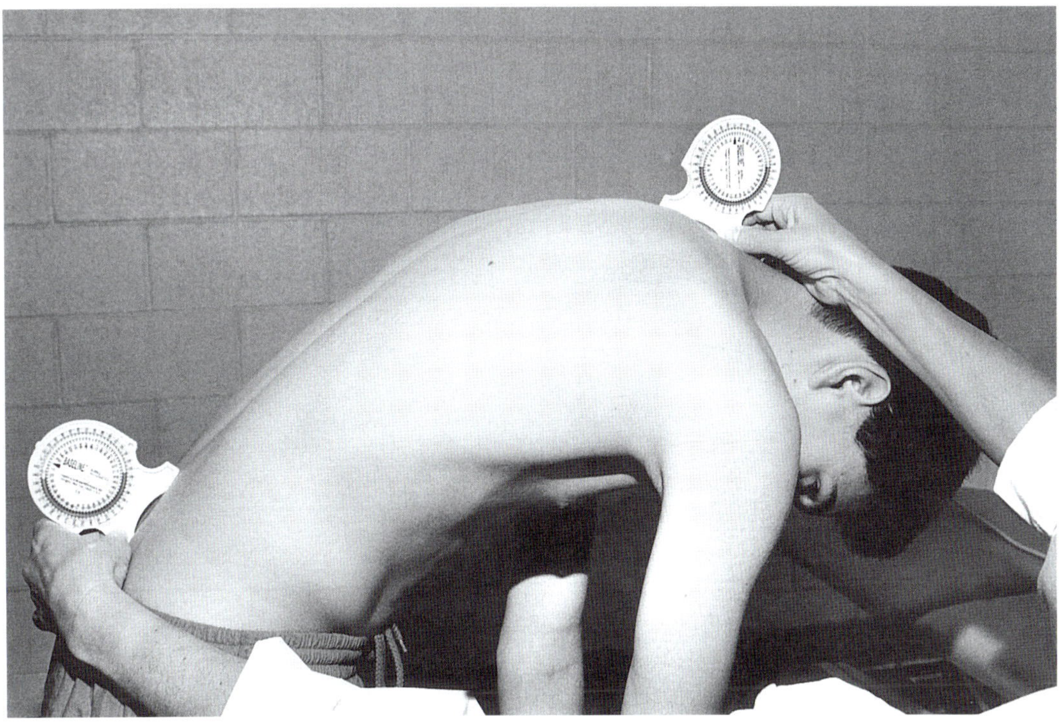

Figura 12-12. Alineación de los inclinómetros en la posición final de la amplitud de los movimientos de flexión dorsal y lumbar.

## FLEXIÓN LUMBAR

### *Posición para la prueba*

El sujeto está de pie, con la columna cervical, dorsal y lumbar en la posición de 0° de flexión lateral y rotación.

### *Estabilización*

Estabilizar la pelvis para evitar la inclinación anterior.

### *Movimientos de la prueba*

Pedir al paciente que se incline hacia delante todo lo posible mientras se mantienen estiradas las rodillas.

### *Tope final normal*

La sensación de tope es firme debido al estiramiento del ligamento amarillo, las fibras posteriores del anillo fibroso y las cápsulas articulares cigapofisarias, la fascia dorsolumbar, los ligamentos iliolumbar y los músculos transverso espinoso, cuadrado de los lomos, iliocostal y dorsal largo. La localización de los siguientes músculos sugiere que pueden limitar la flexión, pero las verdaderas acciones de los músculos interespinosos y los intertransversos mediales y laterales se desconocen[1].

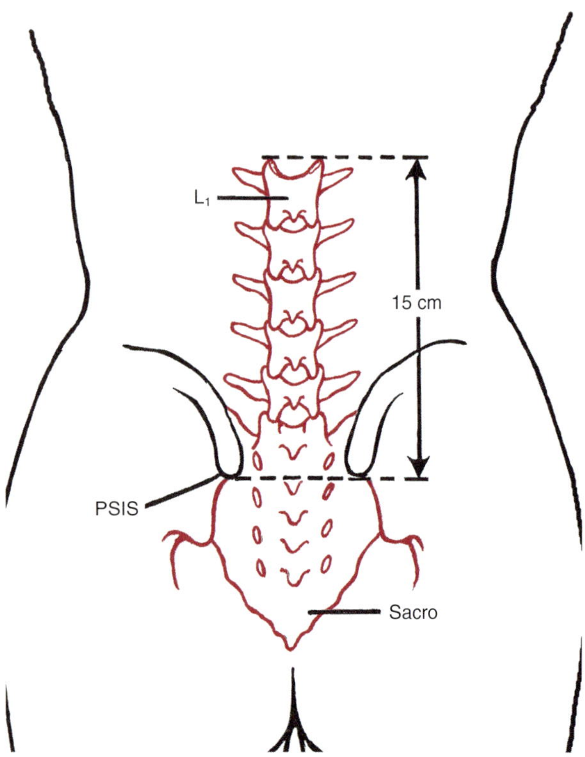


Figura 12-13. Se observa una línea entre las dos espinas ilíacas superiores posteriores en el punto donde debe colocarse el extremo inferior de la cinta métrica. La marca de 15 cm de longitud indica que las cinco vértebras lumbares de este sujeto están incluidas.

### *Método de medida para la flexión lumbar: modificación del método de Schober modificado[25,38] o método simplificado de desplazamiento cutáneo[39]*

En el método original de Schober, el examinador sólo hace dos marcas en la espalda del paciente. La primera marca se hace en la unión lumbosacra, y la segunda 10 cm por encima de la primera marca sobre la columna. Macrae y Wright[7] decidieron modificar el método de Schober porque creían que el movimiento de la piel constituía un problema en el método original, y que la piel era fijada fuertemente en la región por debajo de la unión lumbosacra. Sin embargo, comenzar a medir 5 cm por debajo de la unión lumbosacra sitúa la marca superior a la altura de L1, L2 o L3; por lo tanto, la medida del método modificado por Macrae y Wright[7] no incluye la co-

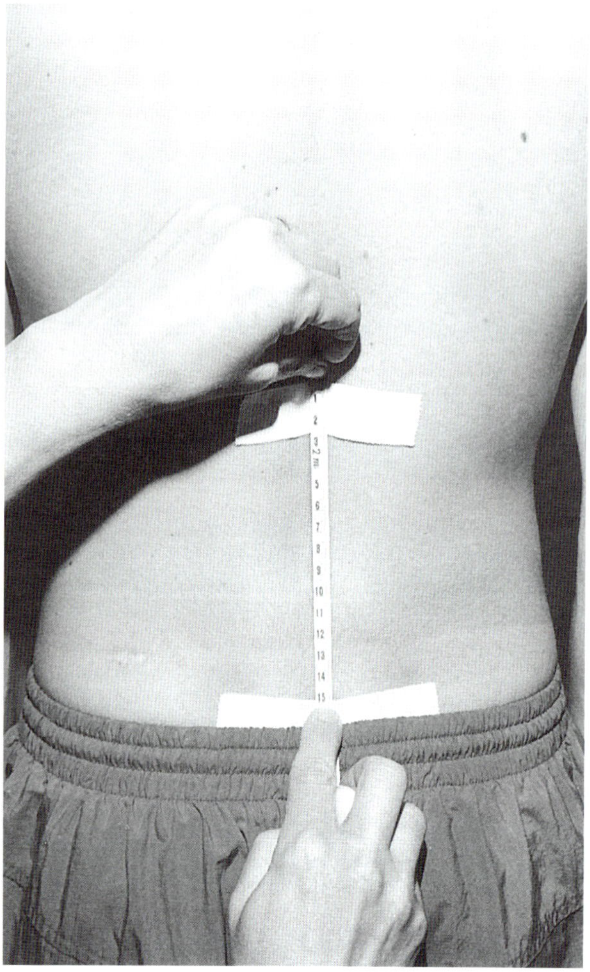

Figura 12-14. La cinta métrica se sitúa entre las referencias superior e inferior en la posición inicial de la amplitud del movimiento de flexión lumbar. Se ha colocado una tira de papel sobre la piel con la señal del lápiz para mejorar la visibilidad de las referencias en la fotografía.

lumna lumbar completa. Además, los examinadores encontraban dificultades para localizar exactamente la unión lumbosacra. El método de Macrae y Wright se presenta en este texto como una medida alternativa, siguiendo las modificaciones del método modificado de Schober (MST)[38] o el método de distracción de la piel simplificado[39], que se ofrece en el siguiente párrafo.

El MST emplea dos marcas: una sobre la columna a nivel de una línea que conecta las dos espinas ilíacas posterosuperiores (PSIS), y otra sobre la columna 15 cm por encima de la primera marca. Esta técnica fue propuesta por Van Adrichem y Van der Korst[38] para eliminar los errores en la identificación de la unión lumbosacra y para asegurarse de que se incluye toda la columna lumbar.

Van Adrichem y Van der Korst[38], empleando el MST, encontraron una media de 6,7 cm (DS = 1,0 cm) en sujetos varones entre 15 y 18 años de edad, y una media de 5,8 cm (DS = 0,9 cm) en mujeres del mismo grupo de edad.

**Alineación de la cinta métrica: MST**

1. Se emplea un rotulador cutáneo para marcar las dos espinas ilíacas posterosuperiores. Se emplea una regla para localizar y marcar la línea media del sacro a la altura de las espinas ilíacas. Se marca la columna lumbar unos 15 cm por encima de la línea media sacra (Fig. 12-13).
2. Se alinea la cinta métrica entre las marcas superior e inferior (Fig. 12-14). Se pide al paciente que se incline todo lo posible hacia delante mientras mantiene estiradas las rodillas.
3. Se mantiene la cinta métrica contra la espalda del paciente durante el movimiento, permitiendo que la cinta se desenrolle para acomodarse al movimiento. Al final de la ROM de flexión, se anota la distancia entre las dos marcas (Fig. 12-15). La ROM es la diferencia entre los 15 cm y la longitud medida al final del movimiento.

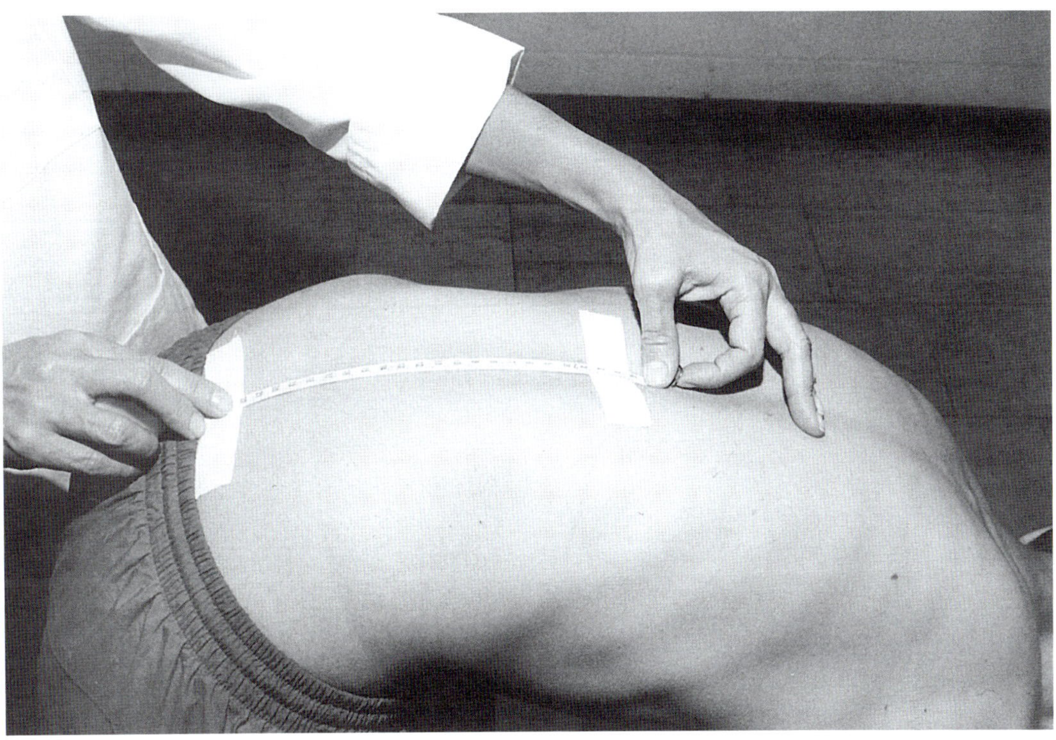

**Figura 12-15.** La cinta métrica se extiende entre los puntos anatómicos de referencia superior e inferior, en la posición de amplitud máxima del movimiento de flexión lumbar.

### *Método alternativo de medida para la flexión lumbar: modificación del método de Schober*[7]

Macrae y Wright determinaron una media de 6,3 cm[7] de flexión en los adultos sanos, y Batlle y cols.[53] encontraron una media de 6,9 cm en un grupo similar de sujetos.

1. Se utiliza un rotulador de piel para señalar la unión lumbosacra. Se realiza una segunda marca 10 cm por encima de la primera (medida al milímetro más cercano). Se realiza una tercera marca 5 cm por debajo de la primera (unión lumbosacra).
2. Se alinea la cinta métrica entre las marcas superior e inferior. Se pide al paciente que se incline todo lo posible hacia delante mientras mantiene las rodillas estiradas.
3. Se mantiene la cinta métrica contra la espalda del sujeto durante el movimiento, y se anota la distancia entre las marcas superior e inferior al final de la ROM. La ROM es la diferencia entre 15 cm y la longitud medida al final del movimiento.

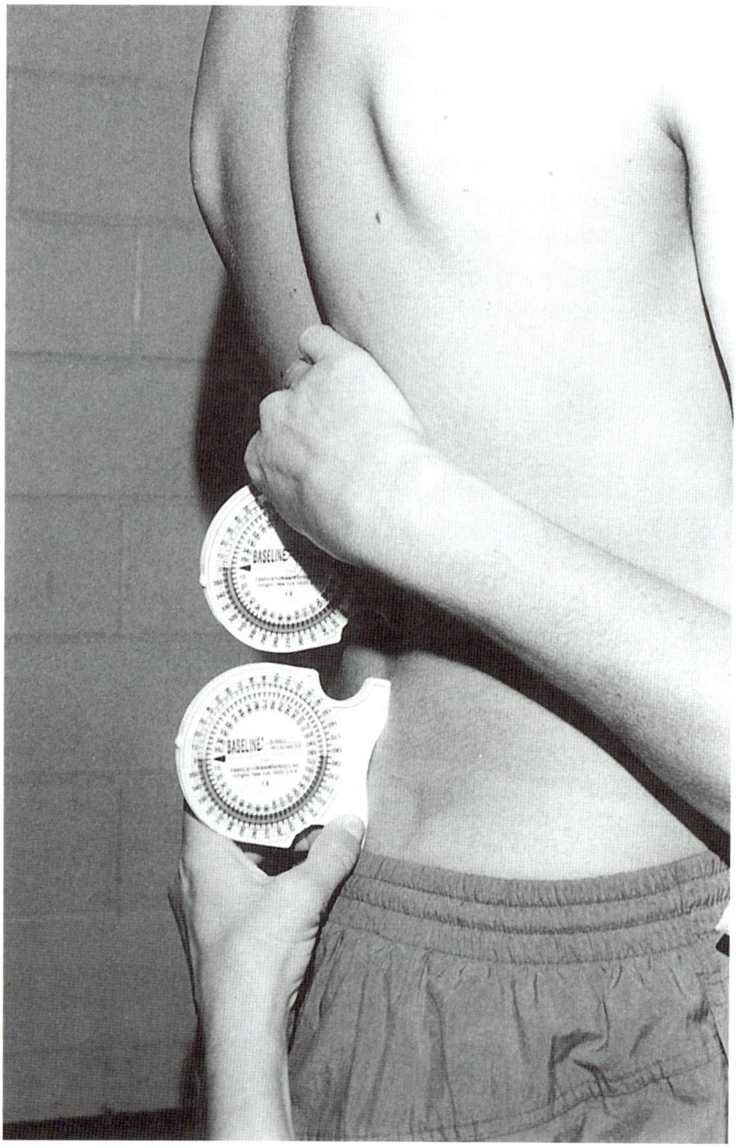

**Figura 12-16.** Posición inicial para la medición de la amplitud de flexión lumbar, con los inclinómetros alineados y puestos a cero.

### *Método alternativo de medida para la flexión lumbar: inclinómetro doble*

La ROM en la flexión es de 60° de acuerdo con AMA[4] y de 0° a 66° (para varones de entre 15 y 30 años) según Loebl[5].

1. Emplear un rotulador para marcar la línea media a la altura del sacro medio y hacer una segunda marca sobre la apófisis espinosa de D12.
2. Situar el primer inclinómetro sobre la apófisis espinosa de D12 y el otro sobre el sacro medio (Fig. 12-16).
3. Poner a cero los inclinómetros y pedir al sujeto que se incline todo lo posible hacia delante mientras mantiene estiradas las rodillas.
4. Se anota la información de los inclinómetros al final de la ROM de flexión (Fig. 12-17). Se calcula la flexión lumbar restando los° del inclinómetro sacro al resultado del inclinómetro de D12; se supone que los grados del inclinómetro sacro corresponden a la ROM de la flexión de la cadera[39].

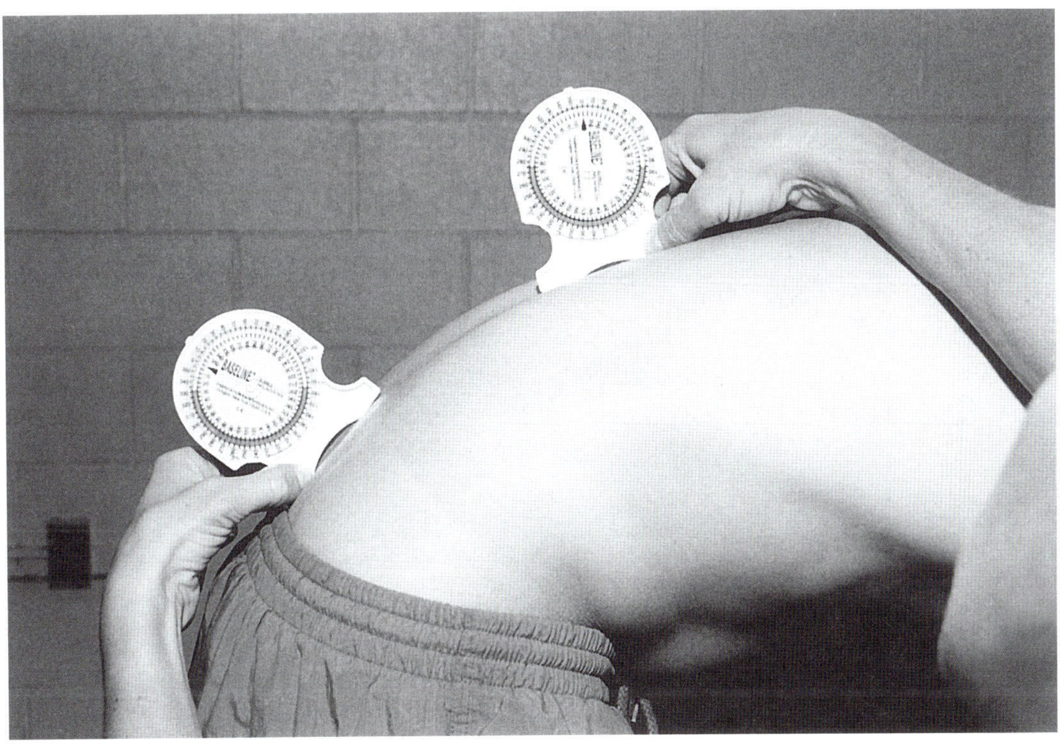

Figura 12-17. Posición final del movimiento de flexión lumbar, con los dos inclinómetros alineados sobre las apófisis espinosas de D12 y S1.

## EXTENSIÓN DORSAL Y LUMBAR

El movimiento de traslación se realiza en el plano sagital en torno al eje medial-lateral.

### *Posición para la prueba*

El sujeto se coloca de pie, con la columna cervical, dorsal y lumbar en posición de 0° de flexión lateral y rotación.

### *Estabilización*

Estabilizar la zona de la pelvis para evitar la inclinación posterior.

### *Movimientos de la prueba*

Pedir al sujeto que extienda la columna todo lo posible (Fig. 12-18). El final de la ROM de extensión se produce cuando la pelvis comienza a inclinarse hacia atrás.

### *Tope final normal*

La sensación de tope final es firme debido al estiramiento de la cápsulas articulares cigapofisarias, las fibras anteriores del anillo fibroso, el ligamento longitudinal anterior, los rectos del abdomen y los abdominales oblicuos externo e interno. La sensación de tope también puede ser dura debido al contacto de las apófisis espinosas y las carillas articulares cigapofisarias.

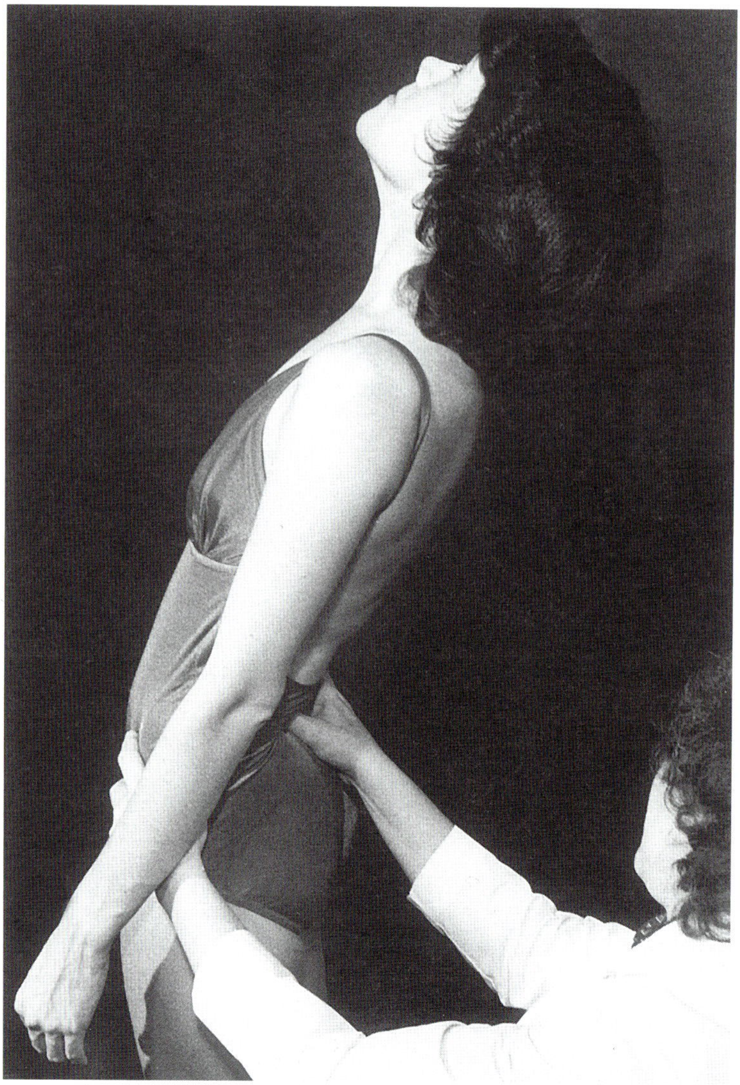

**Figura 12-18.** En la posición final de la extensión dorsal y lumbar, el examinador sitúa una mano sobre la pelvis anterior del paciente, y la otra en la pelvis posterior para evitar la inclinación posterior de la misma. Si el sujeto tiene problemas de balanceo o debilidad muscular en los miembros inferiores, la medida debe realizarse en decúbito prono o tumbado de lado.

### *Método de medida de la extensión dorsal y lumbar: cinta métrica*

1. Se utiliza un rotulador para marcar las apófisis espinosas de C7 y S1.
2. Se alinea la cinta métrica entre las dos marcas y se registra la medida (Fig. 12-19).
3. Se mantiene la cinta alineada durante el movimiento y se registra la medida al final de la ROM (Fig. 12-20). La diferencia entre la medida tomada al comienzo del movimiento y la tomada al final indica la cantidad de extensión dorsal y lumbar que existe.

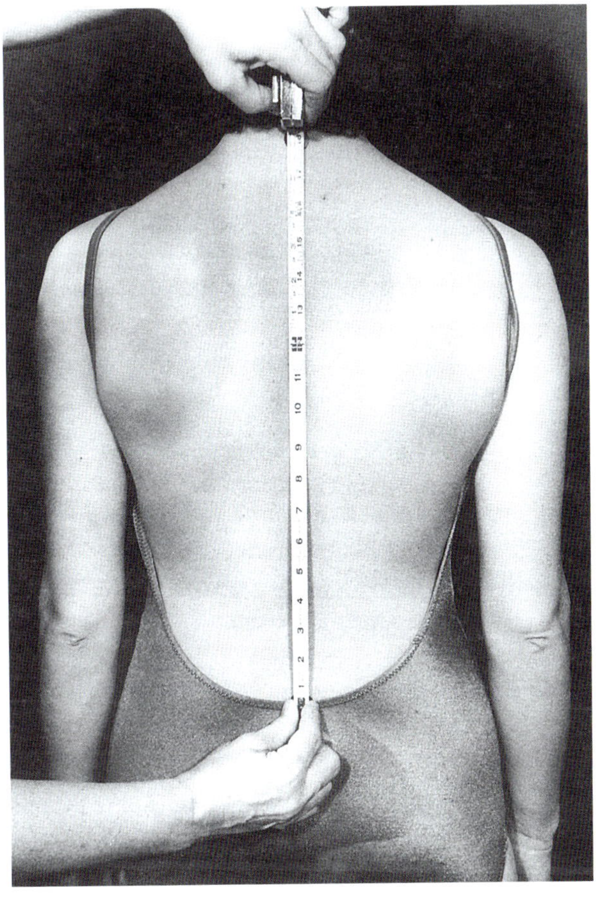

**Figura 12-19.** Colocación de la cinta métrica en la posición inicial para la medición de la amplitud de los movimientos de extensión dorsal y lumbar. Cuando el sujeto se mueve en el sentido de extensión, la cinta se desliza en la carcasa situada en la mano del examinador.

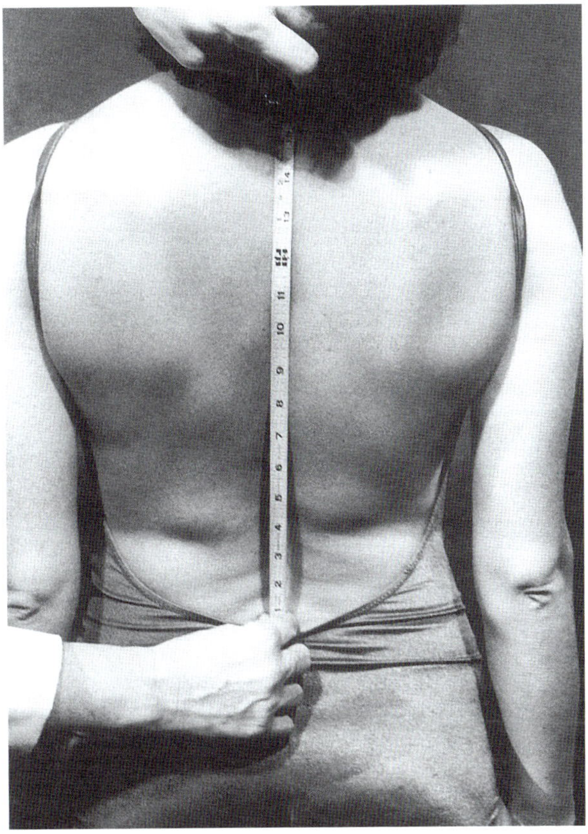

**Figura 12-20.** En la posición final del movimiento de extensión dorsal y lumbar, la distancia entre las dos marcas de referencia es menor que en la posición inicial.

## EXTENSIÓN LUMBAR

### *Posición para la prueba*

El sujeto se coloca de pie, con la columna cervical, dorsal y lumbar en posición de 0° de flexión lateral y rotación.

### *Estabilización*

Estabilizar la pelvis para evitar la inclinación posterior.

### *Movimientos de la prueba*

Se pide al paciente que extienda la columna todo lo posible. El final de la ROM de extensión se produce cuando la pelvis comienza a inclinarse hacia atrás.

### *Tope final normal*

La sensación de tope final es firme debido al estiramiento del ligamento longitudinal anterior, las fibras anteriores del anillo fibroso, las cápsulas articulares cigapofisarias, los músculos rectos del abdomen y los oblicuos internos y externos. La sensación de tope también puede ser dura debido al contacto entre las apófisis espinosas.

### *Método de medida de la extensión lumbar: método modificado del Schober modificado o distracción cutánea simplificada*

1. Con un rotulador se señalan las espinas ilíacas posterosuperiores derecha e izquierda. Se usa una regla para localizar un marcar un punto en la línea media sobre

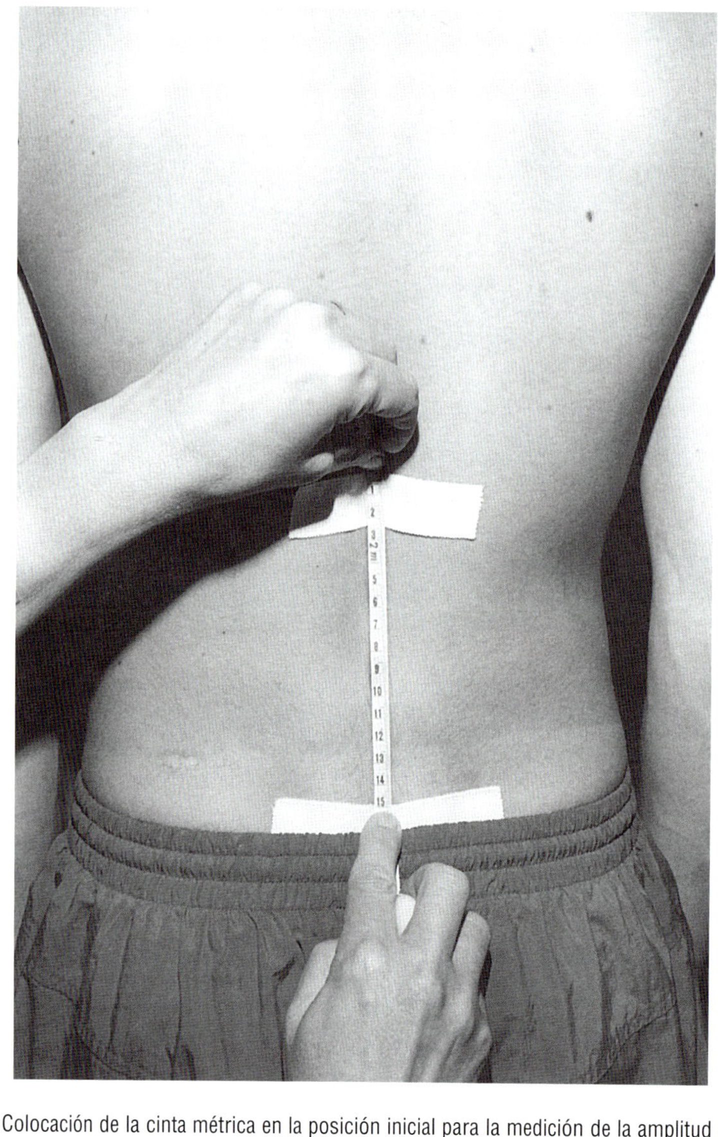

**Figura 12-21.** Colocación de la cinta métrica en la posición inicial para la medición de la amplitud del movimiento de extensión lumbar mediante el método simplificado de separación cutánea (modificado del método Schober modificado).

el saco a la altura de las espinas ilíacas posterosuperiores. Se hace una marca 15 cm por encima de la marca del sacro.

2. Se alinea la cinta métrica sobre la columna entre las marcas superior e inferior (Fig. 12-21), y se pide al sujeto que se incline hacia atrás todo lo posible.
3. Al final de la ROM, se registra la distancia entre las marcas superior e inferior (Fig. 12-22). La ROM es la diferencia entre 15 cm y la longitud medida al final del movimiento.

### Método alternativo de medida de la extensión lumbar: técnica de Schober modificada

Battie y cols.[53] dedujeron una media de 1,6 cm en 100 sujetos adultos.

1. Emplear un rotulador para marcar la unión lumbosacra. Situar una segunda marca 10 cm por encima de la primera (medir al milímetro). Hacer una tercera marca 5 cm por debajo de la primera (unión lumbosacra).
2. Alinear la cinta métrica entre las marcas superior e inferior. Pedir al sujeto que ponga las manos sobre los glúteos y que se incline todo lo posible hacia atrás.
3. Se anota la distancia entre las marcas superior e inferior al final de la ROM, y se resta la medida final de la medida inicial de 15 cm. La ROM es la diferencia entre 15 cm y la longitud medida al final del movimiento.

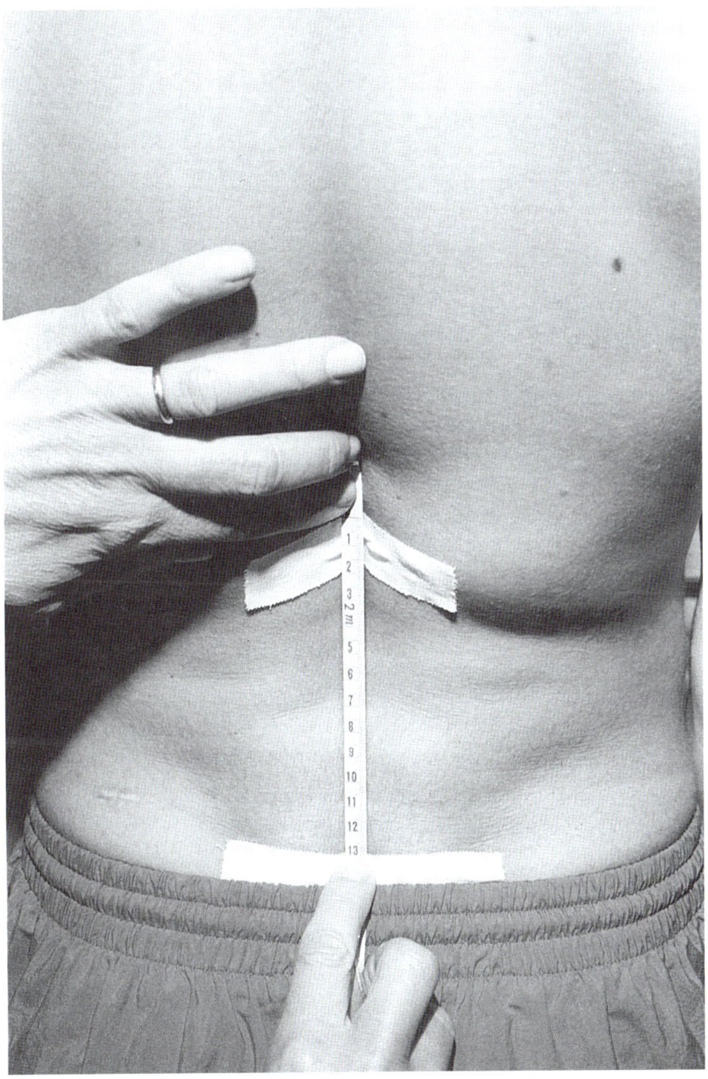

**Figura 12-22.** Colocación de la cinta métrica en la posición final del movimiento de extensión lumbar, empleando el método simplificado de separación cutánea.

## FLEXIÓN LATERAL DORSAL Y LUMBAR

La ROM oscila entre 18° y 38° con el uso del goniómetro y entre 5 cm y 7 cm con el empleo de la cinta métrica.

### *Posición para la prueba*

El sujeto se coloca de pie, con la columna cervical, dorsal y lumbar en posición de 0° de flexión, extensión y rotación.

### *Estabilización*

Estabilizar la pelvis para evitar la inclinación lateral.

### *Movimientos de la prueba*

Se pide al sujeto que incline el tronco hacia un lado mientras mantiene los brazos en una posición relajada a ambos lados del cuerpo. Mantener ambos pies sobre el suelo con las rodillas extendidas (Fig. 12-23). El final del movimiento se produce cuando el talón comienza a elevarse sobre el pie opuesto al lado del movimiento y la pelvis se inclina lateralmente.

### *Tope final normal*

La sensación de tope final es firme debido al estiramiento de las fibras contralaterales del anillo fibroso, las cápsulas arti-

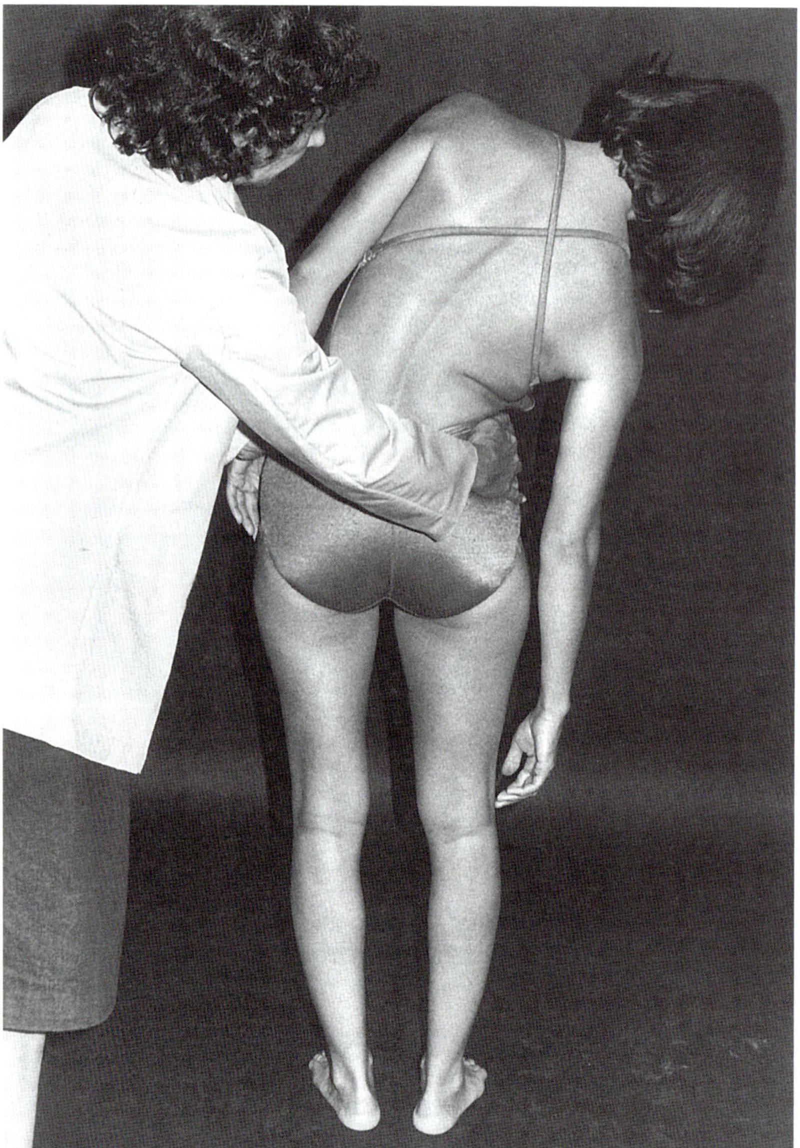

**Figura 12-23.** Amplitud máxima de flexión lateral dorsal y lumbar. El examinador coloca ambas manos sobre la pelvis del paciente para evitar la inclinación lateral de la misma.

culares cigapofisarias, los ligamentos intertransversos, la fascia dorsolumbar y los siguientes músculos: abdominales oblicuos interno y externo, dorsal largo, iliocostal lumbar y dorsal, cuadrado de los lomos, transverso espinoso, epiespinoso y serrato posterior inferior. La sensación de tope también puede ser dura debido al impacto de las carillas articulares homolaterales (caras derechas cuando se inclina a la derecha) y las restricciones impuestas por las costillas y las uniones costales en la columna dorsal superior.

### *Método de medida para la flexión lateral dorsal y lumbar: goniómetro universal*

Fitzgerald y cols.[12] observaron que la medida de la flexión lateral con un goniómetro oscilaba en torno a una media de 37,6° (en un grupo de 20 a 29 años de edad) a 18,0° (en un grupo de 70 a 79 años de edad). Véase la Tabla 12-2 para información adicional[12]. Según Sahrmann[55], más de tres cuartas partes de la ROM de flexión lateral de la columna dorsal y lumbar corresponden a la columna dorsal.

1. Emplear un rotulador para señalar las apófisis espinosas de C7 y S1.
2. Centrar el fulcro (punto de apoyo de la palanca) del goniómetro sobre la cara posterior de la apófisis espinosas de S1.
3. Alinear el brazo proximal del goniómetro de forma que quede perpendicular al suelo.
4. Alinear el brazo distal con la zona posterior de la apófisis espinosa de C7 (Figs. 12-24 y 12-25).

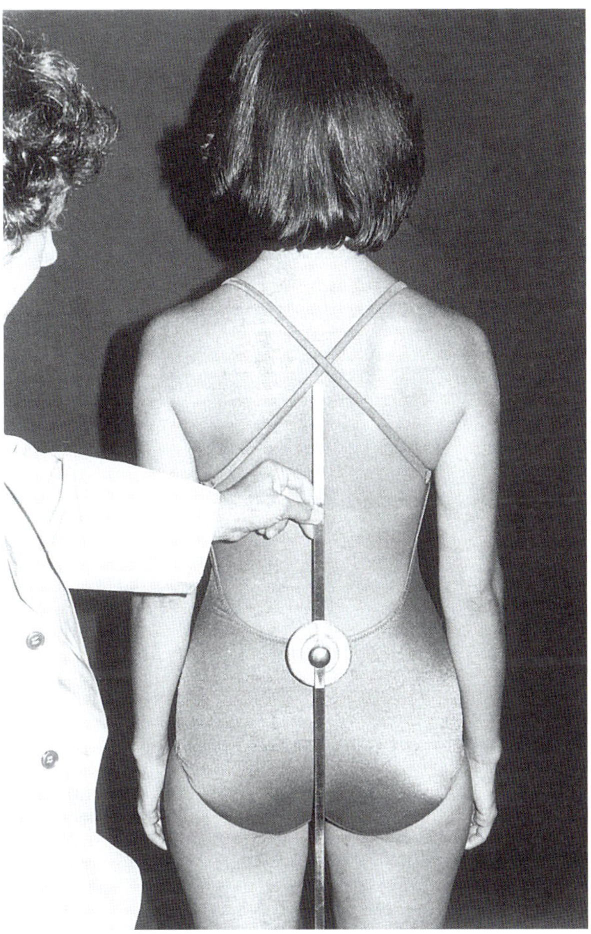

**Figura 12-24.** Se muestra a la paciente con el goniómetro alineado en la posición inicial para la medición de la amplitud de flexión lateral dorsal y lumbar.

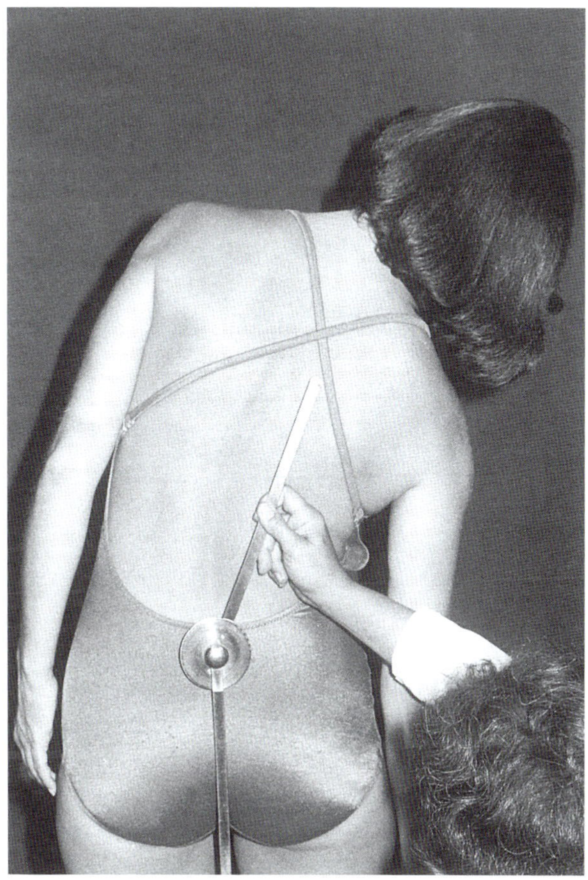

**Figura 12-25.** En la posición final de la flexión lateral dorsal y lumbar, el examinador mantiene el brazo distal del goniómetro alineado con la séptima vértebra cervical. El examinador no intenta alinear el brazo distal con respecto a la columna vertebral del paciente. Como se aprecia en la fotografía, la columna dorsal y la columna lumbar superior adoptan una curva convexa hacia la izquierda durante la flexión lateral derecha.

### *Método alternativo de medida para la flexión lateral dorsal y lumbar: método punta de dedos-suelo*

1. Situar al sujeto en posición erecta con los brazos colgando a los lados del cuerpo. Se le pide que se incline todo lo posible hacia un lado mientras mantiene ambos pies sobre el suelo y las rodillas extendidas.
2. Al final de la ROM, hacer una marca sobre la pierna a la altura de la punta del dedo medio. Emplear una cinta métrica para medir la distancia entre la marca de la pierna y el suelo (Fig. 12-26). Uno de los problemas de este método es que puede verse afectado por las proporciones corporales del sujeto. Por lo tanto, sólo debe usarse para comparar las medidas repetidas para un sujeto en concreto, y no para comparar varios sujetos entre sí.

Mellin[54], en una variación del método punta de dedo-suelo, diseñada para evitar las diferencias del tamaño del cuerpo, sugiere que se haga una marca en el muslo, donde descansa la punta del tercer dedo en la posición de inicio. Se realiza una segunda marca en la pierna en el lugar donde se encuentra la punta del tercer dedo al final de la ROM de la flexión lateral. La distancia entre las dos marcas es la ROM dorsolumbar. En un estudio con 39 sujetos sanos, Mellin[54] dispuso que la ROM media para la flexión lateral empleando esta técnica es de 22 cm (DS = 5,4 cm).

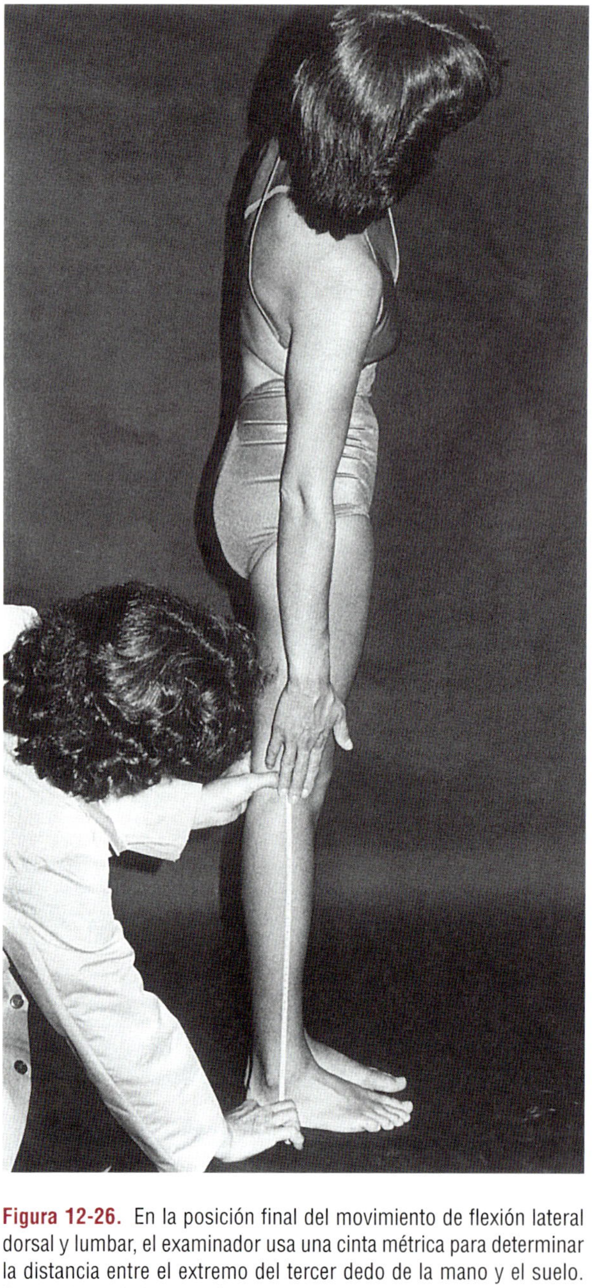

**Figura 12-26.** En la posición final del movimiento de flexión lateral dorsal y lumbar, el examinador usa una cinta métrica para determinar la distancia entre el extremo del tercer dedo de la mano y el suelo. Debe evitarse la inclinación lateral de la pelvis.

### *Método alternativo de medición de la flexión lateral dorsal y lumbar: inclinómetro doble*

De acuerdo con la AMA, la ROM es de 25° a cada lado del cuerpo[4].

1. Usar el rotulador para las localizaciones de las apófisis espinosas de S1 y D1, para su identificación.
2. Situar el inclinómetro sobre la apófisis espinosa de S1 y el otro sobre D1, y luego poner a cero ambos inclinómetros (Fig. 12-27).
3. Pedir al paciente que se incline todo lo posible hacia un lado mientras mantiene las rodillas estiradas y ambos pies firmemente fijos al suelo (Fig. 12-28).
4. Al final de la ROM, anotar la información de ambos inclinómetros. Se calcula la ROM de la flexión lateral restando al resultado del inclinómetro dorsal la lectura del inclinómetro sacro. Repetir el proceso de medida para la flexión lateral hacia el lado opuesto.

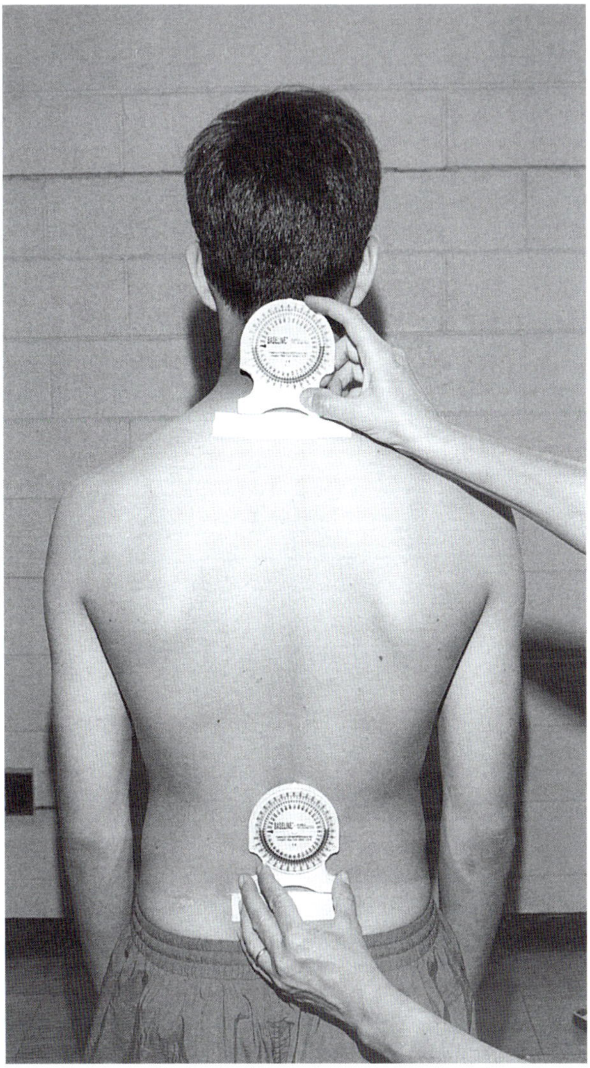

**Figura 12-27.** El paciente se encuentra en la posición inicial para la medición de la flexión lateral dorsal y lumbar con ambos inclinómetros alineados y puestos a cero.

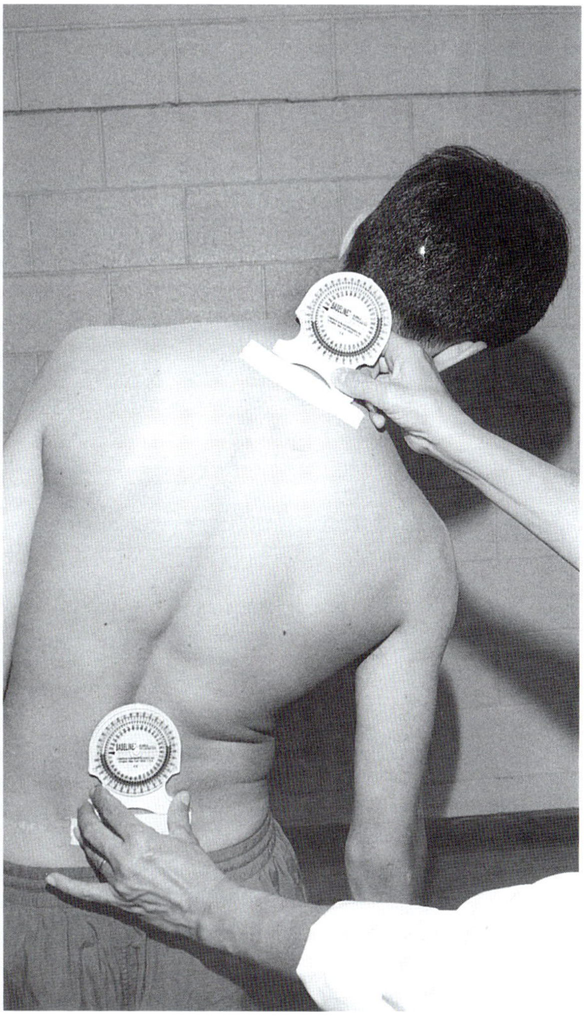

**Figura 12-28.** Alineación de los inclinómetros al final del movimiento de flexión lateral dorsal y lumbar.

## ROTACIÓN DORSAL Y LUMBAR

El movimiento de traslación se produce en el plano transversal alrededor de un eje vertical.

### *Posición para la prueba*

El sujeto se coloca sentado con los pies apoyados en el suelo para ayudar a estabilizar la pelvis. Se prefiere un asiento sin respaldo para que la rotación de la columna se produzca con libertad. La columna cervical, dorsal y lumbar se encuentran en la posición de 0° de flexión, extensión y flexión lateral.

### *Estabilización*

Estabilizar la pelvis para evitar la rotación. Evitar la flexión, la extensión y la flexión lateral de la columna.

### *Movimientos de la prueba*

Pedir al paciente que vuelva el cuerpo todo lo posible hacia un lado manteniendo el tronco erguido y los pies apoyados en el suelo (Fig. 12-19). El final del movimiento tiene lugar cuando el examinador aprecia que la pelvis comienza a rotar.

### *Tope final normal*

La sensación de tope es firme debido al estiramiento de las fibras de anillo fibroso del lado contralateral y las cápsulas articulares cigapofisarias; las cápsulas de las articulaciones costotransversas y costovertebrales; los ligamentos supraespinoso, interespinoso e iliolumbar, y los siguientes músculos: rectos del abdomen, oblicuos interno y externo y transverso espinoso, y semiespinoso torácico y rotadores. La sensación de tope también puede ser dura debido al contacto entre las carillas articulares.

### *Método de medida para la rotación dorsal y lumbar: goniómetro universal*

Véanse las Figuras 12-20 y 12-31.

1. Centrar el fulcro (punto de apoyo de la palanca) del goniómetro sobre el centro de la cara craneal de la cabeza del sujeto.
2. Alinear el brazo proximal paralelo a una línea imaginaria entre los dos tubérculos prominentes de las crestas ilíacas.
3. Alinear el brazo distal con una línea imaginaria entre las dos apófisis acromiales.

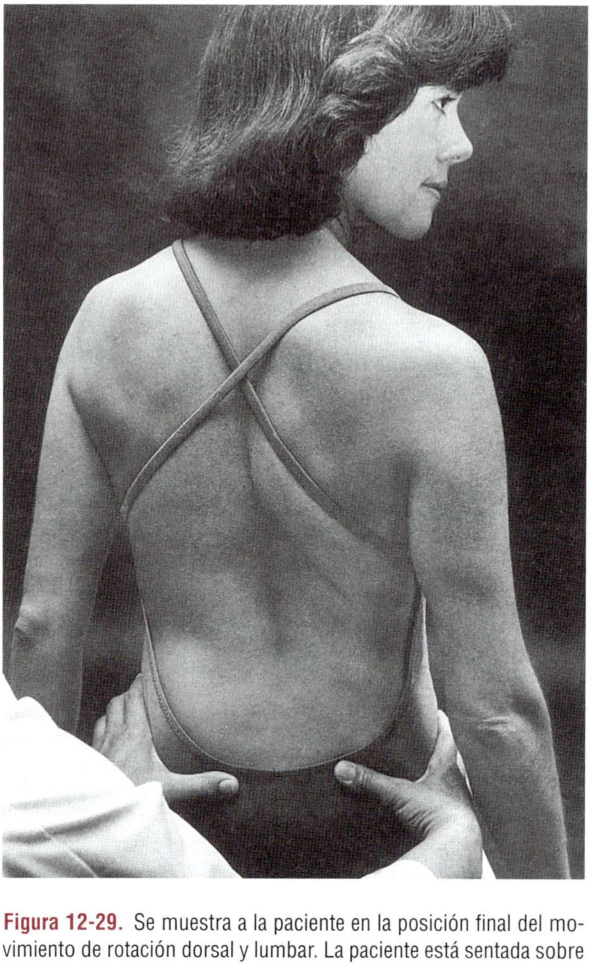

**Figura 12-29.** Se muestra a la paciente en la posición final del movimiento de rotación dorsal y lumbar. La paciente está sentada sobre un taburete sin respaldo, de modo que el movimiento de la columna se produce sin interferencias. El examinador coloca sus manos sobre las crestas ilíacas para evitar la rotación de la pelvis.

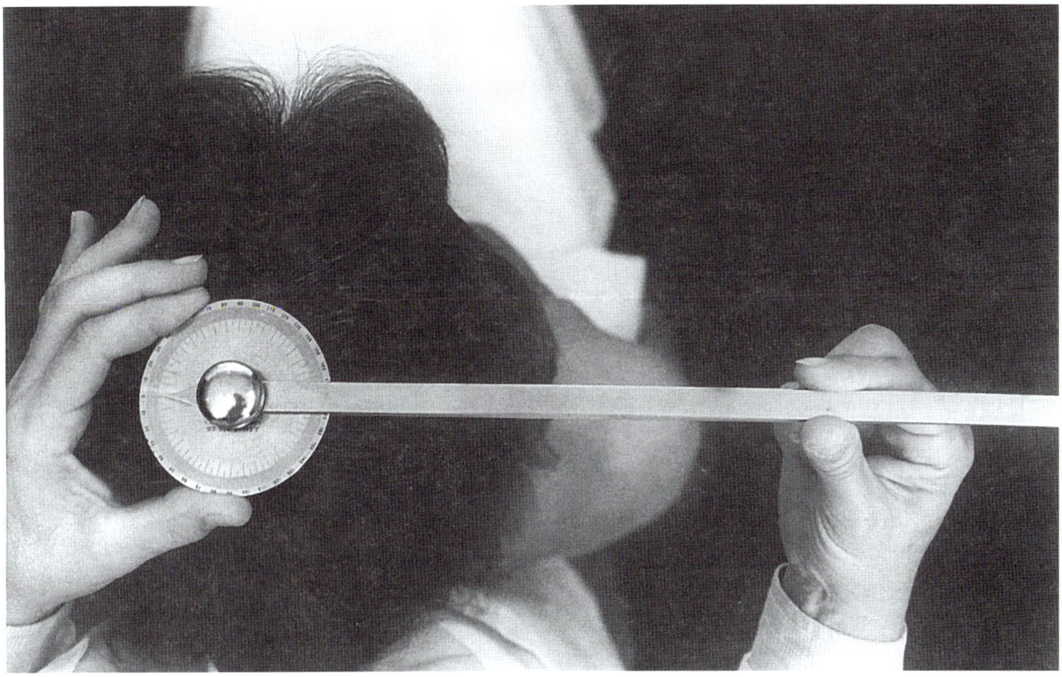

Figura 12-30. En la posición inicial para la medición del movimiento de rotación, el examinador se coloca por detrás del paciente sentado. El examinador sitúa el disco del goniómetro sobre la zona superior de la cabeza del paciente. Una de las manos sujeta ambos brazos del goniómetro alineado con la apófisis acromion del paciente. Éste debe situarse de modo que las apófisis acromiales se sitúen directamente sobre los tubérculos ilíacos.

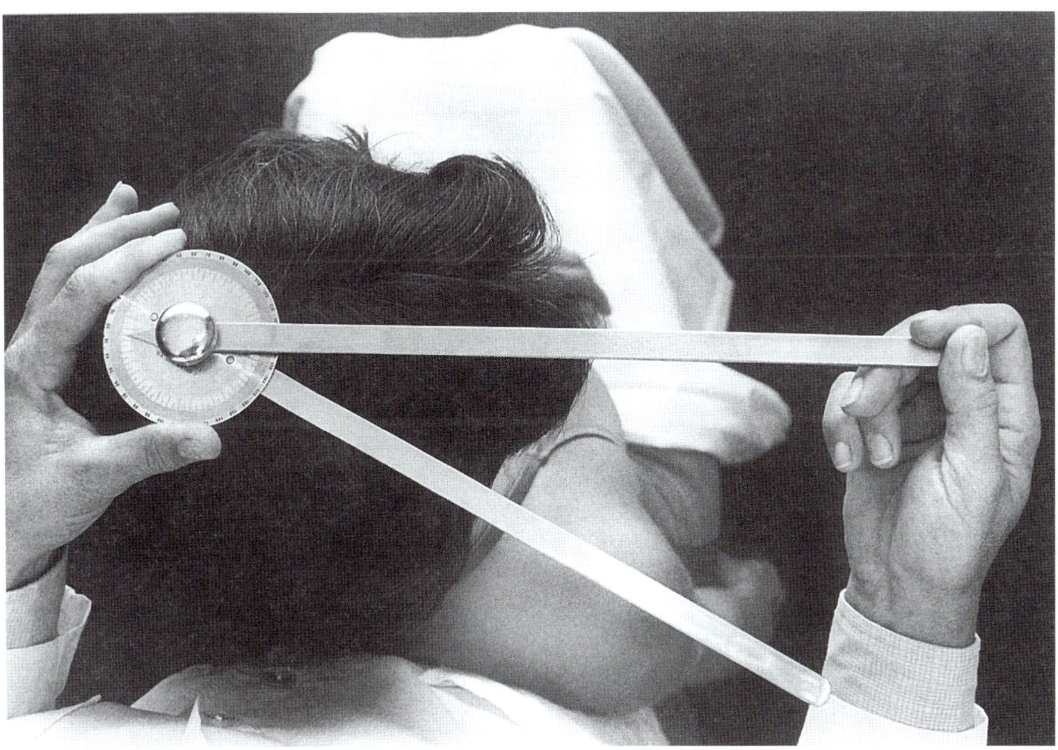

Figura 12-31. En la posición final del movimiento de rotación, una de las manos del examinador mantiene el brazo proximal del goniómetro alineado con los tubérculos ilíacos mientras se mantiene el brazo distal del goniómetro alineado con la apófisis acromial del lado derecho.

### *Método de medición de la rotación dorsal y lumbar: inclinómetro doble*

De acuerdo con la AMA[4], la ROM de la rotación medida con el uso de dos inclinómetros es de 30° a cada lado.

1. Con un rotulador, marcar la apófisis espinosa de S1 y de la séptima vértebra cervical.
2. Colocar al sujeto flexionado hacia delante, de modo que la espalda se encuentre paralela al suelo.
3. Colocar un inclinómetro en S1 y el otro sobre la apófisis espinosa de la séptima vértebra cervical, y poner a cero ambos inclinómetros (Fig. 12-32).
4. Pedir al sujeto que rote el tronco todo lo posible sin moverse en extensión (Fig. 12-33).

Anotar los grados mostrados en los inclinómetros al final del movimiento. La diferencia entre las lecturas de ambos inclinómetros corresponde a la ROM de la rotación.

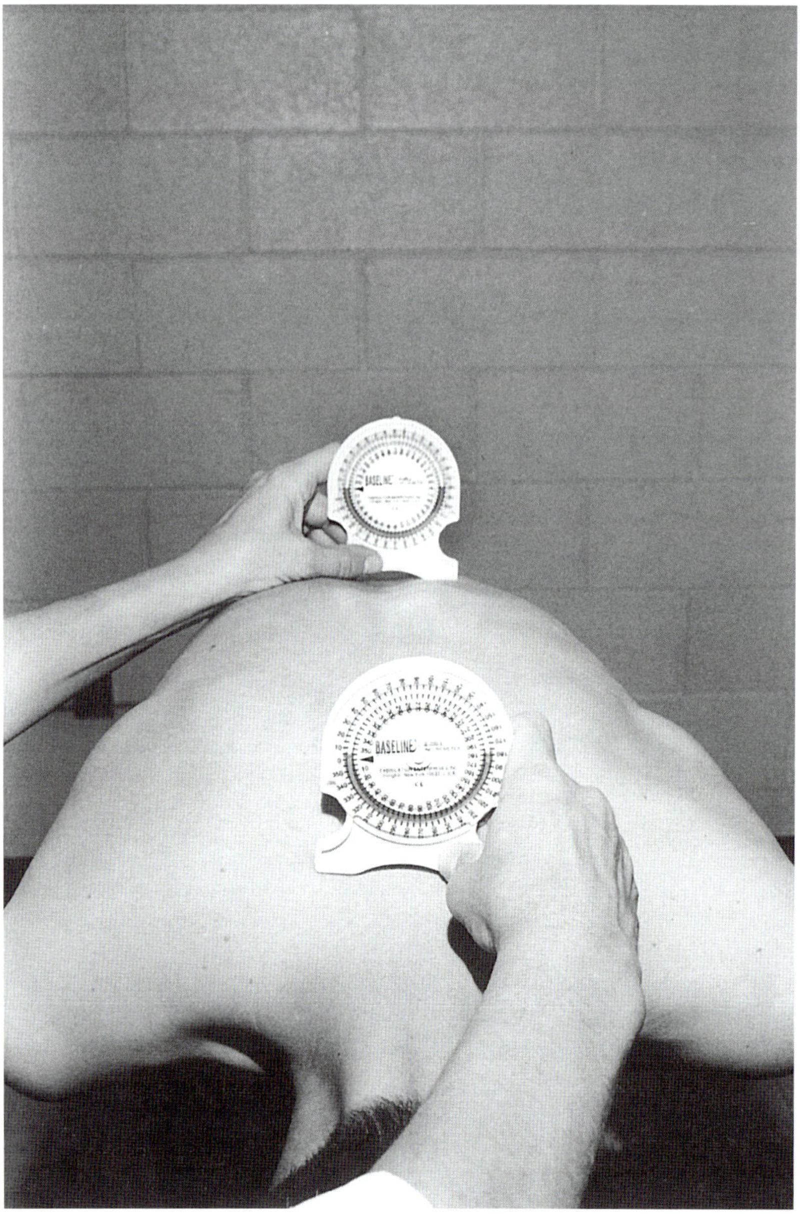


**Figura 12-32.** El paciente está colocado en la posición inicial para la medición del movimiento de rotación dorsal y lumbar con los inclinómetros alineados y puestos a cero.

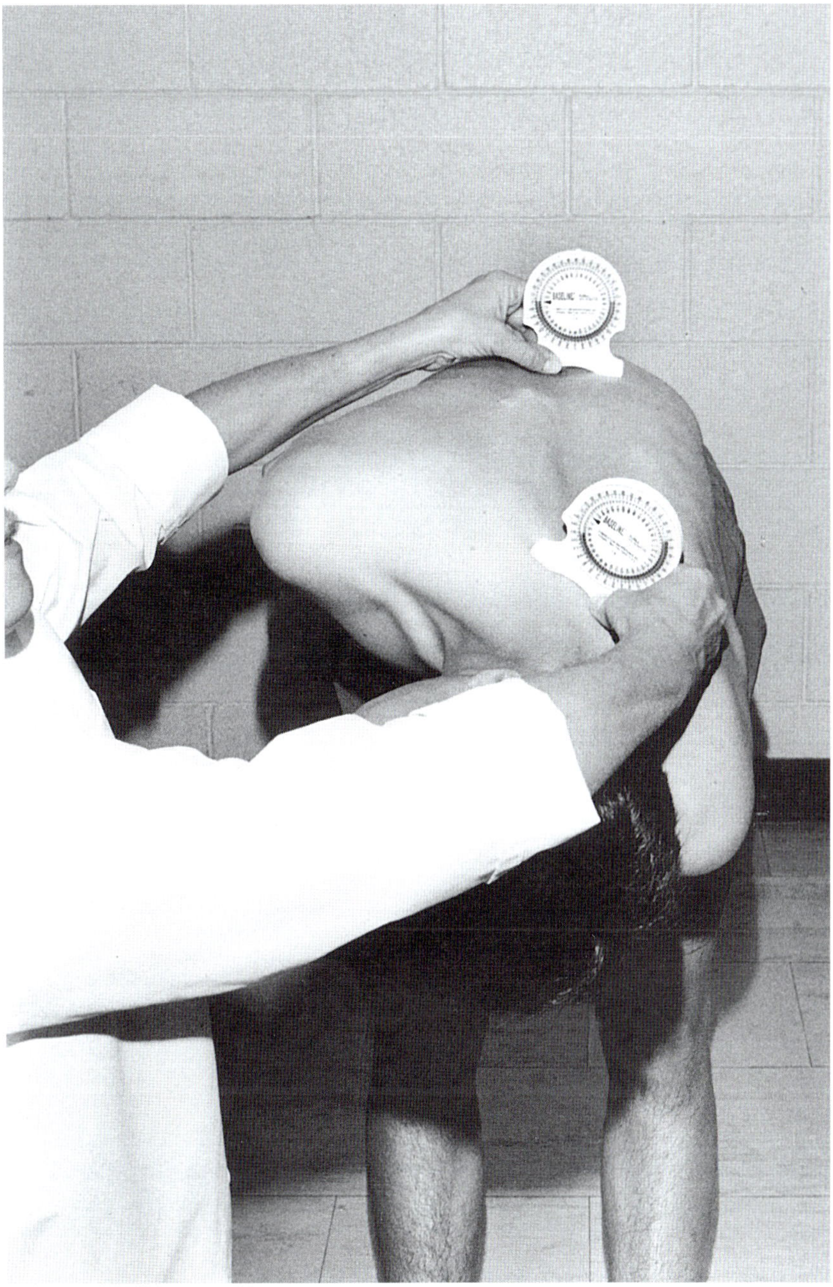

Figura 12-33. Se muestra al paciente con los inclinómetros alineados en la posición final del movimiento de rotación dorsal y lumbar.

## Bibliografía


1. Bogduk, N: Clinical Anatomy of the Lumbar Spine and Sacrum, ed 3. Churchill Livingstone, New York, 1997.
2. Cyriax, JH, and Cyriax, P: Illustrated Manual of Orthopaedic Medicine. Butterworths, London, 1983.
3. American Academy of Orthopaedic Surgeons: Joint Motion: Method of Measuring and Recording. AAOS, Chicago, 1965.
4. American Medical Association: Guides to the Evaluation of Permanent Impairment, ed 3. AMA, Chicago, 1988.
5. Loebl, WY: Measurement of spinal posture and range of spinal movement. Ann Phys Med 9:103, 1967.
6. Sullivan, MS, Dickinson, CF, and Troup, JDG: The influence of age and gender on lumbar spine range of motion. A study of 1126 healthy subjects. Spine 19:682, 1994.
7. Macrae, IF, and Wright, V: Measurement of back movement. Ann Rheum Dis 28:584, 1969.
8. Moll, JMH, and Wright, V: Normal range of spinal mobility: An objective clinical study. Ann Rheum Dis 30:381, 1971.
9. Anderson, JAD, and Sweetman, BJ: A combined flexi-rule hydrogoniometer for measurement of lumbar spine and its sagittal movement. Rheumatol Rehabil 14:173, 1975.
10. Gracovetsky, S, et al: A database for estimating normal spinal motion derived from non-invasive measurements. Spine 20:1036, 1995.
11. McGregor, AH, McCarthy, D and Hughes SP: Motion characteristics of the lumbar spine in the normal population. Spine 20:2421, 1995.
12. Fitzgerald, GK, et al: Objective assessment with establishment of normal values for lumbar spine range of motion. Phys Ther 63:1776, 1983.
13. Bookstein, NA, et al: Lumbar extension range of motion in elementary school children. Abstr Phys Ther 72:S35, 1992.
14. Sughara, M, et al: Epidemiological study on the change of mobility of the thoraco-lumbar spine and body height with age as indices for senility. J Hum Ergol (Tokyo) 10:49, 1981.
15. Freidrich, M, et al: Spinal posture during stooped walking under vertical space constraints. Spine 25:1118, 2000.
16. Sjolie, AN: Access to pedestrian roads, daily activities and physical performance of adolescents. Spine 25:1965, 2000.
17. Ensink, FB, et al: Lumbar range of motion. Influence of time of day and individuals factors on measurements. Spine 21:1339, 1996.
18. Sullivan, MS, Shoaf, LD, and Riddle, DL: The relationship of lumbar flexion to disability in patients with low back pain. Phys Ther 80:240, 2000.
19. Lundberg, G, and Gerdle, B: Correlations between joint and spinal mobility, spinal sagittal configuration, segmental mobility, segmental pain symptoms and disabilities in female homecare personnel. Scand J Rehab Med 32:124, 2000.
20. Kujala UM, et al: Lumbar mobility and low back pain during adolescence. A longitudinal three-year follow-up study in athletes and controls. Am J Sports Med 25:363, 1997.
21. Nattrass, CL, et al: Lumbar spine range of motion as a measure of physical and functional impairment: An investigation of validity (abstract). Clin Rehabil 13:211, 1999.
22. Shirley, FR, et al: Comparison of lumbar range of motion using three measurement devices in patients with chronic low back pain. Spine 19:779, 1994.
23. Hsieh, CY, and Pringle, RK: Range of motion of the lumbar spine required for four activities of daily living. J Manipulative Physiol Ther 17:353, 1994.
24. Patel, RS: Intratester and intertester reliability of the inclinometer in measuring lumbar flexion. Phys Ther 72:S44, 1992.
25. Williams, R, et al: Reliability of the modified-modified Schober and double inclinometer methods for measuring lumbar flexion and extension. Phys Ther 73:26, 1993.
26. Mayer, RS, et al: Variance in the measurement of sagittal lumbar range of motion among examiners, subjects, and instruments. Spine 20:1489, 1995.
27. Saur, PMM, et al: Lumbar range of motion: Reliability and validity of the inclinometer technique in the clinical measurement of trunk flexibility. Spine 21:1332, 1996.
28. Samo, DG, et al: Validity of three lumbar sagittal motion measurement methods: Surface inclinometers compared with radiographs. J Occup Environ Med 39:209, 1997.
29. Chen, SP, et al: Reliability of the lumbar sagittal motion measurement methods: Surface Inclinometers. J Occup Environ Med 39:217, 1997.
30. Mayer, TG, et al: Spinal range of motion. Accuracy and sources of error with inclinometric measurement. Spine 22:1976, 1997.
31. Nitschkje, JE, et al: Reliability of the American Medical Association Guides' Model for Measuring Spinal Range of Motion. Its implication for whole-person impairment ratings. Spine 24:262, 1999.
32. Breum, J, Wiberg, J, and Bolton, JE: Reliability and concurrent validity of the BROM II for measuring lumbar mobility. J Manipulative Physiol Ther 18:497, 1995.
33. Madson, TJ, Youdas, JW, and Suman, VJ: Reproducibility of lumbar spine range of motion measurements using the back range of motion device. J Orthop Sports Phys Ther 29:470, 1999.
34. Reynolds, PMG: Measurement of spinal mobility: A comparison of three methods. Rheumatol Rehabil 14:180, 1975.
35. Miller, MH, et al: Measurement of spinal mobility in the sagittal plane: New skin distraction technique compared with established methods. J Rheumatol 11:4, 1984.
36. Portek, I, et al: Correlation between radiographic and clinical measurement of lumbar spine movement. Br J Rheumatol 22:197, 1983.
37. Gill, K, et al: Repeatability of four clinical methods for assessment of lumbar spinal motion. Spine 13:50, 1988.
38. Van Adrichem, JAM, and van der Korst, JK: Assessment of the flexibility of the lumbar spine. A pilot study in children and adolescents. Scand J Rheumatol 2:87, 1973.
39. Greene, WB, and Heckman, JD (eds): The Clinical Measurement of Joint Motion. American Academy of Orthopaedic Surgeons. Rosemont, Ill, 1994.
40. Lindahl, O: Determination of the sagittal mobility of the lumbar spine. Acta Orthop Scand 37:241, 1966.
41. Youdas, JW, Suman, VJ and Garrett, TR: Reliability of measurements of lumbar spine sagittal mobility obtained with the flexible curve. J Orthop Sports Phys Ther 21:13, 1995.
42. Katzman, WB, Cutter, KA, and Ash, BA: Differences in reliability of the flexible ruler for the experienced and novice tester. Abstract Feb. 2000. J Orthop Sports Phys Ther 30:A9, 2000.
43. Bryan, JM, et al: Investigation of the flexible ruler as a noninvasive measure of lumbar lordosis in black and white adult female sample populations. J Orthop Sports Phys Ther 11:3, 1989.
44. Lovell, FW, Rothstein, JM, and Personius, WJ: Reliability of clinical measurements of lumbar lordosis taken with a flexible rule. Phys Ther 69:96, 1989.
45. Schenkman, M, et al: A clinical tool for measuring functional axial rotation. Phys Ther 75:151, 1995.
46. Schenkman, M, et al: Spinal movement and performance of a standing reach task in participants with and without Parkinson disease. Phys Ther 81:1400, 2001.
47. Petersen, CM, et al: Intraobserver and interobserver reliability of asymptomatic subject's thoracolumbar range of motion using the OS I CA-6000 Spine Motion Analyzer. J Orthop Sports Phys Ther 220:207, 1997.
48. Robinson, ME, et al: Intrasubject reliability of spinal range of motion and velocity determined by video motion analysis. Phys Ther 73:626, 1993.
49. Steffan, T, et al: A new technique for measuring lumbar segmental motion in vivo: method, accuracy and preliminary results. Spine 22:156, 1997.
50. Kraus, H, and Hirschland, RP: Minimum muscular fitness tests in school children. Res Q Exerc Sport 25:178, 1954.
51. Nicholas, JA: Risk factors, sports medicine and the orthopedic system: An overview. J Sports Med 3:243, 1975.
52. Brodie, DA, Bird, HA, and Wright, V: Joint laxity in selected athletic populations. Med Sci Sports Exerc 14:190, 1982.
53. Battle, MC, et al: The role of spinal flexibility in back pain complaints in industry. A prospective study. Spine 15:768, 1990.
54. Mellin, GP: Accuracy of measuring lateral flexion of the spine with a tape. Clin Biomech 1:85, 1986.
55. Sahrmann, SA: Diagnosis and Treatment of Movement Impairment Syndromes. Mosby, St Louis, 2002.

# CAPÍTULO 13

# Articulación temporomandibular

## Estructura y función

### Articulación temporomandibular

#### *Anatomía*

La articulación temporomandibular (ATM) es la articulación situada entre la mandíbula, el disco articular y el hueso temporal del cráneo (Fig. 13-1*A*) Este disco divide la articulación en dos partes distintas, conocidas como articulaciones superior e inferior. La articulación superior, más grande, consta de la eminencia articular convexa y la fosa mandibular del hueso temporal y la superficie superior del disco. La articulación inferior consta de la superficie convexa del cóndilo mandibular y la superficie inferior, cóncava, del disco[1-3]. El disco articular favorece la adaptación de la mandíbula convexa a la superficie articular convexa del hueso temporal (Fig. 13-1*B*)[2].

La cápsula de la ATM se describe como delgada y laxa por encima del disco, pero tensa por debajo del disco en la articulación inferior. Rodean a la articulación fibras cortas capsulares, y se extienden entre el cóndilo de la mandíbula y el disco articular y la eminencia temporal[3]. Las fibras capsulares más largas se extienden desde el hueso temporal hasta la mandíbula.

Los principales ligamentos relacionados con la ATM son los ligamentos temporomandibular, estilomandibular y esfeno-mandibular (Fig. 13-2). Los músculos asociados con la ATM son pterigoides lateral y medial, temporal, masetero, digástrico, estilohioideo, milohioideo y geniohioideo.

#### *Osteocinética*

La articulación superior es una articulación anfiartrodial artrodial. La articulación inferior es una articulación en bisagra. La ATM globalmente permite los movimientos en tres planos alrededor de tres ejes. Todos los movimientos, excepto el cierre de la boca, comienzan desde la posición de descanso, en la que

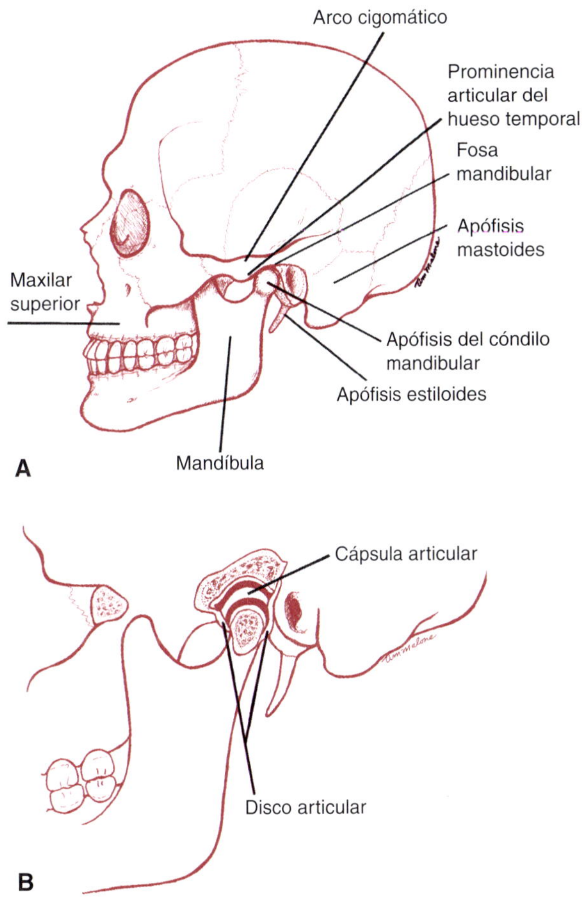


**Figura 13-1.** Imagen lateral **(A)** del cráneo que muestra la articulación temporomaxilar (ATM) y las estructuras de alrededor. **(B)** Imagen lateral de la ATM que muestra el disco articular y una porción de la cápsula articular.

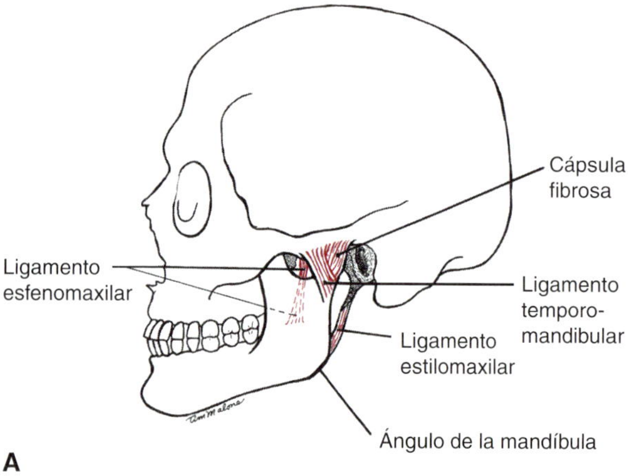


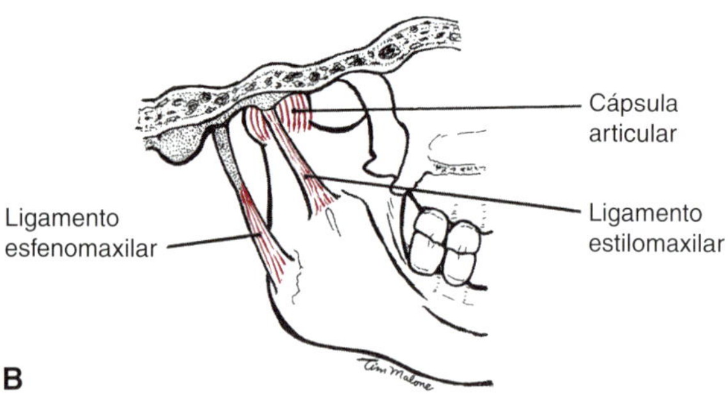


**Figura 13-2.** **(A)** Imagen lateral de la articulación temporomandibular que muestra las fibras oblicuas del ligamento temporomandibular y los ligamentos estilomaxilar y esfenomaxilar. **(B)** Imagen medial de la articulación temporomandibular que muestra la porción medial de la cápsula articular y los ligamentos estilomaxilar y esfenomaxilar.

los dientes se encuentran ligeramente separados (espacio libre)[3,4]. La cantidad de espacio libre, que generalmente varía entre 2 mm y 4 mm, permite el libre movimiento anterior, posterior y lateral de la mandíbula. Los movimientos funcionales permitidos son la elevación de la mandíbula (cierre de la boca) y el descenso de la misma (apertura de la boca), la propulsión o proyección (deslizamiento anterior) y retropulsión (deslizamiento posterior) y la desviación lateral derecha e izquierda (diducción).

La porción oblicua del ligamento temporomandibular limita el descenso y la retropulsión mandibular, así como la rotación del cóndilo durante la apertura de la boca. La porción horizontal del ligamento temporomandibular limita el deslizamiento posterior del cóndilo mandibular en retropulsión y la desviación lateral de la mandíbula. Las funciones de los ligamentos estilomandibular y esfenomandibular son tema de controversia. Según Magee[5], los ligamentos mantienen el cóndilo, el disco y el hueso temporal en íntimo contacto. Dichos ligamentos también pueden evitar la propulsión excesiva, pero su función exacta no se ha comprobado.

Los músculos digástrico y pterigoides lateral permiten el descenso de la mandíbula[1,3-5]. Los músculos milohioides y geniohioides asisten en el movimiento, especialmente contra resistencia[3,5]. La elevación de la mandíbula la realizan los músculos temporal, masetero y pterigoides medial[1,3-5], que son responsables de mantener el espacio libre. La propulsión de la mandíbula es el resultado de la acción bilateral de los músculos masetero[1,5], pterigoides medial[1,3,5] y lateral[3-6]. Los músculos milohioideo, estilohioideo y digástrico pueden contribuir[5]. La retropulsión se debe a la acción bilateral de las fibras posteriores del músculo temporal[1,3-5]; del digástrico[1,3-5], fibras medias y profundas del masetero[3,5]; y de los músculos estilohioideo, milohioideo[1,5] y geniohioideo[1,3,5]. La desviación de la mandíbula se produce por la contracción unilateral de los músculos pterigoides medial y lateral[1-5]. La contracción unilateral del músculo temporal causa la desviación hacia el mismo lado.

Los músculos cervicales puede activarse junto con los músculos ATM porque existe una íntima relación funcional entre la cabeza y el cuello[1,4-9]. En diversos estudios se han analizado los movimientos coordinados y paralelos de la ATM y la columna cervical, y los investigadores sugieren que las órdenes nerviosas preprogramadas pueden activar simultáneamente tanto los músculos de la mandíbula como los del cuello[7-9].

### *Artrocinética*

La depresión mandibular (apertura de la boca) tiene lugar en el plano sagital, y se logra mediante la rotación y el deslizamiento de los cóndilos mandibulares. La rotación del cóndilo se combina con el deslizamiento anterior e inferior de los cóndilos sobre la superficie inferior de los discos, que también se deslizan hacia delante (se trasladan) a lo largo de las eminencias articulares del temporal. La elevación de la mandíbula (cierre de la boca) se consigue mediante la rotación de los cóndilos mandibulares sobre los discos y el deslizamiento de los discos con los cóndilos hacia atrás y hacia arriba sobre las eminencias articulares del temporal.

En la propulsión, los cóndilos bilaterales y los discos se trasladan juntos hacia delante y hacia abajo por las eminencias articulares temporales. El movimiento tiene lugar sobre la articulación superior, y no se produce rotación en este movimiento. En la desviación lateral, un cóndilo de la mandíbula y el disco se deslizan hacia abajo, hacia delante y medialmente a lo largo de la eminencia articular. El otro cóndilo mandibular rota sobre el eje vertical y se desliza medialmente dentro de la fosa mandibular. Por ejemplo, en la desviación lateral izquierda, el cóndilo izquierdo gira y el derecho se desliza hacia delante.

### *Patrón capsular*

En el patrón capsular, el descenso de la mandíbula se limita a 1 cm, con desviación hacia el área limitada[5]. La propulsión está limitada, y se acompaña de la desviación hacia el lado restringido[5]. La desviación lateral está limitada en el lado opuesto a la restricción[4].

**TABLA 13-1 Amplitud de movimiento de la apertura bucal en sujetos con 18-61 años de edad: distancia lineal media en milímetros**

| *Travers y cols.*[*13] | *Lewis y cols.*[*14] | | *Higbie y cols.*[†15] | *Walker y cols.*[†11] | *Gavish y cols.*[‡16] |
|---|---|---|---|---|---|
| *25-35 años n = 27M* | *25-35 años n = 27M* | *23-39 años n = 29V* | *18-54 años n = 20V y 20M* | *21-61 años n = 3M y 12 V* | *15-16 años n = 248* |
| | | | Media (DS) | Media (DS) | Media (DS) |
| 46,6 | 46,0 | 52,1 | 44,5 (5,3) | 43,5 (6,1) | 51,6 (6,2) |

M = mujeres; V = varones; (DS) = desviación estándar.
* Medidas obtenidas por el sistema Optotrak.
† Medidas obtenidas con una regla milimetrada.
‡ El instrumento empleado no se indica en el texto.

## Resultados de la investigación

La amplitud normal de movimiento (ROM) para la apertura de la boca se considera una distancia suficiente para que se coloquen dos o tres articulaciones interfalángicas proximales dentro de la boca. Esta distancia puede variar entre 35 mm y 50 mm, y se considera una medida de apertura funcional, aunque se necesita sólo una apertura de 25 mm a 35 mm para las actividades normales[5]. La definición de amplitud normal de apertura de la boca como de 40 mm a 50 mm se debe al acuerdo de la *Permanent Impairment Conference* de 1995, por representantes de todas las sociedades y academias de prestigio cuyos miembros tratan las patologías de la ATM[10]. Otras medias similares de ROM para la apertura de la boca desde 43,5 mm hasta 52,1 mm se presentan en la Tabla 13-1. Las distancias lineales de propulsión y desviación lateral de tres autores diferentes se presentan en la Tabla 13-2.

Dijkstra y cols.[17] investigaron la relación entre la ROM mandibular vertical y horizontal en 91 sujetos sanos (59 mujeres y 32 varones), con una media de edad de 27,2 años. Se encontró una relación media de entre 6,0:1 y 6,6:1 entre las ROM vertical y horizontal. Las relaciones individuales variaban entre 3,6 y 15,5, y las correlaciones entre las medidas de ROM vertical y horizontal eran débiles. Por lo tanto, basándose en los resultados de este estudio, los autores concluyeron que la relación de 4:1 entre las ROM vertical y horizontal que se empleaba en el pasado[18] debía ser sustituida por la relación 6:1 encontrada en este estudio. Sin embargo, los autores comprobaron que dicha relación tenía escaso valor predictivo. La revisión de los valores de las Tablas 13-1 y 13-2 indica que la relación entre el descenso mandibular (ROM vertical) y la desviación lateral (ROM horizontal) es de entre 4:1 y 5:1. Las medidas de Dijkstra y cols.[17] de la distancia lineal entre los incisivos durante la apertura de la boca incluye la medida de su desplazamiento, suma que puede explicar las diferencias entre estas medidas y las medidas del resto de los autores de las Tablas.

**TABLA 13-2 Amplitud de movimiento de protrusión y desplazamiento (desviación) lateral: distancia lineal media en milímetros**

| | *Buschang y cols.*[*12] | *Walker y cols.*[†11] | *Magee*[‡5] |
|---|---|---|---|
| | *25-35 años n = 27M* | *21-61 años n = 3M y 12 V* | |
| Movimiento | Media | Media (DS) | |
| Protrusión | 9,3 | 7,1 (2,3) | 3-6[§] |
| Desplazam. lat. izdo | 11,0 | 8,6 (2,1) | 10-15 |
| Desplazam. lat. dcho | 11,5 | 9,2 (2,6) | |

(DS) = desviación estándar; M = mujer; V = varón.
* Medidas obtenidas por el sistema Optotrak.
† Medidas obtenidas con una regla milimetrada.
‡ Se desconoce el instrumento empleado.
§ Los valores normales dependen del grado de movimiento mayor y menor.

### Influencia de la edad, el sexo y otros factores

#### *Edad*

Thurnwald[19] observó que la ROM en todos los movimientos activos de la ATM, excepto la retropulsión disminuyen, con la edad. La apertura de la boca disminuye de una media de 59,4 mm en el grupo más joven a 54,3 mm en el grupo más anciano. El estudio incluía a 50 varones y 50 mujeres de edad entre los 17 y los 65 años. El autor también encontró una disminución en la calidad de los seis movimientos pasivos accesorios cuanto mayor era la edad. La resistencia a los movimientos pasivos accesorios y la crepitación aumentaban en el grupo más anciano. Otros estudios han investigado poblaciones de niños, adolescentes y ancianos para determinar la prevalencia de las alteraciones de la ATM en estos grupos de edad[20-24].

#### *Sexo*

Los estudios que investigan los efectos del sexo sobre la función temporomandibular en poblaciones sanas son escasos.

Thurnwald[19] determinó que el sexo afecta significativamente a la apertura de la boca y la desviación lateral. Los 50 varones del estudio presentaban una media de apertura bucal mayor (59,4 mm) que las 50 mujeres (54,0 mm). Los varones también presentaban mayor ROM media en la desviación lateral, pero la diferencia entre sexos en ese caso era pequeña. No se observaba influencia del sexo en los movimientos pasivos accesorios. Lewis, Buschang y Throckmorton[14] observaron que los varones presentaban una ROM de apertura bucal mucho mayor (media = 52,1 mm) que las mujeres (media = 46,0 mm) en este estudio (véase Tabla 13-1).

Al contrario que Lewis, Buschang y Throckmorton[14], Westling y Helkimo[25] hallaron que el desplazamiento angular de la mandíbula en relación al cráneo (ángulo de apertura de la boca) en la máxima apertura mandibular en adolescentes era ligeramente mayor en mujeres que en hombres. En este hallazgo pudo influir que las mujeres generalmente alcanzan valores de ROM adultos a los 10 años de edad, mientras que los varones no los alcanzan hasta los 15 años[26].

### Longitud de la mandíbula

Dijkstra y cols.[17], en un estudio sobre la apertura bucal con 13 mujeres y 15 hombres, comprobaron que la distancia lineal entre los incisivos superiores e inferiores durante el descenso de la mandíbula estaba significativamente influida por la longitud de la mandíbula. En un estudio más reciente, Dijkstra y cols.[28] investigaron la relación entre las distancias de los incisivos, la longitud de la mandíbula y el ángulo de apertura de la boca en 91 sujetos sanos (59 mujeres y 32 hombres) con edades entre 13 y 56 años (media 27,2 años). En la apertura de la boca influye la longitud mandibular y el ángulo de apertura de la boca. Por lo tanto, es posible que los sujetos con la misma distancia de apertura de boca puedan diferir en cuanto a la movilidad de la ATM. Lewis, Buschang y Throckmorton[14] observaron que la longitud mandibular influye en algunas de las diferencias por sexos de la apertura de la boca y en la mayoría de las diferencias por sexos en la traslación del cóndilo en la apertura de la boca. Westling y Helkimo[25] hallaron que la ROM pasiva como medida de la apertura de la boca está fuertemente relacionada con la longitud de la mandíbula.

Para ajustar la longitud mandibular, Miller y cols.[29] dirigieron un estudio para determinar si un «índice de apertura bucal» desarrollado por los autores sería capaz de diferenciar entre las alteraciones de la ATM de origen articular de las de origen muscular. Se incluyeron 47 pacientes y 27 sujetos control sanos. El índice de apertura temporomandibular (TOI) se determinó por la siguiente fórmula: TOI = (PO – MVO/ PO + MVO) x 100. «PO» en la fórmula corresponde a la apertura pasiva (*passive opening*), y «MVO» a la máxima apertura voluntaria (*maximal voluntary opening*). Se halló una diferencia significativa entre la TOI media entre los dos grupos de pacientes y entre los de causa muscular y el grupo control, pero no entre el grupo de causa articular y el grupo control. Los autores sugieren que el TOI es más fiable que la medida de la distancia lineal para la apertura de la boca. En un estudio posterior, Miller y cols.[30] compararon el TOI en 11 pacientes con patología frente a un grupo control de 11 sujetos sin patología ATM. Basándose en los resultados de este estudio, los autores concluyeron que el TOI parece ser independiente de la edad, del sexo y de la longitud de la mandíbula.

### Posición de la cabeza y el cuello

Higbie y cols.[15] investigaron los efectos de la posición de la cabeza (hacia delante, neutral y hacia atrás) en la apertura de la boca en 20 varones sanos y 20 mujeres sanas de entre 18 y 54 años de edad. La amplitud de movimiento (ROM) de apertura de la boca medida con una regla milimétrica era significativamente diferente entre las tres posiciones. La apertura de la boca era mayor con la cabeza hacia delante (media = 44,5, DS = 5,3), menor en la posición neutra de la cabeza (media = 41,5, DS = 4,8) y aún menor con la cabeza hacia atrás (media = 36,2, DS = 4,5). La realidad cotidiana mostraba unas diferencias de 0,90 y 0,97, dependiendo de la postura de la cabeza, y la medida de error estándar (SEM) oscilaba entre 0,77 y 1,69 mm, también dependiendo de la postura de la cabeza. Como resultado de los hallazgos, los autores concluyen que debe controlarse la posición de la cabeza cuando se mide la apertura de la boca; sin embargo, los autores observan que se produce un error de 1 mm o 2 mm independientemente de la posición que tenga la cabeza.

### Trastornos temporomandibulares

La estructura de la ATM y el hecho de que esta articulación se utilice con mucha frecuencia, predisponen a que las articulaciones, ligamentos asociados y músculos se dañen, con problemas mecánicos y alteraciones degenerativas. Por ejemplo, el disco articular puede comprimirse, deformarse o romperse; la cápsula puede engrosar; los ligamentos pueden acortarse o alargarse; y los músculos pueden inflamarse, contraerse e hipertrofiarse. Estos problemas pueden originar una gran variedad de síntomas y signos que se incluyen en la clasificación de las alteraciones temporomandibulares (TMD). La restricción de la ROM de la apertura de la boca se considera uno de los signos importantes de TMD[29]. Pueden observarse saltos o chasquidos (o ambos) en la articulación durante la apertura/cierre de la boca y una desviación de la mandíbula durante la apertura y el cierre de la misma[16,22,24,31]. Otros signos y síntomas son dolor facial, dolor muscular[31] y dolor a la palpación en la región de la ATM, unilateral o bilateralmente, cefalea y rigidez de nuca. Los TMD parecen más prevalentes en las mujeres de todas las edades tras la pubertad, aunque los porcentajes reales de mujeres afectadas varían entre los investigadores[23,24,31-34]. La razón por esta preferencia de género se ha atribuido a algunos factores como mayores niveles de estrés en las mujeres[33], influencias hormonales[34] y hábitos en las niñas adolescentes que son extremadamente dañinos para las articulaciones temporomandibulares (es decir, mascar chicle, constante inclinación de brazos, mascar hielo, morderse las uñas, morder cuerpos extraños, jugar con la mandíbula, apretar los dientes y bruxismo o rechinar los dientes)[16,22].

## Validez y fiabilidad

La mayoría de los siguientes estudios coinciden en que las medidas de la ROM de la ATM correspondientes a la distancia entre los incisivos superiores e inferiores son fiables. La fiabilidad de las medidas ROM es más controvertida; Walker, Bohannon y Cameron[11] observaron que las medidas entre los incisivos para la apertura de la boca tienen fiabilidad. Sin embargo, algunos autores se preguntan cómo pueden afectar las diferencias en la longitud y tamaño de la mandíbula a la medida de la distancia.

Walker, Bohannon y Cameron[11]determinaron que los seis movimientos ATM medidos con una regla milimétrica son seguros. Las medidas deben llevarse a cabo por dos investigadores en tres sesiones, separadas entre ellas por una semana. Los 30 sujetos estudiados incluían 15 pacientes con una alteración de la ATM (13 mujeres y 2 varones con una media de edad de 35,2 años) y 15 sujetos sin alteración ATM (12 mujeres y 3 varones con una edad media 42,9 años). La validez intraexaminador del coeficiente de correlación intraclase (ICC) para el investigador 1 variaba entre 0,82 y 0,99, y la validez intraexaminador para el investigador 2 variaba entre 0,70 y 0,90. La validez interexaminadores era entre buena y excelente (ICC = 0,90 a 1,0). Sin embargo, sólo la medida de la apertura de la boca ha adquirido fiabilidad y es útil para diferenciar los sujetos con y sin patología ATM. El error técnico de medida (diferencia entre las medidas que tendrían que haber sido mayores si las medidas hubieran sido realmente diferentes) era de 2,5 mm para la medida de la apertura de la boca en sujetos sin patología ATM. Higbie y cols.[15] también hallaron que las medidas ROM de la apertura de la boca eran ligeramente más fiables con el empleo de una regla milimetrada. Dos investigadores se estudiaron 20 mujeres y 20 varones con una media de 32,9 años. El ICC intraexaminador, interexaminadores, y prueba-prueba variaba entre 0,90 y 0,97 dependiendo de la posición de la cabeza. Los valores SEM indican que existía un error de 1 mm o 2 mm para la técnica de medida empleada en este estudio. Kropmans y cols.[35] encontraron una validez igual de alta en un estudio de apertura de la boca con 5 pacientes varones y 20 mujeres con dolor limitado a la ATM. La validez intraexaminador, interexaminadores y prueba-prueba variaba entre 0,90 y 0,96. Sin embargo, a diferencia de los hallazgos de Walker, Bohannon y Cameron[11] y los de Higbie y cols.[15], los autores apreciaron que la menor diferencia detectable en la máxima apertura de la boca en este grupo de individuos variaba entre 9 mm y 6 mm. Teniendo en cuenta estos resultados, el médico debería medir al menos una mejoría de 9 mm en la apertura máxima de la boca en este grupo de pacientes para asegurar que ésta realmente se ha producido.

Los siguientes estudios investigaron la distancia entre incisivos como medida de los movimientos del cóndilo mandibular. Buschang y cols.[12], en una muestra de 27 mujeres sanas de 23 a 25 años de edad, encontraron que la medida del movimiento de los incisivos en la propulsión y la desviación lateral proporciona medidas moderadamente seguras de traslación del cóndilo. La distancia lineal entre los incisivos durante la desviación lateral proporciona la mejor medición de traslación contralateral del cóndilo. Travers y cols.[13], en un estudio con 27 mujeres, determinaron que la distancia lineal entre los incisivos en la apertura máxima de la boca no proporciona información segura sobre la traslación del cóndilo, porque los individuos normales realizan la apertura de la boca con cantidades muy variables de traslación del cóndilo. Dijkstra y cols.[27], en un estudio de 28 voluntarios sanos (13 mujeres y 15 varones) entre 21 y 41 años de edad, observaron que la distancia lineal entre los incisivos centrales en la máxima apertura de la boca sólo se relacionaba vagamente con el movimiento del cóndilo. Lewis, Buschang y Throckmorton[14], que estudiaron los movimientos incisivos en la apertura de la boca en 29 varones y 27 mujeres, concluyeron que los movimientos de los incisivos no deben emplearse como indicadores de la traslación del cóndilo.

La influencia de la longitud de la mandíbula en la medida de la distancia entre los incisivos en la apertura de la boca está bien documentada[14,25,27,28]. El índice TOI de apertura de la boca fue desarrollado por Miller y cols.[29] y Miller y cols.[30]. Según estos autores, el índice es independiente de la longitud de la mandíbula, así como del sexo y la edad. Si nuevas investigaciones apoyan las afirmaciones de los autores, el uso del TOI aumentaría la fiabilidad de la medida de los incisivos en la apertura de la boca. Se presenta más información acerca del TOI en la sección de la longitud de la mandíbula.

# Procedimientos de valoración de la amplitud de movimiento: articulación temporomandibular

## Puntos anatómicos de referencia para alineación de la regla de medición

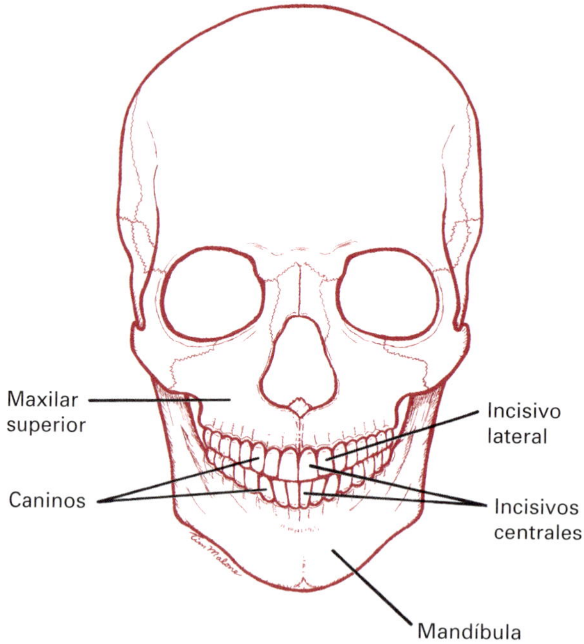


**Figura 13-3.** El adulto tiene entre 28 y 32 dientes definitivos, incluyendo 8 incisivos, 4 caninos, 8 premolares y de 8 a 12 molares. Los incisivos centrales y laterales y los caninos sirven de referencia para la colocación de la regla.

## DESCENSO DE LA MANDÍBULA (APERTURA DE LA BOCA)

El movimiento se produce en el plano sagital alrededor del eje medial-lateral. Funcionalmente, la mandíbula es capaz de descender aproximadamente de 35 mm a 50 mm, de forma que tres dedos o dos nudillos puedan introducirse entre los dientes incisivos centrales superiores e inferior[5]. De acuerdo con los criterios de la *Permanent Impairment Conference*, la ROM normal para la apertura de la boca oscila entre 40 mm y 50 mm[10]. La ROM media en la Tabla 13-1 muestra oscilaciones de entre 43,5 mm y 52,1 mm.

### Posición para la prueba

El sujeto se coloca sentado con la columna cervical en posición de 0° de flexión, extensión, flexión lateral y rotación.

### Estabilización

Estabilizar la zona posterior de la cabeza y del cuello del paciente para evitar la flexión, extensión, flexión lateral y rotación de la columna cervical.

### Movimientos de la prueba

Sostener la mandíbula de modo que se sitúe entre los dedos pulgar e índice, y traccionar en sentido descendente (Fig. 13-4). El paciente puede ayudar en el movimiento abriendo la boca lo máximo posible. El final del movimiento se alcanza cuando se nota resistencia y los intentos por producir movimiento adicional provocan que la cabeza caiga hacia delante (flexión cervical).

### Tope final normal

La sensación de tope final es firme debido al estiramiento de la cápsula articular, el tejido retrodiscal y el ligamento temporomandibular, así como los músculos masetero, temporal y pterigoides lateral[4,5].

### Método de medición

Se mide la distancia entre los dientes incisivos centrales superiores e inferiores con una regla (Fig. 13-5). En el movimiento activo normal no se produce desviación lateral durante el descenso de la mandíbula. Si se produce desviación lateral, adquiere forma de C o S. Con una curva en forma de C, la desviación se produce hacia uno de los lados, y debe registrarse en el formulario. Con una curva con forma de S, la desviación se produce en primer lugar hacia un lado, y luego al lado contrario[5]. La descripción de las desviaciones debe incluirse en el formulario (Fig. 13-6).

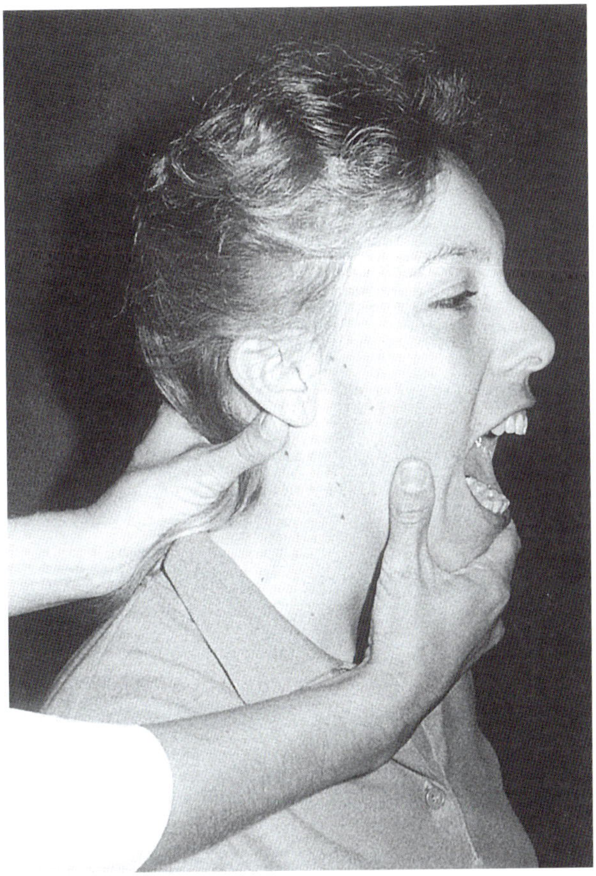

**Figura 13-4.** En la posición final del descenso mandibular, la mano del examinador mantiene la posición de amplitud máxima traccionando la mandíbula en sentido descendente. La otra mano sujeta la cabeza del paciente para evitar los movimientos cervicales.

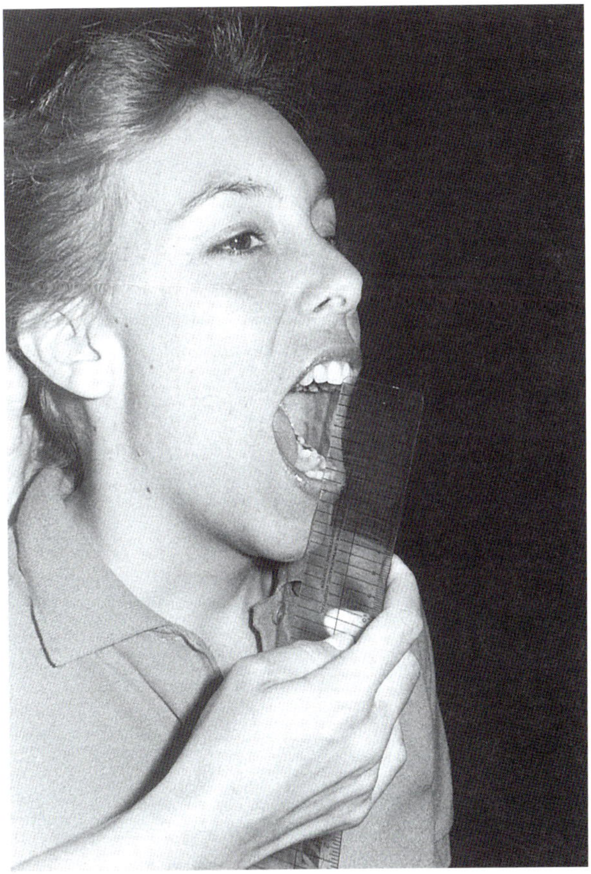

**Figura 13-5.** Al final de la amplitud del movimiento de descenso de la mandíbula, el examinador usa el brazo de un goniómetro de plástico para medir la distancia entre los incisivos centrales superiores e inferiores.

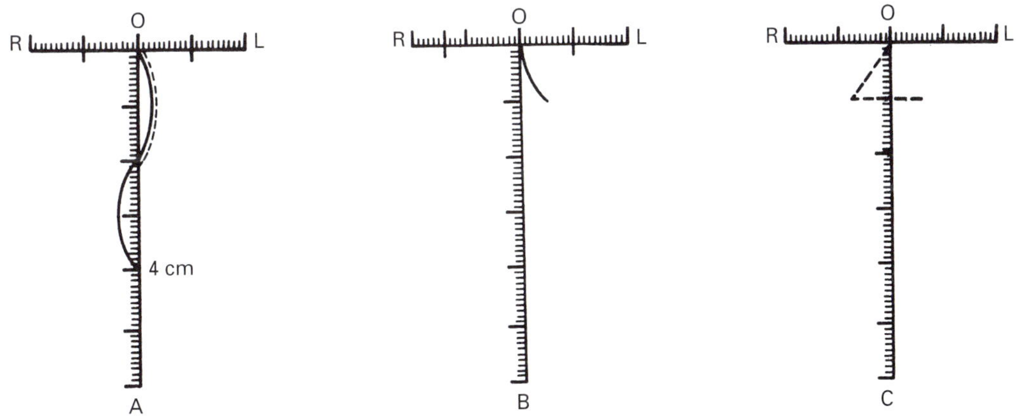


**Figura 13-6.** Ejemplos de registro de las desviaciones de los movimientos temporomaxilares. **(A)** Desviación R (derecha) y L (izquierda) de apertura; apertura máxima, 4 cm; desviación lateral equivalente (1 cm en cada dirección); proyección en la apertura funcional (línea de rayas). **(B)** Patrón de ligamentos de la cápsula: apertura limitada a 1 cm; desviación lateral R mayor que L; desviación a la L en la apertura. **(C)** La proyección es de 1 cm; desviación lateral hacia la derecha (R) en la proyección (indica debilidad del pterigoides lateral del lado opuesto). (Magee, DJ: *Orthopedic Physical Assessment*, ed 3. WB Saunders, Filadelfia, 1997, pág. 165, con autorización).

## PROPULSIÓN O PROYECCIÓN DE LA MANDÍBULA

El movimiento de traslación se produce en el plano transversal. Normalmente, los dientes incisivos centrales inferiores pueden propulsarse entre 6 mm y 9 mm más allá de los incisivos centrales superiores. Sin embargo, la distancia puede variar entre 3 mm[5] y 10 mm[4]. Véase la Tabla 13-2 para más información.

### Posición para la prueba

El sujeto se coloca sentado con la columna cervical en posición de 0° de flexión, extensión, flexión lateral y rotación. La ATM se abre ligeramente.

### Estabilización

Estabilizar la zona posterior de la cabeza y del cuello del paciente para evitar la flexión, extensión, flexión lateral y rotación de la columna cervical.

### Movimientos de la prueba

Sostener la mandíbula de modo que se sitúe entre los dedos pulgar e índice desde debajo de la barbilla. El sujeto puede ayudar empujando la barbilla hacia delante lo máximo posible. El final del movimiento tiene lugar cuando se aprecia resistencia y los intentos por producir movimiento adicional causan el movimiento anterior de la cabeza (Fig. 13-7).

### Tope final normal

La sensación de tope final es firme debido al estiramiento de la cápsula articular y los ligamentos temporomandibular, estilomaxilar y esfenomaxilar, así como los músculos temporal, masetero, digástrico, estilohioideo, milohioideo y geniohioideo[3,5].

### Método de medición

Se mide la distancia entre los dientes incisivos centrales superiores e inferiores con una cinta métrica o una regla (Fig. 13-8). Como alternativa, pueden emplearse como referencias para la medición dos líneas verticales trazadas sobre los caninos superiores e inferiores o los incisivos laterales[11].

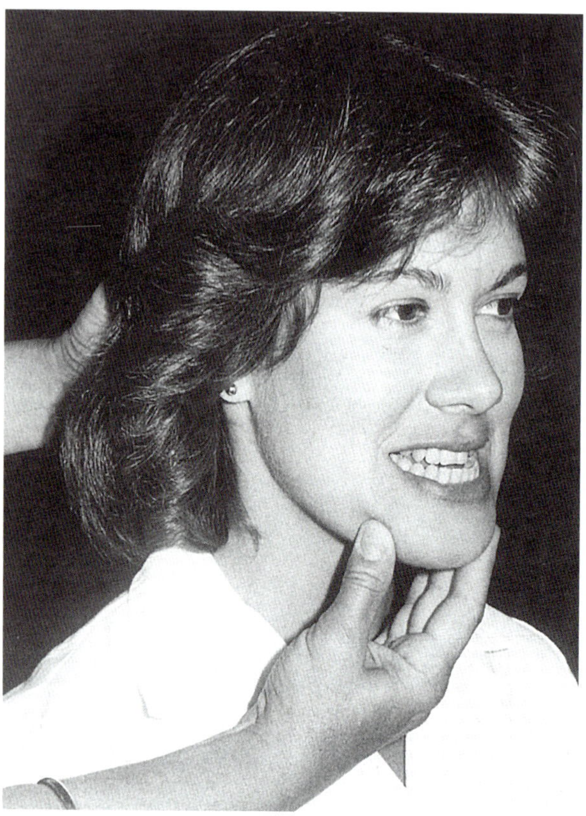

**Figura 13-7.** En la posición final del movimiento de propulsión (proyección) de la mandíbula, el examinador usa una mano para estabilizar la zona posterior de la cabeza mientras la otra mano favorece la propulsión de la mandíbula.

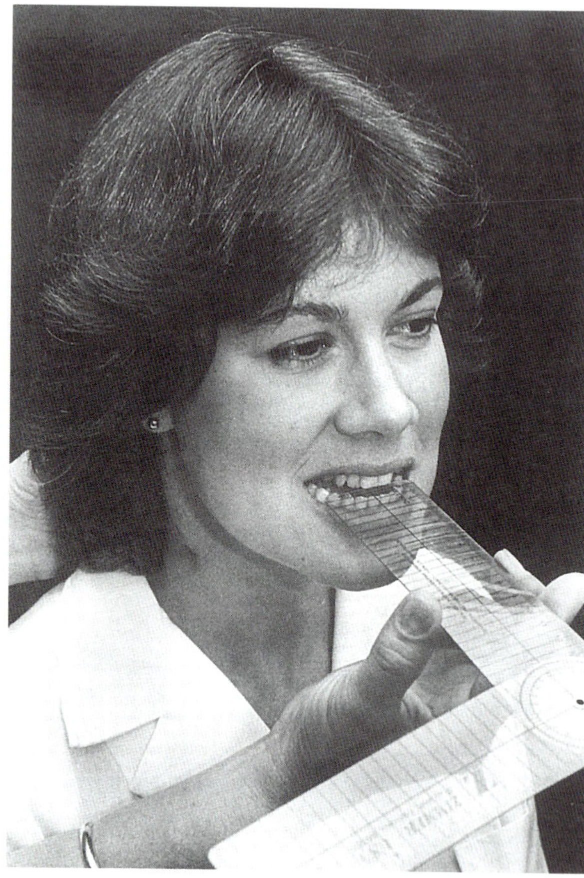

**Figura 13-8.** En la posición final del movimiento de propulsión (proyección) de la mandíbula, el examinador usa el extremo de un goniómetro de plástico para medir la distancia entre los incisivos centrales superiores e inferiores. El paciente mantiene la posición.

## DESVIACIÓN LATERAL DE LA MANDÍBULA

El movimiento de traslación se produce en el plano transversal. El arco de movilidad hacia los lados derecho e izquierdo ha de ser similar, entre 10 mm y 12 mm[2], pero puede variar entre 6 mm y 15 mm[5]. Según los criterios de la *Permanent Impairment Conference*, la ROM normal oscila entre 8 mm y 12 mm[10]. Véase la Tabla 13-2 para más información.

### *Posición para la prueba*

El sujeto está sentado con la columna cervical en 0° de flexión, extensión, flexión lateral y rotación. La ATM se abre ligeramente, de modo que los dientes superiores e inferiores del paciente no contacten antes de comenzar el movimiento.

### *Estabilización*

Estabilizar la zona posterior de la cabeza y del cuello del paciente para evitar la flexión, extensión, flexión lateral y rotación de la columna cervical.

### *Movimientos de la prueba*

Sostener la mandíbula entre los dedos pulgar e índice y moverla hacia los lados. El final del movimiento tiene lugar cuando se nota resistencia y los intentos por producir movimiento adicional causan la flexión lateral cervical (se debe tener cuidado para no producir descenso, elevación y propulsión y retropulsión durante el movimiento (Fig. 13-9).

### *Tope final normal*

La sensación de tope final es firme debido al estiramiento de la cápsula articular y los ligamentos temporomandibulares, así como de los músculos temporal y pterigoides lateral.

### *Método de medición*

Se mide la distancia entre los puntos más laterales de los dientes cuspídeos o los primeros dientes bicuspídeos superiores e inferiores con una cinta métrica o con una regla (Fig. 13-10). Por otro lado, se pueden emplear como referencias dos líneas verticales trazadas sobre los incisivos centrales superiores e inferiores.

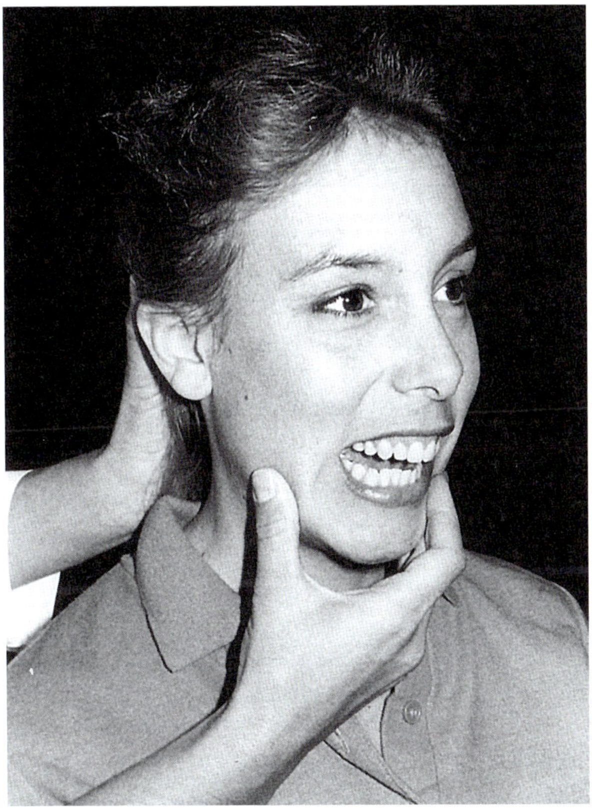

**Figura 13-9.** En la posición final del movimiento de desviación lateral de la mandíbula, el examinador usa una mano para evitar el movimiento cervical y la otra para traccionar lateralmente la mandíbula.

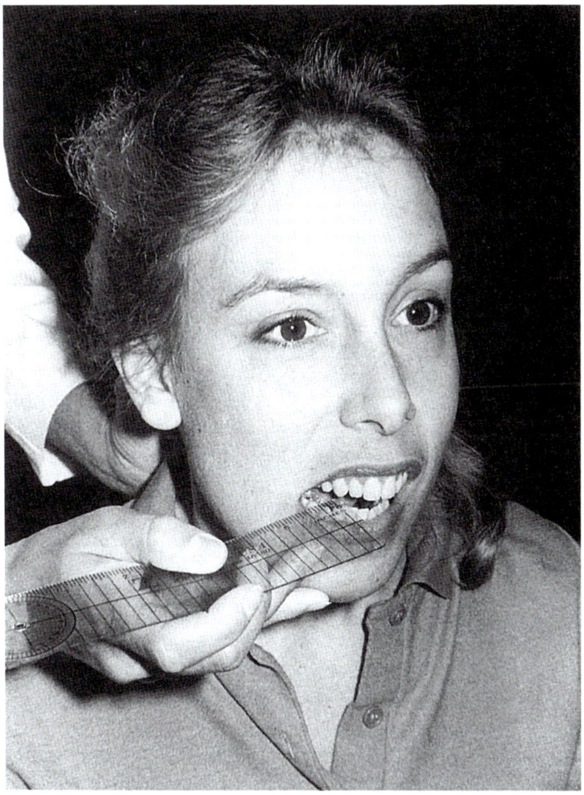

**Figura 13-10.** El examinador usa el extremo de un goniómetro de plástico para medir la distancia entre los caninos superiores y los inferiores.

## Bibliografía


1. Perry, JF: The temporomandibular joint. In Levangie, PK, and Norkin, CC (eds): Joint Structure and Function: A Comprehensive Analysis, ed 3. FA Davis, Philadelphia, 2001.
2. Iglarsh, ZA, and Synder-Mackler, L: The temporomandibular joint and the cervical spine. In Richardson, JK, and Iglarsh, ZA (eds): Clinical Orthopaedic Physical Therapy. WB Saunders, Philadelphia, 1994.
3. Williams, PL.: Gray's Anatomy, ed 38. Churchill Livingstone, New York,1995.
4. Harrison, AL: The temporomandibular joint. In Malone, TR, McPoil, T, and Nitz, AJ (eds): Orthopedic and Sports Physical Therapy, ed 3. CV Mosby, St Louis, 1997.
5. Magee, DJ: Orthopedic Physical Assessment, ed 3. WB Saunders, Philadelphia, 1997.
6. Cailliet, R: Soft Tissue Pain and Disability, ed 3. FA Davis, Philadelphia, 1996.
7. Zafar, H, Nordh, E, and Eriksson, PO: Temporal coordination between mandibular and head-neck movements during jaw opening-closing tasks in man. Arch Oral Biol 45:675, 2000.
8. Zafar, H: Integrated jaw and neck function in man. Studies of mandibular and head-neck movements during jaw opening-closing tasks. Swed Dent J 143(Suppl):1, 2000.
9. Eriksson, PO, et al: Co-ordinated mandibular and head-neck movements during rhythmic jaw activities in man. J Dent Res 79:1378, 2000.
10. Phillips, DJ, et al: Guide to evaluation of permanent impairment of the temporomandibular joint. J Craniomandibular Pract 15:170, 1997.
11. Walker, N, Bohannon, RW, and Cameron, D: Discriminant validity of temporomandibular joint range of motion measurements obtained with a ruler. J Orthop Sports Phys Ther 30:484, 2000.
12. Buschang, PH, et al: Incisor and mandibular condylar movements of young adult females during maximum protrusion and lateratrusion of the jaw. Arch Oral Biol 46:39, 2001.
13. Travers, KH, et al: Associations between incisor and mandibular condylar movements during maximum mouth opening in humans. Arch Oral Biol 45:267, 2000.
14. Lewis, RP, Buschang, PH, and Throckmorton, GS: Sex differences in mandibular movements during opening and closing. Am J Orthod Dentofacial Orthop 120:294, 2001.
15. Higbie, EJ, et al: Effect of head position on vertical mandibular opening. J Orthop Sports Phys Ther 29:127, 1999.
16. Gavish, A, et al: Oral habits and their association with signs and symptoms of temporomandibular disorders in adolescent girls. J Oral Rehabil 27:22, 2000.
17. Dijkstra, PU, et al: Ratio between vertical and horizontal mandibular range of motion. J Oral Rehabil 25:353, 1998.
18. Hockstedler, JL, Allen, JD, and Follmar, MA: Temporomandibular joint range of motion: a ratio of intercisal opening to excursive movement in a healthy population. Cranio 14:296, 1996.
19. Thurnwald, PA: The effect of age and gender on normal temporomandibular joint motion. Physiother Theory Pract 7:209, 1991.
20. Sonmez, H, et al: Prevalence of temporomandibular dysfunction in Turkish children with mixed and permanent dentition. J Oral Rehabil 28:280, 2001.
21. Alamoudi, N, et al: Temporomandibular disorders among school children. J Clin Pediatr Dent 22:323, 1998.
22. Winocur, E, et al: Oral habits among adolescent girls and their association with symptoms of temporomandibular disorders. J Oral Rehabil 28: 624,2001.
23. Hiltunen, K, et al: Prevalence of signs of temporomandibular disorders among elderly inhabitants of Helsinki, Finland. Acta Odontol Scand 53:20, 1995.
24. Rauhala, K, et al: Facial pain and temporomandibular disorders: an epidemiological study.
25. Westling, L, and Helkimo, E: Maximum jaw opening capacity in adolescents in relation to general joint mobility. 19:485, 1992.
26. Wright, DM, and Moffat, BC, Jr: The postnatal development of the human temporomandibular joint. Am J Anat 141:235, 1974.
27. Dijkstra, PU, et al: Temporomandibular joint mobility assessment: A comparison between four methods. J Oral Rehabil 22:439, 1995.
28. Dijkstra, PU, et al: Influence of mandibular length on mouth opening. J Oral Rehabil 26: 117, 1999.
29. Miller, VJ, et al: A mouth opening index for patients with temporomandibular disorders. J Oral Rehabil 26: 534, 1999.
30. Miller, VJ, et al: The temporomandibular opening index (TOI) in patients with closed lock and a control group with no temporomandibular disorders (TMD): an initial study. J Oral Rehabil 27:815, 2000.
31. Esposito, CJ, Panucci, PJ, and Farman, AC: Associations in 425 patients having temporomandibular disorders. J Kentucky Med Assoc 98:213, 2001.
32. Le Resche, L: Epidemiology of temporomandibular disorders: implications for the investigation of etiologic factors. Crit Rev Oral Biol Med 8: 291, 1997.
33. Kutilla, M, et al: TMD treatment need in relation to age, gender, stress and diagnostic subgroup. J Orofac Pain 12:67, 1998.
34. Warren, MP, and Fried, JL: Temporomandibular disorders and hormones in women. Cells Tissues Organs 169:187, 2000.
35. Kropmans, T, et al: Smallest detectable difference of maximal mouth opening in patients with painfully restricted temporomandibular joint function. Eur J Oral Sci 108:9, 2000.

# APÉNDICE A

# Amplitudes de movimiento estándar

| TABLA A-1 Movimientos del hombro, codo, antebrazo y carpo: valores medios en grados | | | | | | | |
|---|---|---|---|---|---|---|---|
| | ***Wanatabe y cols.***[1] *0-2 años* *n = 45* | ***Boone y Azen***[2] *1-54 años* *n = 109* | ***Green y Wolf***[3] *18-55 años* *n = 20* | ***Walker y cols.***[4] *68-85 años* *n = 60* | ***Downey y cols.***[5] *61-93 años* *n = 106* | ***AAOS***[6] | ***AMA***[7] |
| *Movimiento* | | *(Varones)* | *(10 V, 10 M)* | *(30 V, 30 M)* | *(60 V, 140 M hombros)* | | |
| **HOMBRO (COMPLEJO)** | | | | | | | |
| Flexión | 172-180 | 167 | 156 | 165 | 165 | 180 | 150 |
| Extensión | 78-89 | 62 | | 44 | | 60 | 50 |
| Abducción | 177-181 | 184 | 168 | 165 | 158 | 180 | 180 |
| Rotación medial | 72-90 | 69 | 49 | 62 | 65 | 70 | 90 |
| Rotación lateral | 118-134 | 104 | 84 | 81 | 81 | 90 | 90 |
| **CODO Y ANTEBRAZO** | | | | | | | |
| Flexión | 148-158 | 143 | 145 | 143 | | 150 | 140 |
| Extensión | | 1 | | −4* | | 0 | 0 |
| Pronación | 90-96 | 76 | 84 | 71 | | 80 | 80 |
| Supinación | 81-93 | 82 | 77 | 74 | | 80 | 80 |
| **MUÑECA** | | | | | | | |
| Flexión | 88-96 | 76 | 73 | 64 | | 80 | 60 |
| Extensión | 82-89 | 75 | 65 | 63 | | 70 | 60 |
| Desplaz. radial | | 22 | 25 | 19 | | 20 | 20 |
| Desplaz. cubital | | 36 | 39 | 26 | | 30 | 30 |

AAOS = *American Association of Orthopaedic Surgeons*; AMA = *American Medical Association*; V = varones; M = mujeres.
Valores obtenidos utilizando un goniómetro universal.
* El signo *menos* indica postura flexionada.

TABLA A-2 **Movimientos glenohumerales: valores medios en grados**

| | ***Ellenbecker y cols.***[8] *11-17 años* *n = 113* | ***Ellenbecker y cols.***[8] *11-17 años* *n = 90* | ***Boon y Smith***[9] *12-18 años* *n = 50* | ***Lannan y cols.***[10] *21-40 años* *n = 60* |
|---|---|---|---|---|
| *Movimiento* | *(V)* | *(M)* | *(18 V, 32 M)* | *(20 V, 40 M)* |
| **GLENOHUMERAL** | | | | |
| Flexión | | | | 106 |
| Extensión | | | | 20 |
| Abducción | | | | 129 |
| Rotación medial | 51 | 56 | 63 | 49 |
| Rotación lateral | 103 | 105 | 108 | 94 |

V = varones; M = mujeres.
Valores obtenidos utilizando un goniómetro universal.

TABLA A-3 **Movimientos de los dedos de la mano: valores medios en grados**

| | ***Skarilova y Plevkova***[*11] *20-25 años* *n = 200* | ***Hume y cols.***[†12] *26-28 años* *n = 35* | ***Mallon y cols.***[‡13] *18-35 años* *n =1 20* | ***AAOS***[6] | ***AMA***[7] |
|---|---|---|---|---|---|
| *Movimiento* | *(100 V, 100 M)* | *(V)* | *(60 V, 60 M)* | | |
| **MCF DE LOS DEDOS** | | | | | |
| Flexión | 91 | 100 | 95 | 90 | 90 |
| Extensión | 26 | | 20 | 45 | 20 |
| **IFP DE LOS DEDOS** | | | | | |
| Flexión | 108 | 105 | 105 | 100 | 100 |
| Extensión | | 0 | 7 | 0 | 0 |
| **IFD DE LOS DEDOS** | | | | | |
| Flexión | 85 | 85 | 68 | 90 | 70 |
| Extensión | | 0 | 8 | 0 | 0 |

IFD = interfalángica distal; IFP = interfalángica proximal; MCF = metacarpofalángica.
AAOS = *American Association of Orthopaedic Surgeons*; AMA = *American Medical Association*; V = varones; M = mujeres.
* Valores obtenidos utilizando un goniómetro metálico de deslizamiento sobre la superficie dorsal.
† Valores obtenidos utilizando un goniómetro universal sobre la superficie lateral.
‡ Valores obtenidos utilizando un goniómetro digital sobre la superficie dorsal.

| TABLA A-4 Movimientos del dedo pulgar: valores medios en grados | | | | | | |
|---|---|---|---|---|---|---|
| | *Skarilova y Plevkova*[*11]<br>*20-25 años*<br>*n = 200*<br>*(100 V, 100 M)* | *Skarilova y Plevkova*[*11]<br>*20-25 años*<br>*n = 200*<br>*(100 V, 100 M)* | *Jenkins y cols.*[†14]<br>*16-72 años*<br>*n = 119*<br>*(50 V, 69 M)* | *DeSmet y cols.*[‡15]<br>*16-83 años*<br>*n = 101*<br>*(43V, 58 M)* | *AAOS*[6] | *AMA*[7] |
| *Movimiento* | *Activo* | *Pasivo* | *Activo* | | | |
| **CMC DEL PULGAR** | | | | | | |
| Abducción | | | | | 70 | |
| Flexión | | | | | 15 | |
| Extensión | | | | | 20 | 50 |
| **MCF DEL PULGAR** | | | | | | |
| Flexión | 57 | 67 | 59 | 54 | 50 | 60 |
| Extensión | 14 | 23 | | | 0 | 0 |
| **IF DEL PULGAR** | | | | | | |
| Flexión | 79 | 86 | 67 | 80 | 80 | 80 |
| Extensión | 23 | 35 | | | 20 | 10 |

CMC = carpometacarpiana; IF = interfalángica; MCF = metacarpofalángica.
AAOS = *American Association of Orthopaedic Surgeons*; AMA = *American Medical Association*; V = varones; M = mujeres.
* Valores obtenidos utilizando un goniómetro metálico de deslizamiento sobre la superficie dorsal.
† Valores obtenidos utilizando un goniómetro electrónico de Greenleaf.
‡ Valores obtenidos utilizando un goniómetro colocado sobre la superficie dorsal.

| TABLA A-5 Movimientos de la cadera y de la rodilla: valores medios en grados | | | | | | | | | |
|---|---|---|---|---|---|---|---|---|---|
| | *Waugh y cols.*[16]<br>*6-65 horas*<br>*n = 40* | *Drews y cols.*[17]<br>*12 h-6 días*<br>*n = 54* | *Schwarze y Denton*[18]<br>*1-3 días*<br>*n = 1.000* | *Wanatabe y cols.*[1]<br>*8-12 meses*<br>*n = 45* | *Phelps y cols.*[19]<br>*24 meses*<br>*n = 18* | *Boone y Azen*[2]<br>*1-54 años*<br>*n = 109* | *Roach y Miles*[20]<br>*25-74 años*<br>*n = 1.683* | *AAOS*[6] | *AMA*[7] |
| *Movimiento* | | *(26 V, 28 M)* | *(473 V, 527 M)* | | *(V y M)* | *(109 V)* | *(821 V, 862 M)* | | |
| **CADERA** | | | | | | | | | |
| Flexión | | | | | | 122 | 121 | 120 | 100 |
| Extensión | 46* | 28* | 20* | 3* | 3* | 10 | 19 | 20† | 30 |
| Abducción | | 55 | 78 | | | 46 | 42 | 45 | 40 |
| Aducción | | 6 | 15 | | | | | 30 | 20 |
| Rotación medial | | 80 | 58 | 38 | 52 | 27 | 32 | 45 | 50 |
| Rotación lateral | | | 80 | 79 | 47 | 47 | 32 | 45 | 50 |
| **RODILLA** | | | | | | | | | |
| Flexión | | | 150 | 148-159 | | 142 | 132 | 135 | 150 |
| Extensión | 15* | 20* | 15* | | | | | 10 | |

V = varones; M = mujeres.
* Valores referidos a las limitaciones de la extensión.
† Valor establecido por la AAOS, actualizado en 1994.

**TABLA A-6 Movimientos del tarso y pie: valores medios en grados**

| Movimiento | *Waugh y cols.*[16] 6-65 horas n = 40 (18 V, 22 M) | *Wanatabe y cols.*[1] 4-8 meses n =54 | *Boone y Azen*[2] 1-54 años n = 109 (V) | *McPoil y Cornwall*[23] x = 26,1 años n = 27 (9 V, 18 M) | *Mecagni y cols.*[22] 64-87 años n = 34 (M) | *AAOS*[6] | *AMA*[7] |
|---|---|---|---|---|---|---|---|
| **TOBILLO** | | | | | | | |
| Dorsiflexión | 59 | 51 | 13 | 16 | 11 | 20 | 20 |
| Flexión plantar | 26 | 60 | 56 | | 64 | 50 | 40 |
| Inversión | | | 37 | 19 (astragalocalcánea) | 26 | 35 | 30 |
| Eversión | | | 21 | 12 (astragalocalcánea) | 17 | 15 | 20 |
| **MTF DEL PRIMER DEDO** | | | | | | | |
| Flexión | | | | | | 45 | 30 |
| Extensión | | | | 86 | | 70 | 50 |

V = varones; M = mujeres.
Todos los valores de amplitud de movimiento de la tabla se han obtenido utilizando un goniómetro universal.

**TABLA A-7 Movimientos de la columna cervical: valores medios en centímetros y grados**

| | *Youdas y cols.*[*24] 11-19 años n = 40 (20 V, 20 M) | | 30-39 años n = 41 (20 V, 21 M) | | 70-79 años n = 40 (20 V, 20 M) | | *Lantz y cols.*[†25] 20-39 años n = 63 | | *Hsieh y Young*[‡26] 14-31 años n = 34 (27 V, 7 M) | *Balogun y cols.*[§27] 18-26 años n = 21 (15 V, 6 M) | | *AAOS*[6] | *AMA*[7] |
|---|---|---|---|---|---|---|---|---|---|---|---|---|---|
| *Movimiento* | *V* | *M* | *V* | *M* | *V* | *M* | *Act* | *Pas* | | | | | |
| **COLUMNA CERVICAL** | | | | | | | | | | | | | |
| Flexión | 64 | | 47 | | 39 | | 60 | 74 | 01 cm | 0,4 cm | 32 | 45 | 50 |
| Extensión | 86 | 84 | 68 | 78 | 54 | 55 | 56 | 53 | 22 cm | 19 cm | 64 | 45 | 60 |
| Flexión lat. dcha | 45 | 49 | 43 | 47 | 26 | 28 | 43 | 48 | 11 cm | 13 cm | 41 | 45 | 45 |
| Rotación dcha | 74 | 75 | 61 | 72 | 50 | 53 | 72 | 79 | 12 cm | 11 cm | 64 | 60 | 80 |

AAOS = *American Association of Orthopaedic Surgeons*; AMA = *American Medical Association*; V = varones; M = mujeres.
* Valores en grados de los movimientos activos obtenidos utilizando un instrumento de medición de la amplitud de movimientos cervicales (CROM).
† Valores en grados de los movimientos activos (Act) y pasivos (Pas) utilizando el analizador OSI CA-6000 para movimientos cervicales.
‡ Valores en centímetros obtenidos utilizando una cinta métrica.
§ En la primera columna aparecen los valores en centímetros obtenidos con cinta métrica, y en la segunda los valores en grados obtenidos utilizando un goniómetro gravitatorio Myrin.
NB: Los valores de la AMA en grados se obtuvieron utilizando un goniómetro universal, y los valores de la AAOS en grados utilizando un inclinómetro.

**TABLA A-8 Movimientos de la columna dorsal y lumbar: valores medios en centímetros y grados**

| | *Haley y cols.*[*29] | *Moll y Wright*[*30] | *Van Adrichem y Van der Korst*[†31] | | *Breum y cols.*[‡32] | | *McGregor y cols.*[§33] | | *Fitzgerald y cols.*[¶34] | *AAOS*[6] | *AMA*[7] |
|---|---|---|---|---|---|---|---|---|---|---|---|
| | *5-9 años* | *15-75 años* | *15-18 años* | | *18-38 años* | | *50-59 años* | | *20-82 años* | | |
| | *n = 282* | *n =237* | *n = 66* | | *n = 47* | | *n = 41* | | *n = 172* | | |
| | *(140 V, 142 M)* | *(119 V, 118 M)* | *(34 V, 32 M)* | | *(27 V, 20 M)* | | *(21 V, 20 M)* | | *(168 V, 4 M)* | | |
| *Movimiento* | | | *V* | *M* | | | *V* | *M* | | | |
| Flexión | 6-7 cm | 5-7 cm | 7 cm | 6 cm | 56[‡] | 54[‡] | 55 | 60 | | 80 | 60 |
| Extensión | | | | | 22 | 21 | 21 | 18 | 16-41 | 25 | 25 |
| Flexión lat. dcha | | | | | 33 | 31 | 30 | 30 | 18-38 | 35 | 25 |
| Rotación dcha | | | | | 8 | 8 | 26 | 26 | | 45 | 30 |

AAOS = *American Association of Orthopaedic Surgeons*; AMA = *American Medical Association*; V = varones; M = mujeres.
[*] Valores lumbares obtenidos mediante el método modificado de Schober.
[†] Valores lumbares obtenidos mediante el método modificado de Schober (desplazamiento cutáneo simplificado).
[‡] Los valores lumbares de la primera columna fueron obtenidos utilizando el BROM II. Los valores lumbares de la segunda columna se obtuvieron mediante inclinómetros dobles.
[§] Valores lumbares obtenidos utilizando el OSI CA-6000.
[¶] Los valores lumbares de extensión y flexión lateral dorsolumbar se obtuvieron utilizando un goniómetro universal. Los valores inferiores corresponden al grupo de edad de 70-79 años, y los valores superiores al grupo de 20-29 años.
NB: Los valores de la AAOS de los movimientos dorsolumbares se obtuvieron utilizando un goniómetro universal, y los de la AMA se obtuvieron mediante el método de los dos inclinómetros para los movimientos lumbares de flexión, extensión y flexión lateral. Los valores de rotación corresponden a la región dorsolumbar.

**TABLA A-9 Movimientos de la articulación temporomandibular: valores medios en milímetros**

| | *Walker, Bohannon y Cameron*[*35] | *Phillips y cols.*[†36] | *Higbie y cols.*[‡37] | | | *Thurnwald*[§] | | | |
|---|---|---|---|---|---|---|---|---|---|
| | *21-61 años* | | *18-54 años* | | | *17-25 años* | | *50-65 años* | |
| | *n = 15* | | *n = 40* | | | *n = 50* | | *n = 50* | |
| | *(3 V, 12 M)* | | *(20 V, 20 M)* | | | *(25 V, 25 M)* | | *(25 V, 25 M)* | |
| | | | *Posturas de la cabeza* | | | | | | |
| *Movimiento* | | | *Delante* | *Neut.* | *Detrás* | *V* | *M* | *V* | *M* |
| Apertura | 43 | 40-50 | 45 | 42 | 36 | 61 | 55 | 58 | 51 |
| Desplaz. lat. izdo | 9 | 8-12 | | | | 9 | 8 | 8 | 6 |
| Desplaz. lat. dcho | 9 | | | | | 10 | 9 | 7 | 9 |
| Protrusión | 7 | | | | | 5 | 5 | 5 | 4 |

Neut. = neutral.
[*] Valores de los movimientos activos obtenidos mediante una regla de plástico de 11 cm con divisiones en milímetros.
[†] Valores de amplitud normal obtenidos por consenso en la *Permanent Impairment Conference*.
[‡] Valores de movimiento activo obtenidos utilizando una regla.
[§] Valores de movimiento activo obtenidos utilizando un calibrador de Vernier como instrumento de medición.

## Bibliografía


1. Wanatabe, H, et al: The range of joint motion of the extremities in healthy Japanese people: The differences according to age. (Cited in Walker, JM: Musculoskeletal development: A review. Phys Ther 71:878, 1991.)
2. Boone, DC, and Azen, SP: Normal range of motion of joints in male subjects. J Bone Joint Surg 61:756, 1979.
3. Greene, BL, and Wolf, SL: Upper extremity joint movement: Comparison of two measurement devices. Arch Phys Med Rehabil 70:288, 1989.
4. Walker, JM, et al: Active mobility of the extremities in older subjects. Phys Ther 4:919, 1984.
5. Downey, PA, Fiebert, I, and Stackpole-Brown, JB: Shoulder range of motion in persons aged sixty and older. (abstract). Phys Ther 71:S75, 1991.
6. American Academy of Orthopaedic Surgeons: Joint Motion: Method of measuring and recording. American Academy of Orthopaedic Surgeons, Chicago, 1965.
7. American Medical Association: Guides to the Evaluation of Permanent Impairment, ed 3. AMA, Chicago 1988.
8. Ellenbecker, TS, et al: Glenohumeral joint internal and external rotation range of motion in elite junior tennis players. J Orthop Sports Phys Ther 24:336, 1996.
9. Boon, AJ, and Smith, J: Manual scapular stabilization: Its effect on shoulder rotational range of motion. Arch Phys Med Rehabil 81:978, 2000.
10. Lannan, D, Lehman, T, and Toland, M: Establishment of normative data for the range of motion of the glenohumeral joint. Master of Science thesis, University of Massachusetts, Lowell, 1996.
11. Skarilova, B, and Plevkova, A: Ranges of joint motion of the adult hand. Acta Chir Plast 38:67, 1996.
12. Hume, M, et al: Functional range of motion of the joints of the hand. J Hand Surg 15A:240, 1990.
13. Mallon, WJ, Brown, HR, and Nunley JA: Digital ranges of motion: Normal values in young adults. J Hand Surg 16A:882, 1991.
14. Jenkins, M, et al: Thumb joint motion: What is normal? J Hand Surg 23B:796, 1998.
15. DeSmett, L, et al: Metacarpophalangeal and interphalangeal flexion of the thumb: Influence of sex and age, relation to ligamentous injury. Acta Orhtop Belg 59:37, 1993.
16. Waugh, KG, et al: Measurement of selected hip, knee and ankle joint motions in newborns. Phys Ther 63:1616, 1983.
17. Drews, JE, Vraciu, JK, and Pellino, G: Range of motion of the lower extremities of newborns. Phys Occup Ther Pediatr 4:49, 1884.
18. Schwarze, DJ, and Denton, JR: normal values of neonatal limbs: An evaluation of 1000 neonates. J Pediatr Orthop 13:758, 1993.
19. Phelps, E, Smith, LJ, and Hallum, A: Normal ranges of hip motion of infants between 9 and 24 months of age. Dev Med Child Neurol 27:785, 1985.
20. Roach, KE, and Miles, TP: Normal hip and knee active range of motion: The relationship of age. Phys Ther 71:656, 1991.
21. Greene, WB, and Heckman, JD (eds): The Clinical Measurement of Joint Motion. American Academy of Orthopaedic Surgeons, Rosemont, III. 1994.
22. Mecagni, C, et al: Balance and ankle range of motion in community dwelling women aged 64-87 years: A correlational study. Phys Ther 80:1004, 2000.
23. McPoil, TG, and Cornwall, MW: The relationship between static lower extremity measurements and rearfoot motion during walking. Phys Ther 24:309, 1996.
24. Youdas, J, et al: Normal range of motion of the cervical spine: An initial goniometric study. Phys Ther 72:770, 1992.
25. Lantz, CA, Chen, J, and Buch, D: Clinical validity and stability of active and passive cervical range of motion with regard to total and uniplanar motion. Spine 24:1082, 1999.
26. Hsieh, C-Y and Yeung, BW: Active neck motion measurements with a tape measure. J Orthop Sports Phys Ther 8:88, 1986.
27. Balogun, JA, et al: Inter- and intratester reliability of measuring neck motions with tape measure and Myrin Gravity-Reference Goniometer. J Orthop Sports Phys Ther 9:248, 1989.
28. American Medical Association: Guides to the Evaluation of Permanent Impairment, ed 4. AMA, Chicago, 1993.
29. Haley, SM, Tada, WL, Carmichael, EM: Spinal mobility in young children. Phys Ther 66:1697, 1986.
30. Moll, JMH, and Wright, V: Normal range of spinal mobility: An objective clinical study. Ann Rheum Dis 30:381, 1971.
31. van Adrichem, JAM, and van der Korst, JK: Assessment of flexibility of the lumbar spine. A pilot study in children and adolescents. Scand J Rheumatol 2:87, 1973.
32. Breum, J, Wiberg, J, and Bolton, JE: Reliability and concurrent validity of the BROM II for measuring lumbar mobility. J Manipulative Physiol Ther 18:497, 1995.
33. Mcgregor, AH, MacCarthy, ID, and Hughes, SP: Motion characteristics of the lumbar spine in the normal population. Spine 20:2421, 1995.
34. Fitzgerald, GK, et al: Objective assessment with establishment of normal values for lumbar spine range of motion. Phys Ther 63:1776, 1983.
35. Walker, N, Bohannon, RW, Cameron, D: Validity of temporomandibular joint range of motion measurements obtained with a ruler. J Orthop Sports Phys Ther 30:484, 2000.
36. Phillips, DJ, et al: Guide to evaluation of permanent impairment of the temporomandibular joint. J Craniomandibular Pract 15:170, 1997.
37. Higbie, EJ, et al: Effect of head position on vertical mandibular opening. J Orthop Sports Phys Ther 29:127, 1999.
38. Thurnwald, PA: The effect of age and gender on normal temporomandibular joint movement. Physiother Theory Pract 7:209, 1991.

# APÉNDICE B

# Medición articular de acuerdo con la postura corporal

| | Prono | Supino | Sentado | Bipedestación |
|---|---|---|---|---|
| Hombro | Extensión | Flexión<br>Abducción<br>Rotación medial<br>Rotación lateral | | |
| Codo | | Flexión | | |
| Antebrazo | | | Pronación<br>Supinación | |
| Muñeca | | | Flexión<br>Extensión<br>Desplazam. radial<br>Dasplazam. cubital | |
| Mano | | | Todos los movimientos | |
| Cadera | Extensión | Flexión<br>Abducción<br>Aducción | Rotación medial<br>Rotación lateral | |
| Rodilla | | Flexión | | |
| Tobillo y pie | Inversión astragalocalcánea<br>Eversión astragalocalcánea | Dorsiflexión<br>Flexión plantar<br>Inversión<br>Eversión<br>Inversión mediotarsiana<br>Eversión mediotarsiana | Dorsiflexión<br>Flexión plantar<br>Inversión<br>Eversión<br>Inversión mediotarsiana<br>Eversión mediotarsiana | |
| Dedos del pie | | Todos los movimientos | Todos los movimientos | |
| Columna cervical | | | Flexión<br>Extensión<br>Flexión lateral<br>Rotación | |
| Columna dorsal y lumbar | | | Rotación | Flexión<br>Extensión<br>Flexión lateral |
| Articulación temporomandibular | | | Depresión<br>Protrusión anterior<br>Desplazam. lateral | |

# APÉNDICE C

# Lista de precios de los goniómetros comerciales

**TABLA C-1 Goniómetros de material plástico**

| *Tipo* | *Tamaño (pulg)* | *Escala (grados)* | *Incrementos (grados)* | *Precio (EE.UU. $)* |
|---|---|---|---|---|
| E-Z Read JAMAR Full Circle | 12 1/2 | 0-180 y 0-360 | 1 | 19,95* |
| Goniómetro International | 12 1/4 | 0-360 | 1 | 17,95† |
| Goniómetro ISOM (STFR) Full Circle | 12 | 0-360 | 1 | 18,49‡ |
| Baseline ISOM | 12 | 0-360 | | 17,95§<br>22,95¶ |
| ISOM Full Circle | 8 | 0-360 | 1 | 8,99‡<br>10,00§<br>9,95¶ |
| Full Circle | 8 | 0-90 y 0-180 | 5 | 5,95* |
| Full Circle | 8 | 0-90 y 0-180 | 5 | 8,95* |
| Full Circle | 8 | 0-180 | 1 | 11,95* |
| Goniómetro International | 7 7/8 | 0-180 | 5 | 10,95† |
| E-Z Read JAMAR Half Circle | 6 3/4 | 0-180 | 5 | 7,95* |
| Half Circle | 6 3/4 | 0-180 | 5 | 3,95* |
| E-Z Read JAMAR Full Circle | 6 | 0-180 | 1 | 9,95* |
| ISOM Full Circle | 6 | 0-360 | 1 | 7,49‡<br>7,95¶<br>8,00§ |
| Goniómetro Pocket | | 0-180 | | 4,49† |
| Goniómetro Devore Pocket Finger | 4 × 2 1/8 | 0-180 | 1 | 17,50† |
| Goniómetro Roylan Finger | | 30 de hiperextensión a 129 de flexión | | 10,29** |
| Goniómetro Roylan Finger/Toe | | 30 de hiperextensión a 120 de flexión | | 20,49** |
| Goniómetro Digit | | Mide 110 de flexión y 40 de hiperextensión | 5 | 29,99‡ |

Todos los precios corresponden a los catálogos de 2002, excepto los catálogos Sammons-Preston y Best Priced Products, que corresponden al año 2001.

* Sammons Preston 1-800-323-5547.
† North Coast Medical 1-800-821-9391.
‡ Best Priced Products 1-800-824-2939.
§ Pro-Med Products 1-800-542-9297.
¶ American 3-B Scientific 1-888-326-6335.
** Smith-Nephew 1-800-558-8633.

**TABLA C-2 Goniómetros de material metálico**

| *Tipo* | *Tamaño (pulg)* | *Escala (grados)* | *Incrementos (grados)* | *Precio (EE.UU. $)* |
|---|---|---|---|---|
| Goniómetro Full Circle Stainless Steel | 14 | 0-360, 0-180 y 180-0 | 1 (botón para modificar tensión de los brazos del instrumento) | 31,99[*] |
| Goniómetro Half Circle Stainless Steel | 14 | 0-180 y 180-0 | 1 (brazo de rozamiento no bloqueante) | 35,95[†] |
| | | | | 27,99[*] |
| | | | | 34,95[‡] |
| Goniómetro Full Circle Stainless Steel | 14 | 0-360, 0-180, 180-0 | 1 (botón para modificar la tensión de los brazos y bloqueo) | 39,95[†] |
| Goniómetro Black Aluminium X-Ray | 14 | 0-180 y 180-0 | 2 1/2 (marcas blancas radiopacas) | 35,99[*] |
| Goniómetro Half Circle Stainless Steel | 8 | 0-180 y 180-0 | 1 (botón para modificar la tensión de los brazos) | 15,99[*] |
| Goniómetro Stainless Steel Metal | 8 | 0-180 | 1 (botón para modificar la tensión de los brazos y bloqueo) | 20,95[†] |
| | | | | 22,50[*] |
| Goniómetro Black Aluminum X-Ray | 8 | 0-180 y 180-0 | 2 1/2 (marcas blancas radiopacas) | 27,99[*] |
| Goniómetro Robinson Pocket | 7 | 0-180 | 5 | 15,95[†] |
| | 7,25 | 0-180 | 5 | 13,95[‡] |
| | 6 | 0-180 | 5 | 17,95[§] |
| | | | | 11,99[*] |
| Goniómetro Standard Stainless Steel Finger | 6 | 0-180 y 180-0 | 5 | 23,99[*] |
| | | | | 27,95[†] |
| Goniómetro Deluxe Stainless Steel Finger | 6 | 0-180 y 180-0 | 5 | 31,99[*] |
| Goniómetro Deluxe Small Joint Stainless Steel | 5 1/2 | 0-150 | 5 | 32,95[†] |
| Goniómetro Stainless Steel Finger | 5 1/2 | | 5 | 25,95[§] |
| | | | | 34,50[‡] |
| | | | | 45,99[¶] |
| Goniómetro Stainless Steel Finger | 4 | 0-150 | 5 | 29,95[†] |
| Goniómetro Small Stainless Steel Finger | 3 1/2 | | 5 | 23,99[*] |

[*] Sammons Preston 1-800-323-5547.
[†] Flag House 1-800-793-7900.
[‡] North Coast Medical 1-800-821-9391.
[§] Best Priced Products 1-800-824-2939.
[¶] Smith-Nephew 1-800-558-8633.

**TABLA C-3 Inclinómetros**

| *Tipo* | *Características* | *Precio (EE.UU. $)* |
|---|---|---|
| Inclinómetro Universal (mediante líquido) | Disponible con enganche o cinta | 59,99[*] |
| Inclinómetro Universal (mediante líquido) | Disponible con dos bases intercambiables | 69,99[†] |
| Inclinómetro Baseline Bubble | Tamaño 4″ × 3″ con rueda graduable 360° | 59,99[*]<br>79,00[‡]<br>99,00[§] |
| Inclinómetro MIE (Inclinómetro Bubble) | Tamaño 4″ × 3″ con rueda graduable 360° | 95,00[¶]<br>105,00[**]<br>129,95[††] |
| Inclinómetro PROsupinator Gravity Based Fluid | Mide supinación, pronación, desplazamiento cubital y radial, con escala de 360° con incrementos de 5° | 64,95[**]<br>49,95[§] |
| Inclinómetro Unilevel Dual Scale | Incrementos de 1° en una escala y de 2° en la escala del lado opuesto | 115,00[¶] |
| Inclinómetro Baseline Digital | | 239,00[‡] |
| Inclinómetro Saunders Digital (métodos, guía y protocolo) | Sujeciones en arco para medir superficies irregulares y regla para radiografías y medición de ángulos basales sacros. Botones de on/off, 0 alternativo y bloqueo. | 299,99[†]<br>319,95[††] |
| CROM (Amplitud de movimiento cervical) con funda protectora y manual que incluye los valores normales | Mide los movimientos de flexión/extensión, rotación, inclinación lateral y proyección/retracción | 379,95[††]<br>349,99[†] |
| BROM (Amplitud de movimiento lumbar) | Mide la amplitud de movimientos lumbares | 475,95[††] |

[*] Best Priced Products 1-800-824-2939.
[†] The Saunders Group 1-800-966-3138.
[‡] American 3 B Scientific 1-888-326-6335.
[¶] Pro Med Products 1-800-542-9297.
[§] North Coast Medical 1-800-821-9391.
[**] FlagHouse 1-800-793-7900.
[††] Sammons Preston 1-800-323-5547.

# APÉNDICE D

# Formularios de recogida de datos numéricos

**Amplitud de movimiento – ATM y columna**

**Nombre del paciente** ______________________________ **Fecha de nacimiento** __________

**Lado izquierdo** **Lado derecho**

| | | | | | | |
|---|---|---|---|---|---|---|
| | | | **Fecha** | | | |
| | | | **Iniciales del examinador** | | | |
| | | | **Articulación temporomandibular** | | | |
| | | | Depresión | | | |
| | | | Protrusión anterior | | | |
| | | | Desplazamiento lateral - derecha | | | |
| | | | Desplazamiento lateral - izquierda | | | |
| | | | Observaciones: | | | |
| | | | **Columna cervical** | | | |
| | | | Flexión | | | |
| | | | Extensión | | | |
| | | | Flexión lateral - derecha | | | |
| | | | Flexión lateral - izquierda | | | |
| | | | Rotación - derecha | | | |
| | | | Rotación - izquierda | | | |
| | | | Observaciones: | | | |
| | | | **Columna dorsolumbar** | | | |
| | | | Flexión | | | |
| | | | Extensión | | | |
| | | | Flexión lateral - derecha | | | |
| | | | Flexión lateral - izquierda | | | |
| | | | Rotación - derecha | | | |
| | | | Rotación - izquierda | | | |
| | | | Observaciones: | | | |
| | | | **Columna lumbar** | | | |
| | | | Flexión | | | |
| | | | Extensión | | | |
| | | | Observaciones: | | | |

**Amplitud de movimiento – Extremidad superior**

**Nombre del paciente** ______________________ **Fecha de nacimiento** __________

| **Lado izquierdo** | | | | **Lado derecho** | | |
|---|---|---|---|---|---|---|
| | | | **Fecha** | | | |
| | | | **Iniciales del examinador** | | | |
| | | | **Hombro (complejo)** | | | |
| | | | Flexión | | | |
| | | | Extensión | | | |
| | | | Abducción | | | |
| | | | Rotación medial | | | |
| | | | Rotación lateral | | | |
| | | | Observaciones: | | | |
| | | | **Glenohumeral** | | | |
| | | | Flexión | | | |
| | | | Extensión | | | |
| | | | Abducción | | | |
| | | | Rotación medial | | | |
| | | | Rotación lateral | | | |
| | | | Observaciones: | | | |
| | | | **Codo y antebrazo** | | | |
| | | | Flexión | | | |
| | | | Supinación | | | |
| | | | Pronación | | | |
| | | | Observaciones: | | | |
| | | | **Muñeca** | | | |
| | | | Flexión | | | |
| | | | Extensión | | | |
| | | | Desplazamiento cubital | | | |
| | | | Desplazamiento radial | | | |
| | | | Observaciones: | | | |

**Amplitud de movimiento – Mano**

**Nombre del paciente** ______________________ **Fecha de nacimiento** __________

**Lado izquierdo** **Lado derecho**

| | | | | | | |
|---|---|---|---|---|---|---|
| | | | **Fecha** | | | |
| | | | **Iniciales del examinador** | | | |
| | | | **Dedo pulgar** | | | |
| | | | Flexión CMC | | | |
| | | | Extensión CMC | | | |
| | | | Abducción CMC | | | |
| | | | Oposición CMC | | | |
| | | | Flexión MCF | | | |
| | | | Flexión IF | | | |
| | | | Extensión IF | | | |
| | | | **Dedo índice** | | | |
| | | | Flexión MCF | | | |
| | | | Extensión MCF | | | |
| | | | Abducción MCF | | | |
| | | | Flexión IFP | | | |
| | | | Flexión IFD | | | |
| | | | **Dedo medio** | | | |
| | | | Flexión MCF | | | |
| | | | Extensión MCF | | | |
| | | | Abducción radial MCF | | | |
| | | | Abducción cubital MCF | | | |
| | | | Flexión IFP | | | |
| | | | Flexión IFD | | | |
| | | | **Dedo anular** | | | |
| | | | Flexión MCF | | | |
| | | | Extensión MCF | | | |
| | | | Abducción MCF | | | |
| | | | Flexión IFP | | | |
| | | | Flexión IFD | | | |
| | | | **Dedo meñique** | | | |
| | | | Flexión MCF | | | |
| | | | Extensión MCF | | | |
| | | | Abducción MCF | | | |
| | | | Flexión IFP | | | |
| | | | Flexión IFD | | | |
| | | | Observaciones: | | | |

**Amplitud de movimiento – Extremidad inferior**

**Nombre del paciente** ______________________ **Fecha de nacimiento** ________

**Lado izquierdo** **Lado derecho**

| | | | | | | |
|---|---|---|---|---|---|---|
| | | | **Fecha** | | | |
| | | | **Iniciales del examinador** | | | |
| | | | **Cadera** | | | |
| | | | Flexión | | | |
| | | | Extensión | | | |
| | | | Abducción | | | |
| | | | Aducción | | | |
| | | | Rotación medial | | | |
| | | | Rotación lateral | | | |
| | | | **Rodilla** | | | |
| | | | Flexión | | | |
| | | | **Tobillo** | | | |
| | | | Dorsiflexión | | | |
| | | | Flexión plantar | | | |
| | | | Inversión - tarsiana | | | |
| | | | Eversión - tarsiana | | | |
| | | | Inversión - astragalocalcánea | | | |
| | | | Eversión - astragalocalcánea | | | |
| | | | Inversión - mediotarsiana | | | |
| | | | Eversión - mediotarsiana | | | |
| | | | **Dedo gordo** | | | |
| | | | Flexión MTF | | | |
| | | | Extensión MTF | | | |
| | | | Abducción MTF | | | |
| | | | Flexión IF | | | |
| | | | **Dedos del pie** | | | |
| | | | Flexión MTF | | | |
| | | | Extensión MTF | | | |
| | | | Abducción MTF | | | |
| | | | Flexión IFP | | | |
| | | | Flexión IFD | | | |
| | | | Extensión IFD | | | |
| | | | Observaciones: | | | |

**Amplitud de movimiento – Longitud muscular**

**Nombre del paciente** ______________________________ **Fecha de nacimiento** ____________

**Lado izquierdo** **Lado derecho**

| | | | | | | |
|---|---|---|---|---|---|---|
| | | | **Fecha** | | | |
| | | | **Iniciales del examinador** | | | |
| | | | **Extremidad superior** | | | |
| | | | Bíceps braquial | | | |
| | | | Tríceps braquial | | | |
| | | | Flexores comunes profundo y superficial de los dedos | | | |
| | | | Extensor común de los dedos | | | |
| | | | Lumbricales | | | |
| | | | Observaciones: | | | |
| | | | **Extremidad inferior** | | | |
| | | | Flexores de la cadera - Prueba de Thomas | | | |
| | | | Recto anterior del muslo - Prueba de Ely | | | |
| | | | Músculos de la corva - SLR (elevac. recta pierna) | | | |
| | | | Músculos de la corva - Prueba de long. de los músculos distales de la corva | | | |
| | | | Tensor de la fascia lata - Prueba de Ober | | | |
| | | | Gemelos del tríceps sural | | | |
| | | | Observaciones: | | | |

# Índice

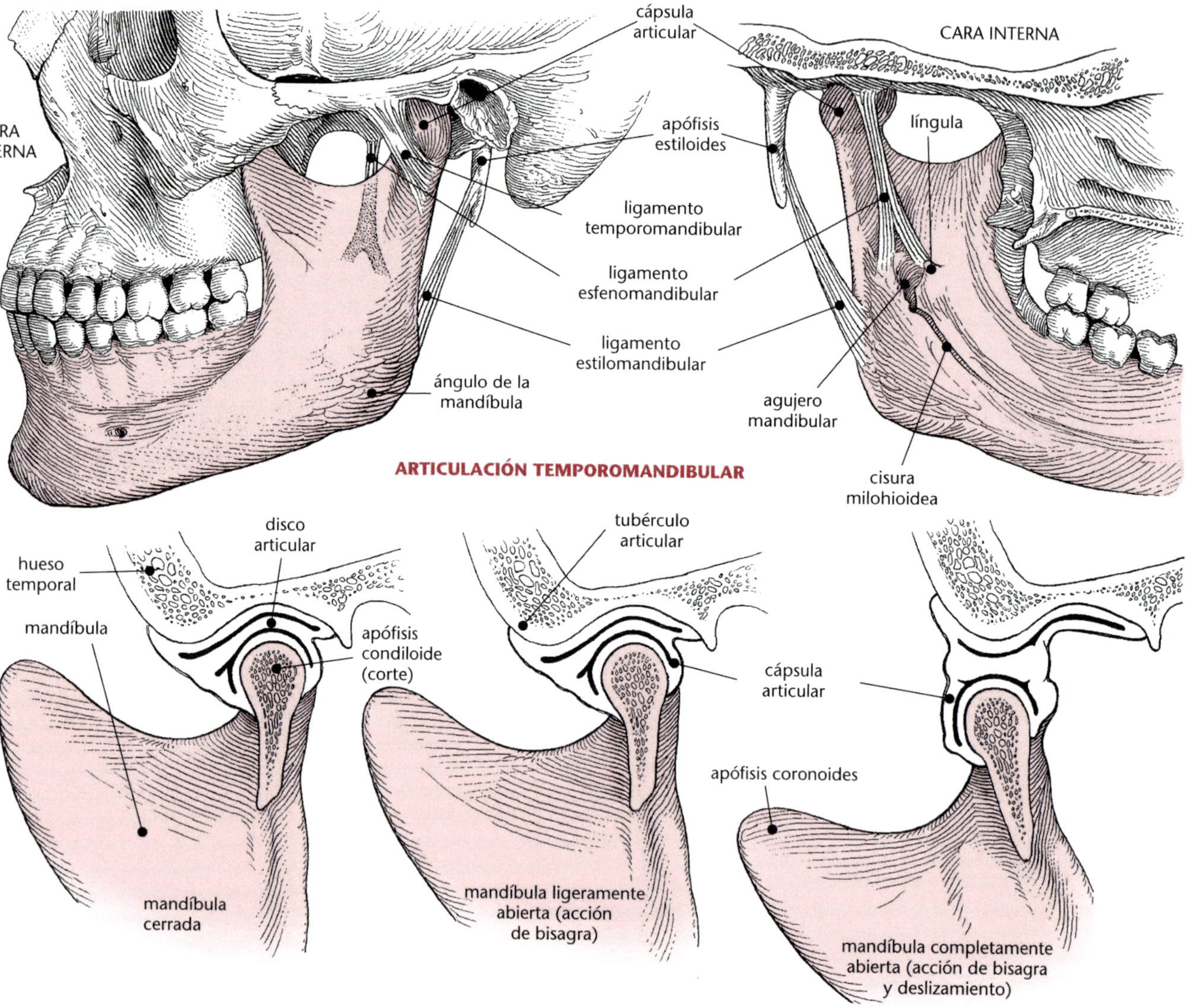


**ARTICULACIÓN TEMPOROMANDIBULAR**

**a. esternoclavicular** *(sternoclavicular j.)* Articulación formada por el extremo interno de la clavícula, el manubrio del esternón y el cartílago de la primera costilla.

**a. falsa** *(false j.)* PSEUDOARTROSIS.

**a. femororrotuliana** *(femoropatellar j.)* Parte de la articulación de la rodilla situada entre la superficie posterior de la rótula y la superficie anterior del fémur correspondiente.

**a. fibrosa** *(fibrous j.)* Tipo de articulación, como sindesmosis, sutura y gonfosis, en la que un tejido fibroso une dos huesos (p. ej., los huesos del cráneo). También denominada ARTICULACIÓN INMÓVIL, ARTICULACIÓN SINARTRÓDICA, SINARTROSIS.

**a. ginglimoide** *(ginglymoid j.)* ARTICULACIÓN EN BISAGRA.

**a. humerocubital** *(humeroulnar j.)* Articulación del codo situada entre la tróclea humeral y la escotadura troclear del cúbito.

**a. humerorradial** *(humeroradial j.)* Articulación del codo situada entre el húmero y la cabeza del radio.

**a. inmóvil** *(immovable j.)* ARTICULACIÓN FIBROSA.

**a. lumbosacra** *(lumbosacral j.)* Articulación situada entre la quinta vértebra lumbar y el sacro.

**a. mediotarsiana** *(midtarsal j.)* ARTICULACIÓN TRANSVERSA DEL TARSO.

**a. móvil** *(movable j.)* ARTICULACIÓN SINOVIAL.

**a. neuropática** *(neuropathic j.)* ARTICULACIÓN DE CHARCOT.

**a. plana** *(plane j.)* Articulación sinovial en la que las superficies articulares opuestas son o bien planas o ligeramente curvadas. Permite realizar movimientos de deslizamiento, como sucede en las articulaciones intermetacarpianas. Denominada también ARTICULACIÓN ARTRODIAL. Véase también ARTICULACIÓN DESLIZANTE.

**a. radiocarpiana** *(radiocarpal j.)* Articulación elipsoidal de la muñeca situada entre el radio y su disco articular y el escafoides, semilunar y piramidal. Denominada también ARTICULACIÓN DE LA MUÑECA.

**a. rotatoria** *(rotary j.)* Tipo de articulación diartrodial en la que una apófisis en forma de pivote encaja y rota dentro de un anillo que está formado de hueso y ligamentos, como la articulación radiocubital proximal. Denominada también ARTICULACIÓN EN PIVOTE, ARTICULACIÓN TROCOIDEA.

**a. sacrococcígea** *(sacrococcygeal j.)* Articulación situada entre el sacro y el cóccix. Denominada también ARTICULACIÓN COCCÍGEA.

**a. sacroilíaca** *(sacroiliac j.)* Articulación situada entre la columna vertebral y la pelvis, específicamente entre las dos superficies articulares de la parte superior del sacro y cada ilion de la parte posterior de la pelvis.

**a. sinartródica** *(synarthrodial j.)* ARTICULACIÓN FIBROSA.

**a. sinovial** *(synovial j.)* Articulación que normalmente permite realizar un movimiento libre. Está formada por una capa de cartílago hialino y fibrocartílago y una cavidad sinovial entre los huesos (una cavidad que contiene líquido y está recubierta de membrana sinovial). En esta categoría se incluyen la mayoría de las articulaciones del cuerpo. Denominada también ARTICULACIÓN DIARTRODIAL, ARTICULACIÓN MÓVIL. Véase también DIARTROSIS.

**a. subastragalina** *(subtalar j.)* Articulación situada entre la superficie inferior del hueso del tobillo (astrágalo) y la superficie superior del hueso del talón (calcáneo). Denominada también ARTICULACIÓN ASTRAGALOCALCÁNEA.

**a. talocrural** *(talocrural j.)* ARTICULACIÓN DEL TOBILLO.

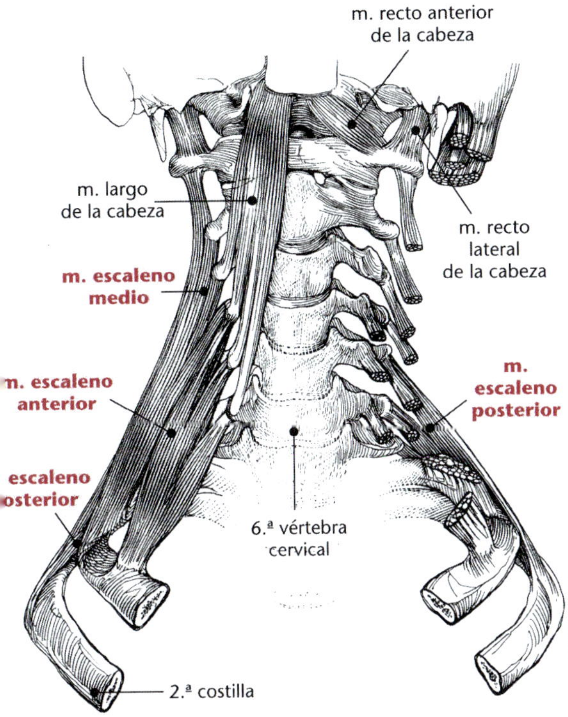


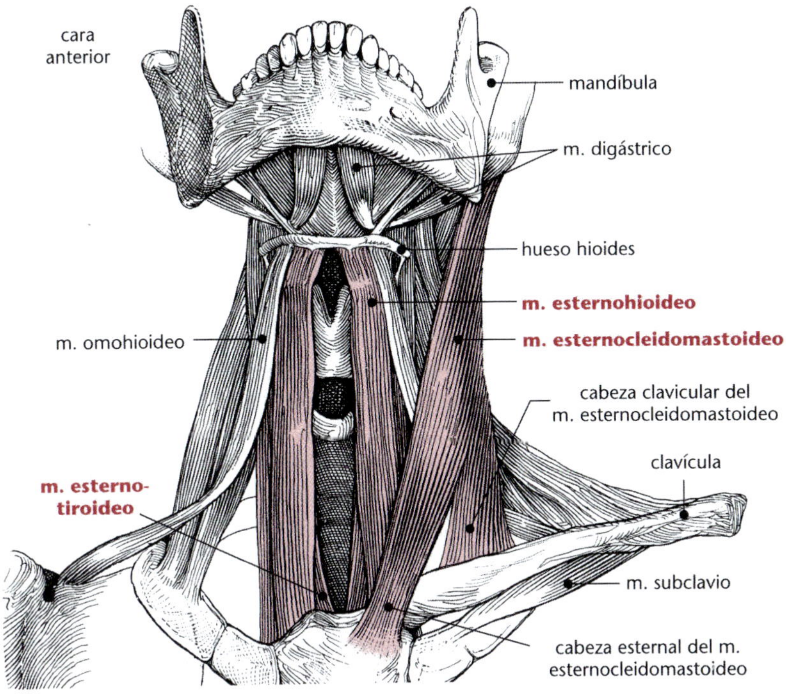


| MÚSCULO | ORIGEN | INSERCIÓN | ACCIÓN |
|---|---|---|---|
| **esternal**<br>*m. sternalis* | pequeña banda muscular superficial en el extremo esternal del m. pectoral mayor (*m. pectoralis major*), paralela al borde del esternón | | protege el esternón |
| **esternocleidomastoideo**<br>*m. sternocleidomastoideus* | *cabeza esternal*: superficie anterior del manubrio; *cabeza clavicular*: tercio medial de la clavícula | apófisis mastoides, línea nucal superior del hueso occipital | rota y extiende la cabeza, flexiona la columna vertebral |
| **esternocostal** | M. TRANSVERSO DEL TÓRAX | | |
| **esternohioideo**<br>*m. sternohyoideus* | extremo medial de la clavícula, superficie posterior del manubrio, primer cartílago costal | borde inferior del cuerpo del hueso hioides | deprime el hueso hioides y la laringe desde su posición elevada durante la deglución |
| **esternotiroideo**<br>*m. sternothyroideus* | superficie dorsal de la parte superior del esternón y borde medial del primer cartílago costal | línea oblicua de la lámina del cartílago tiroides | tracciona el cartílago tiroides hacia abajo desde su posición elevada durante la deglución |
| **estilofaríngeo**<br>*m. stylopharyngeus* | raíz de la apófisis estiloides del hueso temporal | bordes del cartílago tiroides, pared de la faringe | eleva y abre la faringe |
| **estilogloso**<br>*m. styloglossus* | extremo inferior de la apófisis estiloides, extremo superior del ligamento estilomandibular | *porción longitudinal*: parte lateral de la lengua cerca de la superficie dorsal; *porción oblicua*: encima del músculo hipogloso | eleva y retrae la lengua |
| **estilohioideo**<br>*m. stylohyoideus* | superficies posterior y lateral de la apófisis estiloides cerca de su base | hueso hioides en la unión entre el asta mayor y menor del hioides | tracciona el hueso hioides hacia arriba y atrás |
| **extensor corto de los dedos de los pies**<br>*m. extensor digitorum brevis pedis* | superficie dorsal del calcáneo | tendones extensores de los dedos segundo, tercero y cuarto | extiende los dedos de los pies |
| **extensor corto del dedo gordo del pie**<br>*m. extensor hallucis brevis* | superficie dorsal del calcáneo | base de la falange proximal del dedo gordo | dorsiflexiona el dedo gordo |
| **extensor corto del pulgar**<br>*m. extensor pollicis brevis* | tercio medio del radio, membrana interósea | falange proximal del pulgar | extiende el pulgar y abduce la mano |
| **extensor cubital del carpo**<br>*m. extensor carpi ulnaris* | *cabeza humeral*: epicóndilo lateral del húmero; *cabeza cubital*: borde posterior del cúbito | quinto metacarpiano | extiende la muñeca, abduce la mano |
| **extensor de los dedos de la mano**<br>*m. extensor digitorum* | epicóndilo lateral del húmero | falanges de los dedos 2 a 5; mediante expansión digital dorsal | extiende los dedos, mano y antebrazo |
| **extensor del dedo índice**<br>*m. extensor indicis* | superficie posterior del cúbito, membrana interósea | prolongación extensora del dedo índice | extiende el dedo índice y la mano |

***El gran Harper Collins* ILUSTRADO** brinda una exposición clara del vocabulario actual en el campo de las ciencias de la salud. ***El gran Harper Collins*** es un **DICCIONARIO MÉDICO** accesible que ofrece definiciones precisas, claras y completas de los términos, siendo una herramienta indispensable para el aprendizaje y para la práctica diaria.

Esta edición totalmente actualizada se ha ampliado con millares de nuevas entradas (en concreto términos de fisioterapia, genética, inmunología, oncología, ginecología y radiología). También incorpora más de 3.000 ilustraciones (muchas de ellas a toda página). Estamos convencidos de que estas ilustraciones no sólo esclarecen el significado del término definido, sino que también favorecen la retención del concepto. Para hacerlo todavía más útil, hemos incluido cientos de abreviaturas nuevas, haciéndonos eco de su uso junto al término desarrollado. Aparte de la equivalencia en inglés de cada término, se dispone de un glosario inglés-español completo. En resumen, hemos elaborado este **DICCIONARIO MÉDICO** teniendo presentes en todo momento las necesidades de unos usuarios preocupados por la precisión, claridad y concisión. Una mayor comprensión de los problemas del paciente sin duda redundará en una mejor asistencia sanitaria.

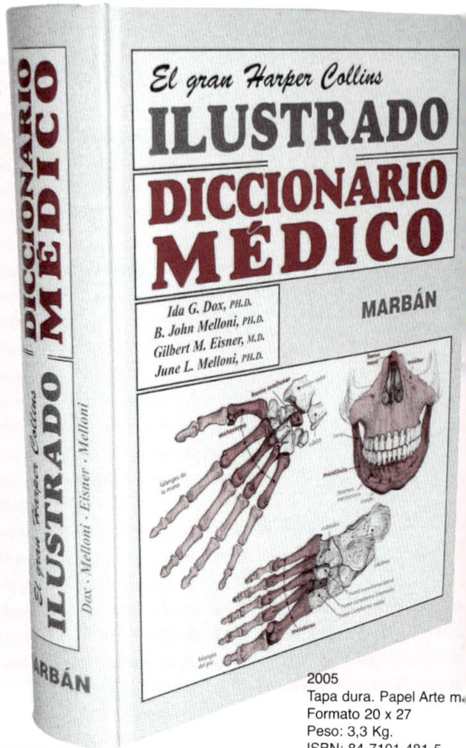



2005
Tapa dura. Papel Arte m.
Formato 20 x 27
Peso: 3,3 Kg.
ISBN: 84-7101-481-5


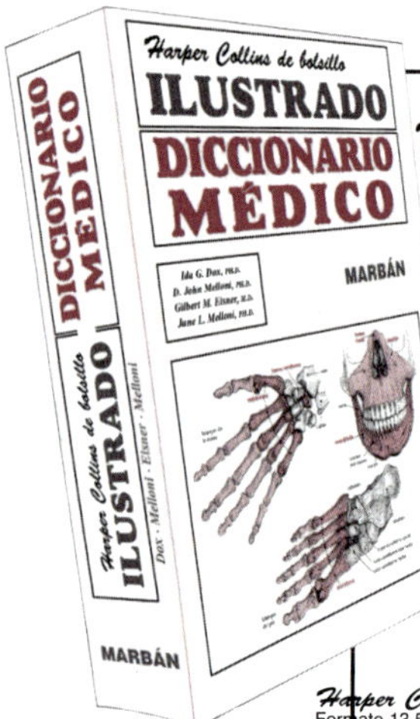


Y también el ***Harper Collins de bolsillo***


***Harper Collins de bolsillo***
Formato 13,5 x 18,6. 2006


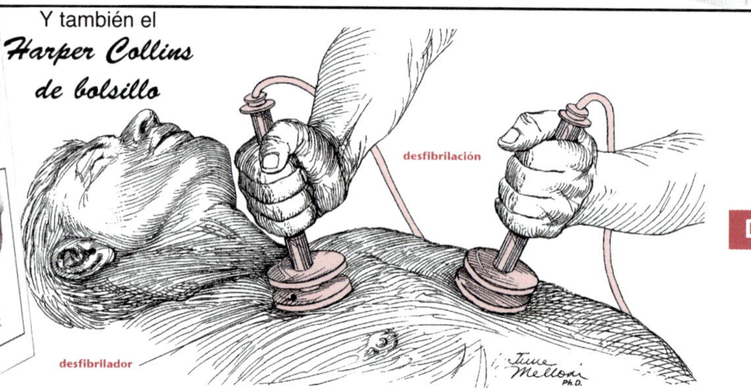


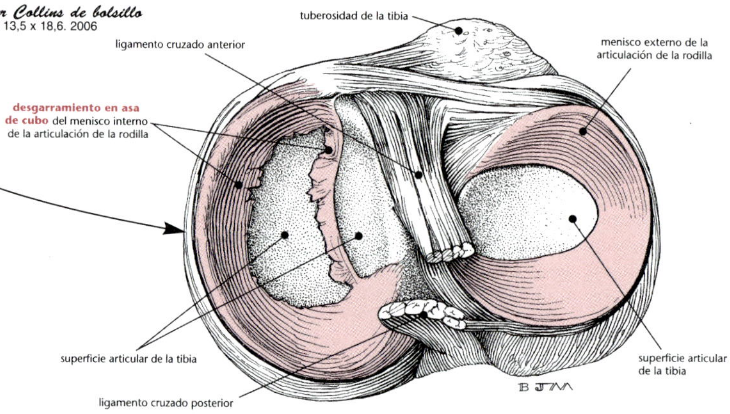


**desempeño de rol** *(role-playing)* Método para tratar conflictos emocionales haciendo que la persona asuma diversos roles.
**desencajamiento** *(disengagement)* En obstetricia, aparición de la parte presentada del feto a través de la vulva.
**desensibilización** *(desensitization)* **1.** Reducción de las reacciones de hipersensibilidad inmediatas mediante inyección de dosis graduales de la sustancia ofensiva (alergeno). Denominado también HIPOSENSIBILIZACIÓN, INMUNOTERAPIA (4). **2.** Método de tratamiento de un trastorno emocional (p. ej., terapia del comportamiento).
**desensibilizar** *(desensitize)* **1.** Someter a una persona a desensibilización. **2.** Reducir o eliminar la sensación.
**desequilibrio** *(disequilibrium)* Falta de equilibrio o de estabilidad.
**d. ventilación perfusión** *(ventilation/perfusion mismatch)* Desequilibrio entre la ventilación alveolar y la sangre que fluye a través de los capilares de los pulmones.
**desfibrilación** *(defibrillation)* Detención de los movimientos temblorosos de las fibras del músculo cardíaco (fibrilación).
**desfibrilador** *(defibrillator)* **1.** Agente que detiene la fibrilación ventricular y restaura el latido normal del corazón. **2.** Aparato capaz de administrar un choque eléctrico para detener la fibrilación ventricular.
**desfibrinación** *(defibrination)* Eliminación de fibrina de la sangre para prevenir la formación de coágulos.
**desfloración** *(defloration)* Acto de rotura del himen.
**desflorescencia** *(deflorescence)* Desaparición de una erupción cutánea en cualquier enfermedad eruptiva.
**desfurfuración** *(defurfuration)* Caída o pérdida de escamas finas de la piel. Denominada también DESCAMACIÓN EN SALVADO.
**desgarramiento** *(tear)* **1.** Separación o división a la fuerza. **2.** Herida por desgarro. Denominada también LACERACIÓN.
**d. en asa de cubo** *(bucket-handle t.)* División longitudinal del menisco, cartílago semilunar de la articulación de la rodilla. Las partes anteriores y posteriores del cartílago que permanecen unidas a la cápsula de la articulación mientras que el borde interior

257 **desfibrilación ■ desgarramiento**

D

El color destaca los puntos relevantes de la ilustración

Equivalencias en inglés de los términos

Múltiples definiciones para los términos

Coordinación del color entre la ilustración y la entrada principal

Coordinación del color entre la ilustración y la subentrada

Referencias cruzadas

La primera y última palabra facilitan la localización


**Ida G. Dox,** PH. D.
Medical Communication Specialist (retired)
Georgetown University School of Medicine
Washigton, DC

**B. John Melloni,** PH.D.
Expert in Biomedical Communication (retired)
National Library of Medicine
National Institutes of Health
Bethesda, Maryland

Professional Lecturer in Human Anatomy (retired)
Georgetown University School of Medicine
Whashigton, DC

Co-Director of the Archives of Medical Visual Resources
The Francis A. Countway Library of Medicine
Harvard University Medical School
Boston, Massachusetts

**Gilber M. Eisner,** M.D.
Clinical Professor of Medicine
Georgetown University School of Medicine
Washigton, DC

Clinical Professor of Medicine
George Washigton University School of Medicine
Washigton, DC

Senior Attending Physician
Washington Hospital Center
Washigton, DC

**June L. Melloni,** Ph.D.
Educational Consultant and Evaluator of Instructional Programs in the Medical Sciences
Potomac Falls, Virginia